Thieme

Psychiatrie und Psychotherapie compact

Das gesamte Facharztwissen

Siegfried Kasper, Hans-Peter Volz

Bernhard Blanz, John Peter Doerr, Peter Falkai, Christina Filz, Here W. Folkerts, Harald Jürgen Freyberger, Reinhard Haller, Alkomiet Hasan, Martin Hautzinger, Sabine C. Herpertz, Magdolna Hornyak, Andreas Karwautz, Siegfried Kasper, Claudia M. Klier, Kai-Uwe Kühn, Iris Maurer, Michael Musalek, Norbert Nedopil, Frank Padberg, Georg Psota, Gerhard Reymann, Dieter Riemann, Henning Saß, Harald Scherk, Friedrich Schmidl, Frank Schwärzler, Gerhard Schüßler, Rolf-Dieter Stieglitz, Birgitta Sträter, Tarik Ugur, Hans-Peter Volz, Wolfgang Weig, Martina de Zwaan

3., überarbeitete Auflage

37 Abbildungen

Georg Thieme Verlag
Stuttgart • New York

Impressum

Bibliografische Information der Deutschen Nationalbibliothek
Die Deutsche Nationalbibliothek verzeichnet diese Publikation in der Deutschen Nationalbibliografie; detaillierte bibliografische Daten sind im Internet über http://dnb.d-nb.de abrufbar.

Wichtiger Hinweis: Wie jede Wissenschaft ist die Medizin ständigen Entwicklungen unterworfen. Forschung und klinische Erfahrung erweitern unsere Erkenntnisse, insbesondere was Behandlung und medikamentöse Therapie anbelangt. Soweit in diesem Werk eine Dosierung oder eine Applikation erwähnt wird, darf der Leser zwar darauf vertrauen, dass Autoren, Herausgeber und Verlag große Sorgfalt darauf verwandt haben, dass diese Angabe **dem Wissensstand bei Fertigstellung des Werkes** entspricht.
Für Angaben über Dosierungsanweisungen und Applikationsformen kann vom Verlag jedoch keine Gewähr übernommen werden. **Jeder Benutzer ist angehalten**, durch sorgfältige Prüfung der Beipackzettel der verwendeten Präparate und gegebenenfalls nach Konsultation eines Spezialisten festzustellen, ob die dort gegebene Empfehlung für Dosierungen oder die Beachtung von Kontraindikationen gegenüber der Angabe in diesem Buch abweicht. Eine solche Prüfung ist besonders wichtig bei selten verwendeten Präparaten oder solchen, die neu auf den Markt gebracht worden sind. **Jede Dosierung oder Applikation erfolgt auf eigene Gefahr des Benutzers.** Autoren und Verlag appellieren an jeden Benutzer, ihm etwa auffallende Ungenauigkeiten dem Verlag mitzuteilen.

Rüdigerstr. 14
70 469 Stuttgart
Deutschland
www.thieme.de

1. Auflage 2003
2. Auflage 2009

Printed in Germany

Redaktion: Dr. Wanda Schmidt, Offenburg
Satz: L42 Media Solutions
Druck: AZ Druck und Datentechnik GmbH, Kempten
Zeichnungen: Karin Baum, Paphos, Zypern
Umschlaggestaltung: Thieme Verlagsgruppe
Umschlaggrafik: Martina Berge, Augsburg; verwendete Abbildungen von © Oez-Fotolia.com, © Alexandr Mitiuc-Fotolia.com, © Olivier LeMoal-Fotolia.com, ccvision.de

ISBN 978-3-13-125113-8 1 2 3 4 5 6

Auch erhältlich als E-Book:
eISBN (PDF) 978-3-13-156903-5
eISBN (epub) 978-3-13-168233-8

Vorwort

Im Jahr 2003 erschien die 1. Auflage von „Psychiatrie compact“. Ziel war es, das psychiatrische Wissen knapp, aber genügend ausführlich darzustellen und dem in Ausbildung stehenden Psychiater sowie Ärzten anderer Fachgebiete eine rasche Orientierung über Diagnose und Behandlungsmöglichkeiten psychiatrischer Krankheitsbilder zu geben. An dieser Zielsetzung hat sich nach wie vor nichts geändert.

Es sind nun 10 Jahre seit der ersten Auflage vergangen und die vorliegende 3. Auflage weist eine noch stringentere Ausrichtung der einzelnen Kapitel auf. Darüber hinaus wurden sämtliche Beiträge, die erneut in ihrer inhaltlichen Abfolge dem ICD-10-Schema folgen, nach dem neuesten Wissensstand aktualisiert und praxisnah dargestellt.

Um dem Leser eine Möglichkeit der Lernkontrolle zu geben (z. B. bei der Vorbereitung auf die Facharztprüfung), schließt jedes Kapitel mit inhaltsbezogenen Fragen ab.

Autoren, Herausgeber und Verlag sind für Rückmeldungen dankbar, damit in zukünftigen Auflagen die notwendigen Veränderungen berücksichtigt werden können, die sich auch durch die dynamische Fortentwicklung unseres Fachgebiets ergeben werden.

Wien und Werneck
im Frühjahr 2014

Siegfried Kasper
Hans-Peter Volz

Inhaltsverzeichnis

I Allgemeiner Teil

II Krankheitsbilder

III Somatische Therapie

IV Psychotherapie

V Sozialpsychiatrie

VI Forensik und Begutachtung

VII Adressen und Links

Anschriften

Herausgeber

Univ.-Prof. Dr. h. c. mult. Dr. Siegfried **Kasper**
Universitätsklinik für Psychiatrie und Psychotherapie
Medizinische Universität Wien
Währinger Gürtel 18-20
1090 Wien
Österreich

Prof. Dr. med. Hans-Peter **Volz**
Krankenhaus für Psychiatrie, Psychotherapie und Psychosomatische Medizin
Schloß Werneck
Balthasar-Neumann-Platz 1
97 440 Werneck
Deutschland

Mitarbeiter

Prof. Dr. med. Bernhard **Blanz**
Universitätsklinikum Jena
Klinik für Kinder- und Jugendpsychiatrie, Psychosomatik und Psychotherapie
Philosophenweg 3-5
07 743 Jena
Deutschland

Dr. med. John Peter **Doerr**
Universitätsklinikum Freiburg
Zentrum für Psychische Erkrankungen
Klinik für Psychiatrie und Psychotherapie
Hauptstr. 5
79 104 Freiburg
Deutschland

Univ.-Prof. Dr. med. Peter **Falkai**
Klinikum der Ludwig-Maximilians-Universität München
Klink und Poliklinik für Psychiatrie und Psychotherapie
Nußbaumstr. 7
80 336 München
Deutschland

Dr. med. Christina **Filz**
Universitätsklinikum Jena
Klinik für Kinder- und Jugendpsychiatrie, Psychosomatik und Psychotherapie
Am Steiger 5
07 743 Jena
Deutschland

Prof. Dr. med. Here W. **Folkerts**
Reinhard-Nieter-Krankenhaus WHV
Klinik für Psychiatrie, Psychotherapie und Psychosomatik
Friedrich-Paffrath-Str. 100
26 389 Wilhelmshaven
Deutschland

Univ.-Prof. Dr. med. Harald Jürgen **Freyberger**
Universitätsmedizin Greifswald
am Helios-Hanse-Klinikum Stralsund
Klinik und Poliklinik für Psychiatrie und Psychotherapie
Rostocker Chaussee 70
18 437 Stralsund
Deutschland

Prim. Prof. Dr. med. Reinhard **Haller**
Stiftung Maria Ebene
Suchtbehandlungszentrum
Maria Ebene 17
6 820 Frastanz
Österreich

Priv.-Doz. Dr. med. Alkomiet **Hasan**
Klinikum der Ludwig-Maximilians-Universität München
Klinik und Poliklinik für Psychiatrie und Psychotherapie
Nußbaumstr. 7
80 336 München
Deutschland

Prof. Dr. phil., Dipl.-Psych. Martin **Hautzinger**
Eberhard Karls Universität
Fachbereich Psychologie
Klinische Psychologie und Psychotherapie
Schleichstr. 4
72 076 Tübingen
Deutschland

Prof. Dr. med. Sabine C. **Herpertz**
Universitätsklinikum Heidelberg
Klinik für Allgemeine Psychiatrie
Zentrum für Psychosoziale Medizin
Voßstr. 2
69 115 Heidelberg
Deutschland

Prof. Dr. med. Magdolna **Hornyak**
Praxis für Neurologie und Psychiatrie,
Psychotherapie, Schmerztherapie
Kleiner Platz 6
85 435 Erding
Deutschland

Prof. Dr. med. Andreas **Karwautz**
Universitätsklinik für Kinder- und Jugend-
psychiatrie
Medizinische Universität Wien
Währinger Gürtel 18-20
1090 Wien
Österreich

Univ.-Prof. Dr. h. c. mult. Dr. Siegfried **Kasper**
Universitätsklinik für Psychiatrie und
Psychotherapie
Medizinische Universität Wien
Währinger Gürtel 18-20
1090 Wien
Österreich

Professor Dr. med. Claudia M. **Klier**
Medizinische Universität Wien
Universitätsklinik für Kinder- und Jugend-
psychiatrie
Währinger Gürtel 18-20
1090 Wien
Österreich

Priv.-Doz. Dr. med. Kai-Uwe **Kühn**
Vinzenz von Paul Hospital gGmbH
Zentrum für Gerontopsychiatrie
Schwenninger Straße 55
78 628 Rottweil
Deutschland

Priv.-Doz. Dr. Iris **Maurer**
LVR-Klinik Bonn
Abteilung für Psychiatrie und Psychotherapie II
Kaiser-Karl-Ring 20
53 111 Bonn
Deutschland

Prim. Univ. Prof. Dr. Michael **Musalek**
Gräfin-Zichy-Straße 6
1230 Wien
Österreich

Prof. Dr. med. Norbert **Nedopil**
Psychiatrische Universitätsklinik
Abteilung Forensische Psychiatrie
Nußbaumstr. 7
80 336 München
Deutschland

Priv.-Doz. Dr. med. Frank **Padberg**
Ludwig-Maximilians-Universität
Klinik für Psychiatrie und Psychotherapie
Nußbaumstr. 7
80 336 München
Deutschland

Prim. Dr. Georg **Psota**
Psychosoziale Dienste in Wien
Modecenterstr. 14/B/4
1030 Wien
Österreich

Priv.-Doz. Dr. med. Gerhard **Reymann**
LWL-Klinik Dortmund
Abteilungen Suchtmedizin und Rehabilitation
Marsbruchstr. 179
44 287 Dortmund
Deutschland

Prof. Dr. rer. soc., Dipl.-Psych. Dieter **Riemann**
Universiätsklinikum Freiburg
Universitätsklinik für Psychiatrie und
Psychosomatik
Abteilung für Psychiatrie und Psychotherapie
Hauptstr. 5
79 104 Freiburg
Deutschland

Prof. Dr. med. Henning **Saß**
Universitätsklinikum Aachen – RWTH
Klinik für Psychiatrie, Psychotherapie und
Psychosomatik
Pauwelsstr. 30
52 074 Aachen
Deutschland

Priv.-Doz. Dr. med. Harald **Scherk**
AMEOS Klinikum Osnabrück
Knollstr. 31
49 088 Osnabrück
Deutschland

Dr. Friedrich **Schmidl**
Psychosoziale Dienste
Institut für Psychotherapie mit Tageszentrum für Borderlinestörung
Franzensbrückenstraße 5
1020 Wien
Österreich

Dr. med. Frank **Schwärzler**
Klinik für Psychiatrie, Psychotherapie und Psychosomatik
Wörthstr. 52/1
72 764 Reutlingen
Deutschland

Univ. Prof. Dr. med. Gerhard **Schüßler**
Universitätsklinik für Medizinische Psychologie und Psychotherapie
Schöpfstraße 23a
6 020 Innsbruck
Österreich

Prof. Dr. rer. nat. Rolf-Dieter **Stieglitz**
Universitäre Psychiatrische Kliniken Basel
Wilhelm-Klein-Strasse 27
4 012 Basel
Schweiz

Dr. med. Birgitta **Sträter**
Universitätsklinikum Bonn
Klinik für Psychiatrie und Psychotherapie
Sigmund-Freud-Str. 25
53 127 Bonn
Deutschland

Dr. med. Tarik **Ugur**
Kliniken der Universität Duisburg-Essen
LVR-Klinikum
Klinik für Psychiatrie und Psychotherapie
Barkhovenallee 171
45 239 Essen
Deutschland

Prof. Dr. med. Hans-Peter **Volz**
Krankenhaus für Psychiatrie, Psychotherapie und Psychosomatische Medizin
Schloß Werneck
Balthasar-Neumann-Platz 1
97 440 Werneck
Deutschland

Prof. Dr. med. Wolfgang **Weig**
Magdalenen-Klinik
Alte Rothenfelder Str. 23
49 124 Georgsmarienhütte
Deutschland

Prof. Dr. med. Martina **de Zwaan**
Medizinische Hochschule Hannover
Klinik für Psychosomatische Medizin und Psychotherapie
Carl-Neuberg-Str. 1
30 625 Hannover
Deutschland

Teil I

Allgemeiner Teil

I

1

1 Psychopathologie, Diagnostik und Klassifikation psychischer Störungen in Anlehnung an das AMDP-System und die ICD-10

Rolf-Dieter Stieglitz und Harald J. Freyberger

1.1 Psychiatrisch-psychotherapeutisches Gespräch

1.1.1 Therapeut-Patient-Beziehung

In Diagnostik und Therapie kommen dem Gespräch mit dem Patienten verschiedene Funktionen zu:

- Erhebung der Anamnese,
- psychopathologische Befunderhebung,
- Diagnosestellung als Voraussetzung für eine differenzierte und adäquate Behandlungsplanung,
- Beziehungsaufnahme zum Patienten,
- Aufbau einer vertrauensvollen therapeutischen Beziehung.

Zu berücksichtigen sind sowohl die gesellschaftlichen, kulturellen und individuellen Erfahrungen des Patienten als auch dessen unterschiedliche Einstellungen gegenüber dem Untersucher. Ziel ist es, dem Patienten zu ermöglichen, über seine Beschwerden, Probleme und Lebensumstände in einer möglichst offenen sowie vertrauensvollen Atmosphäre zu sprechen.

1.1.2 Gesprächsformen

Das psychiatrische Gespräch ist ein sich wiederholender Bestandteil der Behandlung. Es ist zu Beginn der Behandlung anders zu konzipieren als im Verlauf bzw. am Ende der Behandlung.

Erstgespräch

Von zentraler Bedeutung ist das Erstgespräch. Es soll

- den Patienten über Sinn und Zweck des Gesprächs informieren,
- den Patienten (der anfangs unter Umständen eher ängstlich, verunsichert und zum Teil auch misstrauisch ist) ermutigen, seine Gefühle auszudrücken, und den Eindruck vermitteln, akzeptiert zu werden,
- dem Patienten zu Beginn die Möglichkeit geben, seine individuelle Sicht der Probleme und Beeinträchtigungen darzustellen.

Eine zu frühe Strukturierung und Kontrolle des Gesprächs sollte daher vermieden werden, damit diese wichtigen Informationen nicht verloren gehen (s. Box).

Methode

Erstgespräch

Der Beginn des Erstgesprächs ist (nach [7]) charakterisiert durch:

- eine längere Anfangsphase;
- die Erläuterung von Sinn und Zweck des Gesprächs, z. B.: „Ich möchte Ihnen jetzt einige Fragen zu Ihrem Befinden und Ihren Problemen stellen, um Sie besser verstehen zu können";
- die Befragung *stationär behandelter* Patienten: „Was für einen Grund gab es für die Aufnahme?", „Warum sind Sie zu uns gekommen?"
- die Befragung *ambulant behandelter* Patienten: „Warum sind Sie zu mir gekommen?", „Welche Beschwerden und Probleme führen Sie zu mir?"

In der Regel sind für eine angemessene Informationserhebung 2–3 Gespräche notwendig. Erfahrungsgemäß sollten für diese Sitzungen, in Abhängigkeit von der Belastbarkeit des Patienten, ca. 30–60 min Zeit zur Verfügung stehen. Als hilfreich kann es sich dabei erweisen, zu Beginn des jeweiligen Gesprächs die zur Verfügung stehende Zeit zu benennen.

▸ **Dreiteilung des Gesprächs.** Das Erstgespräch sollte aus 3 Teilen bestehen:

- In einem *offenen Teil* zu Beginn des Gesprächs wird der Patient aufgefordert, seine Probleme und Schwierigkeiten darzustellen.
- Dieser Phase schließt sich ein *strukturierter Teil* an, in dem der Untersucher die Informationen erhebt, die er z. B. für die diagnostische Einschätzung und Behandlungsplanung benötigt.
- Das Gespräch sollte wiederum mit einem *offenen Teil* abschließen, in dem der Patient die Gelegenheit bekommt, nochmals Dinge zu ergänzen, die

bisher nicht angesprochen worden sind, und insbesondere auch Fragen zu stellen. Abschließend kann der Interviewer dem Patienten zusammenfassend seine Eindrücke aus der Gesprächssituation mitteilen, weitere Schritte –besonders im Hinblick auf geplante diagnostische und/oder therapeutische Maßnahmen – ankündigen und ggf. weitere Gespräche vereinbaren.

▸ **Anwesenheit von Angehörigen.** Einen wichtigen Punkt stellt die *Anwesenheit von Angehörigen* dar. Einerseits liefern diese dem Arzt wesentliche Informationen v. a. zur Anamnese, andererseits beeinflusst der Umgang mit den Angehörigen auch die Entwicklung der Therapeut-Patient-Beziehung. In der Regel empfiehlt es sich, zunächst allein mit dem Patienten zu sprechen.

Merke

Üblicherweise wollen die Angehörigen ebenfalls mit dem Arzt sprechen, was jedoch nur mit Zustimmung des Patienten erfolgen kann.

Bei bestehender Selbst- und/oder Fremdgefährdung des Patienten muss eventuell aus rechtlichen Überlegungen die Erhebung einer Fremdanamnese auch gegen den Willen des Patienten durchgeführt werden. Im weiteren Behandlungsverlauf sollte der Versuch gemacht werden, dem Patienten zu erklären, welche Bedeutung Gespräche mit den Angehörigen haben. Meist bietet es sich auch an, gemeinsame Gespräche mit Patienten und Angehörigen durchzuführen.

Wiederholungsgespräch

Die Dreiteilung des Gesprächs lässt sich auch auf nachfolgende Gespräche anwenden. Dabei nimmt jedoch der Anteil des offenen Teils zu Beginn des Gesprächs zugunsten einer stärkeren Strukturierung ab. Dennoch sollte der Patient das Gefühl haben, dass er die für ihn wichtigen Probleme in einem Gespräch immer offen ansprechen kann. Die Beendigung eines Gesprächs sollte nicht abrupt erfolgen, sondern rechtzeitig angekündigt werden.

Methode

Wiederholungsgespräch

Der Beginn des Wiederholungsgesprächs ist (nach [7]) charakterisiert durch:

- eine erneute Erläuterung von Sinn und Zweck des Gesprächs, z. B. „... um zu sehen, was sich geändert hat, möchte ich Ihnen nochmals einige Fragen stellen“;
- eine gezielte Exploration, z. B. „Wie ist es Ihnen in den letzten Tagen gegangen?“, „Welche Beschwerden hatten Sie in den letzten Tagen?“

Abschlussgespräch

Die Behandlung endet mit dem Abschlussgespräch. Hier geht es darum, den Verlauf der Behandlung zusammenzufassen, d. h. unter anderem auf die erreichten Ziele hinzuweisen sowie aufgetretene Schwierigkeiten und die daraus abgeleiteten Konsequenzen für die weitere Behandlung zu reflektieren. In diesem Zusammenhang ist nach Abschluss einer stationären Behandlung v. a. auch die Weiterbehandlung ausführlich zu besprechen.

1.1.3 Gesprächsführung

Der Therapeut soll sich im Gespräch mit dem Patienten auf dessen individuelle Möglichkeiten (u. a. intellektuelle Fähigkeiten) und auf seinen momentanen Zustand (u. a. Belastbarkeit) einstellen.

Allgemeine Techniken

Dem Untersucher stehen verschiedene Explorationstechniken zur Verfügung. Allgemeine Hinweise, wie im diagnostischen Gespräch Fragen an den Patienten zu formulieren sind und wie der Gesprächsverlauf gesteuert werden kann, sind hier aufgeführt:

Methode

Allgemeine Hinweise zur Formulierung von Fragen im diagnostischen Gespräch

- Verwendung einfacher Formulierungen;
- keine doppelten Verneinungen;
- Verwendung von Alltagssprache (z. B. „Wie war die Stimmung in den letzten Tagen?“);
- keine Verwendung von Fachbegriffen oder Fremdwörtern (z. B. statt „Litten Sie in den letzten Tagen unter Insuffizienzgefühlen?“ besser: „Wie sah es in den letzten Tagen mit dem Selbstvertrauen aus?“);
- Formulierung eindeutiger Fragen;
- keine Überforderung des Patienten mit dem Inhalt der Frage;
- offene neutrale statt suggestive Fragen (z. B. „Wie funktioniert es im Augenblick mit dem Gedächtnis?“ statt: „Sie konnten sich doch schlecht Dinge merken, oder?“);
- konkrete statt allgemeine Fragen (z. B. „Konnten Sie den Haushalt schaffen?“ statt: „Wie klappt es denn so allgemein?“);
- anschauliche Fragen (z. B. „Gibt es Tage, wo Sie es morgens schlecht schaffen, aus dem Bett zu kommen?“).

Während zu Beginn des Gesprächs und im Erstgespräch eine nicht direktive Haltung erwünscht ist, sollten im weiteren Verlauf und in Folgegesprächen direktive oder strukturierte Fragen stärker in den Vordergrund treten. Direktive Fragen liefern zu Beginn weniger Informationen über die interpersonelle Beziehung und können die Spontaneität der Schilderung der Beschwerden hemmen. Im weiteren Verlauf kommt ihnen größere Bedeutung zu, wenn es das Ziel des Gesprächs ist, Informationen zu erlangen.

Gesprächstechniken

Generell lassen sich 2 Arten von Gesprächstechniken unterscheiden:

- Techniken, die der *Strukturierung* des Gesprächs dienen,
- Techniken, die der *Informationsklärung* dienen.

Methode

Interviewerverhalten: Strukturierung des Gesprächs

Die Strukturierung des Gesprächs (nach [7]) durch den Interviewer ist gekennzeichnet durch:

- den Beginn mit einem unverfänglichen Thema (z. B. Befinden, Stimmung);
- die gemeinsame Exploration inhaltlich zusammenhängender Themen (z. B. Schlafstörungen und Grübeln), da dann der Gesprächsverlauf harmonischer wird;
- das Wiederaufgreifen von bereits vom Patienten spontan genannten Beschwerden im Verlauf des Gesprächs (z. B. „Sie haben vorhin davon gesprochen, dass die Stimmung schlecht sei. Können Sie mir etwas mehr darüber berichten?“);
- kein erneutes Wiederaufgreifen von bereits im Verlauf geklärten Beschwerden oder Ähnlichem;
- die Überleitung auf andere Themen durch a) den Verlauf des Gesprächs, b) gezieltes Einleiten;
- den Hinweis bei spontan genannten Beschwerden darauf, dass diese später noch besprochen werden (z. B. „Darauf kommen wir später noch genauer zurück“);
- das vorsichtige Einleiten sensibler Bereiche (z. B. Sinnestäuschungen, Sexualität).

Methode

Interviewerverhalten: Präzisierung von Informationen

Die Präzisierung von Informationen (nach [7]) durch den Interviewer beinhaltet:

- die Aufforderung an den Patienten, unverständliche, vage Angaben zu erläutern (z. B. „Das habe ich nicht ganz verstanden. Können Sie mir das etwas näher erklären?“);
- ein Zurückkommen auf die gestellte Frage bei Ausweichen (z. B. „Ich möchte noch einmal auf meine Frage zurückkommen und etwas genauer nachfragen“);
- das Wiederholen einer nicht verstandenen Frage bzw. das Wiederholenlassen durch den Patienten (z. B. „Was habe ich Sie gerade gefragt?“);

- die nochmalige Wiederholung einer Frage im Verlauf des Gesprächs zur Kontrolle bei Verdacht auf unrichtige Antworten;
- eine fortdauernde Exploration von Symptomen, bis eine Entscheidung über das Vorhandensein oder Nichtvorhandensein möglich ist;
- ein gezieltes Weiterexplorieren bei Verdachtsmomenten (z. B. „Ich habe den Eindruck, dass ...; wie sehen Sie das?");
- das Nennenlassen von Beispielen bei Verdacht auf Suggestibilität oder Jasager-Tendenz;
- Beispiele zur Verdeutlichung bei Verständigungsschwierigkeiten;
- Hilfestellung bei sensiblen Themen (z. B. „Manchmal berichten Patienten, dass sie ...; kennen Sie das auch?");
- das Vermeiden einer direkten Konfrontation, jedoch eine Ermutigung des Patienten, über ein bestimmtes Thema zu sprechen (z. B. „Wie meinen Sie, kann man das erklären?");
- Nachfragen bei unlogischen Zusammenhängen (z. B. „Ich verstehe noch nicht, wie ... und ... zusammenhängen. Können Sie mir das etwas näher erklären?").

Möglichkeiten bei Widerstand

Die genannten Techniken der Gesprächsführung sind bei Patienten hilfreich, die ohne große Schwierigkeiten über ihre Probleme berichten können. Anders ist die Situation bei Patienten, die im Gespräch Widerstand zeigen. Hiermit ist nicht Widerstand im Sinne einer psychodynamischen Sichtweise gemeint, sondern eine bewusste, willkürliche Verhaltensweise, z. B. das Vermeiden eines bestimmten Themas. Hinweise hierauf können wiederholte, sehr kurze Antworten des Patienten sein, oder dass er ausweicht und einfach andere Dinge anspricht. Oft sagt der Patient sogar direkt, dass er über ein bestimmtes Thema nicht reden möchte. Dem Untersucher stehen dann verschiedene Möglichkeiten zur Verfügung, darauf einzugehen:

- Zunächst einmal kann er die Einstellung des Patienten mit dem Hinweis akzeptieren, vielleicht später nochmals darauf zurückzukommen. Auf keinen Fall sollte versucht werden, den Widerstand „um jeden Preis" zu brechen.
- Hilfreich kann es sein, den Patienten direkt mit seinem Widerstand zu konfrontieren und seine Aufmerksamkeit darauf zu fokussieren.
- Oft ist es auch notwendig, Scham, Ängste oder Vorurteile dem Arzt gegenüber anzusprechen, bevor ein besonders nahegehendes Thema behandelt werden kann (z. B. „Ich möchte jetzt auf ein Thema kommen, das Ihnen vielleicht etwas unangenehm ist, das wir aber trotzdem zu besprechen versuchen sollten").

1.1.4 Rahmenbedingungen

Äußere Bedingungen

Den äußeren Bedingungen kommt insbesondere im Erstgespräch eine große Bedeutung zu, da dem Patienten in der Regel sowohl die anwesende Person als auch die Räumlichkeiten unbekannt sind. Auf folgende Punkte ist zu achten:

- Die Gesprächssituation sollte *frei von äußeren Störeinflüssen* sein (z. B. Störung des Gesprächs durch Telefonate oder das Hereinkommen von Dritten). Es empfiehlt sich, das Erstgespräch in einem separaten Arztzimmer durchzuführen und nicht im Patientenzimmer.
- Es ist wichtig, dem Patienten eine *entspannte Atmosphäre* zu bieten, idealerweise in einem ruhigen Raum mit bequemen Sitzmöglichkeiten. Es hat sich dabei z. B. als günstig erwiesen, wenn zwischen dem Untersucher und dem Patienten kein Tisch oder Schreibtisch steht, um nicht unnötig den Eindruck von Barrieren zu vermitteln. Zudem bietet eine einander zugewandte Sitzposition die Möglichkeit, den Patienten und seine Körpersprache besser zu beobachten. Der Arzt sollte den Patienten zu Beginn des Gesprächs auf die zur Verfügung stehende Zeit hinweisen und im Gespräch nicht sofort damit beginnen, Notizen zu machen, weil es den Patienten unter Umständen irritieren könnte.

Schwierige Situationen

Vor allem im Erstgespräch treten immer wieder schwierige Situationen auf. Diese Schwierigkeiten sind in der Regel im Zusammenhang mit der psychopathologischen Symptomatik des Patienten und seinen interpersonellen Kompetenzen zu sehen.

► **Strategien.** Je nach psychopathologischem Bild sind *unterschiedliche Strategien* sinnvoll:

- So wird man bei einem depressiv-gehemmten Patienten das Gespräch vermutlich stärker strukturieren müssen, etwa durch gezielte Fragen oder wiederholtes Nachfragen.

- Bei einem motorisch unruhigen, ideenflüchtigen oder dysphorischen Patienten wird man das Gespräch vermutlich zunächst kürzer halten und bei einigen Themen eher vorsichtig sein.
- Bei einem sehr ängstlichen Patienten kann es unter Umständen hilfreich sein, das erste Gespräch im Beisein eines ihm vertrauten Menschen durchzuführen bzw. zunächst mit einem eher allgemeinen und unverfänglichen Thema zu beginnen.

▸ **Suizidalität und Fremdgefährdung.** Darüber hinaus lassen sich oft schwierige Situationen im Hinblick auf *bestimmte Themenstellungen* feststellen. Dies betrifft insbesondere den Bereich der *Suizidalität*. Jeder Untersucher ist verpflichtet, Suizidalität abzuklären, und zwar bereits im Erstgespräch. Der Untersucher sollte darauf achten, dieses Thema vorsichtig, aber auch in der notwendigen Klarheit anzusprechen. Bei aggressiv gespannten Patienten ist darauf zu achten, sie nicht allein zu lassen (Fluchtgefahr) und unter Umständen das Gespräch auch in Gegenwart einer dritten Person durchzuführen (Gefahr der Fremdgefährdung beachten). Jedoch auch die *Fremdgefährdung* selbst muss abgeklärt werden, d. h. inwiefern ein Patient eine Gefahr darstellt, anderen Personen einen Schaden zuzufügen. Dies gilt es generell zu prüfen, nicht nur bei Patienten mit Wahnvorstellungen (z. B. Beeinträchtigungs- und Verfolgungswahn).

Eine umfassende Zusammenstellung mit Fallbeispielen und Lösungsvorschlägen von schwierigen Gesprächssituationen findet sich bei Jacob et al. [9].

Schweigepflicht

Merke

Gerade in der Psychiatrie kommt der Schweigepflicht eine große Bedeutung zu, da eine psychiatrische Erkrankung durch die immer noch bestehenden gesellschaftlichen Vorurteile für den Patienten oft mit Schamgefühlen verbunden ist.

Es hat sich als hilfreich erwiesen, den Patienten gerade zu Beginn der Kontaktaufnahme auf die *Schweigepflicht* aller an der Behandlung Beteiligten *explizit hinzuweisen*. Ebenfalls sollte darauf hingewiesen werden, dass gegenüber Personen oder Institutionen keine Auskünfte erteilt werden, wenn der Patient nicht ausdrücklich sein Einverständnis dazu gegeben hat.

1.2 Psychiatrisch-psychotherapeutische Anamnese

1.2.1 Überblick

Die psychiatrische Befunderhebung ist im Hinblick auf die *diagnostische Beurteilung* sowie die daraus resultierende *Therapieplanung* wichtig. Sie kann als komplexer Prozess angesehen werden und besteht aus verschiedenen Teilelementen:

Methode

Psychiatrische Befunderhebung: Überblick

Zu den Elementen der psychiatrischen Befunderhebung gehören:

- soziodemografische Daten,
- die Erfassung der Krankheitsanamnese (aktuelle somatische und psychiatrische Anamnese, somatische und psychiatrische Vorgeschichte, Familienanamnese),
- die Biografie und Lebensgeschichte,
- die Beurteilung der sozialen Situation,
- die Erfassung somatischer Befunde,
- die Beurteilung der aktuellen sowie prämorbiden Persönlichkeit,
- der psychopathologische Befund.

Die psychiatrische Befunderhebung soll mit diagnostischen und differenzialdiagnostischen Überlegungen abschließen, aus denen sich die Konsequenzen für einen vorläufigen Gesamtbehandlungsplan ableiten.

▸ **Informationsquellen.** Die Informationsquellen in der psychiatrischen Befunderhebung sind

- Aussagen des Patienten,
- Beobachtungen des Untersuchers in der Interviewsituation,
- Aussagen von Angehörigen, insbesondere zur psychiatrischen und somatischen Krankheitsanamnese,
- Angaben vorbehandelnder Ärzte und Institutionen,
- Beobachtungen des Pflegepersonals (sofern diese bereits vorliegen).

Im weiteren Krankheitsverlauf erlangen im stationären Bereich die Aussagen des Pflegepersonals zunehmend eine größere Bedeutung, da dieses den zeitlich längsten Kontakt mit dem Patienten hat und ihn zudem in alltagsnahen Situationen erlebt.

1.2.2 Soziodemografische Angaben

Soziodemografische Angaben zielen auf die Identifikation sowie die Beschreibung des Patienten und umfassen Folgendes:

- Name,
- Adresse,
- telefonische Erreichbarkeit des Patienten und seiner Angehörigen,
- Geburtsdatum und Geschlecht,
- Geburtsort,
- Familienstand,
- Nationalität,
- Angaben zur schulischen und Berufsausbildung sowie zur gegenwärtigen beruflichen Situation.

1.2.3 Krankheitsanamnese

Mit der Krankheitsanamnese (▸ Tab. 1.1) sollen frühere und aktuelle psychiatrische sowie somatische Erkrankungen erfasst werden.

Aktuelle Krankheitsanamnese

Die aktuelle Krankheitsanamnese umfasst die differenzierte Beschreibung der aktuellen Symptomatik. Dabei ist darauf zu achten, dass

- eine möglichst genaue Beschreibung *aller* beobachtbaren Phänomene erfolgt,
- nicht nur die Symptome betrachtet werden, die für die vermutete Diagnose von Relevanz sein könnten, sondern der gesamte psychopathologische Befund,
- der Beginn der Symptomatik genau festgehalten wird; zusätzlich ist festzuhalten, *wie* sich der *Beginn* der jetzigen Symptomatik manifestiert hat (z. B. akut versus schleichend); ebenfalls ist der weitere *Verlauf* der Symptomatik differenziert zu dokumentieren.

Tab. 1.1 Krankheitsanamnese.

Aktuelle Erkrankung	Frühere psychiatrische und somatische Erkrankungen
chronologische Entwicklung der Beschwerden und Symptome	Entwicklung und Art der Erkrankungen, Diagnosen
subjektive Gewichtung der Symptomatik, Beurteilung und Erleben der Erkrankung	Zeitpunkt, Dauer und Verlauf der Erkrankungen, der ambulanten und stationären Therapien sowie der psychosozialen Konsequenzen (Krankschreibungen, Arbeitslosigkeit, Berentung, Behinderungen etc.)
Auslösesituationen und dazugehörige Konfliktkonstellationen, die folgende Problemfelder betreffen können: • persönliche Bindungen, Liebesbeziehungen und Familienleben ◦ Partnerwahl und Bindungs- bzw. Beziehungsverhalten ◦ Aufnahme einer neuen Beziehung ◦ besondere sexuelle Konflikte in der Partnerschaft ◦ Auftauchen von Rivalitätskonflikten, Macht- oder Geltungsansprüchen in einer Beziehung ◦ Konflikt in Bezug auf Besitz, Eigentum ◦ Beziehung zu den eigenen Kindern ◦ Verluste durch (reale oder fantasierte) Trennung ◦ Verluste durch Tod • Herkunftsfamilie (z. B. Ablösungskonflikte) • Berufsprobleme, Arbeitsstörungen und Lernschwierigkeiten • Besitzerleben und -verhalten • umgebender soziokultureller Raum ◦ Art und Erfolg der bisherigen Behandlungsversuche (psychotherapeutisch, [psycho-]pharmakologisch, Heilpraktiker u. a.) ◦ Therapiemotivation, Erwartungen an die Behandlung ◦ Komplikationen (Selbstbeschädigung, Suizidalität, delinquentes Verhalten, Missbrauch psychotroper Substanzen)	

Der Arzt sollte versuchen, alle Umstände, die mit dem Beginn der jetzigen Symptomatik in Zusammenhang stehen könnten, zu erfassen. Dies betrifft

- kritische Lebensereignisse (z. B. Tod eines Angehörigen),
- länger andauernde Belastungssituationen (z. B. chronischer Partnerschaftskonflikt),
- aktuelle Probleme (z. B. Probleme am Arbeitsplatz),
- aber z. B. auch einen etwaigen Zusammenhang mit dem Konsum psychotroper Substanzen.

Neben der reinen Symptom- und Verlaufsbeschreibung sind weiterhin von Bedeutung:

- der Grad der Beeinträchtigung des Patienten durch die Symptomatik bzw.
- Konsequenzen in persönlicher, sozialer und beruflicher Hinsicht,
- das Krankheitskonzept des Patienten, d. h. seine individuellen Vorstellungen über die Ursachen und die Entwicklung der Erkrankung, sein Krankheitsverhalten und die sich daraus ableitende Therapiemotivation, welche für die Therapieplanung von entscheidender Bedeutung ist sowie etwaige bereits eingeleitete Behandlungen, wobei auf die genaue Dokumentation der Medikation bezüglich Zeitpunkt und Dosierung besonderes Augenmerk zu legen ist.

Vorgeschichte

Die differenzierte Beschreibung der Krankheitsvorgeschichte ist im Bereich der Psychiatrie von besonderer Bedeutung. Sie liefert

- Anhaltspunkte für die Entwicklung der aktuellen Symptomatik,
- Hinweise für eine diagnostische Zuordnung des klinischen Bildes im Kontext ätiologischer und/oder pathogenetischer Überlegungen,
- unter therapeutischem Gesichtspunkt Hinweise auf alle bisherigen Maßnahmen der Behandlung (so kann z. B. die dokumentierte Wirksamkeit einer bestimmten Medikation die erneute Entscheidung für diese erleichtern bzw. umgekehrt das Vermerken einer Unwirksamkeit von Medikamenten eine wiederholte Gabe und eine Zeitverzögerung in der Behandlung vermeiden) sowie Hinweise auf das bisherige Krankheits- und Therapiekonzept des Patienten, welches bei der eigenen Therapieplanung und -besprechung zu berücksichtigen ist, sodass Complianceprobleme verhindert werden können.

In der Vorgeschichte sollen alle *früheren psychiatrischen und somatischen Erkrankungen* chronologisch erfasst werden. Dabei sind

- nicht nur die „objektiven" Daten der Krankheitsentwicklung, des -verlaufs und der bisherigen Behandlungsversuche,
- sondern auch die Einstellungen des Patienten zu seiner Erkrankung und den bisher erfolgten Therapien relevant.

Für jede Krankheit sollte Folgendes erfasst werden:

- die Bestimmung des vermutlichen Ersterkrankungsalters (einschließlich der Prodromalsymptome z. B. bei schizophrenen Störungen; s. Kap. 4),
- eine etwaige erste Hospitalisierung.

Familienanamnese

Die Familienanamnese (▶ Tab. 1.2) dient der Erfassung psychosozialer und krankheitsrelevanter Aspekte aus der *Herkunftsfamilie des Patienten.* Im Rahmen einer Mehrgenerationenperspektive sollten dabei zumindest Großeltern, Eltern, Geschwister und Kinder berücksichtigt werden. Bei der Erhebung der einzelnen Gesichtspunkte sollte systematisch zwischen der mütterlichen und der väterlichen Linie un-

Tab. 1.2 Familienanamnese.

Familiäre Situation	Erhebung
psychosoziale Situation der Großeltern und Eltern	Alter, Beruf, finanzielle Verhältnisse, ggf. Todesdaten und -ursachen
Geschwister	Anzahl, Alter, Geschlecht, Familienstand, Stellung des Patienten in der Geschwisterreihe
Familienatmosphäre	Persönlichkeitsstruktur und interaktionelle Besonderheiten von Eltern und weiteren primären Bezugspersonen, Einstellungen der Eltern zur Familie, Erziehung, Sexualität
familiäre Belastung mit psychiatrischen und somatischen Störungen	psychiatrische und somatische (Erb-)Krankheiten und Behandlungen in der Familie (Verwandte 1. und 2. Grades), Suizide, Suizidversuche, Störungen durch psychotrope Substanzen, delinquentes Verhalten und andere Auffälligkeiten

terschieden werden, wobei hierbei die Erstellung eines Familienstammbaums hilfreich sein kann.

Neben *objektiven Daten* sollte die Familienanamnese auch aus Schilderungen des Patienten und der Angehörigen erschließbare Aspekte des Familienlebens beinhalten. Als objektive Daten zu nennen sind Alter sowie Beruf der Eltern und Geschwister bzw. der eigenen Kinder. Von zentraler Bedeutung ist die *Erfassung psychischer Störungen* bei Verwandten 1. Grades. Viele Studien belegen genetische Faktoren bestimmter psychischer Störungen (wie z. B. affektiver Störungen). Von besonderer Relevanz sind in diesem Zusammenhang psychotische Erkrankungen sowie Suchterkrankungen und Suizide bzw. Suizidversuche.

1.2.4 Biografie

Der Erfassung der Biografie des Patienten kommt in der Psychiatrie eine besondere Bedeutung zu, da bei einer Vielzahl von Erkrankungen lebensgeschichtliche Faktoren, die Persönlichkeitsstruktur und die eine Erkrankung auslösende biografische Situation in engem Zusammenhang stehen können (vgl. sog. Z-Codierungen der *International Classification of Diseases* [ICD-10]).

▶ **Äußere und innere Lebensgeschichte.** Bei der Darstellung biografischer Daten und Faktoren bietet sich oft eine Unterscheidung zwischen äußerer und innerer Lebensgeschichte an:

- Während zur *äußeren Lebensgeschichte* objektive Daten wie bei einem amtlichen Lebenslauf zählen (z. B. Geburtsort, Schulbesuche),
- umfasst die *innere Lebensgeschichte* subjektive Aspekte, d. h., wie biografische Einzelheiten erlebt worden sind und wie sie in ein inneres Selbstkonzept integriert wurden (z. B. Erziehungsstil der Eltern, Erleben der Sexualität).

M!

Merke

Ziel bei der Beschreibung eines Patienten sollte es sein, die Entwicklung der Persönlichkeit und alle mit dem gegenwärtigen Zustandsbild eventuell zusammenhängenden Umstände herauszuarbeiten.

Eine Darstellung biografischer Befunde sollte chronologisch anhand von Themenbereichen erfolgen (▶ Tab. 1.3).

Tab. 1.3 Biografie des Patienten.

Entwicklungszeitraum und Besonderheiten	Biografische Erhebung
Schwangerschafts- und Geburtsumstände	Krankheiten oder psychosoziale Auffälligkeiten während der Schwangerschaft der Mutter, Alter der Mutter und des Vaters zum Zeitpunkt der Geburt, eheliches/uneheliches Kind, Geburtsort, Art der Geburt (Früh- oder Spätgeburt, Geburtskomplikationen oder Kaiserschnitt)
frühkindliche Entwicklung	Entwicklungsschritte des Laufens, Sprechens und der Reinlichkeitserziehung, frühkindliche Störungen (Bettnässen, Albträume etc.), Erziehungsstil, Beziehung zu Eltern und Geschwistern, emotionale Besonderheiten
vorschulische und schulische Entwicklung	Kindergarten, Schulentwicklung, Schulabschluss und damit verbundene Entwicklungsschritte (Schulwechsel, Sitzenbleiben, Stellung gegenüber bestimmten Fächern, Mitschülern und Lehrern; äußere Faktoren mit Einfluss auf die schulische Entwicklung wie z. B. Wohnortwechsel der Eltern etc.)
Pubertät und frühes Erwachsenenalter	Konflikte bei der Ablösung vom Elternhaus, sexuelle Entwicklung (Masturbation, hetero- und homosexuelle Kontakte, Perversionen, Schwangerschaften)
berufliche Entwicklung	Militär-/Zivildienst, Gründe der Ausbildungs- und Berufswahl, Ausbildungsgang und -abschluss, Hintergründe für Berufs- und Stellungswechsel, subjektive Befriedigung durch den Beruf
Partnerschaften, Ehe, Familie und Kinder	Länge der Partnerschaften, Alter, Persönlichkeiten und sozioökonomischer Status der Partner, Umstände der Eheschließung, Zahl, Alter und Herkunft der Kinder, partnerschaftliche Einstellungen (Erziehungs- und Lebensstil, Sexualität)
sozioökonomische Besonderheiten	Wohnverhältnisse, wirtschaftliche Situation, Zugehörigkeit zu Religionsgemeinschaften, Vereinen, politischen Organisationen, soziale Kontakte außerhalb der Familie
Freizeit	Hobbys, Interessen
Gewohnheiten	Konsum von Genussmitteln (Alkohol, Tabak), Medikamentenkonsum

1.2.5 Somatischer Befund

Zu jeder psychiatrischen Erstuntersuchung gehört eine umfassende *körperliche und neurologische Untersuchung* sowie (in Abhängigkeit von den erhobenen Befunden) eine ergänzende laborchemische und apparative *Zusatzdiagnostik* (z. B. EEG und Kernspintomografie). Dabei sind für jede behandlungsbedürftige Krankheit Diagnose, Medikation und deren Dosierung sowie die Art der Vorbehandlung genau zu erfassen. Eine eingehende körperliche Untersuchung ist aus folgenden Gründen von Bedeutung:

- Verschiedene psychische Symptome können als Indikatoren von körperlichen Störungen angesehen werden.
- Es sollten keine körperlichen Erkrankungen übersehen werden, die unabhängig von psychiatrischen Erkrankungen existieren.
- Verschiedene körperliche Störungen können psychische Störungen (mit-)verursachen.

Weiterhin sollten nicht nur die aktuelle Symptomatik, sondern auch *anamnestische Befunde* (z. B. traumatische Hirnverletzungen, schwere körperliche Erkrankungen in der Vorgeschichte) erfasst werden.

Hilfestellungen und Anregungen zur Anamneseerhebung sowie gleichermaßen zur Erfassung des psychopathologischen und somatischen Befunds geben umfassende Dokumentationssysteme wie das AMDP-System (AMDP = Arbeitsgemeinschaft für Methodik und Dokumentation in der Psychiatrie) ([1], [8]) oder die Basisdokumentation der Deutschen Gesellschaft für Psychiatrie und Psychotherapie, Psychosomatik und Nervenheilkunde (DGPPN) [5].

1.2.6 Persönlichkeit

Die Beurteilung der Persönlichkeitsstruktur, auf deren Grundlage sich psychopathologische Symptome entwickeln können, ist seit jeher von großer Bedeutung. Im Rahmen der psychiatrischen Untersuchung sollte dabei versucht werden, bestimmte strukturelle Dimensionen der Persönlichkeit sowie auffällige Persönlichkeitszüge zu erfassen. Zu den *strukturellen Merkmalen* gehören Aspekte der Selbstwahrnehmung (Wünsche, Bedürfnisse, Gefühle) und der Wahrnehmung von anderen, das Ausmaß der Selbststeuerung bzw. Impulskontrolle, die Abwehr sowie die Kommunikations- und Beziehungsfähigkeit. Zur Charakterisierung der *Persönlichkeitszüge* lassen sich verschiedene Typen unterscheiden (z. B. abhängige, anankastische oder schizoide Persönlichkeitszüge; vgl. Z-Codierungen der ICD-10 sowie Kap. 9).

▸ **Prämorbide Persönlichkeit.** Der Erfassung der Persönlichkeit vor Auftreten der Erkrankung, oft auch als *prämorbide Persönlichkeit* bezeichnet, kommen verschiedene Funktionen zu:

- Mit der Erfassung des „Normalzustands" lässt sich abschätzen, wie weit eventuell durch eine psychiatrische Erkrankung eine Veränderung der Persönlichkeitsstruktur des Patienten erfolgt ist.
- Verschiedene Untersuchungen haben darauf hingewiesen, dass bestimmte Erkrankungen mit bestimmten prämorbiden Persönlichkeitsstrukturen in Verbindung stehen (z. B. depressive Störungen mit einer anankastischen Persönlichkeitsstruktur). Aus der Beurteilung der prämorbiden Persönlichkeit können also eventuell zusätzliche Hinweise auf die Diagnose erfolgen.
- Das prämorbide Persönlichkeitsbild kann in die therapeutische Zielsetzung einfließen, da es eine genauere Bestimmung des Therapieziels ermöglicht.

Als *diagnostische Hilfsmittel* zur Erfassung der Persönlichkeitsstruktur sowie der prämorbiden Persönlichkeit können v. a. Selbstbeurteilungsverfahren eingesetzt werden (vgl. [12]).

1.3 Symptomatologische Diagnostik

1.3.1 Definition

Definition

Psychopathologische Befunderhebung
Die psychopathologische Befunderhebung stellt das Kernstück der psychiatrischen Diagnostik dar. Mit der Erhebung des psychopathologischen Befunds sollen die Symptome erfasst werden, die die aktuelle psychische Störung kennzeichnen. Sie sagt allein nichts Definitives über Ätiologie und Pathogenese der zugrunde liegenden Störung aus.

Tab. 1.4 Psychiatrische Befunderhebung: äußere Merkmale.

Merkmalsbereiche	Untersuchungsparameter
äußeres Erscheinungsbild	Kleidung, Körperpflege, Gestik, Mimik, Physiognomie
Verhalten in der Untersuchungssituation	Auskunftsbereitschaft, Kooperation, Simulation, Dissimulation, interaktionelles Verhalten
Sprechverhalten und Sprache	Klang, Modulation, Sprechstörungen (Stammeln, Stottern), Sprachverständnis und Ausdrucksvermögen

► **Erhebung des psychopathologischen Befunds.** Die Erhebung des psychopathologischen Befunds sollte differenziert erfolgen und verschiedene *Merkmalsbereiche* umfassen (Kap. 1.3.3).

Ergänzend ist zu beurteilen:

- das äußere Erscheinungsbild,
- das Verhalten in der Untersuchungssituation,
- das Sprechverhalten bzw. die Sprache.

Diese Merkmale sind zwar nicht primär Teil des psychopathologischen Befunds, geben aber wichtige Hinweise z. B. auf die psychosoziale Integration eines Patienten, seine interpersonellen Kompetenzen und sein Krankheitsverhalten (► Tab. 1.4).

Grundlagen der psychopathologischen Befunderhebung sind

- Aussagen des Patienten,
- Beobachtungen des Interviewers in der Untersuchungssituation, ergänzt durch fremdanamnestische Angaben (z. B. Angehörige, Pflegepersonal).

► **„Symptoms" und „Signs".** Es ist zu beachten, dass bestimmte psychopathologische Phänomene nur durch den Patienten zu beobachten und zu berichten sind (engl.: *Symptoms,* z. B. Grübeln), andere nur durch einen außen stehenden Beobachter (engl.: *Signs,* z. B. Neologismen), die meisten jedoch sowohl durch den Patienten als auch durch dritte Personen (z. B. Antriebsarmut, Konzentrationsstörungen).

Die psychopathologische Befunderhebung ist ein komplexer Prozess, der eine Vielzahl von Bereichen berücksichtigen muss. Es hat sich daher zunehmend ein strukturiertes Vorgehen durchgesetzt, z. B. anhand des *Dokumentationssystems* der Arbeitsgemeinschaft für Methodik und Dokumentation in der Psychiatrie (AMDP-System, [1]), für das es zudem einen Leitfaden zur Befunderhebung gibt [7]. Das AMDP-System ist das im deutschen Sprachbereich am weitesten verbreitete Instrument zur Erfassung der Psychopathologie. Kernstück ist der aus 100 Symptomen bestehende sog. psychische Befund. Die *Symptombewertung* erfolgt rein deskriptiv, ohne Bezug auf bestimmte ätiologische Annahmen oder eine vermutete Störung.

1.3.2 Probleme der Symptomerfassung

Probleme bei der Erfassung und Beurteilung psychopathologischer Symptome ergeben sich sowohl aufseiten des Untersuchers als auch des Patienten.

Probleme aufseiten des Untersuchers:

- keine klinischen Erfahrungen im Umgang mit Patienten,
- Fehler in der Gesprächsführung (Kap. 1.1.3),
- keine explizite Festlegung eines zeitlichen Bezugsrahmens (z. B. die letzten 7 Tage), auf den sich die Beurteilung der einzelnen psychopathologischen Symptome beziehen soll,
- keine Verwendung von Manualen mit Definitionen der Symptome,
- unvollständige Erfassung.

Probleme aufseiten des Patienten:

- aktuelle und/oder überdauernde kognitive Beeinträchtigungen,
- mangelnde Kooperationsbereitschaft, geringe Motivation,
- Unklarheit über den zeitlichen Bezugsrahmen, auf den sich die Befragung bezieht (aktuell versus lebensgeschichtlich),
- aktueller psychopathologischer Zustand als beeinträchtigender Faktor (z. B. starke Auffassungsstörungen).

1.3.3 Strukturierung nach Merkmalsbereichen

Psychopathologische Symptome lassen sich in verschiedene Bereiche gruppieren, wie sie in Anlehnung an das AMDP-System in ► Tab. 1.5 enthalten sind (Kap. 1.3.4 „Erfassungsmethoden"). Diese Un-

Tab. 1.5 Psychiatrische Befunderhebung: Merkmalsbereiche (in Anlehnung an das AMDP-System).

Merkmalsbereiche	Untersuchungsparameter
Bewusstsein	quantitativ (Bewusstseinsverminderung), qualitativ (Bewusstseinstrübung, -einengung, -verschiebung)
Orientierung	zeitlich, örtlich, situativ und zur Person
Aufmerksamkeits- und Gedächtnisstörungen	Auffassungsstörungen, Konzentrationsstörungen, Immediatgedächtnis, Kurz- und Langzeitgedächtnis
Antriebsstörungen und psychomotorische Störungen	antriebsarm, -gehemmt, -gesteigert, motorisch unruhig, Parakinesen, Hyperkinesen, Akinese, Hypokinese, Stupor, Raptus, manieriert/bizarr, theatralisch, mutistisch, logorrhoisch
Affektivität	Ratlosigkeit, Gefühl der Gefühllosigkeit, affektarm, Störung der Vitalgefühle, deprimiert/depressiv, hoffnungslos, ängstlich, euphorisch, dysphorisch, gereizt, innerlich unruhig, klagsam/jammervoll, Insuffizienzgefühle, gesteigertes Selbstwertgefühl, Schuldgefühle, Verarmungsgefühle, ambivalent, Parathymie, affektlabil, Affektdurchlässigkeit (-inkontinenz), affektstarr
formales Denken	Verlangsamung, Hemmung, umständliches Denken, eingeengtes Denken, Perseveration, Grübeln, Gedankendrängen, Ideenflucht, Vorbeireden, gesperrt/Gedankenabreißen, inkohärent/zerfahren, Neologismen
inhaltliches Denken	nicht wahnhaft: Zwang, Hypochondrie, Phobien, überwertige Ideen; wahnhaft: formale und inhaltliche Wahnmerkmale
Sinnestäuschungen	Illusion, Halluzinationen
Ich-Störungen	Derealisation, Depersonalisation, Gedankenausbreitung, -entzug, -eingebung, andere Fremdbeeinflussungserlebnisse
zirkadiane Besonderheiten	Morgentief, Abendtief
Sozial- und Krankheitsverhalten	Krankheitseinsicht, Krankheitsgefühl, Ablehnung der Behandlung, sozialer Rückzug, soziale Umtriebigkeit
aggressives Erlebens- und Verhaltensmuster	Aggressivität, Selbstbeschädigung, Suizidalität
dissoziative Symptome	z. B. Amnesie, Trance, Lähmungen, Fugue
somatische Symptome	z. B. Insomnie, Inkontinenz, Tremor, Impotenz

terteilung wird auch der nachfolgenden Darlegung zugrunde gelegt.

Bewusstseinsstörungen

Das Bewusstsein lässt sich als Zustand der Bewusstheit des Selbst und der Umwelt definieren. Bewusstseinsstörungen werden auf der Grundlage des gesamten Erlebens und Verhaltens des Patienten in der Untersuchungssituation beurteilt. Bewusstseinsklarheit bedeutet dabei nicht nur eine vollständig erhaltene Vigilanz, sondern auch die Fähigkeit, auf Situationen adäquat zu reagieren. Unterschieden wird daher zwischen quantitativen und qualitativen Bewusstseinsstörungen (Bewusstseinsverminderung).

Quantitative Bewusstseinsstörungen

Sie sind durch eine Störung der Vigilanz (Wachheit) bedingt. Vigilanzstörungen weisen nahezu immer auf eine organische Ätiologie hin und werden dem Wachheitsgrad entsprechend weiter unterteilt:

- *Benommenheit:* Patient ist schwer besinnlich, teilnahmslos und verlangsamt, Informationsaufnahme und -verarbeitung sind eingeschränkt.
- *Somnolenz:* Patient ist apathisch, schläfrig, aber weckbar.
- *Sopor:* Patient schläft und ist nur durch starke Reize (z. B. Kneifen) für kurze Zeit zu erwecken.
- *Koma:* Patient ist bewusstlos und nicht mehr weckbar.

Qualitative Bewusstseinsstörungen

Sie stellen Veränderungen des Bewusstseins dar. Die Vigilanz ist erhalten, aber der Patient hat keine adäquaten Reaktionsmöglichkeiten auf sich verändernde Umweltbedingungen. Es wird zwischen folgenden Phänomenen unterschieden:

- Die *Bewusstseinstrübung* ist durch eine unzureichende Klarheit von Denken und Handeln gekennzeichnet, wie sie etwa bei deliranten Zustandsbildern gefunden wird.
- Bei der *Bewusstseinseinengung*, die z. B. bei epileptischen Dämmerzuständen auftritt, kommt es bei weitgehend erhaltener Handlungsfähigkeit zu einer Einengung von Denkinhalten und Erlebnissen. Die Ansprechbarkeit auf Außenreize ist vermindert. Das Erleben ist insgesamt traumartig verändert.
- Bei der *Bewusstseinsverschiebung* oder *-erweiterung* handelt es sich um einen Zustand, der durch das Gefühl eines gesteigerten Intensitäts- und Helligkeitserlebens, erhöhter Wachheit und der Vergrößerung des Bewusstseinsraums gekennzeichnet ist. Derartige Zustände treten häufiger in Zusammenhang mit der Einnahme von Halluzinogenen auf.

Orientierungsstörungen

Die Orientierung umfasst die Genauigkeit der Wahrnehmung des Patienten und seines Verständnisses der ihn umgebenden Situation. Sie bezieht sich auf die Fähigkeit, sich in der zeitlichen, räumlichen und gegenwärtigen persönlichen Situation zurechtzufinden. Die Orientierungsstörungen können teilweise aus dem Gesprächsverlauf erschlossen werden, müssen meist jedoch exploriert werden.

- Die *zeitliche Orientierung* wird etwa durch Abfragen des Datums (Tag, Monat, Jahr), des Wochentags, des Jahres oder der Jahreszeit überprüft.
- Die *örtliche Orientierung* bezieht sich stets auf die Kenntnis des Ortes, an dem sich der Patient gegenwärtig befindet.
- Mit *situativer Orientierung* ist die Fähigkeit gemeint, die gegenwärtige Situation und die dort anwesenden Personen (z. B. die Untersuchungssituation) richtig einzuschätzen.
- Die *Orientierung zur Person* spiegelt das Wissen um Merkmale der eigenen Person und lebensgeschichtliche Zusammenhänge wider (z. B. erlernter Beruf, Zahl der eigenen Kinder).

Aufmerksamkeits- und Gedächtnisstörungen

Zumeist ergeben sich bereits aus dem Gesprächsverlauf erste Hinweise darauf, ob kognitive Einbußen vorhanden sind.

Aufmerksamkeitsstörungen

Zu unterscheiden sind Auffassungs- und Konzentrationsstörungen:

- *Auffassungsstörungen* umfassen die reduzierte Fähigkeit, verschiedene Wahrnehmungsinhalte in einen Sinnzusammenhang zu bringen und dessen Bedeutung zu erfassen. Auffassungsstörungen lassen sich prüfen, indem man den Patienten z. B. bittet, den Sinn von Sprichwörtern (z. B. „Morgenstund' hat Gold im Mund") oder von einer kurzen Fabel zu erklären.
- *Konzentrationsstörungen* beziehen sich auf die reduzierte Fähigkeit, sich über einen längeren Zeitraum einer bestimmten Aufgabe zuzuwenden. Patienten mit Konzentrationsstörungen lassen sich leicht durch von außen kommende Reize ablenken. Konzentrationsstörungen lassen sich z. B. überprüfen, indem man den Patienten auffordert, fortlaufend von einer Zahl den gleichen Betrag zu subtrahieren (z. B. bei 81 beginnen und jeweils 7 abziehen lassen) oder die Wochentage oder Monatsnamen rückwärts aufzusagen. Konzentrationsstörungen sind jedoch oft auch direkt in der Untersuchungssituation zu beobachten.

Gedächtnisstörungen

Hinweise auf Störungen im Bereich des Gedächtnisses ergeben sich ebenfalls häufig bereits aus dem Gesprächsverlauf (z. B. kann sich der Patient an bereits Angesprochenes nicht mehr erinnern). Die Gedächtnisleistung selbst ist ein komplexer Prozess, dessen verschiedene Teilkomponenten (Informationsaufnahme und -entschlüsselung, Behalten dieser Informationen sowie Abruf alter oder neuer Gedächtnisinhalte) gestört sein können. Meist wird aus praktischen Gründen eine relativ grobe Unterscheidung zwischen Ultrakurzzeit-, Kurzzeit- und Langzeitgedächtnis getroffen:

- Beim *Ultrakurzzeitgedächtnis* (oder Immediatgedächtnis) geht es um die unmittelbare Aufnahme und sofortige Reproduktion von Informationen.
- Das *Kurzzeitgedächtnis* umfasst die Reproduktion von Informationen nach einem Zeitabstand von

ca. 5–10 min. Die Überprüfung des Ultrakurzzeit- und Kurzzeitgedächtnisses (oft auch als Merkfähigkeit bezeichnet) kann durch das Abfragen vorgegebener Begriffe (z. B. „Helsinki", „27", „Tisch") oder das Nacherzählen einer Fabel nach einem kurzen Zeitintervall (z. B. 5 min) erfolgen.

- Beim *Langzeitgedächtnis* geht es um die Reproduktion von Informationen, die mindestens 10 min, jedoch auch Tage bis Jahre zurückliegen können.

▶ **Formen von Gedächtnisstörungen.** Dem Erscheinungsbild nach werden folgende Gedächtnisstörungen differenziert:

- *Amnesien:* zeitlich begrenzte Gedächtnislücken, die differenziert werden hinsichtlich der Ursache und zeitlichen Distanz zu einem schädigenden Ereignis; *totale* Amnesie: komplette Gedächtnislücke, ohne auch nur geringe Erinnerungsreste; *lakunäre* Amnesie: auf einzelne, bestimmte Ereignisse beschränkte Erinnerungslücke; weiterhin wird zwischen der *retrograden* (Störung für die vor dem Ereignis liegende Zeit) und der *anterograden* Amnesie (Störung für die Zeit nach dem Ereignis) unterschieden;
- *Hypermnesie:* Steigerung der Erinnerungsfähigkeit (z. B. in Fieberzuständen);
- *Hypomnesien:* Herabsetzung der Erinnerungsfähigkeit;
- *Paramnesien:* Erinnerungstäuschungen, Gedächtnisillusionen oder Trugerinnerungen, die z. B. im Rahmen einer wahnhaften Veränderung der Erinnerung bei schizophrenen Patienten auftreten können; der Patient hat das sichere Gefühl, z. B. bestimmte Situationen oder Ereignisse schon einmal erlebt zu haben, von Dingen schon einmal gehört zu haben; unter den Begriff der Paramnesien fallen auch Déjà-vu-Erlebnisse (falsches Wiedererkennen bzw. vermeintliche Vertrautheit) oder Jamais-vu-Erlebnisse (vermeintliche Fremdheit);
- *Ekmnesien:* Störung des Zeiterlebens bzw. der zeitlichen Einordnung, wobei die Vergangenheit als Gegenwart erlebt wird;
- *Zeitgitterstörungen:* Störung, Ereignisse in das richtige Zeitgitter, d. h. die richtige zeitliche Abfolge, einzuordnen;
- *Konfabulationen:* Erinnerungslücken werden vom Patienten wiederholt mit frei erfundenen Fakten oder Ereignissen gefüllt, die der Patient tatsächlich für Erinnerungen, d. h. für Realität, hält.

> **M!**
> ### Merke
> Gedächtnisstörungen sind meist ein Kardinalsymptom von Hirnfunktionsstörungen unterschiedlichster Genese (Ätiologie). Jedoch können bei fast allen psychiatrischen Störungen vorübergehend Gedächtnisstörungen auftreten (z. B. Depressionen, Schizophrenien).

Denkstörungen

Denkstörungen lassen sich aufgrund der *sprachlich-inhaltlichen Äußerungen* des Patienten während der Untersuchungssituation erschließen. In der Psychopathologie wird zwischen formalen und inhaltlichen Denkstörungen unterschieden.

Formale Denkstörungen

Hierbei handelt es sich um objektiv beobachtbare oder subjektiv erlebte Veränderungen in der Geschwindigkeit, Kohärenz oder Stringenz des Gedankengangs. Als wesentliches Kriterium für den Schweregrad von formalen Denkstörungen kann die Erschwerung des Interviews angesehen werden, wobei sich die Denkstörungen manchmal erst bei längerem Verlauf oder im Zusammenhang mit emotional belastenden Situationen zeigen. Formale Denkstörungen sind meist nosologisch unspezifisch und können bei einer Vielzahl psychischer Störungen auftreten.

▶ **Merkmale von formalen Denkstörungen.** In Anlehnung an das AMDP-System werden folgende Merkmale unterschieden:

- *Denkverlangsamung:* vom Untersucher wahrgenommene Verlangsamung des Denkens mit schleppendem Ablauf;
- *Denkhemmung:* vom Patienten subjektiv als gebremst erlebtes Denken, wird wie gegen einen inneren Widerstand empfunden;
- *umständliches Denken:* wenn – bezogen auf den Gesprächsinhalt – das Nebensächliche nicht vom Wesentlichen getrennt wird und der Patient an vielen unbedeutenden Einzelheiten haftet; der inhaltliche Zusammenhang und das Ziel bleiben aber stets erhalten;
- *eingeengtes Denken:* wenn der inhaltliche Gedankenumfang eingeschränkt ist und der Patient einem oder wenigen Themen verhaftet und auf wenige Zielvorstellungen fixiert ist; dem Patien-

ten gelingt es im Gespräch nicht oder nur schwer, auf ein anderes Thema überzugehen;
- *Perseveration:* Haftenbleiben an bestimmten Vorstellungen und Gedanken; Worte oder Angaben, die im aktuellen Gesprächszusammenhang nicht mehr sinnvoll sind, werden mehrfach wiederholt;
- *Grübeln:* unablässiges, jedoch nicht zur Lösung oder zum Ziel führendes Beschäftigtsein mit (meist) unangenehmen Themen, die vom Patienten nicht als fremd erlebt werden;
- *Gedankendrängen:* wenn der Patient dem Druck vieler Einfälle oder Gedanken ausgesetzt ist;
- *Ideenflucht:* Vermehrung von Einfällen, die aber nicht mehr von einer Zielvorstellung straff geführt werden; das Ziel des Denkens kann aufgrund dazwischenkommender Assoziationen ständig wechseln oder ganz verloren gehen und ist vom Untersucher nur noch schwer oder gar nicht mehr zu erkennen;
- *Vorbeireden/Danebenreden:* wenn der Patient nicht auf die Frage eingeht, obwohl aus seiner Antwort und/oder der Situation ersichtlich ist, dass er die Frage verstanden hat;
- *Gedankenabreißen:* plötzlicher Abbruch eines zunächst flüssigen Gedankengangs ohne erkennbaren Grund, was vom Patienten erlebt (Gedankenabreißen) und/oder vom Interviewer beobachtet wird (Sperrung);
- *Inkohärenz/Zerfahrenheit:* Mangel an logischem Zusammenhang zwischen Worten und Sätzen, was dem Patienten nicht bewusst ist; Denken und Sprechen des Patienten sind für den Untersucher nicht mehr verständlich und im Extremfall bis in einzelne, scheinbar zufällig durcheinander gewürfelte Sätze („Wortsalat"), Satzgruppen oder Gedankenbruchstücke zerrissen;
- *Neologismen:* Wortneubildungen (meist Zusammenziehung von bekannten Worten; z. B. Lichtgefäß), die der sprachlichen Konvention nicht entsprechen und oft nicht unmittelbar verständlich sind, sowie semantisch ungewöhnlicher Gebrauch von Begriffen.

Inhaltliche Denkstörungen

Von den formalen Denkstörungen sind die inhaltlichen Denkstörungen abzugrenzen, bei denen der Inhalt des Denkens und die Realitätskontrolle verändert sind; hierunter werden u. a. Wahnphänomene, Zwangs- und Angstsymptome zusammengefasst (s. u.).

Zwangs- und Angstsymptome

Bei den Zwängen handelt es sich um immer wieder gegen inneren Widerstand sich aufdrängende, ich-fremde Merkmale, die vom Patienten als unsinnig und unangenehm erlebt werden. Sie lassen sich nicht oder nur schwer unterbinden, bei Unterdrückung dieser Phänomene tritt oft das Gefühl von Angst oder Unbehagen auf. Unterschieden werden:
- *Zwangsdenken/-gedanken:* zwanghafte Gedanken oder Vorstellungen;
- *Zwangsimpulse:* sich zwanghaft aufdrängende Impulse, bestimmte Handlungen auszuführen (z. B. andere zu beschimpfen oder zu verletzen);
- *Zwangshandlungen:* auf der Grundlage von Zwangsimpulsen oder -gedanken immer wieder ausgeführte Handlungen (z. B. Wasch- oder Kontrollhandlung), die vom Patienten als unsinnig und unnütz erlebt werden.

Weiterhin wird unterschieden in:
- *Hypochondrie:* ängstlich getönte Beziehung zum eigenen Körper, an dem z. B. Missempfindungen überstark wahrgenommen werden, mit der unbegründeten Befürchtung, körperlich krank zu sein oder zu werden; normale Körpervorgänge erhalten oft eine überstarke Bedeutung;
- *Phobien:* Angst vor bestimmten Objekten oder Situationen, die meist vermieden werden; unterschieden wird zwischen *sozialer Phobie*, *Agoraphobie* (Platzangst), *Klaustrophophie* (Angst vor geschlossenen Räumen) sowie den *spezifischen Phobien* (z. B. Schlangenphobie); der Patient erkennt diese Angst zwar als unsinnig oder zumindest übertrieben, kann sich aber nicht dagegen wehren;
- *überwertige Ideen:* emotional stark besetzte Erlebnisse oder Gedanken meist negativer Art, die die gesamte Person in unangemessener Weise beherrschen; in Abgrenzung zu wahnhaften Ideen bestehen eine starke Realitätskontrolle, eine größere logische Konsistenz der Inhalte und weniger Ich-Bezogenheit.

Wahn

Als Wahn (= inhaltliche Denkstörung) wird eine Fehlbeurteilung der Realität bezeichnet, die mit erfahrungsunabhängiger und damit unkorrigierbarer Gewissheit auftritt und an der mit subjektiver Gewissheit festgehalten wird, auch wenn sie im Widerspruch zu Erfahrungen der gesunden Mitmenschen sowie ihrem kollektiven Glauben und Meinen steht. Es besteht kein Bedürfnis nach Begründung dieser Fehlbeurteilung. Bei den wahnhaften (oder paranoiden) Phänomenen lassen sich formale und inhaltliche Merkmale unterscheiden.

Formale Wahnmerkmale

Hierzu gehören:

- *Wahngedanken:* wahnhafte Meinungen und Überzeugungen;
- *Wahneinfälle:* meist plötzliches und unvermitteltes gedankliches Auftreten von wahnhaften Vorstellungen und Überzeugungen;
- *Wahnwahrnehmung:* wenn reale Sinneswahrnehmungen eine abnorme Bedeutung erhalten (meist im Sinne der Eigenbeziehung); die Wahnwahrnehmung ist die wahnhafte Fehlinterpretation einer an sich richtigen Wahrnehmung;
- *Wahnstimmung:* erlebte Atmosphäre des Betroffenseins, der Erwartungsspannung und des bedeutungsvollen Angemutetseins in einer meist unheimlich und bedrohlich erlebten Welt; diese Stimmung ist charakterisiert durch das Beimessen von Bedeutungen, das In-Beziehung-Setzen von Ereignissen, ein Meinen, Vermuten und Erwarten, das vom Gesunden nicht nachvollzogen werden kann; sie ist in der Regel eher diffus; eine Thematisierung des Wahns erfolgt nicht;
- *systematisierter Wahn:* beschreibt logische und paralogische Verknüpfungen einzelner Wahnsymptome mit anderen Wahnphänomenen, Sinnestäuschungen, Ich-Störungen oder auch nicht krankhaft veränderten Beobachtungen oder Erlebnissen; zwischen diesen Elementen werden kausale oder finale Verbindungen hergestellt, vom Patienten als Beweis oder Bestätigung angesehen und als Gewissheit erlebt („Wahnarbeit");
- *Wahndynamik:* emotionale Anteilnahme am Wahn; die Kraft des Antriebs und die Stärke der Affekte, die im Zusammenhang mit dem Wahn wirksam werden.

Inhaltliche Wahnmerkmale

Die inhaltliche Ausgestaltung des Wahns kann sehr vielfältig sein. Zu den häufigsten inhaltlichen Wahnmerkmalen zählen:

- *Beziehungswahn:* wahnhafte Eigenbeziehung, selbst belanglose Ereignisse werden ich-bezogen gedeutet; der Patient ist davon überzeugt, dass etwas nur seinetwegen geschieht (z. B. Anzeigen aus der Zeitung, Fernsehen als Botschaft);
- *Beeinträchtigungs- und Verfolgungswahn:* wenn der Patient sich selbst als Ziel von Feindseligkeiten erlebt; er fühlt sich bedroht, beleidigt, verspottet und glaubt, die Umgebung trachte ihm nach seiner Gesundheit oder seinem Leben;
- *Eifersuchtswahn:* wahnhafte Überzeugung, vom Lebenspartner betrogen und hintergangen worden zu sein, oft verbunden mit dem Versuch, diesem das nachzuweisen;
- *Liebeswahn:* wahnhafte Überzeugung, von einer bestimmten Person geliebt zu werden, zu der bisher nicht einmal Kontakt bestanden haben muss;
- *Schuldwahn:* wahnhafte Überzeugung, Schuld auf sich geladen zu haben, etwas Unverzeihliches getan zu haben (z. B. gegenüber Gott, anderen sittlichen Instanzen, Gesetzen);
- *Verarmungswahn:* wahnhafte Überzeugung, nicht genügend finanzielle Mittel zur Bestreitung des Lebensunterhalts oder zur Finanzierung der Behandlung zu haben;
- *Verkleinerungswahn:* wahnhafte Überzeugung, unbedeutend und wertlos zu sein;
- *hypochondrischer Wahn:* wahnhafte Überzeugung, an einer schweren, unheilbaren Krankheit zu leiden;
- *nihilistischer Wahn:* wahnhafte Überzeugung, die Realität sei zum Teil oder ganz tot („alles ist wie tot");
- *Größenwahn:* wahnhafte Selbstüberschätzung und Selbstüberhöhung; der Patient glaubt, besondere Macht oder besondere Fähigkeiten zu besitzen (z. B. Wahn höherer Abstammung, Herrscher der Welt zu sein);
- *fantastischer oder bizarrer Wahn:* wahnhafte unmögliche, realitätsfremde Überzeugungen, z. B. sich fantastisch verwandelt oder verändert zu haben (z. B. in ein Monster oder einen Werwolf);
- *symbiotischer Wahn (Folie à deux):* Übernahme wahnhafter Überzeugungen eines Patienten durch eine dritte (gesunde) Person (z. B. Ehepartner).

Wahrnehmungsstörungen

Zum Merkmalsbereich der Wahrnehmungsstörungen oder *Sinnestäuschungen* werden Illusionen, Halluzinationen und Pseudohalluzinationen gerechnet. Differenziert werden können die Sinnestäuschungen anhand des Vorhandenseins oder der Abwesenheit einer Reizquelle und/oder der Fähigkeit bzw. Unfähigkeit der Realitätskontrolle. Folgende Sinnestäuschungen lassen sich unterscheiden:

- *Illusion:* verfälschte wirkliche Wahrnehmungen; eine tatsächlich vorhandene, gegenständliche Reizquelle wird verkannt und als etwas anderes gesehen; eine Person erkennt z. B. bei Nacht sie bedrohende Gestalten in Büschen; Vorkommen u. a. in emotionalen Ausnahmesituationen wie extremer Angst oder bei Fieberzuständen;
- *Stimmenhören:* Form der akustischen Halluzination, bei der menschliche Stimmen wahrgenommen werden, ohne dass tatsächlich jemand spricht; die Stimmen können den Patienten direkt ansprechen, imperativ oder kommentierend seine Handlungen begleiten, in Rede und Gegenrede über ihn sprechen oder sich unterhalten; Stimmenhören kommt häufig bei schizophrenen Störungen vor;
- *andere akustische Halluzinationen:* akustische Halluzinationen, die nicht Stimmen beinhalten (halluzinierte Geräusche, Klänge = Akoasmen);
- *optische Halluzinationen:* Wahrnehmen von Lichtblitzen, Farben, Mustern, Gegenständen, Personen oder ganzen Szenen ohne entsprechende Reizquelle; Vorkommen u. a. beim Alkoholentzugsdelir;
- *Körperhalluzinationen:* taktile oder haptische Halluzinationen (Wahrnehmen von nicht vorhandenen Objekten auf Haut und Schleimhäuten; z. B. das Gefühl, eiskaltes Wasser laufe über den Rücken) und Störung des Leibempfindens (Könästhesien, qualitativ abnorme Leibsensationen; z. B. das Gefühl, Strom flösse durch den Bauch);
- *Geruchs-/Geschmackshalluzinationen:* Geruchs- oder Geschmackswahrnehmungen, ohne dass eine Reizquelle vorhanden ist;
- *Pseudohalluzinationen:* Trugwahrnehmungen, bei denen die Unwirklichkeit der Trugwahrnehmung vom Patienten erkannt wird; der Patient kann sagen, dass er Dinge sieht, die eigentlich gar nicht da sind; Vorkommen u. a. in Zuständen extremer Ekstase, als kollektives Phänomen, in emotionalen Ausnahmezuständen wie Panik;
- *hypnagoge Halluzinationen:* optische und/oder akustische Halluzinationen, die beim Einschlafen, Aufwachen oder im Halbschlaf auftreten.

Ich-Störungen

Unter Ich-Störungen werden Störungen des Einheitserlebens, der Identität im Zeitverlauf, der Ich-Umwelt-Grenze sowie der Ich-Haftigkeit aller Erlebnisse verstanden.

> **Merke** M!
>
> Ich-Störungen müssen im Gespräch unbedingt erfragt werden, da Patienten oft nicht von sich aus darauf zu sprechen kommen.

Ich-Störungen werden folgendermaßen unterteilt:

- *Derealisation:* wenn Personen, Gegenstände und Umgebung unwirklich, fremdartig oder räumlich verändert erscheinen; dadurch wirkt die Umwelt z. B. nicht mehr vertraut, vielmehr sonderbar oder gespenstisch;
- *Depersonalisation:* Störung des Einheitserlebens der Person im Augenblick oder der Identität in der Zeit des Lebenslaufs; die Person kommt sich selbst fremd, unwirklich, unmittelbar verändert, wie ein anderer und/oder uneinheitlich vor;
- *Gedankenausbreitung:* wenn der Patient meint, die Gedanken gehörten ihm nicht mehr alleine, fremde Personen würden Anteil daran haben und wissen, was er denkt (Gedankenlesen);
- *Gedankenentzug:* wenn die Betroffenen glauben, ihnen würden die Gedanken „weggenommen“ oder „abgezogen“;
- *Gedankeneingebung:* wenn Gedanken und Vorstellungen als von außen beeinflusst, gemacht, gelenkt, gesteuert oder aufgedrängt empfunden werden;
- *andere Fremdbeeinflussungserlebnisse:* wenn Verhalten, Erleben und Befinden als von außen gemacht und gesteuert erlebt werden (z. B. die eigenen Bewegungen werden durch Dritte gesteuert).

Störungen der Affektivität

Unter Störungen der Affektivität werden Aspekte subsumiert, die Stimmungen (z. B. lang andauernde Gefühlszustände), Affekte (z. B. kurz dauernde Gefühlsabläufe) und Gefühle (Emotionen, z. B. Trauer, Freunde) umfassen. Diese Störungen können teilweise aus dem Gesprächsverlauf erschlossen werden, anderenfalls sollen sie gezielt exploriert werden. Sie werden folgendermaßen unterteilt:

- *Deprimiertsein/Depressivität:* negativ getönte Befindlichkeit im Sinne einer niedergedrückten und niedergeschlagenen Stimmung; Depressivität wird meist vom Patienten berichtet, kann aber auch aus seinem Verhalten (Mimik, Gestik) erschlossen werden;

- *Hoffnungslosigkeit:* pessimistische Grundstimmung, fehlende Zukunftsorientierung; der Glaube an eine positive Zukunft ist vermindert oder ganz abhandengekommen („Schwarzsehen");
- *Insuffizienzgefühle:* wenn das Vertrauen in die eigene Leistungsfähigkeit oder in den eigenen Wert vermindert oder verloren gegangen ist; der Patient glaubt, anderen Personen unterlegen und nichts wert zu sein;
- *Schuldgefühle:* wenn der Patient sich für eine Tat, ein Fehlverhalten, für Gedanken oder Wünsche verantwortlich fühlt, die seiner Ansicht nach vor einer weltlichen oder religiösen Instanz, vor anderen Personen oder sich selbst verwerflich sind;
- *Gefühl der Gefühllosigkeit:* Reduktion bis Verlust des affektiven Erlebens, subjektiv erlebte Gefühlsleere; der Patient erlebt sich als gefühlsverarmt, leer, verödet, nicht nur für Freude, sondern auch für Trauer;
- *Ratlosigkeit:* wenn der Patient sich nicht mehr zurechtfindet und seine Situation, seine Umgebung oder Zukunft kaum oder gar nicht mehr begreift; er versteht nicht mehr, was mit ihm geschieht und wirkt auf den Beurteiler „erstaunt" (verwundert, hilflos);
- *Affektarmut:* Verminderung des Spektrums gezeigter Gefühle; wenige oder nur sehr dürftige Affekte (z. B. gleichgültig, unbeteiligt, teilnahmslos) sind beobachtbar;
- *Affektstarre:* Verminderung oder Verlust der affektiven Modulationsfähigkeit; hier ist die Schwingungsfähigkeit (Amplitude der Gefühle) verringert; der Patient verharrt unabhängig von äußeren Reizen in einer bestimmten Affektlage (z. B. gleichmäßig dysphorisch);
- *Verarmungsgefühle:* wenn der Patient fürchtet, dass ihm z. B. die Mittel zum Bestreiten seines Lebensunterhalts fehlen;
- *innere Unruhe:* wenn der Patient eine innere Aufgeregtheit, Spannung, Getriebenheit oder Nervosität spürt;
- *Störung der Vitalgefühle:* Herabsetzung des Gefühls von Kraft und Lebendigkeit, der körperlichen und seelischen Frische und Ungestörtheit; der Patient fühlt sich kraftlos, matt und energielos;
- *Ängstlichkeit:* wenn der Patient Angst hat (manchmal ohne einen Grund angeben zu können); die Angst kann sich frei flottierend, unbestimmt, in Angstanfällen und/oder durch körperliche Symptome (Schwitzen, Zittern) äußern;
- *klagsam-jammervolle Stimmung:* wenn Schmerz, Kummer, Befürchtungen, Ängstlichkeit, Beschwerden ausdrucksstark in Worten, Mimik und Gesten geäußert werden („wehklagen");
- *Euphorie:* anhaltender Zustand übersteigerten Wohlbefindens, der Freude, des Behagens, der Heiterkeit, der Zuversicht, der gesteigerten Vitalgefühle;
- *Dysphorie:* missmutige Verstimmtheit; wenn der Patient schlecht gelaunt, mürrisch, verdrießlich, nörgelnd, missgestimmt, unzufrieden oder ärgerlich ist;
- *Gereiztheit:* wenn der Patient verstärkt reizbar ist bis hin zur Gespanntheit;
- *gesteigertes Selbstwertgefühl:* positiv erlebtes Gefühl der Steigerung des eigenen Wertes, der Kraft und/oder der Leistungsfähigkeit;
- *Ambivalenz:* Koexistenz widersprüchlicher Gefühle, Vorstellungen, Wünsche, Intentionen und Impulse, die meist als quälend erlebt wird;
- *Parathymie:* wenn Gefühlsausdruck und berichtete Erlebnisinhalte nicht übereinstimmen (paradoxe Affekte, inadäquate Gefühlsreaktionen); der Affekt ist für (eine) bestimmte Situation(en) unangemessen und fehl am Platz (z. B. Patient lacht, während er davon erzählt, wie er gefoltert wird);
- *Affektlabilität:* schneller Stimmungswechsel, der auf einen Anstoß von außen erfolgt (Vergrößerung affektiver Ablenkbarkeit), aber auch spontan auftreten kann; die Affekte sind oft nur von kurzer Dauer und können sich in ihrer Ausrichtung schnell ändern (z. B. Wechsel von Trauer und Freude);
- *Affektinkontinenz (-durchlässigkeit):* wenn Affekte bei geringem Anstoß überschießen, manchmal eine überschüssige Stärke annehmen und vom Patienten nicht beherrscht werden können.

Psychomotorische Störungen und Antriebsstörungen

Derartige Störungen werden am Aktivitätsniveau und an der Psychomotorik erkennbar. Der Antrieb ist dabei die vom Willen weitgehend unabhängig wirkende Kraft, die die Bewegung aller psychischen und motorischen Funktionen steuert. Dieser Merkmalsbereich wird folgendermaßen unterteilt:

- *Antriebsarmut:* Mangel an Energie, Initiative und Anteilnahme;
- *Antriebsgehemmtheit:* wenn Energie, Initiative und Anteilnahme zwar vorhanden sind, aber

vom Patienten subjektiv als gebremst oder blockiert erlebt werden;

- *Antriebssteigerung:* Zunahme an Energie, Initiative und Anteilnahme;
- *motorische Unruhe:* gesteigerte, ungerichtete motorische Aktivität (z. B. Patient kann nicht still sitzen);
- *Parakinesen:* qualitativ abnorme, meist komplexe Bewegungen, die häufig die Gestik, die Mimik und auch die Sprache betreffen;
- *Stereotypien:* sprachliche oder motorische Äußerungen, die längere Zeit hindurch in immer gleicher Form wiederholt werden; hierzu gehören *Verbigerationen* (verbale Stereotypien, z. B. Echolalie, d. h. Wiederholen von oft unsinnigen Wörtern oder Sätzen), *Katalepsie* (Haltungsstereotypien, starres Verharren in einer einmal eingenommenen Körperhaltung; oft auch als wächserne Biegsamkeit, Flexibilitas cerea, bezeichnet); beim *Befehlsautomatismus* führt der Patient automatisch Handlungen aus, die er selbst als nicht von ihm intendiert erlebt; beim *Negativismus* tut der Patient nicht das Erwartete bzw. genau das Gegenteil;
- *Hyperkinesen:* Bewegungsunruhe von impulsivem Charakter;
- *Akinese/Hypokinese:* Bewegungslosigkeit/Mangel an Bewegung;
- *Stupor:* relative Bewegungslosigkeit mit Einschränkungen der Reizaufnahme und der Reaktionen;
- *Raptus:* plötzlich auftretender, ungeordneter Bewegungssturm aus einem Zustand der Ruhe heraus;
- *manieriert-bizarres Verhalten:* wenn alltägliche Bewegungen und Handlungen (auch Gestik, Mimik und Sprache) dem Beobachter verstiegen, verschroben, possenhaft, gekünstelt und verschnörkelt erscheinen;
- *theatralisches Verhalten:* wenn die Patienten den Eindruck erwecken, als würden sie sich selbst darstellen;
- *Mutismus:* Wortkargheit bis zum Nichtsprechen (Verstummen);
- *Logorrhö:* verstärkter Redefluss.

Zirkadiane Besonderheiten

Zirkadiane Besonderheiten beinhalten regelhafte Schwankungen der Befindlichkeit und des Verhaltens des Patienten im Lauf eines Tages. Unterschieden werden:

- *Morgentief:* regelmäßige morgendliche Verschlechterung des Befindens im Vergleich zu anderen Tageszeiten;
- *Abendtief:* regelmäßige abendliche Verschlechterung des Befindens im Vergleich zu anderen Tageszeiten.

Sozial- und Krankheitsverhalten

Sozial- und Krankheitsverhalten sind in der Untersuchungssituation genau zu explorieren. Hierzu gehören:

- *sozialer Rückzug:* reduzierte Kontakte zu anderen Menschen;
- *soziale Umtriebigkeit:* vermehrte Kontakte zu anderen Menschen;
- *Mangel an Krankheitsgefühl:* wenn der Patient sich nicht krank fühlt, obwohl er offensichtlich krank ist;
- *Mangel an Krankheitseinsicht:* wenn der Patient seine krankhaften Erlebnisse und Verhaltensweisen nicht als krankheitsbedingt anerkennt; er führt sie unter Umständen auf andere Faktoren zurück (z. B. schlechte Ernährung);
- *Ablehnung der Behandlung:* Widerstreben gegen therapeutische Maßnahmen und/oder gegen Krankenhausaufnahme und -aufenthalt (z. B. Ablehnung einer medikamentösen Behandlung).

Aggressive Erlebens- und Verhaltensmuster

Eine weitere bedeutende Gruppe psychopathologischer Merkmale bezieht sich auf aggressive Erlebens- und Verhaltensmuster:

- *Aggressivität:* Aggressionstendenzen (verbale Aggressionen, erhöhte Bereitschaft zu Tätlichkeiten als Verteidigung oder Angriff) und Aggressionshandlungen (Gewalthandlungen gegen Personen oder Gegenstände);
- *Selbstbeschädigung:* Selbstverletzungen ohne damit verbundene Suizidabsichten (z. B. Schnittverletzungen bei Borderline-Patienten);
- *Suizidalität:* Suizidgedanken, -impulse oder -handlungen.

Dissoziative Symptome

Definition

Dissoziation

Dissoziation beinhaltet einen psychophysiologischen Prozess, dessen Hauptkennzeichen in einer Desintegration der normalerweise intakten Funktionen des Bewusstseins, Gedächtnisses, der Identität oder der Wahrnehmungen der Umwelt besteht. In der ICD-10 wird das Merkmal des Integrationsverlusts auch auf die neurophysiologischen Funktionen der Sensorik, Sensibilität und Motorik ausgeweitet.

Auf *psychischem Niveau* wird unterschieden zwischen
- psychogener Bewusstseinsstörung,
- Schwankungen der Wachheit,
- selektiven Wahrnehmungsveränderungen.

Auf *körperlichem Niveau* kommen z. B. folgende Phänomene vor:
- psychogene Paresen und Sensibilitätsstörungen (z. B. Lähmung der Extremitäten),
- Aphonien (Stimmverlust),
- Dysarthrien (Störungen der Artikulation),
- Parästhesien (sensible Reizerscheinungen wie z. B. Kribbeln),
- psychogene Krampfanfälle, die von schweren körperlichen Erkrankungen häufig nicht phänomenologisch zu differenzieren sind.

Somatische Symptome

Psychische Störungen können von somatischen Symptomen begleitet werden und zu ihrer diagnostischen Zuordnung wesentlich beitragen (z. B. bei depressiven Störungen). Störungen in den folgenden Bereichen sind häufig und sollten bei der körperlichen Untersuchung und im Rahmen der psychiatrischen Untersuchung besondere Beachtung finden:
- *Schlafstörungen:* Einschlafstörungen, Durchschlafstörungen, Verkürzung der Schlafdauer, Früherwachen, Müdigkeit;
- *Appetenzstörungen:* Appetit vermindert, Appetit vermehrt, gesteigertes Durstgefühl, Sexualität vermindert;
- *gastrointestinale Störungen:* Hypersalivation, Mundtrockenheit, Übelkeit, Erbrechen, Magenbeschwerden, Obstipation, Diarrhö;
- *kardiorespiratorische Symptome:* Atembeschwerden, Schwindel, Herzklopfen, Herzdruck;
- *andere vegetative Störungen:* Akkomodationsstörungen, vermehrtes Schwitzen, Seborrhö, Miktionsstörungen, Menstruationsstörungen;
- *weitere Störungen:* Kopfdruck, Rückenbeschwerden, Schweregefühl in den Beinen, Hitzegefühl, Frösteln, Konversionssymptome (sich körperlich manifestierende psychische Konflikte z. B. in Form von Lähmungen).

Intelligenz

Am Ende der klinischen Untersuchung sollte sich der Untersucher ein grobes Bild über die intellektuelle Leistungsfähigkeit des Patienten gemacht haben. Hinweise hierfür ergeben sich
- aus dem Gespräch selbst (z. B. Sprache, Verständnis der Fragen);
- aufgrund klinischer Prüfungen, die einfach durchzuführen sind (Fragen zum Allgemeinwissen oder zum Denkvermögen, z. B. durch die Vorgabe von 2 Begriffen, deren Gemeinsamkeit gefunden werden soll).

Bei Hinweisen auf Intelligenzminderungen sollte sich eine *differenzierte testpsychologische Untersuchung* anschließen (vgl. [12]).

1.3.4 Erfassungsmethoden

Zur Verbesserung der Zuverlässigkeit der psychopathologischen Befunderhebung können diagnostische Hilfsmittel Anwendung finden:
- Verwendung eines diagnostischen Instruments,
- Unterstützung der Informationserhebung durch einen Interviewleitfaden.

▸ **Psychischer Befund.** Im Hinblick auf eine umfassende psychopathologische Befunderhebung hat sich im deutschsprachigen Bereich das *AMDP-System* bewährt ([1], [8]). Mit den 100 psychopathologischen Symptomen des *Psychischen Befunds* (Kap. 1.3.3 „Strukturierung nach Merkmalsbereichen") werden die häufigsten und wichtigsten psychopathologischen Symptome erfasst. Für jedes Symptom finden sich im Manual Definitionen sowie zusätzlich Erläuterungen und Beispiele, Hinweise zur Schweregraduierung sowie abzugrenzende Begriffe.

Tab. 1.6 Vorschläge zur Exploration zusammenhängender Merkmalsbereiche (nach [7]).

Komplex	Merkmalsbereiche
1	affektive Störungen, zirkadiane Besonderheiten, Antriebsstörungen und psychomotorische Störungen
2	Bewusstseinsstörungen, Orientierungsstörungen, Aufmerksamkeits- und Gedächtnisstörungen, Denkstörungen
3	Wahn, Sinnestäuschungen, Ich-Störungen
4	andere Störungen, somatische Symptome

▶ **Somatischer Befund.** Die zusätzlichen 40 Symptome des *somatischen Befunds* erlauben eine Abbildung der mit psychischen Störungen assoziierten körperlichen Phänomene, aber auch von psychopharmakologisch bedingten Nebenwirkungen. Die Dokumentationsbögen ermöglichen eine ökonomische und übersichtliche Dokumentation der Befunde.

▶ **Interviewleitfäden.** Da die psychopathologische Befunderhebung eine umfassende Abbildung der aktuellen Symptomatik anstrebt, haben sich zusätzlich neben Glossaren *Interviewleitfäden* als hilfreich erwiesen. Sie enthalten Hinweise, wie bestimmte Phänomene zu erfragen sind (z. B. [7]). Dabei ist darauf zu achten, dass die Erfassung nicht schematisch erfolgt, sondern nach inhaltlich zusammenhängenden Bereichen (▶ Tab. 1.6), was in der Regel auch eine Zeitersparnis darstellt.

1.3.5 Relevanz

Die psychopathologische Befunderhebung bildet die Grundlage für weitere diagnostische Entscheidungen (z. B. Diagnosestellung) und dient als Basis für therapeutische Interventionen. In Bezug auf den letzten Punkt muss darauf hingewiesen werden, dass diese nicht allein durch Diagnosen bestimmt, sondern oft auf Syndromebene entschieden werden (Kap. 1.4 „Syndromale Diagnostik").

Folgende Funktionen erfüllen damit die psychopathologische Befunderhebung bzw. die symptomatologische Diagnostik:

- Deskription im Querschnitt und im Verlauf,
- Beurteilung von Veränderungen im Verlauf,
- Ansatzpunkt für therapeutische Interventionen.

Abschließend sei auf einen Aspekt nochmals besonders hingewiesen. Die Diagnosestellung sowohl nach ICD-10 als auch nach DSM-IV/DSM-5 setzt umfangreiche psychopathologische Kenntnisse voraus, da die meisten der darin aufgeführten diagnostischen Kriterien psychopathologische Kriterien sind. Da weder die ICD-10 noch das DSM-IV/DSM-5 hinreichende Definitionen hierfür zur Verfügung stellen, müssen entsprechende Kenntnisse in der Aus-, Fort- und Weiterbildung vermittelt werden.

1.4 Syndromale Diagnostik

1.4.1 Definition

Definition

Syndrom

Überzufällig häufig gemeinsam auftretende Symptome werden als Syndrome bezeichnet (z. B. depressives Syndrom, psychoorganisches Syndrom).

1.4.2 Probleme der Erfassung

Die für die symptomatologische Diagnostik genannten Schwierigkeiten gelten gleichermaßen für die syndromale Diagnostik, da die Symptome die „Bausteine" für die Syndrome bilden. Da Syndrome oft den Status von psychometrischen Skalen aufweisen und im Sinne eines psychologischen Tests verwendet werden (z. B. *Hamilton-Depressionsskala* zur Abbildung des Schweregrads des depressiven Syndroms), gelten für sie die gleichen Anforderungen hinsichtlich Reliabilität (Zuverlässigkeit) und Validität (Gültigkeit).

▶ **Fremdbeurteilungsverfahren und Selbstbeurteilungsverfahren.** Als Verfahrensgruppen, die eine syndromale Diagnostik erlauben, werden daher neben Fremdbeurteilungsverfahren auch Selbstbeurteilungsverfahren verwendet. *Selbstbeurteilungsverfahren* sind Verfahren, die vom Patienten bearbeitet werden, wobei dieser in der Regel zu bestimmten Aussagen Stellung nimmt (z. B.

Schweregrad oder Häufigkeit von Symptomen). Demgegenüber versteht man unter *Fremdbeurteilungsverfahren* solche, bei denen die Informationserhebung und -dokumentation durch einen geschulten Untersucher erfolgt, wobei in diese Beurteilungen auch Selbstaussagen des Patienten eingehen können bzw. sogar müssen.

Probleme der Verfahren

Beide Verfahrensgruppen sind mit spezifischen *Problemen* behaftet:

Fremdbeurteilungsverfahren

- oft unzureichende Definitionen der Symptome;
- oft unzureichende oder fehlende Operationalisierung der Skalenstufen zur Quantifizierung;
- Fehlen eines Interviewleitfadens zur Informationserhebung;
- unzureichende Qualifikation der Anwender (kein oder unzureichendes Training);
- Urteilsfehler (z. B. Tendenz zur Mitte, d. h. beim Vorhandensein mehrstufiger Antwortkategorien Wahl einer mittleren Kategorie).

Selbstbeurteilungsverfahren

- Mindest-IQ (IQ > 80),
- nur bis maximal mittlere Störungsgrade anwendbar,
- Urteilsfehler (z. B. Aggravation/Simulation, Bagatellisierung/Dissimulation),
- motivationale Faktoren.

Fehlerquellen

Bei der Anwendung von Verfahren ist auf 2 mögliche *Fehlerquellen* hinzuweisen:

- inadäquate Auswahl (falsche Indikation, z. B. Ratingskalen zur Diagnosestellung),
- falsche Anwendung (z. B. falsche Messzeitpunkte).

Zu weiteren Problemen s. auch Kap. Klinische Beurteilungsverfahren.

1.4.3 Übersicht Syndrombereiche

Syndrome – nicht zu verwechseln mit Diagnosen – sind störungsgruppenübergreifende, nosologisch unspezifische Symptomkonstellationen. Verschiedene, durch klinische Erfahrungen und Beobachtungen sowie empirische Studien nachgewiesene Syndrome lassen sich unterscheiden. Exemplarisch sind zu nennen:

- paranoid-halluzinatorisches Syndrom,
- depressives Syndrom,
- apathisches Syndrom,
- manisches Syndrom,
- psychoorganisches Syndrom,
- Hostilitätssyndrom.

Syndrome und die damit zusammenhängenden Syndromskalen ermöglichen eine *Schweregradbeurteilung*. So lassen sich z. B. sowohl der schizophrene als auch der depressive Patient durch eine bestimmte Ausprägung im paranoid-halluzinatorischen Syndrom, im depressiven Syndrom, im apathischen Syndrom, im psychoorganischen Syndrom oder im Hostilitätssyndrom beschreiben.

1.4.4 Erfassungsmethoden

Überblick

Die psychopathologische Befunderhebung erfolgt in der Regel im Rahmen eines *klinischen Interviews*, in dem sich der Untersucher einen Überblick über unterschiedliche Merkmalsbereiche verschafft. Die Untersuchung lässt sich durch den Einsatz von *standardisierten Erhebungs- und Untersuchungsverfahren* unterstützen, wenn es darum geht,

- den Verdacht des Vorliegens von Störungen zu objektivieren,
- den Schweregrad von Störungen zu quantifizieren oder
- eine differenzierte Beschreibung von Defiziten und Beeinträchtigungen zu erreichen.

Hierzu steht eine Vielzahl von Verfahren zur Verfügung.

Klinische Beurteilungsverfahren

In der psychopathologischen Befunderhebung finden zunehmend Selbst- und Fremdbeurteilungsverfahren Anwendung. Dem weiten Indikationsbereich von Selbst- und Fremdbeurteilungsverfahren entsprechend (vgl. [14] sowie Kap. 1.4.5), ist bis heute eine kaum noch zu überblickende Vielzahl von Instrumenten entwickelt worden. In den nachfolgenden Tabellen finden sich daher nur Beispiele für Verfahren, die sich in der Psychiatrie bewährt haben und für die auch deutschsprachige Versionen vorliegen.

Tab. 1.7 Mehrdimensionale Selbst- und Fremdbeurteilungsverfahren (Quellen: [11], [12], [15]).

Verfahrensgruppe	Verfahren	Abkürzung	Kennzeichen
Selbstbeurteilungsverfahren	Symptomcheckliste	SCL-90-R	90 Items, 9 Skalen, 3 Globalskalen
Fremdbeurteilungsverfahren	„Brief Psychiatric Rating Scale"	BPRS	18 Symptomkomplexe, Gesamtwert und 5 Subskalen
	„Nurses Observation Scale for Inpatient Evaluation"	NOSIE	30 Items, Gesamtwert und 7 Subskalen
	AMDP-System (System der Arbeitsgemeinschaft für Methodik und Dokumentation in der Psychiatrie)	AMDP	140 Items, 9 Subskalen, 3 übergeordnete Skalen
	„Inpatient Multidimensional Psychiatric Scale"	IMPS	90 Items, 12 Subskalen, 4 übergeordnete Skalen
	„Present State Examination"	PSE	140 Items, 38 Subskalen

Tab. 1.8 Klinische Selbstbeurteilungsverfahren: störungsgruppenübergreifend (Quellen: [3], [12]).

Bereiche	Verfahren	Abkürzung	Kennzeichen
Befindlichkeit/ Stimmung	Befindlichkeitsskala	Bf-S	28 Items, Gesamtwert, 2 Parallelformen
	Eigenschaftswörterliste	EWL	162 Items, 15 Subskalen, Kurz- und Langform
	visuelle Analogskala	VAS	100-mm-Skala mit 2 Ankerpunkten
Beschwerden	Beschwerdenliste	BL	24 Items, Gesamtwert, 2 Parallelformen
	Freiburger Beschwerdenliste	FBL-R	71 Items, 9 Subskalen, Gesamtwert, Kurz- und Langform

Störungsgruppenübergreifende Verfahren

In ▶ Tab. 1.7 sind Beispiele für mehrdimensionale Verfahren aufgeführt. Sie erlauben ein weites Spektrum klinisch bedeutsamer Syndrome abzubilden, unabhängig von einer bestimmten Störungsgruppe. Daneben haben sich insbesondere Selbstbeurteilungsverfahren zur Erfassung von Begleitphänomenen psychischer Erkrankungen bewährt (z. B. Befindlichkeiten oder Beschwerden, ▶ Tab. 1.8).

Störungsgruppenbezogene Verfahren

Ist man dagegen an einer speziellen Erfassung bestimmter Syndrome oder der differenzierten Beschreibung von Störungsgruppen interessiert, so können die in ▶ Tab. 1.9 aufgeführten Verfahren Anwendung finden. Die Strukturierung der Verfahren erfolgt anhand der Hauptgruppen der ICD-10, bedeutet jedoch nicht, dass die Instrumente zur Diagnosestellung dienen (vgl. Kap. 1.5). Es konnten auch in diese Tabelle nur Beispiele aufgenommen werden. Zudem wurden nur therapieschulenunabhängige Verfahren ausgewählt, d. h. solche, die von Therapeuten unterschiedlicher Orientierung eingesetzt werden können. Die Diagnostik einzelner Störungsgruppen (z. B. in der Verhaltenstherapie) bedarf einer störungsspezifischen Diagnostik (vgl. [10], [14]).

▶ **Auswahlkriterien.** Bei der Auswahl von Verfahren ist immer zu prüfen, inwieweit diese hinsichtlich *psychometrischer Kriterien* (insbesondere Reliabilität und Validität) überprüft worden sind [11]. Darüber hinaus muss darauf hingewiesen werden, dass selbst Skalen mit gleichen oder ähnlichen Benennungen nicht notwendigerweise dasselbe erfassen. So konnte gerade im Bereich der Skalen zur Erfassung der Depressivität (mehr als 100 verfügbare Skalen!) gezeigt werden, dass die durch sie erfassten Inhalte sehr unterschiedlich sind. So fokussiert z. B. das Beck-Depressionsinventar mehr auf kognitive Symptome der Störung und die Hamilton-Depressionsskala stärker auf somatische Phänomene.

▶ **Interpretation.** Hinsichtlich der praktischen Anwendung von Selbst- und Fremdbeurteilungsverfahren ist darauf zu achten, dass es zur Interpretation der Skalen- oder Syndromwerte entsprechende

Anweisungen gibt [14]. Voraussetzung hierfür sind sog. Referenzwerte (z.B. Mittelwerte von Störungsgruppen), besser noch Norm- oder Cut-off-Werte. So existieren z.B. für die Depressivitätsskala Normwerte (unter anderem Prozentränge, T-Werte), während für die Hamilton-Depressionsskala nur Cut-off-Werte angegeben werden.

► **Grenzen.** Trotz der vielfältigen Anwendungsmöglichkeiten von Selbst- und Fremdbeurteilungsverfahren muss auch auf deren Grenzen hingewiesen werden. Von einem bestimmten Syndrom darf nicht automatisch auf das Vorliegen einer entsprechenden Störung (Diagnose) geschlossen werden. So ist z.B. beim Vorliegen eines Wertes von 30 in der Hamilton-Depressionsskala von einem schweren depressiven Syndrom auszugehen. Dies bedeutet jedoch nicht auch gleichzeitig das Vorliegen einer schweren depressiven Episode nach ICD-10, denn auch bei anderen Störungen kann gleichzei-

Tab. 1.9 Selbst- und Fremdbeurteilungsverfahren: störungsgruppenbezogen (Quellen: [3], [4], [12], [16], [17]).

ICD-10	Beurteilungsverfahren nach Störungsgruppen
F0	**organische, einschließlich symptomatischer psychischer Störungen**
	• „Blessed-Roth Dementia Scale" (Fremdbeurteilung, 22 Items) • „Nurses Observation Scale for Geriatric Patients" (NOSGER/ Fremdbeurteilung, 30 Items)
F1	**psychische und Verhaltensstörungen durch psychotrope Substanzen**
	• CAGE-Questionnaire (CAGE steht für: Cut down [Konsum reduzieren]; annoyed [verärgert]; guilty, [Schuldgefühle]; Eye opener [Augenöffner]; Selbstbeurteilung, 6 Items) • Münchner Alkoholismustest (MALT/Selbst- und Fremdbeurteilung, 29 Items) • „Addiction-Severity Index" (ASI/Fremdbeurteilung, 161 Items)
F2	**Schizophrenie, schizotype und wahnhafte Störungen**
	• „Scale for the Assessment of Positive and Negative Symptoms" (SAPS, SANS; Fremdbeurteilung, 35 bzw. 19 Items) • „Positive and Negative Syndrome Scale" (PANSS; Fremdbeurteilung, 30 Items) • Frankfurter Beschwerdefragebogen (FBF; Selbstbeurteilung, 98 Items)
F3	**affektive Störungen**
	Depressivität • Hamilton-Depressionsskala (HAMD; Fremdbeurteilung, 21 Items) • Bech-Rafaelsen-Melancholie-Skala (BRMS; Fremdbeurteilung, 11 Items) • Montgomery-Asberg-Depressionsskala (MADRS; Fremdbeurteilung, 10 Items) • Beck-Depressionsinventar (BDI; Selbstbeurteilung, 21 Items) • Depressivitätsskala (DS; Selbstbeurteilung, 16 Items)
	Manie • Manie-Selbstbeurteilungsskala (MSS; Selbstbeurteilung, 48 Items) • Bech-Rafaelsen-Mania-Skala (BRMAS; Fremdbeurteilung, 11 Items)
F4	**neurotische Störungen, Belastungsstörungen und somatoforme Störungen**
	Angst/Phobie • „Hamilton Anxiety Scale" (HAMA; Fremdbeurteilung, 14 Items) • Panik- & Agoraphobieskala (P & A; Selbst- und Fremdbeurteilung, jeweils 13 Items) • Fragebogen zu körperbezogenen Ängsten, Kognitionen und Vermeidung (AKV; Selbstbeurteilung, 59 Items) • „Liebowitz Social Phobia Symptom Scale" (LSPS; Fremdbeurteilung, 24 Items)
	Zwang • „Yale-Brown Obsessive Compulsive Scale" (Y-BOCS; Fremdbeurteilung, 10 Items) • Hamburger Zwangsinventar (HZI; Selbstbeurteilung, 188 Items)
	Somatisierung • Screening für somatoforme Störungen (SOMS; Selbstbeurteilung, 54 Items) • Quantifizierungsinventar für somatoforme Störungen (QUISS; Selbst- und Fremdbeurteilung, je 18 Items)
	Dissoziativität • Fragebogen zu dissoziativen Symptomen (FDS; Selbstbeurteilung, 44 Items)
	posttraumatische Belastungsstörung • „PTSD Diagnostic Scale" (PDS; Selbstbeurteilung, 17 Items)

Tab. 1.9 Fortsetzung

ICD-10	Beurteilungsverfahren nach Störungsgruppen
F5	**Verhaltensauffälligkeiten in Verbindung mit körperlichen Störungen und Faktoren**
	Sexualstörungen • Leitfragen zur Anamnese sexueller Störungen (LASS; Fremdbeurteilung, 3 Hauptthemenbereiche mit insgesamt 63 Fragen) • Tübinger Skalen zur Sexualtherapie (TSST; Selbstbeurteilung, 35 Items)
	Essstörungen • Anorexia-nervosa-Inventar zur Selbstbeurteilung (ANIS; Selbstbeurteilung, 32 Items) • „Eating Disorder Inventory" (EDI; Selbstbeurteilung, 91 Items)
	Schlafstörungen • „Pittsburgh Sleep Quality Index" (PSQL; Selbstbeurteilung, 19 Items)
F6	**Persönlichkeits- und Verhaltensstörungen**
	Persönlichkeitsstörungen • Persönlichkeitsstil- und Störungsinventar (PSSI; Selbstbeurteilung, 140 Items)
	Impulskontrolle • „Barrett Impulsiveness Scale" (BIS; Selbstbeurteilung, 30 Items) • „South Oaks Gambling Screen" (SOGS; Selbstbeurteilung, 20 Items)

tig ein depressives Syndrom vorliegen (z. B. Angst- und Zwangsstörungen, schizophrene Störungen). Der Anwender muss, wenn er zusätzlich eine Diagnose stellen will, unbedingt auch die Kriterien der spezifischen Störung prüfen.

1.4.5 Relevanz

Die Bedeutung der Syndrome liegt in der Beschreibung des Krankheitsbilds auf einer höheren Ebene als die der Symptome, da Syndrome eine Aggregation von Informationen darstellen.

► **Indikationsbereiche der Beurteilungsverfahren.** Während eine standardisierte Befunddokumentation früher meist Forschungsprojekten vorbehalten war, findet sie heute berechtigterweise zunehmend Eingang in die klinische Routine. Die Gründe hierfür sind in dem *breiten Indikationsbereich* von Selbst- und Fremdbeurteilungsverfahren zu sehen [14]:

- Grundlage für Therapieentscheidungen,
- Unterstützung des diagnostischen Prozesses,
- Schweregradbestimmung von Syndromen oder von anderen klinisch bedeutsamen Phänomenen,
- Verlaufsdokumentation,
- Effektivitätsbeurteilung therapeutischer Interventionen.

In der Forschung ergeben sich weitere Indikationsbereiche:

- Screening/Selektion von Patienten für Studien (z. B. anhand des Hamilton-Depressionswerts),
- Beschreibung von Stichproben,
- Homogenisierung von Stichproben,
- Grundlagenforschung (z. B. Kovariation mit biologischen Parametern),
- Methodenvergleich (z. B. Selbst- und Fremdbeurteilungen).

► **Komplementäre Funktion der Beurteilungsverfahren.** Methodenstudien konnten zeigen (Überblick bei [11]), dass sich Selbst- und Fremdbeurteilungsverfahren nicht gegenseitig ersetzen können, sondern dass sich vielmehr beide ergänzen (komplementäre Funktion). Darüber hinaus sind die spezifischen Vorteile zu bedenken: Selbstbeurteilungsverfahren sind ökonomisch in der Anwendung, Fremdbeurteilungsverfahren lassen sich auch bei schwerer beeinträchtigten Patienten anwenden, ermöglichen zudem eine differenziertere Beurteilung des Störungsbilds und sind meist sensitiver zur Abbildung von Veränderungen.

1.5 Klassifikatorische Diagnostik

1.5.1 Definitionen

Definitionen

Klassifikation, Klassifikationssystem, klassifikatorische Diagnostik

Unter einer *Klassifikation* versteht man die Einteilung und Anordnung von klinisch bedeutsamen Phänomenen (z. B. Symptome), die durch gemeinsame Merkmale gekennzeichnet sind, in ein nach Klassen eingeteiltes System (= Klassifikationssystem).

In einem *Klassifikationssystem* wird versucht, Störungen in einem System nach logischen Prinzipien einzuteilen und anzuordnen und dabei ein möglichst einheitliches Einteilungsprinzip zugrunde zu legen. Mögliche Einteilungskriterien sind z. B. Erscheinungsbild, Ätiologie oder Verlauf von Erkrankungen.

Schließlich beinhaltet die *klassifikatorische Diagnostik* den gesamten Untersuchungs- und Entscheidungsprozess, der zur Erhebung der (psychopathologischen) Befunde und zur Ableitung von einer oder mehreren Diagnosen führt.

1.5.2 Probleme der Erfassung

Ein Hauptproblem der klassifikatorischen Diagnostik liegt in der mangelnden Übereinstimmung verschiedener Kliniker in der Bewertung desselben Patienten. Bei der Analyse älterer Arbeiten zur Interrater-Reliabilität wurden Fehler- oder Varianzquellen des diagnostischen Prozesses identifiziert. Diese Fehlerquellen werden als mögliche Ursachen für die mangelnde Übereinstimmung (Interrater-Reliabilität) verschiedener Diagnostiker betrachtet.

▶ **Fehler- oder Varianzquellen.** In ▶ Tab. 1.10 sind die wesentlichen Fehlerquellen aufgeführt. Während *Subjekt- und Situationsvarianz* als Abbild realer Veränderungen aufseiten des Patienten anzusehen sind und die Verlaufsvariabilität psychischer Störungen widerspiegeln, lassen sich *Beobachtungs-, Informations- und Kriterienvarianz* als „wahre Fehlerquellen" beschreiben.

Zur Reduktion der Varianzquelle Kriterienvarianz wurden Vereinheitlichungen der Definitionen von Störungen vorgenommen. Um die Fehlerquellen Informations- und/oder Beobachtungsvarianz zu reduzieren, wurden verschiedene *diagnostische Hilfsmittel* entwickelt: Checklisten, strukturierte und standardisierte Interviews sowie computerunterstützte Diagnostikansätze (s. Kap. 1.4 „Syndromale Diagnostik").

Methode

Fehlerquellen im diagnostischen Prozess

Weitere in der Praxis bei der Diagnostik psychischer Störungen häufig zu findende Fehlerquellen – über die genannten Fehlerquellen hinaus – sind:

- Nichtbeachtung der Symptom-, Zeit- und Verlaufskriterien der jeweiligen Störung,
- Nichtberücksichtigung der Ausschlusskriterien der jeweiligen Störung,

Tab. 1.10 Varianzquellen im diagnostischen Prozess.

Varianzquelle	Erfassungsproblem
Subjektvarianz	Ein Patient wird zu 2 Zeitpunkten untersucht, in denen er sich in verschiedenen Krankheitszuständen befindet (z. B. zu einem Zeitpunkt Zwangssymptomatik, zu einem anderen Zeitpunkt depressive Symptomatik).
Situationsvarianz	Ein Patient wird zu 2 Zeitpunkten untersucht, in denen er sich in verschiedenen Phasen oder Stadien einer Störung befindet (z. B. zu Beginn, im Verlauf oder am Ende der Behandlung).
Informationsvarianz	Verschiedenen Untersuchern stehen unterschiedliche Informationen zum Patienten und seiner Erkrankung zur Verfügung (z. B. bedingt durch unterschiedliche Interviewtechniken).
Beobachtungsvarianz	Verschiedene Untersucher kommen zu unterschiedlichen Urteilen und Bewertungen über Vorhandensein und Relevanz der vorliegenden Symptome (z. B. bedingt durch unterschiedlichen Erfahrungshintergrund).
Kriterienvarianz	Verschiedene Untersucher verwenden unterschiedliche diagnostische Kriterien für die Diagnose derselben Störung (z B. ICD-10 vs. DSM-IV/DSM-5).

- Nichtberücksichtigung des Komorbiditätsprinzips,
- Beeinflussung durch theoretische Konzepte, die nichts mit der Diagnose zu tun haben (z. B. bestimmte ätiologische Konzepte),
- Einfluss eigener diagnostischer Unsicherheit bei der Entscheidung für eine Diagnose (z. B. bei Borderline-Störung, schizoaffektiver Störung),
- Rückschluss auf eine Diagnose aufgrund eines singulären Phänomens (z. B. hysterisch = histrionische Persönlichkeitsstörung),
- falsche Schlussfolgerungen (z. B. Halo-Effekt).

1.5.3 Klassifikationssystem der Weltgesundheitsorganisation (WHO): ICD-10

Vorbemerkungen

Die 10. Revision der *„International Statistical Classification of Diseases and Related Health Problems“ (ICD)* ist das Ergebnis von Revisionskonferenzen mit dem Ziel, neue Forschungsergebnisse zu berücksichtigen, Fehler und Inkonsistenzen zu beseitigen und eine Anpassung des Systems an sich verändernde Bedürfnisse der Anwender in Forschung und Praxis zu gewährleisten. Die ICD-10 stellt neben dem *„Diagnostic and statistical Manual for mental Disorders“ (DSM-IV)* der „American Psychiatric Association“ (APA) das gegenwärtig bedeutendste Klassifikationssystem dar. Das DSM liegt seit Mai 2013 in der 5. Revision (DSM-5) vor, die das DSM-IV ablöst. Eine deutschsprachige Übersetzung ist in Vorbereitung.

Der Entwicklungsprozess der ICD-10 zentrierte sich um die „klinisch-diagnostischen Leitlinien“, der Fassung für den klinischen Gebrauch. Die ICD-10 beansprucht nicht, den aktuellen Kenntnisstand über Störungen darzustellen. Vielmehr bildet sie eine Zusammenstellung von Symptomen und Kommentaren in Übereinstimmung von Experten aus verschiedenen Ländern.

Kennzeichen aktueller Klassifikationssysteme

Die aktuellen Klassifikationssysteme wie ICD-10 (aber auch DSM-IV, jedoch nicht mehr DSM-5) sind durch 3 Merkmale zu beschreiben [11]:

- operationalisierte Diagnostik,
- Komorbiditätsprinzip,
- multiaxiale Diagnostik.

Operationalisierte Diagnostik

Definition

Operationalisierung

Das Konzept der Operationalisierung stammt von dem englischen Physiker Bridgeman. Darunter versteht man die genaue Definition, wie ein bestimmter Gegenstand oder ein Phänomen zu erfassen ist.

Bezogen auf die psychiatrische Diagnostik bedeutet die Operationalisierung die genaue Angabe, wie eine Störung definiert ist:

- durch die explizite Vorgabe von diagnostischen Kriterien (Ein- und Ausschlusskriterien), d. h. eine Verbindung von Symptom-, Zeit- und/oder Verlaufskriterien,
- durch diagnostische Entscheidungs- und Verknüpfungsregeln für diese Kriterien.

Bei den *Symptomkriterien* handelt es sich meist um die klassischen psychopathologischen Symptome (s. Kap. 1.3 „Symptomatologische Diagnostik“), während die *Zeit- und Verlaufskriterien* sehr heterogen sind. Sie reichen von unbestimmten Dauerangaben (z. B. einige Tage) bis hin zu exakten Zeitangaben (z. B. 2 Wochen bei der depressiven Episode).

Komorbidität

Eine weitere wesentliche Neuerung aktueller Klassifikationssysteme stellt die Einführung des Komorbiditätsprinzips dar.

Definition

Komorbidität

Komorbidität (Synonyme: multiple Diagnosen; engl.: Comorbidity) bedeutet das gemeinsame Auftreten verschiedener psychischer Erkrankungen bei einer Person.

Nach der ICD-10 sind z. B. so viele Diagnosen zu verschlüsseln, wie für die Beschreibung des klinischen Bildes notwendig sind. Als Spezialfall von Komorbidität zu erwähnen sind duale Diagnosen, von denen man dann spricht, wenn eine Störung durch psychotrope Substanzen mit einer anderen psychischen Störung gemeinsam auftritt (z. B. schizophrene Störung).

Definition

Multimorbidität

In Abgrenzung von Komorbidität spricht man von *Multimorbidität*, wenn neben einer oder mehreren psychiatrischen Störungen auch noch zusätzlich körperliche Erkrankungen vorliegen. Dies ist insbesondere bei Störungsgruppen wie z. B. den demenziellen Störungen und der Intelligenzminderung (Kap. 2 und Kap. 14) häufig der Fall.

► **Therapeutische Implikationen.** Die Einführung des Komorbiditätsprinzips ist aus klinischen Überlegungen sinnvoll und hat weitreichende therapeutische Implikationen:

- Patienten mit komorbiden Störungen sind in der Regel schwerer kranke Patienten und bedürfen zum Teil spezifischer Interventionen.
- Die Behandlung und die Prognose des weiteren Verlaufs dieser Patienten sind meist schwerer, respektive ungünstiger als die einfach erkrankter Patienten.

► **Beurteilung der Komorbidität.** Bei der Beurteilung der Komorbidität ist auf 2 Aspekte zu achten:

- Zum einen lässt sich Komorbidität von Störungsgruppen aus verschiedenen Hauptkategorien feststellen (z. B. eine Angst- und Persönlichkeitsstörung; ► Tab. 1.12), es gibt jedoch auch Komorbidität innerhalb einer einzigen Störungsgruppe (z. B. mehrere Persönlichkeitsstörungen).
- Darüber hinaus ist zu unterscheiden, ob Komorbidität im Querschnitt (= simultan) auftritt oder aber im Längsschnitt („lifetime" oder sukzessiv).

Einen umfassenden Überblick zu den Grundlagen und empirischen Ergebnissen zur Komorbidität psychischer Störungen geben Stieglitz & Volz [13].

Multiaxiale Diagnostik

Ein weiterer bedeutsamer Meilenstein in der Entwicklung von Klassifikationssystemen stellt die Einführung eines multiaxialen Ansatzes dar (Synonyme: multiaxiale Klassifikation, multiaxiale Diagnostik). Allgemeiner Grundgedanke ist das Anliegen, der Komplexität klinischer Bedingungen eines Patienten dadurch gerechter zu werden, dass man ihn umfassend anhand von klinisch als bedeutsam angesehenen Merkmalen – den sog. Achsen – beschreibt. ► Tab. 1.11 enthält die für die ICD-10 vorgesehenen Achsen.

► **Z-Codierungen.** Im klinischen Alltag als besonders relevant haben sich die *Z-Codierungen* der Achse III erwiesen. Auf dieser Achse sind Einflussfaktoren zu codieren, von denen man annimmt, dass sie mit dem aktuellen Krankheitsbild in Beziehung stehen, sei es, dass sie die aktuelle Psychopathologie mit beeinflussen oder für den weiteren Verlauf von Bedeutung sind (z. B. weitere Behandlung, Prognose). Exemplarisch zu erwähnen sind folgende wichtige Codierungsmöglichkeiten:

- Z63.0 Probleme in der Beziehung zum (Ehe-) Partner,
- Z73.1 akzentuierte Persönlichkeitszüge.

► **Vorteile multiaxialer Ansätze.** Die prinzipiellen Vorteile multiaxialer Ansätze lassen sich wie folgt zusammenfassen:

- Betrachtung der Umstände des Einzelfalls im Rahmen eines biopsychosozialen Ansatzes,
- systematische Erfassung und Dokumentation von Informationen für die Behandlungsplanung und -prognose,
- didaktischer Wert,
- wichtiges Instrument einer klinisch und epidemiologisch orientierten Forschung.

Tab. 1.11 Multiaxialer Ansatz in der ICD-10.

Achse	Einflussfaktoren
Achse I	klinische Diagnosen • Ia psychische Störungen • Ib somatische Störungen
Achse II	• soziale Funktionseinschränkungen (WHO Disability Diagnostic Scale, WHO-DDS) • Globaleinschränkung sowie 4 Subskalen (Selbstfürsorge und Alltagsbewältigung, berufliche Funktionsfähigkeit, familiäre Funktionsfähigkeit, Funktionsfähigkeit in anderen sozialen Rollen und Aktivitäten)
Achse III	umgebungs- und situationsabhängige Ereignisse/Probleme der Lebensführung und Lebensbewältigung

Aus praktischen Gründen muss die Anzahl von Achsen beschränkt bleiben, sodass die gewählten Achsen in der Regel einen Kompromiss aus klinischer Anwendbarkeit und der Vollständigkeit psychiatrischer Dokumentation darstellen.

Besondere Kennzeichen der ICD-10

Die ICD-10 ist einem *atheoretischen, deskriptiven Ansatz* verpflichtet. Entsprechend dem gegenwärtig noch begrenzten Wissensstand über Ätiopathogenese, Verlauf und Therapierbarkeit psychischer Störungen wird versucht (von wenigen Ausnahmen abgesehen), ätiologische Annahmen und diagnostische Hierarchieregeln aufzugeben. Ziel ist, eine möglichst präzise und umfassende Beschreibung von psychiatrischen Störungsgruppen zu geben, die dann als Ausgangspunkt für empirische Überprüfungen dienen kann.

Formale und konzeptuelle Veränderungen

Die ICD-10 ist gekennzeichnet von wesentlichen Veränderungen gegenüber ihrer Vorgängerin, der ICD-9. Diese lassen sich in formale und konzeptuelle Veränderungen unterteilen.

► **Formale Änderungen.** Zu den formalen Änderungen zählen u. a.:

- Einführung einer operationalisierten Diagnostik mit der Einführung von Symptom-, Zeit- und Verlaufskriterien und entsprechenden Algorithmen zur Diagnosestellung;
- Neustrukturierung des Systems in 10 diagnostische Hauptgruppen (► Tab. 1.12);
- offenes, alphanumerisches System mit der Möglichkeit der Ergänzung von Störungsgruppen in den kommenden Jahren, ohne die Notwendigkeit, das gesamte System grundlegend zu verändern (Planung ICD-11 für das Jahr 2015, vermutlich aber eher später);
- Versuch einer möglichst umfassenden Kennzeichnung einzelner Störungsgruppen durch differenzierte Codierung (je nach Störungsgruppe meist hinsichtlich Schweregrad oder Verlauf);
- Entwicklung verschiedener Versionen für unterschiedliche Anwendungsbereiche (S. 54).

► **Konzeptuelle Veränderungen.** Zu den konzeptuellen Veränderungen gehören u. a.:

- veränderte Begrifflichkeit (z. B. Aufgabe der Begriffe Neurose/Psychose bzw. psychogen/psychosomatisch als Einteilungskriterien; damit verbundene Aufgabe des Neurosemodells sowie des Endogenitätsprinzips bei der Einteilung psychischer Störungen); Verwendung des Begriffs Störung für Krankheit;
- Neugruppierung von Störungsgruppen (z. B. Zusammenfassung von Störungen mit gleichem Erscheinungsbild, wie der depressiven Störungen in Abschnitt F3, der organischen Störungen in F0 oder der substanzbedingten Störungen in F1);
- Einführung des Komorbiditätsprinzips (S. 51);
- Einführung eines multiaxialen Ansatzes (S. 52).

Codierung

► **Offenes alphanumerisches System.** Eine wesentliche Neuerung gegenüber der ICD-9 stellt das offene *alphanumerische System* dar. Die psychischen Störungen sind durch den Buchstaben F gekenn-

Tab. 1.12 Diagnostische Hauptgruppen der ICD-10.

Gruppe	Störungen
F0	organische, einschließlich symptomatischer psychischer Störungen
F1	psychische und Verhaltensstörungen durch psychotrope Substanzen
F2	Schizophrenie, schizoptype und wahnhafte Störungen
F3	affektive Störungen
F4	neurotische Störungen, Belastungsstörungen und somatoforme Störungen
F5	Verhaltensauffälligkeiten in Verbindung mit körperlichen Störungen oder Faktoren
F6	Persönlichkeits- und Verhaltensstörungen
F7	Intelligenzminderung
F8	Entwicklungsstörungen
F9	Verhaltensstörungen und emotionale Störungen mit Beginn in der Kindheit und Jugend
F99	nicht näher bezeichnete psychische Störungen

Tab. 1.13 Codierungsebenen am Beispiel affektiver und schizophrener Störungen in der ICD-10.

Ebene	Affektive Störungen	Schizophrene Störungen
2-stellig	F3 affektive Störungen	F2 Schizophrenie, schizoptype und wahnhafte Störungen
3-stellig	F32 depressive Episode	F20 Schizophrenie
4-stellig	F32.1 mittelgradige depressive Episode	F20.0 paranoide Schizophrenie
5-stellig	F32.11 mit somatischen Symptomen	F20.01 episodisch mit zunehmendem Residuum

Tab. 1.14 Versionen des Kapitels V (F) der ICD-10 sowie Ergänzungsmaterialien (Quellen: [6], [14]).

Versionen	Ergänzungsmaterialien
klinisch-diagnostische Leitlinien (Dilling et al.)	Crosswalk zwischen diagnostischen Systemen (Freyberger et al.)
Forschungskriterien (Dilling et al.)	internationale Klassifikation neurologischer Erkrankungen (neurologische Adaptation: Kessler u. Freyberger)
Kurzfassung im Rahmen der Gesamt-ICD-10 (DIMDI)	ICD-10 in der klinischen Anwendung (Dittmann et al.)
Leitfaden zur Diagnostik und Therapie in der Primärversorgung (Müßigbrodt et al.)	Fallbuch Psychiatrie (Freyberger u. Dilling)
multiaxiales System (Siebel et al.)	Computer-Tutorial (Malchow et al.)
Taschenführer zur Klassifikation psychischer Störungen (Dilling u. Freyberger)	Von der ICD-9 zur ICD-10 (Dilling et al.)
Lexikon psychopathologischer Grundbegriffe (Freyberger et al.)	

zeichnet. Die einzelnen Hauptstörungsgruppen finden sich in hierarchischer Reihenfolge in arabischen Ziffern. Der theoretisch mögliche Bereich zur Unterscheidung von Störungen liegt zwischen F00.00 und F99.99, d. h. ermöglicht etwa 1000 Unterscheidungen. Zum gegenwärtigen Zeitpunkt sind bereits etwa 60 % der Stellen für Störungen vergeben. Weitere Stellen sind frei für Störungen, die sich später als bedeutsam erweisen werden.

▸ **Erscheinungsbild, Schweregrad, Verlauf.** Zur Codierung von Störungen werden mehrere Ebenen unterschieden. Grundprinzip der ICD-10 ist eine möglichst differenzierte Kennzeichnung von Störungen. Diese Beschreibung und Differenzierung erfolgt im Wesentlichen im Hinblick auf das *Erscheinungsbild* einer Erkrankung, den *Schweregrad* oder den *Verlauf*.

In ▸ Tab. 1.13 sind zur Verdeutlichung 2 Beispiele aufgeführt. Je mehrstelliger die Codierung erfolgt, umso präziser ist die Charakterisierung eines einzelnen Patienten und seiner Störung. Der Grad der Differenzierung ist abhängig von der jeweiligen Störungsgruppe. So erfolgt die Differenzierung bei den schizophrenen Störungen anhand des psychopathologischen Querschnittsbilds und des Verlaufs, im Bereich der depressiven Episode dagegen anhand des Schweregrads und des Verlaufs.

Versionen

Eine weitere wichtige Neuerung der ICD-10 gegenüber ihrer Vorgängerin (aber auch gegenüber dem DSM-IV/DSM-5) sind die verschiedenen Versionen für unterschiedliche Anwendungsbereiche (sog. Family of Instruments; ▸ Tab. 1.14). Der Hintergrund der Entwicklung verschiedener Versionen der ICD-10 lässt sich aus unterschiedlichen Blickwinkeln begründen:

- Kommunikation über Morbiditäts- und Mortalitätsstatistiken,
- Referenzklassifikation für nationale und andere psychiatrische Klassifikationen,
- verschiedene Einsatzbereiche,
- Anwendung in der Forschung,
- Anwendung in der klinischen Routine,
- Anwendung in der psychiatrischen Ausbildung.

Operationalisierte psychodynamische Diagnostik (OPD)

> **Merke**
>
> M!
>
> Ein Nachteil von traditionellen Klassifikationssystemen liegt in der zum Teil fehlenden Relevanz der meisten diagnostischen Kategorien für therapeutische Interventionen. Bis auf wenige Ausnahmen (z. B. Panikstörungen) lassen sich aufgrund der diagnostischen Kategorien keine expliziten Anweisungen für spezifische Behandlungen ableiten.

Auf Diagnoseebene lassen sich eher globale Handlungsanweisungen treffen (z. B. antidepressive Behandlung bei einem depressiven Patienten, neuroleptische Behandlung bei einem schizophrenen Patienten). Eine differenzierte Behandlung muss dann jedoch weitere Informationen über das klinische Bild erheben, welche z. B. im Hinblick auf eine psychopharmakologische Behandlung eher auf der Syndromebene anzusiedeln sind (z. B. depressive Störungen: gehemmt versus ängstlich-agitiert; s. Kap. 1.4 „Syndromale Diagnostik“).

Vor diesem Hintergrund wurde in Ergänzung zur syndromalen Diagnostik nach ICD-10 von einer deutschsprachigen Arbeitsgruppe ein multiaxiales System zur *„operationalisierten psychodynamischen Diagnostik“ (OPD)* entwickelt und in ersten Untersuchungen empirisch überprüft. Mit dem System lassen sich therapeutisch und prognostisch relevante Aspekte erfassen (OPD 2009). Die Merkmale der darin enthaltenen 5 Achsen (▶ Tab. 1.15) wurden dabei, einer 4-stufigen Schweregradabstufung folgend, umfassend operationalisiert und die zugehörigen Definitionen und skalenbezogenen Anker in einem Manual definiert. Die einzelnen Achsen, die als Fremdbeurteilungsskalen entwickelt wurden, beziehen sich auf folgende Aspekte:

Tab. 1.15 Multiaxiales diagnostisches System zur operationalisierten psychodynamischen Diagnostik (OPD)

Achse	Aspekte und Störungen
Achse I Krankheitserleben und Behandlungsvoraussetzungen	
4-stufige Fremdeinschätzung von Ausprägungsgrad 1 (= niedrig) bis 4 (= hoch)	1. Schwere der Symptomatik 2. psychosoziales Integrationsniveau (nach GAF) 3. Beurteilung der Lebensqualität 4. Dauer der Störung und Alter bei Erstmanifestation 5. Leidensdruck 6. Darstellung körperlicher Beschwerden und Probleme 7. Darstellung psychischer Beschwerden und Probleme 8. an somatischen Faktoren orientiertes Krankheitskonzept 9. an psychischen Faktoren orientiertes Krankheitskonzept 10. an sozialen Faktoren orientiertes Krankheitskonzept 11. gewünschte Behandlungsform: körperliche Behandlung 12. gewünschte Behandlungsform: psychotherapeutische Behandlung 13. gewünschte Behandlungsform: sozialer Bereich 14. Veränderungsressourcen: persönliche Ressourcen 15. Veränderungsressourcen: (psycho-)soziale Unterstützung 16. Veränderungshemmnisse: äußere Faktoren 17. Veränderungshemmnisse: innere Faktoren
Achse II Beziehung	
dysfunktionelles habituelles Beziehungsverhalten; Fremdeinschätzung von jeweils 4 nach Relevanz gewichteten Merkmalen je Perspektive und Dimension	1. Perspektive A: Das Erleben des Patienten mit den Dimensionen *„Die Patientin begibt sich immer wieder in die Position, dass sie …“* und *„Andere befinden sich gegenüber der Patientin immer wieder in der Position, dass sie …“* 2. Perspektive B: Das Erleben des Therapeuten mit den Dimensionen *„Die Patientin begibt sich immer wieder in die Position, dass sie …“* und *„Der Therapeut befindet sich gegenüber der Patientin immer wieder in der Position, dass er …“* 3. psychodynamische Formulierung des *dysfunktionellen* Beziehungsverhaltens (Option)

Tab. 1.15 Fortsetzung

Achse	Aspekte und Störungen
Achse III Konflikt	
Fremdeinschätzung mit 4-stufigem Rating von 0 (= nicht vorhanden) bis 3 (= hoch) für jeden definierten Konflikt	1. Individuation vs. Abhängigkeit 2. Kontrolle vs. Unterwerfung 3. Versorgung vs. Autarkie 4. Selbstwertkonflikt 5. Schuldkonflikte 6. ödipale und sexuelle Konflikte 7. Identitätskonflikte
Achse IV Struktur	
Fremdeinschätzung mit 7-stufigem Rating von 1 (= gut integriert) bis 4 (= desintegriert)	1. Selbstwahrnehmung 2. Objektwahrnehmung 3. Selbstregulierung 4. Regulierung des Objektbezugs 5. Kommunikation nach innen 6. Kommunikation nach außen 7. Bindung an innere Objekte 8. Bindung an äußere Objekte
Achse V Psychische und psychosomatische Störungen nach dem Kapitel V (F) der ICD-10	
Achse Va Psychische Störungen	
Achse Va mit Zusatzcodierung der Kategorie F54 (psychische und Verhaltenseinflüsse bei andernorts klassifizierten Erkrankungen nach Art der psychischen Symptomatik)	• F54.0x vorwiegend ängstliche Symptomatik • F54.1x vorwiegend depressive Symptomatik • F54.2x vorwiegend hypochondrische Befürchtungen/körperbezogene Symptomatik • F54.3x multiple psychische Symptome • F54.4x präpsychotische oder psychoseähnliche Symptomatik • F54.5x keine psychische Symptomatik erkennbar • F54.8x andere • F54.9x nicht näher bezeichnete und Art der psychosomatischen Wechselwirkung • F54.x0 psychosoziale Faktoren wirken kausal • F54.x1 psychosoziale Faktoren wirken verlaufsstabilisierend • F54.x2 psychosoziale Faktoren sind Folge der Erkrankung • F54.x3 psychosoziale Faktoren wirken kausal und verlaufsstabilisierend • F54.x4 präpsychotische oder psychoseähnliche Symptome sind als Folge der Erkrankung aufzufassen • F54.x5 psychosoziale Faktoren wirken verlaufsstabilisierend und sind als Folge der Erkrankung aufzufassen • F54.x6 alle Wirkmodi stehen in Verbindung • F54.x8 andere • F54.x9 nicht näher bezeichnete
Achse Vb Persönlichkeitsstörungen (Kategorien F60 und F61 der ICD-10)	
Achse Vc Körperliche Erkrankungen (andere Kapitel der ICD-10)	

GAF = „Global Assessment of Functioning Scale"

► **Achse I: Krankheitserleben und Behandlungsvoraussetzungen.** Mit der Achse I *(Krankheitserleben und Behandlungsvoraussetzungen)* werden vor dem Hintergrund divergierender Konzepte der Coping-Forschung relativ realitätsnahe und praxisrelevante Gesichtspunkte erfasst, die für eine differenzielle Psychotherapieindikation von Bedeutung sind. Diese beziehen sich auf die Schwere der Störung, auf Krankheitserleben und -konzepte sowie auf Veränderungskonzepte, -hindernisse und -ressourcen.

► **Achse II: Beziehung.** Die Achse II *(Beziehung)* erfasst Aspekte des dysfunktionellen habituellen Beziehungsverhaltens, welches als Ausdruck der Dynamik zwischen den mehr oder weniger bewussten Beziehungswünschen, den damit intrapsychisch wirksam werdenden Ängsten und den Befürchtungen, wie das Gegenüber auf die Wünsche reagieren könnte, verstanden wird. Neben dem dysfunktionellen habituellen Beziehungsverhalten werden auch typische Reaktionen anderer erfasst.

► **Achse III: Konflikt.** Mit der Achse III *(Konflikt)* wird abgehoben auf nicht erlebbare unbewusste Gegensätzlichkeiten und Problembereiche des Erlebens und Handelns. Unterschieden werden einerseits über lange Lebenszeiträume bestehende Konfliktmuster, die sich in wesentlichen Lebensbereichen wie etwa Partnerwahl, Bindungsverhalten und Familienleben, Herkunftsfamilie, Arbeits- und Berufsbereich, Besitzverhalten, umgebender soziokultureller Raum sowie Krankheitsverhalten und -erleben manifestieren. Andererseits sollen mit dieser Achse auch Aktualkonflikte erfasst werden.

► **Achse IV: Struktur.** Mit der Achse IV *(Struktur)* werden 6 strukturelle Kategorien erfasst, die unterschiedliche psychische Funktionen oder Fähigkeiten beinhalten. Um Ausmaß und Qualität struktureller Störungen beschreiben zu können, wurden 4 Integrationsstufen der Struktur (von gut integriert bis desintegriert) definiert.

► **Achse V: psychische und psychosomatische Störungen nach dem Kapitel V (F) der ICD-10.** Mit der Achse V *(Psychische und psychosomatische Störungen nach dem Kapitel V (F) der ICD-10)* werden Diagnosen erfasst und gleichzeitig wird eine Verbindung zur operationalisierten Diagnostik hergestellt. Die Unterteilung dieser Achse sieht vor, neben psychischen Störungen (Achse Va) auch Persönlichkeitsstörungen (Achse Vb) und körperliche Erkrankungen (Achse Vc) zu verschlüsseln, um eine bessere Kompatibilität mit dem DSM-III-R und DSM-IV zu gewährleisten. Im Hinblick auf die psychische Symptomwahl und die Art der psychosomatischen Wechselwirkung wurde die für somatopsychische Störungen vorbehaltene Kategorie F54 der ICD-10 modifiziert.

1.5.4 Erfassungsmethoden

Überblick

Eine Diagnose wird im Anschluss an ein klinisches Interview oder Gespräch gestellt. Studien haben gezeigt, dass die Interrater-Reliabilität solcher Interviews eher gering ist. Mit der Einführung neuer Klassifikationssysteme konnten hier deutliche, für Forschungszwecke zum Teil jedoch immer noch nicht befriedigende Verbesserungen erreicht werden. Durch die Einführung einer operationalisierten Diagnostik und des Komorbiditätsprinzips in die neuen Klassifikationssysteme haben sich jedoch auch die Anforderungen an den Interviewer deutlich erhöht, sodass Bestrebungen unternommen wurden, geeignete Untersuchungsinstrumente für die Hilfestellung bei der Diagnosestellung zu entwickeln.

Checklisten

Check- oder Merkmalslisten stellen die einfachste Form von Hilfsmitteln zur Unterstützung der Diagnosestellung dar:

- Sie beinhalten in der Regel nur die für die einzelnen diagnostischen Kategorien enthaltenen Kriterien.
- Dem Diagnostiker bleibt es dann selbst überlassen, wie er Fragen stellt, um die notwendigen Informationen zur Bewertung der diagnostischen Kriterien zu erhalten und wie er die Antworten des Patienten codiert. Der Gesamtablauf der Informationserhebung liegt dabei in den Händen des Untersuchers selbst und wird nicht durch irgendwelche Anweisungen gesteuert.

In ► Tab. 1.16 sind die gegenwärtig verfügbaren deutschsprachigen Instrumente aufgeführt. Die einzelnen Kriterien werden in den Checklisten entweder

- störungsgruppenbezogen aufgeführt oder
- nach Themenbereichen gegliedert zusammengestellt.

Die Listen liegen entweder

- für einzelne Störungsgruppen selbst (IDCL),
- für den Gesamtbereich aller Störungen (ICDML) oder
- nur auf einen einzelnen Störungsbereich (IDCL-P) bezogen vor.

Bis auf die ICDML lassen sich Diagnosen nach DSM-IV und ICD-10 stellen.

Tab. 1.16 Untersuchungsinstrumente zur Diagnostik von ICD-10-Störungen (Quellen: [11], [12], [14]).

Bereich	Gruppe	Bezeichnung/Abkürzung	Autor(en)
Gesamtbereich Störungen	Strl	„Schedules for Clinical Assessment in Neuropsychiatry" (SCAN)	WHO
	Strl	„Mini International Neuropsychiatric Interview" (M.I.N.I)	Lecrubier et al.
	Strl	Diagnostisches Interview bei psychischen Störungen (DIPS)	Margraf et al.
	Stal	„Composite International Diagnostic Interview" (CIDI)	Wittchen u. Semler
	Stal	Diagnostisches Expertensystem für psychische Störungen (DIA-X)	Wittchen u. Pfister
	CL	ICD-10-Checklisten	Hiller et al.
	CL	ICD-10-Merkmalsliste (ICDML)	Dittmann et al.
Persönlichkeitsstörungen	Strl	„International Personality Disorder Examination" (IPDE)	Mombour et al.
	CL	Internationale Diagnosen Checklisten für Persönlichkeitsstörungen nach ICD-10 (ICDL-P)	Bronisch et al.
Demenz	Strl	Strukturiertes Interview für die Diagnose von Demenzen (SIDAM)	Zaudig et al.

CL = Checkliste; Strl = strukturiertes Interview; Stal = standardisiertes Interview

Interviews

Interviews sind zielgerichtete Interaktionen zwischen 2 Personen (Befrager und Befragtem) mit dem Ziel der Informationssammlung über die verschiedenen Aspekte des Erlebens und Verhaltens des Befragten. Im Hinblick auf die Klassifikationssysteme bedeutet dies die *Bereitstellung von Befragungsstrategien zur Informationserhebung* der in den Klassifikationssystemen enthaltenen Kriterien (Symptom-, Zeit- und Verlaufskriterien; Ein- und Ausschlusskriterien).

► **Strukturierte und standardisierte Interviews.** Hinsichtlich des Grades der Systematisierung des Prozesses der Informationserhebung unterscheidet man zwischen strukturierten und standardisierten Interviews:

- *Strukturierte Interviews* geben eine systematische Gliederung des Prozesses der Informationssammlung vor. Die Exploration durch die Diagnostiker wird erleichtert durch die Vorgabe von vorformulierten Fragen (Einstiegs- und Zusatzfragen). Die Bewertung und Gewichtung der Antworten des Patienten bleiben in der Regel dem Untersucher überlassen (klinisches Urteil), wenngleich zum Teil Rating-Anweisungen mit angegeben werden, um dieses Urteil zu erleichtern.
- *Standardisierte Interviews* gehen noch einen Schritt weiter, da alle Ebenen des diagnostischen Prozesses sowie alle Elemente der Informationserhebung genau festgelegt sind, d. h. dass der Ablauf der Untersuchung, die Art und Reihenfolge der Fragen, die Codierung der Antworten bis zu den meist computerisierten Diagnosestellungen vorgegeben sind.

Strukturierte Interviews

► **SCAN.** Bei den strukturierten Interviews sind die *„Schedules for Clinical Assessment in Neuropsychiatry" (SCAN)* zu nennen (► Tab. 1.16). Es handelt sich dabei um eines der offiziellen Instrumente der WHO, das auf dem klassischen Instrument „Present State Examination" (PSE-9) von Wing basiert, aus dessen Arbeitsgruppe heraus auch dieses Instrument entwickelt wurde. Das SCAN besteht aus

- einer Standarderhebung (PSE-10; Teil I: nicht psychotische Symptome und Screening für Teil II; Teil II: psychotische Symptome und Verhaltensbeurteilung);
- wahlweisen Erhebungen (z. B. Clinical History Schedule, CHF) und
- einem computerisierten Auswertungsprogramm (CATEGO-5: u. a. Itemgruppen, Syndromprofile, Diagnosen nach ICD-10, ICD-9, DSM-III-R/DSM-IV).

► **Zusatzmodule.** Darüber hinaus werden für die Bereiche, für die keine Diagnosestellung möglich ist, Zusatzmodule empfohlen (z. B. für die Persönlichkeitsstörungen das Modul *International Personality Disorder Examination,* IPDE). Das Gesamtinterview besteht aus fast 800 Fragen, von denen mindestens 61 gestellt werden müssen. Eine Reduktion der Fragen ergibt sich dadurch, dass sog. Sprungvermerke eingefügt worden sind, bei deren Verneinung keine weiteren Fragen gestellt werden müssen.

Praxis

Der Einsatzbereich des SCAN wird im Bereich der Ausbildung, der klinischen Anwendung und der Forschung gesehen. In der Praxis hat sich das Instrument aufgrund des erheblichen Zeitaufwands der Durchführung nicht durchgesetzt.

Standardisierte Interviews

▶ **CIDI.** Auf der Ebene der standardisierten Interviews ist v. a. das *„Composite International Diagnostic Interview" (CIDI)* und seine Weiterentwicklungen zu nennen. Es handelt sich dabei um ein modular aufgebautes Interview, d. h., es können je nach Fragestellung bestimmte Module separat durchgeführt werden (z. B. nur zu affektiven Störungen). Es ermöglicht, Diagnosen nach ICD-10 und nach DSM-IV zu stellen. Persönlichkeitsstörungen, organische Störungen und Subtypen schizophrener Störungen können jedoch nicht diagnostiziert werden. Die Diagnosen lassen sich im Hinblick auf eine Lifetime- und/oder Querschnittsdiagnose stellen (2 Wochen, 1 Monat, 6 Monate, 1 Jahr).

Auch das CIDI ist eines der offiziellen Instrumente der WHO zur Diagnostik nach ICD-10. Es wurde bisher hauptsächlich in epidemiologischen Studien eingesetzt und in diesem Kontext auch entwickelt, ist jedoch gleichfalls in der Praxis anwendbar. Aufgrund des maximal möglichen Grades der Standardisierung ist es auch nach Durchführung eines Trainings von klinisch unerfahrenen Untersuchern anwendbar. Es besteht aus 15 Sektionen zu unterschiedlichen Bereichen, z. B. Sektion A: demografische Angaben, Sektion F: manische (F30) und bipolare Störungen (F31), Sektion N: psychosexuelle Funktionsstörungen (F42).

Merke

Ein wesentliches Kennzeichen des CIDI ist das genau festgelegte diagnostische Vorgehen bei jedem Kriterium. Es muss jeweils festgestellt werden, ob das entsprechende Symptom tatsächlich von psychiatrischer Relevanz ist und nicht zum Beispiel auf Medikamente, Drogen, Alkohol oder körperliche Erkrankungen oder Verletzungen zurückzuführen ist. Erst wenn dies ausgeschlossen werden kann, wozu dem Untersucher ein Entscheidungsbaum zur Verfügung steht, wird das Kriterium zur Diagnosestellung herangezogen.

▶ **DIA-X-Interviews.** Eine Weiterentwicklung und Adaptation an deutsche Verhältnisse stellen die von Wittchen und Pfister [19] entwickelten *DIA-X-Interviews* dar, welche Diagnosen im Querschnitt und Verlauf nach ICD-10 und DSM-IV erlauben. Als besonderer Vorteil ist die computerisierte Anwendung zu nennen (Durchführung und Auswertung).

Anwendungsempfehlungen

Vergleicht man die vorgestellten Verfahrensgruppen hinsichtlich einiger Merkmale (▶ Tab. 1.17), so lässt sich Folgendes festhalten:

- In der klinischen Routine können am ehesten *Checklisten* eingesetzt werden, da sie am wenigsten zeitaufwendig sind.
- Bei differenzialdiagnostisch schwierigen Patienten bietet sich der Einsatz von *strukturierten und standardisierten Verfahren* an.

Tab. 1.17 Unterschiede zwischen Checklisten, strukturierten und standardisierten Interviews.

	klinische Erfahrung	Kenntnis Klassifikationssystem	Training	Zeitaufwand	Interrater-Reliabilität
Checklisten	++	++	+	Ø	+
strukturierte Interviews	+	Ø	++	++	+
standardisierte Interviews	–	–	+	+	++

– = gering; Ø = durchschnittlich; + = hoch; + + = sehr hoch

- In der Forschung wird zunehmend der Einsatz von *strukturierten und standardisierten Interviews* verlangt.
- Bei der Erhebung an großen Patientengruppen ist v. a. an den *Einsatz computerisierter Verfahren* zu denken.

1.5.5 Relevanz

Die Ziele von Klassifikationssystemen lassen sich im Hinblick auf Forschung und Klinik folgendermaßen unterscheiden:

► **Forschungsrelevante Ziele.** Für die Forschung relevante Ziele sind:
- die Charakterisierung von Patientengruppen in Studien,
- die Fallidentifikation in epidemiologischen Studien,
- die Grundlage von empirischen Untersuchungen zur Ätiologie und zum Verlauf von Störungen,
- die Grundlage empirischer Studien zur Entwicklung und Überprüfung therapeutischer Interventionen,
- die Dokumentation von therapeutischen Interventionen psychiatrischer Versorgungseinrichtungen sowie
- eine Verbesserung der Kommunikation von Forschungsergebnissen.

► **Klinisch relevante Ziele.** Zu den klinisch relevanten Zielen gehören:
- eine Reduktion der Komplexität klinischer Phänomene durch Trennung einzelner Betrachtungsebenen (z. B. deskriptive Diagnostik, psychosoziale Funktionseinschränkungen),
- eine Verbesserung der Kommunikation zwischen Klinikern,
- die Grundlage in der klinisch-psychiatrischen Ausbildung,
- die Grundlage für den Beginn und die Indikationsstellung unterschiedlicher Behandlungsmaßnahmen und deren Überprüfung im Therapieerfolg,
- die Grundlage für kurz- und langfristige Prognosestellungen,
- die Bedarfsplanung für psychiatrische Versorgungseinrichtungen.

Literatur

[1] AMDP. Das AMDP-System. 8. Aufl. Göttingen: Hogrefe; 2007

[2] Arbeitskreis OPD, Hrsg. Operationalisierte Psychodynamische Diagnostik: OPD-2. Das Manual für Diagnostik und Therapieplanung. Bern: Huber; 2006

[3] Brähler E, Schumacher J, Strauss B, Hrsg. Diagnostische Verfahren in der Psychotherapie. Göttingen: Hogrefe; 2002

[4] CIPS. Internationale Skalen für die Psychiatrie. 5. Aufl. Göttingen: Beltz; 2004

[5] Cording C, Gaebel W, Spengler A et al. Die neue psychiatrische Basisdokumentation. Eine Empfehlung der DGPPN zur Qualitätssicherung im (teil-)stationären Bereich. Spektrum der Psychiatrie, Psychotherapie und Nervenheilkunde 1995; 24: 3–21

[6] Dilling H, Schulte-Markwort E, Freyberger HJ, Hrsg. Von der ICD-9 zur ICD-10. Bern: Huber; 1994

[7] Fähndrich E, Stieglitz RD. Leitfaden zur Erfassung des psychopathologischen Befundes. 3. Aufl. Göttingen: Hogrefe; 2007

[8] Haug HJ, Stieglitz RD, Hrsg. Das AMDP-System in der klinischen Anwendung und Forschung. Göttingen: Hogrefe; 1997

[9] Jacob G, Lieb K, Berger M. Schwierige Gesprächssituationen in Psychiatrie und Psychotherapie. München: Urban & Fischer; 2009

[10] Laireiter AR, Hrsg. Diagnostik in der Psychotherapie. Wien: Springer; 2000

[11] Stieglitz RD. Psychiatrische Diagnostik und Klassifikation. Göttingen: Hogrefe; 2000

[12] Stieglitz RD, Baumann U, Freyberger HJ, Hrsg. Psychodiagnostik in Klinischer Psychologie, Psychiatrie, Psychotherapie. 2. Aufl. Stuttgart: Thieme; 2001

[13] Stieglitz RD, Volz HP. Komorbidität bei psychischen Störungen. Bremen: Uni-Med; 2007

[14] Stieglitz RD. Diagnostik und Klassifikation in der Psychiatrie. Stuttgart: Kohlhammer; 2008

[15] Strauss B, Schumacher J, Hrsg. Klinische Interviews und Ratingskalen. Göttingen: Hogrefe; 2005

[16] Volz HP, Stieglitz RD. Praxisratgeber Angststörungen. Bremen: Uni-Med; 1999

[17] Westhoff G. Handbuch psychosozialer Meßinstrumente. Göttingen: Hogrefe; 1995

[18] WHO. Internationale Klassifikation psychischer Störungen. ICD-10 Kapitel V (F). Klinisch-diagnostische Leitlinien. Dilling H, Mombour W, Schmidt MH, Hrsg. Bern: Huber; 1994

[19] Wittchen HU, Pfister H. DIA-X-Interviews. Frankfurt: Swets & Zeitlinger; 1997

Prüfungsfragen

1. Welche Ziele sollen im psychiatrischen Erstgespräch verfolgt werden?
2. Aus welchen 3 Teilen sollte das psychiatrische Erstgespräch bestehen?
3. Geben Sie die Punkte, die in einer psychiatrischen Befunderhebung erfasst werden sollen, im Überblick an.
4. Was wird als Kernstück der psychiatrischen Befunderhebung betrachtet?
5. Was sind die Grundlagen der psychopathologischen Befunderhebung?
6. Geben Sie die unterschiedlichen Grade der quantitativen Bewusstseinsstörung an.
7. Zwischen welchen Phänomenen der qualitativen Bewusstseinsstörung wird unterschieden?
8. Welche 4 Qualitäten der Orientierung können unterschieden werden?
9. Was wird unter Paramnesie bzw. Ekmnesie verstanden?
10. Wie sind formale bzw. inhaltliche Denkstörungen definiert?
11. Welche Merkmale formaler Denkstörungen (nach AMDP) gibt es?
12. Wie sind Zwänge definiert?
13. Welche formalen Wahnmerkmale gibt es und wie sind sie definiert?
14. Welche inhaltlichen Wahnmerkmale gibt es und wie sind sie definiert?
15. Was wird unter Illusion in Abgrenzung zur Halluzination verstanden?
16. Was wird unter Ich-Störungen verstanden?
17. Welche unterschiedlichen Formen der Ich-Störung gibt es?
18. Was ist der Unterschied zwischen antriebsarm und antriebsgehemmt?
19. Was wird unter einem Raptus verstanden?
20. Was wird unter dissoziativen Symptomen verstanden?
21. Welche störungsgruppenübergreifenden, nosologisch unspezifischen Symptomkonstellationen (Syndrome) gibt es?
22. Was wird unter Klassifikation im Rahmen der psychiatrischen Diagnostik verstanden?
23. Durch welche 3 Merkmale sind aktuelle Klassifikationssysteme (z. B. ICD-10) gekennzeichnet?
24. Was wird in der ICD-10 auf den Achsen I, II und III verschlüsselt?
25. Was wird unter dem multiaxialen Ansatz der ICD-10 verstanden?
26. Was wird unter operationalisierter psychodynamischer Diagnostik (OPD) verstanden?

Teil II

Krankheitsbilder

II

2 Organische, einschließlich symptomatischer psychischer Störungen (ICD-10: F00–F09)

Iris Maurer

2.1 Einleitung

Definition

Organische, einschließlich symptomatischer psychischer Störungen
Unter der Bezeichnung „organische, einschließlich symptomatischer psychischer Störungen" werden Störungen zusammengefasst, denen eine *nachweisbare Schädigung oder Funktionsstörung des Gehirns* zugrunde liegt und die eine wesentliche Veränderung im Vergleich zu den Fähigkeiten bedeuten, die vor Beginn der Erkrankung vorlagen.

Diese Störungen können *primär* sein und auf einer pathologischen Veränderung des Gehirns selbst beruhen oder *sekundär* auftreten. Sekundäre Funktionsstörungen des Gehirns entstehen im Rahmen von Systemerkrankungen oder von Erkrankungen, die von anderen Organsystemen ausgehen und das Gehirn lediglich miteinbeziehen. In dem Klassifikationssystem DSM-IV [1] wurde die Unterscheidung zwischen den Begriffen „organisch" und „funktionell" verlassen und die Störungen wurden als „due to a general medical condition" bezeichnet. In DSM-5 [1] wurden die Diagnosen der Demenz und der amnestischen Syndrome unter der neuen Entität „major neurocognitive disorder" (NCD) subsumiert.

► **2 Gruppen von Störungen.** Entsprechend ICD-10 [7] lassen sich die in diese Kategorie eingeordneten Störungen anhand ihrer wesentlichen psychopathologischen Merkmale weiter in 2 Gruppen aufteilen:

Störungen mit vorrangiger Beeinträchtigung kognitiver Funktionen:

- Demenz,
- amnestisches Syndrom.

Störungen mit vorrangiger Beeinträchtigung der Wahrnehmung, des Denkens, des Affekts, der Persönlichkeit und des Verhaltens:

- Delir,
- andere psychische Störungen (z. B. organische Halluzinose, katatone, wahnhafte schizophreniforme, affektive manische, bipolare, depressive und gemischte affektive Störung, Angststörung, dissoziative, emotional labile asthenische und leichte kognitive Störung),
- Persönlichkeits- und Verhaltensstörungen (z. B. organische Persönlichkeitsstörung, postenzephalitisches Syndrom und organisches Psychosyndrom nach Schädel-Hirn-Trauma).

2.2 Demenz

2.2.1 Überblick

Epidemiologie, Ätiologie

Die Häufigkeit der Demenz steigt mit zunehmendem Lebensalter an. Oberhalb von 65 Jahren zeigen ca. 5 % der Bevölkerung eine deutliche Demenz und ca. 15 % eine leicht ausgeprägte Demenz. Oberhalb eines Lebensalters von 80 Jahren haben bereits ca. 20 % aller Personen eine deutliche Demenz. Hierbei stellt die *Alzheimer-Demenz (AD)* mit 50–60 % die häufigste Form dar.

Die zweithäufigste Form der Demenz ist die *vaskuläre Demenz,* die auf einer Beeinträchtigung der zerebralen Durchblutung beruht. Sie ist für 15–30 % aller Demenzen verantwortlich. Ihr wesentlicher Risikofaktor ist die Hypertonie. Bei etwa 10–15 % der Patienten mit dem klinischen Bild einer Demenz finden sich Zeichen sowohl vaskulärer Veränderungen als auch einer AD. Weitere häufige Ursachen der Demenz sind die *Lewy-Körper-Demenz* (ca. 10–20 %) und Kopftraumata, intrakraniale Tumoren und der Normaldruckhydrozephalus (1–5 %). Darüber hinaus können vielfältige weitere Erkrankungen mit der Entwicklung einer Demenz einhergehen (s. Textbox).

Tab. 2.1 Schweregradeinteilung der Demenz (entsprechend den Forschungskriterien der ICD-10).

Schweregrad	Charakteristika
leichte Demenz	Aktivitäten des täglichen Lebens sind zwar beeinträchtigt, ein unabhängiges Leben ist aber noch möglich. Komplizierte Aufgaben können nicht mehr ausgeführt werden.
mittelgradige Demenz	Betroffene kommen nicht mehr ohne Hilfe im täglichen Leben zurecht. Es können nur einfache Tätigkeiten ausgeführt werden. Gut gelerntes oder sehr vertrautes Material wird behalten, neue Informationen nur gelegentlich und sehr kurz.
schwere Demenz	Hier besteht Unfähigkeit, neue Informationen zu behalten. Nur Fragmente von früher Gelerntem sind erhalten. Enge Verwandte werden nicht erkannt.

M!

Merke

Mögliche Ursachen eines demenziellen Syndroms

- Alzheimer-Krankheit
- vaskuläre Störungen
  - subkortikale arteriosklerotische Enzephalopathie (Morbus Binswanger)
  - Multiinfarktdemenz
  - kardiogen (Embolien, hämodynamische Infarkte)
  - Amyloidangiopathie
  - zerebrale Vaskulitis
  - Shy-Drager-Syndrom
  - andere Systemdegenerationen
  - Polyzythämie
  - Hyperviskosität
- Morbus Pick
- Creutzfeldt-Jakob-Krankheit
- Chorea Huntington
- Parkinson-Krankheit
- HIV-Infektion
- metabolische Enzephalopathien
- Tumoren
- thalamische Demenzen
- Schädel-Hirn-Trauma (z. B. Dementia pugilistica)
- Liquorzirkulationsstörungen (Normaldruckhydrozephalus)
- ALS-Demenz-Komplex
- infektiös-entzündliche Erkrankungen
- Encephalomyelitis disseminata
- diffuse Lewy-Körper-Krankheit
- progressive supranukleäre Blickparese
- spinozerebelläre Degenerationen
- Leukodystrophien, Neurolipidosen
- Morbus Paget
- Myoklonusepilepsien
- Curschmann-Steinert-Syndrom

(ALS = amyotrophe Lateralsklerose)

Die sorgfältige ätiologische Zuordnung eines demenziellen Syndroms ist von besonderer Bedeutung, da die Ätiologie der Demenz über deren Prognose und auch die zur Verfügung stehenden therapeutischen Möglichkeiten entscheidet. Es wird angenommen, dass bis zu 10 % der betroffenen Patienten an einer potenziell reversiblen Form der Demenz leiden.

Die Schweregradeinteilung der Demenz erfolgt anhand klinischer Merkmale und ist in ▶ Tab. 2.1 angegeben, eine Übersicht der Einteilung der Demenz nach ICD-10 findet sich in ▶ Tab. 2.2.

Diagnose

Die Kennzeichen der Demenz sind erworbene Beeinträchtigungen in verschiedenen kognitiven Bereichen. Sie stellen immer Verschlechterungen im Vergleich zu den vorher bestehenden kognitiven Fähigkeiten dar. Die Diagnose der Demenz wird anhand klinischer Kriterien gestellt. Sie basiert auf der Anamnese einschließlich der Fremdanamnese, der klinischen Untersuchung und ergänzend einer umfassenden neuropsychologischen Testung. Der Fremdanamnese kommt aufgrund der bei den Patienten häufig bereits ausgeprägten Beeinträchtigung des Gedächtnisses besondere Bedeutung zu. Durch die neuropsychologische Testung können die subjektiv beklagten bzw. von den Angehörigen berichteten Einbußen objektiviert werden. Eine sorgfältige Befunderhebung zum Zeitpunkt der Diagnosestellung ermöglicht bei der späteren Verlaufsbeobachtung eine bessere Einschätzung der Progression der Störungen.

▶ **Diagnostische Leitlinien.** Die diagnostischen Leitlinien der Demenz entsprechend ICD-10 sind:

- Abnahme des Gedächtnisses und des Denkvermögens,
- vorwiegendes Betroffensein der Aufnahme, Speicherung und Wiedergabe neuer Informationen,

Tab. 2.2 Einteilung der Demenz entsprechend ICD-10.

Art der Demenz	Einteilung nach ICD-10
Demenz bei Alzheimer-Krankheit (F00)	• mit spätem Beginn (Typ I) (F00.1) • mit frühem Beginn (Typ II) (F00.0) • atypische oder gemischte Form (F00.2) • nicht näher bezeichnete (F00.9)
vaskuläre Demenz (F01)	• mit akutem Beginn (F01.0) • Multiinfarktdemenz (vorwiegend kortikal) (F01.1) • subkortikale vaskuläre Demenz (F01.2) • gemischte (kortikale und subkortikale) vaskuläre Demenz (F01.3) • andere (F01.8) • nicht näher bezeichnete (F01.9)
Demenz bei andernorts klassifizierten Erkrankungen (F02)	• bei Pick-Erkrankung (F02.0) • bei Creutzfeldt-Jakob-Erkrankung (F02.1) • bei Chorea Huntington (F02.2) • bei Parkinson-Krankheit (F02.3) • bei Erkrankung durch HIV (F02.4) • bei andernorts klassifizierten Krankheitsbildern (F02.8)
nicht näher bezeichnete Demenz (F03)	• ohne zusätzliche Symptome • andere Symptome, vorwiegend wahnhaft • andere Symptome, vorwiegend halluzinatorisch • andere Symptome, vorwiegend depressiv • andere gemischte Symptome

- in späteren Stadien auch zunehmender Verlust früher gelernten und vertrauten Materials,
- Einschränkung der Fähigkeit zu vernünftigem Urteilen,
- Verminderung des Ideenflusses,
- Beeinträchtigung der Informationsverarbeitung (Schwierigkeiten, sich mehr als einem Stimulus gleichzeitig zuzuwenden, Erschwerung des Aufmerksamkeitswechsels von einem Thema zum anderen),
- beträchtliche Beeinträchtigung der Aktivitäten des täglichen Lebens,
- keine Störung des Bewusstseins (wenn nicht gleichzeitig ein Delir vorliegt),
- Dauer der Symptomatik mindestens 6 Monate.

▶ **Kognitive Beeinträchtigungen.** Bei der Demenz liegt keine qualitative Störung des Bewusstseins vor. Die beeinträchtigten kognitiven Funktionen sind vorwiegend das Gedächtnis und das Lernen, aber auch Sprache, Problemlösung, Auffassung, Aufmerksamkeit, Konzentration und Urteilsvermögen. Es kommt zu zunehmenden Störungen der Merkfähigkeit, später ebenfalls zu Einbußen des Altgedächtnisses. Hierbei tritt die Beeinträchtigung des Gedächtnisses typischerweise bereits frühzeitig im Verlauf der Erkrankung auf. Sie steht im Vordergrund der Symptomatik, insbesondere bei denjenigen Demenzformen, die vorwiegend den Kortex betreffen wie die Alzheimer-Demenz (AD). Zunächst wird die Erinnerung an erst kurze Zeit zurückliegende Ereignisse und vor kurzer Zeit erworbene Informationen beeinträchtigt. Mit zunehmendem Fortschreiten der Erkrankung nimmt das Ausmaß der Gedächtnisstörung zu und bezieht auch das Altgedächtnis mit ein. Mit zunehmender Störung des Gedächtnisses kommt es auch zu einer Störung der Orientierung, wobei charakteristischerweise die Orientierung zunächst bezüglich

- der Zeit, dann
- des Ortes und sodann
- der eigenen Person verloren geht.

Mit zunehmender Symptomatik kommt es auch zu Beeinträchtigungen des abstrakten Denkens. Die Generalisierung einer einzelnen Erfahrung ist erschwert, Gemeinsamkeiten und Unterschiede werden nicht mehr erkannt. Die logische Argumentation, das Urteilsvermögen und die Problemlösung sind eingeschränkt oder nicht mehr möglich. In frühen Stadien der Erkrankung werden Einbußen der kognitiven Fähigkeiten überspielt, indem ein anderes Gesprächsthema angeschnitten wird oder allgemeingültige Aussagen gemacht werden.

Die Störungen des Gedächtnisses sowie weiterer kognitiver Bereiche werden anhand standardisierter *neuropsychologischer Testverfahren* quantifiziert. Hierdurch wird die Differenzialdiagnose gegenüber anderen Störungen, die ebenfalls mit Teilsymptomen eines demenziellen Syndroms einhergehen können, erleichtert. Neben dem Einsatz von Testverfahren zur Quantifizierung der kognitiven Einbußen werden die Tests als Effektivitätskriterien im Rahmen von Therapiestudien verwendet. Hierbei werden zusätzlich auch vermehrt Beurteilungsskalen von Verhaltens- und Persönlichkeitsveränderungen sowie der Alltagskompetenz berücksichtigt, da sich gezeigt hat, dass die erfolgreiche Bewältigung der Aktivitäten des täglichen Lebens sowohl für die Betroffenen als auch für die betreuenden Angehörigen von großer Bedeutung ist und ihre Beeinträchtigung die Lebensqualität in stärkerem Maße beeinflusst als mögliche Einbußen in umschriebenen kognitiven Bereichen.

▶ **Weitere Störungen.** Zu den kognitiven Beeinträchtigungen können weitere Störungen hinzukommen:

- Störungen der Persönlichkeit:
  - Akzentuierung prämorbider Persönlichkeitszüge
- Störungen der emotionalen Kontrolle:
  - Affektlabilität
  - mangelnde Impulskontrolle
  - Unbeteiligtsein, auch hinsichtlich der Auswirkungen des Verhaltens auf andere
  - pathologisches Lachen und Weinen ohne erkennbare Auslöser
  - Irritabilität und Explosivität (insbesondere bei Demenzen, die frontale und temporale Gehirngebiete miteinbeziehen)
  - depressive Verstimmungen (ca. 50 %; die Diagnosekriterien der ICD-10 für das Vorliegen einer depressiven Episode werden jedoch nur von einem kleinen Teil der Patienten erfüllt)
  - Angst
- paranoide Ideen:
  - Wahnideen (30–40 %) können zu Feindseligkeiten gegenüber der Familie oder betreuenden Personen führen
  - Halluzinationen (20–30 %), häufig verbunden mit physisch aggressivem Verhalten
- Störungen des Sozialverhaltens:
  - sozialer Rückzug
  - Beeinträchtigungen der persönlichen Aktivitäten des täglichen Lebens (Anziehen, Essen, Waschen und Hygiene)
- neurologische Symptomatik:
  - Einschränkungen der Sprache (Demenzen, die den zerebralen Kortex betreffen; vage, stereotype und unpräzise Sprache) sowie häufig Wortfindungsstörungen
  - Apraxie
  - Agnosie
  - symptomatische Krampfanfälle (nahezu doppelt so häufig bei vaskulärer Demenz wie bei AD)

Differenzialdiagnose

Die wesentlichen Differenzialdiagnosen der Demenz sind:

- depressive Störungen
- Intelligenzminderung
- Delir
- amnestische Störungen
- psychische Veränderungen, verursacht durch eine Medikation
- benigne Altersvergesslichkeit

▶ **Depressive Störungen.** Auch eine Depression kann mit kognitiven Beeinträchtigungen einhergehen, sodass die Symptomatik dann nur schwer von derjenigen einer Demenz abzugrenzen ist. So können insbesondere subjektive Klagen über Gedächtnisstörungen, eine Verlangsamung des Denkens und ein Mangel an Spontaneität bestehen. Dieses klinische Bild wird auch als „depressive Pseudodemenz" bezeichnet. Die depressiven Symptome stehen hierbei jedoch im Vordergrund des klinischen Bildes. Weitere Hinweise für das Vorliegen einer depressiven Störung sind die eigen- oder fremdanamnestischen Angaben über frühere depressive Episoden in der Vorgeschichte.

Die wesentlichen klinischen Unterscheidungsmerkmale der Depression und der Demenz sind in ▶ Tab. 2.3 zusammengefasst.

▶ **Intelligenzminderung.** Die Intelligenzminderung manifestiert sich im Gegensatz zur Demenz bereits in der Kindheit und betrifft in der Regel nicht vorrangig das Gedächtnis. Somit kommt es bei der Intelligenzminderung nicht zu einer Abnahme zuvor erlangter Fertigkeiten, sondern zu einer unvollständigen Entwicklung der geistigen Fähigkeiten.

▶ **Delir.** Eine Unterscheidung zwischen Delir und Demenz kann schwierig sein, insbesondere da ein Delir auch im Rahmen einer Demenz auftreten kann. Das Delir geht jedoch immer mit einer Störung des Bewusstseins einher. Es zeigt in der Regel

Tab. 2.3 Differenzialdiagnostische Hinweise für die Unterscheidung zwischen Demenz und Depression.

Demenz	Depression
schleichender, häufig nicht genau zu bestimmender Beginn	relativ schneller, abgrenzbarer Beginn
langsames Fortschreiten der Symptomatik	keine Progression
keine Auffälligkeiten in der Vorgeschichte	in der Vorgeschichte depressive und/oder manische Episoden
zumindest in den Anfangsstadien kein Wahn	depressiver Wahn möglich (Verarmung, Schuld, hypochondrisch)
Stimmung zunächst unauffällig oder fluktuierend	Stimmung ständig depressiv
lange Dauer der Symptomatik	Symptomatik häufig von kurzer Dauer
angenähert richtige Antworten	„Weiß-nicht"-Antworten
Patient versucht, Defizite zu verbergen	Patient hebt Defizite hervor
Mitarbeit bei der Untersuchung meist gut	Mitarbeit im Allgemeinen schlecht
Tagesschwankungen selten	Tagesschwankungen häufig
Erholung nach kurzem Schlaf	keine Erholung nach kurzem Schlaf
meist Zunahme des kognitiven Leistungsvermögens im Tagesverlauf	deutliche Schwankungen der kognitiven Leistungen im Tagesverlauf
frühzeitige Störung der Orientierung	Orientierung unauffällig
kein deutliches Ansprechen auf Antidepressiva	Ansprechen auf Antidepressiva
inadäquate Dialogäußerungen, Vergessen des Dialogthemas	adäquate Dialogäußerungen, kein Vergessen des Dialogthemas

einen raschen Beginn, eine kurze Dauer, Fluktuationen der kognitiven Beeinträchtigungen im Tagesverlauf, eine nächtliche Verstärkung der Symptomatik, ausgeprägte Störungen des Schlaf-Wach-Rhythmus sowie ausgeprägte Störungen der Aufmerksamkeit und der Auffassung. Anhand des Verlaufs, aber auch des klinischen Bildes lässt sich somit das Delir von der progredienten Demenz abgrenzen.

▸ **Amnestische und kognitive Störungen.** Amnestische Störungen sind charakterisiert durch einen umschriebenen Gedächtnisverlust ohne nachfolgende Verschlechterung. Sie lassen sich daher ebenfalls aufgrund ihres Verlaufs gut von einer Demenz abgrenzen.

Kognitive, durch Medikamente induzierte Störungen können bereits aufgrund einer sorgfältigen Anamnese vermutet werden. Der ätiologische Zusammenhang wird durch entsprechende Auslassversuche, die zu einer Remission der Symptomatik führen, bestätigt.

▸ **Benigne Altersvergesslichkeit.** Das physiologische Altern ist nicht notwendigerweise mit der Entwicklung bedeutsamer kognitiver Störungen verbunden, kann aber mit gering ausgeprägten Gedächtnisstörungen einhergehen. Diese Beeinträchtigungen werden als benigne Altersvergesslichkeit oder „Age-associated Memory Impairment" bezeichnet. Als klinischer Hinweis für eine Unterscheidung zwischen diesen Beeinträchtigungen und der AD kann die Beobachtung dienen, dass bei der benignen Altersvergesslichkeit eher Dinge oder Sachen vergessen werden. Im Gegensatz hierzu sollen bei Vorliegen einer AD v. a. Ereignisse bzw. Begebenheiten vergessen werden. Diese Beschwerden im Rahmen der benignen Altersvergesslichkeit sind auch nicht so ausgeprägt, dass sie – wie bei einer Demenz – die sozialen Aktivitäten beeinträchtigen.

Therapie

Die Therapie der Demenz umfasst die medikamentöse Therapie, ausgewählte psychotherapeutische Verfahren und soziotherapeutische Maßnahmen. Die Behandlung von Begleiterkrankungen erfolgt entsprechend den etablierten Standardtherapien, immer unter Berücksichtigung des Alters der Patienten. Eine unübersichtliche Pharmakotherapie ist zu vermeiden, da Einnahmefehler weiter begünstigt werden.

Generelle Verhaltensleitlinien im Umgang mit Patienten mit einer Demenz sind in einer Textbox zusammengefasst.

Praxis

Generelle Leitlinien im Umgang mit Demenzpatienten

- supportives Verhalten,
- Verstärkung des Selbstwertgefühls (Dinge und Aktivitäten, die noch gut oder ausreichend bewältigt werden, sollten unterstützt werden),
- Durchführung stimulierender Aktivitäten (z. B. Malen),
- äußere Orientierungshilfen zur Verfügung stellen (Kalender, Uhr, Zeitpläne, Notizzettel als Erinnerungshilfe),
- Aufklärung der Angehörigen über die jeweilige Erkrankung, deren Verlauf und die zur Verfügung stehenden Therapiemöglichkeiten,
- Information über Selbsthilfegruppen und unterstützende Organisationen.

► **Allgemeines zur Pharmakotherapie.** Ziel der Pharmakotherapie ist die Verbesserung der im Verlauf der Erkrankung zunehmenden Beeinträchtigung kognitiver Funktionen des Betroffenen, d. h. des Gedächtnisses, der Konzentrationsfähigkeit, der Auffassung, der Aufmerksamkeit, des Urteilsvermögens und der Orientierung. Die Fähigkeit, alltägliche Lebenssituationen einschließlich der persönlichen Hygiene zu meistern, steht im Vordergrund. Diese bestimmt das Zusammenleben mit den jeweiligen sorgetragenden und betreuenden Personen in entscheidender Weise.

Neben den eigentlichen *Antidementiva*, die in Kap. 19 ausführlich dargestellt werden, wird die Pharmakotherapie eingesetzt, um Verhaltensstörungen, wie z. B. ausgeprägte Unruhe, Schlafstörungen oder Aggressivität, günstig zu beeinflussen. Bei allen eingesetzten Substanzen ist auf ihre anticholinerge Begleitwirkung zu achten, da hierdurch möglicherweise eine weitere Verschlechterung der bereits beeinträchtigten kognitiven Leistungen induziert werden kann.

Die bei Patienten mit Demenz häufig im Verlauf der Erkrankung eintretende *Inkontinenz* ist medikamentös nicht zu beeinflussen. Als praktischer Rat gilt die Restriktion der Flüssigkeitszufuhr in den späten Abendstunden.

► **Antidepressiva.** *Depressive Störungen* werden entsprechend den üblichen und etablierten Kriterien behandelt. Besonders beachtet werden sollte jedoch, dass trizyklische Antidepressiva aufgrund ihrer Blockade der α_1-Rezeptoren eine orthostatische Hypotonie bedingen können. Sie sind daher auch bei Patienten mit einer Demenz nicht die medikamentöse Therapie der 1. Wahl. Darüber hinaus sollte bei der Auswahl des Antidepressivums dessen jeweilige anticholinerge Wirkung berücksichtigt werden. Bei Vorliegen einer behandlungsbedürftigen depressiven Symptomatik sollten selektive *Serotoninwiederaufnahme-Hemmer* (SSRI) eingesetzt werden (z. B. täglich 20 mg Citalopram, 10 mg Escitalopram oder 50 mg Sertralin).

► **Neuroleptika.** Bei Vorliegen einer *paranoid-halluzinatorischen Symptomatik* werden Neuroleptika eingesetzt. Auch hier gelten grundsätzlich dieselben Kriterien wie bei anderen Erkrankungen. *Atypische Neuroleptika* sollten bevorzugt werden. Bei älteren Patienten mit einer Demenz wurden unter der Behandlung mit Neuroleptika allerdings gehäuft zerebrovaskuläre Ereignisse und auch Infektionen beobachtet, sodass lediglich für Risperidon in Deutschland eine Zulassung bei dieser Patientengruppe besteht. Bei bekannten vaskulären Erkrankungen sollte jedoch auch diese Substanz nicht eingesetzt werden. Bei Patienten mit einer Demenz besteht zudem eine erhöhte Sensitivität bezüglich extrapyramidal-motorischer Nebenwirkungen. Bei ausreichender Wirkung werden so geringe Dosierungen wie möglich appliziert (z. B. Risperidon 1–2 mg/d).

Bei *Schlafstörungen* können als Alternative zu den Benzodiazepinen oder Benzodiazepinanaloga, die besonders bei älteren Patienten paradoxe Reaktionen auslösen können, sedierende Neuroleptika in niedriger Dosierung eingesetzt werden, z. B. Melperon (25–200 mg/d) oder Pipamperon (40–200 mg/d).

2.2.2 Alzheimer-Krankheit (F00)

Die Erstbeschreibung der Erkrankung erfolgte durch Alois Alzheimer (1864–1915) in seiner Arbeit „Über eine eigenartige Erkrankung der Hirnrinde" (1907). Er berichtete über die pathologischen Veränderungen in dem Gehirn einer 51-jährigen Frau, bei der während eines Krankheitsverlaufs über 4,5 Jahre ein zunehmender Verlust des Gedächtnisses, Persönlichkeitsveränderungen, Sprachstörungen und eine Apraxie aufgetreten waren. Bereits 3 Jahre später wurde die Erkrankung unter seinem Namen als eigenständige Entität in Kraepelins Lehrbuch der Psychiatrie aufgenommen.

Epidemiologie

> **Merke**
>
> M!
>
> Die Alzheimer-Demenz (AD) ist die häufigste Form der Demenz (50–60 %).

Risikofaktoren für die Entwicklung einer AD sind zunehmendes Lebensalter, Zugehörigkeit zum weiblichen Geschlecht (Frauen sind ca. doppelt so häufig betroffen wie Männer), das Vorhandensein eines Verwandten 1. Grades mit AD und eine Kopfverletzung in der Vorgeschichte. Die Trisomie 21 (Down-Syndrom) ist charakteristischerweise ebenfalls mit dem Auftreten einer AD vergesellschaftet. In höherem Alter zeigen sich bei den Patienten die typischen neuropathologischen Kennzeichen der AD.

► **Präsenile Demenz und senile Demenz vom Alzheimer-Typ.** Der Beginn der AD bzw. deren klinische Manifestation liegt im höheren Lebensalter, typischerweise ab ca. 65 Jahre, wenngleich selten auch frühe Formen um das 40. oder 50. Lebensjahr auftreten. Die vor dem 65. Lebensjahr auftretende Form wird als *präsenile Demenz* bezeichnet, die nach dem 65. Lebensjahr auftretende Form als *senile Demenz vom Alzheimer-Typ*. Bei der früher beginnenden Form soll die Symptomatik rascher zunehmen. Insgesamt ist der Krankheitsverlauf langsam, aber stetig fortschreitend, wobei der durchschnittliche Zeitraum von der Manifestation der Symptomatik bis zum Tod ca. 8–10 Jahre beträgt.

Ätiologie

Die Ätiologie der AD ist weiterhin unbekannt.

► **Mangel an Neurotransmittern.** Eine Unterfunktion von Neurotransmittern, insbesondere von *Acetylcholin*, wird als pathogenetisch bedeutsam bei der Entwicklung der Erkrankung angenommen. Es bestehen Hinweise darauf, dass bei AD cholinerge Neurone vorwiegend im Nucleus basalis Meynert degenerieren und dass verminderte Konzentrationen von Acetylcholin und Cholinacetyltransferase (einem Enzym, das bei der Synthese von Acetylcholin benötigt wird) im Gehirn vorliegen. Die Hypothese eines „cholinergen Defizits" wird unterstützt durch die Beobachtung, dass Acetylcholinantagonisten kognitive Beeinträchtigungen hervorrufen können, während Agonisten diese teilweise verbessern.

Auch Verminderungen der Neurotransmitter *Noradrenalin* und *Serotonin* wurden berichtet. Kupfer behindert den Abtransport von β-Amyloiden und soll eine Entzündungsreaktion im Gehirn auslösen. Die Relevanz dieser Befunde ist jedoch nicht klar.

► **Verminderter Metabolismus.** Sowohl funktionelle Untersuchungen in vivo als auch Untersuchungen an postmortal gewonnenem Gehirngewebe weisen auf eine Beeinträchtigung des zerebralen Energiestoffwechsels bei AD hin. Messungen des zerebralen Blutflusses, der Glukose- und der Sauerstoffutilisation ergaben weitgehend übereinstimmend Verminderungen des Energiestoffwechsels im Gehirn. Dieser verminderte Metabolismus beruht möglicherweise auf einem Defekt der mitochondrialen Atmungskette (insbesondere deren Komplex IV [Cytochrom-c-Oxidase]), der postmortal im Gehirngewebe bei AD nachgewiesen wurde.

► **Genetische Faktoren.** Vermutlich spielen genetische Faktoren eine Rolle in der Ätiologie der Erkrankung. Die Konkordanzraten für monozygote Zwillinge sind höher als für dizygote Zwillinge und betragen ca. 40 gegenüber 8 %. In vereinzelten Familien konnte ein autosomal-dominanter Erbgang nachgewiesen werden. Insbesondere Mutationen auf den Chromosomen 1 und 14 in Genen, die für die Proteine Präsenilin 1 und 2 (PSEN1 und PSEN2) codieren, führen zu einer frühen Manifestation der Erkrankung. Das Gen für das Amyloidvorläuferprotein ist auf dem langen Arm des Chromosoms 21 lokalisiert. Mutationen in diesem Gen resultieren in einer exzessiven Anhäufung von β-A4. Ob ein pathologisches Amyloidvorläuferprotein jedoch von primärer Bedeutung in der Pathogenese der AD ist, ist unklar.

Auch die Kopienzahl des *Apolipoprotein-E-ε-4-Allels* wird als pathogenetisch bedeutsam angesehen (Chromosom 19). Mit höherer Kopienzahl dieses Allels steigt die Wahrscheinlichkeit an, eine AD zu entwickeln. Allerdings wird es auch häufig bei nicht dementen Personen angetroffen und nicht alle Fälle einer Demenz zeigen dieses Merkmal, sodass die Bestimmung für die ätiologische Zuordnung nicht geeignet ist. Ein Mangel des Apolipoprotein-E-Rezeptors (SORL-1) sowie bestimmte Allele des „Phosphatidylinositol-binding Clathrin Assembly Protein" (PICALM) werden ebenfalls als begünstigende Faktoren für die Entwicklung einer AD diskutiert.

Diagnose

Die Diagnose der AD erfolgt anhand der oben genannten allgemeinen Merkmale einer Demenz sowie zusätzlicher klinischer Kriterien. Vor Kurzem wurden neue Konsensuskriterien für die Diagnostik einer AD entwickelt, die jedoch zunächst lediglich bei Forschungszwecken eingesetzt werden. Bei der AD bleibt die Persönlichkeit über einen langen Zeitraum unbeeinträchtigt, man spricht auch davon, dass die „Fassade lange erhalten" bleibt.

Da Befunde oder Laboruntersuchungen, die eine definitive Diagnose intra vitam erlauben, bislang nicht zur Verfügung stehen, handelt es sich bei der Diagnose der AD weiterhin um eine *Ausschlussdiagnose*. Dementsprechend erfolgen, bevor die Diagnose gestellt wird, umfangreiche Untersuchungen, die es ermöglichen, die anderen Formen der Demenz als Ursache auszuschließen. Hierbei ergeben sich die jeweils notwendigen Untersuchungsverfahren aus der vermuteten Ätiologie (S. 66).

Die Treffsicherheit bei Verwendung etablierter klinischer diagnostischer Kriterien der AD, neuropsychologischer Untersuchungen und weiterer – auch bildgebender – Untersuchungsverfahren liegt bei ca. 90 %.

Bildgebende Verfahren

▸ **Kraniale Kernspinresonanztomografie.** Die Durchführung bildgebender Verfahren (in der Regel einer *kranialen Kernspinresonanztomografie*) erfüllt primär den Zweck, insbesondere das Vorliegen zerebraler Tumoren und vaskulärer Veränderungen auszuschließen. Der Nachweis einer generalisierten Atrophie des Gehirns mit bitemporaler und frontaler Betonung, die zu einer Vergrößerung der inneren und äußeren Liquorräume geführt hat, sowie eine Volumenreduktion im Bereich des Hippocampus können jedoch als Hinweis für das Vorliegen einer AD gewertet werden. Hierbei handelt es sich allerdings nicht um frühzeitig zu beobachtende Veränderungen.

▸ **PET-Untersuchungen.** PET-Untersuchungen (PET = Positronenemissionstomografie) mit ^{18}F-Desoxy-Glucose-PET zeigen eine Abnahme der Gehirndurchblutung sowie des Sauerstoff- und Glukoseverbrauchs, besonders im frontalen und parietotemporalen Kortex, im Zerebellum und subkortikal, während der visuelle und der sensomotorische Kortex weitgehend ausgespart bleiben. Für die Diagnosestellung bei individuellen Patienten hat diese Untersuchungsmethode jedoch allenfalls unterstützenden Charakter. Die Befunde im Amyloid-PET korrelieren mit der Anwesenheit und der Dichte von β-Amyloid im Gehirn. In Studien konnten eine Sensitivität von ca. 90 % und eine Spezifität von ca. 90 % in der Abgrenzung einer AD von einem Normalbefund erreicht werden.

▸ **EEG.** Eine weitere, jedoch ebenfalls unspezifische Veränderung ist die Verlangsamung des *EEG- Grundrhythmus* (auf 4–8 Hz) mit zum Teil vermehrter Einstreuung langsamer Wellen frontotemporal.

Biomarker im Liquor

Darüber hinaus wurde versucht, bestimmte Biomarker im Liquor von Patienten mit neurodegenerativen Erkrankungen zu identifizieren, die eine Abgrenzung der einzelnen Störungen voneinander erleichtern sollten. Bei der AD sind die Konzentrationen von *τ-Protein* (gesamt) und *phosphoryliertem τ-Protein* im Liquor erhöht, während die Konzentration von *β-Amyloid* (1–42) im Vergleich zu Kontrollen erniedrigt ist. Durch eine Kombination dieser Bestimmungen wird die Spezifität der diagnostischen Zuordnung weiter erhöht. Neuere Untersuchungen weisen darauf hin, dass eine *Erniedrigung der mitochondrialen DNA* im Liquor noch vor einer Veränderung der o. g. Biomarker eintritt.

Postmortale Diagnose

Postmortal kann die Verdachtsdiagnose einer AD anhand neuropathologischer Merkmale bestätigt werden. Makroskopisch besteht eine generalisierte *Atrophie des Gehirns*. Die Atrophie ist besonders bitemporal betont und führt zu einer Verbreiterung der Sulci mit Vergrößerung der inneren und der äußeren Liquorräume. Mikroskopisch zeigen sich eine Degeneration der Neurone und ein Synapsenverlust, möglicherweise aufgrund einer verstärkten Apoptose.

▶ **Intrazelluläre Neurofibrillen.** Kennzeichen der AD sind jedoch Neurofibrillen im Zytoplasma der Zellen und extraneuronal gelegene senile Plaques. Die *intrazellulären Neurofibrillen* bestehen aus Anhäufungen schraubenförmiger Filamente, deren Hauptbestandteil eine phosphorylierte Form des mikrotubuliassoziierten τ-Proteins ist. Am Beginn der Erkrankung werden sie vorwiegend in Neuronen der Schicht 2 des entorhinalen Kortex und in geringerem Ausmaß im Feld CA1 des Hippocampus aufgefunden. Sie breiten sich sodann auf benachbarte Gebiete im temporalen Kortex, limbischen System und Assoziationskortex aus, wobei jedoch der primär motorische und sensorische Kortex ausgespart werden.

▶ **Senile Plaques.** *Senile Plaques* sind extraneuronale Ablagerungen von β-A4 Protein – einem Abbauprodukt des Amyloidvorläuferproteins – die sich diffus im Kortex ansammeln.

Die Anhäufung von Neurofibrillen korreliert besser mit der Ausprägung der Demenz als die Anzahl der senilen Plaques. Das Auftreten von senilen Plaques ist jedoch spezifischer für die Diagnose einer AD.

2.2.3 Vaskuläre Demenz (F01)

Epidemiologie

M!

Merke

Die vaskuläre Demenz ist mit einem Anteil von ca. 20 % die *zweithäufigste Form der Demenz* nach der AD. In weiteren ca. 15 % der Fälle wird von dem gleichzeitigen Vorliegen beider Erkrankungen ausgegangen.

Die vaskuläre Demenz tritt vorwiegend in einem Lebensalter von 60–70 Jahren auf und betrifft häufiger Männer als Frauen.

Risikofaktoren der vaskulären Demenz sind:

- Hypertonus (langjährig)
- Hypercholesterinämie
- Nikotinkonsum
- Diabetes mellitus
- Blutgerinnungsstörungen

Ätiologie

Der vaskulären Demenz liegen Durchblutungsstörungen im Bereich vorwiegend der kleinen und mittleren zerebralen Arterien zugrunde. Dies führt zu multiplen lakunären Infarkten (Läsionen < 5 mm im Durchmesser im kranialen Computertomogramm [CCT]) und meist diffusen Demyelinisierungen. Auch durch Emboli, z. B. im Rahmen von Herzklappenerkrankungen, kann es zu einer Infarzierung des Gewebes mit multiplen Parenchymläsionen kommen.

▶ **Unterformen vaskulärer Demenzen.** Entsprechend der Lokalisation der Durchblutungsstörungen werden klinisch und radiologisch Unterformen vaskulärer Demenzen abgegrenzt:

- subkortikale arteriosklerotische Enzephalopathie (Morbus Binswanger; multiple kleine Infarkte im periventrikulären Marklager der Hemisphären, Aussparung des Kortex),
- Multiinfarktdemenz (vorwiegend kortikal lokalisierte Läsionen, allmählicher Beginn der Symptomatik nach mehreren kleineren ischämischen Episoden),
- vaskuläre Demenz mit akutem Beginn (eher selten), die sich nach einer Reihe von Schlaganfällen plötzlich als Folge einer zerebrovaskulären Thrombose, Embolie oder Blutung entwickelt,
- Demenzen nach zumeist bilateralen Territorialinfarkten (sehr selten), insbesondere wenn der Thalamus betroffen ist, im Rahmen von Vaskulitiden oder Amyloidangiopathien.

Diagnose

Neben den allgemeinen Kriterien für das Vorliegen einer Demenz gibt es für die Diagnose der vaskulären Demenz weitere klinische Kriterien (nach ICD-10):

- ungleichmäßige kognitive Beeinträchtigung, sodass Gedächtnisverlust, intellektuelle Beeinträchtigung und neurologische Herdzeichen auftreten können,
- relativ gut erhaltene Einsicht und Urteilsfähigkeit,
- plötzlicher Beginn,
- schrittweise Verschlechterung,
- mögliche zusätzliche Merkmale: Hypertonus, Affektlabilität mit vorübergehender depressiver Stimmung, Weinen oder unbeherrschtem Lachen, vorübergehende Episoden von Bewusstseinstrübung oder Delir,
- Persönlichkeitsänderungen mit Apathie oder Enthemmung,

- Zuspitzung früherer Persönlichkeitszüge wie Ich-Bezogenheit,
- paranoide Haltungen,
- Reizbarkeit.

Charakteristisch sind rezidivierende und häufig transiente und wechselnde neurologische Herdsymptome. Der Verlauf ist fluktuierend und es kann zu typischen nächtlichen Verwirrtheitszuständen aufgrund des Blutdruckabfalls mit weiterer Verminderung der zerebralen Durchblutung kommen. Die Stimmung ist häufig subdepressiv, es entwickeln sich eine Affektlabilität sowie eine Akzentuierung prämorbider Persönlichkeitszüge. So werden sparsame Menschen geizig oder herrschsüchtige Züge treten noch deutlicher hervor.

Analog zu dem Vorgehen bei der AD müssen mögliche andere Ursachen einer Demenz anhand der unterschiedlichen Untersuchungsverfahren ausgeschlossen werden. Darüber hinaus ist der Nachweis vaskulärer Läsionen im Zerebrum erforderlich (kraniale Computer- oder Kernspintomografie [CCT; MRT]). Zur Abgrenzung gegenüber der AD wird noch häufig die Hachinski-Skala (▶ Tab. 2.4) eingesetzt, die aber nur diagnostische Hinweise geben kann und keine definitive Diagnose erlaubt.

Tab. 2.4 Hachinski-Skala zur Unterscheidung zwischen Alzheimer-Demenz und vaskulärer Demenz [6].

Symptomatik	Punktwert
plötzlicher Beginn	2
Schlaganfälle in der Anamnese	2
Hirnwerkzeugstörungen	2
fokale neurologische Zeichen	2
Hinweis für Arteriosklerose in anderen Bereichen	1
Hypertonie	1
gut erhaltene Persönlichkeit	1
Depression	1
stufenweise Verschlechterung	1
fluktuierender Verlauf	2
nächtliche Verwirrtheit	1
somatische Beschwerden	1
emotionale Labilität	1
Ein Gesamtwert von 7 oder mehr Punkten spricht für das Vorliegen einer vaskulären Demenz, 5–6 Punkte sprechen für das Vorliegen einer gemischten Form und 4 oder weniger Punkte für eine Alzheimer-Demenz	

2.2.4 Lewy-Körper-Demenz

> **Merke**
>
> Bei der Lewy-Körper-Demenz, benannt nach dem deutschen Neurologen Friedrich Lewy, liegen kortikal diffus verteilte Lewy-Körper vor. Hierbei handelt es sich um eosinophile zytoplasmatische Einschlüsse in Neuronen, die aus Proteinaggregaten bestehen.

Auch bei der Parkinson-Krankheit können Lewy-Körper auftreten. Die Diagnose der Lewy-Körper-Demenz wird histologisch gestellt. Mit dem Imaging-Verfahren des DaTSCAN kann jedoch durch den Nachweis einer verminderten präsynaptischen Dopamintransporterbindung im Striatum die Diagnose unterstützt werden. Entsprechend den *klinischen Kriterien* für das Vorliegen einer Lewy-Körper-Demenz müssen zumindest 2 der folgenden Kriterien erfüllt sein:

- optische Halluzinationen (meist detailliert und ausgestaltet),
- fluktuierende kognitive Defizite,
- extrapyramidal-motorische Störungen.

Die Erkrankung ist darüber hinaus charakterisiert durch Schwankungen der Symptomatik (insbesondere Wachheit und Aufmerksamkeit), Synkopen, Stürze (Orthostase), Störungen des REM-Schlafes, depressive Symptomatik und Wahnerleben. Die Demenz verläuft progredient und führt meist innerhalb von ca. 5 Jahren zum Tod. Männer sind häufiger betroffen als Frauen. Es besteht eine erhöhte Empfindlichkeit gegenüber der Gabe von Neuroleptika, die vermutlich auch mit einer erhöhten Mortalität einhergeht. Die Symptomatik scheint gut auf die Gabe von Acetylcholinesterase-Hemmern anzusprechen.

2.2.5 Pick-Krankheit (frontotemporale Demenz)

Die Pick-Krankheit ist mit einer Häufigkeit von ca. 5 % der Demenzen wesentlich seltener als die AD. In fortgeschrittenen Stadien kommt es zu einer frontoorbital und frontotemporal betonten kortikalen Atrophie mit nachfolgender Vergrößerung der zerebralen Ventrikel.

Histologisch zeigen sich ein Verlust an Neuronen, eine Gliose und Pick-Körper. Dies sind intraneuronale Einschlüsse, die aus Elementen des Zytoskeletts bestehen. Ihr Nachweis ist jedoch nicht notwendig für die Diagnosestellung.

Die *Ursache* der Erkrankung ist unbekannt. Die Unterscheidung von der AD anhand klinischer Kriterien ist schwierig, wenngleich die Pick-Krankheit häufiger mit Störungen des Sozialverhaltens und Veränderungen der Persönlichkeit beginnt als mit Beeinträchtigungen des Gedächtnisses. Zu Beginn der Symptomatik soll es eher zu einem Initiative- und Interessenverlust kommen, später zu unkontrolliert „triebhaften" Verhaltensweisen. Die räumliche Orientierung ist länger erhalten als bei der AD.

2.2.6 Creutzfeldt-Jakob-Krankheit

Die Erkrankung ist nach den Erstbeschreibern H. G. Creutzfeldt und A. J. Jakob benannt. Die Creutzfeldt-Jakob-Krankheit (CJD) gehört zu den *Prionerkrankungen*. Das Prionprotein ist ein vorwiegend auf Neuronen lokalisiertes Membranprotein. Das Prionproteingen liegt beim Menschen auf Chromosom 20.

Neben der häufigsten *sporadischen Form* unterscheidet man *familiäre* (10–15%) und *iatrogene Formen* sowie die *„neue Variante"* (vCJD). Diese wurde 1996 erstmalig in England beobachtet. Sie zeigt mit durchschnittlich 1,5 Jahren einen im Vergleich zu den anderen Formen etwas längeren Verlauf und abweichende neuropathologische Befunde und betrifft jüngere Patienten unter 40 Jahren. Im Gegensatz zur sporadischen Form kann eine Übertragung der neuen Variante über Blut und Blutprodukte stattfinden. Das Erkrankungsalter der sporadischen Form der CJD liegt bei ca. 50 Jahren, mit einem Verlauf von ca. einem Jahr bis zum Tod. Die rasch progrediente Demenz ist somit nicht altersabhängig und die Inzidenz scheint sogar oberhalb von 60 Jahren abzunehmen.

Zu Beginn der Erkrankung stehen häufig eine Wesensänderung, Sehstörungen und zerebelläre Symptome im Vordergrund. Bei ausgeprägter *Symptomatik* im Verlauf der Erkrankung bestehen eine schwere Demenz, ein hypertones Syndrom, Myoklonien und Sprechstörungen. Bei der neuen Variante kommt es am Beginn der Symptomatik zu Verhaltensänderungen, depressiven Verstimmungen und Angst. Später entwickeln sich eine Ataxie und Demenz.

▸ **Diagnose.** Neben dem charakteristischen klinischen Bild kann das EEG mit Nachweis triphasischer Spike-Wave-Komplexe, die jedoch häufig erst spät im Verlauf beobachtet werden, zur *Diagnosestellung* beitragen. Das Protein 14-3-3, das vermutlich eine Rolle in der Signaltransduktion spielt, wird mittels Immunoblot im Liquor nachgewiesen. Diese Bestimmung zeigt eine diagnostische Sensitivität und Spezifität von über 90%. Im MRT finden sich häufig hyperintense Areale im Bereich der Basalganglien. Neuropathologisch zeigen sich Prionproteinablagerungen und eine Neurodegeneration, die sowohl die Pyramidenbahnen als auch das extrapyramidale System betreffen. Der Nachweis einer partiellen Proteaseresistenz im Gehirngewebe ist charakteristisch.

2.2.7 Chorea Huntington

Die Chorea Huntington ist eine autosomal-dominant vererbte Erkrankung (Chromosom 4p) mit einer progressiven Degeneration im Bereich des Striatums und des Kortex.

Sie beginnt typischerweise zwischen dem 35. und 50. Lebensjahr, in seltenen Fällen auch später. Es kommt zu der charakteristischen *choreatischen Bewegungsstörung* sowie der Entwicklung von affektiven Störungen, Persönlichkeitsveränderungen und einer progressiven Demenz.

Auf molekularer Ebene kommt es zu einer pathologischen *Verlängerung der Trinukleotidsequenz CAG* in einem Gen, das für ein als „Huntingtin" bezeichnetes Protein codiert. Eine Kopienzahl über ca. 40 dieser Sequenz führt zu einer Funktionsstörung des Proteins und letztendlich über einen noch unbekannten Mechanismus zu der Manifestation der Erkrankung. Da diese Extensionen instabil sind und meist von Generation zu Generation an Länge zunehmen, kommt es zu dem Phänomen der „Antizipation". Da die Anzahl der Kopien negativ mit dem Erkrankungsalter korreliert, liegt der Erkrankungsbeginn von Generation zu Generation früher. Die anhand des klinischen Bildes, des Verlaufs und der Familienanamnese gestellte Verdachtsdiagnose kann durch direkte molekularbiologische Bestimmung der CAG-Expansion überprüft werden.

2.2.8 Parkinson-Krankheit

> **Merke**
>
> Die Prävalenz der Parkinson-Krankheit ist weltweit breit gestreut und beträgt in Europa ca. 1–2/1000.

Die Diagnose der Parkinson-Krankheit wird anhand *klinischer Kriterien* gestellt: Es bestehen charakteristischerweise eine Bewegungsverlangsamung (Bradykinese), eine Erhöhung des Muskeltonus (Rigor), ein meist asymmetrisch ausgeprägter Ruhetremor (4–6 Hz) und eine Störung der reflektorischen gleichgewichtsregulierenden Reflexe bei passiver Auslenkung (posturale Reflexe).

Bei den Patienten treten gehäuft depressive Episoden (bei 20–60 %) und Angststörungen auf. Charakteristisch ist die „Bradyphrenie", eine Verlangsamung der Gedankenabläufe bei erhaltenem Intellekt. Bei 10–20 % der betroffenen Patienten entwickeln sich jedoch auch objektivierbare kognitive Einbußen bis hin zu einer ausgeprägten Demenz.

Neuropathologisch kommt es bei der Parkinson-Krankheit zu einer *Degeneration von Nervenzellen* der melaninhaltigen Neurone vorwiegend der Zona compacta der Substantia nigra und zum Auftreten eosinophiler zytoplasmatischer Einschlusskörperchen, den „Lewy-Körpern". Die Schwelle bis zur Expression klinisch erkennbarer motorischer Symptome der Parkinson-Krankheit liegt bei einem nigralen Zellverlust von ca. 60 %.

▶ **Ursache.** Die Ursache der Neurodegeneration ist unbekannt. Die wichtigste pathophysiologische Hypothese postuliert einen vermehrten „oxidativen Stress" durch freie Radikale, die durch verschiedene Mechanismen induziert werden können und einen sich sodann selbst perpetuierenden Kreislauf auslösen. Hierbei ist ein Defekt des Komplexes I der mitochondrialen Atmungskette pathogenetisch wirksam.

2.2.9 HIV-Infektion

Das „Acquired Immune Deficiency Syndrome" (AIDS)" entsteht durch eine Infektion mit dem „Human Immunodeficiency Virus" (HIV). Postmortale Untersuchungen von Patienten mit AIDS zeigten in 75–90 % der Fälle eine Beteiligung des Gehirns. Zumindest 50 % der betroffenen Patienten entwickeln neuropsychiatrische Komplikationen wie die HIV-Enzephalopathie, bei ca. 10 % stellen diese die ersten klinischen Zeichen der Erkrankung dar. Bei einer Beteiligung des Gehirns kommt es vorwiegend zu einer Infektion von Gliazellen, insbesondere von Astrozyten.

▶ **HIV-Enzephalopathie.** Die *HIV-Enzephalopathie* wurde früher als AIDS-Demenz-Komplex bezeichnet. Dieser Begriff wurde aber aufgegeben, da Patienten, die durch eine Infektion mit HIV eine Enzephalopathie und Demenz entwickeln, nicht notwendigerweise auch die diagnostischen Kriterien für das Vorliegen von AIDS erfüllen. Die HIV-Enzephalopathie ist eine subakute Enzephalitis, die zu einer progressiven subkortikalen Demenz führt, wobei neurologische Herdsymptome meist fehlen. Es kommt zu Störungen des Affekts und des Antriebs (depressive Stimmungslage, Apathie, Anhedonie, sozialer Rückzug), zu Veränderungen der Persönlichkeit und einer psychomotorischen Verlangsamung. Es entwickeln sich Konzentrations- und Gedächtnisstörungen, Störungen der Merkfähigkeit und der Auffassung bis hin zu einer schweren Demenz. Die Entwicklung einer Demenz stellt meist ein schlechtes prognostisches Zeichen dar und 50–75 % der betroffenen Patienten mit einer Demenz versterben innerhalb von 6 Monaten.

2.3 Organisches amnestisches Syndrom, nicht durch Alkohol oder psychotrope Substanzen bedingt (F04)

2.3.1 Überblick

Das amnestische Syndrom ist charakterisiert durch eine isolierte Beeinträchtigung des Gedächtnisses. Die Diagnose eines amnestischen Syndroms kann somit nicht gestellt werden, wenn andere Zeichen einer kognitiven Beeinträchtigung vorliegen (wie z. B. bei der Demenz) oder wenn die Aufmerksamkeit oder das Bewusstsein gestört sind (wie z. B. beim Delir).

Über die Inzidenz oder Prävalenz amnestischer Störungen stehen keine Angaben zur Verfügung. Am häufigsten werden Amnesien bei Alkoholerkrankungen oder nach Kopftraumen beobachtet.

Ätiologie

Anatomische Strukturen, die mit Gedächtnisfunktionen in Verbindung gebracht werden, sind insbesondere dienzephale Strukturen (wie dorsomediale Kerne des Thalamus) und Strukturen im Temporallappen (wie Hippocampus, Mamillarkörper und Amygdala). Obwohl die Amnesie häufig das Ergebnis einer bilateralen Schädigung dieser Strukturen ist, können auch unilaterale Schädigungen, vorwiegend der linken Hemisphäre, zu einer Amnesie führen. Eine Einbeziehung des Frontallappens kann in Symptomen wie Konfabulationen und Apathie resultieren, die auch bei Patienten mit amnestischen Störungen beobachtet werden können. In ▸ Tab. 2.5 sind die wichtigsten Ursachen für organische amnestische Syndrome zusammengestellt.

Diagnose

▸ **Störung des Kurzzeitgedächtnisses.** Das Hauptsymptom der amnestischen Störungen ist die Entwicklung einer anterograden Amnesie sowie zum Teil einer retrograden Amnesie. Es besteht gewöhnlich eine *Störung des Kurzzeitgedächtnisses*. Die Gedächtnisstörung kann so ausgeprägt sein, dass die zeitliche und die örtliche Orientierung verloren gehen, die Orientierung zur Person bleibt jedoch nahezu immer erhalten. Die Erinnerung an Ereignisse der Vergangenheit (z. B. der Kindheit) ist gut, während die Erinnerung an Geschehnisse ca. der letzten 10 Jahre eingeschränkt erscheint. Das Immediatgedächtnis (Prüfung durch Wiederholen einer Folge von z. B. 6 Zahlen) bleibt intakt. Mit Rückbildung der Symptomatik wird die Zeitspanne, auf die sich die Amnesie bezog, kürzer.

▸ **Beginn der Symptomatik und Dauer.** Der *Beginn der Symptomatik* kann plötzlich sein, wenn das amnestische Syndrom auf einem Trauma, auf zerebrovaskulären Störungen oder einer Intoxikation beruht. Sie kann auch langsam zunehmend verlaufen, z. B. bei Mangelernährung oder Tumoren. Die *Dauer der Störung* ist sehr unterschiedlich und variabel. So kann sich die Beeinträchtigung bereits nach kurzer Zeit vollständig zurückbilden, also transient sein, oder über einen langen Zeitraum persistieren. Das amnestische Syndrom kann mit Störungen der Persönlichkeit und des Verhaltens einhergehen: So werden Apathie, Initiativeverlust, Agitation oder ein übertrieben freundliches und angepasstes Verhalten beobachtet. Die Betroffenen erscheinen häufig verunsichert, eine Einsichtsfähigkeit in die Beeinträchtigungen besteht jedoch meist nicht. Verlauf und Prognose richten sich nach dem zugrunde liegenden Ereignis bzw. der zugrunde liegenden Erkrankung.

Tab. 2.5 Ursachen organischer amnestischer Syndrome (Auswahl) mit Angabe der für die orientierende diagnostische Einordnung wichtigen Untersuchungen.

Ursache	Wichtige Untersuchungen
Thiaminmangel (Korsakow-Syndrom)	Vitamin B_1, klinisches Bild, anamnetisch z. B. Alkoholgebrauch
zerebrovaskuläre Erkrankungen	Risikofaktoren, Bildgebung, Verlauf
Schädel-Hirn-Trauma	Trauma in der Anamnese (offen und geschlossen)
zerebrale Tumoren	Begleitsymptomatik, Bildgebung (Temporallappen, Thalamus)
zerebrale Anfälle	Semiologie, EEG
Benzodiazepine sowie eine Vielzahl weiterer medikamentös eingesetzter Substanzen	Anamnese, Blutspiegel
Hypoglykämie	Anamnese, Blutglukose
Hypoxie (z. B. auch Suizidversuche durch Erhängen)	Anamnese
transiente globale Amnesie	klinisches Bild
neurochirurgische Operationen	Anamnese
Herpes-simplex-Enzephalitis	neurologische Symptomatik, Lumbalpunktion, EEG, Bildgebung
Encephalomyelitis disseminata	neurologische Symptomatik, Lumbalpunktion, Bildgebung
Elektrokrampftherapie	Anamnese
Kohlenmonoxidvergiftung	Anamnese

▶ **Diagnostische Kriterien.** Die diagnostischen Kriterien eines organischen amnestischen Syndroms sind (nach ICD-10):

- Es besteht eine Beeinträchtigung des Gedächtnisses mit
  - Störung des Kurzzeitgedächtnisses (beeinträchtigtes Lernen neuen Materials), die so ausgeprägt ist, dass sie mit den Tätigkeiten des alltäglichen Lebens interferiert,
  - einer verminderten Fähigkeit, frühere Erfahrungen zu erinnern.
- Es besteht keine
  - Beeinträchtigung des Immediatgedächtnisses (z. B. Wiederholen von Zahlenreihen),
  - Störung des Bewusstseins oder der Aufmerksamkeit oder
  - weitere kognitive Beeinträchtigung.
- Es liegt ein objektiver Nachweis (körperliche Untersuchung, Laborwerte) und/oder anamnestischer Hinweis für eine Schädigung oder Erkrankung des Gehirns vor (insbesondere bilateral die dienzephalen oder medialen temporalen Strukturen betreffend), von der angenommen werden kann, dass sie für die klinische Manifestation verantwortlich ist.

2.3.2 Korsakow-Syndrom

Die Ursache des Korsakow-Syndroms ist ein *Thiaminmangel*, meist bedingt durch die mangelhafte Ernährung bei chronischem Alkoholgebrauch. Auch exzessives Fasten, inadäquate parenterale Ernährung, Magenkarzinom, Hämodialyse, Urämie und eine Hyperemesis gravidarum können zu einem Thiaminmangel führen. Dem Korsakow-Syndrom geht häufig die Wernicke-Enzephalopathie (Ophthalmoplegie, Desorientiertheit, zerebelläre Ataxie, Anfälle) voraus.

Es besteht vorwiegend eine Beeinträchtigung des Kurzzeitgedächtnisses. Konfabulationen, Apathie und Passivität sind häufig begleitende Symptome. Neuropathologisch finden sich symmetrische hämorrhagische Läsionen periventrikulär, im Thalamus und Hypothalamus, periaquäduktal und am Boden des 4. Ventrikels. Nach Abklingen der akuten Symptomatik geht die Wernicke-Enzephalopathie in ca. 85 % der Fälle in ein amnestisches Syndrom über.

Nach *Gabe von Thiamin* ist nach ca. 3 Monaten mit einer allmählichen Verbesserung der Amnesie über das nachfolgende Jahr zu rechnen. Allerdings kann nur bei 20–30 % der Patienten eine vollständige Rückbildung der Symptomatik erwartet werden, bei einem Viertel der Patienten kommt es trotz Therapie zu keiner Verbesserung des klinischen Bildes.

2.3.3 Zerebrovaskuläre Störungen

Schädigungen im Bereich des Hippocampus sind bei Durchblutungsstörungen der A. cerebri posterior oder der A. basilaris mit ihren Zweigen zu erwarten. Die Durchblutungsstörung betrifft in der Regel weitere Gebiete (parietal, okzipital), sodass zusätzliche Symptome (z. B. Sehstörungen) bestehen. Auch bilaterale Thalamusinfarkte führen zu amnestischen Störungen.

2.3.4 Encephalomyelitis disseminata

Bei der Encephalomyelitis disseminata treten Entmarkungsherde im gesamten Gehirnparenchym verteilt auf. Betreffen diese Herde dienzephale Strukturen oder den Hippocampus, so kann es auch bei dieser Erkrankung zu Störungen des Gedächtnisses kommen. Im Verlauf der Krankheit werden bei ca. 40–60 % der Patienten Beeinträchtigungen des Gedächtnisses beobachtet. Diese betreffen vorwiegend das unmittelbare und das verzögerte Erinnern neuer sowohl verbaler als auch nicht verbaler Informationen. Das Immediatgedächtnis erscheint nicht betroffen.

2.3.5 Schädel-Hirn-Trauma

Kopfverletzungen sind die häufigste Ursache amnestischer Syndrome. Sie können zu einer Vielzahl psychiatrischer Symptome führen, z. B. zu Demenz, Persönlichkeitsveränderungen, Depression oder amnestischen Störungen. Häufig kommt es zu einer anterograden Amnesie, verbunden mit einer retrograden Amnesie variablen Ausmaßes. Die Schwere des Traumas korreliert nur zum Teil mit der Dauer und der Schwere des amnestischen Syndroms. Die Rückbildung der Amnesie in der 1. Woche nach Wiedererlangung des Bewusstseins ist allerdings das beste Maß für eine eventuell zu erwartende Restitution.

2.3.6 Elektrokrampftherapie

Nach einer einzelnen Elektrokrampftherapie entwickelt sich in der Regel eine retrograde Amnesie für wenige Minuten vor der Behandlung sowie eine anterograde Amnesie unterschiedlicher Ausdehnung. Die anterograde Amnesie bildet sich meist innerhalb weniger Stunden zurück. Nach einer Serie von Elektrokrampfbehandlungen können geringe kognitive Beeinträchtigungen noch wenige Monate überdauern, bilden sich aber nach ca. einem halben Jahr vollständig zurück.

2.3.7 Transiente globale Amnesie

Die amnestischen Episoden bei der transienten globalenAmnesie treten plötzlich auf. Es kommt zu einer anterograden und einer meist deutlich geringer ausgeprägten retrograden Amnesie. Das Bewusstsein ist klar, es bestehen eine leichte Unsicherheit und Verwirrung sowie mangelnde Einsichtsfähigkeit. Häufig können einfache Tätigkeiten, aber auch ausführlich gelernte komplexe Tätigkeiten fortgeführt werden. Die Episoden dauern in der Regel wenige Stunden bis maximal einen Tag, dann klingt die Symptomatik auch ohne Therapie vollständig ab. Auch nach Abklingen der Symptomatik verbleibt eine Erinnerungslücke für die Zeit der Episode.

Die Häufigkeit wird auf 1/10 000 Personen pro Jahr geschätzt. Die Ätiologie der Erkrankung ist unklar, bei den Patienten soll jedoch gehäuft ein Hypertonus oder eine Migräne bestehen. Auch ein Zusammenhang mit ausgeprägten körperlichen oder psychosozialen Belastungen wurde beschrieben. Bei ca. 20 % der betroffenen Patienten kommt es später zum erneuten Auftreten einer amnestischen Episode.

2.4 Delir, nicht durch Alkohol oder psychotrope Substanzen bedingt (F05)

2.4.1 Überblick

Der Begriff Delir bezeichnet ein Syndrom, dem eine Vielzahl von Erkrankungen zugrunde liegen kann. Das Hauptmerkmal des Delirs ist eine Störung des Bewusstseins. Gleichzeitig bestehen Beeinträchtigungen verschiedener kognitiver Funktionen und es können Veränderungen der Stimmung, der Wahrnehmung und des Verhaltens auftreten. Alle diese Veränderungen entwickeln sich rasch über einen Zeitraum von Stunden oder Tagen. Prodromalsymptome wie Unruhe und Angst können in den Tagen vor der vollständigen Ausprägung des Delirs auftreten.

Der Verlauf ist in der Regel kurz und fluktuierend und es kommt zu einer raschen Rückbildung der Symptomatik, wenn die Ursache identifiziert und entsprechend behandelt wurde. Die Schwere der Symptomatik und deren Dauer können jedoch individuell deutlich variieren.

Epidemiologie

> **Merke** M!
>
> Delirien werden häufig beobachtet: So treten bei ca. 10–20 % aller stationär behandelten Patienten Delirien auf, postoperativ entwickelt sich sogar bei 30–40 % der Patienten ein Delir. Am häufigsten wird dieses Syndrom nach offenen Herzoperationen beobachtet.

Mögliche Ursachen des postoperativen Delirs sind Elektrolytstörungen, Infektionen verbunden mit Fieber, Blutverlust, Stress, Schmerzen und die verabreichte Medikation.

Die Häufigkeit eines Delirs steigt mit zunehmendem Alter an. So entwickeln ca. 30 % der hospitalisierten Patienten über 65 Jahre ein Delir. Weitere Risikofaktoren für die Entwicklung eines Delirs sind ein sehr frühes Lebensalter (Kinder), Alkoholabhängigkeit, Diabetes, Tumoren, Mangelernährung, Auftreten eines Delirs in der Vergangenheit sowie vorher bestehende Schädigungen des Gehirns (beispielsweise im Rahmen einer Demenz, von Tumoren oder zerebrovaskulären Erkrankungen). Die Entwicklung eines Delirs weist auf eine schlechte Prognose hin.

Ätiologie

Die Hauptursachen eines Delirs sind Erkrankungen des Zentralnervensystems, systemische Erkrankungen sowie Intoxikationen oder Entzug therapeutisch eingesetzter oder toxischer Substanzen. Eine Auswahl der möglichen Ursachen eines Delirs ist in ▶ Tab. 2.6 zusammengestellt. Die ätiologische Zuordnung erfolgt anhand der anamnestischen Angaben (einschließlich Fremdanamnese), des klinischen Bildes mit möglichen begleitenden Symptomen sowie anhand weiterführender Untersuchungen.

Tab. 2.6 Mögliche Ursachen des Delirs mit Angabe der für die orientierende diagnostische Einordnung wichtigen Untersuchungen.

Ursache	Wichtige Untersuchungen
Epilepsie	Semiologie, EEG
Tumoren	Begleitsymptomatik, Bildgebung
zerebrovaskuläre Erkrankungen	Risikofaktoren, Bildgebung, Verlauf
Schädel-Hirn-Trauma	Trauma in der Anamnese
ZNS-Infektionen	klinisches Bild, LP, EEG
Fieber und Sepsis	Temperaturmessung (undulierend), Anamnese
Elektrolytungleichgewicht	Elektrolytbestimmungen
postoperativ	Anamnese
Vitaminmangel (B_1, B_{12}, Folsäure)	Blutspiegelbestimmungen
endokrine Störungen	Hormonspiegelbestimmungen, Belastungstests
hepatische Enzephalopathie	Laboruntersuchungen
urämische Enzephalopathie	Laboruntersuchungen
Hypoxie	Anamnese
Herzversagen	EKG, Echokardiografie
Arrhythmien	EKG
Hypotension	Blutdruckmessung
Vergiftungen • Schwermetalle • Kohlenmonoxid	Anamnese, Laboruntersuchungen
Intoxikation oder Entzug von • Anticholinergika • Antikonvulsiva • Antihypertensiva • Anti-Parkinson-Medikation • Antipsychotika • Glykoside • Cimetidin • Clonidin • Disulfiram • Insulin • Opiate • Phencyclidin • Ranitidin • Salicylate • Sedativa und Hypnotika • Steroide	Anamnese, Blutspiegelbestimmungen

LP = Liquorpunktion

► **Medikation mit anticholinerg wirksamen Substanzen.** Eine der häufigsten Ursachen eines Delirs ist die Medikation mit anticholinerg wirksamen Substanzen, z. B. Antidepressiva und Neuroleptika. Pathophysiologisch wird eine Störung in verschiedenen Neurotransmittersystemen angenommen, wobei einer Verminderung der Acetylcholinaktivität in der Formatio reticularis vermutlich die größte Bedeutung zukommt. Im Rahmen des Alkoholentzugsdelirs soll es zu einer Überaktivität der noradrenergen Neurone im Bereich des Locus coeruleus kommen.

Diagnose

Die diagnostischen Leitlinien des Delirs entsprechend ICD-10 sind in einer Textbox zusammengefasst.

Praxis

Diagnostische Leitlinien des Delirs entsprechend ICD-10

Für die Diagnosestellung müssen leichte oder schwere Symptome in jedem der aufgeführten Bereiche vorliegen:

- Störung des Bewusstseins und der Aufmerksamkeit (reduzierte Fähigkeit, die Aufmerksamkeit zu fokussieren, aufrechtzuerhalten und umzustellen);
- globale Störungen der Kognition, Wahrnehmungsstörungen (Verzerrungen, Illusionen, meist optische Halluzinationen), Beeinträchtigung des abstrakten Denkens und der Auffassung, flüchtige Wahnideen, Inkohärenz, Beeinträchtigung des Immediat- und Kurzzeitgedächtnisses bei relativ intaktem Langzeitgedächtnis, Orientierungsstörungen (Orientierung zur Person meist erhalten);
- psychomotorische Störungen (Hypo- oder Hyperaktivität, verlängerte Reaktionszeit, verstärkte Schreckreaktion);
- Störung des Schlaf-Wach-Rhythmus (Schlafstörungen, z. T. Umkehr des Rhythmus, Schläfrigkeit am Tag, nachts Zunahme der Symptomatik, Albträume);
- affektive Störungen (Depression, Angst, Reizbarkeit, Euphorie, Apathie, staunende Ratlosigkeit).

Die *Störung des Bewusstseins* beim Delir kann im Lauf des Tages stark fluktuieren, sodass sich Intervalle mit starken Beeinträchtigungen mit Zeiten nur geringer Beeinträchtigung abwechseln können. Neben der *Störung der Aufmerksamkeit* können auch Schwindel, Angst, Schlafstörungen, vorübergehende Halluzinationen und Unruhe auftreten. Hierbei kann es insbesondere beim Entzug psychotroper Substanzen zu einer vermehrten Aktivität mit gesteigerter Aufmerksamkeit und zum Teil vegetativen Symptomen wie Schwitzen, Tachykardie, Übelkeit, Erbrechen und Hautrötung kommen.

Patienten im Delir besitzen häufig eine inkohärente Sprache, das Sprachverständnis ist eingeschränkt und sie werden bereits durch geringfügige Stimuli abgelenkt. *Halluzinationen* sind häufig, wobei es sich vorwiegend um optische und akustische Halluzinationen handelt. Die optischen Halluzinationen können hierbei aus einfachen geometrischen Figuren bis hin zu komplexen szenischen Abläufen bestehen. Die *affektiven Symptome* können ebenfalls rasch wechseln, wobei häufig Ärger, Erregung und Angst im Vordergrund stehen. Weitere assoziierte Symptome sind Tremor, Koordinationsstörungen und Inkontinenz.

Verlauf

Die Symptomatik des Delirs bleibt in der Regel so lange erhalten, wie die ursächlich zugrunde liegende Störung vorliegt. Nach Behandlung bzw. Abklingen der auslösenden Faktoren klingt die Symptomatik über einen Zeitraum von wenigen Tagen ab und ist nach ca. 2 Wochen vollständig verschwunden. Die Erinnerung des Betroffenen an diese Zeit bleibt meist unvollständig. Je länger die Dauer des Delirs beträgt und je älter der Patient ist, desto längere Zeit kann die Rückbildung in Anspruch nehmen. Entsprechend ICD-10 sollte die *Gesamtdauer* des Delirs *weniger als 6 Monate* betragen.

Differenzialdiagnose

Die wesentlichen Differenzialdiagnosen des Delirs sind das Vorliegen einer Demenz oder einer Schizophrenie.

▸ **Demenz.** Bei der Demenz kommt es im Gegensatz zu dem raschen Beginn des Delirs zu einer langsamen Progression der Symptomatik. Die Beeinträchtigungen erscheinen im Wesentlichen konstant und fluktuieren nicht in so ausgeprägtem Maße im Tagesverlauf. Darüber hinaus besteht bei der Demenz keine Störung des Bewusstseins. Ein Delir kann jedoch eine Demenz überlagern.

▸ **Schizophrenie.** Bei Patienten mit einer *Schizophrenie* erscheinen die Halluzinationen und Wahnphänomene im Zeitverlauf konstanter und strukturierter, als dies beim Delir der Fall ist. Darüber hinaus ist bei der Schizophrenie im Vergleich zum Delir das Bewusstsein nicht gestört und die Orientierung ist erhalten.

Therapie

▸ **Orientierung fördern.** Das vorrangige Ziel der Therapie des Delirs ist die Behandlung der zugrunde liegenden Ursache. Generelle Maßnahmen sind das Vermeiden einer Selbstgefährdung und eine Zuwendung ohne Überstimulierung. Die Zuwendung sollte möglichst durch eine vertraute Person erfolgen. Auch sollte die Orientierung durch die Umgebungsgestaltung mit vertrauten Gegenständen, die die Orientierung ermöglichen (Kalender, Uhr), sowie durch wiederholte Hinweise auf die Zeit und den Aufenthaltsort gefördert werden. Eindeutige und übersichtliche Informationen sind zu bevorzugen.

> **Cave**
>
> Die Gabe von anticholinerg wirksamen Substanzen ist zu vermeiden!
>
> Wenn es sich um ein anticholinerges Delir handelt, kann therapeutisch *Physostigmin* 1–2 mg i. m. oder i. v. mit Wiederholung der Dosierung nach 15–30 min appliziert werden (*cave:* Asthma, Bradykardie).

▶ **Neuroleptika bei Halluzinationen, Wahn oder Aggressivität.** Die Medikamente der Wahl bei Vorliegen von Halluzinationen, Wahn oder Aggressivität sind *Neuroleptika*. Wenn eine orale Medikation möglich ist, können atypische Neuroleptika eingesetzt werden (z. B. Risperidon in einer Dosierung von 2–6 mg/d oder Olanzapin in einer Dosierung von 5–20 mg/d). Auch Medikamente zur intramuskulären Gabe stehen zur Verfügung. Für eine intravenöse Gabe steht Haloperidol zur Verfügung, das in einer Dosierung von 2–10 mg (abhängig von Alter, Gewicht und körperlichem Zustand) eingesetzt wird, wobei diese Dosis bei weiter bestehender Agitation nach ca. 1 h wiederholt werden kann. Sobald wie möglich sollte auf eine orale Dosierung übergegangen werden.

▶ **Benzodiazepine bei Schlafstörungen.** Die Therapie von Schlafstörungen erfolgt durch *Benzodiazepine* oder *Benzodiazepinanaloga* mit kurzer Halbwertszeit.

2.5 Andere psychische Störungen aufgrund einer Schädigung oder Funktionsstörung des Gehirns oder einer körperlichen Erkrankung (F06)

In diesem Abschnitt werden Störungen zusammengefasst, für die Folgendes zutrifft:

- Nachweis einer zerebralen Erkrankung oder Funktionsstörung oder einer systemischen Erkrankung;
- zeitlicher Zusammenhang (Wochen bis Monate) zwischen der Entwicklung der Erkrankung und dem Auftreten des psychischen Syndroms;
- Rückbildung des psychischen Syndroms nach Rückbildung oder Besserung der vermuteten Ursache;
- kein Beleg für eine andere Ursache des psychischen Syndroms.

Nach ICD-10 werden die folgenden Störungen entsprechend ihrer Symptomatik unterschieden:

- organische Halluzinose (F06.0),
- organische katatone Störung (F06.1),
- organische wahnhafte (schizophreniforme) Störung (F06.2),
- organische affektive Störung (F06.3),
- organische Angststörung (F06.4),
- organische dissoziative Störung (F06.5),
- organische emotional labile (asthenische) Störung (F06.6),
- leichte kognitive Störung (F06.7),
- andere organische psychische Störung (F06.8).

Eine Vielzahl von Erkrankungen kann mit diesen Störungen einhergehen. Eine Auswahl ist in ▶ Tab. 2.7 zusammengestellt.

Tab. 2.7 Krankheitsbilder, bei denen organische psychische Störungen gehäuft beobachtet werden (Auswahl).

Zerebrale Erkrankungen oder Funktionsstörungen	Systemische Erkrankungen oder Funktionsstörungen
Epilepsie	extrazerebrale Tumoren mit neoplastischen Syndromen
Enzephalitis	Kollagenosen
Schädel-Hirn-Trauma	endokrine Störungen (Hyper- und Hypothyreose, Morbus Cushing)
Gehirnverletzungen (z. B. nach Operation)	Stoffwechselstörungen (Hypoglykämie, Hypoxie)
zerebrale Gefäßerkrankungen	Infektionskrankheiten
Chorea Huntington	nicht psychotrope Medikamente (β-Rezeptorenblocker, L-Dopa, Steroide, Antihypertensiva)
zerebrale Tumoren	

2.5.1 Organische Halluzinose (F06.0)

Bei der organischen Halluzinose bestehen *wiederkehrend oder ständig Halluzinationen (vorwiegend optisch oder akustisch)*. Kognitive Einbußen werden nicht beobachtet, auch bestehen keine wesentlichen Veränderungen der Stimmungslage. Das Bewusstsein ist nicht gestört. Es sind zahlreiche Ursachen für die organische Halluzinose beschrieben (▶ Tab. 2.8).

Die Halluzinationen können aus allen sensorischen Bereichen stammen. Taktile Halluzinationen werden häufig bei Kokaingebrauch beobachtet. Akustische Halluzinationen sind häufig bei Gebrauch psychoaktiver Substanzen oder bei Taubheit. Olfaktorische Halluzinationen treten bei der Temporallappenepilepsie auf, visuelle Halluzinationen mit häufig szenischen Abläufen bei Blindheit (z. B. vorübergehend nach Augenoperation). Da die Patienten auf die Stimmen hören, sollte das Risiko für Selbst- und/oder Fremdaggressivität beachtet werden.

2.5.2 Organische katatone Störung (F06.1)

Hierbei besteht entweder eine *verminderte (Stupor) oder gesteigerte (Erregung) psychomotorische Aktivität in Verbindung mit katatonen Symptomen*, wobei das Bild zwischen beiden Ausprägungen wechseln kann. Weitere katatone Symptome sind Haltungsstereotypien, Impulsivität und Flexibilitas cerea. Die gesteigerte motorische Aktivität ist offenbar ohne Zweck und wird nicht durch externe Stimuli beeinflusst. Dieses Bild kann beispielsweise bei Enzephalitiden, Kohlenmonoxidvergiftungen und hepatischer Enzephalopathie entstehen.

Die wichtigsten Differenzialdiagnosen sind die katatone Schizophrenie und das maligne Neuroleptikasyndrom.

2.5.3 Organische wahnhafte (schizophreniforme) Störung (F06.2)

Bei dieser Störung bestimmen *anhaltende bzw. immer wieder auftretende Wahnideen* das Bild (Verfolgungswahn, Wahn körperlicher Veränderung, Eifersuchtswahn, Krankheitswahn, Verarmungswahn). Die Auswahl der Themen scheint insbesondere beim älteren Patienten in Übereinstimmung mit seiner Primärpersönlichkeit zu stehen. Halluzinationen, formale Denkstörungen oder einzelne katatone Phänomene können vorliegen, dominieren aber nicht das Bild. Bewusstsein und kognitive Funktionen sind nicht beeinträchtigt.

2.5.4 Organische affektive Störung (F06.3)

Bei dieser Störung bestehen *Veränderungen der Stimmung oder des Affekts, meist verbunden mit einer Änderung der Aktivität*. Die affektive Störung muss zeitlich der vermuteten zugrunde liegenden

Tab. 2.8 Mögliche Ursachen der organischen Halluzinose.

Zerebrale Erkrankungen oder Funktionsstörungen	Systemische Erkrankungen oder Funktionsstörungen
Epilepsie (besonders Temporallappenepilepsie)	AIDS
zerebrale Tumoren	Lues
zerebrovaskuläre Erkrankungen	Vitamin-B_{12}-Mangel
Schädel-Hirn-Trauma (besonders frontal, temporal)	systemischer Lupus erythematodes
Herpes-simplex-Enzephalitis	akute intermittierende Porphyrie
Wernicke-Korsakow-Syndrom	Homozystinurie
Normaldruckhydrozephalus	metachromatische Leukodystrophie
Creutzfeldt-Jakob-Erkrankung	Morbus Wilson
Chorea Huntington	Pellagra
zerebrale Lipoidose	Vergiftungen • Kohlenmonoxid • Schwermetalle
Morbus Fahr	Morbus Fabry
Hallervorden-Spatz-Erkrankung	

organischen Störung folgen. Viele Erkrankungen gehen mit einzelnen Symptomen einer Depression einher, z. B. mit Schlafstörungen, Appetitverlust und Müdigkeit. Die Störung muss jedoch so ausgeprägt sein, dass die Symptomatik die Kriterien einer depressiven Episode bzw. einer manischen Episode erfüllt. Affektstörungen als Reaktion auf das Erleben einer Erkrankung bzw. der möglicherweise hiermit verbundenen Beeinträchtigungen werden nicht in diese Kategorie eingeschlossen.

▸ **Ursachen.** Eine Vielzahl unterschiedlicher organischer Ursachen affektiver Störungen wurde beschrieben, einschließlich endokriner Störungen (Morbus Cushing mit Erhöhung des Kortisolspiegels) und neurologischer Erkrankungen (Tumoren, Enzephalitis, Epilepsie; ▸ Tab. 2.9).

Der Verlauf der Symptomatik variiert entsprechend der zugrunde liegenden Ursache. Es ist aber häufig zu beobachten, dass die Symptomatik auch nach erfolgreicher Behandlung der Ursache noch Wochen bis Monate persistieren kann. Die Behandlung erfolgt analog der Behandlung depressiver bzw. manischer Episoden unter Berücksichtigung der bestehenden organischen Erkrankung.

2.5.5 Organische Angststörung (F06.4)

Die organische Angststörung zeigt die charakteristische Symptomatik einer *generalisierten Angststörung, einer Panikstörung, einer Kombination aus diesen beiden Störungen oder einer Phobie*. Ein Syndrom, das der Panikstörung ähnelt, ist am häufigsten, während das Bild einer Phobie am seltensten aufgrund einer organischen Erkrankung beobachtet wird.

▸ **Panikstörung.** Symptome der *Panikstörungen* treten sehr häufig bei Patienten mit einer Kardiomyopathie auf, die auf eine Transplantation warten (ca. 80 %). Auch Patienten mit Parkinson-Krankheit oder chronisch obstruktiver Lungenerkrankung erleben häufig Symptome der Panikstörung. Weitere Erkrankungen, die mit dem Auftreten dieser Symptomatik assoziiert sind, sind chronische Schmerzsyndrome, primär biliäre Zirrhose und besondere Epilepsieformen (mit Fokus im Gyrus parahippocampalis dexter).

▸ **Angststörung.** Die Kriterien einer generalisierten *Angststörung* werden von ca. 60 % der Patienten mit einer Hyperthyreose erfüllt, eine erhöhte Inzidenz wurde auch bei Patienten mit Sjögren-Syndrom berichtet. Insgesamt kann aber eine Vielzahl von Erkrankungen mit Angststörungen einhergehen. Es wird vermutet, dass Veränderungen im noradrenergen oder serotonergen System einen gemeinsamen pathophysiologischen Mechanismus darstellen.

Die Behandlung oder Beseitigung der zugrunde liegenden Störung führt in der Regel schnell zu einer Rückbildung der Angstsymptomatik. Bei Überdauern der Symptomatik erfolgt die Behandlung entsprechend den Richtlinien für eine primäre Angststörung.

2.5.6 Organische dissoziative Störung (F06.5)

Unter dieser Bezeichnung werden Störungen zusammengefasst, die die Diagnosekriterien entsprechend ICD-10 für das Vorliegen einer *dissoziativen Störung (Konversionsstörung)* erfüllen und von denen angenommen wird, dass sie entsprechend den oben angegebenen Kriterien der organischen Störungen auf einer *nachgewiesenen Erkrankung oder Funktionsstörung* beruhen.

2.5.7 Organische emotional labile (asthenische) Störung (F06.6)

Es bestehen eine deutliche und anhaltende *Affektdurchlässigkeit oder -labilität, Ermüdbarkeit* und eine Vielzahl unangenehmer *körperlicher Empfindungen* (z. B. Schwindel) und *Schmerzen*. Subjektiv können Beeinträchtigungen kognitiver Fähigkeiten bestehen, die sich jedoch nicht objektivieren lassen. Es wird angenommen, dass diese Störung häufiger bei zerebrovaskulären Erkrankungen und Hypertonie auftritt. Dieses Bild wird häufig auch als *„pseudoneurasthenisches Syndrom"* bezeichnet.

2.5.8 Leichte kognitive Störung (F06.7)

Die Hauptmerkmale dieser Störung sind Klagen über *leicht ausgeprägte kognitive Beeinträchtigungen* wie Einbußen des Gedächtnisses, Vergesslichkeit, Lernschwierigkeiten und eine verminderte Fähigkeit, sich längere Zeit auf eine Aufgabe zu konzentrieren. Das Erlernen neuen Stoffes wird subjektiv für schwierig gehalten, auch wenn entsprechende objektive Tests Normalwerte ergeben.

Tab. 2.9 Mögliche Ursachen organischer affektiver Störungen.

Organische Depression	Organische Manie
zerebrale Erkrankungen oder Funktionsstörungen	
Parkinson-Krankheit	Parkinson-Krankheit
Chorea Huntington	Chorea Huntington
progressive supranukleäre Blickparese	Epilepsie
Alzheimer-Krankheit	Morbus Pick
zerebrovaskuläre Störungen	Gehirntumoren
Gehirntumoren	zerebrovaskuläre Störungen
Hydrozephalus	Schädel-Hirn-Trauma
Schädel-Hirn-Trauma	ZNS-Infektionen
ZNS-Infektionen	
Migräne	
Encephalomyelitis disseminata	
Epilepsie	
systemische Erkrankungen oder Funktionsstörungen	
kardiovaskuläre Erkrankungen	Hyperthyreose
AIDS	Pellagra
Schlafapnoe	postpartal
Morbus Wilson	Vitamin-B_{12}-Mangel
systemische Infektionen	Morbus Wilson
Nebennierenerkrankungen (Morbus Cushing, Morbus Addison)	Klinefelter-Syndrom
Hyperaldosteronismus	Urämie, Dialyse
Hyper- und Hypoparathyreoidismus	Einnahme von Substanzen (Auswahl) • Amphetamine • Baclofen • Brom • Bromocriptin • Captopril • Cimetidin • Kortikosteroide • Ciclosporin • Disulfiram • Halluzinogene • Hydralazin • Isoniazin • Kokain • Levodopa • Opiate, Opioide • Phencyclidin • Procarbazin • Yohimbin
postpartal	
postoperativ	
Hypo- und Hyperthyreose	
systemischer Lupus erythematodes	
rheumatoide Arthritis	
Sjögren-Syndrom	
Vitaminmangel (B_1, B_{12}, C, Folsäure, Niacin)	
Karzinome	
Urämie	
Narkolepsie	
Klinefelter-Syndrom	

Keines dieser Symptome ist so ausgeprägt, dass die Diagnose einer Demenz oder eines Delirs gestellt werden kann. Nach Rückbildung der zugrunde liegenden Störung kommt es innerhalb weniger Wochen auch zu einer Besserung der Beschwerdesymptomatik.

2.5.9 Andere organische psychische Störungen (F06.8)

Diese Kategorie wird für Syndrome verwendet, die nicht ausreichend einer der spezifischen Störungen zugeordnet werden können. Als Beispiel werden in der ICD-10 abnorme affektive Zustände während der Behandlung mit Steroiden oder Antidepressiva angegeben.

2.6 Persönlichkeits- und Verhaltensstörung aufgrund einer Erkrankung, Schädigung oder Funktionsstörung des Gehirns (F07)

Bei den organischen Persönlichkeits- und Verhaltensstörungen kommt es meist zu einer Vergröberung der ursprünglichen Persönlichkeit. Der Antrieb ist wechselnd, zielgerichtete Aktivitäten und längerfristiges Planen sind erschwert. Umständlichkeit und mangelnde Flexibilität können das Verhalten und das Denken prägen. Ansichten und Haltungen werden starr und zeigen sich nur eingeschränkt korrigierbar.

Nach ICD-10 werden unter Berücksichtigung der Ätiologie folgende Formen unterschieden:

- organische Persönlichkeitsstörung (F07.0),
- postenzephalitisches Syndrom (F07.1),
- organisches Psychosyndrom nach Schädel-Hirn-Trauma (F07.2),
- andere organische Persönlichkeits- und Verhaltensstörungen (F07.3).

2.6.1 Organische Persönlichkeitsstörung (F07.0)

Dieser Begriff bezeichnet eine Persönlichkeitsstörung, die eine persistierende Veränderung von einem früheren individuell charakteristischen Persönlichkeitsmuster darstellt. Die Diagnose soll nur gestellt werden, wenn Hinweise bestehen, dass die Störung die direkte Konsequenz einer anderen Erkrankung ist.

Mindestens 2 der nachfolgenden Merkmale sollen vorliegen:

- andauernd verminderte Fähigkeit, zielgerichtete Aktivitäten über einen längeren Zeitraum fortzuführen;
- emotionale Labilität, flache Fröhlichkeit (Euphorie, unangemessene Witzelsucht), leichter Wechsel zu Reizbarkeit oder kurzen Ausbrüchen von Wut und Aggression, zum Teil Apathie;
- geringe Impulskontrolle ohne Berücksichtigung der Konsequenzen oder sozialer Konventionen (Stehlen, unangemessene sexuelle Annäherungsversuche, gieriges Essen, Vernachlässigung der Körperpflege);
- Misstrauen oder paranoides Denken, exzessive Beschäftigung mit einem einzigen, meist abstrakten Thema (z. B. Religion, Recht, Unrecht);
- Veränderung der Sprachproduktion und des Redeflusses, Umständlichkeit, Begriffsunschärfe, zähflüssiges Denken, Schreibsucht;
- verändertes Sexualverhalten (verminderte Sexualität oder Wechsel der sexuellen Präferenz).

2.6.2 Postenzephalitisches Syndrom (F07.1)

Dieser Begriff bezeichnet eine oftmals zumindest teilweise reversible Verhaltensänderung nach einer Enzephalitis. Die Symptome sind unspezifisch und variabel und können ein allgemeines Unwohlsein, Apathie, Reizbarkeit, geringe Beeinträchtigungen kognitiver Funktionen, veränderte Schlaf- und Essgewohnheiten sowie Änderungen im Sexualverhalten und in der sozialen Urteilsfähigkeit umfassen.

2.6.3 Organisches Psychosyndrom nach Schädel-Hirn-Trauma (F07.2)

Hierbei handelt es sich um eine Reihe unterschiedlicher Symptome, die im Anschluss an ein Schädel-Hirn-Trauma beklagt werden. Die häufigsten Beschwerden bestehen aus Kopfschmerzen, Schwindel, Erschöpfbarkeit, Reizbarkeit, Konzentrationsstörungen, geringerem Leistungsvermögen im Vergleich zu der Zeit vor dem Trauma, Gedächtnis- und Schlafstörungen sowie verminderter Belastungsfähigkeit. Es können depressive Verstimmungen und Angstgefühle bestehen, teilweise wird eine Angst vor bleibender Schädigung angegeben. Einige Patienten werden hypochondrisch und können eine ständige Krankenrolle annehmen.

Die Ätiologie der Beschwerden ist unklar. Ein Entschädigungs- oder Rentenbegehren muss nicht immer unbedingt im Hintergrund stehen, sollte aber in die Beurteilung einbezogen werden.

2.6.4 Andere organische Persönlichkeits- und Verhaltensstörungen (F07.8)

In dieser Kategorie werden Syndrome zusammengefasst, die nicht eindeutig einer der zuvor beschriebenen spezifischen Störungen zugeordnet werden können. Auch leichte kognitive Störungen, die bei kontinuierlich fortschreitenden Erkrankungen noch nicht das für das Vorliegen einer Demenz geforderte Ausmaß erreicht haben, werden hier eingeordnet.

2.7 Organische Erkrankungen, die gehäuft mit psychischen Störungen einhergehen

2.7.1 Epilepsie

Bei ca. 30–50 % der Patienten mit Epilepsie kommt es während des Verlaufs der Erkrankung zu dem Auftreten einer psychiatrischen Symptomatik. Am häufigsten werden Veränderungen der Persönlichkeit beobachtet, während psychotische Symptome, Aggression und Depression sehr viel seltener auftreten. Bei Auftreten psychiatrischer Symptome bei Patienten mit bekannter Epilepsie sollte die Compliance des Patienten bezüglich der antikonvulsiven Medikation geklärt und überprüft werden, ob die Veränderungen nicht auch das Ergebnis der Wirkungen der Medikation selbst sein können.

▸ **Persönlichkeitsveränderungen.** Insbesondere bei Temporallappenepilepsien mit komplex partiellen Anfällen wurden einige Veränderungen der Persönlichkeit als typisch beschrieben. In voller Ausprägung werden diese jedoch nur selten angetroffen. Als charakteristische Veränderung wurde eine *verstärkte Religiosität* beschrieben, die sich auch generell in ungewöhnlicher Beschäftigung mit moralischen und ethischen Fragen, mit Recht und Unrecht sowie in einem gesteigerten Interesse an philosophischen Themen ausdrückt. Darüber hinaus wurde eine *vermehrte Zähigkeit* beobachtet, die sich insbesondere in der Konversation mit den Patienten deutlich zeigt. So wird die Unterhaltung langsam und ernst geführt, sie erscheint pedantisch und der Gesprächsinhalt wird angehäuft mit nicht essenziellen Details, sodass es häufig schwierig ist, die Konversation auf eine freundliche und erfolgreiche Art zu beenden. Diese charakteristischen Merkmale zeigen sich auch in der Schrift (als *„Hypergraphie"* bezeichnet).

Veränderungen im *sexuellen Verhalten* zeigen sich meist als Hyposexualität mit vermindertem Interesse, aber auch als Hypersexualität; Abweichungen der Sexualpräferenz wie Fetischismus und Transvestitismus wurden beschrieben.

▸ **Psychotische Symptome.** Interiktal können insbesondere bei Patienten mit epileptogenem Fokus im Temporallappen psychotische Syndrome auftreten, die einer Schizophrenie vollständig ähneln können. Risikofaktoren für die Entwicklung einer psychotischen Symptomatik sind weibliches Geschlecht, eine linksseitige Läsion, der Beginn des Auftretens der Anfälle während der Pubertät und Linkshändigkeit. Die Symptome treten in der Regel nach bereits langem Krankheitsverlauf auf und bestehen aus Halluzinationen und vorwiegend paranoiden Ideen. Im Gegensatz zu Patienten mit Schizophrenie bleibt der Affekt in der Regel freundlich und angemessen.

▸ **Affektive Symptome.** Die Veränderungen des Affekts verlaufen episodisch und es bestehen Hinweise, dass sie vermehrt bei Patienten mit Fokus in dem nicht dominanten Temporallappen auftreten. Die Inzidenz von Suizidversuchen bei Patienten mit Epilepsie ist erhöht.

2.7.2 Gehirntumoren

Gehirntumoren können jedes psychiatrische Symptom oder Syndrom verursachen. Ca. 50 % aller Patienten mit einem Gehirntumor zeigen eine psychiatrische Symptomatik im Verlauf der Erkrankung. Bei ca. 80 % dieser Patienten liegen die Tumoren in frontalen Gehirngebieten oder im limbischen System, seltener in den parietalen oder temporalen Arealen. Ein Delir ist am häufigsten Folge eines schnell wachsenden, großen oder multilokulären Tumors. Sprach- und Gedächtnisstörungen weisen auf einen temporal gelegenen Tumor hin. Hierbei wird das Kurzzeitgedächtnis verstärkt betroffen, das Langzeitgedächtnis bleibt zunächst erhalten.

2.7.3 Encephalomyelitis disseminata

Es wird geschätzt, dass 30–50 % aller Patienten mit Encephalomyelitis disseminata kognitive Beeinträchtigungen unterschiedlicher Ausprägung zeigen. Bei 20–30 % sind die kognitiven Einbußen deutlich ausgeprägt. Am häufigsten wird eine Beeinträchtigung des Gedächtnisses beobachtet. Weitere Störungen sind Euphorie, Depression und Persönlichkeitsveränderungen. Psychotische Symptome werden selten beobachtet. Bei ca. ¼ der Patienten mit Encephalomyelitis disseminata ist die *Stimmung euphorisch* gehoben, wobei die Ausprägung aber nicht den Grad einer Hypomanie erreicht. Diese Symptomatik kann jedoch schwanken und ist lediglich in ca. 10 % der Fälle überdauernd vorhanden.

Ca. 25–50 % der Patienten entwickeln eine Depression und es besteht eine erhöhte Suizidrate im Vergleich zu einer Vergleichspopulation. Risikofaktoren für das Eintreten eines Suizids sind männliches Geschlecht, Erkrankungsbeginn vor dem 30. Lebensjahr und eine erst kurze Zeit zurückliegende Diagnosestellung der Erkrankung.

Persönlichkeitsveränderungen betreffen 20–40 % der Patienten und sind charakterisiert durch eine erhöhte Irritabilität oder Apathie.

2.7.4 Herpes-simplex-Enzephalitis

Die Herpes-simplex-Enzephalitis betrifft vorwiegend die Temporallappen. Neben olfaktorischen und gustatorischen Halluzinationen können weitere psychiatrische Symptome in Form von Persönlichkeitsveränderungen, Gedächtnisstörungen und psychotischen Symptomen auftreten.

2.7.5 Lues

Seit Einführung des Penizillins als Therapie der Lues wird die Neurolues selten beobachtet. Sie tritt ca. 10–15 Jahre nach der Erstinfektion mit Treponema pallidum auf. Die Neurolues betrifft vorwiegend die Frontallappen des Gehirns und führt zu Persönlichkeitsveränderungen, Einschränkungen der Urteilsfähigkeit und Irritabilität. Größenideen entwickeln sich bei 10–20 % der betroffenen Patienten. Die Erkrankung schreitet fort und kann zu einer progressiven Demenz führen.

2.7.6 Systemischer Lupus erythematodes

Initial bei Manifestation der Symptomatik zeigen bereits bis zu 50 % der Patienten mit systemischem Lupus erythematodes psychiatrische Auffälligkeiten. Die charakteristische Symptomatik besteht aus Depression, Schlafstörungen, emotionaler Labilität, Nervosität und Verwirrtheit. Die Behandlung mit Steroiden induziert weitere psychiatrische Störungen, einschließlich manischer und psychotischer Symptome.

2.7.7 Schilddrüsenerkrankungen

► **Hyperthyreose.** Patienten mit einer *Hyperthyreose* klagen häufig über eine leichte Ermüdbarkeit und generelle Schwäche. Schlafstörungen, Gewichtsverlust und vermehrtes Schwitzen sind ebenfalls häufige Symptome. Darüber hinaus kann die Hyperthyreose mit Verwirrtheit, Angst und einem agitierten depressiven Syndrom einhergehen. Es können Gedächtnisstörungen, Störungen der Orientierung und des Urteilsvermögens, eine manische Stimmungslage, Wahnideen sowie Halluzinationen auftreten.

► **Hypothyreose.** Bei einer stark ausgeprägten *Hypothyreose* wird häufig über eine Verlangsamung der Denkabläufe geklagt. Darüber hinaus können paranoide Ideen und Halluzinationen auftreten, aber auch affektive Störungen im Sinne einer Depression oder einer Hypomanie. Durch eine Hypothyreose kann auch ein Delir ausgelöst werden. Trotz entsprechender Hormonsubstitution verbleiben bei ca. 10 % der Patienten auch nach der Behandlung weiterhin psychiatrische Auffälligkeiten.

2.7.8 Erkrankungen der Nebenschilddrüse

► **Hyperkalzämie.** Durch Erkrankungen der Nebenschilddrüse entstehen Störungen des Kalziumstoffwechsels. Eine exzessive Sekretion von Parathormon verursacht eine *Hyperkalzämie*, die bei 50–60 % der Patienten zu einem Delir, Persönlichkeitsveränderungen und einer Apathie führen kann. Kognitive Störungen werden seltener beobachtet, sie treten bei ca. 25 % der Betroffenen auf.

► **Hypokalzämie.** Der Hypoparathyreoidismus resultiert in einer *Hypokalzämie*, die ebenfalls zu einem Delir und zu Persönlichkeitsveränderungen führen kann. Wenn der Kalziumspiegel über einen längeren Zeitraum langsam abfällt, können psychiatrische Symptome auch auftreten, ohne dass gleichzeitig die charakteristischerweise mit einer Hypokalzämie einhergehende Tetanie besteht.

2.7.9 Erkrankungen der Nebennieren

▶ **Morbus Addison.** Patienten mit einer chronischen Nebennierenrindeninsuffizienz *(Morbus Addison)* zeigen eine leichte Ermüdbarkeit, Irritabilität, Apathie und Depression; selten können sich auch Wahnideen oder eine Verwirrtheit entwickeln. Durch die Substitution mit Kortison sind diese Auffälligkeiten rückläufig.

▶ **Morbus Cushing.** Bei einer Überfunktion der Nebennierenrinde *(Morbus Cushing)*, die mit erhöhten Kortisolspiegeln einhergeht, kann es zu einer agitierten Depression mit einem erhöhten Suizidrisiko kommen. Bei einer geringen Anzahl von Patienten treten psychotische Episoden auf, die in ihrer Symptomatik einer Schizophrenie ähneln können. Auch über verminderte Konzentrationsfähigkeit und Gedächtnisstörungen wurde berichtet.

Werden therapeutisch hohe Dosen von Kortikosteroiden verabreicht, kommt es typischerweise zu einer manischen Stimmungslage. Nach Beendigung der Therapie kann diese in eine Depression umschlagen.

2.7.10 Metabolische Erkrankungen

▶ **Enzephalopathie.** Frühe Zeichen einer metabolisch bedingten *Enzephalopathie* sind Gedächtnisstörungen – insbesondere des Kurzzeitgedächtnisses – und Störungen der Orientierung. Während einige Patienten agitiert, überaktiv und ängstlich werden, zeigen sich andere ruhig, abwesend und inaktiv. Mit Fortschreiten der Störung geht die Verwirrtheit oder das Delir in verringerte Ansprechbarkeit und Stupor über.

▶ **Leberversagen.** Bei Eintreten eines *Leberversagens* kann es zu einer hepatischen Enzephalopathie mit Hyperventilation und Veränderungen der Bewusstseinslage kommen. Weitere mögliche Symptome sind Gedächtnisstörungen und Veränderungen der Persönlichkeit.

▶ **Nierenversagen.** *Nierenversagen* kann mit der Entwicklung von Gedächtnisstörungen, Störungen der Orientierung und Veränderungen der Bewusstseinslage einhergehen. Unruhe, abnorme Empfindungen in den Extremitäten, Muskelzucken und Aufstoßen sind weitere begleitende Symptome. Bei jungen Patienten mit nur kurzen Perioden der Niereninsuffizienz können sich die psychiatrischen Symptome zurückbilden, bei älteren Patienten mit längeren Episoden der Urämie ist die Symptomatik in der Regel irreversibel.

Literatur

[1] American Psychiatric Association (APA). Diagnostic and statistical Manual of mental Disorders. 4th ed. Washington, DC: 1994

[2] American Psychiatric Association (APA). Diagnostic and statistical Manual of mental Disorders. 5th ed. (DSM-5). Washington, DC: 2013

[3] Blass JP. Pathophysiology of the Alzheimer's syndrome. Neurology 1993; 43 (Suppl. 4): S 25–S 38

[4] Fricchione GL, Carbone L, Bennett WI. Psychotic disorder caused by a general medical condition, with delusion: Secondary „organic“ delusional syndromes. Psychiatr Clin North Am 1995; 18: 363–378

[5] Frisoni GB, Hampel H, O'Brien JT et al. Revised criteria for Alzheimer's disease: what are the lessons for clinicians? Lancet Neurology 2011; 10 (7): 598–601

[6] Hachinski VC, Iliff LD, Zilhka E. Cerebral blood flow in dementia. Arch Neurol 1975; 32: 632– 637

[7] International statistical Classification of Diseases and related Health Problems (ICD-10). WHO 1991

[8] Lishman WA. Organic Psychiatry: the psychological Consequences of cerebral Disorders. 2nd ed. Oxford: Blackwell Scientific; 1987

[9] Sperling RA, Aisen PS, Beckett LA et al. Toward defining the preclinical stages of Alzheimer's disease: recommendations from the National Institute on Aging and the Alzheimer's Association workgroups on diagnostic guidelines for Alzheimer's disease. Alzheimers Dement 2011; 7 (3): 280–292

[10] Squire LR, Zola-Morgan S. The medial temporal lobe memory system. Science 1991; 253: 1380–1386

[11] Yesavage J. Differential diagnosis between depression and dementia. Am J Med 1993; 94 (Suppl. 5): 23S–28S

Prüfungsfragen

1. Welche Krankheitsbilder werden unter der Bezeichnung organische einschließlich symptomatischer psychischer Störungen zusammengefasst?
2. Nennen Sie die diagnostischen Leitlinien einer Demenz entsprechend der ICD-10.
3. Welche unterschiedlichen Formen der Demenz gibt es?
4. Nennen Sie die epidemiologischen Basisdaten zur Alzheimer-Demenz.
5. Wie wird die Diagnose einer Alzheimer-Demenz gestellt?
6. Nennen Sie im Liquor bestimmbare Biomarker, welche die Diagnose einer Alzheimer-Demenz erleichtern können.
7. Welche Risikofaktoren für die Entstehung einer vaskulären Demenz gibt es?
8. Welche mikroskopischen Gehirnveränderungen sind pathognomonisch für die Alzheimer-Demenz?
9. Welche klinischen Kriterien (nach ICD-10) sprechen für das Vorliegen einer vaskulären Demenz?
10. Welche Unterformen der vaskulären Demenz werden voneinander abgegrenzt? Worauf beruht diese Abgrenzung?
11. Nennen Sie die wichtigsten klinischen Charakteristika der Lewy-Körper-Demenz.
12. Nennen Sie die wichtigsten klinischen Charakteristika der Pick-Erkrankung (frontotemporale Demenz).
13. Welche wichtigen Differenzialdiagnosen der Demenz gibt es?
14. Welches sind die wichtigsten Pharmaka zur Therapie der Alzheimer-Demenz? Worauf beruht deren Wirkmechanismus?
15. Nennen Sie die wichtigsten Charakteristika des organischen amnestischen Syndroms, nicht durch Alkohol oder psychotrope Substanzen bedingt (ICD-10: F04).
16. Welches Syndrom bezeichnet der Begriff Delir?
17. Was wird unter einer organischen Halluzinose (ICD-10: F06.0) verstanden?
18. Wie ist eine leichte kognitive Störung (ICD-10: F06.7) definiert?
19. Welche Merkmale kennzeichnen die organische Persönlichkeitsstörung (ICD-10: F07.0)?
20. Nennen Sie einige Beispiele für organische Erkrankungen, die gehäuft mit psychischen Störungen einhergehen, sowie deren Genese.

3 Psychische Störungen und Verhaltensstörungen durch psychotrope Substanzen (ICD-10: F10–F19)

Gerhard Reymann und Michael Musalek

3.1 Grundzüge der Klassifikation, der Diagnostik und der Therapie

3.1.1 Einführung

Die Bezeichnung „psychische Störungen und Verhaltensstörungen durch psychotrope Substanzen" umfasst Störungen, die Folge des Gebrauchs eines oder mehrerer Suchtmittel sind. Hinweise auf die verwendeten Substanzen ergeben sich aus den Angaben des Patienten selbst, aus fremdanamnestischen Angaben, durch den Nachweis des Besitzes der Substanzen sowie durch den Nachweis von psychotropen Substanzen, ihren Stoffwechselprodukten oder Folgewirkungen in der Ausatmungsluft, im Blut, im Urin, im Speichel oder in den Haaren. Die Diagnose nennt nach Möglichkeit den Stoff oder die Stoffgruppe, die die gegenwärtige Störung hervorgerufen hat. Die Bezeichnung „multipler Substanzgebrauch" ist denjenigen Fällen vorbehalten, in denen unbekannte Stoffe oder verschiedene Suchtmittel zeitgleich und chaotisch konsumiert werden.

Hinsichtlich der Ätiologie dieser Störungen gibt es zahlreiche Erklärungsmodelle und -ansätze, die aber über weite Strecken überwiegend hypothetischen Charakter haben und insbesondere noch ungenügend in ein Gesamtmodell integriert sind. Weitgehende Einigkeit besteht darin, dass von einer multifaktoriellen Genese auszugehen ist, bei der genetische und epigenetische, biochemische (z. B. substanzbedingte Veränderungen von Neurotransmittersystemen), psychologische sowie soziokulturelle Einflüsse zusammenwirken.

3.1.2 Klassifikation gemäß ICD-10

Die ICD-10 fasst die Suchterkrankungen im Kapitel F1 zusammen und codiert an der Stelle vor dem Punkt die Substanz oder Substanzgruppe, die die aktuelle Störung hervorruft: Alkohol (F10.xx), Opioide (F11.xx), Cannabinoide (F12.xx) etc.

Der krankhafte Konsum von „nicht abhängigkeitserzeugenden Substanzen" (Antidepressiva, Laxanzien, periphere Analgetika, Steroide etc.) wird als Missbrauch bezeichnet und in einem anderen Kapitel (ICD-10: F55) klassifiziert.

Im Kapitel F1 legt die 1. Stelle nach dem Punkt fest, um welche substanzbedingte Störung es sich handelt: schädlicher Gebrauch (F1x.1), Abhängigkeit (F1x.2x), Entzugssyndrom (F1x.3x) etc.

▸ **Akute Intoxikation.** Hierbei zeigen sich Bewusstseinsstörungen, kognitive Beeinträchtigungen, Wahrnehmungsstörungen, affektive Auffälligkeiten, Störungen des Verhaltens sowie Störungen psychophysiologischer Funktionen. Es handelt sich um einen vorübergehenden Zustand. Sofern ein schädlicher Gebrauch, eine Abhängigkeit oder eine substanzbezogene psychotische Störung vorliegt, entfällt die Diagnose einer akuten Intoxikation.

▸ **Schädlicher Gebrauch.** Hierunter wird ein Konsumverhalten verstanden, das fortgesetzt wird, obwohl patientenseitig bereits ein dadurch bedingter gesundheitlicher Schaden bekannt ist. Die Schädigung der körperlichen (z. B. Hepatitis durch Selbstinjektion von Drogen) oder psychischen Gesundheit (z. B. depressive Episode nach massivem Alkoholkonsum) durch die Substanz muss nachgewiesen sein. Negative soziale Folgen (z. B. Inhaftierung, Probleme am Arbeitsplatz oder in Beziehungen) sind keine ausreichenden Kriterien für die Diagnose des schädlichen Gebrauchs. Sofern ein Abhängigkeitssyndrom oder eine substanzbedingte psychotische Störung besteht, entfällt die Diagnose des schädlichen Gebrauchs.

▸ **Abhängigkeitssyndrom.** Beim gleichzeitigen Vorliegen von 3 oder mehr der im Folgenden genannten Kriterien innerhalb des letzten Jahres ist die Diagnose einer Abhängigkeit zu stellen.

Methode

ICD-10-Kriterien für das Abhängigkeitssyndrom F1x.2

Die Kriterien des Abhängigkeitssyndroms sind:

- starker Wunsch oder Zwang, die jeweilige Substanz zu konsumieren (Craving);
- verminderte Kontrollfähigkeit bezüglich Beginn, Beendigung oder Menge des Konsums;
- körperliches Entzugssyndrom;
- Toleranz: höherer Substanzkonsum ist nötig, um gleiche Wirkungen wie früher zu erzielen; Beispiele sind die (hohen) Tagesdosen z. B. bei Alkohol- und Opiatabhängigen, die ohne Entwicklung einer Toleranz zu schweren Beeinträchtigungen führen würden;
- Vernachlässigung anderer Interessen zugunsten des Substanzkonsums;
- anhaltender Substanzkonsum trotz des Nachweises eindeutiger schädlicher körperlicher oder psychischer Folgen (schädlicher Gebrauch).

Das Abhängigkeitssyndrom kann bei Bedarf in 7 verschiedene Kategorien weiter untergliedert werden 2. Stelle nach dem Punkt; F1x.20–F1x.26):

- .20: gegenwärtig abstinent;
- .21: abstinent – aber in beschützender Umgebung;
- .22: Teilnahme an einem überwachten Substanzersatzprogramm;
- .23: abstinent – aber in Therapie mit aversiven oder hemmenden Medikamenten;
- .24: gegenwärtiger Substanzgebrauch;
- .25: ständiger Substanzgebrauch;
- .26: episodischer Substanzgebrauch.

Nach der ICD-10 erlischt die Diagnose einer Substanzabhängigkeit, sobald sie länger als 12 Monate nicht „symptomatisch" war.

▶ **Entzugssyndrom.** Bei vollständigem oder partiellem Entzug einer psychotropen Substanz, die zuvor über einen längeren Zeitraum konsumiert worden ist, kann es zu einem Entzugssyndrom kommen. Das klinische Bild ist abhängig von der konsumierten Substanz; es zeigen sich körperliche Symptome (z. B. vegetative Störungen, oft auch zerebrale Krampfanfälle), aber auch psychische Auffälligkeiten (z. B. Angst, Unruhe, depressive Verstimmung).

▶ **Entzugssyndrom mit Delir.** Eine gravierende Komplikation vornehmlich des Entzuges von Alkohol oder von Sedativa stellt das Delir dar. Bei einer oft fluktuierenden psychomotorischen Unruhe kann es Orientierungsstörungen, lebhafte (in der Regel optische oder taktile) Halluzinationen, affektive Auffälligkeiten, Schlafstörungen, eine Bewusstseinstrübung, Wahngedanken, vegetative Übererregbarkeit und einen ausgeprägten Tremor umfassen.

▶ **Psychotische Störung.** Durch psychotrope Substanzen kann eine psychotische Störung induziert werden, die durch Symptome wie meist lebhafte Halluzinationen, Wahnideen, psychomotorische Störungen sowie intensive Angst oder auch Ekstase gekennzeichnet ist. Die Störung tritt gewöhnlich während oder unmittelbar (bis ca. 48 h) nach dem Substanzgebrauch auf und klingt typischerweise innerhalb von 6 Monaten ab. Abzugrenzen sind psychotische Symptome im Rahmen einer akuten Intoxikation oder eines Entzugsdelirs.

▶ **Amnestisches Syndrom.** Meist infolge eines über längere Zeit erheblich erhöhten Alkoholkonsums, eventuell aber auch durch andere psychotrope Substanzen verursacht (z. B. Sedativa und Tranquillanzien), kann sich ein amnestisches Syndrom ausbilden. Es zeigen sich hier Störungen des Kurzzeitgedächtnisses (Aufnahme von neuem Lernstoff) und des Zeitgefühls. Auffällig sind die fehlende Störung des Immediatgedächtnisses, des Wachbewusstseins und die fehlende allgemeine Beeinträchtigung kognitiver Funktionen. Häufig zeigen sich ausgeprägte Konfabulationen, diese sind aber zur Diagnosestellung nicht obligat.

▶ **Restzustand und verzögert auftretende psychotische Störung.** Hierbei bestehen kognitive oder affektive Störungen sowie ggf. Auffälligkeiten hinsichtlich der Persönlichkeit und des Verhaltens über den Zeitraum hinaus weiter, in welchem eine direkte Substanzwirkung angenommen werden kann. Im Einzelnen werden hier gemäß ICD-10 unterschieden: Nachhallzustände (Flashbacks), Persönlichkeits- oder Verhaltensstörungen, affektive Auffälligkeiten, Demenz, sonstige kognitive Beeinträchtigungen und verzögert auftretende substanzbedingte Störungen.

3.1.3 Diagnostik

Erkrankungen durch Suchtmittel

► **Diagnostisches Gespräch.** Das in einer vertrauensvollen Atmosphäre auf Augenhöhe geführte Gespräch mit dem Patienten steht im Zentrum der Diagnostik. Hierbei ist zu beachten, dass fast alle Abhängigkeitskranken unter Scham- und Schuldgefühlen leiden. Dieser bisweilen nicht offen sichtbare affektive Teil der Erkrankung hat in Verbindung mit den nicht seltenen kognitiven Leistungseinbußen zur Konsequenz, dass die Patienten eine Aussprache über Elemente einer Abhängigkeit zunächst vermeiden (z. B. durch Bagatellisierung oder falsche Angaben). Diese Verleugnung stabilisiert kurzfristig und vordergründig das labile psychische Gleichgewicht der Patienten und erscheint ihnen von daher zunächst alternativlos. Geduld und Einfühlungsvermögen sind daher gefordert. Der Einbezug des sozialen Umfeldes in Teile der Einzelgespräche kann hilfreich sein.

► **Psychischer Befund.** Im Verlauf des diagnostischen Gesprächs wird der psychische Befund erhoben, wobei die explizite Testung der kognitiven Funktionen in der Frühphase des Beziehungsaufbaus hintangestellt werden sollte.

► **Körperlicher Befund.** Die körperliche Untersuchung liefert bei Abhängigkeitskranken oft wegweisende Befunde, auf die unten weiter eingegangen wird.

► **Strukturierte Interviews, Fragebögen.** Als Leitlinie für die Inhalte des diagnostischen Gesprächs sind die oben beschriebenen Symptome des Abhängigkeitssyndroms (S. 92) heranzuziehen. Sie werden um Fragen zum aktuellen Konsum und um die Behandlungsanamnese ergänzt.

Selbst- und Fremdbeurteilungsinstrumente sind bei substanzbedingten Störungen bedeutsam [23]. Mehr oder minder standardisierte, strukturierte Interviewleitfäden (z. B. ICD-10-Checklisten [IDCL], Composite Diagnostic Interview [CIDI], [29]) können hinzugezogen werden. Selbstbeurteilungsfragebögen sind für einige der Störungen verfügbar. Sie werden als Screening-Instrumente oder zur Diagnoseabsicherung eingesetzt, führen oft zu einer entlastenden Verobjektivierung und können durch Fremdbeurteilungsfragebögen komplettiert werden.

► **Laboruntersuchungen.** Ergänzt wird die Diagnostik durch Screening-Untersuchungen auf Substanzen mit Suchtpotenzial bzw. deren Stoffwechselprodukte oder Marker. Diese Untersuchungen von Urin, Blut, Speichel, Ausatmungsluft oder Haaren objektivieren die Patientenangaben und sollten im Verlauf – vorzugsweise in unregelmäßigen Intervallen – wiederholt werden.

► **Suizidalität.** Besonders im akuten Rückfall nach längerer Abstinenz, im Hochdosiskonsum und während der frühen Entzugsphase ist die Suizidalität bei Abhängigkeitskranken hoch. Wenn Unstimmigkeiten zwischen der Eigenanamnese einerseits und Angaben Dritter bezüglich körperlicher und laborchemischer Befunde andererseits auf eine eingeschränkte Offenheit des Patienten schließen lassen, ist die Möglichkeit einer verheimlichten Suizidalität besonders aufmerksam zu prüfen.

Komorbide psychische Störungen

Depressive Symptome und Angst sind bei andauernd oder episodisch konsumierenden Abhängigen sehr häufig. Sie sind in der Regel substanzinduziert und klingen nach einigen Wochen der Abstinenz ab. Diese fluktuierenden Symptome, die ein Äquivalent der (chronischen) Intoxikation und/oder Detoxifikation sind, als eigenständige Störungen zu missdeuten und unkritisch z. B. mit Antidepressiva oder anderen Psychopharmaka zu behandeln, ist insbesondere dann für den Patienten nachteilig, wenn aufgrund dieser Behandlung die Vermittlung in spezialisierte suchtbezogene Settings und damit die Sicherung der Abstinenz unterbleibt.

Nach mehrwöchiger Abstinenz (oder in stabiler Opiatsubstitution) ist indes eine gründliche psychiatrische Diagnostik im Hinblick auf eventuell vorhandene komorbide Störungen sinnvoll, denn ein Teil der Substanzabhängigen weist auch unter diesen Bedingungen fortbestehende depressive Syndrome, Angsterkrankungen, Persönlichkeitsstörungen oder andere psychiatrische Erkrankungen auf. Die hierzu verfügbaren Angaben über Häufigkeiten variieren erheblich, abhängig vom methodischen Vorgehen der jeweiligen Erhebung (Abstinenzdauer beim Erhebungszeitpunkt, Selbst- versus Fremdbeurteilung) und der jeweils untersuchten Stichprobe.

Merke

Es zeichnet sich ab, dass *Angststörungen, depressive Störungen* und *Persönlichkeitsstörungen* die häufigsten komorbiden psychischen Störungen bei Abhängigen sind. Sie bedürfen schon während der Suchttherapie oder im direkten Anschluss daran der gezielten Behandlung.

3.1.4 Therapie

Einführung

Psychotrope Substanzen können je nach Konsummuster und Dosis zu zahlreichen psychischen Störungen und Verhaltensstörungen führen. In therapeutischer Hinsicht ist es notwendig, die jeweils vorrangig zu behandelnde Störung zu identifizieren. Bei einer schweren Intoxikation oder bei einem Entzugsdelir kann primär die Sicherung des Überlebens im Vordergrund stehen. Eventuelle somatische Folgeschäden sind einer entsprechenden fachärztlichen Diagnostik und Behandlung zuzuführen. Im Rahmen ambulanter psychiatrisch-psychotherapeutischer Behandlungen sind die beispielhaft genannten Akutsituationen seltener; hier wird es häufig darum gehen, bei oft diffus geschilderten psychischen oder körperlichen Symptomen überhaupt an eine möglicherweise bestehende Substanzproblematik zu denken und eine entsprechende diagnostische Klärung einzuleiten.

▸ **Therapie bei Vorliegen einer manifesten Abhängigkeitserkrankung.** Im Folgenden wird ausführlich auf die Therapie bei Vorliegen einer *manifesten Abhängigkeitserkrankung* eingegangen. Substanzspezifische Aspekte sowie detaillierte Hinweise zur Therapie der übrigen psychischen Störungen und Verhaltensstörungen durch psychotrope Substanzen finden sich im Kapitel zu den einzelnen Suchtstoffen (Kap. 3.2).

Psychotherapie

Suchtmittel können die Konsumenten *somatisch, psychisch* und *in ihren sozialen Bezügen* schädigen. Auch entsprechend dem biopsychosozialen Ätiologiemodell zielen die Therapieansätze auf diese 3 Ebenen ab [23]. Dabei muss die Therapie an der individuellen Situation der Betroffenen anknüpfen.

Motivationsförderung

Um die Interventionen wirksam einsetzen zu können, ist es von Bedeutung, die patientenseitige *Motivationslage* und Änderungsbereitschaft zu explorieren. Hierbei hat sich ein von Prochaska und DiClemente [18] entwickeltes *Stadienmodell* bewährt.

Methode

Stadienmodell

Stadien der Veränderungsbereitschaft zu einem suchtmittelfreien Leben:

- Vor-Absicht (Pre-Contemplation) – wenig reflektierter Konsum,
- Absicht (Contemplation) – ambivalenter Konsum,
- Vorbereitung (Preparation) – Planung des Konsumendes,
- Handlung (Action) – Konsumreduktion oder -beendigung,
- Aufrechterhaltung (Maintenance) – suchtmittelfreies Leben.

▸ **Stadium der Vor-Absicht.** Im Stadium der Vor-Absicht wird Substanzkonsum als vorteilhaft bezeichnet und oft bagatellisiert oder idealisiert. Beim Gegenüber löst dies oft Frustration, Ärger, Wut oder Zynismus aus.

▸ **Absichtsstadium.** Im Absichtsstadium wächst die Problemeinsicht, aber es bestehen noch heftige Ambivalenzen. Werden bereits Absichtserklärungen formuliert, sind diese meist vage und nicht zeitstabil. Dadurch wird der Abhängige als wankelmütig erlebt und er löst abwechselnd Überengagement und Enttäuschung aus.

▸ **Vorbereitungsstadium.** Im Vorbereitungsstadium werden Verhaltensänderungen konkreter geplant und es finden erste Versuche statt, den Substanzkonsum zu reduzieren. Das Scheitern dieser Versuche führt oft dazu, dass die Patienten gezielt Hilfe suchen. Viele Betroffene nehmen dabei zunächst lieber „niedrigschwellige" Hilfsangebote wahr. Sie lassen sich z. B. beraten oder besuchen aus „Neugier" Selbsthilfegruppen. Eine realistische und oft gestufte Ausstiegsplanung ist hilfreich.

▶ **Handlungsstadium.** Im Handlungsstadium erfolgen konkrete Verhaltensänderungen in Richtung Abstinenz. Frühe Erfolge führen oft zu einer Überschätzung der Abstinenzkompetenzen und bedrohen so die Motivation für eine weiterführende Behandlung wie z. B. eine Rehabilitation. Etwaige Misserfolge gefährden die therapeutische Beziehung und drohen die Betroffenen in das Stadium der Vor-Absicht zurückzuwerfen.

▶ **Stadium der Aufrechterhaltung.** Im Stadium der Aufrechterhaltung erfolgen umfangreiche Verhaltens- und Erlebensmodifikationen im Alltag. Die Betroffenen beziehen ihr soziales Umfeld in die Veränderungen ein.

▶ **Rückfälle.** Etwaige Rückfälle werfen in frühere Motivationsstadien zurück. Suchttherapie ist nicht nur bestrebt, Rückfälle zu vermeiden oder zeitlich eng zu begrenzen. Sie versucht auch, den Kranken aus Rückfällen die Konsequenzen ziehen zu lassen, die aus einem Kreisverkehr in eine Aufwärtsspirale führen.

Motivationale Beratung

Als psychotherapeutische Intervention kann aus diesem Stadienmodell eine *motivationale Beratung* abgeleitet werden, die bei Abhängigkeitskranken insbesondere in Form des „*Motivational Interviewing*“ nachweislich wirksam ist und deren Grundzüge von allgemeiner Bedeutung sind. Ziel es ist, die patientenseitige Ambivalenz anzuerkennen, gezielt die Veränderungsbereitschaft zu einem gesünderen Verhalten zu stärken, erste Schritte zu vereinbaren und weitere individuelle Ziele zu konkretisieren (s. a. im Internet: www.motivationalinterview.org; Stand: 01.11.2013).

Methode

Motivationale Beratung

Erste Phase der Motivationsförderung (nach [16]):

- Der Therapeut stellt offene Fragen.
- Der Therapeut hört empathisch zu.
- Der Therapeut bekräftigt die Selbstwirksamkeitserwartung des Betroffenen.
- Der Therapeut fördert selbstmotivationale Aussagen des Betroffenen.
- Der Therapeut gibt persönliche Rückmeldung.
- Der Therapeut bestätigt den Betroffenen in seinen ersten positiven Änderungsschritten.
- Der Therapeut arbeitet mit dem Widerstand und nicht dagegen (berichtet der Betroffene z. B. statt der erfragten Angabe der Konsummengen über abstinente Zeiten, wird die Bereitschaft zur Abstinenz, die dadurch indirekt zum Ausdruck kommt, positiv verstärkt)!
- Der Therapeut bietet an, den Gesprächsinhalt zusammenzufassen.
- Der Patient bekommt die Wahl zwischen mehreren Optionen.

▶ **2. Phase der Motivationsförderung: Förderung der Verbindlichkeit.** In der 2. Phase der Motivationsförderung wird die *Verbindlichkeit gefördert.* Zunächst erhält der Patient Raum, die negativen Konsequenzen des aktuellen Konsums prägnant zu benennen. Diese werden den subjektiven Zielvorstellungen im Hinblick auf körperliche Gesundheit, familiäre Einbindung, Berufstätigkeit etc. gegenübergestellt. Aus einer solchen Gegenüberstellung resultiert „kognitive Dissonanz“, die die Motivation zu einer Konsumreduktion oder zu einer vollständigen Abstinenz intensivieren kann. Der Therapeut bestärkt den Betroffenen in seiner diesbezüglichen Bereitschaft und unterstützt ihn dabei, einen in Schritte aufgegliederten Veränderungsplan zu erstellen (Teilziele; s. Box).

Methode

Therapeutische Ziele

Abfolge therapeutischer Ziele bei der Psychotherapie Abhängiger:

- kognitive Krankheitsakzeptanz,
- Abstinenzvornahme,
- emotionale Akzeptanz der Suchterkrankung (Bearbeitung der Schuld- und Schamgefühle, Integration der Sucht als bleibendes „Merkmal“ in das Selbstbild),
- Erkennen der Funktion, die das Suchtmittel zur psychischen (z. B. Affektregulation) und sozialen Stabilisierung spielte,
- Bearbeitung der hierbei deutlich gewordenen Konflikte oder Verhaltensstereotypien,
- Aufbau alternativer Erlebens- und Verhaltensweisen und interpersoneller Fähigkeiten.

Es wird stets auf die Entscheidungsfreiheit des Betroffenen fokussiert. Unter Umständen werden wichtige Bezugspersonen einbezogen, sofern der Betroffene damit einverstanden ist.

Entzug

Während des Entzugs jedweden Suchtmittels ist der Substanzhunger groß. Dieser wird bei Alkohol, Opioiden und Benzodiazepinen durch ein körperliches Entzugssyndrom erheblich vergrößert.

▸ **Ambulante Entgiftung.** Eine ambulante Entgiftung, die bei wenig geschädigten und gut integrierten Abhängigen versucht werden kann, besteht nicht darin, dem entzugswilligen Patienten ein entsprechendes Rezept auszustellen in der vagen Hoffnung, er werde es schon schaffen. Viele Patienten nehmen bei Entzugssymptomen und/oder Suchtdruck die verordneten Medikamente ein, konsumieren aber zusätzlich (unkontrolliert) das Suchtmittel parallel. Erhebliche Komplikationen bis hin zu Todesfällen oder die Ausbildung einer zweiten Abhängigkeit (von den verordneten Medikamenten) sind nicht selten die Folge.

> **M!** **Merke**
>
> Bei einer ambulanten Entgiftung sind mindestens tägliche Arztkontakte, ständige Erreichbarkeit auch an Wochenenden und psychosoziale Betreuung zu fordern [24].

▸ **Stationärer Entzug.** Der stationäre Entzug bietet größere Therapiesicherheit und bessere Erfolgsquoten als die ambulante Entgiftung. Er wird zur „qualifizierten" Akutbehandlung, wenn er gezielte psychotherapeutische Interventionen zur Förderung der Therapiebereitschaft, sozialtherapeutische Unterstützung und nonverbal-therapeutische Angebote umfasst. In kontrollierten Studien konnte – auch unter Routinebedingungen – z. B. bei Alkoholabhängigen gezeigt werden, dass bereits bei 2- bis 3-wöchiger stationärer qualifizierter Entzugstherapie gezielte Motivationsförderung möglich ist und dass viele der Patienten danach bereit sind, weiterführende stationäre oder unter Umständen auch ambulante Entwöhnungstherapien anzutreten.

Entwöhnungstherapie

In der stationären Entwöhnungsbehandlung werden meist „Breitbandtherapien" angeboten. Sie sind von der Deutschen Rentenversicherung als Träger der medizinischen Rehabilitation im Katalog Therapeutischer Leistungen (KTL) umfangreich aufgeführt. Angehörige werden regelmäßig in bestimmten Phasen der Therapie einbezogen. Eine bestimmte Abfolge von psycho- und suchttherapeutischen Inhalten und (abgestuften) Zielen der Entwöhnungsbehandlung (S. 95) hat sich praktisch bewährt.

Die „klassische" rein stationäre Langzeitkur von einem halben Jahr Dauer (oder mehr) ist heute verkürzt und weitgehend von stationär/tagesklinisch (ganztägig ambulant)/ambulanten Kombinationsangeboten abgelöst worden. Entscheidend ist die Einbindung der stationären Entwöhnung in die notwendige ambulante Weiterbehandlung am Wohnort. Diese setzt sich idealerweise aus dem Besuch von Selbsthilfegruppen und ambulanter Nachsorge zusammen. Rückfallpräventive Inhalte prägen diese Phase.

> **M!** **Merke**
>
> **Abstinenz nicht alleiniges Ziel der Behandlung**
> Im Gegensatz zur ausschließlichen Fokussierung auf Abstinenz liegt das letzte Ziel der heutigen Behandlungsprogramme in der Erreichung eines möglichst autonomen und freudvollen Lebens. Die Abstinenz ist dabei wesentliche Bedingung, jedoch nicht alleiniges Ziel der Behandlung.

Die Langzeiterfolge stationärer Entwöhnungen von z. B. Alkoholkranken sind mit Abstinenzquoten von 40–50 % im Verlauf mehrerer Jahre durchaus respektabel. Der Anteil der im Anschluss an die Maßnahme mehrjährig ununterbrochen erwerbstätigen Personen liegt höher als bei anderen Formen der medizinischen Rehabilitation.

Pharmakotherapie

Die Pharmakotherapie bei Substanzabhängigen spielt eine Rolle bei der:
- Entzugsbehandlung,
- Substitution als Vorstufe zu einem abstinenten Leben,
- Rezidivprophylaxe,
- Behandlung anderer (begleitender) Störungen.

▸ **Entzugsbehandlung.** Es gehört heute zum medizinischen Standard, Entzugssymptome frühzeitig und adäquat zu behandeln. Die Entzugsmedikation wird entsprechend dem Ausmaß und dem Verlauf der Symptomatik dosiert. Sie wird strikt nach ärztlicher Verordnung (und nicht „bei Bedarf") abgegeben und die Einnahme wird überwacht. Die Entzugsmedikation wird rechtzeitig vor Behandlungsende beendet. Ob die Entzugsmedikation bei Medikamentenabhängigkeit mit einer kontrollierten Abgabe und zügigen Reduktion der Droge selbst oder mit anderen „Ersatzsubstanzen" umgesetzt wird, hängt von der Pharmakokinetik im Einzelfall ab.

▸ **Substitutionsbehandlung.** Bei einigen Substanzabhängigen gelingt es nicht, das übergeordnete Ziel der Abstinenz auf direktem Wege zu erreichen. Eine Zwischenstufe kann dann in der ärztlich überwachten Substitution mit der Substanz selbst oder einem Medikament mit ähnlichen Wirkungen bestehen. Besondere Bedeutung hat dieses Therapieprinzip bei Opiatabhängigen erlangt.

▸ **Rezidivprophylaxe.** Für mehrere Suchtmittel sind Medikamente entwickelt worden, die die Rezidivwahrscheinlichkeit senken. Ein lange bekanntes Prinzip besteht darin, auf medikamentösem Weg Alkohol „giftiger" zu machen, d. h. beim erneuten Konsum eine heftige aversive körperlich-vegetative Reaktion auszulösen *(Aversionstherapie)*. Die Angst vor dieser negativen Reaktion bietet einen relativen Schutz vor Rückfällen und wird meist in Verbindung mit verhaltenstherapeutischen Techniken angewandt.

Neuere Wirkprinzipien richten sich darauf, biochemische Veränderungen im Nervensystem, die eng mit dem Suchtpotenzial der Substanz verbunden sind, zu beeinflussen (z. B. Acamprosat oder Naltrexon bei Alkohol) oder biochemisch die erwünschte Substanzwirkung erheblich abzuschwächen (Naltrexon bei Opiaten) und dadurch zu einer Verminderung des Substanzverlangens oder zu einer Rückfallbegrenzung beizutragen.

▸ **Behandlung anderer Störungen.** Abhängige begeben sich auch wegen anderer Erkrankungen in ärztliche Behandlung. Dabei sollte auf alkoholhaltige Arzneipräparationen und auf Medikamente mit Suchtpotenzial (wie Benzodiazepine, Clomethiazol und Opioide) möglichst verzichtet werden.

3.2 Substanzspezifische Störungen

3.2.1 Einführung

In der Abfolge der Darstellung der Substanzen wurde bewusst nicht immer der ICD-10 (1991) gefolgt. Insbesondere wurden die Spezifika der Störungen durch Alkohol, Tabak und durch Sedativa/Hypnotika wegen ihrer epidemiologischen Bedeutung an den Anfang gestellt und Substanzklassen mit ähnlicher Symptomatik zusammengefasst.

3.2.2 Störungen durch Alkohol (F10.xx)

Epidemiologie

In Österreich und in der BRD betrug 2009 der offiziell registrierte jährliche Pro-Kopf-Konsum der über 15-jährigen Bevölkerung 12,3 bzw. 11,9 l Reinalkohol [1]. In der BRD sind ca. 13 % der weiblichen und 25 % der männlichen Todesfälle in der Gruppe der 35- bis 64-Jährigen durch Alkohol bedingt.

▸ **Lebenszeitprävalenz.** In der BRD wurde eine Lebenszeitprävalenz für den Alkoholismus von 13 % ermittelt, wobei die Prävalenz bei Männern etwa 4-mal so hoch war wie bei Frauen. In den USA wurden in einer ähnlichen Studie vergleichbare Ergebnisse beschrieben.

▸ **Punktprävalenz.** Die Punktprävalenz im Hinblick auf krankhaften Alkoholkonsum liegt in der deutschen Gesamtbevölkerung bei 4–7 %. Eine WHO-Studie fand bei den Patienten deutscher Allgemeinpraxen *1-Monats-Prävalenzen* von 5–7 % für die Alkoholabhängigkeit und von 3–4 % für den schädlichen Alkoholkonsum. Bei 10–20 % aller Patienten in den verschiedenen Abteilungen der Krankenhäuser liegt eine Alkoholabhängigkeit oder ein schädlicher Konsum von Alkohol vor. Bei den Patienten von internistischen und chirurgischen Abteilungen von Allgemeinkrankenhäusern in der BRD bestand eine Prävalenz von 9 bzw. 13 % für die Alkoholabhängigkeit und von 5 % für den schädlichen Alkoholkonsum [11].

Merke

M!

Die „legale Droge" Alkohol ist somit – abgesehen vom Tabak – das Suchtmittel, das in Europa und Nordamerika am häufigsten konsumiert wird und mit Abstand am häufigsten zu psychischen Störungen führt.

Auch die direkten volkswirtschaftlichen Folgen (z. B. Kosten für Behandlungen der Störung selbst oder der Folgeschäden) und die indirekten Folgen (z. B. Ausfallszeiten, Verkürzung der Lebenserwartung, erhöhte Gefahr von Unfällen) sind bei alkoholbedingten psychischen Störungen mit Abstand am schwerwiegendsten im Vergleich zu allen anderen psychotropen Substanzen.

10 % der Verkehrsunfälle mit Todesfolge ereigneten sich im Zusammenhang mit Alkohol und bei allen aufgeklärten Gewaltdelikten standen 32 % der Verdächtigen zum Tatzeitpunkt unter Alkohol [5].

Ätiologie

Die Erklärungsmodelle zur Entstehung der Alkoholabhängigkeit haben auch heute noch überwiegend hypothetischen Charakter, gesichertes Wissen ist bislang nur in Ansätzen vorhanden.

▸ **Psychoanalytisch-psychodynamische Ansätze.** Hier standen zunächst triebtheoretische Ansätze im Vordergrund. Angenommen wird eine oralerotische Fixierung, ferner wurde eine Verbindung zwischen Homosexualität und alkoholbedingten Störungen vermutet. Ich-psychologische Modelle betonen die Bedeutung gestörter Ich-Funktionen wie Affektwahrnehmung und -differenzierung, Frustrationstoleranz und Impulskontrolle. In objektpsychologischen Ansätzen wird auf die nicht seltenen autodestruktiven Tendenzen im Zusammenhang mit Alkoholmissbrauch/Alkoholabhängigkeit hingewiesen. Eine Übersicht bezüglich dieser Theorien findet sich bei Rost [20], der explizit darauf hinweist, dass unabhängig von der individuellen Pathologie soziokulturelle Faktoren (z. B. erhöhte Erkrankungsraten bei bestimmten Berufsgruppen, sog. Elendsalkoholismus) in ätiologischer Hinsicht von Bedeutung sind.

▸ **Verhaltenstheoretische Ansätze.** Verhaltenstheorien beziehen sich auf bestimmte Wirkungserfahrungen im Zusammenhang mit Alkoholkonsum (Angst- und Spannungsreduktion, Stimulierung etc.). Lerntheoretischen Prinzipien zufolge (klassische Konditionierung, operante Konditionierung, soziales Lernen etc.) handelt es sich bei alkoholbedingten psychischen Störungen um erlerntes Verhalten, das (etwa im Rahmen einer Therapie) auch wieder verlernt werden kann. Modernere Ansätze berücksichtigen die Rolle dysfunktionaler Kognitionen und der Affektregulation bei der Entstehung und Aufrechterhaltung der Alkoholabhängigkeit (z. B. [22]).

▸ **Familiäre und genetische Einflüsse.** Die familiäre Häufung der Alkoholabhängigkeit ist unumstritten. In einer Übersichtsarbeit [5] wird u. a. zusammenfassend festgestellt, dass Patienten mit alkoholbedingten Störungen 6-mal häufiger ein ebenfalls betroffenes Elternteil haben als nicht psychiatrische Patienten.

Familiäre Häufung (die auch mit Umwelteinflüssen in Zusammenhang steht) ist zu unterscheiden von genetischer Belastung. Zwillingsuntersuchungen sowie Adoptionsstudien belegen die ätiologische Bedeutung genetischer Einflüsse. Vererbt werden vermutlich Unterschiede hinsichtlich des Metabolismus von Alkohol und der individuellen Alkoholwirkung sowie auch persönlichkeitsstrukturelle Auffälligkeiten, die eine erhöhte Alkoholgefährdung mit sich bringen.

▸ **Neurochemische Ansätze.** Die neurochemischen sowie molekularbiologischen Hintergründe alkoholbedingter Störungen sind, soweit überhaupt verstanden, sehr komplex und können hier nur umrissen werden. Zusammenfassend wird Folgendes angenommen:

- Alkohol beeinflusst zahlreiche Neurotransmittersysteme: Er verstärkt das inhibitorisch wirkende *GABAerge System* (GABA = γ-Aminobuttersäure) – mit der Folge einer zentralen Übererregbarkeit im Alkoholentzug, da die unter chronischer Alkoholeinwirkung gegenregulatorisch reduzierte Eigenaktivität des GABA-Systems erst allmählich wieder ihr ursprüngliches Niveau erreicht.
- Alkohol antagonisiert im *exzitatorischen Glutamatsystem* den (NMDA-)Rezeptorsubtyp (NMDA = N-Methyl-D-Aspartat). Bei längerer Alkoholbelastung erhöht sich die Empfindlichkeit dieser Rezeptoren. Dies hat im Alkoholentzug eine verstärkte Aktivität dieser erregenden Neurone zur Folge.

- Bei zumindest einer Subgruppe von Patienten mit alkoholbedingten Störungen kommt es zu einer Dysfunktion im *serotonergen System*. In einer Arbeit von Heinz [10] wird beschrieben, dass eine serotonerge Dysfunktion Folge sozialer Isolation und Ausgrenzung sein könne und mit vermehrter Ängstlichkeit und Erregbarkeit verbunden sei. Die betroffenen Individuen würden durch sedierende Substanzen weniger stark beeinflusst und dazu neigen, exzessiv Alkohol zu konsumieren. Chronischer Alkoholkonsum führe zu weiteren Schädigungen des serotonergen Systems, mit der Folge von Depressivität und einem langfristig erhöhten Rückfallrisiko.
- Chronische Alkoholbelastung führt zur Aktivitätsminderung des *dopaminergen Systems* und im Weiteren zu einer Hypersensitivität der Dopaminrezeptoren. Im Alkoholentzug führt dies zu einer gesteigerten Dopaminfreisetzung.
- Vermehrter Alkoholkonsum über längere Zeit bedingt auch eine *noradrenerge* Hypofunktion. Im Alkoholentzug kommt es zu einer noradrenergen Hyperaktivität.
- Bei chronischer Alkoholbelastung fanden sich reduzierte *Endorphinspiegel* im Gehirn. Klinisch ist eine partielle Kreuztoleranz zwischen Alkohol und Opioiden seit Langem bekannt. So lassen sich durch Opioide Alkoholentzugssymptome unterdrücken.
- Alkohol beeinflusst den intrazellulären *Kalziumstoffwechsel*. Die Entwicklung einer Alkoholtoleranz könnte auch mit Regulationsveränderungen von Kalziumkanälen zusammenzuhängen.

Diagnostik

Neben den eingangs beschriebenen diagnostischen Grundzügen und der Bestimmung von *direkten Markern* (z. B. Alkoholkonzentration in der Ausatmungsluft oder im Serum) sind weitere einfach zu bestimmende *Laborvariablen* (z. B. γ-Glutamyltransferase [γGT], Glutamat-Oxalazetat-Transaminase [GOT], Glutamat-Pyruvat-Transaminase [GPT], mittleres Erythrozyteneinzelvolumen [MCV], karbohydratdefizientes Transferrin [CDT]) oder Kombinationen hiervon (z. B. Erhöhung von MCV und γGT) sowie *körperliche Stigmata* (z. B. gerötete Wangen und Palmarerythem, Spider naevi, Voralterung, Polyneuropathie) diagnostisch wegweisend.

Ergänzend haben sich gut anwendbare Fragebögen bewährt. Ein Beispiel hierfür ist der *CAGE-Test* als einfaches Screening-Instrument [7] (s. Box). Werden 2 oder mehr der insgesamt 4 Fragen positiv beantwortet, besteht der dringende Verdacht auf ein Alkoholproblem.

Methode

CAGE-Test

Fragen des CAGE-Tests zum Alkoholismus-Screening:

- „Haben Sie erfolglos versucht, Ihren Alkoholkonsum zu reduzieren?" *(Cut down on Drinking)*
- „Haben Sie sich über kritische Bemerkungen Ihrer Umgebung wegen Ihres Alkoholkonsums geärgert?" *(Annoyed by Criticism)*
- „Haben Sie Schuldgefühle wegen Ihres Alkoholkonsums?" *(Guilt feelings about Drinking)*
- „Haben Sie Alkohol morgens getrunken, um erst richtig in Schwung zu kommen oder leistungsfähig zu werden?" *(Alcohol as an Eye-Opener)*

Ein ausführlicheres, zur Diagnoseabsicherung verwendbares Instrument ist der *Münchner Alkoholismustest* (MALT). Er setzt sich aus einem Selbstbeurteilungsteil mit 21 Items sowie einem Fremdbeurteilungsteil mit 7 vom Arzt zu beantwortenden Fragen zusammen. Als reines Selbstbewertungsinstrument ist der AUDIT etabliert [21].

Alkoholintoxikation

Alkohol hat bei geringen Konsummengen zunächst eine anregende oder auch leicht beruhigende, bei höheren Dosen eine enthemmende und aggressionsfördernde und bei sehr hohen Dosen eine stark sedierende Wirkung. Die Alkoholintoxikation (Rausch) ist eine reversible organische Psychose, die mit Veränderungen (meist Störungen) von körperlichen, psychischen oder Verhaltensfunktionen einhergeht. Es besteht ein Zusammenhang zwischen der Blutalkoholkonzentration (BAK) und dem Intoxikationsgrad. Bei zerebraler Vorschädigung treten schon bei sehr niedrigen Mengen (bzw. bei Alkoholgewöhnung erst bei höheren Mengen) entsprechende Intoxikationszeichen auf. Im Anschluss an die Anflutungsphase klingt entsprechend der Substanzelimination von 0,1 bis 0,2 Promille pro h die Intoxikation schrittweise ab.

Rauschzustände

Klinisch bewährt sich eine Beschreibung von 3 Ausprägungsstärken:

► **Leichte Rauschzustände.** Bei leichten Rauschzuständen (BAK: 0,5–1,5 ‰) zeigt sich eine Gang- und Standunsicherheit. Die Sprache ist verwaschen. Komplexe motorische Funktionen und die Koordination können gestört sein. Kritikfähigkeit und Selbstkontrolle sind vermindert, der Antrieb ist häufig gesteigert (z. B. Rededrang, soziale Kontaktaufnahme distanzgemindert). Es kann aber auch eine Beruhigung und Müdigkeit mit affektiver Distanzierung auftreten.

► **Mittelgradige Rauschzustände.** Mittelgradige Rauschzustände (BAK: 1,5–2,5 ‰) zeichnen sich durch eine Verstärkung der oben genannten neurologischen Symptome aus. Die Orientierung ist meist erhalten und die Situation wird noch richtig wahrgenommen. Durch die deutliche Verminderung der Kritikfähigkeit und die affektive Enthemmung wird aber die Einschätzung und Bewertung, insbesondere der Fähigkeiten der eigenen Person, immer unsicherer. Leichte Ablenkbarkeit und ein Bestreben nach unmittelbarer Bedürfnisbefriedigung können hinzutreten. Andererseits können auch psychomotorische Unruhe und Benommenheit oder Sopor auftreten.

► **Schwere Rauschzustände.** Bei schweren Rauschzuständen (BAK: 2,5–4 oder 5 ‰) sind die neurologischen Symptome noch weiter verstärkt, wobei Dysarthrie, Schwindel und Ataxie besonders deutlich werden. Bewusstseins- und Orientierungsstörungen sind häufig. Angst, Erregung, illusionäre Verkennungen, Koma und Ateminsuffizienz können hinzukommen.

Komplikationen und Therapie

In der Regel klingen leichte und auch die meisten mittelgradigen Intoxikationen spontan ab. Je nach Ausprägung und bei medizinischen Komplikationen (z. B. Hämatemesis, Aspiration von Erbrochenem, Ateminsuffizienz) muss schon hierbei, sicher aber bei schweren Intoxikationen eine klinische Überwachung eingeleitet werden.

Eine *medikamentöse Therapie* ist bei entsprechender Symptomatik, insbesondere bei Erregungszuständen, erforderlich. Von sedierenden, insbesondere atemdepressorisch wirkenden Präparaten sollte Abstand genommen werden. Hochpotente Neuroleptika (z. B. Haloperidol) können eingesetzt werden, wobei hier die erhöhte Gefahr von Krampfanfällen zu beachten ist, die ohnehin bei Intoxikationen auftreten können. Hierbei sowie beim Auftreten weiterer Komplikationen (z. B. Bewusstseins- und Orientierungsstörungen, Delir, organische Komplikationen) ist eine vorübergehende intensivmedizinische Überwachung nötig. Besonders bei schweren Intoxikationen kann es zu alkoholinduzierten Amnesien (Blackouts) kommen.

► **Alkoholisches Koma.** Bei schweren Intoxikationen oder dem alkoholischen Koma ist eine akute vitale Bedrohung mit hoher Mortalität gegeben (Dämpfung des Atemzentrums, Aspiration von Erbrochenem). Eine sofortige intensivmedizinische Behandlung ist erforderlich.

► **Pathologischer Rausch.** Nur beim Alkohol wird der pathologische Rausch beschrieben (F10.07), der z. B. in der Forensik Bedeutung hat, aber als sehr selten und zum Teil sogar als umstritten gilt. Hierbei tritt kurz nach dem Trinken relativ geringer Alkoholmengen, die üblicherweise keine Intoxikation hervorrufen würden, ein plötzliches aggressives Verhalten auf, das für das Wesen des Betroffenen im nüchternen Zustand untypisch ist und mit psychotischen Symptomen (Verfolgungsängste, Halluzinationen) einhergehen kann. Er klingt meist nach wenigen Stunden ab und endet in einem Terminalschlaf. Für die Zeit des Rausches besteht eine komplette Amnesie.

Alkoholentzugssyndrom

Entzugssymptome treten bei Alkoholgewöhnung (in der Regel bei Abhängigkeit) nicht erst bei einer Unterbrechung der Alkoholzufuhr mit völliger Elimination des Äthanols auf, sondern zum Teil bereits bei einem Absinken des Alkoholspiegels. Entzugssymptome können auch bei Neugeborenen alkoholgewöhnter Mütter auftreten.

Symptomatik, Verlauf

► **Psychische Entzugsäquivalente.** Psychische Entzugsäquivalente bestehen in affektiver Labilisierung, Angst, passageren depressiven Verstimmungen und/oder vermehrter Reizbarkeit. Motorische und innere Unruhe sowie Konzentrationsstörungen sind relativ häufig. Gedächtnisstörungen, passagere Halluzinationen oder Bewusstseinsstörungen deuten bereits auf schwere Entzugsverläufe hin, von denen das Delir (S. 102) die schwerste Verlaufsform darstellt.

▸ **Vegetative Entzugsäquivalente.** Eine beschleunigte Atmung, ein Anstieg der Körpertemperatur und Laborveränderungen (z. B. passagere Leukozytose, Hypokaliämie) können auftreten. Typische vegetative Entzugsäquivalente sind Tachykardie, Blutdrucksteigerungen (teilweise exzessiv), Magen-Darm-Störungen (insbesondere Übelkeit, Erbrechen, Diarrhö), Appetitmangel, Hyperhidrosis, Schlafstörungen und Juckreiz.

▸ **Neurologische Symptome.** An neurologischen Symptomen werden Tremor, Ataxie, Artikulationsstörungen, Parästhesien sowie Muskel- und Kopfschmerzen beobachtet. Epileptische Anfälle stellen eine wesentliche Komplikation dar. Sie sind im Entzug häufiger als bei Intoxikationen und meistens vom Grand-Mal-Typ. Der Begriff des „Prädelirs" wird heute nicht mehr für schwere Entzugsverläufe und allenfalls dann noch gebraucht, wenn Prodromi eines Delirs (S. 102) eindeutig vorliegen.

▸ **Verlauf des Entzugssyndroms.** Der Verlauf des Entzugssyndroms variiert sehr stark. In unkomplizierten Fällen klingt es in der Regel in 6–14 Tagen ab, wobei besonders psychische Symptome der Labilisierung häufig das Abklingen der vegetativen Symptomatik für einige Tage überdauern. Ein protrahiertes Entzugssyndrom mit dem plötzlichen erneuten Auftreten von Symptomen nach freiem Intervall, zum Teil über Wochen andauernd, wird berichtet. Komplikationen bestehen in kardialen Störungen (z. B. Herzrhythmusstörungen) und Kreislaufstörungen, gastrointestinalen Blutungen, Elektrolytentgleisungen und zusätzlich auftretenden Infektionen (z. B. Pneumonien). Generalisierte zerebrale Krampfanfälle können einzeln, aber auch in Serien auftreten und erfordern dann – ebenso wie delirante Zustände – eine intensivmedizinische Behandlung.

Diagnostische Verfahren

Die Diagnostik ist vorwiegend klinisch und wird durch Labor- und Atemalkoholkontrollen ergänzt. Wiederholte Alkoholbestimmungen helfen, den Beginn sowie den Ablauf der interindividuell unterschiedlichen Alkoholelimination [9] zu dokumentieren. Umfassende Screening-Untersuchungen (z. B. durch Schnelltests im Urin) tragen dazu bei, etwaige verschwiegene parallel laufende Entzüge (z. B. von Benzodiazepinen, Amphetaminen oder Opiaten) aufzudecken und in die Behandlungsplanung einzubeziehen.

Die Diagnostik kann durch standardisierte Erhebungsverfahren (z. B. Clinical Institute Withdrawal Assessment of Alcohol Scale [CIWA]; deutsche Übersetzung: z. B. bei Stuppaeck et al. [27]) ergänzt werden, die zudem eine Steuerung der therapeutischen Maßnahmen anhand des Schweregrads („scoregesteuerte Entgiftung") ermöglichen.

Therapie

Hinsichtlich der Therapie ist zunächst die begleitende und stützende Zuwendung im therapeutischen Setting – mindestens aber durch vertraute Personen (ambulantes Setting) – bedeutsam.

▸ **Vitamin B1 prophylaktisch.** Eine medikamentöse Behandlung beinhaltet stets eine *prophylaktische Gabe von Vitamin B_1* und richtet sich nach der Ausprägung der Entzugssymptomatik. Alkohol wird grundsätzlich wegen der negativen Signalwirkung nicht verwendet.

▸ **Benzodiazepine.** Im Alkoholentzug werden vorzugsweise Benzodiazepine oder Clomethiazol eingesetzt. Trotz der atemdepressorischen Wirkung kann nach klinischen Beobachtungen unter enger Kontrolle und unter Risikoabwägung auch bei abklingenden Alkoholspiegeln (unter 1 ‰) vorsichtig mit der Medikation begonnen werden. Die Dosis richtet sich primär nach der Symptomatik und erfolgt nicht „bei Bedarf" auf Abfrage durch den Patienten. Die Medikation soll möglichst rasch abgebaut und auf jeden Fall noch während der stationären Behandlung beendet werden (Abhängigkeitsgefahr!). Bei den Benzodiazepinen wird bevorzugt Oxazepam verwendet, da es keine aktiven Metaboliten und keine Rückverteilung aus tieferen Kompartimenten aufweist und da es mit seiner Halbwertzeit von 6–8 h gut steuerbar ist. Initiale Dosierungen von 20 mg alle 4 bis zu alle 2 h sind häufig adäquat.

▸ **Clomethiazol nur im stationären Rahmen.** Bei schweren Entzugssymptomen und Fehlen respiratorischer (Vor-)Erkrankungen kann im *stationären Rahmen* (und nur dort!) oral Clomethiazol gegeben werden (bis zu 2 Kapseln Distraneurin; 192 mg/Kapsel) in 2-stündlichen Intervallen mit 20 Kapseln pro Tag als regulärer Höchstdosis, wobei gelegentlich auch etwas höhere Tagesdosen initial appliziert werden können.

Die Gabe von Oxazepam oder von Clomethiazol kann mit *hochpotenten Neuroleptika* kombiniert werden, wenn Angst und Unruhe ausgeprägt sind oder wenn psychotische Symptome oder andere Prodromi eines Delirs hinzutreten.

Kommt es im Alkoholentzug zu ausgeprägter Blutdruckerhöhung, kann *Clonidin* gegeben werden.

Delirium tremens

Bei der Alkoholabhängigkeit kommen delirante Zustände (akute, exogene Psychosen) wesentlich häufiger im Entzug als während einer Intoxikation vor. Das Delirium tremens ist ein häufig lebensbedrohlicher Verwirrtheitszustand, der stationärer Behandlung bedarf. Prodromi können in erhöhter Schreckhaftigkeit, Angst, Schlafstörungen, Zittern, erhöhter Suggestibilität und Unruhe bestehen. Zerebrale Krampfanfälle können dem Delir direkt vorausgehen.

▸ **Symptomkomplexe.** Drei *Symptomkomplexe* sind charakteristisch:

- Bewusstseinstrübung und Desorientiertheit,
- Halluzinationen oder Illusionen jedes Sinnengebiets, besonders häufig lebhafte optische und haptische Halluzinationen (kleine, bewegte Objekte),
- ausgeprägter grobschlägiger Tremor (8–9 Schläge/s).

Darüber hinaus können Unruhe („Bettflucht", Nesteln), Wahnvorstellungen, Auffassungsstörungen, Schlaf-Wach-Störungen und vegetative Übererregbarkeit vorliegen. Krampfanfälle oder eine Rhabdomyolyse können das Delir begleiten.

Die Vitalparameter müssen engmaschig überwacht werden. Wichtig ist weiter eine gute pflegerische Betreuung einschließlich Pneumonie- und Thromboseprophylaxe. Von den *Basis-Laborparametern* sind insbesondere die Elektrolyte und das Kreatinin sowie die Leberfunktionsparameter (Transaminasen, γGT, Albumin, Quickwert) im Verlauf zu kontrollieren.

Beim Alkoholentzugsdelir ist möglicherweise *Clomethiazol* wirksamer als die Benzodiazepine. Sofern das Delir trotz zusätzlicher Verabreichung von Haloperidol auf die oben genannten oralen Dosen nicht anspricht, ist zur kontinuierlichen intravenösen Gabe der Entzugsmedikation eine umgehende Verlegung auf eine Intensivstation erforderlich.

Psychotische Störungen

Alkoholhalluzinose (F10.52)

▸ **Symptomatik.** Es handelt sich um eine eher seltene, überwiegend Männer betreffende Störung. *Psychopathologisch* stehen akustische Halluzinationen (meist in Form von Stimmenhören) im Vordergrund. Halluzinationen auf anderen Sinnesgebieten sind selten. Wahngedanken (insbesondere Verfolgungsideen) sowie affektive Störungen (überwiegend Angst), gelegentlich auch psychomotorische Störungen (z. B. Erregungszustände) können hinzutreten. Wichtig ist das Fehlen der für das Delir typischen Bewusstseins- sowie Orientierungsstörung.

▸ **Prognose.** Die Erkrankung beginnt in der Regel innerhalb weniger Tage nach Abstinenzbeginn oder nach deutlicher Reduzierung der Trinkmenge. Die Prognose ist insgesamt gut. Meist klingt die Symptomatik innerhalb weniger Wochen, spätestens nach 6 Monaten, ab.

Bei Persistenz der Erkrankung über 6 Monate hinaus ist die Prognose ungünstig. Ein Teil der *chronischen Verläufe* mündet in paranoide Psychosen, ein weiterer Teil in hirnorganische Psychosyndrome. Besteht eine Alkoholhalluzinose deutlich länger als 6 Monate, ist sehr sorgfältig zu prüfen, ob nicht primär eine schizophrene Psychose vorliegt und der über längere Zeit erhöhte Alkoholkonsum z. B. den Versuch einer inadäquaten Eigenmedikation dargestellt hat. Die Unterscheidung kann hier im Einzelfall sehr schwierig sein.

▸ **Therapie.** Therapeutisch werden hochpotente Neuroleptika (z. B. Haloperidol oder atypische Neuroleptika) eingesetzt. Meist sind niedrige bis mittlere Dosierungen ausreichend.

Alkoholischer Eifersuchtswahn (F10.51)

▸ **Symptomatik.** Diese relativ seltene Störung betrifft ganz überwiegend Männer. Ob es sich um ein eigenständiges Krankheitsbild handelt, ist umstritten. Klinisch steht die wahnhafte Überzeugung im Vordergrund, vom Partner betrogen zu werden. Die Symptomatik beginnt meist schleichend, kann aber auch akut (z. B. im Rahmen eines Delirs) beginnen.

Potenzstörungen können ätiologisch bedeutsam sein, sind aber keineswegs obligat. Genetische Faktoren sowie psychodynamische Aspekte (z.B. Angst, Unsicherheit, geringes Selbstwertgefühl im Rahmen einer narzisstischen Persönlichkeitsstörung) spielen vermutlich eine größere Rolle. Der alkoholische Eifersuchtswahn ist von erheblicher sozialer, zum Teil auch von forensischer Bedeutung, da er zu partnerschaftlichen Auseinandersetzungen bis hin zu schweren Gewalttaten führen kann.

▸ **Therapie und Prognose.** Die Prognose der Erkrankung ist eher schlecht. In einem geringeren Teil der Fälle klingt die Symptomatik unter Abstinenzbedingungen ab. Ein Therapieversuch mit hochpotenten Neuroleptika sollte durchgeführt werden. Die Therapieergebnisse sind aber oft nicht überzeugend.

Amnestisches Syndrom

Bei Alkoholabhängigkeit oder schädlichem Gebrauch von Alkohol kann es zu einer Vielzahl von neuropsychologischen Störungen kommen.

Korsakow-Syndrom (F10.6)

▸ **Symptomatik.** Von erheblicher klinischer Bedeutung ist das alkoholbedingte amnestische Syndrom, das in Anlehnung an den Erstbeschreiber auch als Korsakow-Syndrom bezeichnet wird. Im Vordergrund steht eine schwere Beeinträchtigung der Merkfähigkeit im Sinne einer erheblichen Herabsetzung der Fähigkeit, sich neue Gedächtnisinhalte einzuprägen. In der Regel resultieren daraus Orientierungsstörungen. Konfabulationen sind zwar nicht obligat, treten aber häufig auf und sind dann für die differenzialdiagnostische Abgrenzung von anderen hirnorganischen Störungen bedeutsam. In psychopathologischer Hinsicht finden sich in der Regel zusätzlich deutliche Beeinträchtigungen von Konzentration und Aufmerksamkeit, ferner sind auch Persönlichkeitsveränderungen mit Störungen von Initiative, Antrieb, Spontaneität möglich. Die Patienten können subeuphorische Züge mit deutlicher Kritikminderung entwickeln, in deren Rahmen es zu ausgeprägter Selbstvernachlässigung kommen kann.

▸ **Therapie und Prognose.** In therapeutischer Hinsicht steht das gezielte Training neuropsychologischer Funktionen im Vordergrund. Überzeugende medikamentöse Behandlungsansätze liegen bislang nicht vor.

Das amnestische Syndrom kann sich unter Abstinenzbedingungen zwar vollständig (innerhalb eines Jahres) zurückbilden, die Prognose ist aber dennoch eher ungünstig.

Wernicke-Enzephalopathie

▸ **Symptomatik.** Nach neueren Erkenntnissen handelt es sich bei dem amnestischen Syndrom und der Wernicke-Enzephalopathie möglicherweise um unterschiedliche Manifestationen einer Krankheitsentität. Dabei zeigt sich zunächst eine Wernicke-Enzephalopathie, die bei ungünstigem Verlauf in ein dauerhaftes amnestisches Syndrom übergehen kann. Die Wernicke-Enzephalopathie ist ein lebensbedrohliches Krankheitsbild, das gekennzeichnet ist durch die *Symptomtrias* Bewusstseinsstörung mit Bewusstseinstrübung, Kleinhirnsymptomatik mit zerebellarer Ataxie und bilaterale Augenmotilitätsstörungen.

Ätiologisch liegt der Erkrankung ein Thiaminmangel aufgrund von Malabsorption und Malnutrition zugrunde.

▸ **Therapie und Verlauf.** In therapeutischer Hinsicht entscheidend sind sofortige parenterale Thiamin(Vitamin B_1)-Gaben (initial 50 mg i.v. und 50 mg i.m., dann täglich 300 mg oral). *Verlauf:* Die Augenmotilitätsstörungen bessern sich in der Regel schnell (Stunden bis Tage) und bilden sich meist (bis auf einen eventuell verbleibenden Horizontalnystagmus) vollständig zurück. Die Ataxie bildet sich langsamer zurück, innerhalb von Wochen, in ca. 50 % der Fälle bleibt eine Restsymptomatik zurück. Bestand ein amnestisches Syndrom, so erfolgt nur in 20 % aller Fälle eine vollständige Rückbildung (innerhalb von Monaten).

Substanzspezifische Restzustände

Alkoholbedingt kann es unabhängig von direkten Substanzwirkungen zu kognitiven Beeinträchtigungen kommen (ICD-10: F10.74: sonstige anhaltende kognitive Beeinträchtigung), die unter Abstinenzbedingungen häufig zumindest partiell gut reversibel sind. Darüber hinaus ist die Entwicklung einer Alkoholdemenz (ICD-10: F10.73) mit Beeinträchtigung höherer kortikaler Funktionen sowie Persönlichkeitsveränderungen möglich. Diese Diagnose sollte aber erst nach Ausschluss anderer möglicher Ursachen für ein demenzielles Syndrom gestellt werden.

Forensische Aspekte

In der Forensik spielen alkoholinduzierte Störungen eine große Rolle, da ein großer Teil der Gewalttaten und der Straßenverkehrsdelikte unter Alkoholeinfluss verübt wird. Die Gesetzgeber haben bestimmte Aspekte der Fahrtauglichkeit an die Blutalkoholkonzentration (BAK) geknüpft *(relative Fahruntüchtigkeit für Kraftfahrzeuge* zwischen 0,3 und 1,1 ‰, *absolute Fahruntüchtigkeit* ab 1,1 ‰). Es gilt allerdings der Grundsatz, dass von den Konsummengen oder der BAK allein keineswegs auf eine psychiatrisch relevante Einschränkung geschlossen werden darf.

Strafrecht

▶ **Einsichts- oder Steuerungsfähigkeit.** Wird im Strafrecht z. B. nach Einschränkungen von *Einsichts- oder Steuerungsfähigkeit* gefragt, so muss stets der klinische Gesamtzustand berücksichtigt und z. B. differenziert nach Intoxikations- oder Entzugszeichen gefragt werden. Führte bei einer Straftat tatsächlich eine Alkoholintoxikation, eine Alkoholhalluzinose oder ein Delir (seltener ein Entzugssyndrom) zu einer Einschränkung von Einsichts- oder Steuerungsfähigkeit und ist die Substanzstörung vor dem Hintergrund eines schädlichen Gebrauchs oder einer Abhängigkeit von Alkohol zu sehen, dann ist es durchaus sinnvoll, den Grundsatz „Therapie vor Strafe" sachverständig zu unterstützen, zumal Evaluationen darauf hinweisen, dass auch „zwangsweise" untergebrachte, straffällige Alkoholkranke bei adäquater Therapie erfolgreich behandelt werden können.

▶ **Beurteilung der Fahreignung.** Auch bei der *Beurteilung der Fahreignung* spielt die Frage nach schädlichem Gebrauch und Abhängigkeit von Alkohol eine große Rolle, da hierdurch (z. B. vor dem Hintergrund einer Trunkenheitsfahrt) die „charakterliche Eignung" zum Führen von Kraftfahrzeugen infrage zu stellen ist und in der BRD dann in der Regel erst frühestens 12 Monate nach Beginn einer erfolgreich durchgeführten Therapie mit ununterbrochener Abstinenz wieder als gegeben angesehen werden kann.

Arbeitsrecht

Im Bereich des Arbeitsrechts werden Alkoholauffälligkeiten von Arbeitnehmern zunehmend sanktioniert. Bei Ärzten und anderen Heilberufen kann das Vorliegen einer nicht hinreichend behandelten Abhängigkeit zu Nachteilen bis hin zum Verlust der Approbation führen.

Betreuungsrecht

Die zwangsweise Unterbringung von Abhängigen zur Behandlung (in der Regel zunächst zum Entzug) kann nur erfolgen, wenn eine akute Gefahr für Leib und Leben des Betroffenen oder anderer eindeutig vorliegt und nicht anders abgewendet werden kann.

Sozialrecht

Im Bereich des Sozialrechts ist es wichtig, dass in der BRD die Alkoholabhängigkeit 1968 als Krankheit anerkannt wurde.

▶ **Kostenzuständigkeit.** Im Hinblick auf die Zuständigkeit wurde Anfang der 1970er-Jahre eine Einigung dahingehend erzielt, dass für die körperliche Entzugsbehandlung und die Therapie der Folgeschäden die Krankenkassen, für die Entwöhnung als Rehabilitationsmaßnahme die Rentenversicherungsträger zuständig sind. In Österreich werden die Kosten aller erforderlichen Maßnahmen (sinnvollerweise) aus einer Hand in der Regel von den Krankenkassen getragen.

Die über die rein *körperliche Entgiftung* weit hinausgehende, effektive und effiziente *qualifizierte Entzugsbehandlung* [19] wird oft durch die Krankenkassen finanziert. Die privaten Krankenversicherungen sind lediglich zur Übernahme der Kosten für die Entgiftung und die Therapie der Folgeschäden verpflichtet. Allerdings sind Kulanzregelungen für die Kosten des qualifizierten Entzuges und einer ersten Entwöhnungsbehandlung häufig. Auch berufsständische Versorgungswerke kommen zumindest teilweise für die Kosten von Entwöhnungsmaßnahmen (z. B. bei Ärzten und anderen Heilberufen) auf. Die komplexen Detailregelungen erfordern häufig die Unterstützung der Betroffenen und Therapeuten durch geschultes Personal.

Therapie: Ergänzungen

▶ **Trinkmengenreduktion mit Nalmefene.** Abhängigkeitskranken, die (noch) nicht grundsätzlich alkoholfrei leben wollen, und Personen mit schädlichem Alkoholkonsum wird neben einer suchtmedizinischen Begleitung eine Medikation mit Nalmefene angeboten. Dieser partielle Opiatrezeptorblocker reduziert die Alkoholtrinkmenge und erhöht die Anzahl alkoholfreier Tage. Er kann durchgängig oder auch bei Bedarf eingenommen werden [15].

▸ **Rückfallprophylaxe mit Acamprosat oder Naltrexon.** Der rückfallprophylaktische Effekt von Acamprosat (Campral) konnte in zahlreichen europäischen Doppelblindstudien nachgewiesen werden. Acamprosat inhibiert die exzitatorische Wirkung von Glutamat und verstärkt die hemmende Wirkung von GABA. Lange Zeit wurde angenommen, dass Acamprosat auf der Symptomebene zu einer Reduzierung des Suchtdrucks führt („Anti-Craving-Substanz"). Dies ist vermutlich aber nicht der entscheidende Wirkmechanismus.

Die übliche Tagesdosierung beträgt 3 × 2 Tabletten und wird in der Regel gut vertragen.

Auch der µ-Opiatantagonist Naltrexon vermindert nachweislich bei Alkoholabhängigkeit das Risiko von Rückfällen. Die gut verträgliche Substanz wird täglich mit 50 mg dosiert. Bei ambulanter Therapieeinleitung ist auch das Zusammenziehen dieser Dosis auf 3 Tage der Woche möglich.

Die Effekte der alleinigen Acamprosat- oder Naltrexongabe sind eher gering. Diese Medikationen können aber bei einer fortlaufenden ambulanten ärztlichen Behandlung die patientenseitige Abstinenzzuversicht steigern und einen guten Zusatzeffekt bringen.

▸ **Abstinenzunterstützung mit Disulfiram.** Disulfiram war früher in Deutschland als Antabus im Handel. Heute muss es über internationale Apotheken bezogen werden, was die Kostenübernahme durch die Krankenkassen erschwert. Es hemmt die Aldehyddehydrogenase mit der Folge ansteigender Azetaldehydspiegel. Die Einnahme von Disulfiram bewirkt daher, dass nachfolgender Alkoholkonsum (bereits ab 3 g reinen Alkohols) sehr unangenehme *Unverträglichkeitsreaktionen* zur Folge hat. Es kann zu Gesichtsrötung (Flush) aufgrund von Vasodilatation, Kopfschmerzen, Schwindel, Atemnot, Übelkeit, Erbrechen, Herzrasen, Blutdruckanstieg, profusem Schwitzen und starker Angst kommen. Das Prinzip der medikamentösen Abstinenzunterstützung mit Disulfiram besteht darin, den Patienten genauestens über die genannten unangenehmen Symptome nach erneutem Trinken von Alkohol aufzuklären, mit dem Ziel, hierdurch die Rückfallgefahr zu reduzieren.

Die Behandlung mit Disulfiram ist mit deutlichen *Risiken* verbunden. Alkoholkonsum unter Disulfiram ist somatisch besonders schädlich. Wenn der Patient gegen Unverträglichkeitsbeschwerden anzutrinken versucht, können anhaltende epileptische Anfälle, Atemdepression, Herzrhythmusstörungen und Kreislaufversagen zum Tode führen.

Merke M!

Vor dem Hintergrund, dass alternative Therapieverfahren (wie ausgefeilte Psychotherapien sowie andere medikamentöse Ansätze) zur Verfügung stehen, sollte die Behandlung mit Disulfiram *auf Einzelfälle* (z. B. ausdrücklicher Wunsch des Patienten) *beschränkt* werden.

▸ **Selbsthilfegruppen.** Patienten, bei denen eine Alkoholabhängigkeit oder ein schädlicher Gebrauch von Alkohol besteht, ist dringend zu empfehlen, sich einer Selbsthilfegruppe anzuschließen. Absolviert der Patient eine qualifizierte Entzugsbehandlung oder eine Rehabilitation, empfiehlt es sich, mit ihm zu vereinbaren, bereits während der Maßnahme eine Selbsthilfegruppe aufzusuchen.

Weltweit verbreitet sind die in den 1930er-Jahren in den USA entstandenen Gruppen der Anonymen Alkoholiker (AA). Überregional in der BRD vertreten sind auch die Gruppen des Blauen Kreuzes, des Kreuzbundes, des Freundeskreises sowie der Guttempler. Daneben gibt es in vielen Städten Selbsthilfegruppen mit lokaler oder regionaler Verbreitung. Kompetente Auskunft bezüglich der Selbsthilfegruppen vor Ort gibt das regionale Suchthilfesystem.

3.2.3 Störungen durch Tabak (F17.xx)

Epidemiologie

Mit gewissen Schwankungen ist in der BRD der Anteil der Raucher besonders unter den Kindern und Jugendlichen rückläufig: 2011 lag er bei den 12- bis 17-Jährigen Jungen und Mädchen mit 11 beziehungsweise 12 % so niedrig wie zu keinem anderen Zeitpunkt seit Beginn der Erhebungen vor 30 Jahren. Damals rauchten jedes 4. Mädchen und jeder 3. Junge dieser Altersgruppe in Deutschland [5]. Früher Tabakkonsum ist ein Prädikator für andere substanzgebundene Abhängigkeiten.

Pharmakologie

Durch Nikotin (HWZ: 40–120 min) erfolgt eine cholinerge Stimulation an nikotinergen Synapsen mit nachfolgend vermehrter Ausschüttung von Adrenalin, Noradrenalin, Dopamin, Acetylcholin, β-Endorphin und Vasopressin.

Diagnostik

Zur Differenzierung zwischen schädlichem Gebrauch und unterschiedlichen Schweregraden der Abhängigkeit ist der „Fagerström-Test for Nicotine Dependence“ (FTND) geeignet.

Akute Intoxikation (F17.0x)

Die Symptomatik umfasst Stimulation oder Beruhigung, Minderung der Aggressivität, Verminderung des Hungergefühls, Tachykardie, Minderung der Durchblutung der Akren, Kopfschmerzen, Schwindel, Übelkeit, Diarrhö, Erbrechen, arterielle Hypertonie, übergehend in Hypotonie, Hypothermie und Tachypnoe, übergehend in respiratorische Insuffizienz.

Entzugssyndrom (F17.3x)

Die Symptomatik beginnt wenige Stunden nach der letzten Inhalation und dauert bis zu 4 Wochen. Sie umfasst in fallender Häufigkeit u. a. Gereiztheit, Nervosität, Kopfschmerzen, Müdigkeit, Zerstreutheit, Hunger, Angst, depressive Verstimmung, Muskelkrämpfe, Geschmacksveränderungen, Übelkeit, Oberbauchbeschwerden, Schlafstörungen, Durst, Palpitationen, Schwitzen, Hitzewallungen/Kälteschauer, Bradykardie und arterielle Hypotonie.

Therapie

Die Therapie erfolgt ambulant und möglichst mit mehreren Komponenten [1]:

- ärztliche Abstinenzempfehlung mit Einsatz von schriftlichem Informationsmaterial, verhaltenstherapeutisch strukturierten Selbsthilfemanualen oder Empfehlung von Gruppenpsychotherapie;
- Nikotinersatztherapie durch Pflaster (für spielende Kleinkinder Lebensgefahr!), Kaugummi oder Nasenspray in fallender Dosis über ca. 3 Monate; die Kombination einer Basismedikation durch Pflaster und Bolusgaben durch Kaugummi oder Spray kann sinnvoll sein;
- Anwendung von autogenem Training, Muskelrelaxation nach Jacobson oder suggestiven Verfahren; für Akupunktur liegen keine objektiven Wirksamkeitsnachweise vor.

> **M!**
> ### Merke
> Ohne professionelle Hilfe und ohne Medikation liegt die 1-Jahres-Erfolgsrate eines Abstinenzversuchs bei 5 %. Sie kann durch Nikotinersatz und Psychotherapie auf 30 % gesteigert werden.

Bei gescheiterten Versuchen kann Vareniclin (ein partieller Agonist am nikotinergen Rezeptor) eingesetzt werden. Bei komorbider depressiver Symptomatik kommt eine Medikation mit Bupropion, einem antidepressiv wirkenden zentralen Hemmstoff der Noradrenalin- und Dopaminwiederaufnahme, in Betracht.

3.2.4 Störungen durch Sedativa und Hypnotika (Benzodiazepine, Zolpidem und Zopiclon, Clomethiazol und Barbiturate; F13.xx)

Epidemiologie

► **Benzodiazepine.** Benzodiazepine sind weltweit die am meisten verschriebenen Arzneimittel. Im Jahr 1995 wurden in der BRD 610 Mio. DDD (Defined Daily Dose, empfohlene therapeutische Tagesdosis; z. B. für Diazepam: 10 mg) rezeptiert. Der Einsatz von Benzodiazepinen als Hypnotikum geht zurück, der als Tranquilizer steigt an. 37 % der als Tranquilizer und 45 % der als Hypnotikum eingesetzten Benzodiazepine werden entgegen der Herstellerempfehlung (bei ambulantem Einsatz maximal 4–8 Wochen) länger als 3 Monate verordnet.

> **M!**
> ### Merke
> Die Anzahl der Benzodiazepinabhängigen – einschließlich der Abhängigkeit im Bereich von therapeutischen Dosen (Low Dose Dependency) – wird in der BRD auf ca. 1,2 Mio. geschätzt. Ihre Gesamtsterblichkeit ist um das 1,8-Fache erhöht.

Die Prävalenz der Benzodiazepinabhängigkeit ist bei Frauen höher und nimmt ab dem 40. Lebensjahr zu [8]. Hochrisikogruppen sind Krankenschwestern und Altenpflegerinnen.

Tab. 3.1 Halbwertszeiten und Oxazepam-Äquivalenzdosen wichtiger Benzodiazepine.

Substanz	HWZ (h)	HWZ aktiver Metaboliten (h)	ÄD (mg)
Bromazepam	10–20	kurz	6
Chlordiazepoxid	5–30	200	30
Clonazepam	40		2
Diazepam	20–40	200	10
Dikaliumchlorazepat (P)	1–2	200	20
Flunitrazepam	18		1
Lorazepam	8–24		2
Lormetazepam	10–14		2
Nitrazepam	18–30		5
Oxazepam	4–15		50
Temazepam	5–13		20

ÄD = Äquivalenzdosis zu 50 mg Oxazepam (modifiziert nach [25]); P = Prodrug

Die Halbwertszeiten und Oxazepam-Äquivalenzdosen wichtiger Benzodiazepine fasst ▸ Tab. 3.1 zusammen.

▸ **Clomethiazol.** Die Clomethiazolabhängigkeit entwickelt sich am häufigsten bei Alkoholabhängigen aufgrund von unerlaubter ambulanter Medikation.

▸ **Barbiturate.** Die Barbituratabhängigkeit hat im deutschsprachigen Raum eine geringe Prävalenz (Anteil unter den in stationäre Entzugsbehandlung aufgenommenen Abhängigkeitskranken < 0,3 %).

Pharmakologie

Benzodiazepine wirken über eine Interaktion mit dem GABA-Rezeptor anxiolytisch, sedativ-hypnotisch, antiaggressiv, muskelrelaxierend und antikonvulsiv. In der BRD sind die Generika je nach Indikation den jeweiligen Kapiteln der Roten Liste zugeordnet. Wahrscheinlich beruhen die in der Praxis bekannten Vorteile einzelner Substanzen bei speziellen Indikationen auf Unterschieden der Plasmahalbwertszeit, des Verteilungsvolumens, des Metabolismus und der Anflutungsgeschwindigkeit.

Zolpidem und *Zoplicon* sind chemisch keine Benzodiazepine, wirken aber entsprechend am gleichen Rezeptor und haben ebenfalls ein Abhängigkeitspotenzial.

Diagnostik

Die Sensitivität des Benzodiazipin-Screenings im Urin für die verschiedenen Substanzen richtet sich nach dem verwendeten Testsystem. Für Flunitrazepam ist oft eine Einzelbestimmung erforderlich!

Für das klinische Screening einer Störung durch Sedativa ist der „Kurze Medikamentenfragebogen" (KMM) gut anwendbar.

Akute Intoxikation (F13.0x)

▸ **Symptomatik.** Die Symptomatik (arterielle Hypotonie, Somnolenz bis Koma, Atemdepression bis Atemstillstand) tritt bei Überdosierungen von Clomethiazol oder Barbituraten aufgrund der geringeren therapeutischen Breite rascher ein.

▸ **Therapie.** Zur Therapie gehören die Sicherung der Vitalfunktionen und die Giftelimination. Bei Benzodiazepinen: Gabe von Flumazenil (Anexate, kompetitiver Benzodiazepinantagonist) 0,1 mg entsprechend 1 ml unverdünnte Injektionslösung i. v., minütlich wiederholen bis maximal 1–2 mg, ggf. nachdosieren (HWZ: 50 min). Bedeutsamste Nebenwirkung des Antagonisten bei Überdosierung ist der massive Entzug mit Krampfanfall oder Delir.

Abhängigkeit „Barbiturattyp" (F13.2x)

Es besteht eine Kreuztoleranz zwischen Benzodiazepinen, Barbituraten, Alkohol, Clomethiazol, Meprobamat und Glutethimid (Dämpfung des GABAergen Chloridionenkanals).

▸ **Verzögerte Diagnostik.** Die Abhängigkeitsentwicklung wird oft verzögert diagnostiziert. Dies ist u. a. bedingt durch:

- unauffälligen Transport und Konsum im Vergleich zu anderen Drogen,
- weniger offenkundige Intoxikation (geringere soziale Kontrolle bezüglich einer Dauerintoxikation),
- Verschreibung für dieselbe Person durch mehrere hierüber untereinander nicht informierte Ärzte,
- Verfügbarkeit hoch dosierter Darreichungsformen (z. B. Bromazepam 6 mg, Oxazepam 50 mg) und von Großpackungen auch in der ambulanten Versorgung,
- Nötigung nicht (weiter-)verschreibender Ärzte durch Androhung eines Arztwechsels oder einer Anzeige bei der Ärztekammer,
- Ausbleiben eines kritischen Feedbacks für fahrlässig Rezeptierende aufgrund falsch verstandener Kollegialität.

Entzugssyndrom (F13.3x)

Siehe Alkoholentzug (S. 100), aber:

- EEG-Rebound-Phänomene und Schlafstörungen sind bereits nach 1–2 Wochen therapeutischer Dosen nachweisbar [30].
- Die vegetative Symptomatik ist geringer, die Krampfgefahr ist größer als beim Alkoholentzug.
- Der Verlauf ist wesentlich prolongierter als beim Alkoholentzug.
- Derealisationsphänomene und Farbwahrnehmungsstörungen sind beim Benzodiazepinentzug oft zu beobachten.

Die Entzugsbehandlung und die Entwöhnungstherapie können gemeinsam mit Alkoholabhängigen erfolgen.

▸ **Therapie im Entzug.** Medikamentöse Therapie im Benzodiazepinentzug: fraktionierter Entzug vorzugsweise mit Oxazepam: 80 % der Äquivalenzdosis (▸ Tab. 3.1) ausschleichend über 4–8 (–16) Wochen sowie ggf. eine Zusatzmedikation mit Carbamazepin oder Levetiracetam.

Entzugsdelir (F13.4) und psychotische Störungen (F13.5x)

Entzugsdelirien mit schweren Orientierungsstörungen, aber ohne gravierende vegetative Komponente und psychotische Symptome können auftreten. Sie sind meist durch psychomotorische Erregungszustände und massive Angst sowie optische Halluzinationen geprägt.

Restzustand und verzögert auftretende psychotische Störung (F13.7)

Nach mehrjährigem exzessiven Konsum werden amnestische Episoden und ein demenzieller Abbau beobachtet. Flashbacks sind noch 12 Monate nach Konsumende möglich.

3.2.5 Störungen durch Opioide (F11.xx)

Epidemiologie

Der überwiegende Teil der ca. 50 000–100 000 Opiatabhängigen in der BRD (ca. ¼ davon Frauen) bezieht die Opiate vom profitablen und effizienten Schwarzmarkt.

▸ **Formen des illegalen Opiatkonsums.** Der Konsum von Opiaten erfolgt

- oft zunächst *inhalativ*: z. B. Rauchen von – auf einer Aluminiumfolie („Blech") erhitztem – Heroin,
- selten *intranasal* („Sniffen"),
- *intravenös:* Injektion des Heroins, welches zuvor z. B. auf einem erhitzten Löffel in angesäuertem (mit Ascorbinsäure oder Ähnlichem) Wasser aufgelöst wurde,
- *oral:* Kodein, Methadon und andere Opioide.

Der legale Einsatz von Opiaten ist in Deutschland und Österreich durch Gesetze und Verordnungen erschwert (z. B. Deutsche Bundesregierung 1998; Österreichischer Bundeserlass 2007). Er erfolgt in der Anästhesiologie, zur Behandlung tumorbedingter Schmerzen und im Rahmen einer substitutionsgestützten Behandlung Heroinabhängiger. Äquivalenzdosen wichtiger Einzelsubstanzen sind in ▸ Tab. 3.2 aufgeführt.

Pharmakologie

Analgesie, Euphorie, Sedierung und Atemdepression werden durch Agonismus an µ-Opiatrezeptoren vermittelt. Partielle µ-Agonisten wie z. B. Buprenorphin weisen ein niedrigeres Wirkungsmaximum sowie entsprechend ein niedrigeres Risiko der Atemdepression und der letalen Überdosierung auf als andere Opioide.

Tab. 3.2 Äquivalenzdosen wichtiger Opioide.

Opioid	Äquivalenzdosis (mg) zu 10 mg Morphin i. v. bzw. 30 mg p. o.	Ceiling-Effekt bei	HWZ aktiver Metaboliten (h)	Wirkdauer der unretardierten Form (h)
Morphin			2,5	2–4
Methadon (Razemat)	5–10 p. o.		15–60	5–7
Levomethadon	2,5–5 i. m., p. o.		15–60	5–7
Buprenorphin	0,4 i. m., 0,4–1 s. l.	4–5 mg p. o. pro Tag	2–3	6–10
Kodein			2,5–3	
Dihydrokodein	200 p. o.	240 mg	3,3–4,5	4
Tramadol	50–120 i. m., p. o.	300 mg	6–9	2–4
Tilidin	100–120 p. o.		3	3
Piritramid	15–30 i. m.		4–10	2–4
Pethidin	100–150 i. m., 300 p. o.		3,5–4	2–4

Ätiologie

▸ **Psychosoziale Belastungen.** Psychosoziale Belastungen in der Vorgeschichte spielen eine große Rolle. So berichtet z. B. jeder achte männliche und jeder zweite weibliche Opiatabhängige, Opfer früher sexueller Gewalt gewesen zu sein. Die erstmalige Aufnahme von Prostitution liegt zeitlich meist nach dem ersten Drogenkonsum. Der Beginn des Konsums und der einer Prostitution liegen jedoch bei Drogenabhängigen, die sexuelle Gewalt erfahren haben, signifikant früher als bei solchen, die nicht Opfer früher sexueller Gewalt geworden sind.

▸ **Persönlichkeitsstörungen.** Persönlichkeitsstörungen machen den größten Anteil der psychiatrischen Komorbidität Heroinabhängiger aus. Da 92 % von ihnen schon vor dem 25. Lebensjahr intravenös konsumieren, ist die ursächliche Bedeutung von Persönlichkeitsstörungen hier fragwürdig.

Die Lifetime-Prävalenz anderer psychiatrischer Erkrankungen (ICD-10: F20–45) liegt bei Drogenabhängigen nach einer Untersuchung von Krausz et al. [14] bei 55 %. Ihre ätiologische Bedeutung muss im Einzelfall geklärt werden.

Diagnostik

Für die Drogenanalytik kommen infrage:

- Blut- oder Speichelproben,
- Urinproben, gewonnen unter Sicht, mit Kontrolle der Temperatur (35,8 bis 38 °C) oder unter Verwendung einer zuvor getrunkenen Markersubstanz.

Die Untersuchungen erfolgen täglich oder in unregelmäßiger Folge.

Screenings auf Opiate erfassen in der Regel keine synthetischen Opioide (Einzelbestimmungen erforderlich!).

Bei i. v. Konsum sollten eine Hepatitis-C- und eine HIV-Diagnostik angeboten werden.

Akute Intoxikation (F11.1x)

Miosis (Stecknadelkopfpupillen; *cave:* dieses Symptom kann bei Mischintoxikation und präfinal fehlen), ferner Somnolenz bis Koma, Bradykardie, arterielle Hypotonie, Abschwächung der Reflexe bis Areflexie, Hypothermie, Atemdepression mit allen Hypoxiefolgen, toxisches Lungenödem.

Eine erhöhte Vitalgefährdung besteht bei

- Mischintoxikationen insbesondere mit Benzodiazepinen oder Alkohol,
- ungewohnt hochprozentigem Straßenheroin,
- somatischen Begleiterkrankungen wie Hepatitis C, HIV, Endocarditis lenta,
- fehlender Toleranz nach einer Abstinenzphase.

Abhängigkeitssyndrom und Entzugssyndrom vom Morphintyp (F11.2x, F11.3x)

Eine Toleranzentwicklung findet für alle zentralnervösen Effekte, nicht aber für die Tonuserhöhung der glatten Muskulatur statt, d. h., dass eine Obstipation beispielsweise persistiert.

Tab. 3.3 Stadien des Opiatentzugs (modifiziert nach [4]).

Stadium	Symptomatik	Nach Heroin	Nach Morphin	Nach Methadon
0	Angst und Suchtdruck	4 h	6 h	12 h
I	zusätzlich Gähnen, Schwitzen, Tränenfluss, Rhinorrhö, unruhiger Schlaf	8 h	14 h	32–48 h
II	zusätzlich: Mydriasis, Piloerektion, Tremor, Muskelzucken, Hitze- und Kältegefühl, Muskelschmerzen, Anorexie	12 h	16 h	2–3 d
III	zusätzlich: Schlaflosigkeit, Blutdruck- und Temperaturanstieg, Tachykardie, Hyperventilation, Übelkeit, psychosomatische Unruhe	18–24 h	24–36 h	> 2 d
IV	zusätzlich: Fieber, Erbrechen, Durchfall, Spontanejakulationen, Muskelkrämpfe, Leukozytose, Blutzucker- und Laktatanstieg	24–36 h	36–48 h	> 2 d

▸ **Physische Abhängigkeit.** Es kommt zum Entzugssyndrom (▸ Tab. 3.3) aufgrund einer Endorphinverarmung an µ- und δ-Opioidrezeptoren.

▸ **Psychische Abhängigkeit.** Die massive Rückfallgefahr nimmt nur im Verlauf von Jahren der Abstinenz ab.

Aufgrund der Kombination von hoher Wirkintensität, rascher Anflutung, kurzer Halbwertszeit, ausgeprägter Toleranzentwicklung und massivem körperlichen Entzugssyndrom ist das Suchtpotenzial des Heroins besonders hoch. Das Entzugssyndrom und die Toleranzentwicklung führen zu autoaggressiven Konsumformen. Illegalität und Kosten der Drogenbeschaffung fördern dissoziales Verhalten. Die Gesamtsterblichkeit ist unter Heroinkonsum 21-fach erhöht. Bei Anwendung als Analgetikum aufgrund medizinischer Indikation sind das Abhängigkeitspotenzial und die Letalität von Opioiden dagegen gering.

Therapie

Akute Intoxikation

Sicherung der Vitalfunktionen, ggf. Wiederbelebungsmaßnahmen; bei Bedarf Naloxon (z. B. Narcanti-Ampullen zu 0,4 mg) 0,1 mg i. v., (i. m., intratracheal), minutenweise wiederholen bis 2 mg (bei Verdacht auf extreme Intoxikation bis zu 10 mg); *cave:* bei Überdosierung massive Entzugssymptomatik. Weitere Beobachtung des Patienten und eventuell Naloxon (HWZ: 1 h) nachdosieren.

Entzugssyndrom

- Methadon 20 mg oral, eventuell nach jeweils 2 h wiederholt nachdosieren; *cave:* Ateminsuffizienz z. B. bei fehlender Opiattoleranz;
- alternativ Buprenorphin bis 8 µg sublingual (!), wirkt ungenügend bei laufender Substitution mit > 40 mg Methadon pro Tag;
- alternativ Clonidin (wegen Gefahr vital bedrohlicher Kreislaufdepression in Deutschland nur stationär zugelassen, keine Gabe bei Bradykardie oder bei RR < 85/55), fraktioniert am ersten Tag bis 600 µg oral, unter weiterer Vitalwertkontrolle steigern bis maximal 17 µ/kg KG/d; wirkt ungenügend auf psychische Entzugssymptomatik und Muskelschmerzen.

▸ **Dauertherapie mit Opiatantagonisten (nicht bei Polytoxikomanie).** Naltrexon (Nemexin) ist ein enteral resorbierbarer kompetitiver µ-Opiatantagonist mit langer Wirkdauer. Unter kontrollierter 3-mal wöchentlicher Einnahme (z. B. montags und mittwochs 100 mg, freitags 150 mg) ist Heroin bei etwaigem Rückfall ohne Effekt. Mit einer Naltrexonbehandlung darf nur mehrere Tage nach abgeschlossener Entgiftung und ggf. probatorischer Gabe von Naloxon i. v. begonnen werden [12].

▸ **Opiatsubstitution.** Voraussetzung für die Durchführung der Opiatsubstitution ist in Deutschland die Fachkunde „Suchtmedizinische Grundversorgung", deren Curriculum die gesetzlichen Regelungen des Betäubungsmittelgesetzes (BtmG) und der Betäubungsmittel-Verschreibungsverordnung (BtmVV) vermittelt.

Folgende Substanzen kommen zum Einsatz:

- Standardsubstanz ist razemisches *Methadon* (BtmG, BtmVV), z. B. als trinkfertige 1 %ige Zubereitung 1-mal täglich 20–120 mg (HWZ: 15–60 h). Levomethadon (BtmG) ist teurer und meist ohne Vorteil.
- Die Einnahme des partiellen Agonisten *Buprenorphin* (Subutex) ist mit einem geringeren Risi-

ko der Atemdepression verbunden und in der Schwangerschaft wegen des geringeren Entzugssyndroms beim Neugeborenen zu bevorzugen. Bei Suboxone ist Buprenorphin mit einem Antagonisten kombiniert, der die parenterale Applikation unattraktiv macht.

- *Codein* (BtmG, nur eingeschränkt der BtmVV unterliegend) weist eine mit 3 h ungünstig kurze HWZ auf.

▸ **Motivations- und Entwöhnungstherapie.** Die Motivations- und Entwöhnungstherapie findet bei Heroinabhängigkeit im gruppentherapeutischen, auf die Behandlung Abhängiger von (harten) illegalen Drogen spezialisierten stationären Setting statt, das um Einzeltherapieelemente ergänzt werden sollte. Behandlungsergebnisse nach 8,5 Jahren: 6 % sehr gut, 7 % gut, 20 % mäßig, 22 % substituiert, 33 % unverändert, 9 % verschlechtert.

Juristische Aspekte

55 % der in stationäre Krankenhausbehandlung aufgenommenen Drogenabhängigen haben mehr als 5 Verurteilungen, eine kumulierte Haftdauer von mehr als 24 Monaten, eine Unterbringung nach §§ 63, 64, 86 StGB oder ein aktuell anhängiges Strafverfahren.

Mit Einschränkungen können Haftstrafen nach § 35 BtmG („Therapie statt Strafe") in eine stationäre suchttherapeutische Behandlungszeit umgewandelt werden.

3.2.6 Störungen durch Kokain (F14.xx) und Stimulanzien (F15.xx)

Epidemiologie

Kokain wird überwiegend als Kokainhydrochlorid (weißes Pulver, auch kristallin) zum intranasalen oder intravenösen Konsum verkauft, zum Teil wird es als „Freebase" oder als „Crack" zur Inhalation (Crackpfeife) angeboten. Amphetamine und Methamphetamine spielen in der Drogenszene Europas seit 2010 eine zunehmende Rolle.

Stimulanzien sind auch in Appetitzüglern, Psychostimulanzien, Antihypotonika, Asthmamitteln und Rhinologika enthalten (▸ Tab. 3.4).

Diagnostik

Ein rezenter Konsum von Kokain (HWZ: ca. 30–60 min) wird in der Regel anhand des Kokainmetaboliten Benzoylecgonin im Urin nachgewiesen. Für Langzeitaussagen werden Haarproben untersucht [28].

Das Screening auf indirekte Sympathomimetika erfordert oft Einzelbestimmungen und ist aufgrund der Substanzvielfalt problematisch.

Akute Intoxikation (F14.0x, F15.0x)

Die akute Intoxikation führt zu gesteigerter Wachheit, dem Gefühl gesteigerter Leistungsfähigkeit, Schlaflosigkeit, Nervosität, zur Unterdrückung des

Tab. 3.4 Vorkommen indirekter Sympathomimetika in Fertigarzneimitteln.

	Wirksubstanz	HWZ	Arzneimittel (Auswahl)
Amphetamintyp	Amfepramon	1,5–2,25 h, (Met)	Tenuate (Az), Regenon (Az)
	Amfetaminil		AN 1 (Ps)
	Famprofazon		Gewodin (An)
	Fenetyllin (BtmG)	1,5 h	Captagon (Ps)
	Mefenorex	2–3 h	Rondimen (Az)
	Metamfepramon		Tempil N (An, Ps)
	Methylphenidat (BtmG)	1–3 h (7 h)	Ritalin (Ps)
	Pemolin	10–12 h	Hyperilex (Ps), Tradon (Ps)
Ephedrintyp	Cathin (Norpseudoephedrin)	3–92 h	Antiadipositum X-112 (Az), Mirapront N (Az)
	Ephedrin	3–6 h	Felsol Neo (Asth), Antiföhnon (Ah)
	Norephedrin	3 min	Basoplex (Rhin), Rhinopront Saft (Rhin)
	Pseudoephedrin	7 h	Actifed (Rhin), Olynth Kombi (Rhin)

An = Analgetikum; Ah = Antihypotonikum; Az = Appetitzügler; Asth = Asthmamittel; Ps = Psychostimulans; Rhin = Rhinologikum; Met = aktive Metaboliten

Hungergefühls, zu Tachykardie, Arrhythmie, arterieller Hypertonie (ggf. Nifedipin 10–20 mg s. l.).

Bei *Kokain* verstärkt: Überhöhung des Selbstwertgefühls, Euphorie, selten Dysphorie, eventuell tonisch-klonische Krampfanfälle, Delir, Gefahr von Rhabdomyolyse, Multiorganversagen und letalem Ausgang.

Abhängigkeitssyndrom (F14.2x, F15.2x)

Das Abhängigkeitssyndrom ist gekennzeichnet durch eine zentralnervöse Toleranzentwicklung, die meist nicht die Schlafstörung und die Nervosität einschließt. Es kommt zu ängstlich gefärbten Erregungszuständen und zusätzlich

- bei *Kokain:* zu rascher Verarmung (oft gewaltbereite Beschaffungskriminalität), Nasenseptumperforation, zu allen Komplikationen einer arteriellen Hypertonie;
- bei *Appetitzüglern:* zu Halluzinationen, Arrhythmie, pulmonalarterieller Hypertonie;
- bei *sympathomimetischen Rhinologika:* zur chronischen Rhinitis sicca (0,9 % NaCl-Lösung lokal).

▸ **Therapie.** Der Behandlungsbeginn ist oft durch fehlende Krankheitseinsicht verzögert (hier sollten eventuell ambulante Motivationsgespräche geführt werden [16]).

Bei der Entwöhnung profitieren Stimulanzienabhängige eher von Settings gemeinsam mit Alkohol- und Medikamentenabhängigen als mit Opiatabhängigen.

Entzugssyndrom (F14.3x, F15.3x)

Das Entzugssyndrom ist charakterisiert von Müdigkeit, Antriebsarmut, milder vegetativer Symptomatik über 2–4 Tage und zusätzlich

- bei *Kokain:* in Einzelfällen von einer über Wochen andauernden ängstlich getönten Depression oder Anhedonie (Therapie: Desipramin);
- bei *Koffein:* von Entzugskopfschmerzen, Nervosität (Therapie: ausschleichende Dosierung).

Psychotische Störungen (F14.5)

Besonders bei *Kokain* ist eine paranoide Psychose mit Wahnwahrnehmungen (vorzugsweise im Sinne des Verfolgtwerdens) nicht selten. Diese spricht gut auf Neuroleptika an.

3.2.7 Störungen durch Halluzinogene (F16.xx) und Cannabinoide (F12.xx)

Epidemiologie

▸ **Halluzinogene.** Zu den Halluzinogenen zählen u. a. Lysergsäurediethylamid (LSD), Psilocybin, Psilocin, Meskalin, Hyoscyamin, Atropin.

- *LSD* wird synthetisch hergestellt. Seit dem Verbot seiner medizinischen und wissenschaftlichen Anwendung wird es – auf bunten Papieren aufgebracht (Pappen) – illegal angeboten.
- *Psilocybin* und *Psilocin* sind in diversen getrockneten (auch heimischen) Pilzarten enthalten und werden z. B. in niederländischen „Coffie shops" verkauft.
- *Meskalin* (Hauptalkaloid des amerikanischen Peyote-Kaktus) hat in den USA größere Bedeutung und ist dort beim Gebrauch innerhalb einzelner Religionsgemeinschaften legal.
- *Hyoscyamin* und *Atropin* sind Wirkstoffe der heimischen Pflanzen Stechapfel (Datura stramonium) und Tollkirsche (Atropa belladonna).

▸ **Cannabinoide.** Cannabis ist mit ca. 400 Mio. regelmäßigen Konsumenten nach Nikotin und Alkohol weltweit die verbreitetste Droge. Verwendet werden die getrockneten Spitzentriebe (Marihuana) der weiblichen Pflanzen (Cannabis sativa), gepresste Pflanzen (Haschisch) oder ein öliger Extrakt. Alle diese Ausgangszubereitungen können pur oder vermengt mit Tabak („Joint", „Tüte", „Spliff", „Reefer" oder – konzentrierter – in einem Eimer) geraucht oder oral in Speisen und Getränken aufgenommen werden.

Therapeutisch wird das Hauptalkaloid Tetrahydrocannabinol (THC) bei fortgeschrittenen Tumorerkrankungen zur Schmerzbehandlung eingesetzt. Seit 2010 spielen die mittlerweile mehr als 30 verschiedenen synthetischen Cannabinoide (Jahresbericht zum Weltdrogentag), die in diversen Zubereitungen (z. B. „Spice") überwiegend über das Internet vertrieben werden, eine zunehmende Rolle.

Pharmakologie

Halluzinogene inhibieren vorrangig das serotonerge System mit Verminderung des Serotonin- und Steigerung des Noradrenalinumsatzes. Cannabis wirkt an Anandamidrezeptoren, die in Hirnrinde und Hippocampus, aber auch in Milz und Lymphknoten vorkommen. Zentral wirkt es sich wie der endogene Agonist Anandamid auf das Belohnungssystem aus.

Die *Rauschdosis* beträgt bei LSD 25–100 µg, bei THC (inhalativ) 15 mg.

Der *Wirkungseintritt* erfolgt bei LSD nach 15–30 min, bei Psylocibin nach 30 min, bei Meskalin und Cannabis (oral) nach 30–90 min, bei Cannabis (geraucht) innerhalb von Sekunden.

Das *Wirkungsmaximum* beträgt bei Psylocibin 2 h, bei LSD 2–3 h, bei Meskalin 1–2 h und bei THC 2–4 h.

Die *Wirkungsdauer* liegt für LSD bei 4–12 h, für Psilocybin bei 4–6/–15 h, für Meskalin bei 6–8 h und für Cannabis bei 1–2 Tagen.

Diagnostik

Bei der Vielzahl der Substanzen stellt der Nachweis von Halluzinogenen und synthetischen Cannabinoiden eine toxikologische Herausforderung dar, die umso größer ist, je weniger verlässliche anamnestische Angaben im Einzelfall verfügbar sind.

THC kann mit Teststreifen (qualitativ) oder gaschromatografisch (quantitativ) nach einmaligem Cannabiskonsum 3–5 Tage, nach chronischem Gebrauch mehrere Wochen in Urin, Blut oder Speichel nachgewiesen werden. Ein deutlicher Konzentrationsanstieg in Serum und Urin ist bei körperlicher Aktivität oder Fieber ohne erneuten Cannabiskonsum durch Rückverteilung aus dem Fettgewebe möglich. Forensisch erfolgt der Nachweis im Haar [28].

Akute Intoxikation (F16.0x, F12.0x)

Folgende *Symptome* können auftreten:

- Es kommt zu einer subjektiven Steigerung der Wahrnehmungsintensität (Meskalin besonders Farbintensivierung). Die Zeit (und der Raum bei LSD, Psilocybin, Meskalin) wird gedehnt wahrgenommen. Weiterhin können Synästhesien (z. B. werden Farben hörbar), Pseudohalluzinationen, selten Halluzinationen auftreten;
- Besonders bei Hyoscyamin und Atropin ist die Orientierung gelockert bis aufgehoben;
- Subjektiv werden als genial aufgefasste assoziative Gedankenmuster erlebt („Scheintiefsinn"); objektiv herrschen sprunghaftes Denken und Zerfahrenheit vor. Weiterhin bestehen Störungen der Konzentration (nach Psilocybin teilweise über Tage andauernd).
- Störungen des Kurzzeitgedächtnisses und dessen Überleitung in das Langzeitgedächtnis treten besonders bei THC auf.
- Der Affekt ist labil (besonders bei Psilocybin) und abhängig von der Ausgangsverfassung sowie von Umgebungseinflüssen. Alltägliche Gedankeninhalte, Wahrnehmungen und Bewegungen des eigenen Körpers werden als nachhaltig erfreulich oder belustigend empfunden; auch Depressivität kann vorkommen.
- Besonders initial und bei Erstkonsumenten (nicht bei LSD) kommt es auch zu Gangstörungen, Übelkeit, Erbrechen, Kälteschauern, Hitzewallungen oder Kollaps.

Letale LSD- oder Cannabisintoxikationen sind nicht gesichert; *cave:* rauschbedingter Unfall und Suizid!

► **Therapie.** Meist ist ein beruhigendes Gespräch ausreichend; bei Bedarf werden 10 mg Diazepam verabreicht. Bei anticholinergem Syndrom erfolgen die Überwachung der Vitalparameter und ggf. die wiederholte i. v. Gabe von 1 mg Physiostigmin.

Abhängigkeitssyndrom (F16.2x, F12.2x)

Bei regelmäßigem Konsum entwickelt sich eine Toleranz. Unter den Halluzinogenen besteht eine Kreuztoleranz. Die Abhängigkeitsentwicklung ist vorwiegend psychisch.

Entzugssyndrom (F16.2x, F12.3x)

Nach längerem Halluzinogenkonsum treten Reizbarkeit, eine Zunahme des REM-Schlafes (Reboundphänomen), Appetitlosigkeit, Frösteln, Tremor und subfebrile Temperatur auf, die spontan nach wenigen Tagen sistieren. Nach Cannabis treten Reizbarkeit, Craving und Schlafstörungen auf.

Psychotische Störungen (F16.5x, F12.5x)

Unter allen Halluzinogenen können besonders beim erstmaligen oder hochfrequenten Konsum psychomotorische Unruhe, Angst oder Misstrauen, (Pseudo-)Halluzinationen oder Realitätsverlust auftreten. Insbesondere LSD kann eine akute schizophreniforme polymorphe Psychose bewirken. Eine drogeninduzierte Psychose klingt (auch ohne

Medikation) nach der körperlichen Entgiftung meist innerhalb von 1–5 Tagen ab. Das Risiko, an einer Schizophrenie zu erkranken, wird durch Cannabis konsumdauer- und dosisabhängig gesteigert.

▸ **Flashback.** Ein Flashback (Wiederauftreten von Komponenten des Intoxikationssyndroms ohne erneuten Konsum) ist nach LSD oder Meskalin intensiver und prolongierter als nach Cannabis.

Substanzspezifische Restzustände (F12.7)

Die längerfristige Verminderung der Initiative und der Leistungsbereitschaft (amotivationales Syndrom) nach langfristigem Cannabiskonsum wird beschrieben.

Aufgrund der weitgehenden Entsprechung der Begleitstoffe ähneln sich die somatischen Langzeitfolgen des Cannabis- und des Tabakrauchens bezüglich Karzinogenität im Bereich der Atemwege sowie niedrigen Geburtsgewichts nach Konsum in der Schwangerschaft.

3.2.8 Störungen durch flüchtige Lösungsmittel („Schnüffelsucht“; F18.xx)

Epidemiologie

Allgemeine Verfügbarkeit als lipophile flüchtige Substanzen, z. B. Benzin, Petroleum, Toluole, Benzole, Diethylether, Essigsäureester (in Klebstoff- und Lackverdünnern, Reinigungsmitteln), Raumluftsprays, Deodorants oder auch Anästhetika. Betroffen sind v. a. Kinder, Jugendliche und junge Erwachsene in den Slums der Schwellen- und Entwicklungsländer.

Pharmakologie

Diese stark fettlöslichen Substanzen lagern sich diffus in die Membranen des ZNS ein und führen zunächst zu unspezifischen Funktionsausfällen.

Diagnostik

Es fällt der aromatische Geruch der Atemluft oder der Oberbekleidung auf (eventuell auch Plastikbeutel mit Lösungsmittel). Bei häufigem Konsum entstehen perioral-perinasale Hautreizungen.

Akute Intoxikation (F18.0)

Zunächst bestehen Apathie oder impulsives, oft aggressives Verhalten. Bei schwerer Intoxikation entwickeln sich Übelkeit, Nystagmus, Doppelbilder, Halluzinationen (optisch, akustisch oder szenisch) und zunehmende Bewusstseinstrübung mit Atemlähmung, Rhabdomyolyse.

Intoxikationen klingen nach Beendigung der Inhalation innerhalb von 5–30 min ab. Hohe Lebensgefahr besteht bei Applikationsweisen, bei denen die Exposition durch Bewusstseinsverlust nicht beendet wird (z. B. Inhalation aus einem Gefäß unter einer Decke).

Substanzspezifische Restzustände (F18.7)

Bei längerfristigem Konsum entwickelt sich ein demenzieller Abbau aufgrund zerebral-zerebellarer Atrophie mit Demyelinisierungsherden und axonaler Degeneration.

3.2.9 Störungen durch multiplen Substanzgebrauch (Polytoxikomanie; F19.xx)

Definition

Polytoxikomanie
Polytoxikomanie ist in der ICD-10 definiert entweder als Konsum von mehreren Substanzen – falls unklar ist, welche Substanz die Störung hervorgerufen hat (häufig) – oder als Störung durch Konsum eines nicht identifizierten Suchtmittels (selten).

Epidemiologie

Die Polytoxikomanie ist oft bei dem Konsum von Designerdrogen zu diagnostizieren. Diese dem betroffenen Konsumenten oft nicht näher bekannten Substanzen werden in illegalen Labors durch Veränderung der Molekularstruktur bekannter Stoffe synthetisiert (z. B. 3,4-Methylendioxymetamphetamin [MDMA, „Ecstasy“] Phencyclidin [PCP], LSD sowie Amphetamin-Fentanyl-Pethidin- und Tryptaminderivate).

Der wahllose gleichzeitige Konsum diverser Suchtmittel aus mehreren Stoffgruppen nach aktu-

Tab. 3.5 Gestufte Entzugsbehandlung bei multiplem Substanzgebrauch differenziert nach ambulantem und stationärem Setting.

	1. Entzugsstufe (obligat)	2. Entzugsstufe (obligat oder fakultativ)	3. Entzugsstufe (fakultativ)
ambulant	Kokain	Alkohol	Methadon
		Benzodiazepine (fraktioniert)	Nikotin
	Opiate, ggf. unter Methadonsubstitution	Stimulanzien	(Koffein)
		Halluzinogene, Cannabis	
stationär	Kokain, Stimulanzien	Benzodiazepine (fraktioniert)	Methadon
	Opiate, ggf. unter Methadonsubstitution		(Nikotin)
	Alkohol		(Koffein)
	Halluzinogene, Cannabis		

( ) = seltene Indikation

eller Verfügbarkeit und momentanem Befinden entwickelt sich häufiger als Kulmination von Abhängigkeiten insbesondere von illegalen Drogen. Er kann auch als Komplikation einer Psychose bzw. einer Borderline-Persönlichkeitsstörung auftreten.

Diagnostik, Therapie

Eine detaillierte Anamnese und ein umfangreiches Drogen-Screening (s. o.), täglich oder in unregelmäßigen Intervallen, sind unverzichtbar.

Vor Beginn ist zu verabreden, auf welche Suchtmittel sich die Behandlung und eine etwaige anschließende längerfristige Therapie beziehen soll. Um den polytoxikomanen Patienten nicht durch die Überlagerung mehrerer Entzugssymptome zu überfordern, ist in der Akutbehandlung oft ein gestuftes Vorgehen sinnvoll. Während bei ambulanter Behandlung zunächst nur der Entzug von den harten illegalen Drogen Heroin und Kokain obligat ist, wird bei suchtmedizinisch qualifizierter stationärer Akutbehandlung vom ersten Tag an auch von Alkohol, Stimulanzien, Halluzinogenen und Cannabis entzogen. Das weitere Vorgehen ist in ▶ Tab. 3.5 angeführt.

Literatur

[1] Anderson P, Möller L, Galea G, eds. Alcohol in the European Union: Consumption, Harm and Policy Approaches. Copenhagen: World Health Organisation Regional Office for Europe; 2012

[2] Batra A. Tabakabhängigkeit: Biologische und psychosoziale Entstehungsbedingungen und Therapiemöglichkeiten. Darmstadt: Steinkopff; 2002

[3] Benkert O, Hippius H, Hrsg. Psychiatrische Pharmakotherapie. 6. Aufl. Berlin: Springer; 1996

[4] Blachly PH. Management of the opiate abstinence syndrome. Am J Psychiatry 1966; 122: 742–744

[5] Cotton J. The family incidence of alcoholism. A review. J Stud Alcohol 1979; 40: 89–116

[6] Deutsche Hauptstelle für Suchtfragen, Hrsg. Jahrbuch Sucht 13. Lengerich: Pabst; 2013

[7] Ewing JA. Detecting alcoholism: The CAGE questionnaire. JAMA 1984; 252: 1905–1907

[8] Glaeske G. Arzneimittelverbrauch von Menschen in höherem Lebensalter unter besonderer Berücksichtigung von Arzneimitteln mit Abhängigkeitspotenzial. Düsseldorf: Ministerium für Arbeit, Gesundheit und Soziales (MAGS); 1992

[9] Haffner HT, Besserer K, Stetter F et al. Die Äthanol-Eliminationsgeschwindigkeit bei Alkoholikern unter besonderer Berücksichtigung der Maximalvariante der forensischen BAK-Rückrechnung. Blutalkohol 1991; 28: 46–54

[10] Heinz A. Serotonerge Funktionsstörungen – Bedeutung für die Entstehung und Aufrechterhaltung der Alkoholabhängigkeit. In: Stetter F, Hrsg. Wege aus der Sucht II – Suchtforschung für die Suchtkranken: Ergebnisse, Konsequenzen, Perspektiven. Geesthacht: Neuland; 2001

[11] John U, Hapke U, Rumpf HJ, Hill A, Dilling H. Prävalenz und Sekundärprävention von Alkoholmissbrauch und -abhängigkeit in der medizinischen Versorgung. Schriftenreihe des Bundesministeriums für Gesundheit. Bd. 71, Baden-Baden: Nomos; 1996

[12] Koc J, Weyandt M, Pruchniewicz P et al. Rezeptorblockade mit Naltrexon. In: Gölz J, Hrsg. Moderne Suchtmedizin, Diagnostik und Therapie der somatischen, psychischen und sozialen Syndrome. Stuttgart: Thieme; 1998

[13] Körner HH. Betäubungsmittelgesetz, Arzneimittelgesetz. München; 1994

[14] Krausz M, Vertheim U, Degkwitz P. Prävalenz psychischer Störungen bei Opiatabhängigen mit Kontakt zum Drogenhilfesystem. Nervenarzt 2000; 69 (7): 557–567

[15] Mann K, Bladström A, Torup L et al. Extending the treatment options in alcohol dependence: a randomized controlled study of as-needed nalmefene. Biol Psychiatry 2013; 73 (8): 706–713

[16] Miller WR, Rollnick S. Motivational Interviewing – Helping People change. 3rd ed. New York: Guilford Press; 2012

[17] Moecke H. Notärztliche Therapie bei Drogenintoxikation. In: Gölz J, Hrsg. Moderne Suchtmedizin, Diagnostik und Therapie der somatischen, psychischen und sozialen Syndrome. Stuttgart: Thieme; 1998

[18] Prochaska JO, DiClemente CC. In search of how people change. Applications to addictive behaviors. Am Psychol 1992; 47: 1102–1114

[19] Reymann G, Preising M. Rahmenkonzept für die stationäre qualifizierte Entzugsbehandlung alkoholkranker Menschen in Nordrhein-Westfalen. Versicherungsmedizin 2003; 55 (1): 27–32

[20] Rost WL. Psychoanalyse des Alkoholismus. Stuttgart: Klett-Cotta; 1992

[21] Rumpf HJ. The reliability and validity of the Alcohol Use Disorders Identification Test (AUDIT) in a German general practice population sample. J Stud Alcohol 2006; 67:473–481

[22] Schlebusch P, Breil J, Kuhl J et al. Alkoholismus als Störung der Affektregulation. In: Sachse R, Schlebusch P, Hrsg. Perspektiven klärungsorientierter Psychotherapie. Lengerich: Pabst; 2006

[23] Schmidt LG, Gastpar M, Falkai P, Gaebel W, Hrsg. Evidenzbasierte Suchtmedizin – Behandlungsleitlinie substanzbedingte Störungen. Köln: Deutscher Ärzte-Verlag; 2006

[24] Soyka M, Horak M, Löhnert B et al. Ambulante Entgiftung Alkoholabhängiger. Nervenheilkunde 1999; 18: 147–152

[25] Steinkirchner R, Naber D. Benzodiazepine. In: Tretter F Hrsg. Therapie von Entzugssyndromen. Berlin: Springer; 1994

[26] Stetter F, Mann K. Zum Krankheitsverlauf Alkoholabhängiger nach einer stationären Entgiftungs- und Motivationsbehandlung. Der Nervenarzt 1997; 68: 574–581

[27] Stuppaeck C, Barnas C, Falk M et al. Assessment of the alcohol withdrawal syndrome-validity and reliability of the translated and modified Clinical Institute of Withdrawal Assessment for Alcohol scale (CIWA-A). Addiction 1994; 89: 1287–1292

[28] Wagner HJ, Möller MR. Asservierung von Haaren zum Nachweis chronischen Drogenkonsums. Dtsch Ärztebl 1995; 92: B2169--B2171

[29] Wittchen HU, Semler G. Composite International Diagnostic Interview – CIDI-Interviewerheft. Weinheim: Beltz; 1991

[30] Woods JH, Katz JL, Winger G. Abuse liability of benzodiazepines. Pharmacol Toxicol Rev 1987; 39: 251–419

Prüfungsfragen

1. Wie werden psychische Störungen und Verhaltensstörungen durch psychotrope Substanzen gemäß ICD-10 klassifiziert?
2. Wie wird ein schädlicher Gebrauch von einer Abhängigkeit abgegrenzt?
3. Nach wie langer Abstinenz lässt sich nach ICD-10 eine Substanzabhängigkeit nicht mehr diagnostizieren (Zeitkriterium)?
4. Was ist ein Entzugssyndrom mit Delir?
5. Wie ist ein amnestisches Syndrom charakterisiert?
6. Was kann als Leitlinie für die Inhalte des diagnostischen Gesprächs bei der Diagnostik von psychischen Störungen und Verhaltensstörungen durch psychotrope Substanzen gelten?
7. Welchen Stellenwert haben Auslösefaktoren bei Substanzstörungen?
8. Welche verschiedenen Stadien gibt es bei der Therapie der Abhängigkeitserkrankungen?
9. Was ist mit „Breitbandtherapie" bei stationären Entwöhnungsbehandlungen gemeint?
10. Welchen Stellenwert hat die „klassische" Langzeitkur von Suchterkrankungen?
11. Welche Rolle kommt der Pharmakotherapie bei Substanzabhängigkeit zu?
12. Was wird unter Aversionstherapie verstanden?
13. Was ist mit „Suchtverlagerung" gemeint?
14. Wie viel Prozent der Allgemeinbevölkerung leiden unter Alkoholismus (Lebenszeitprävalenz)?
15. Welche Erklärungsmodelle gibt es zur Entstehung der Alkoholabhängigkeit?
16. Welche direkten Marker und weiteren, einfach zu bestimmenden Laborvariablen gibt es bei der Alkoholabhängigkeit?
17. Welche psychotrope Wirkung haben verschiedene Konsummengen von Alkohol?
18. Welche Blutalkoholspiegel sind leichten, mittelgradigen und schweren Rauschzuständen zuzuordnen?
19. Was wird unter pathologischem Rausch verstanden?
20. Wann kommt es zum Auftreten von Entzugssymptomen?
21. Durch welche 3 charakteristischen Symptomkomplexe ist das Delirium tremens gekennzeichnet?
22. Wie erfolgt die medikamentöse Behandlung des Alkoholentzugsdelirs?
23. Wie wird das alkoholbedingte amnestische Syndrom beschrieben?
24. Wie wird im Strafrecht die Einsichts- oder Steuerungsfähigkeit beurteilt?
25. Seit wann wird die Alkoholabhängigkeit in Deutschland als Krankheit anerkannt?
26. Welche Langzeitoptionen ergeben sich für die Pharmakotherapie der Alkoholabhängigkeit?
27. Wie häufig ist die substanzabhängige Störung durch Tabak in der Bevölkerung?
28. Wie häufig tritt die Abhängigkeit von Benzodiazepinen im Bereich von therapeutischen Dosen (Low Dose Dependency) auf?
29. Auf welche Neurotransmitter wirken Benzodiazepine? Nennen Sie die 5 klinischen Charakteristika.
30. Wie häufig treten Störungen durch Opioide in der Bevölkerung auf?
31. Auf welche Neurotransmitter wirken Opioide?
32. Welche diagnostischen Maßnahmen sollten bei einer Störung durch Opioide erfolgen?
33. Wie wird das Opioidentzugssyndrom medikamentös behandelt?
34. Wie werden Störungen durch Kokain und Stimulanzien behandelt?
35. Wie häufig ist der Konsum von Cannabis in der Bevölkerung, auch im Verhältnis zu Nikotin und Alkohol?
36. Wie häufig kommt die „Schnüffelsucht" vor?
37. Ist multipler Substanzgebrauch (Polytoxikomanie) eher die Ausnahme oder die Regel?

4 Schizophrenie, schizotype und wahnhafte Störungen (ICD-10: F20–F29)

Alkomiet Hasan, Peter Falkai und Harald Scherk

4

4.1 Definition

Definition

Die hier dargestellte Gruppe von Erkrankungen (ICD-10: F20–25) ist durch typische psychopathologische Symptome gekennzeichnet, die in ihrem Kern *Denkvorgänge* und *Denkinhalte* betreffen.

Ätiologisch handelt es sich wahrscheinlich um heterogene Krankheitsbilder. Von der Primärprognose ist der Verlauf mit den heute verfügbaren Therapiemöglichkeiten in der Regel günstig beeinflussbar, aber für über die Hälfte der Betroffenen mit einer deutlichen Beeinträchtigung ihrer psychosozialen Entwicklungsfähigkeit verbunden.

4.2 Klassifikation

Die Klassifikation nach ICD-10 fügt Quer- und Längsschnittaspekte zusammen. Es werden folgende Erkrankungen unterschieden:

- Schizophrenie (F20),
- schizotype Störung (F21),
- anhaltende wahnhafte Störungen (F22),
- vorübergehende akute psychotische Störungen (F23),
- induzierte wahnhafte Störung (F24),
- schizoaffektive Störung (F25).

Die Abschnitte F28 („andere nichtorganische psychotische Störungen“) und F29 („nicht näher bezeichnete nichtorganische Psychose“) werden im Rahmen dieses Buches nicht diskutiert, da sie quantitativ zu unbedeutend sind.

4.2.1 Schizophrenie

Die ICD-10 unterscheidet bei der Schizophrenie folgende klinische Prägnanztypen, die sich am psychopathologischen Querschnittsbefund und an Verlaufsbesonderheiten orientieren, ohne dass ihnen eine sichere ätiologische Eigenständigkeit oder Verlaufsspezifität zuzuschreiben wäre:

- F20.0 paranoide Schizophrenie,
- F20.1 hebephrene Schizophrenie,
- F20.2 katatone Schizophrenie,
- F20.3 undifferenzierte Schizophrenie,
- F20.4 postschizophrene Depression,
- F20.5 schizophrenes Residuum,
- F20.6 Schizophrenia simplex,
- F20.8 andere Schizophrenie,
- F20.9 nicht näher bezeichnete Schizophrenie.

Im Längsschnitt werden folgende Verlaufsbilder unterschieden:

- F20.x0 kontinuierlich,
- F20.x1 episodisch, mit zunehmendem Residuum,
- F20.x2 episodisch, mit stabilem Residuum,
- F20.x3 episodisch, remittiert,
- F20.x4 unvollständige Remission,
- F20.x5 vollständige Remission,
- F20.x8 andere,
- F20.x9 Beobachtungszeitraum weniger als 1 Jahr.

4.2.2 Schizotype Störung

Nach ICD-10 ist hierunter eine Störung mit exzentrischem Verhalten und Anomalien der Wahrnehmung, des Denkens und des Affektes zu verstehen, die der Schizophrenie ähnelt, obwohl nie eindeutige und charakteristische schizophrene Symptome nachgewiesen werden konnten. Im nordamerikanischen Klassifikationssystem (Diagnostic and statistical Manual of mental Disorders, DSM) wird diese Störung der Gruppe der Persönlichkeitsstörungen zugeordnet.

4.2.3 Anhaltende und induzierte wahnhafte Störungen

Die anhaltenden wahnhaften Störungen sind durch eine lang andauernde (mindestens 3 Monate) Symptomatik charakterisiert, die im Vordergrund des klinischen Bildes steht. Folgende Formen werden unterschieden:

- F22.0 wahnhafte Störung,
- F22.8 andere anhaltende wahnhafte Störungen,
- F22.9 nicht näher bezeichnete wahnhafte Störung.

4.2.4 Vorübergehende akute psychotische Störungen

Diese heterogene Gruppe ist gekennzeichnet durch einen akuten Beginn der Symptomatik (innerhalb von 2 Wochen), den abrupten Wechsel der Symptome und typische schizophrene Symptome sowie das Vorliegen einer akuten Belastung. Folgende Formen werden nach ICD-10 unterschieden:

- F23.0 akute polymorphe psychotische Störung ohne Symptome einer Schizophrenie,
- F23.1 akute polymorphe psychotische Störung mit Symptomen einer Schizophrenie,
- F23.2 akute schizophreniforme psychotische Störung,
- F23.3 andere akute, vorwiegend wahnhafte psychotische Störungen,
- F23.8 andere,
- F23.9 nicht näher bezeichnete vorübergehende akute psychotische Störung.

4.2.5 Induzierte wahnhafte Störungen (Folie à deux)

Hierbei handelt es sich um eine seltene Form der wahnhaften Störungen, die von 2 oder mehr Personen mit engen emotionalen Bindungen geteilt wird. Hierbei leidet nur einer der beiden unter einer echten psychotischen Störung, die Wahnvorstellung der anderen Person ist induziert und wird nach einer Trennung der Personen meist aufgegeben.

4.2.6 Schizoaffektive Störungen

Als schizoaffektive Störungen bezeichnet man eine Gruppe episodisch verlaufender Erkrankungen, bei denen sowohl affektive als auch schizophrene Symptome gleichzeitig über die Hälfte der gleichen Krankheitsepisode gemeinsam auftreten. Die Diagnose einer schizoaffektiven Störung sollte gemäß der ICD-10 dann erfolgen, wenn die Symptome einer Schizophrenie und einer Depression zur gleichen Zeit begonnen haben und eine vergleichbare Ausprägung besitzen. Falls schizophrene Symptome eindeutig vor den affektiven Symptomen präsent waren, ist die Diagnose einer Schizophrenie zu stellen. Es werden folgende Formen unterschieden, abhängig davon, welcher affektive Pol im Vordergrund der Symptomatik steht:

- F25.0 schizomanische Störung,
- F25.1 schizodepressive Störung,
- F25.2 gemischte schizoaffektive Störung,
- F25.8 andere,
- F25.9 nicht näher bezeichnete schizoaffektive Störung.

4.3 Epidemiologie

Die wichtigsten epidemiologischen Daten der genannten Störungsbilder sind in ▸ Tab. 4.1 zusammengefasst.

4.3.1 Schizophrenie

▸ **Prävalenz.** Die Lebenszeitprävalenz, d. h. das Risiko einer bestimmten Person, im Lauf des Lebens mindestens einmal an einer Schizophrenie zu er-

Tab. 4.1 Epidemiologie der Störungsbilder in F2 (ICD-10).

Störungsbild	Prävalenz (%)	Inzidenz (%)	Risikofaktoren
Schizophrenie	0,5–1,6 (Lebenszeit weltweit)	0,016–0,042 (weltweit)	Verwandte mit Schizophrenie, Umweltfaktoren
			Geburts- und Schwangerschaftskomplikationen
	0,8 (Deutschland)	0,019 (Deutschland)	Winter- und Frühjahrsgeburt
			Geburt in städtischer Region
schizotype Störung	0,7–5,6	unbekannt	Verwandte mit Schizophrenie
anhaltende und induzierte wahnhafte Störungen	2–3 (Lebenszeit)	unbekannt	Lebenssituation
			soziale und persönlichkeitsspezifische Faktoren
			Verwandte mit Schizophrenie (?)
vorübergehende akute psychotische Störung	0,5 (Lebenszeit)	unbekannt	Verwandte mit Schizophrenie
schizoaffektive Störung	0,25 (Lebenszeit)	unbekannt	Verwandte mit Schizophrenie oder affektiver Psychose

kranken, liegt weltweit zwischen 0,5 und 1,6 %. In Deutschland liegt dieser Wert bis zum Alter von 60 Jahren bei 0,8 %.

▶ **Vorkommen.** Die Schizophrenie kommt in allen bisher untersuchten Ländern, Kulturen und Klimazonen in etwa gleich häufig vor. Häufigkeit und Schweregrad sind in Ballungsgebieten von Großstädten und generell in städtischen gegenüber ländlichen Regionen ausgeprägter. Der Verlauf in Entwicklungsländern ist akuter und insgesamt etwas günstiger als in Industrieländern.

▶ **Krankheitsbeginn.** Die Erkrankung tritt bevorzugt zwischen dem 15. und 35. Lebensjahr auf, bei ⅔ der Erkrankten bereits vor dem 30. Lebensjahr. Männer erkranken etwa 3–4 Jahre früher als Frauen. Frauen weisen etwa im Menopausenalter einen zweiten niedrigeren Erkrankungsgipfel auf.

▶ **Geschlechterverteilung.** Das Lebenszeitrisiko, an einer Schizophrenie zu erkranken, ist geschlechtsunabhängig. Die Prognose der Krankheit, gemessen an der Fähigkeit, sich seinen Möglichkeiten entsprechend beruflich und privat zu entwickeln, ist jedoch bei Frauen mittelfristig günstiger, da sie später und somit auf einem höheren sozialen Entwicklungsstand erkranken als Männer. Im langfristigen Verlauf kommt es zur Angleichung der Prognose zwischen den Geschlechtern.

▶ **Sozioökonomischer Status.** Personen mit niedrigem Bildungsabschluss und niedrigem sozioökonomischem Status weisen gehäuft eine Schizophrenie auf. Dieser Befund ist mit der Annahme vereinbar, dass es durch die Schizophrenie, teilweise bereits durch das Vorstadium der Erkrankung, zu einer Beeinträchtigung des sozialen Aufstiegs und/oder zu Einbußen im sozialen Status kommt.

▶ **Mortalität.** Die Mortalität von Patienten mit einer Schizophrenie ist im Vergleich zur gesunden Bevölkerung deutlich erhöht, was zu einer Reduktion der Lebenserwartung um bis zu 20 Jahre führt. Die Ursachen hierfür sind multikausal. Die erhöhte Mortalität geht v. a. auf eine höhere Inzidenz somatischer Komorbiditäten (v. a. metabolisches Syndrom), einen reduzierten Zugang zum Gesundheitssystem, eine Vernachlässigung der eigenen körperlichen Pflege sowie unnatürliche Todesursachen (erhöhte Selbstmordrate) zurück.

▶ **Behandlungsprävalenz.** In der Patientenklientel psychiatrischer Krankenhäuser findet sich ein Anteil von ca. 30 % der Patienten mit einer Schizophrenie, in der nervenärztlichen Praxis von ca. 10 %. Etwa 80 % aller Erkrankten befinden sich in ambulanter Behandlung.

▶ **Kosten.** Die Schizophrenie zählt weltweit zu den 10 häufigsten zu Behinderung führenden Erkrankungen. Auf den Einzelfall gerechnet ist die Schizophrenie eine der teuersten psychiatrischen Erkrankungen überhaupt, was v. a. durch die hohen indirekten Behandlungskosten erklärt werden kann. Selbst unter optimaler Therapie sind ca. 10 % der Erkrankten dauerhaft behindert, mehr als 80 % sind krankheitsbedingt nicht oder nicht vollzeitbeschäftigt und auf öffentliche Unterstützung angewiesen.

4.3.2 Schizotype Störung

Die Prävalenzraten in der Bevölkerung liegen zwischen 0,7 und 5,6 %. Insgesamt leiden ca. 3 % an einem Erkrankungsbild aus dem Schizophreniespektrum. Hierunter werden Erkrankungen wie die schizotype Störung, die paranoide und die schizoide Persönlichkeitsstörung subsumiert. Diese wurden ursprünglich als Störungen bei Verwandten 1. Grades von Patienten mit einer Schizophrenie beschrieben.

4.3.3 Anhaltende und induzierte wahnhafte Störungen

Die Lebenszeitprävalenz der anhaltenden und induzierten wahnhaften Störung beträgt 2–3 %. Ein Geschlechtsunterschied ist nicht bekannt.

4.3.4 Vorübergehende akute psychotische Störung

Der überwiegende Teil von Untersuchungen ergibt eine Lebenszeitprävalenz von 0,5 %.

4.3.5 Schizoaffektive Störungen

Die Lebenszeitprävalenz liegt bei 0,25 %. Zu den Risikofaktoren zählen genetische Faktoren. Verwandte 1. Grades von Patienten mit einer schizoaffektiven Störung haben mit 12–43 % ein deutlich erhöhtes Lebenszeitrisiko, an einer affektiven oder schizophrenen Psychose zu erkranken.

4.4 Ätiologie, Krankheitsmodelle

4.4.1 Schizophrenie

Für die Schizophrenie liegt ein multifaktorieller Erklärungsansatz vor, der im Wesentlichen genetische Faktoren, aber auch Umweltfaktoren umfasst. Etwa die Hälfte der Varianz wird durch genetische und die andere Hälfte durch nicht genetische Faktoren erklärt. In ▶ Abb. 4.1 ist ein Erklärungsansatz für die Interaktion relevanter ätiopathogenetischer Faktoren zusammengestellt.

Genetische Faktoren

Von Familien- und Zwillingsuntersuchungen ist bekannt, dass die Schizophrenie eine starke genetische Basis hat. Das Risiko, an einer Schizophrenie zu erkranken, wächst mit der Zahl an Genen, die man mit einer Person teilt, bei der die Erkrankung bereits ausgebrochen ist. Entsprechend liegt das Risiko in der Normalbevölkerung bei 1 %, bei Personen, die einen Geschwisterteil haben, der an einer Schizophrenie leidet, bei 15 %, bei Personen mit einem erkrankten Elternteil bei 8 % und schließlich steigt das Erkrankungsrisiko bei eineiigen Zwillingen, von denen ein Zwilling an einer Schizophrenie erkrankt ist, auf ca. 50 % an. Bei einer weitgehend genetisch vermittelten Erkrankung wie der Chorea Huntington liegt das Risiko des gesunden eineiigen Zwillings bei fast 100 %. Bei der Schizophrenie verbleiben noch ca. 50 % Restrisiko, die durch nicht genetische Umweltfaktoren erklärt werden müssen.

Der Erbgang der Schizophrenie ist weiterhin unklar. Verschiedene aktuelle genomweite Assoziationsstudien (GWAS, engl.: genomewide Association Studies) konnten jedoch ca. 10 Risikogene für die Schizophrenie identifizieren und validieren. Diese Ergebnisse unterstützen das polygene Modell der Schizophrenie. Es kann dabei davon ausgegangen werden, dass mehrere hundert Gene an der Entstehung des Phänotyps der Schizophrenie beteiligt sind und diesen durch Interaktionen untereinander und mit Umweltfaktoren prägen.

Psychosoziale und Umweltfaktoren

Adoptionsstudien legen nahe, dass ein ungünstiges familiäres Umfeld – z. B. mit *erhöhtem Expressed-Emotions-Niveau* (EE: Expressed Emotions) – bei

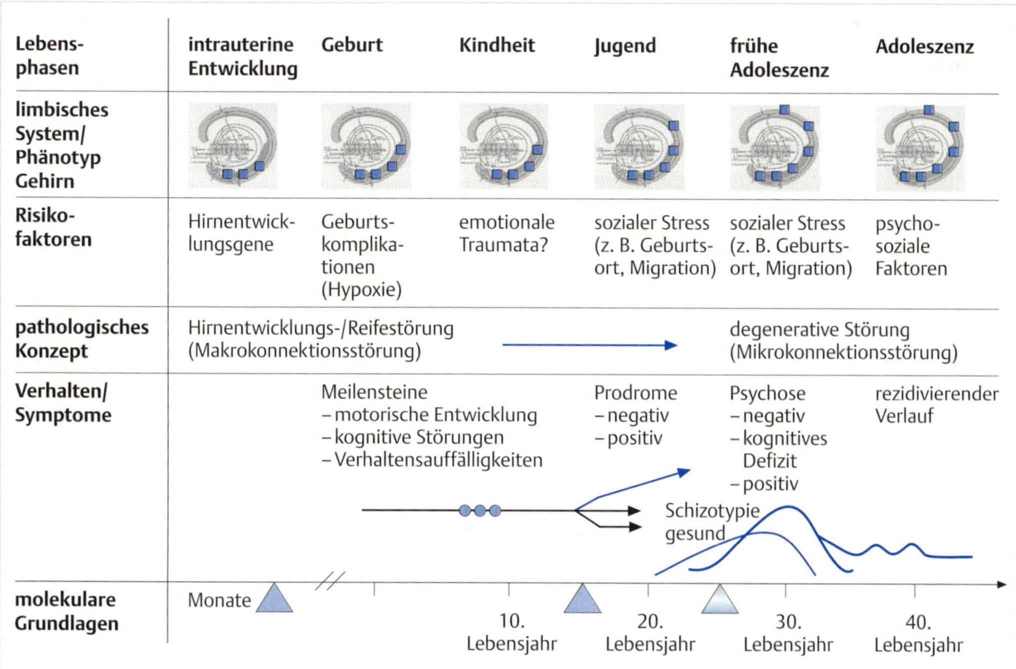

Abb. 4.1 Neurobiologisches Modell der Schizophrenie.

Risikopersonen eher zu einer Schizophrenie führt als ein günstigeres psychosoziales Klima. Ein hohes EE-Niveau liegt vor, wenn die Kommunikation intrafamiliär gestört ist, z. B. viele Double-Bind-Situationen auftreten. Darunter versteht man, dass widersprüchliche verbale oder nicht verbale Zeichen gegeben werden. So wird ein bestimmtes Vorgehen vorgeschlagen und gleichzeitig bei Ausführung eine Sanktion in Aussicht gestellt, d. h., egal wie gehandelt wird, es ist immer falsch.

Zu weiteren Umweltfaktoren werden u. a. Schwangerschafts- und Geburtskomplikationen, ein erhöhtes Risiko für Winter- und Frühjahrsgeburten, ein städtischer Geburtsort sowie Cannabiskonsum gezählt. Bei den *Schwangerschaftskomplikationen* scheinen intrauterine Blutungen ein besonderes Risiko darzustellen.

Weiterhin steigt das Erkrankungsrisiko mit dem *Urbanisierungsgrad des Geburtsorts*. Mit anderen Worten, je größer die Stadt, in der man geboren wird, desto größer ist das Risiko.

Betont werden muss aber, dass jeder dieser nicht genetisch vermittelten Umweltfaktoren für sich genommen nur 1–2 % des Risikos erklärt, an einer Schizophrenie zu erkranken, wohingegen der Prozentsatz bei genetischen Faktoren bei 40 % liegt.

Schizophrenie als Netzwerkstörung

► **Dysfunktion des limbischen Systems.** Geht man von Untersuchungen mit bildgebenden und hier insbesondere strukturellen Verfahren wie Computer- und Kernspintomografie aus, so betrifft die Schizophrenie das gesamte Gehirn. Erkrankte haben ein um 10–15 Vol.-% erweitertes Ventrikelsystem und zeigen morphologische Auffälligkeiten in zentralen Strukturen des Temporallappens (Hippocampus, Regio entorhinalis, Gyrus temporalis superior) bzw. in verminderter Form auch des Frontallappens (dorsolateraler präfrontaler Kortex). Diese Strukturen sind alle mehr oder weniger in das limbische System eingebunden, weswegen die Schizophrenie auch als eine *Dysfunktion des limbischen Systems* angesehen werden kann.

In diesen Kreislauf sind auch die Basalganglien sowie der Thalamus eingebunden. Die Basalganglien spielen eine zentrale Rolle in der Hypothese einer Überaktivität des dopaminergen Systems. Diese wurde zwar mittlerweile von der Vorstellung eines Ungleichgewichts zwischen verschiedenen Neurotransmittersystemen wie Serotonin und Dopamin abgelöst. Trotzdem ist unbestritten, dass die antipsychotische Wirkung der Antipsychotika ausschließlich über eine Blockade der Dopaminrezeptoren unter anderem in den Basalganglien vermittelt wird. Eine Dysfunktion des Thalamus wiederum wird als Korrelat für eine gestörte Reizfilterung bei dieser Erkrankung angesehen. Funktionell entsprechen solchen Veränderungen im limbischen System neuropsychologische Defizite, die schwerpunktmäßig Aufmerksamkeit, Gedächtnis und exekutive Funktionen (z. B. planvolles Handeln) betreffen.

► **Diskonnektionshypothese.** Neben fokalen Veränderungen in Gehirnregionen des limbischen Systems ist darüber hinaus eine Störung der Verbindung (= Konnektivitäten) dieser Areale untereinander anzunehmen, weswegen die *Diskonnektionshypothese* der Schizophrenie intensiv diskutiert wird.

Neurobiologische Grundlagen: Two-Hit-Modell

Betrachtet man die genannten Veränderungen in den unterschiedlichen Regionen des limbischen Systems, so stellt sich die Frage nach ihrer Herkunft. Das Fehlen typischer neurodegenerativer Zeichen – z. B. eine Zunahme von Gliazellen (= Gliose) wie bei der Alzheimer-Erkrankung oder Zellverluste – wird als Hinweis auf eine *Hirnentwicklungsstörung* gewertet.

► **„First Hit“.** Da die Hirnentwicklung im Wesentlichen einer genetischen Steuerung unterliegt, geht man davon aus, dass über eine Beeinträchtigung wichtiger Hirnentwicklungsgene die normale Ausbildung des Gehirns im 2. Trimenon gestört wird, was zu einem Teil der genannten Veränderungen führt. Diese sind dann vor Ausbruch der Erkrankung Grundlage für das *erhöhte Risiko (First Hit)*, an einer Schizophrenie zu erkranken. Aus prospektiven Untersuchungen von Risikopersonen, d. h. solchen, bei denen ein oder sogar beide Elternteile an einer Schizophrenie erkrankt sind, ist bekannt, dass nur etwa 10 % ebenfalls das Vollbild einer Schizophrenie entwickeln. Ein Teil bildet eine klinisch abortive Form der Schizophrenie, z. B. im Sinne einer schizotypen Störung aus, und ein Teil bleibt völlig gesund (► Abb. 4.1).

► **„Second Hit“.** Das heißt aber auch, dass wahrscheinlich vor Ausbruch der Erkrankung eine *zwei-*

te Schädigung (Second Hit) stattfinden muss, damit sich aus dem erhöhten Risiko das Vollbild der Krankheit entwickelt. Im Schnitt 5 Jahre vor Ausbruch des Vollbildes der Erkrankung erscheinen *Prodromalsymptome*. Zu diesen gehören affektive Symptome, insbesondere depressive Syndrome, und kognitive Störungen. Diese Prodromi sind unspezifisch und können in anderen Erkrankungen wie in einer rezidivierend depressiven Störung münden oder auch remittieren. Etwa 1 Jahr vor Ausbruch der Erkrankung treten dann spezifischere Negativsymptome auf. Entwickelt sich die Krankheit weiter fort, so treten präpsychotische Symptome wie formale und inhaltliche Denkstörungen auf. In diesem Stadium ist das Vollbild der Erkrankung nicht mehr weit entfernt.

4.4.2 Schizotype Störung

Schizotype Störungen, paranoide und schizoide Persönlichkeitsstörungen gehören zu den *Spektrumstörungen* und kommen gehäuft bei Verwandten 1. Grades schizophrener Patienten vor. Obwohl eine neurobiologische Nähe zur Schizophrenie diskutiert wird, ist zurzeit unklar, welche protektiven Faktoren die Entwicklung einer Schizophrenie aus einer Spektrumstörung verhindern bzw. welche Bedingungen ihren Ausbruch begünstigen.

4.4.3 Anhaltende und induzierte wahnhafte Störungen

Die Ätiopathogenese ist uneinheitlich und ein Bezug zu schizophrenen Psychosen nicht gesichert. Lebenssituative (Bedrohung, Trennung, gesundheitliche Einschränkungen wie z. B. Schwerhörigkeit) soziale (Kontaktmangel, Minderheitenproblematik) und persönlichkeitsspezifische Determinanten („sensitiver Beziehungswahn") spielen vermutlich bei der Wahnentwicklung eine Rolle.

4.4.4 Vorübergehende akute psychotische Störung

Das gehäufte Vorkommen einer familiären Belastung mit schizophrenen Psychosen bei Patienten mit einer vorübergehend akuten psychotischen Störung stellt die nosologische Eigenständigkeit dieser Subgruppe infrage. Wahrscheinlich handelt es sich hier nicht um kategorial unterschiedliche Krankheitsbilder, sondern eher um Störungen, die auf der Symptom- und Zeitachse von schizophrenen Psychosen differieren. Geht man vom *Vulnerabilitäts-Stress-Modell* aus, so könnte diese Gruppe von „reaktiven" Störungen als durch eine geringere Vulnerabilität gekennzeichnet angesehen werden. Psychotische Symptome treten erst bei Überschreiten einer gewissen Vulnerabilitätsschwelle durch entsprechende Stressoren auf und klingen innerhalb kurzer Zeit wieder vollständig ab.

4.4.5 Schizoaffektive Störungen

Eine spezifische Ätiopathogenese der schizoaffektiven Psychosen ist nicht bekannt. Weiterhin gibt es keine Hinweise, die eine neurobiologische Eigenständigkeit unabhängig von der Schizophrenie oder affektiven Erkrankungen rechtfertigen würden. Auch wenn klinisch die Kriterien einer schizoaffektiven Psychose in den häufig angewandten Diagnosesystemen gut etabliert sind, ist die Abgrenzung zwischen einer wahnhaften Depression, einer schizoaffektiven Psychose oder einer bipolaren Störung nicht immer einfach. Hier hat es sich bewährt, gezielt Vorbefunde und fremdanamnestische Angaben im longitudinalen Verlauf in die diagnostischen Überlegungen einzubeziehen. Eine klare diagnostische Zuordnung ist aber auf jeden Fall notwendig, da sich daraus für die Langzeittherapie wichtige therapeutische Konsequenzen ergeben.

4.5 Klinisches Bild

4.5.1 Schizophrenie

Bei einer schizophrenen Psychose sind das quantitative Bewusstsein, Intelligenz und Orientierung klinisch nicht beeinträchtigt. Bei voller Symptomausprägung stehen Störungen der folgenden Funktionen im Vordergrund:

1. Konzentration und Aufmerksamkeit,
2. inhaltliches und formales Denken,
3. Ich-Funktionen,
4. Wahrnehmung,
5. Intentionalität und Antrieb,
6. Affektivität und Psychomotorik.

▸ **Positivsymptomatik, Negativsymptomatik.** Störungen der Funktionen 2–4 werden zusammenfassend auch als Produktiv-, Plus- oder *Positivsymptomatik*, diejenigen der Funktionen 5–6 als Defizit-, Minus- oder *Negativsymptomatik* bezeichnet, während Funktionsstörungen der Gruppe 1 in der Zuordnung uneinheitlich gehandhabt werden.

Entsprechend stellen auch die gängigen Klassifikationssysteme, in denen eine Definition des Krankheitsbildes Schizophrenie vorgenommen wird, Übereinkünfte dar. Obwohl es keine eindeutig pathognomonischen Symptome der Schizophrenie gibt, hat man sich entsprechend in der ICD-10 aus praktischen Überlegungen entschlossen, die Symptome in Gruppen zu unterteilen, die besondere Bedeutung für die Diagnose haben und oft gemeinsam auftreten:

Symptomgruppen

► **1. Gedankenlautwerden, Gedankeneingebung oder Gedankenentzug, Gedankenausbreitung (Ich-Störungen).** Die Patienten haben das Gefühl, dass andere Personen ihre Gedanken lesen bzw. Einfluss auf ihre Gedankengänge haben. Diese Symptome werden auch unter dem Begriff der *Ich-Störungen* zusammengefasst und gehören zu den Symptomen ersten Ranges nach Kurt Schneider. Schneider ging davon aus, dass Erstrangsymptome besonders auf das Vorliegen einer schizophrenen Psychose hinwiesen.

► **2. Kontrollwahn, Beeinflussungswahn, Gefühl des Gemachten, deutlich bezogen auf Körper- oder Gliederbewegungen oder bestimmte Gedanken, Tätigkeiten oder Empfindungen; Wahnwahrnehmungen.** Hierunter wird die Vorstellung verstanden, von fremden Personen oder Mächten kontrolliert oder physisch beeinträchtigt zu werden, wobei typisch für die Wahnvorstellung die Unfähigkeit des Überstiegs ist, d. h., es ist unmöglich, die betroffene Person von der Unrichtigkeit der Vorstellung zu überzeugen.

► **3. Kommentierende oder dialogische Stimmen.** Es werden Stimmen wahrgenommen, die über den Patienten und sein Verhalten sprechen, oder Stimmen, die aus einem Körperteil kommen. Patienten mit diesen Symptomen hören Stimmen, ohne dass hierfür eine externe Quelle vorhanden wäre. Solche akustischen Halluzinationen in Form von Stimmen kommentieren das eigene Tun oder geben im schlechtesten Falle Anweisungen, sich oder andere Personen zu schädigen.

► **4. Anhaltender, kulturell unangemessener und völlig unrealistischer Wahn.** Zu diesen Wahnvorstellungen gehört, eine religiöse oder politische Persönlichkeit zu sein, übermenschliche Kräfte und Möglichkeiten zu besitzen (z. B. das Wetter kontrollieren zu können oder im Kontakt mit Außerirdischen zu stehen).

► **5. Anhaltende Halluzinationen.** Anhaltende Halluzinationen jeder Sinnesmodalität sind begleitet entweder von flüchtigen oder undeutlich ausgebildeten Wahngedanken ohne deutliche affektive Beteiligung oder begleitet von anhaltenden überwertigen Ideen. Sie können täglich für Wochen oder Monate auftreten.

► **6. Gedankenabreißen oder Einschiebung von unsinnigen Gedanken in den Gedankenfluss.** Dieser Zustand führt zu Zerfahrenheit, Danebenreden oder Neologismen, da die Patienten einen Gedankenfluss nicht aufrechterhalten können. Hierbei handelt es sich um *formale Denkstörungen*, die neben *inhaltlichen Denkstörungen* wie Wahnwahrnehmung oder Wahneinfällen ein wichtiger Bestandteil des klinischen Erscheinungsbildes sein können, wenn Ich- oder Wahrnehmungsstörungen wie akustische Halluzinationen nicht explorierbar sind. Häufig liegt die Zerfahrenheit „Verwirrtheitszuständen unklarer Genese" im jungen Erwachsenenalter zugrunde.

► **7. Katatone Symptome wie Erregung, Haltungsstereotypien oder wächserne Biegsamkeit der Extremitäten, Negativismus, Mutismus und Stupor.** Diese Symptome sind heute nur noch sehr selten zu finden, da die Subgruppe der katatonen Schizophrenie zu einer Rarität geworden ist. Prinzipiell sollte an das Vorliegen von katatonen Symptomen gedacht werden, wenn Störungen des Bewegungsablaufs zu beobachten sind, ohne dass diese im Sinne einer Antipsychotikanebenwirkung zu werten sind. Prinzipiell können aber auch extrapyramidale Symptome bei der Erstmanifestation einer schizophrenen Psychose vorliegen, obwohl keine Antipsychotikaexposition erfolgte. Dies wird dadurch erklärt, dass die Basalganglien zu den pathophysiologisch relevanten Gehirnregionen der Schizophrenie gehören.

► **8. „Negative" Symptome wie auffällige Apathie, Sprachverarmung, verflachte oder inadäquate Affekte.** Unter einem flachen oder inadäquaten Affekt versteht man eine fehlende oder nicht situationsgerechte Modulationsfähigkeit der Stimmungslage. Der Betroffene wirkt leer, unmoduliert und es fehlen ihm die persönlichkeitsspezifischen emotionalen Obertöne. Eine solche Affektverflachung geht häufig einher mit einer auffälligen Antriebsarmut, d. h. Apathie oder Initiationslosigkeit. Beide Symptome bilden den Kern der Negativsymptomatik. Negativsymptome sind unspezifisch und können auch in der Folge von Abhängigkeitserkrankungen oder bei Persönlichkeitsstörungen auftreten. Trotzdem sind sie ein wesentlicher Bestandteil schizophrener Symptomatik und stellen therapeutisch die entscheidende Herausforderung dar.

Klassifikatorische Ansätze für die Diagnostik

Es gibt die unterschiedlichsten klassifikatorischen Ansätze, um die Diagnose einer Schizophrenie zu stellen. Die geläufigsten sind ICD-10 und DSM-5, wobei Letzteres besonders im nordamerikanischen Sprachraum verbreitet ist. Da die Diagnose einer Schizophrenie nach wie vor mit einem erheblichen Stigma verbunden ist, aber v. a. erhebliche Behandlungskonsequenzen nach zieht, muss mit großer Sorgfalt vorgegangen werden. Es hat sich bewährt, die einzelnen Kriterien systematisch durchzugehen, besonders wenn zum ersten Mal diese Diagnose gestellt wird. Hilfreich für ein solches formalisiertes Vorgehen sind Diagnosechecklisten oder die Durchführung einer formalisierten Exploration.

▸ **Leitlinien nach ICD-10.** Nach ICD-10 gelten folgende *diagnostische Leitlinien*, um die Diagnose einer Schizophrenie zu stellen:

Erforderlich für die Diagnose Schizophrenie ist mindestens ein eindeutiges Symptom (2 oder mehr, wenn weniger eindeutig) der oben genannten Gruppen 1–4 oder mindestens 2 Symptome der Gruppen 5–8. Diese Symptome müssen fast ständig während eines Monats oder länger deutlich vorhanden gewesen sein. Zustandsbilder mit den geforderten Symptomen, die kürzer als einen Monat andauern (ob behandelt oder unbehandelt), sollen zunächst als akute schizophreniforme psychotische Störung (ICD-10: F23.2) diagnostiziert werden und erst dann als Schizophrenie, wenn die Symptome länger bestanden haben (▸ Abb. 4.3).

▸ **DSM-5.** Im nordamerikanischen DSM-5 gilt nicht das hier genannte Einmonatskriterium, sondern es wird das dauerhafte Vorhandensein der diagnostisch erforderlichen Symptome für mindestens 6 Monate für die Diagnosestellung vorausgesetzt.

Die verschiedenen Formen der Schizophrenie stellen klinische Prägnanztypen dar, die sich am psychopathologischen Querschnittsbefund und an Verlaufsbesonderheiten orientieren, ohne dass ihnen eine sichere ätiologische Eigenständigkeit oder Verlaufsspezifität zuzuschreiben wäre.

F20.0 Paranoide Schizophrenie

Hierbei handelt es sich mit ⅔ der Fälle um die weltweit häufigste Form der Schizophrenie. Die Klinik ist geprägt von dauerhaften Wahnvorstellungen, meist begleitet von Halluzinationen besonders akustischer Art. In der Regel stehen hierbei ein *Verfolgungswahn* und *kommentierende Stimmen* im Vordergrund.

So haben die Patienten das Gefühl, von ihrer Umgebung beobachtet und verfolgt zu werden, was sie an auffälligen Verhaltensweisen von Personen in ihrer Umgebung festmachen. In diesem Zusammenhang kann dann z. B. eine Kratzbewegung am Kopf als Hinweis auf eine anstehende Entführung gewertet werden. Hinzu treten akustische Halluzinationen in Form von menschlichen Stimmen, die Kommentare oder Befehle abgeben. Manchmal können die Stimmen bekannten Personen zugeordnet werden, meist handelt es sich aber um fremde Personen.

Störungen der Stimmung, des Antriebs und der Sprache sowie katatone Symptome stehen nicht im Vordergrund.

F20.1 Hebephrene Schizophrenie

Bei dieser Form stehen *Affekt-*, *Antriebs-* und *formale Denkstörungen* im Vordergrund, der Krankheitsbeginn liegt zwischen dem 15. und 25. Lebensjahr, die Prognose ist ungünstig. Typisch bei dieser Unterform ist ein schleichender Beginn, der sich mit unspezifischen körperlichen Beschwerden und eingeschränkter Leistungsfähigkeit äußert. So berichten die Patienten häufig von Missempfindungen im Bereich des Kopfes, z. B. einem Gefühl, dass ihr Gehirn auslaufe oder Organe verschoben würden. Hinzu kommt ein flacher und situationsinadäquater Affekt, der in der Literatur als läppisch und kindisch beschrieben wird.

F20.2 Katatone Schizophrenie

Als wesentliche und beherrschende Merkmale stehen bei der katatonen Schizophrenie *psychomotorische Störungen* im Vordergrund, die zwischen Extremen wie Erregung und Stupor sowie Befehlsautomatismus und Negativismus alternieren können. Zwangshaltungen und -stellungen können lange Zeit beibehalten werden. Episodenhafte schwere Erregungszustände können ein Charakteristikum sein. In den Industrieländern ist dieses Krankheitsbild gegenwärtig deutlich zurückgegangen.

F20.3 Undifferenzierte Schizophrenie

Hierunter werden alle Zustandsbilder zusammengefasst, welche die allgemeinen diagnostischen Kriterien der Schizophrenie erfüllen, ohne einer der beschriebenen Unterformen zu entsprechen, oder solche, die Merkmale von mehr als einer Unterform aufweisen, ohne eindeutiges Überwiegen bestimmter diagnostischer Charakteristika.

F20.4 Postschizophrene Depression

Hierbei handelt es sich um eine länger anhaltende depressive Episode, die im Anschluss an eine schizophrene Erkrankung bei etwa einem Drittel der akut Erkrankten auftritt. Zur Diagnosestellung müssen noch einige schizophrene Symptome vorhanden sein, sie beherrschen aber nicht mehr das klinische Bild. Da nach Abklingen der psychotischen Symptomatik häufig Störungen des Antriebs und der Stimmungslage verbleiben, ist es schwierig, die Differenzialdiagnose zwischen unspezifischer Negativsymptomatik und affektivem Beschwerdebild zu stellen. Langzeituntersuchungen zeigen, dass Patienten mit einer schizophrenen Psychose im Längsschnitt weit häufiger unter depressiven als unter psychotischen Symptomen leiden.

Ist eine symptomatische Zuordnung nicht möglich, so sollte im Zweifel eher antidepressiv behandelt werden, zumal z. B. die selektiven Serotonin-wiederaufnahme-Hemmer (SSRI) praktisch keine Symptomprovokation nach sich ziehen.

F20.5 Schizophrenes Residuum

Hier handelt es sich um einen Zustand, der häufig Ausdruck einer lang andauernden, meist unzureichend behandelbaren Schizophrenie ist. Er ist in der Regel durch das *Fehlen produktiver Symptome* (wie Wahnsymptome oder akustische Halluzinationen) geprägt, wobei eine deutliche Affektverflachung und Antriebsminderung vorherrschen. Patienten mit dieser Unterform haben eine schlechte Prognose und sind häufig auf eine lebenslange Unterstützung durch das Umfeld angewiesen. Sie sind meist nur in der Familie oder unter den Bedingungen einer Wohngemeinschaft fähig, ein geregeltes Leben zu führen.

F20.6 Schizophrenia simplex

Die Störung ist weniger offensichtlich psychotisch als die hebephrene, paranoide und katatone Unterform der Schizophrenie. Die charakteristischen negativen Symptome des schizophrenen Residuums wie *Affektverflachung* oder *Antriebsverminderung* entwickeln sich ohne vorhergehende floride psychotische Symptome. Auf einen weiteren sozialen Abstieg kann Nichtsesshaftigkeit folgen und die Betroffenen werden autistisch, untätig und ziellos. Die Differenzialdiagnose zu Persönlichkeitsstörungen oder zu den Folgen eines langjährigen Substanzmissbrauchs ist häufig schwierig bis unmöglich. Die Schizophrenia simplex ist auch eine Ausschlussdiagnose, die mit entsprechender Zurückhaltung gestellt werden sollte.

4.5.2 Schizotype Störung

Diese Störung ist mit exzentrischem Verhalten und Anomalien des Denkens und der Stimmung verbunden, die schizophreniform wirken, obwohl nie eindeutige und charakteristische Symptome einer Schizophrenie auftreten. Gelegentlich entwickelt sich aus ihr eine eindeutige Schizophrenie. Entwicklung und Verlauf entsprechen gewöhnlich einer Persönlichkeitsstörung. Neben der paranoiden und schizoiden Persönlichkeitsstörung gehört die Schizotypie zu den sog. *Spektrumstörungen*, d. h. Krankheitsbildern, die sich gehäuft bei Angehörigen schizophrener Patienten finden.

4.5.3 Anhaltende und induzierte wahnhafte Störungen

Diese Gruppe enthält eine Reihe von Störungen, bei denen ein lang andauernder Wahn das einzige oder auffälligste klinische Charakteristikum ist und die nicht als organisch, schizophren oder affektiv klassifiziert werden können. Nach ICD-10 sollte bei der wahnhaften Störung der Wahn oder das Wahnsystem mindestens seit 3 Monaten bestehen, eindeutig auf die Person bezogen und nicht subkulturell bedingt sein. Da die Therapierbarkeit der anhaltenden wahnhaften Störung erheblich ungünstiger ist als z. B. jene einer paranoiden Schizophrenie, ist ihre differenzialdiagnostische Abgrenzung u. a. auch von großem therapeutischem Wert.

Bei der induzierten wahnhaften Störung wird der Wahn von 2 oder mehr Personen mit engen emotionalen Bindungen geteilt. Nur eine leidet unter einer echten psychotischen Störung, während die Wahnvorstellungen bei der anderen Person induziert sind und bei Trennung meist aufgegeben werden *(„Folie à deux")*.

4.5.4 Vorübergehende akute psychotische Störung

Diese Gruppe von Erkrankungen ist gekennzeichnet durch einen akuten Beginn der Symptomatik, das Vorhandensein typischer Symptome einer Schizophrenie oder psychotischer Krankheitsbilder und das Vorliegen einer akuten Belastung. Als akute Belastungen gelten z. B. Trauerfälle, unerwarteter Partnerverlust oder psychische Traumen durch Kriegshandlungen.

4.5.5 Schizoaffektive Störung

Die Abgrenzung zwischen einer durch eine maniforme oder depressive Symptomatik geprägte Schizophrenie gegenüber einer schizoaffektiven Störung im Sinne einer schizomanischen oder schizodepressiven Phase ist oftmals schwierig. Hier hilft häufig die Beurteilung des Verlaufs, da für die Diagnose einer schizoaffektiven Störung affektive (manische oder depressive) Symptome mindestens zur Hälfte der Zeit parallel zu der typischen schizophrenen Symptomatologie vorhanden sein müssen.

4.6 Verlaufscharakteristika

4.6.1 Schizophrenie

Der Erstmanifestation einer schizophrenen Psychose gehen im Durchschnitt 1–4 Jahre Prodromalsymptome voraus, die häufig übersehen werden und differenzialdiagnostisch unspezifisch sind. Es handelt sich hier in erster Linie um Störungen des Affekts und der Kognition. Mit Ausbruch der Erkrankung stehen positive Symptome im Vordergrund, die unter Therapie oder spontan nach mehreren Wochen oder Monaten abklingen. Kommt es zu einem vollständigen Rückgang einer akuten schizophrenen Episode, so spricht man von *Vollremission*. Weniger günstige Verläufe sind verschiedene Grade von *Teilremissionen*, d. h. relative oder absolute Therapieresistenz mit einer Persistenz von Restsymptomen (▶ Abb. 4.2).

Die *Positivsymptomatik* (Kap. 4.5.1) wird oft genug als das wesentliche therapeutische Problem angesehen, obwohl der weitere Verlauf der Erkrankung und die Möglichkeit zur Rehabilitation entscheidend vom Ausmaß der *Negativsymptomatik* (Kap. 4.5.1) abhängen. Diese ist geprägt von Störungen des Antriebs, des Affekts und der Kognition. Vor allem die kognitiven Defizite, insbesondere die des Arbeitsgedächtnisses, sind eng gekoppelt an die berufliche, aber auch private Rehabilitationsfähigkeit der Betroffenen. Da kognitive Störungen häufig therapeutisch nur unzureichend anzugehen sind, führen sie zu einer frühen Invalidisierung, obwohl die Positivsymptomatik vollständig abgeklungen ist.

Nimmt man den Durchschnitt aus verschiedenen Langzeitstudien, so ergeben sich folgende Zahlen:

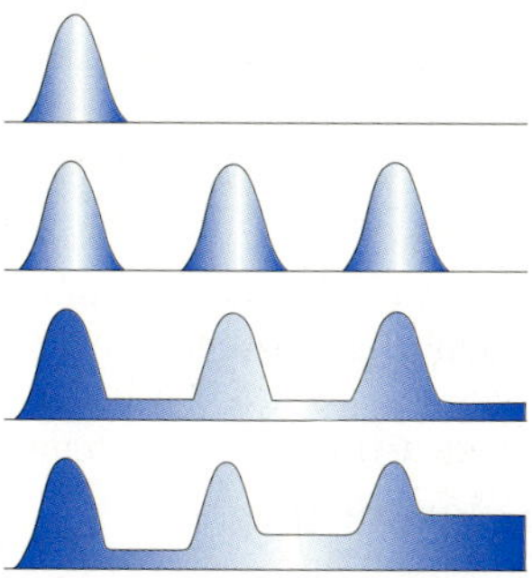

Verlauf	Mehrfacherkrankung (%)	Ersterkrankung (%)
eine Episode vollständige Remission	16	22
mehrere Episoden fast vollständige Remission	32	35
partielle Remission nach erster Episode mit Rückfällen	9	8
zunehmende Restsymptome nach jeder Episode	43	35

Abb. 4.2 Verläufe der Schizophrenie (nach [7]).

- Ca. 20 % der schizophrenen Patienten haben nur eine Episode oder einige wenige Episoden, die sie nach Abklingen der Positivsymptomatik in ihrer Lebensgestaltung nicht beeinträchtigen.
- Ungefähr 40 % der Patienten haben mehrere Schübe mit ausreichender Remission, sodass die Betroffenen ihr Leben selbstständig führen können und nur bedingt Abstriche an ihren Lebenszielen machen müssen.
- Etwa 30 % weisen einen „schubförmigen" Verlauf auf, der zwischen den produktiv psychotischen Episoden von einer bleibenden und zunehmenden Negativsymptomatik geprägt ist. Diese führt bei vielen der Betroffenen zu einer deutlichen Beeinträchtigung der Lebensqualität und zu einer Invalidisierung mit Berufsunfähigkeit sowie Einbuße von sozialen Bezügen.
- Rund 10 % der Patienten zeigen einen chronisch progredienten Verlauf, der therapeutisch fast gar nicht zu beeinflussen ist und in der Regel zu einer Dauerhospitalisierung bzw. Unterbringung in entsprechende Wohnheime führt. Diese letzte Gruppe verkleinert sich zunehmend mit der Verbesserung der therapeutischen Möglichkeiten.

4.6.2 Schizotype Störung

Hier zeigt sich ein chronischer Verlauf, in welchem sich Phasen unterschiedlicher Intensität psychopathologischer Abweichungen abwechseln. In ca. 10 % der Fälle entwickelt sich eine eindeutige Schizophrenie, wobei die diagnostische Zuordnung in Follow-up-Studien problematisch ist, da 75 % aller Menschen, die eine Schizophrenie entwickeln, gleichgerichtet prämorbid auffällig sind. Es lässt sich kein eindeutiger Beginn feststellen; Entwicklung und Verlauf entsprechen einer Persönlichkeitsstörung.

4.6.3 Anhaltende und induzierte wahnhafte Störungen

Der Verlauf ist in der Regel chronisch. Abhängig von günstigen sozialen Faktoren (wie einem emotional unterstützenden Umfeld) bzw. ungünstigen sozialen Konstellationen (wie einer kompetitiven beruflichen Situation) kann sich die Wahnthematik entaktualisieren oder verstärkt hervortreten (Querulantenwahn, Kampfparanoia) und bisweilen zu tragischen Verläufen führen.

4.6.4 Vorübergehende akute psychotische Störung

Definitionsgemäß sind Verlauf und Prognose dieser Gruppe von Störungen günstig. Allerdings sind seltene Übergänge in Schizophrenien möglich.

4.6.5 Schizoaffektive Störungen

Schizoaffektive Störungen weisen prinzipiell günstigere Verläufe auf als rein schizophrene Erkrankungen. Ihre langfristige Prognose liegt zwischen der schizophrener und affektiver Störungen. Innerhalb der Gruppe schizoaffektiver Störungen zeigen Patienten häufig einen phasenhaften Verlauf mit vollständiger Remission und seltener die Entwicklung eines Residuums.

4.7 Somatische und psychiatrische Komorbidität

50–80 % der stationär behandelten und 20–40 % der ambulant behandelten Patienten mit Schizophrenie leiden an internistischen Erkrankungen. Diese verschlechtern bei 50 % der Betroffenen den psychischen Zustand, bei 7 % sind sie sogar vital bedrohlich. Es liegt bei Patienten mit Schizophrenie eine positive Assoziation vor mit Infektionen, mit dem metabolischen Syndrom, Diabetes mellitus, arteriosklerotischen Erkrankungen und kardiovaskulären Ereignissen. Die wichtigste psychiatrische Komorbidität stellt der schädliche Gebrauch von Substanzen wie Alkohol, Stimulanzien, Benzodiazepinen, Halluzinogenen, Anti-Parkinson-Mitteln, Koffein und Tabak dar.

Obwohl aus der klinischen Erfahrung für schizotype sowie anhaltende wahnhafte und induzierte Störungen eine erhebliche Komorbidität bei substanzgebundenen Abhängigkeiten bekannt ist, gibt es hierzu keine konsistente Literatur. Das Gleiche gilt für die vorübergehende akute psychotische Störung. Bei schizoaffektiven Störungen gilt das für die Schizophrenien Angegebene.

4.8 Differenzialdiagnose

4.8.1 Ausschluss einer organischen Erkrankung

Zustandsbilder, die einer Schizophrenie, schizotypen oder wahnhaften Störungen ähneln, werden auch bei (Temporallappen-)Epilepsien, anderen

Tab. 4.2 Diagnostische Maßnahmen bei Erstmanifestation einer schizophrenen Symptomatik.

Dringlichkeit	Maßnahmen
obligat	• komplette körperliche und neurologische Untersuchung • Differenzialblutbild • C-reaktives Protein (CRP), Leberwerte (Glutamat-Oxalazetat-Transaminase [GOT], Glutamat-Pyruvat-Transaminase [GPT], γ-Glutamyltransferase [γGT]), Nierenwerte (Kreatinin), Elektrolyte, Parameter des Eisenstoffwechsels, Schilddrüsenwerte (Thyreotropin [TSH])
fakultativ	• Luesserologie, HIV-Test und Drogen-Screening (bei entsprechendem Verdacht) • Liquor-cerebrospinalis-Punktion (v. a. bei diagnostisch unklaren Bildern, Ersterkrankung, fokal-neurologischen Symptomen) • MRT (dringend zu empfehlen bei allen Ersterkrankungen; prinzipiell bei Vorliegen der Diagnose Schizophrenie einmalig eine strukturelle Bildgebung durchführen); falls MRT nicht möglich, kann ein CCT erfolgen. • EEG (zur Differenzialdiagnose – z. B. einer epileptischen Psychose – bei Risikopersonen zu Beginn und zur Verlaufskontrolle einer Pharmakotherapie) • EKG (Risikopersonen) • Röntgenthorax (bei Verdacht auf Lungenerkrankung) • neuropsychologische Testung nach Remission (zur Verifizierung kognitiver Defizite, Verlaufsbeurteilung, Beurteilung der Effektivität von kognitiven Trainingsprogrammen)
fakultativ im Verlauf	• Medikamentenplasmaspiegel (z. B. bei fehlendem Ansprechen auf Antipsychotikagabe) • neuropsychologische Testung nach Remission
bei einem Rezidiv sollte die Diagnostik die genannten obligaten Untersuchungen und die Kontrolle pathologischer Vorbefunde in anderen Untersuchungen umfassen	

primären oder sekundären Hirnerkrankungen (z. B. Hirntumoren, infektiösen, vaskulären oder degenerativen Erkrankungen) sowie bei Drogenintoxikation (z. B. Kokain, PCP) oder im Entzug beobachtet und müssen daher differenzialdiagnostisch ausgeschlossen werden. Auch Elektrolytentgleisung, Organversagen (v. a. Leber, Niere), Schilddrüsenerkrankungen (v. a. Hyperthyreosen) und Autoimmunerkrankungen (z. B. systemischer Lupus Erythematodes) müssen in die differenzialdiagnostischen Überlegungen eingeschlossen werden. ▶ Tab. 4.2 zeigt die diagnostischen Maßnahmen bei einer Erstmanifestation, wie sie von der Deutschen Gesellschaft für Psychiatrie, Psychotherapie und Nervenheilkunde (DGPPN) empfohlen werden.

4.8.2 Ausschluss anderer psychiatrischer Erkrankungen

▶ **Schizophrenie.** Eine schizophrene Psychose muss differenzialdiagnostisch von *schizoaffektiven Psychosen* abgegrenzt werden, wobei nach ICD-10 gefordert wird, dass bei Letzteren mindestens die Hälfte der Zeit affektive und schizophrene Symptome gleichermaßen vorhanden sind.

Die Abgrenzung der Schizophrenie zu *wahnhaften Störungen* gelingt in der Regel problemlos, da die typischen Wahrnehmungsstörungen bzw. Ich-Störungen fehlen.

Vorübergehende akute psychotische Störungen sind zeitlich begrenzt, wobei die Symptomatik sich in der Regel nur schwer von der Schizophrenie abgrenzen lässt.

Schizotype, schizoide bzw. paranoide Störungen sind ihrem Wesen nach Persönlichkeitsstörungen und haben somit einen Beginn im frühen Erwachsenenalter. Sie zeigen einen chronischen Verlauf mit mehr oder minder ausgeprägter Produktivsymptomatik.

Die Abgrenzung zur *paranoiden Schizophrenie* gelingt leicht, schwierig ist die Grenzziehung zur *Schizophrenia simplex* oder zu einer *undifferenzierten Schizophrenie*. Da bei den letzten beiden Krankheitsbildern die produktiven Symptome wie Wahnerleben oder akustische Halluzinationen fehlen, fällt die Abgrenzung nicht leicht. Es überwiegen Negativsymptome, wie Störungen des Antriebs, Stimmungsschwankungen oder kognitive Störungen. Diese sind unspezifisch, d. h. auch im Rahmen von Persönlichkeitsstörungen oder als Folge von langjährigem Substanzmissbrauch zu finden.

▶ **Schizotype Störung.** Die Abgrenzung zur *schizoiden* und *ängstlich vermeidenden Persönlichkeit* ist aufgrund des seltsamen, exzentrischen Verhaltens, inhaltlicher Denkstörungen, Wahrnehmungsstörungen, einer umständlichen Sprache und gelegentlich einer positiven Familienanamnese bezüglich schizophrener Psychosen möglich.

Schizotype Störungen unterscheiden sich von *schizophrenen Psychosen* durch das Fehlen eindeutiger und länger dauernder psychotischer Symptome.

Die Abgrenzung zur *Schizophrenia simplex* oder zu den *schizoiden bzw. paranoiden Persönlichkeitsstörungen* ist schwierig, weswegen diese diagnostische Kategorie nur mit Vorsicht gewählt werden sollte.

► **Anhaltende und induzierte wahnhafte Störungen.** Die Abgrenzung zu anderen Krankheitsbildern mit paranoiden Symptomen wie der *paranoiden Schizophrenie* oder *anderen organischen Psychosen* ergibt sich durch das Fehlen von weiteren produktiven Symptomen außerhalb des Wahns, wie akustischen Halluzinationen oder Ich-Störungen. Auch wenn es sich um ein recht seltenes Krankheitsbild handelt, muss es in die Differenzialdiagnose miteinbezogen werden, da es therapeutisch viel schwieriger anzugehen ist als z. B. eine paranoide Schizophrenie, was erhebliche Implikationen für die Langzeitprognose hat.

► **Vorübergehende akute psychotische Störungen.** Diese müssen abgegrenzt werden gegenüber der *Schizophrenie* und *affektiven Störungen mit psychotischen Symptomen*, wobei die Zeitspanne für das Vorliegen der Symptomatik häufig das einzig klare Abgrenzkriterium darstellt. So muss nach ICD-10 die psychotische Symptomatik mindestens einen Monat andauern, damit die Diagnose einer Schizophrenie gestellt werden kann. Bei der vorübergehenden akuten psychotischen Störung kann die Symptomatik auch nur Stunden andauern und bessert sich in der Regel auch ohne therapeutische Intervention.

► **Schizoaffektive Störungen.** Differenzialdiagnostisch müssen schizoaffektive Psychosen gegenüber – von Umtriebigkeit, Unruhe und/oder affektiven Symptomen geprägten – *Schizophrenien, affektiven Psychosen mit psychotischen Symptomen* und *organischen Psychosen* abgegrenzt werden.

In ► Abb. 4.3 findet sich ein Entscheidungsbaum zur Differenzialdiagnose der Schizophrenie, der schizotypen und der wahnhaften Störungen.

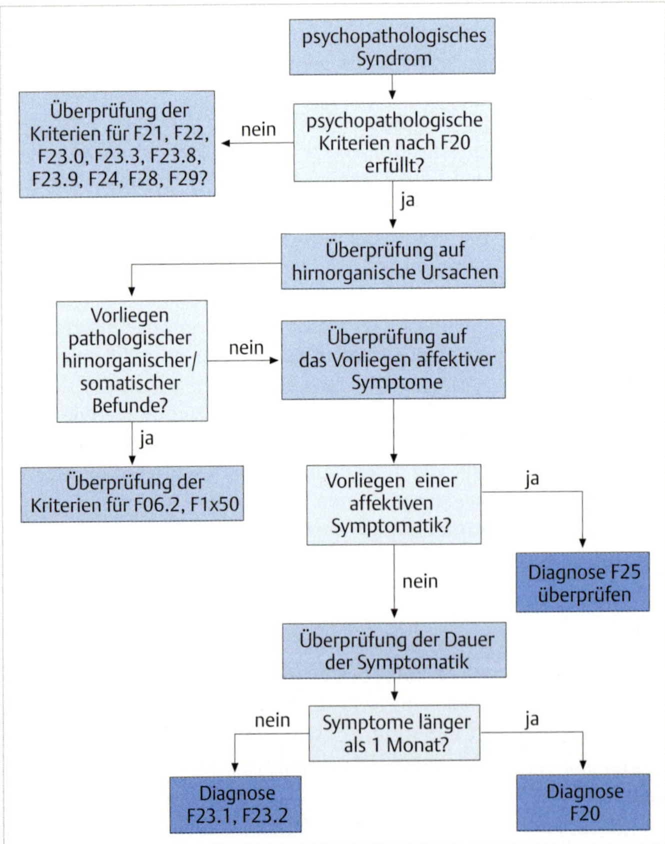

Abb. 4.3 Differenzialdiagnostik der Schizophrenie nach ICD-10 [2].

4.9 Therapie

4.9.1 Schizophrenie

Medikamentöse Akuttherapie

▸ **Wirksamkeit von Antipsychotika.** Nach der Herstellung eines vertrauensvollen therapeutischen Bündnisses besteht die Akuttherapie im Wesentlichen aus der Gabe von Antipsychotika. Gemeinsam ist diesen Substanzen, dass sie über eine Blockade der Dopamin-2-Rezeptoren (= D 2-Blockade) gegen die psychotischen Symptome wirken. Sie führen nicht zu einer unspezifischen Sedierung, sondern helfen die psychotische Symptomatik zu behandeln, ohne dass hiermit die Ursache der Erkrankung beseitigt wird. Es gibt eine Vielzahl an plazebokontrollierten Studien, welche die Wirksamkeit von Antipsychotika belegen. So remittieren ca. 20 % der Patienten unter Plazebo und 80 % bleiben krank, wohingegen sich bei 80 % der Betroffenen die psychotischen Symptome unter Antipsychotikagabe vollständig oder weitgehend und bei 20 % nur unzureichend zurückbilden. Die unterlassene Gabe eines Antipsychotikums bei akuter psychotischer Symptomatik kann als Kunstfehler gelten.

▸ **Wahl und Dosierung des Antipsychotikums.** Alle zugelassenen Antipsychotika wirken weitestgehend gleich effizient, wobei Clozapin eine Überlegenheit bei therapieresistenten Verläufen zu haben scheint. Im Wesentlichen erfolgt ihre Auswahl nebenwirkungsgeleitet und unter Berücksichtigung der Erfahrungen und Wünsche der betroffenen Person. Bis Anfang der 1990er-Jahre standen außer Clozapin ausschließlich Antipsychotika zur Verfügung, die schwerpunktmäßig über eine D 2-Blockade verfügten und daher dosisabhängig zu deutlichen extrapyramidal-motorischen Nebenwirkungen führten.

Seitdem ist eine Reihe von *Antipsychotika der zweiten Generation* (atypische Antipsychotika) eingeführt worden, die neben der D 2-Blockade auch über eine Blockade des serotonergen Systems (5-HT_2-Blockade; HT = Hydroxytryptamin, Serotonin) verfügen. Zu ihnen gehören u. a. Aripiprazol, Risperidon, Olanzapin, Amisulprid, Quetiapin, Ziprasidon und Sertindol. Diese weisen deutlich weniger motorische Nebenwirkungen auf bei gleicher Effizienz auf die Produktivsymptomatik, haben aber auch individuelle Nebenwirkungsprofile (z. B. Gewichtszunahme, QTc-Verlängerungen im EKG, Erhöhung der Prolaktinspiegel). Ebenso wird die Klassifikation dieser Gruppe als Antipsychotika der zweiten Generation kritisiert. Die Hoffnung, dass die neuen Präparate zu einem überlegenen Benefit im Bereich der Negativsymptome und affektiver Symptome führen, hat sich nicht bestätigt. Aufgrund der geringen Inzidenz von motorischen Nebenwirkungen und leichten Vorteilen in der Langzeitbehandlung hat sich in den aktuellen Leitlinien die Empfehlung für die atypischen Präparate mit geringer Evidenz etabliert. Die Anwendung von typischen Antipsychotika wird jedoch in bestimmten Fällen weiterhin empfohlen. Zur Dosierung der Antipsychotika s. ▸ Tab. 4.3.

Tab. 4.3 Dosierungen der meistgebrauchten Antipsychotika der 1. und 2. Generation bei akuter Symptomatik.

Wirksubstanz	Handelsname	Dosierung (mg/d)
erste Generation (Auswahl)		
Haloperidol	Haldol	4–12
Flupentixol	Fluanxol	3–20
Fluphenazin	Lyogen	3–6
Pimozid	Orap	2–8
zweite Generation (Auswahl)		
Clozapin	Leponex	100–600 (in besonderen Fällen bis 900)
Zotepin	Nipolept	75–450
Risperidon	Risperdal	4–8
Olanzapin	Zyprexa	5–20
Amisulprid	Solian	100–1200
Quetiapin	Seroquel	150–750
Ziprasidon	Zeldox	80–160
Paliperidon	Invega	6–12
Aripiprazol	Abilify	5–30

▶ **Benzodiazepine.** Bei einer akuten psychotischen Symptomatik ist in der Regel neben der Antipsychotikagabe eine zusätzliche Sedierung und Anxiolyse notwendig, die in erster Linie durch Benzodiazepine (z. B. 5–10 mg Diazepam) und nicht durch niederpotente Antipsychotika erfolgen sollte. Das Abhängigkeitspotenzial durch die Gabe eines Benzodiazepins ist bei schizophrenen Psychosen und kurzer Anwendung gering, sollte jedoch stets mit in die Überlegungen einbezogen werden.

Medikamentöse Langzeittherapie

▶ **Wirksamkeit von Antipsychotika.** Bei über 80 % aller betroffenen Patienten hat die Schizophrenie einen rezidivierenden Verlauf mit Remission oder weist im ungünstigsten Fall eine chronisch persistierende Symptomatik auf. Daher muss prinzipiell über eine Langzeittherapie nachgedacht werden, sobald die Diagnose einer Schizophrenie gestellt worden ist, insbesondere sobald ein Rezidiv aufgetreten ist. Plazebokontrollierte Studien über mehrere Jahre haben belegt, dass die niedrig dosierte Gabe eines Antipsychotikums bei 70–80 % der Patienten eine erneute Erkrankung verhindert, wohingegen unter Plazebo nur 20–30 % beschwerdefrei bleiben.

▶ **Applikationsform.** Kontrollierten Studien zufolge ist die *Erhaltungstherapie mit niedrig dosierten Antipsychotika* die einzig zuverlässige Methode, um langfristig ein Rezidiv zu verhindern. Alternative Strategien wie das Absetzen der Antipsychotika nach Remission der Symptomatik und die erneute Gabe erst bei Auftreten von Frühsymptomen (z. B. Schlafstörungen, vermehrte Ängstlichkeit; *Intervalltherapie*) oder Absetzen der Antipsychotika und Warten bis zum Rezidiv *(Krisenintervention)* führen zu häufigeren Verschlechterungen und Krankenhausaufenthalten. Die niedrig dosierte Langzeitbehandlung sollte oral erfolgen, wobei die intramuskuläre Gabe zur Compliancesicherung stets in Erwägung gezogen werden sollte.

▶ **Dauer und Dosierung.** Prinzipiell dauert die *Akuttherapie* mit Antipsychotika ca. 4–8 Wochen bis zur Remission der Akutsymptomatik. Anschließend folgt für 3–6 Monate die *Erhaltungstherapie*, die in der Regel mit der gleichen Dosierung erfolgt und als Ziel die komplette Rückbildung aller Beschwerden, auch der Negativsymptomatik, hat.

Handelt es sich um eine *Erstmanifestation*, erfolgt eine *Langzeittherapie* für *weitere 12 Monate*. Bestehen keine gravierenden Nebenwirkungen und ist der Patient einverstanden, kann die Dosis im Rahmen der Erhaltungstherapie fortgeführt werden. Ansonsten sollten die empfohlenen Dosierungen vorsichtig unterschritten werden (für Depotantipsychotika ▶ Tab. 4.4).

Bei einem *Rezidiv* (wenn also die Erkrankung mindestens 2-mal aufgetreten ist) sollte für mindestens *2–5 Jahre* eine Erhaltungstherapie erfolgen. Gibt es darüber hinaus Gesichtspunkte (z. B. Suizidversuche in der Akutphase, chronische Belastungen durch familiäre oder berufliche Situation), die eine Fortführung der antipsychotischen Behandlung notwendig machen, kann im Einzelfall die *lebenslange Gabe* eines niedrig dosierten Antipsychotikums notwendig sein.

Prinzipiell ist die langfristige niedrige oder sogar niedrigste Gabe eines Antipsychotikums günstiger als wiederholtes Ausschleichen, insbesondere wenn die Symptomatik nicht vollständig abgeklungen ist. Unter einer moderaten Dosiserhöhung ist ein Rezidiv besser zu behandeln, als wenn ein Antipsychotikum erneut eindosiert werden muss.

Tab. 4.4 Dosierungen von Depotantipsychotika, unter denen eine ausreichende Rezidivprophylaxe zu erwarten ist.

Wirksubstanz	Handelsname	Dosierung pro Applikationsintervall (mg)	Applikationsintervall (Wochen)
Flupentixoldecanoat	Fluanxoldepot	20–100	2–3
Haloperidoldecanoat	Haldol-Janssen Decanoat	50–100	4
Fluphenazindecanoat	Dapotum D, Lyogen D	12,5–100	2–3
Perphenazinenanthat	Decentan-Depot	50–200	2
Clopenthixoldecanoat	Ciatyl-Depot	200–400	2–3
Risperidon	Risperdal-Consta	25–50	2
Paliperidon	Xeplion	25–150	4
Olanzapin	Zypadhera	210–405	2–4

Abschließend ist anzumerken, dass auch unter einer suffizienten Gabe eines Antipsychotikums bei 20% der Betroffenen Rezidive auftreten können, was in der Regel mit einer Zunahme der psychosozialen Belastungen zusammenhängt (z.B. Arbeitsplatzverlust, Ehekrise). In solchen Fällen sollte durch Bestimmung des Antipsychotikaspiegels im Blut geprüft werden, ob es sich um einen „Rapid Metabolizer" handelt, also eine Person, die aufgrund der genetisch fixierten enzymatischen Ausstattung das Antipsychotikum zu schnell abbaut und somit zu niedrige Spiegel aufweist.

Darüber hinaus muss die psychosoziale Situation genau analysiert werden und mit dem Patienten ist erneut das Erkennen von Frühsymptomen zu üben. Dieses ermöglicht es vielen Patienten, selbstständig (z.B. über die Dosiserhöhung des Antipsychotikums am Abend) ein Rezidiv zu verhindern.

Vorgehen bei Therapieresistenz

Je nach Stadium der Erkrankung respondieren zwischen 50 und 75% aller Patienten mit einer Schizophrenie. Die übrigen Patienten sind partielle oder komplette Non-Responder, d.h., die Zielsymptomatik bildet sich trotz Antipsychotikagabe in ausreichender Dosierung (5–10 mg Haloperidoläquivalent) über einen ausreichenden Zeitraum (in der Regel 4–6 Wochen) nicht zurück.

Nach einer mindestens 4- bis 6-wöchigen Behandlungsphase mit einem Antipsychotikum in ausreichender Dosierung bei garantierter Compliance sollte auf eine andere Substanz – vorzugsweise ein atypisches Antipsychotikum – umgestellt werden. Sollte sich hiermit keine Verbesserung der Zielsymptomatik einstellen, wird die Umstellung auf Clozapin empfohlen. Patienten, die kein Clozapin vertragen, können ersatzweise Olanzapin erhalten. Für das Clozapin hat sich gezeigt, dass sich die überlegene Wirksamkeit bei Therapieresistenz v.a. bei Blutspiegeln über 350 ng/ml einstellt. Dieser Spiegel sollte erreicht werden, sofern der Patient dies toleriert. Bei bestehender Therapieresistenz sollten stets Ursachen untersucht und falls möglich behoben werden. Die Ursachen können eine medikamentöse Noncompliance, komorbider Substanzgebrauch, ein Rapid-Metabolizer-Status oder ausgeprägte psychosoziale Belastungsfaktoren sein.

Psychotherapie

Der Schwerpunkt in der Akuttherapie liegt in der Gabe von hochpotenten Antipsychotika. In dieser Phase liegt die Ausrichtung der Psychotherapie eher in einer *Begleitung im supportiven Sinne.* Nach Abklingen der Akutsymptomatik verschiebt sich der therapeutische Schwerpunkt auf *Information* (z.B. über Krankheitsmodelle), *Edukation* (z.B. über Rückfallerkennung und Behandlungserfordernisse), *Training* (z.B. kognitiver und sozialer Fertigkeiten) und *Beratung* (z.B. über rehabilitative Möglichkeiten). Aufdeckende Therapieverfahren sollten auch zu diesem Zeitpunkt nicht eingesetzt werden, da sie zur Symptomprovokation führen können, und sie sollten entsprechend nur mit modifizierter Technik durchgeführt werden.

Der Einbezug des familiären Umfelds in Informations-, Edukations- und Beratungsangebote sowie familientherapeutische Ansätze im eigentlichen Sinne sind zur Modifikation problematischer Interaktionsmuster indiziert und haben einen günstigen Effekt auf den Verlauf nach der Erstmanifestation. Untersuchungen haben gezeigt, dass gerade chronisch psychotische Patienten von einer auf die Produktivsymptomatik abzielenden Psychotherapie profitieren. Im Rahmen einer solchen *kognitiven Verhaltenstherapie* werden Bewältigungsstrategien neu eingeführt oder vorhandene gestärkt.

4.9.2 Schizotype Störungen

Supportive Psychotherapie, Training sozialer Fertigkeiten und eine niedrig dosierte Gabe von Antipsychotika vermindern Angst und kognitive Defizite. Da diese Patienten in der Regel nicht den therapeutischen Kontakt suchen, gibt es wenige systematische Untersuchungen zu diesem Störungsbild.

4.9.3 Anhaltende und induzierte wahnhafte Störungen

Die Behandlungsmöglichkeiten sind gering, da eine Krankheitseinsicht in der Regel fehlt und die Behandlungsnotwendigkeit vom Patienten nicht anerkannt wird. Chronische Wahnsymptome sind gegenüber einer Antipsychotikatherapie häufig resistent. Dennoch sollte mangels anderer Therapiemöglichkeiten ein Anwendungsversuch gestartet werden. Wenn von den Betroffenen ein therapeutischer Kontakt gesucht wird, ist es wesentlich, deren misstrauische Haltung zu überwinden und Hilfe anzubieten. Die Gefahr, in das Wahnsystem einbezogen zu werden, sollte beachtet werden.

4.9.4 Vorübergehende akute psychotische Störung

In der Regel reicht eine kurzfristige stationäre, aber eventuell auch antipsychotische Behandlung aus, sobald ein Potenzial zu Fremd- oder Eigengefährdung gegeben ist. Eine anschließende Langzeitbehandlung ist nicht erforderlich, sofern nicht in kürzerem Abstand Rezidive auftreten. Bei reaktiver Symptomauslösung sind konfliktzentrierte psychotherapeutische Maßnahmen sowie ggf. eine Modifikation der Lebensführung angezeigt.

4.9.5 Schizoaffektive Störungen

▸ **Akutphase.** In der Akutphase steht die antipsychotische Behandlung im Vordergrund. Bei *manischer Symptomatik* kann diese Behandlung unzureichend sein, weswegen mit Stimmungsstabilisatoren (wie Lithium, Carbamazepin, Valproal) oder atypischen Antipsychotika (wie Olanzapin oder Quetiapin) kombiniert werden sollte. Hierbei sind hochnormale Blutspiegel anzustreben. Da die Wirkung von Lithium mit einer Verzögerung von Tagen einsetzt, sollte bei agitierten, aggressiven Patienten sofort Carbamazepin oder Valproinsäure gegeben werden.

Bei *depressiver Symptomatik* kann der zusätzliche Einsatz von Antidepressiva (Zweizügeltherapie) oder antidepressiv wirkenden Antipsychotika indiziert sein. Hier sollten v. a. neuere Antidepressiva wie SSRI zum Einsatz kommen, die weniger maniforme oder psychotische Symptomatik provozieren.

▸ **Langzeitbehandlung.** In der Langzeitbehandlung ist bei rezidivierendem Verlauf eine prophylaktische antipsychotische Langzeitmedikation oft ausreichend. Bei Überwiegen affektiver Symptomatik ist die alleinige Behandlung oder Kombination mit Lithium, Carbamazepin oder Valproinsäure einzuleiten. Hierbei sollten Blutspiegel wie bei der Behandlung rezidivierend depressiver oder bipolarer Störungen erreicht werden. Insgesamt fehlen jedoch systematische Untersuchungen zur evidenzbasierten Behandlung schizoaffektiver Störungen.

Literatur

[1] Dilling H, Mombour W, Schmidt MH, Hrsg. Internationale Klassifikation psychischer Störungen. Bern: Hans Huber; 1994

[2] Gaebel W, Falkai P, Weinmann S, Wobrock T. Praxisleitlinien in Psychiatrie und Psychotherapie. Bd. 1. Behandlungsleitlinie Schizophrenie. Darmstadt: Steinkopf; 2006

[3] Hasan A, Falkai P, Wobrock T et al. The WFSBP Task Force on Treatment Guidelines for Schizophrenia. World Federation of Societies of Biological Psychiatry (WFSBP) Guidelines for Biological Treatment of Schizophrenia, Part 1: Update 2012 on the acute treatment of schizophrenia and the management of treatment resistance. World J Biol Psychiatry 2012; 13(5): 318–378

[4] Hirsch SR, Weinberger DR. Schizophrenia. 2nd ed. Oxford: Blackwell Science; 2003

[5] Naber D, Lambert M, Hrsg. Schizophrenie. Stuttgart: Thieme; 2004

[6] Möller HJ. Therapie psychiatrischer Erkrankungen. Stuttgart: Thieme; 2000: 170–300

[7] Watt DC, Katz K, Shepherd M. The natural history of schizophrenia: a 5-year prospective follow-up of a representative sample of schizophrenics by means of a standardized clinical and social assessment. Psychol Med 1983; 13 (3): 663–670

Prüfungsfragen

1. Welche klinischen Prägnanztypen der Schizophrenie werden nach ICD-10 beschrieben?
2. Wie wird eine schizoaffektive Störung diagnostiziert?
3. Wie hoch ist die Reduktion der Lebenserwartung von Patienten mit einer Schizophrenie im Vergleich zur gesunden Bevölkerung?
4. Was ist die wesentliche Ursache der erhöhten Mortalität bei Patienten mit einer Schizophrenie?
5. Wie häufig treten Patienten mit einer schizophrenen Erkrankung in einer nervenärztlichen Praxis auf?
6. Was wird unter dem Konzept der „Expressed Emotions" (EE) verstanden?
7. Was wird unter einem Two-Hit-Modell verstanden?
8. Durch welche Funktionsstörungen ist das klinische Bild der schizophrenen Erkrankung vorwiegend gekennzeichnet?
9. Was wird unter katatonen Symptomen verstanden?
10. Welche diagnostischen Leitlinien bestehen nach ICD-10, um die Diagnose einer Schizophrenie zu stellen?
11. Wie häufig ist die paranoide Schizophrenie im Vergleich zur Gesamtgruppe der schizophrenen Erkrankungen?
12. Was wird unter einer postschizophrenen Depression verstanden? Gibt es einen Unterschied in der Therapierbarkeit der anhaltenden wahnhaften Störungen im Vergleich zur paranoiden Schizophrenie?
13. Wie lange gehen die Prodromalsymptome der Erstmanifestation einer schizophrenen Psychose voraus (Angabe in Jahren)?
14. Wie viel Prozent der schizophrenen Patienten haben im Lauf ihres Lebens nur eine oder einige wenige Episoden?
15. Wie häufig treten die psychiatrische und die nicht psychiatrische Komorbidität bei schizophrenen Patienten auf?
16. Welche Labor- bzw. Apparatediagnostik sollte bei der Erstmanifestation einer schizophrenen Erkrankung durchgeführt werden?
17. Welche anderen psychiatrischen Erkrankungen sollten bei einer Schizophrenie ausgeschlossen werden?
18. Welche Medikamente kommen bei der Schizophrenie zum Einsatz? Welche Unterschiede bestehen zwischen typischen und atypischen Antipsychotika?
19. Wie hoch sind die Rückfallraten unter Gabe eines Antipsychotikums im Vergleich zu Plazebo?
20. Welche atypischen Depotformulierungen sind derzeit verfügbar?
21. Wie kann bei der Therapie resistenter schizophrener Erkrankungen vorgegangen werden?

5 Affektive Störungen (ICD-10: F3)

Hans-Peter Volz

5.1 Definition

Der Begriff der affektiven Störungen bezeichnet eine Krankheitsgruppe, bei der die Hauptsymptome in einer zumeist phasenhaften Veränderung der Stimmung (Affektivität) und der Antriebslage bestehen. Hierbei kommt es entweder zu einer *Depression* mit gedrückter Stimmung und häufig Antriebsverminderung oder zu einer *Manie* mit gehobener, euphorischer Stimmungslage sowie Aktivitätssteigerung.

5.2 Klassifikation

Die Klassifikation nach ICD-10 (1991) fügt Quer- und Längsschnittaspekte zusammen. Es werden die folgenden Gruppen unterschieden:
- manische Episode (F30),
- bipolare affektive Störung (F31),
- depressive Episode (F32),
- rezidivierende depressive Störungen (F33),
- anhaltende affektive Störungen (F34),
- Zyklothymia (F34.0),
- Dysthymia (F34.1),
- sonstige affektive Störungen (F38).

Unter den sonstigen affektiven Störungen (F38) werden in erster Linie die gemischte affektive Episode (F38.00) und die rezidivierende kurze depressive Störung (F38.10) subsumiert.

▶ Abb. 5.1 und ▶ Tab. 5.1 geben einen Überblick über die Einteilung der affektiven Störungen.

Zunächst werden die ersten 4 Klassifikationsgruppen erläutert, wobei wegen der überragenden epidemiologischen Bedeutung zunächst die depressive Episode und anschließend die rezidivierende depressive Störung dargestellt werden, sodann die manische Episode und die bipolare affek-

	Symptomatik	bisheriger Verlauf	Diagnose
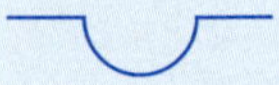	depressiv	Ersterkrankung	depressive Episode (F32.x)
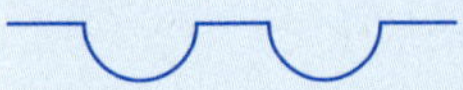	depressiv	rezidivierend	rezidivierende depressive Störung (F33.x)
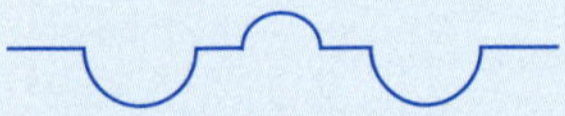	depressiv und hypomanisch	rezidivierend	bipolare affektive Störung (F31.x) („Bipolar II“)
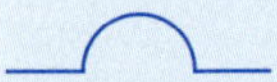	manisch	Ersterkrankung	manische Episode (F30.x)
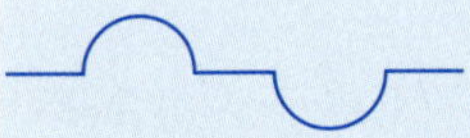	depressiv und manisch	rezidivierend	bipolare affektive Störung (F31.x) („Bipolar I“)
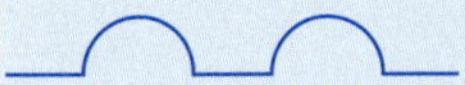	manisch	rezidivierend	bipolare affektive Störung (F31.x)
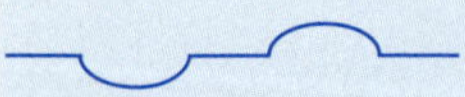	manisch (leicht) und depressiv (leicht)	rezidivierend	Zyklothymia (F34.0)
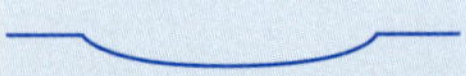	dauerhaft leicht depressiv	chronisch	Dysthymia (F34.1)

Abb. 5.1 Grafischer Überblick über die Verlaufsformen affektiver Störungen nach ICD-10.

Tab. 5.1 Einteilung der affektiven Störungen nach ICD-10.

F32–F34, F38	F30–F31
Depressive Episode (F32)	**manische Episode (F30)**
• leicht (F32.0) • mittelgradig (F32.1) • schwer ohne psychotische Symptome (F32.2) • schwer mit psychotischen Symptomen (F32.3)	• hypoman (F30.0) • manisch ohne psychotische Symptome (F30.1) • manisch mit psychotischen Symptomen (F30.2)
rezidivierende depressive Störung (F33), gegenwärtig	**bipolare affektive Störung (F31), gegenwärtig**
• leichte depressive Episode (F33.0) • mittelgradige depressive Episode (F33.1) • schwere depressive Episode ohne psychotische Symptome (F33.2) • schwere depressive Episode mit psychotischen Symptomen (F33.3) • remittiert (F33.4)	• hypomanische Episode (F31.0) • manische Episode ohne psychotische Symptome (F31.1) • manische Episode mit psychotischen Symptomen (F31.2) • mittelgradige oder leichte depressive Episode (F31.3) • schwere depressive Episode ohne psychotische Symptome (F31.4) • schwere depressive Episode mit psychotischen Symptomen (F31.5) • gemischte Episode (F31.6) • remittiert (F31.7
anhaltende affektive Störung (F34)	
• Zyklothymia (F34.0) • Dysthymia (F34.1)	
sonstige rezidivierende affektive Störung (F38.1)	
• gemischte affektive Episode (F38.00) • rezidivierende kurze depressive Störung (F38.10)	

tive Störung. Die anhaltenden affektiven Störungen bilden den Abschluss. Die unter „sonstigen affektiven Störungen" aufgeführte gemischte affektive Episode findet sich als Sonderform unter „depressiver Episode", die rezidivierende kurze depressive Störung als Sonderform unter „rezidivierende depressive Störung".

In der ICD-10 nicht explizit verwandte Diagnosen wie Bipolar I/II und „Rapid Cycling" werden unter den bipolaren affektiven Erkrankungen aufgeführt.

5.2.1 Depressive Episode (F32)

Bei der depressiven Episode unterscheidet man folgende Schweregrade:
- F32.0 leichte depressive Episode
- F32.1 mittelgradige depressive Episode
- F32.2 schwere depressive Episode ohne psychotische Symptome
- F32.3 schwere depressive Episode mit psychotischen Symptomen

In der ICD-10 entspricht die Melancholie der schweren depressiven Episode ohne psychotische Symptome (F32.2). Wegen Unklarheiten in der Zuordnung dieses Begriffes ist es jedoch empfehlenswert, diesen Begriff nicht zu verwenden.

5.2.2 Rezidivierende depressive Störung (F33)

Eine rezidivierende depressive Störung (F33) ist durch wiederkehrende, ausschließlich depressive Episoden gekennzeichnet. Entsprechend dem Schwere- bzw. Remissionsgrad der aktuellen Episode wird sie wie folgt eingeteilt:
- F33.0 gegenwärtig leichte depressive Episode
- F33.1 gegenwärtig mittelgradige depressive Episode
- F33.2 gegenwärtig schwere depressive Episode ohne psychotische Symptome
- F33.3 gegenwärtig schwere depressive Episode mit psychotischen Symptomen
- F33.4 gegenwärtig remittiert

Als Sonderform der rezidivierenden depressiven Störungen wird unter F38.1 (sonstige rezidivierende affektive Störung) die *rezidivierende kurze depressive Störung* (F38.10) abgegrenzt.

5.2.3 Manische Episode (F30)

Folgende Formen der manischen Episode werden beschrieben:
- F30.0 Hypomanie
- F30.1 Manie ohne psychotische Symptome
- F30.2 Manie mit psychotischen Symptomen

5.2.4 Bipolare affektive Störung (F31)

Affektive Erkrankungen, die durch wiederholte manische, hypomanische oder gemischte (d. h. gleichzeitige oder in sehr raschem Wechsel bestehende depressive und manische Symptome) Episoden gekennzeichnet sind und ganz überwiegend in zeitlichem Wechsel mit depressiven Episoden auftreten, werden als bipolare affektive Störungen (F31) bezeichnet. Entsprechend der Symptomatik der aktuellen Episode werden unterschieden:

- F31.0 gegenwärtig hypomanische Episode
- F31.1 gegenwärtig manische Episode ohne psychotische Symptome
- F31.2 gegenwärtig manische Episode mit psychotischen Symptomen
- F31.3 gegenwärtig mittelgradige oder leichte depressive Episode
- F31.4 gegenwärtig schwere depressive Episode ohne psychotische Symptome
- F31.5 gegenwärtig schwere depressive Episode mit psychotischen Symptomen
- F31.6 gegenwärtig gemischte Episode
- F31.7 gegenwärtig remittiert

In der ICD-10 nicht explizit ausgeführt, aber von klinischer Bedeutung ist die Unterscheidung in „Bipolar I" bzw. „Bipolar II". Bei Bipolar-I-Erkrankten treten vollständig ausgeprägte manische Episoden neben den depressiven Episoden auf, bei Patienten mit einer Bipolar-II-Störung – neben den depressiven Episoden – ausschließlich *hypomanische* Episoden.

Im „Diagnostic and statistical Manual of mental Disorders" (DSM-V) wird darüber hinaus das sog. „Rapid Cycling" (ca. 5–15 % der bipolaren affektiven Störungen) abgegrenzt.

5.2.5 Anhaltende affektive Störungen (Zyklothymia [F34.0], Dysthymia [F34.1])

Von diesen 4 Gruppen werden die anhaltenden affektiven Störungen abgegrenzt. Zu Letzteren gehören einerseits die *Zyklothymia* (F34.0), definiert als Stimmungsschwankungen (Depression/Hypomanie), welche nicht das Ausmaß einer bipolaren Störung erreichen, sowie andererseits die *Dysthymia* (F34.1), charakterisiert als konstante, lang andauernde leichte depressive Verstimmung. Die letztgenannte Erkrankung wurde in älteren Klassifikationssystemen auch als neurotische Depression (mit vorwiegend psychodynamisch geprägten ätiopathogenetischen Überlegungen) bezeichnet.

▸ Tab. 5.1 sowie ▸ Abb. 5.1 geben einen Überblick über die verschiedenen Diagnosen.

5.3 Epidemiologie

5.3.1 Rezidivierende depressive Störung (F33)

▸ **Lebenszeitprävalenz und Punktprävalenz.** Lebenszeitprävalenz (Punktprävalenz): Frauen: 20–25 % (5–9 %); Männer: 7–12 % (2–3 %). Die Ursachen der geschlechtsabhängig unterschiedlichen Häufigkeit sind nicht ausschließlich auf unterschiedliche Diagnosegewohnheiten bei Männern und Frauen zurückführbar. Vielmehr werden hormonale Faktoren, der Einfluss der Geburten sowie unterschiedliche psychosoziale Stressoren bei Männern und Frauen als Kausalitätsfaktoren diskutiert.

Circa 10 % der Hausarztpatienten sind betroffen. Besonders gehäuft findet sich die Störung bei Bewohnern von Alten- und Pflegeheimen. Das durchschnittliche Alter bei Erstauftreten der Erkrankung beträgt 40 Jahre. Das Risiko, an einer rezidivierenden depressiven Störung zu erkranken, ist nicht vom sozioökonomischen Status abhängig. Nur ca. die Hälfte der Erkrankten erhält eine adäquate Behandlung.

Besondere Risikofaktoren für das Entstehen rezidivierender depressiver Störungen sind in einer Textbox aufgeführt.

M!

Merke

Besondere Risikofaktoren für das Entstehen rezidivierender depressiver Störungen

- vorangegangene depressive Episode
- positive Familiengeschichte für depressive Störungen (besonders Verwandte 1. Grades)
- Suizidversuche in der Vorgeschichte
- weibliches Geschlecht
- Ersterkrankungsalter jünger als 40 Jahre
- Postpartum
- Komorbidität mit anderen körperlichen Erkrankungen (z. B. Parkinson-Krankheit, Demenz, Schlaganfall, Diabetes, koronare Herzkrankheit, Karzinom)

- keine Unterstützung durch soziale Kontakte (geschieden, getrennt lebend)
- traumatisierende Lebensereignisse („life events") im Sinne von Stressoren
- Alkohol- oder Drogengebrauch
- ländliche Umgebung

5.3.2 Bipolare affektive Störung (F31)

▶ **Lebenszeitprälenz und Punktprävalenz.** Lebenszeitprälenz (Punktprävalenz): ca. 1 % für Bipolar-I-Störungen und 0,5 % für Bipolar-II-Störungen. Männer und Frauen sind – im Gegensatz zu den rezidivierenden depressiven Störungen – gleich häufig betroffen. Risikofaktoren für die Entwicklung einer bipolaren affektiven Störung nach dem Auftreten von zunächst depressiven Episoden sind:

- Die erste depressive Episode tritt während der Adoleszenz auf.
- Die depressive Episode ist schwer und weist auch psychotische Züge auf.
- Bei den depressiven Episoden sind psychomotorische Hemmung und Hypersomnie führende Symptome.
- Es besteht eine positive Familienanamnese für bipolare Erkrankungen, besonders wenn diese in mehreren Generationen auftreten.
- Nach Gabe von Medikamenten (Antidepressiva) tritt eine hypomanen Stimmungslage auf.

5.3.3 Anhaltende affektive Störungen (F34.0, F34.1)

Zyklothymia (F34.0)

Lebenszeitprävalenz: 0,4–1,0 % (Frauen zu Männer: 3 : 2). Circa 20 % der Erkrankten entwickeln später eine bipolar affektive Störung. Bei 50–75 % der Erkrankten beginnt die Störung zwischen dem 15. und 25. Lebensjahr.

Dysthymia (F34.1)

Lebenzeitprävalenz: 3–6 % (Frauen zu Männer: 2 : 1). Dysthymien beginnen häufig im Jugendalter und neigen zur Chronifizierung. In ca. 20 % der Fälle kommt es zum zusätzlichen Auftreten einer depressiven Episode (Double Depression).

Die wichtigsten epidemiologischen Daten fasst ▶ Tab. 5.2 zusammen.

5.4 Pathophysiologie und Krankheitsmodelle

5.4.1 Rezidivierende depressive Störung (F33)

Es wird von einer multifaktoriellen Ätiologie ausgegangen; es existieren v. a. *genetische, neurobiologische, umweltbedingte* sowie *psychologische Erklärungsmodelle.*

Genetik

Auch rezidivierende depressive Störungen weisen eine genetische Belastung auf, so sind die Konkordanzraten eineiiger Zwillinge zwischen 30 und 50 %, das Erkrankungsrisiko der Kinder bei einem kranken Elternteil ist mit einem Quotenverhältnis (Odds-Ratio) von ca. 3 deutlich erhöht.

Neurobiologische Faktoren

▶ **Monoaminmangelhypothese, Imbalancehypothese.** Die ursprüngliche Katecholamin- bzw. Serotoninmangelhypothese wurde zur *Monoaminmangelhypothese* (funktionales Defizit von Noradrenalin, Serotonin und Dopamin) weiterentwickelt.

In diesem Zusammenhang steht auch die Imbalancehypothese, die von einem gestörten Gleichgewicht cholinerger und noradrenerger Transmission ausgeht (Überwiegen der cholinergen Trans-

Tab. 5.2 Lebenszeit- und Punktprävalenz der affektiven Störungen.

Art der Störung	Lebenszeitprävalenz	Punktprävalenz
bipolare affektive Störung	1 % (Männer = Frauen)	0,4 % (Männer = Frauen)
rezidivierende depressive Störung	Männer: 7–12 % Frauen: 20–25 %	Männer: 2–3 % Frauen: 5–9 %
anhaltende affektive Störungen • Zyklothymia • Dysthymia	0,4–10 %, Frauen etwas häufiger betroffen Männer: 2–5 % Frauen: 4–7 %	? ? ?

mission bei Depressivität, Überwiegen der noradrenergen Transmission bei gehobener Stimmungslage). Besonders bei Patienten mit Suizidalität und damit assoziierter gesteigerter Impulsivität und Aggressivität wurde eine verminderte Konzentration von Serotoninabbauprodukten im Liquor festgestellt, ein Hinweis auf einen Serotoninmangel. Diesbezüglich erscheint auch die Beobachtung interessant, dass nahezu alle Antidepressiva nach chronischer Gabe zu einer Desensitivierung (auch als „Down-Regulation" bezeichnet) der postsynaptischen noradrenergen β-Rezeptoren und serotonergen 5-HT2-Rezeptoren (HT = Hydroxytryptamin, Serotonin) führen. Diese Veränderung tritt im Tierversuch nach 2–3 Wochen ein, was in ungefähr der klinisch beobachtbaren Wirklatenz der Antidepressiva entspricht.

▶ **Hypothalamus-Hypophysen-Nebennierenrinde- bzw. Schilddrüsen-Regelkreis.** Weiterhin sind neuroendokrinologische Befunde mit Alterationen des Hypothalamus-Hypophysen-Nebennierenrinde(HHN)- bzw. Schilddrüsen-Regelkreises von Bedeutung. Es wird von einer vermehrten CRH-Freisetzung (CRH = Corticotropin-releasing-Hormon) mit nachfolgend erhöhter ACTH-Ausschüttung (ACTH = adrenokortikotropes Hormon) und Hyperkortisolismus bei 40 bis 70 % der depressiv Erkrankten ausgegangen, was mit dem bei diesen Patienten häufig pathologischen Dexamethason-Suppressionstest in direktem Zusammenhang steht. Hier könnten auch strukturell-bildgebende und neuropathologische Befunde, die v. a. eine Volumenreduktion des Hippocampus zeigen, im Sinne eines toxischen Effekts dieser Hyperkortisolämie verstanden werden. In diesem Zusammenhang werden auch die gerade in neuerer Zeit wieder vermehrt beachteten Befunde überdauernder kognitiver Defizite bei einem Teil der Depressiven diskutiert.

▶ **Chronobiologische Faktoren.** Weiterhin spielen chronobiologische Faktoren wie saisonale Rhythmik, Tagesschwankungen und Auffälligkeiten der Schlafstruktur (Schlafstörungen, verkürzte REM-Latenz) eine Rolle.

▶ **Hirnstrukturelle Auffälligkeiten, funktionelle Alterationen.** Eine Reihe von Befunden zeigte *hirnstrukturelle Auffälligkeiten* (v. a. Volumenminderung im Hippocampus) sowie *funktionelle Alterationen* (v. a. Aktivitätszunahme in der Amygdala).

▶ **Signaltransduktionsmechanismen.** In Zukunft wird die Erforschung von Signaltransduktionsmechanismen (z. B. Proteinkinase A [PKA] und Transkriptionsfaktoren wie z. B. CREB [cAMP Response Element Binding Protein]) vermehrt im Fokus der Aufmerksamkeit stehen.

Umweltfaktoren (psychosoziale Faktoren)

In erster Linie sind *kritische Lebensereignisse* von Bedeutung. Im Rahmen der psychoanalytischen, behavioralen, kognitiven und interpersonellen Theorien kommen in Bezug auf den Einfluss von kritischen Lebensereignissen spezifische Modellvorstellungen zum Tragen.

▶ **Psychodynamische Theorie.** Im Vordergrund stehen orale Defizite und (verdrängte) Verlustängste, die im späteren Leben durch ein entsprechendes Schlüsselerlebnis (z. B. Trennung oder drohende Trennung vom Partner) reaktiviert werden.

▶ **Behaviorale Theorie.** Die behaviorale (lernpsychologische) Theorie setzt die übergeneralisierte Antwort eines Betroffenen auf den Verlust sozialer Einbindung voraus. Dem Erkrankten geht die soziale Bindung verloren, sie fällt als positiver Verstärker seiner Selbstwahrnehmung weg.

▶ **Kognitive Theorie.** Die kognitive Theorie postuliert die Triade *negative Wahrnehmung der eigenen Person* (Learned Helplessness), *der Umwelt* und *der Zukunft*, also dysfunktionale Kognitionen für die wesentlichen Persönlichkeitsbereiche.

▶ **Interpersonelle Theorie.** Bei der interpersonellen Theorie stehen die Schwierigkeiten des Erkrankten bei den gegenwärtigen interpersonellen Beziehungen im Vordergrund. Dysfunktionale Rollenvorstellungen des Betroffenen nehmen eine wichtige Stellung ein.

5.4.2 Bipolare affektive Störung (F31)

Auch hier stehen im Wesentlichen genetische, neurobiologische und psychologische Faktoren sowie Umweltfaktoren im Vordergrund.

Genetik

Bei bipolaren affektiven Störungen ist die genetische Belastung deutlich höher als bei unipolar rezidivierenden Störungen. Die Konkordanzrate eineiiger Zwillinge beträgt ca. 80 %, die von zweieiigen Zwillingen 5–25 %. Das Erkrankungsrisiko bei einem erkrankten Elternteil beträgt ca. 20 %.

Neurobiologische Faktoren

Hier werden in erster Linie *Alterationen zentraler Neurotransmitter* wie Noradrenalin, Serotonin, Dopamin und Acetylcholin sowie des „Second Messenger“ Phosphatidylinositol neben Schilddrüsenfunktionsänderungen diskutiert.

Von einigen Autoren wird in Analogie zu Epilepsiegenese-Modellen auch das *Kindling-Phänomen* in Erwägung gezogen. Hierbei führt eine Folge von Reizen, die für sich alleine noch keine Krankheitssymptome auslösen, zu einer „Schwellensenkung“, sodass schließlich, anscheinend spontan, manische und/oder depressive Episoden im Wechsel auftreten. Diese Theorie wird durch die Befunde gestützt, dass die Episoden mit zunehmender Krankheitsdauer häufiger werden und dass die Antikonvulsiva Carbamazepin und Valproinsäure wirksam sind.

Psychologische Faktoren

Der Einfluss von „Life Events“ und psychologischen Auslösemechanismen ist weitaus schlechter untersucht als bei rezidivierenden depressiven Störungen. Insgesamt wird ihnen eine geringere Bedeutung bei der Auslösung der bipolar affektiven Störung im Vergleich zu rezidivierenden depressiven Störungen beigemessen.

5.4.3 Anhaltende affektive Störungen

Zyklothymia (F34.0)

Circa 30 % der Angehörigen von zyklothymen Patienten weisen eine affektive Bipolar-I-Störung auf, was auf eine genetische Belastung hinweist. Darüber hinaus gibt es kaum gesicherte ätiopathogenetische Befunde.

Dysthymia (F34.1)

Bei dysthymen Störungen ist bekannt, dass sie häufiger bei Angehörigen 1. Grades von Depressiven auftreten als in der Allgemeinbevölkerung, somit scheint ebenfalls eine genetische Belastung zu bestehen. Darüber hinaus existieren kaum gesicherte ätiopathogenetische Hinweise.

5.5 Klinisches Bild

5.5.1 Depressive Episode (F32)

Symptommuster

In der ICD-10 werden die Symptome einer depressiven Episode in *Hauptsymptome, weitere häufige Symptome* und in *Symptome, die typisch sind für ein somatisches Syndrom*, eingeteilt. Zusätzlich wird beurteilt, ob psychotische Symptome vorliegen. Die Symptommuster müssen für mindestens 2 Wochen vorliegen (Zeitkriterium) (▸ Tab. 5.3).

▸ **Hauptsymptome.** Hauptsymptome sind gedrückte Stimmung, Interesseverlust und Freudlosigkeit (Anhedonie), Verminderung des Antriebs.

Tab. 5.3 Symptome und Schweregradeinteilung der depressiven Episode.

Hauptsymptome	Andere häufige Symptome	Somatische Symptome	Psychotische Symptome
• depressive Stimmung • Interesse-/Freudlosigkeit • Antriebsstörung	• Konzentration ↓ • Selbstwertgefühl ↓ • Schuldgefühl • Hemmung/Unruhe • Selbstbeschädigung • Schlafstörung • Appetit ↓	• Interesseverlust • affektive Starre • Früherwachen • Morgentief • psychomotorische Hemmung/Agitiertheit • Appetitverlust • Gewichtsverlust • Libidoverlust	Wahnideen und/oder Halluzinationen*
Dauer mindestens 2 Wochen			

*synthyme psychotische Symptome (z. B. Schuldwahn, körperliche Krankheit, drohende Katastrophen, spöttische oder verdammende akustische Halluzinationen), parathyme psychotische Symptome (z. B. Verfolgungs- oder Beziehungswahn, affektiv neutrale Halluzinationen).

► **Andere häufige Symptome.** Hierzu gehören verminderte Konzentration und Aufmerksamkeit, vermindertes Selbstwertgefühl und Selbstvertrauen, Schuldgefühle und Gefühle von Wertlosigkeit, negative und pessimistische Zukunftsperspektiven, Suizidgedanken, erfolgte Selbstverletzung oder Suizidhandlungen, Schlafstörungen, verminderter Appetit.

► **Psychotische Symptome.** Hierzu werden gezählt Wahnideen (synthym: Versündigung, Krankheit, Verarmung, Nihilismus) und/oder Halluzinationen (akustisch: synthym: z. B. diffamierende und/oder anklagende Stimmen; olfaktorisch: synthym: z. B. Verwesungsgeruch).

► **Merkmale eines somatischen Syndroms.** Diese Merkmale sind Interesseverlust oder Verlust der Freude an normalerweise angenehmen Aktivitäten, mangelnde Fähigkeit, auf eine freundliche Umgebung oder freudige Ereignisse emotional zu reagieren, frühmorgendliches Erwachen (2 oder mehr Stunden vor der gewohnten Zeit), Morgentief, der objektivierte Befund einer psychomotorischen Hemmung oder Agitiertheit, deutlicher Appetitverlust, Gewichtsverlust (> 5 % des Körpergewichts im vergangenen Monat), deutlicher Libidoverlust. Unter dem „somatischen Syndrom" werden die früher als „melancholisch" subsumierten Depressionsformen zusammengefasst.

Schlafstörungen sind das häufigste Symptom einer depressiven Episode. Insbesondere das Früherwachen mit der häufig vorhandenen Grübelneigung stellt eine besondere suizidale Gefährdung dar.

► **Psychomotorik.** Zur Psychomotorik gehören Agitiertheit oder Hemmung. Eine schwere psychomotorische Hemmung kann sich bis zum depressiven Stupor steigern, in dessen Verlauf eine Kontaktaufnahme mit dem Patienten nahezu nicht mehr möglich ist. Ein solcher depressiver Stupor stellt v. a. wegen der damit verbundenen Nahrungsverweigerung eine vital bedrohliche Situation dar und erfordert sofortiges therapeutisches Handeln.

Schweregrade

Entsprechend den *Forschungskriterien der ICD-10* [13], die nicht vollständig mit den ICD-10-Kriterien übereinstimmen, aber genauere Definitionen enthalten, werden 3 Schweregrade unterschieden (► Tab. 5.3):

Leichte depressive Episode

► **Leichte depressive Episode ohne somatisches Syndrom (F32.00).** Kombination von mindestens 2 der Haupt- und 1–4 der weiteren häufigen Symptome, wobei keines besonders schwer ausgeprägt sein sollte. Dauer mindestens 2 Wochen. Der Betroffene hat Schwierigkeiten, die normale Berufstätigkeit und soziale Aktivitäten aufrechtzuerhalten, gibt diese aber nicht vollständig auf.

► **Leichte depressive Episode mit somatischem Syndrom (F32.01).** Kombination wie bei F32.00 und zusätzlich mindestens 4 somatische Symptome.

Mittelgradige depressive Episode

► **Mittelgradige depressive Episode ohne somatisches Syndrom (F32.10).** Kombination von mindestens 2 der Haupt- und 1–6 der anderen häufigen Symptome. Einige Symptome sollten besonders ausgeprägt sein oder es wird die Mindestanzahl überschritten. Mindestdauer 2 Wochen. Der Patient kann seine Aktivitäten nur unter erheblichen Schwierigkeiten fortsetzen.

► **Mittelgradige depressive Episode mit somatischem Syndrom (F32.11).** Kombination wie bei F32.10 und zusätzlich mindestens 4 somatische Symptome.

Schwere depressive Episode

► **Schwere depressive Episode ohne psychotische Symptome (F32.2).** Kombination von allen 3 Hauptsymptomen mit 1–6 weiteren häufigen Symptomen, einige davon besonders schwer. Besonders agitierte oder gehemmte Patienten können häufig nicht alle Symptome detailliert beschreiben, in einem solchen Fall ist eine Gesamteinschätzung notwendig. Bei der schweren depressiven Episode wird der somatische Subtyp nicht mehr zusätzlich unterschieden, da das somatische Syndrom praktisch immer vorliegt.

► **Schwere depressive Episode mit psychotischen Symptomen (F32.3).** Kombination wie bei F32.2 und Wahnideen (typisch: hypochondrischer/nihilistischer Wahn, Verarmungs-/Versündigungs-/Skrupulantenwahn), Halluzinationen oder depressiver Stupor. Je nachdem, ob die psychotischen Symptome synthym oder parathym sind, wird die schwere

Tab. 5.4 Faktoren, die ein erhöhtes Suizidrisiko bedingen können.

Merkmal	Faktoren
demografische Faktoren	• männliches Geschlecht (Suizide bei Männern 3-mal häufiger als bei Frauen) • vor Kurzem erlebter Verlust einer nahen Bezugsperson • nicht verheiratet • höheres Lebensalter
Symptome	• schwere Depression (besonders bei ausgeprägter Anhedonie) • Angstsymptome • Hoffnungslosigkeit
Krankheitsvorgeschichte	• frühere(r) Suizidversuch(e), insbesondere wenn diese multipel und/oder schwer waren • Suizide in der Familie • Hoffnungslosigkeit • Substanzmissbrauch
Suizidgedanken	• spezifischer Plan • Suizidmittel vorhanden • keine Faktoren (z. B. Kinder, Partner), die den Patienten davon abhalten könnten, den Suizidplan auszuführen

depressive Episode mit synthymen psychotischen Symptomen (F32.30) von jener mit parathymen psychotischen Symptomen (F32.31) unterschieden.

Suizidalität

Die Bedeutung der Suizidalität muss unbedingt hervorgehoben werden. Circa 15% der Patienten mit schweren rezidivierenden depressiven Episoden begehen Selbstmord. Daneben können auch die wesentlich häufigeren Suizidversuche (im Vergleich zur Normalbevölkerung um den Faktor 40 häufiger; Verhältnis von Suizidversuch zu Suizid = 3 : 1) zu Dauerschäden führen (suizidal motivierte Verkehrsunfälle, Vergiftungen z. B. durch Medikamente, Strangulation). Diese ausgeprägt hohe Mortalität sollte jeden Arzt dazu verpflichten, depressive Patienten bei jedem Kontakt nach Suizidgedanken einfühlsam, aber aktiv zu explorieren. Es sollte auch versucht werden, Anhaltspunkte dafür zu finden, wie konkret die Vorstellungen ausgeprägt sind (Todesgedanken, -sehnsucht, Suizidgedanken, -vorbereitungen, Methode). Folgende Faktoren sind bis zu einem Jahr nach Diagnosestellung einer depressiven Episode überzufällig häufig mit einem Suizid assoziiert: schwere Anhedonie (Freudlosigkeit), Insomnie, Konzentrationsdefizite, komorbide Panikattacken oder Substanzgebrauch.

Insbesondere im Rahmen einer abklingenden Depression bei nachlassender Hemmung und (zunächst noch) weiterbestehender verzweifelter Stimmung besteht eine erhöhte suizidale Gefährdung. Weitere Faktoren, die ein erhöhtes Suizidrisiko bedingen, sind in ▶ Tab. 5.4 zusammengefasst.

5.5.2 Rezidivierende depressive Störung (F33)

Von einer rezidivierenden depressiven Störung wird gesprochen, wenn 2 oder mehr depressive Episoden – jeweils getrennt durch ein „gesundes Intervall" (mindestens 2 Monate) – aufgetreten sind, dabei keine manische, submanische oder gemischte Episode.

5.5.3 Sonderformen der Depression

Saisonale Depression (Seasonal affective Disorder, SAD)

Eine Sonderform der depressiven Episode stellt die saisonale Depression dar, die im Spätherbst oder Winter auftritt und – neben der Saisonalität – durch atypische Symptome gekennzeichnet ist:

- Energielosigkeit,
- Hypersomnie,
- Aufnahme von erheblichen Kohlenhydratmengen,
- Gewichtszunahme und
- Stimmungsverschlechterung am Abend.

Relativ häufig sind hierbei hypomane Nachschwankungen im Frühjahr im Sinne einer Bipolar-II-Störung. Diese Sonderform wird im ICD-10 nicht separat genannt, vielmehr als „dazugehöriger Begriff" ohne nähere Erläuterung unter *„rezidivierende depressive Störung"* (F33) aufgeführt.

Rezidivierende kurze depressive Störung (Recurrent brief Depression) (F38.10)

Von der Symptomatologie her handelt es sich bei dieser affektiven Erkrankung um depressive Episoden, die allerdings das in der ICD-10 für eine depressive Episode festgelegte Zeitkriterium von 14 Tagen Dauer unterschreiten. Sie halten nur wenige Tage an, treten aber zumeist 1-mal pro Monat über wenigstens ein Jahr auf. Die betroffenen Patienten weisen gegenüber der Normalbevölkerung eine deutlich erhöhte Suizidrate auf.

Atypische depressive Episoden

Hier besteht ein umgekehrtes, atypisches Muster der somatischen Symptome mit Hypersomnie, Appetitsteigerung (typisch ist hier die Einnahme großer Kohlenhydratmengen), Gewichtszunahme sowie „Abendtief". Die betroffenen Patienten sollen besonders empfindlich auf Zurückweisungen reagieren (Rejection Sensitivity). Diese Diagnose hat keine Aufnahme in die ICD-10 gefunden.

Männerdepression

Charakteristisch für diese Sonderform ist, dass nicht die depressive Stimmungslage im Vordergrund steht, sondern eine Zunahme aggressiver Verhaltensweisen, Unruhe, erhöhter Substanzgebrauch (typischerweise Alkohol und/oder Zigaretten) und Reizbarkeit mit niedriger Impulskontrolle (Aufbrausen). Aufgrund dieser untypischen Symptomatik wird die eigentlich korrekte Diagnose Depression häufig verkannt.

5.5.4 Manische Episode (F30)

Bei der manischen Episode werden 3 Formen unterschieden: Hypomanie (F30.0), Manie ohne psychotische Symptome (F30.1) und Manie mit psychotischen Symptomen (F30.2). Wichtig ist, dass die genannten Kategorien nur verwendet werden dürfen, wenn eine einzelne manische Episode vorliegt. Falls weitere depressive, manische, hypomanische oder gemischte Episoden bekannt sind, muss nach ICD-10 eine bipolare affektive Störung (F31) diagnostiziert werden.

Hypomanie (F30.0)

Die Hypomanie bezeichnet eine leichtere Ausprägung der Manie (F30.1). Es besteht wenigstens für einige Tage hintereinander anhaltend eine leicht gehobene Stimmung mit Wohlbefinden, gesteigertem Antrieb und Aktivität. Das Schlafbedürfnis ist häufig vermindert, Konzentration und Aufmerksamkeit können verringert sein, Halluzinationen und/oder Wahn sind nicht vorhanden. Die Stimmungshebung ist deutlicher als bei der Zyklothymia (F34.0), aber nicht so ausgeprägt wie bei der Manie (F30.1).

Manie ohne psychotische Symptome (F30.1)

Hier besteht eine vorwiegend gehobene, expansive oder gereizte Stimmung für mindestens 1 Woche mit gesteigerter Aktivität, Ruhelosigkeit und Gesprächigkeit („Rededrang"). Häufig sind Ideenflucht – manchmal subjektiv als Gedankenrasen wahrgenommen –, Verlust sozialer Hemmungen mit unangemessenem Verhalten, Selbstüberschätzung, leichtsinniges Verhalten und gesteigerte Libido.

▸ **Differenzialdiagnose Hypomanie.** Die Differenzialdiagnose zwischen Hypomanie und Manie gestaltet sich mitunter schwierig. Bei der Hypomanie ist die Stimmungslage für den Außenstehenden eher ansteckend, erheiternd und amüsant, sie wird häufig als nicht krankhaft beurteilt. Bei der Manie ist durch die meist in den Vordergrund tretende Expansion und Gereiztheit selbst bei Fehlen psychotischer Symptome der Krankheitscharakter deutlicher.

Manie mit psychotischen Symptomen (F30.2)

Die Symptomatik ist wie bei F30.1, jedoch verbunden mit Wahn und/oder Halluzinationen, die aber nicht typisch schizophrenen Symptomen entsprechen dürfen (wie z. B. bizarre Wahngedanken, kommentierende Stimmen). Häufige Wahnformen sind Größen-, Liebes-, Beziehungs- oder Verfolgungswahn. Die psychotischen Symptome können synthym, also stimmungskongruent sein (z. B. Größenwahn), oder parathym, also stimmungsinkongruent (z. B. Verarmungswahn). Es können aber auch affektiv neutrale Wahngedanken oder Halluzinationen vorliegen (z. B. ein Beziehungswahn ohne das Thema von Schuld oder Anklage) oder Stimmen, die zu dem Patienten von Ereignissen ohne besondere emotionale Bedeutung sprechen. So ergibt sich die Diagnose Manie mit synthymen psychotischen Symptomen (F30.20) oder Manie mit dysthymen (parathymen) psychotischen Symptomen (F30.21).

5.5.5 Bipolare affektive Störung (F31)

Die bipolaren affektiven Störungen sind charakterisiert durch das zeitlich sequenzielle Vorkommen depressiver und manischer, submanischer oder gemischter Episoden, getrennt durch „gesunde Intervalle".

„Rapid Cycling" als Sonderform der affektiven Störungen

Das „Rapid Cycling" ist definiert als das Auftreten von mindestens 4 Episoden einer bipolaren affektiven Störung während 12 Monaten. Trotz der Bezeichnung „Cycling" müssen die Episoden nicht alternierend sein (z. B. depressiv-manisch-depressiv-manisch), entscheidend ist allein die Episodenzahl pro Zeitraum (z. B. erfüllt auch die Sequenz depressiv-depressiv-depressiv-manisch innerhalb eines Jahres die Anforderungen). Diese Kategorie ist insofern von großem klinischen Interesse, als das Ansprechen auf Lithium schlechter ist als bei den anderen Formen der bipolaren Störung.

5.5.6 Anhaltende affektive Störungen (F34.0, F34.1)

Neben den genannten episodenhaft verlaufenden Erkrankungen, die typischerweise durch symptomfreie („gesunde") Intervalle zwischen den einzelnen Episoden gekennzeichnet sind, können einen längeren Zeitraum überdauernde affektive Auslenkungen bestehen, die als anhaltende affektive Störungen bezeichnet werden. Es wird hier die Zyklothymia (F34.0) und die Dysthymia (F34.1) unterschieden.

Zyklothymia (F34.0)

Zyklothymia bezeichnet mehrere Perioden mit depressiven und gehobenen Stimmungslagen, die von Zeiten euthymer Stimmung voneinander abgegrenzt sein können, aber auch ohne solche euthymen Phasen direkt ineinander übergehen können. Die Zeitdauer beträgt mindestens 2 Jahre. Hierbei sind die Stimmungsschwankungen geringer ausgeprägt als bei einer depressiven oder manischen Episode.

Dysthymia (F34.1)

Die niedergedrückte Stimmungslage besteht anhaltend über mindestens 2 Jahre, erreicht allerdings in ihrer Ausprägung nicht die Kriterien einer (selbst leichten) depressiven Episode.

5.6 Verlauf

5.6.1 Rezidivierende depressive Störung (F33)

Das mittlere Erkrankungsalter beträgt 27 Jahre, obwohl sich die Erkrankung in nahezu jedem Alter manifestieren kann. Nach der ersten Episode besteht eine 50 %ige Wahrscheinlichkeit, dass zumindest eine weitere depressive Episode auftreten wird, nach 2 Episoden erhöht sich diese Wahrscheinlichkeit auf 70 %.

Die durchschnittliche Episodenlänge beträgt 6 bis 8 Monate, wobei eine erhebliche Schwankungsbreite besteht. Das symptomfreie Intervall beträgt durchschnittlich ca. 50 Monate. Mit zunehmender Dauer der Erkrankung wird das symptomfreie Intervall kürzer, d. h. die Episodenzahl/Zeiteinheit erhöht sich. Die mittlere Episodenzahl bis zum 65. Lebensjahr beläuft sich auf 4 bis 6.

5.6.2 Bipolare affektive Störung (F31)

Bipolare Erkrankungen beginnen früher (mit ca. 18 Jahren) als rezidivierende depressive Erkrankungen, der Krankheitsverlauf selbst ist in der Regel schwerer mit häufigeren Krankheitsphasen. Bei bipolaren affektiven Erkrankungen sind psychotische Phänomene mit 50 % wesentlich häufiger als bei rezidivierenden Depressionen. Die durchschnittliche Länge einer manischen Episode beträgt ca. 4 Monate, die depressiven Perioden sind in der Regel länger (mit ca. 6 bis 8 Monaten Dauer). Die mittlere Episodenzahl bis zum 65. Lebensjahr beträgt 10.

Die wichtigsten Verlaufscharakteristika fasst ▸ Tab. 5.5 zusammen.

Tab. 5.5 Verlaufscharakteristika der bipolaren affektiven und der rezidivierenden depressiven Störung.

Merkmal	Bipolare affektive Störung	Rezidivierende depressive Störung
mittleres Erkrankungsalter	18 Jahre	27 Jahre
Frequenz der Krankheitsepisoden	10 bis zum 65. Lebensjahr	4–6 bis zum 65. Lebensjahr
Häufigkeit psychotischer Symptome	häufig	selten
durchschnittliche Phasenlänge	manische Episode: 4 Monate	depressive Episode: 6–8 Monate

5.7 Psychiatrische Komorbidität

5.7.1 Rezidivierende depressive Störung (F33)

Circa 50 % der an einer depressiven Episode Erkrankten weisen eine weitere psychiatrische Störung auf. Immer wenn eine weitere psychiatrische komorbide Störung auftritt, verschlechtert sich die Prognose. Die wichtigsten komorbiden psychiatrischen Störungen (Überblick in [12]) sind:

- Alkohol- und Drogenabhängigkeit (Alkoholabhängigkeit 12 %, Drogenabhängigkeit 11 %; [11]),
- Angststörungen (v. a. Panikstörungen [20 %] und generalisierte Angststörung [30–40 %]; die Kombination einer Angststörung mit einer depressiven Störung führt im Vergleich zu einer isoliert vorliegenden Depression im Mittel zu stärker ausgeprägten depressiven Symptomen; das gemeinsame Vorkommen von Panikstörung und Depression ist ein Prädiktor für ein erhöhtes Suizidrisiko),
- Zwangsstörungen,
- somatoforme Störungen,
- Essstörungen,
- Persönlichkeitsstörungen (in erster Linie Borderline-Störung).

(Einen detaillierten Überblick gibt ▸ Tab. 5.6).

Es besteht auch eine erhöhte Komorbidität mit körperlichen Erkrankungen, wobei hier Herzerkrankungen (Herzinsuffizienz, koronare Herzerkrankung einschließlich Herzinfarkt), Morbus Parkinson, Diabetes mellitus und die Niereninsuffizienz im Vordergrund stehen.

5.7.2 Bipolare affektive Störung (F31)

Bei bipolar-affektiv Erkrankten stellen Alkohol- und/oder Drogengebrauch die häufigste zusätzliche Diagnose dar. So besitzen 60 % der Patienten zumindest eine dieser Diagnosen, hierbei liegen bei 30 % eine Alkoholabhängigkeit, bei 25 % eine Drogenabhängigkeit vor [11]. Als Erklärung für diese hohe Komorbidität wird eine Selbstmedikation vermutet. Eine andere Erklärungsmöglichkeit ist, dass eine depressive Episode durch Einnahme psychotroper Substanzen in eine manische Episode umschlägt, sodass die Inzidenz von bipolar-affektiven Störungen bei Substanzmissbrauch erhöht werden könnte.

Die Komorbidität bei bipolar Erkrankten scheint bei Frauen höher als bei Männern zu sein, was damit in Zusammenhang stehen könnte, dass mehr Frauen an komplexeren bipolaren affektiven Erkrankungen leiden, etwa an „Rapid Cycling“ oder gemischten Episoden.

5.7.3 Anhaltende affektive Störungen (F34.0, F34.1)

Zyklothymia (F34.0)

Auch hier soll eine erhöhte Rate an komorbidem Alkohol- oder Drogengebrauch bzw. an komorbider Alkohol- oder Drogenabhängikeit vorliegen. Weitere gesicherte Erkenntnisse zur Komorbidität liegen nicht vor.

Dysthymia (F34.1)

Vor allem Alkohol- und/oder Substanzgebrauch/-abhängigkeit, rezidivierende depressive Störung („double depression“) und Persönlichkeitsstörung (dependente Persönlichkeitsstörung, Borderline-Persönlichkeitsstörung) sowie Angsterkrankungen werden bei Dysthymie überzufällig häufig beobachtet.

Tab. 5.6 Komorbiditäten bei majorer Depression in % einschließlich Odds-Ratio (OR, 0. Ordnung).

Komorbide Erkrankungen	Majore Depression			
	Lebenszeit		12 Monate	
	%	OR	%	OR
I. Angststörungen				
GAS	17,2	6,0*	15,4	8,2*
Agoraphobie	16,3	3,4*	12,6	4,4*
spezielle Phobie	24,3	3,1*	23,7	3,7*
soziale Phobie	27,1	2,9*	20,0	3,3*
Panikstörung	9,9	4,0*	8,6	5,0*
PTBS	19,5	4,0*	15,2	6,0*
irgendeine Störung aus I.	58,0	4,2*	51,2	5,1*
II. Alkohol/Drogen				
Alkoholabhängigkeit	23,5	2,0*	13,0	2,0*
Drogenabhängigkeit	13,3	2,0*	7,5	3,1*
Alkoholgebrauch	4,1	0,9	1,4	1,1
Drogengebrauch	6,5	1,6*	1,1	1,4
irgendeine Störung aus II.	38,6	1,8*	18,5	1,9*
III. andere Störungen				
Dysthymie	6,7	2,8*	4,0	5,2*
Verhaltensstörungen	16,2	1,3*	–	–
IV. Aggregationen von Störungen				
1 +	74,0	4,1*	58,8	4,7*
1	24,7	1,3*	26,9	2,0*
2	17,4	1,9*	15,4	3,3*
3 +	31,9	4,0*	16,5	7,1*

GAS = generalisierte Angststörung; OR = Odds-Ratio (Odds = Chancen), Chancenverhältnis (gibt an, um welchen Faktor ein Ereignis in einer betrachteten Gruppe häufiger ist als in einer Normalgruppe; ein OR von 6 bei der GAS (siehe Tabelle) bedeutet, dass bei Patienten mit einer Depression die GAS 6-mal häufiger vorkommt als in der Allgemeinbevölkerung; PTBS = posttraumatische Belastungsstörung
Die Rubrik „Aggregationen von Störungen" gibt den Anteil der Patienten mit komorbiden Störungen an, die 1, 2, 3 oder mehr andere Diagnosen aufweisen (* = $p < 0.05$) (nach [7])

5.8 Differenzialdiagnose

5.8.1 Depressive Episode (F32)

▸ **Medikamentöse Ursachen.** In erster Linie müssen medikamentöse Ursachen ausgeschlossen werden. Die wichtigsten Möglichkeiten sind in ▸ Tab. 5.7 zusammengefasst.

▸ **Ausschluss organischer Erkrankungen.** Daneben sind körperliche Erkrankungen auszuschließen, insofern sind neben einer ausführlichen Anamneseerhebung eine sorgfältige körperliche und eine neurologische Untersuchung obligat. Die wichtigsten Laborparameter wie Blutbild, Blutsenkungsgeschwindigkeit, Leber- und Nierenwerte, Glucose, Trijodthyronin (T_3), Tetrajodthyronin (T_4) und Thyreotropin (TSH) sind zu kontrollieren und ein EKG und EEG müssen erstellt werden. Bei Ersterkrankung ist auch ein kraniales Computer- oder Kernspintomogramm anzufertigen (zum Ausschluss intrazerebraler Prozesse als Auslöser der Symptomatik). Die wichtigsten somatischen Erkrankungen, die depressive Störungen auslösen können, sind in ▸ Tab. 5.8 zusammengefasst.

Tab. 5.7 Medikamente und Drogen (bzw. deren Entzug), die eine depressive Symptomatik auslösen können (Auswahl).

Medikamente	Medikamente
Antihypertensiva • Resperpin • α-Methyldopa • Propanolol (und andere hirngängige β-adrenerge Blocker) • Prazosin • Clonidin	**Disulfiram** **Zytostatika** • Vincristin • Vinblastin
Kardiaka und Antiarrhythmika • Digitalis • Lidocain • Disopyramid	**Cholinergika** • Physostigmin
Kortikosteroide	**Levodopa**
Hormonpräparate • orale Kontrazeptiva • gestagenhaltige Präparate	**Absetzen von** • Koffein • Nikotin • Amphetaminen, Kokain • Fenfluramin • Barbituraten
Cimetidin	**psychotrope Substanzen** • Benzodiazepine • Chlorpromazin • andere aliphatische Benzodiazepine
Antiglaukommedikamente	**andere** • Halothan • Phenylephrin • Antikonvulsiva • Baclofen • Pentazocin • Morphin, andere Opiate
Indomethacin	
Antibiotika • Cycloserin • Isoniacid (INH) • Nalidixinsäure • Gyrasehemmer	

5.8.2 Manische Episode (F30)

▸ **Medikamentöse Ursachen.** In erster Linie können Medikamente und Drogen (v. a. Stimulanzien und Halluzinogene) eine manische Symptomatik hervorrufen (Übersicht in ▸ Tab. 5.9). Insofern sollten Patienten, die die unten genannten Drogen und/oder Medikamente eingenommen haben, zunächst im drogen- bzw. medikamentenfreien Status beobachtet werden, bevor eine diagnostische Festlegung erfolgt.

▸ **Ausschluss organischer Erkrankungen.** Auch zahlreiche körperliche Erkrankungen (etwa Hyperthyreoidismus) wurden mit der Auslösung von

Tab. 5.8 Mögliche somatische Erkrankungen als Auslöser depressiver Symptomatik (Auswahl).

Erkrankungen	Erkrankungen
Infektionskrankheiten • Viruspneumonie • Mononukleose • Influenza	**metabolische Störungen, z. B.** • Urämie • Leberinsuffizienz • Vitamin-B_{12}-Mangel • Folsäuremangel • Morbus Wilson • Hypoproteinämie • Porphyrie
kardiovaskuläre und pulmonale Erkrankungen • Herzinsuffizienz • Arrhythmien • chronisch obstruktive Bronchitis • Schlafapnoe	**gastrointestinale Erkrankungen** • Pankreatitis • entzündliche Darmerkrankungen • Morbus Whipple
Neoplasmen, z. B. • Pankreaskarzinom • Leukämie • Hirntumore	**Kollagenosen** • Lupus erythematodes • Panarteriitis nodosa
Endokrinopathien • Hypothyreose • Hyperthyreose • Addison-Erkrankung • Cushing-Syndrom • Hyper-/Hypoparathyreoidismus • Diabetes mellitus	**Hirnerkrankungen** • Morbus Parkinson • Encephalomyelitis disseminata • Alzheimer-Erkrankung • Enzephalomalazie • Epilepsie

manischen Episoden (▸ Tab. 5.10) in Zusammenhang gebracht, wobei eindeutige Kausalzusammenhänge bisher nicht nachgewiesen werden konnten. Dennoch sind eine gründliche körperliche Untersuchung – einschließlich neurologischer Untersuchung – und Zusatzuntersuchungen obligat durchzuführen. Insbesondere bei jüngeren Patienten sollte ein Drogen-Screening (Amphetamine, Halluzinogene) erfolgen.

5.8.3 Ausschluss anderer psychiatrischer Erkrankungen

Depressive Episode (F32)

▸ **Angststörungen.** Von der depressiven Episode müssen v. a. die Angststörungen (Panikstörung, generalisierte Angststörung) abgegrenzt werden. Beide Angsterkrankungen können eine z. T. erhebliche depressive Begleitsymptomatik aufweisen. Hiervon abzugrenzen ist die häufige Komorbidität,

Tab. 5.9 Medikamente, Drogen und sonstige Therapiemaßnahmen, die eine manische Symptomatik auslösen können (Auswahl).

Medikamente	Drogen	Andere Substanzen
Antidepressiva • Medikamente • helles weißes Licht • Elektrokrampftherapie adrenerge Substanzen • Bronchodilatatoren • Stimulanzien	• Alkohol • Stimulanzien • Halluzinogene	• Isoniazid • Kortikosteroide • L-Dopa • Disulfiran

L-Dopa = Levodopa

Tab. 5.10 Mögliche somatische Auslöser einer manischen Symptomatik (Auswahl).

Erkrankung/Erkrankungsort	Auslöser
ZNS	• rechts frontotemporale Läsionen • subkortikale Läsionen
endokrinologische Erkrankungen	• Hyperthyreoidismus • Morbus Addison • Morbus Cushing
Infektionen	• Neurosyphilis • Enzephalitis • AIDS
metabolische Erkrankungen	• Vitamin-B_{12}-Mangel • Postdialyse-Syndrom

d. h., neben den diagnostischen Kriterien für die Angststörung werden auch eindeutig die diagnostischen Kriterien für eine depressive Episode erfüllt, was bei einer depressiven Begleitsymptomatik nicht der Fall ist.

▶ **Demenz.** Mitunter ist es bei Altersdepressionen – also depressiven Episoden bei Patienten, die älter als 65 Jahre sind – schwierig, eine beginnende Demenz auszuschließen. Im Zweifelsfall sollte zunächst von einer depressiven Episode ausgegangen und diese konsequent behandelt werden. Eindeutiger Beginn, konstante Verstimmung, Klagen über die Beschwerden und zirkadiane Stimmungsschwankungen sprechen für eine Depression. Bei der Demenz ist der Beginn hingegen schleichend, die Stimmungsänderungen sind fluktuierend und nicht von der Tageszeit abhängig, demente Patienten bagatellisieren ihre Beschwerden eher.

Besonders schwierig wird die Differenzialdiagnose, wenn bei depressiven Patienten eine *Pseudodemenz* vorliegt. Hierunter werden kognitive Einbußen verstanden, die nur während der depressiven Episode bestehen; ist der Patient euthym, so sind auch diese kognitiven Defizite nicht mehr verifizierbar. Im Zweifelsfall, also bei gleichzeitigem Bestehen kognitiver Defizite und einer deutlichen depressiven Symptomatik, sollte zunächst suffizient antidepressiv behandelt werden. Bestehen nach Besserung der depressiven Symptomatik die kognitiven Defizite weiter, muss eine Demenzdiagnostik angeschlossen werden.

Manische Episode (F30)

Das größte differenzialdiagnostische Problem, gerade bei jugendlichen Patienten, stellt das *Erstauftreten einer schizophrenen Episode* dar, da hierbei ebenfalls häufig eine Agitation und Größenideen vorliegen. Hier sollte nach den diagnoseweisenden schizophrenen Denk- und Ich-Störungen gesucht werden. Bei bipolaren affektiven Psychosen liegen im Verlauf eindeutig symptomfreie Intervalle vor.

Bei der schizoaffektiven Störung mit einer gegenwärtig manischen Episode (F25.0) handelt es sich – laut ICD-10 – um „episodische Störungen, bei denen sowohl affektive als auch schizophrene Symptome in *derselben* Krankheitsphase auftreten, meistens gleichzeitig oder höchstens durch einige Tage getrennt". Hier kann neben der Beurteilung, ob auch eindeutig eine schizophrene Symptomatik vorliegt, der Längsschnittverlauf mit den bei der bipolaren Störung häufigeren eindeutig symptomfreien Intervallen differenzialdiagnostisch weiterhelfen.

5.9 Behandlung affektiver Erkrankungen

Sowohl manische als auch depressive Episoden sind sehr gut behandelbare Erkrankungen. Auch die Wahrscheinlichkeit ihres Wiederauftretens kann erheblich reduziert werden. Die Wahrscheinlichkeit eines schlechten Ansprechens auf die Therapie ist jedoch erhöht bei:

- komorbider Persönlichkeitsstörung,
- komorbidem Alkohol-/Drogengebrauch bzw. komorbider Alkohol-/Drogenabhängigkeit,
- mangelnder Behandlungskooperation mit unzuverlässiger Therapieteilnahme,
- dauerhaften und/oder stark störenden Nebenwirkungen mit hieraus folgender fehlender Compliance.

5.9.1 Depressive Episode (F32)

Die Depressionsbehandlung umfasst folgende Methoden:

- psychotherapeutisches Basisverhalten, stützende ärztliche Gespräche
- biologische Therapieverfahren
    - Pharmakotherapie (Antidepressiva)
    - Schlafentzugsbehandlung
    - Lichttherapie
    - Elektrokrampftherapie (EKT)
    - transkranielle Magnetstimulation (TMS)
- psychologische Therapieverfahren
    - kognitive Verhaltenstherapie
    - interpersonale Therapie
    - psychodynamisch-tiefenpsychologische Therapie
    - Partner-/Familientherapie
    - psychosoziale Interventionen (Angehörige, andere Hilfsangebote)

Bevor entschieden wird, welche Therapiemaßnahme(n) zur Anwendung gelangen soll(en), muss auch festgelegt werden, ob eine ambulante oder stationäre Behandlung erfolgen soll.

► **Indikationen für stationäre Behandlung.** Indikationen für eine stationäre Behandlung sind:

- Gefahr einer Suizidhandlung
- schwere, insbesondere psychotische Depression
- alleinstehende Patienten, besonders in höherem Lebensalter
- längere, ergebnislose ambulante Behandlung

Biologische Therapieverfahren

Das wichtigste Element der Depressionstherapie sind die *Antidepressiva*. Etwa 60 bis 70% der an einer depressiven Episode erkrankten Patienten zeigen eine deutliche Symptomreduktion auf das erste in *adäquater*, d. h. ausreichend hoher Dosis gegebene Antidepressivum. Falls der Patient bereits früher mit einem bestimmten Antidepressivum erfolgreich behandelt worden ist, sollte dieses Antidepressivum – falls inzwischen keine Kontraindikationen vorliegen – wiederum gegeben werden.

Neben diesen v. a. an Wirksamkeitsaspekten ausgerichteten Überlegungen sollten auch Verträglichkeits- und Sicherheitsaspekte sowie ökonomische Gesichtspunkte berücksichtigt werden. Insbesondere sollten Antidepressiva mit einer geringen therapeutischen Breite, einer ausgeprägten Kardiotoxizität, deutlichen anticholinergen Wirkungen sowie der Notwendigkeit zu häufigen Laborkontrollen vermieden werden.

> **Merke** M!
>
> Nach zweifelsfreier Diagnosestellung der depressiven Episode mit Schweregradeinteilung wird entschieden, ob primär eine Pharmako- oder eine Psychotherapie zur Anwendung gelangen soll (Faustregel: nur bei leichter depressiver Episode primär Psychotherapie!). Häufig wird eine Kombination beider Therapieverfahren sinnvoll sein, wobei Pharmakotherapie bei schweren depressiven Episoden, zumal wenn diese mit psychotischen Symptomen assoziiert sind, auf alle Fälle indiziert ist.

Praktisch-klinisches Vorgehen bei der Therapie mit Antidepressiva

► **Psychoedukation und Aufklärung.** Nach einem ausführlichem Gespräch mit dem Patienten, bei dem es in erster Linie darauf ankommt, seine Bereitschaft für eine längerfristige medikamentöse Therapie zu wecken bzw. zu verstärken, sollten im Sinne einer *Psychoedukation* die Wirkung und auch die Nebenwirkungen von Antidepressiva unter besonderer Berücksichtigung des für den speziellen Patienten ausgewählten Antidepressivums erklärt werden.

Die *Aufklärung über Nebenwirkungen* ist von zentraler Bedeutung, da Antidepressiva eine Wirklatenz besitzen. In den ersten Behandlungstagen setzt in der Regel keine für den Patienten spürbare

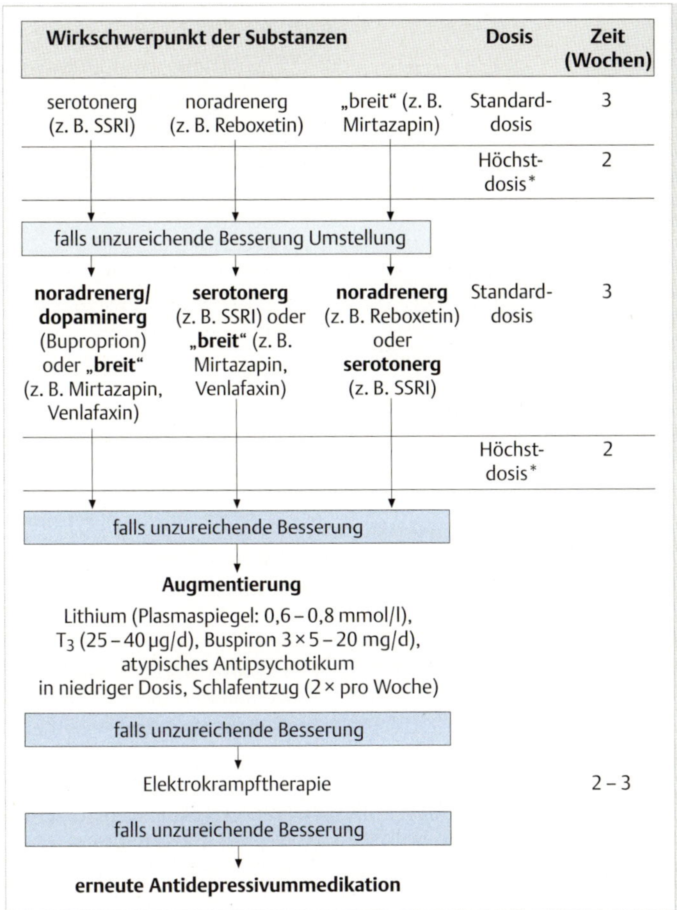

Abb. 5.2 Beispiel für den Ablauf einer medikamentösen antidepressiven Behandlung (* falls toleriert). SSRI = selektiver Serotoninwiederaufnahme-Hemmer, T_3 = Trijodthyronin.

antidepressive Wirkung ein, während die Nebenwirkungen nahezu sofort beginnen. Ist der Patient über diese zeitliche Dissoziation des Einsetzens von Wirkung und Nebenwirkungen nicht ausreichend informiert, ist die Wahrscheinlichkeit des Absetzens der Medikation groß.

▸ **Auswahl des Medikaments.** Die Auswahl des für den Patienten geeigneten Antidepressivums sollte vornehmlich von *Verträglichkeits- und Sicherheitsaspekten* geleitet sein (Kap. 17 „Antidepressiva“). Das ausgewählte Antidepressivum wird einschleichend dosiert (z. B. Citalopram [SSRI]: 20 mg morgens für 5 Tage, dann 30 mg morgens für 5 Tage; falls keine Besserung: Steigerung auf 40 mg morgens). Im Kapitel „Antidepressiva“ (Kap. 17) findet sich eine tabellarische Aufstellung der Antidepressiva geordnet nach dem Wirkmechanismus (▸ Tab. 17.1) und nach ihrem sedierenden Potenzial. In ▸ Abb. 5.2 ist das Vorgehen schematisch zusammengefasst.

▸ **Plasmaspiegelbestimmung.** Beim Einsatz einer Reihe von Antidepressiva kann an vielen Orten mittlerweile der Plasmaspiegel kontrolliert werden. Bevor also von Nichtansprechen (Non-Response) auf ein bestimmtes Antidepressivum ausgegangen wird, sollte der Plasmaspiegel des Antidepressivums kontrolliert werden. Hiermit kann zum einen erkannt werden, ob ein Patient die Medikation zuverlässig einnimmt, zum anderen, ob er zu den ca. 8–10 % der Bevölkerung gehört, welche Medikamente schneller als die Durchschnittsbevölkerung metabolisiert („fast metabolizer“), wodurch es zu niedrigen Plasmaspiegeln und einer damit verbundenen verminderten Wirksamkeit kommt. Liegt ein schneller Metabolisierer vor, so wird die Antidepressivumdosis entsprechend erhöht, bis ein Plasmaspiegel wie bei Patienten mit normaler Metabolisierungsgeschwindigkeit erreicht ist.

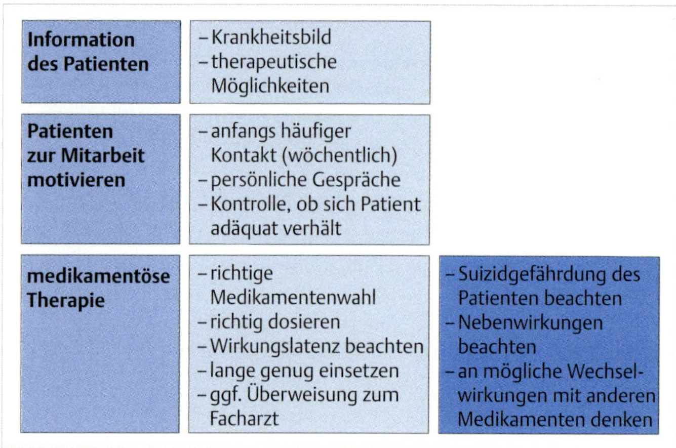

Abb. 5.3 Grundprinzipien der antidepressiven Therapie.

► **Umstellung.** Wird nach 2–3 Wochen kein Ansprechen erreicht (► Abb. 5.2), sollte das Antidepressivum gewechselt werden. Hierbei empfiehlt es sich, ein Medikament mit einem anderen biochemischen Angriffspunkt zu verwenden (z. B. bei nicht erfolgreicher Gabe eines SSRI: Gabe einer Substanz, die entweder sowohl das serotonerge als auch das noradrenerge System beeinflusst [z. B. Venlafaxin in höheren Dosen, Duloxetin, Mirtazapin] oder eines Medikaments, das v. a. noradrenerg/dopaminerg wirkt [Bupropion]).

Wird nach 3- bis 4-wöchiger Therapie zwar eine Symptomverbesserung beobachtet, diese aber als ungenügend erachtet (Partial Response), empfiehlt es sich nicht, das primär gegebene Antidepressivum durch ein anderes auszuwechseln, vielmehr sollte ein zweites Antidepressivum mit einem anderen biochemischen Wirkschwerpunkt hinzugegeben werden (Kombination zweier Antidepressiva). Dies ist sinnvoll, da beim Absetzen des zuerst gegebenen Antidepressivums selbst die bis dahin erreichte „Partial Response" verloren gehen kann, wenn das Antidepressivum, auf das gewechselt wird, nicht wirkt. Diese Gefahr ist bei Nichtansprechen auf ein Antidepressivum nicht gegeben, daher sollte in diesem Fall gewechselt und nicht kombiniert werden (s. o.).

Eine andere Behandlungsmöglichkeit besteht in der Augmentation, d. h. der Hinzugabe eines Nichtantidepressivums zu einem primär gegebenen Antidepressivum. Traditionell wird hier in erster Linie Lithium empfohlen, wobei die Datenlage für die Hinzugabe niedriger Dosen Atypika besser ist. Quetiapin in Retard-Formulierung besitzt hier eine Zulassung (mit 150 oder 300 mg Tagesdosis), aber auch andere Atypika (Olazapin, Risperidon, Aripiprazol) haben eine gute Wirksamkeit gezeigt.

► **Besonderheiten.** Zwei Sonderfälle der Behandlung sind zu beachten: Patienten mit *atypischen Depressionen* sollten primär mit traditionellen Monoaminoxidase(MAO)-Hemmern behandelt werden, da sich traditionelle MAO-Hemmer bei der Pharmakotherapie dieser speziellen depressiven Störung als besonders effektiv erwiesen haben.

Bei Patienten mit *psychotischer Depression* empfiehlt sich bereits initial eine sog. Zweizügeltherapie, d. h. zum Antidepressivum wird schon mit Therapiebeginn ein Antipsychotikum hinzugegeben. Wegen der besseren Verträglichkeit wird dies in der Regel ein atypisches Antipsychotikum sein.

Weitere wichtige Faktoren, die bei der Auswahl eines bestimmten Antidepressivums berücksichtigt werden sollten, sind in ► Tab. 17.3 des Antidepressiva-Kapitels (Kap. 17) sowie in ► Abb. 5.3 zusammengefasst.

Zu Beginn der Medikation (bei ambulanten Patienten) sollte der Patient zumindest telefonisch verfügbar sein. Eine mindestens wöchentliche Wirkungs- und Nebenwirkungsbeurteilung mit eventueller Dosisanpassung sollte erfolgen. Die Entscheidung, ob ein bestimmtes Antidepressivum wirkt oder nicht, kann erst nach ca. 2 bis 3 Wochen getroffen werden (s. o.).

Schlafentzugsbehandlung

Die Schlafentzugsbehandlung (Kap. 23.2) kann in der Regel nur im stationären Rahmen durchgeführt werden und scheint bei Patienten mit somatischem Subtyp und bei vorhandenen Tagesschwankungen besonders erfolgreich zu sein. Circa 60 % aller depressiven Patienten erleben am Tag nach dem Schlafentzug eine Besserung. Allerdings ist diese nur vorübergehend (1 bis 2 Tage); wird

untertags auch nur kurz geschlafen, ist die Stimmung meist schon wieder auf das Ausgangsniveau zurückgefallen. Indikationen für eine Schlafentzugstherapie sind gegeben bei:
- Beginn einer antidepressiven Medikation, um die Wirklatenz (s. o.) zu überbrücken,
- depressiven Episoden, die nur mangelhaft auf Antidepressiva ansprechen.

Es gibt 2 Formen des Schlafentzugs, die ähnlich stark wirken, den totalen oder *kompletten Schlafentzug* (die Patienten sind während der gesamten Nacht wach) und den *partiellen Schlafentzug* (Wachzustand ab ca. 1:00 bis 2:00 Uhr morgens).

Lichttherapie

Die Lichttherapie (Kap. 23.4) wirkt bei der saisonal abhängigen Depression (immer in den Herbst-/ Wintermonaten auftretend, vermehrtes Schlafbedürfnis, gesteigerter Appetit). In den Abendstunden wird helles, weißes Licht, das in der Spektralzusammensetzung dem Sonnenlicht entspricht, mit einer Intensität von ca. 2500 bis 10 000 Lux verabreicht.

Elektrokrampfbehandlung

Die Elektrokrampfbehandlung (Kap. 23.1) bleibt therapieresistenten Formen oder einer akuten Vitalgefährdung (depressiver Stupor, Nahrungsverweigerung, drängende Suizidalität) vorbehalten.

Transkranielle Magnetstimulation

Die transkranielle Magnetstimulation (TMS) (Kap. 23.3) gewinnt zunehmend, gerade auch bei Therapieresistenz, an klinischer Bedeutung, wenngleich die anfängliche Euphorie verflogen zu sein scheint.

Therapieresistenz

Circa 20 % der depressiven Patienten profitieren nicht von einer adäquat durchgeführten medikamentösen Therapie (2 Antidepressiva mit unterschiedlichen Wirkungsschwerpunkten in hoher Dosierung jeweils über mindesten 3 Wochen verabreicht), 30–40 % weisen lediglich eine sog. „Partial Response" auf, d. h. die Symptome bessern sich zwar, aber die bestehen bleibende Restsymptomatik ist noch deutlich und beeinträchtigt die Lebensqualität nachhaltig.

Meist liegt keine „echte" Therapieresistenz, sondern eine sog. Pseudo-Therapieresistenz vor. Hierbei wurden die Antidepressiva nicht ausreichend hoch und/oder ausreichend lange verabreicht oder ein spezieller Metabolisierungstyp des betroffenen Patienten („fast metabolizer") wurde nicht erkannt oder – der wohl häufigste Fall – der Patient nimmt die Medikation nicht zuverlässig ein (fehlende Compliance). Daher sollte bei vermuteter Therapieresistenz zunächst eine Plasmaspiegelbestimmung des verabreichten Antidepressivums durchgeführt werden (auch zur Kontrolle der Compliance). Außerdem sollte die Diagnose noch einmal kritisch überprüft werden. Falls diese Gesichtspunkte beachtet worden sind und eine „echte" Therapieresistenz vorliegt, empfiehlt sich das in ▶ Abb. 5.2 dargestellte therapeutische Vorgehen (s. auch Kap. 24 und Kap. 25).

Psychologische Therapieverfahren

Hier hat insbesondere die *kognitive Verhaltenstherapie* – mit ihren Grundelementen Korrektur negativer Realitäts- und Selbstbewertungen sowie schrittweisem Aufbau von Aktivitäten nach dem Verstärkerprinzip – ihren Platz. Daneben kommt der *interpersonellen Therapie* und der *psychodynamisch-analytischen Therapie* nach Abklingen der Akutsymptomatik bei adäquater Therapeutenausbildung ein hoher Stellenwert zu (s. auch Kap. 24 und Kap. 25).

5.9.2 Manische Episode (F30)

Die Behandlung der manischen Episode erfolgt in erster Linie medikamentös. Daten aus kontrollierten Studien über die Wirksamkeit von psychotherapeutischen Interventionen liegen für manische Episoden nicht vor. Bei *leichten Formen* rasche Lithium-Aufdosierung (Ziel: Blutplasmaspiegel von 1,0 mmol/l), bei *schweren Formen* Gabe von Neuroleptika (früher: klassische, hochpotente Neuroleptika, wie z. B. Haloperidol 10–20 [maximal 30] mg/d), eventuell kombiniert mit Benzodiazepinen; heute atypische Neuroleptika, z. B. Olanzapin 10–20 mg/d, Quetiapin bis zu 800 mg/d oder Risperidon 4–6 mg/d (eventuell kombiniert mit Benzodiazepinen). Auch Kombinationen von Lithium mit Neuroleptika sind hochwirksam, desgleichen die rasche Aufdosierung – ggf. mithilfe von Infusionen – von Valproinsäure.

Circa 20–40 % der Patienten sind *Lithium-Non-Responder*. Diese sollten mit Carbamazepin (1000 bis 1200 mg/d, Blutplasmaspiegel 6–12 mg/ml)

Tab. 5.11 Pharmakotherapie der manischen Episode.

Art der Störung	Lithium u./o. Valproinsäure	Atypisches Antipsychotikum (hier z. B. Olanzapin)	Benzodiazepin (hier z. B. Lorazepam)
Hypomanie	x	(x) [5–10 mg/d]	(x) [2–4 mg/d]
manische Episode ohne psychotische Symptome	x	x [10–20 mg/d]	x [2–10 mg/d]
manische Episode mit psychotischen Symptomen	x	xx [10–20 mg/d]	xx [2–10 mg/d]

(x) = nicht in jedem Falle indiziert; x = indiziert; xx = absolut indiziert; in eckigen Klammern die Tagesdosen.

oder Valproinsäure (500–1000 mg/d, Blutplasmaspiegel 50 bis 150 mg/ml) behandelt werden. Bei „Rapid-Cycling", dem Vorliegen gemischter Episoden oder gleichzeitigem schädlichen Substanzgebrauch bzw. bei Substanzabhängigkeit erhöht sich der Anteil der Lithium-Non-Responder auf bis zu 80 %. Falls die Monotherapie mit den genannten Substanzen nicht ausreichend wirksam ist, sollten Kombinationen (Lithium und Carbamazepin, Lithium und Valproinsäure) versucht werden. Hier sind allerdings erhöhte Raten unerwünschter Arzneimittelwirkungen zu beachten.

▸ **Hospitalisierung.** *Ausgeprägte manische Episoden* sollten wegen des meist vorhandenen erheblich selbstschädigenden sozialen Verhaltens stationär behandelt werden. Häufig fehlt jedoch Krankheitseinsicht, sodass eine Hospitalisierung der Patienten mit der damit verbundenen Einschränkung des Expansionsdrangs sehr problematisch sein kann. Jedoch sind Betreuungs- und/oder Unterbringungsverfahren bei Selbst- oder Fremdgefährdung nicht immer zu vermeiden.

▸ Tab. 5.11 fasst das therapeutische Vorgehen zusammen.

5.9.3 Langzeittherapie von bipolaren affektiven Störungen und rezidivierenden depressiven Störungen

Grundsätzlich ist vorauszuschicken, dass in der Langzeittherapie zwischen Erhaltungstherapie und Rezidivprophylaxe unterschieden wird.

Unter *Erhaltungstherapie* versteht man den Therapieabschnitt, der unmittelbar an die Akuttherapie anschließt. Die Erhaltungstherapie wird durchgeführt, um ein erneutes Auftreten der Symptome der affektiven Episode zu verhindern. Die Erhaltungstherapie ist integraler Bestandteil jeder Pharmakotherapie einer affektiven Episode, auch bei deren Erstauftreten.

Die *Rezidivprophylaxe* schließt sich an die Erhaltungstherapie an und soll das Auftreten einer neuen affektiven Episode verhindern. Sie wird nur durchgeführt, wenn eine hohe Wahrscheinlichkeit für das Neuauftreten einer affektiven Episode besteht (▸ Abb. 5.4).

Rezidivierende depressive Störungen (F33)

Bei rezidivierenden depressiven Störungen kommt der Langzeittherapie besondere Bedeutung zu. Hierbei sollten folgende Grundsätze beachtet werden:

Erhaltungstherapie

Die *durchschnittliche Phasenlänge* einer depressiven Episode beträgt 6 bis 8 Monate. Wird eine Akuttherapie eingeleitet und die Symptomatik des Patienten bessert sich (er „spricht an" bzw. „respondiert"), bedeutet dies zunächst nur, dass die depressiven Symptome durch das Antidepressivum unterdrückt sind. Bei Absetzen der Medikation würde der Patient einen Rückfall auf das ursprüngliche Symptomniveau erleiden. Daher benötigt er in jedem Falle eine *Erhaltungstherapie* von 6 bis 8 Monaten Dauer über das vermutete Abklingen der depressiven Episode hinaus.

Rezidivprophylaxe

Depressive Episoden neigen in hohem Maße zum Rezidiv, der betreffende Patient erleidet eine erneute depressive Episode. Dies trifft insbesondere auf Patienten zu, die bereits eine oder mehrere depressive Episoden erlitten haben. Aus diesem Grunde sollen Patienten, die außer der gegenwärtigen Episode mindestens 2 weitere in den letzten

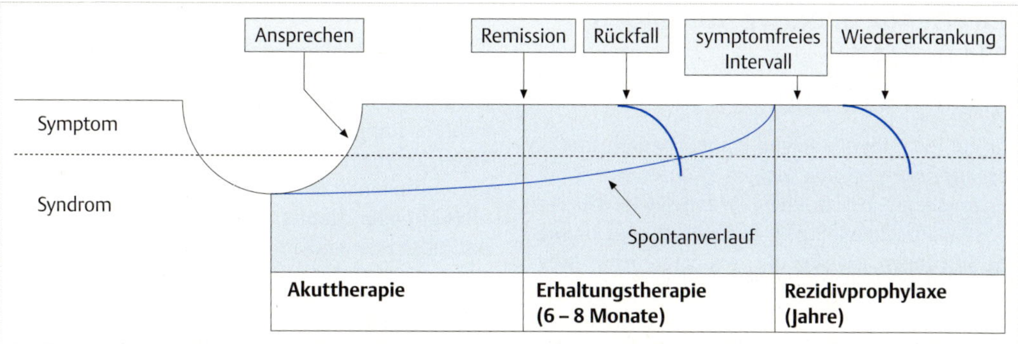

Abb. 5.4 Akuttherapie, Erhaltungstherapie und Rezidivprophylaxe affektiver Störungen.

5 Jahren erlitten haben, eine Rezidivprophylaxe erhalten, und zwar für mehrere Jahre. Falls die einzelnen depressiven Episoden komplizierende Merkmale aufweisen (besondere Symptomschwere und/oder Suizidalität, Erstgradverwandte mit einer affektiven Erkrankung) oder wenn der Abstand zwischen 2 Episoden sehr kurz ist, sollte die Indikation zur Rezidivprophylaxe großzügiger gestellt werden. Diese Rezidivprophylaxe kann mit *Lithium* oder dem mit Erfolg gegebenen *Antidepressivum* (in *derselben Dosis* wie bei der Akuttherapie) durchgeführt werden.

Die am besten untersuchte psychotherapeutische rezidiv-prophylaktische Intervention stellt die interpersonelle Psychotherapie dar, die insbesondere in Kombination mit medikamentöser Therapie erfolgversprechend ist.

Bipolare affektive Störungen (F31)

Bei bipolaren affektiven Störungen wird zwischen Erhaltungstherapie und Rezidivprophylaxe nicht so scharf getrennt wie bei der rezidivierenden depressiven Störung. Dies liegt u. a. daran, dass bipolar affektive Störungen in der Regel durch eine höhere Rückfallwahrscheinlichkeit ausgezeichnet sind, sich daher häufiger die Indikation für eine Rezidivprophylaxe ergibt.

In der Regel wird mit Lithium (Blutplasmaspiegel: 0,6–0,8 mmol/l) oder den Antikonvulsiva Carbamazepin (Blutplasmaspiegel: 6–12 mg/ml) oder Valproat (Blutplasmaspiegel: 50–150 mg/ml), die auch alleine oder in Kombination beispielsweise mit Neuroleptika in der Akutbehandlung erfolgreich waren, für 6 bis 8 Monate im Sinne einer Erhaltungstherapie weiterbehandelt. Dann muss entschieden werden, ob die genannten Medikamente vorbeugend gegen das *Neuauftreten* weiterer manischer oder depressiver Episoden gegeben werden. In den letzten Jahren zeigten in der Langzeitbehandlung auch eine Reihe von atypischen Antipsychotika eine gute Wirksamkeit, wobei hier für Quetiapin die beste Datenbasis vorhanden ist.

▶ **Rezidivprophylaxe.** Die Indikationsstellung für eine Rezidivprophylaxe bei bipolar-affektiven Störungen unterscheidet sich nicht prinzipiell von jener bei rezidivierenden depressiven Störungen, d. h. spätestens ab der 3. Episode (dem 2. Rezidiv) sollte eine Rezidivprophylaxe eingeleitet werden [5]. Da aber die Rezidivwahrscheinlichkeit bei der bipolar-affektiven Störung höher ist als bei der rezidivierenden depressiven Störung, empfiehlt sich bei komplizierenden Faktoren (siehe unter Rezidivprophylaxe rezidivierender depressiver Störungen (S. 154)) eine großzügigere Indikationsstellung. Bei „Rapid-Cycling“ und dysphorisch manischen Zuständen sind die genannten Antikonvulsiva erfolgversprechender als Lithium, dies gilt ebenso für eine Reihe von atypischen Antipsychotika. Lamotrigin besitzt ebenfalls die Indikation für die Rezidivprophylaxe bei bipolar-affektiven Störungen, allerdings nur, wenn die depressiven Episoden überwiegen.

Zu der Wirksamkeit von psychotherapeutischen Interventionen in der Langzeitbehandlung affektiver Erkrankungen liegen keine gesicherten Erkenntnisse vor.

Anhaltende affektive Störungen (F34.0, F34.1)

Zyklothymia (F34.0)

Für die Zyklothymia liegen kaum Therapiestudien vor. Lithium wird von einigen Autoren als erfolgversprechend beschrieben, wenngleich die Ansprechwahrscheinlichkeit geringer als bei bipolaren Störungen ist. Weitere medikamentöse Möglichkeiten sind Carbamazepin und Valproinsäure. Die anzuwendenden Dosen entsprechen denen, wie sie bei der bipolar affektiven Störung zur Anwendung gelangen. Falls bei depressiven Zuständen Antidepressiva zum Einsatz kommen, ist zu beachten, dass Berichte über die Induktion von maniformen Zuständen („switch") vorliegen.

Zu psychotherapeutischen Interventionen liegen keine Befunde vor.

Dysthymia (F34.1)

Für die Dysthymia liegen weit weniger systematische Therapiestudien als für die depressive oder manische Episode vor. Generell werden psychotherapeutische Interventionen (v. a. kognitive Verhaltenstherapie) bevorzugt. Aber auch Antidepressiva (in erster Linie traditionelle MAO-Hemmer und SSRI) sind wirksam, wenngleich nicht so ausgeprägt wie bei depressiven Episoden (nur ca. 50 % der Patienten sprechen darauf an).

5.10 Forensische Aspekte

5.10.1 Depressive Episode (F32)

Bei depressiven Episoden ergibt sich bei akuter Suizidalität und Verweigerung der stationären Aufnahme die Notwendigkeit einer Unterbringung gegen den Willen des Patienten. Eine Betreuung kommt selten in Betracht, allenfalls bei therapieresistenten Bildern zur Sicherung der Vitalfunktionen.

5.10.2 Manische Episode (F30)

Häufig sind manische Patienten krankheitsuneinsichtig und selbstgefährdend wegen ihres leichtsinnigen, selbstüberschätzenden Verhaltens und wegen überhöhter Geldausgaben, die die Betroffenen finanziell ruinieren können. Aufgrund der Aktivitätssteigerung und der Gereiztheit kann es auch zu fremdgefährdendem Verhalten kommen. Daher ist häufig die Unterbringung gegen den Willen des Patienten entsprechend den Landesgesetzen (PsychKG) nicht zu umgehen. Eine Betreuung sollte zur sicheren Medikationseinnahme und zur Sicherstellung ausreichender finanzieller Möglichkeiten erwogen werden bei Patienten mit fehlender Compliance mit häufig wiederkehrenden manischen oder depressiven Episoden mit Selbst- und/oder Fremdgefährdung.

Literatur

[1] Bauer MS. Bipolar disorders. In: Tasman A, Kay J, Lieberman JA, eds. Psychiatry. Philadelphia: Saunders; 1997: 966–989

[2] Berger M, von Calker D. Affektive Erkrankungen. In: Berger M, Hrsg. Psychiatrie und Psychotherapie. München: Urban & Schwarzenberg; 2004: 541–636

[3] DGPPN, Hrsg. Behandlungsleitlinie Affektive Erkrankungen. Darmstadt: Steinkopff; 2000

[4] Greenberg AM, Goldstein RD. Depressive Disorders. In: Tasman A, Kay J, Lieberman JA, eds. Psychiatry. Philadelphia: Saunders; 1997: 990–1014

[5] Greil W, Giersch D, Kleindienst N. Medikamentöse Rezidivprophylaxe affektiver Störungen. In: Möller HJ, Hrsg. Therapie psychischer Erkrankungen. 3. Aufl. Stuttgart: Thieme; 2006: 458–486

[6] Kasper S, Möller HJ, Müller-Spahn F. Depression. Diagnose und Pharmakotherapie. 2., überarb. Auflage Stuttgart: Thieme; 2002

[7] Kessler RC, Nelson CB, McGonagle KA et al. Comorbidity of DSM-III-R major depressive disorder in the general population: results from the US National Comorbidity Survey. Brit J Psychiatry 1996; 168 (Suppl. 30): 17–30

[8] Kupfer DJ. Long-term treatment of depression. J Clin Psychiatry 1991; 52 (Suppl.): 28–34

[9] Laux G, Möller HJ. Memo Psychiatrie, Psychotherapie. Stuttgart: Enke; 1998

[10] Preskorn SH. Clinically relevant pharmacology of selective serotonin reuptake inhibitors. An overview with emphasis on pharmacokinetics and effects on oxidative drug metabolism. Clin Pharmacokinet 1997; 32 (Suppl. 1): 1–21

[11] Regier D, Farmer M, Rae D et al. Comorbidity of mental disorders with alcohol and other drugs. Results from the Epidemiological Catchment Area (ECA) Study. JAMA 1990; 264: 2511–2518

[12] Stieglitz RD, Volz HP. Komorbidität bei psychischen Störungen. Bremen: Uni-Med; 2007

[13] WHO. Internationale Klassifikation psychischer Störungen. ICD-10 Kapitel V (F). Forschungskriterien (hrsg. von Dilling H, Mombour W, Schmidt MH, Schulte-Markwort E). Bern: Huber; 1994

Prüfungsfragen

1. Welche 4 Schweregrade werden in der ICD-10 bei der depressiven Episode unterschieden
2. Welche beiden Formen der anhaltenden affektiven Störungen kennen Sie (nach ICD-10)?
3. Welche Faktoren bedingen ein erhöhtes Suizidrisiko?
4. Wie hoch ist die Lebenszeitprävalenz für eine rezidivierende Störung bei Frauen und bei Männern?
5. Welche Medikamente können eine depressive Symptomatik auslösen?
6. Nennen Sie mindestens 5 Risikofaktoren für das Entstehen rezidivierender depressiver Störungen.
7. Wie hoch ist die Lebenszeitprävalenz für bipolar-affektive Störungen?
8. Erklären Sie die Rolle biogener Amine (Noradrenalin, Serotonin, Dopamin) bei der Depressionsgenese.
9. Welche Triade postulieren kognitive Theorien zur Depressionsgenese als entscheidend?
10. Welche synthymen Wahninhalte im Rahmen einer depressiven Episode kennen Sie?
11. Was sind (nach der ICD-10) Merkmale eines somatischen Syndroms einer depressiven Episode?
12. Was versteht man unter synthym und parathym?
13. Wie ist „Rapid Cycling“ definiert?
14. Welche psychiatrischen Erkrankungen kommen bei der rezidivierenden depressiven Störung häufig vor?
15. Welche biologischen Therapieverfahren zur Behandlung einer depressiven Episode kennen Sie?
16. Welche Faktoren sollten bei der Auswahl eines Antidepressivums berücksichtigt werden?
17. Welche Faktoren bei einer depressiven Episode sollten zu einer stationären Einweisung führen?
18. Welche 3 Therapieabschnitte unterscheidet man bei der antidepressiven Therapie?
19. Welche Indikation hat die Lichttherapie bei depressiven Störungen?

6 Neurotische Störungen, Belastungsstörungen und somatoforme Störungen (ICD-10: F40–F49)

Siegfried Kasper

6.1 Einleitung

Diese Störungen werden aufgrund des historischen Zusammenhangs mit dem Konzept der Neurosen und des vermuteten, wenn auch nicht genau bekannten Anteils psychischer Verursachung in einem Kapitel zusammengefasst. Im Einzelnen können unter diesen Kategorien aufgrund der Klassifikation psychischer Störungen (ICD-10), die von der Weltgesundheitsorganisation herausgegeben wurde, die in ▶ Tab. 6.1 aufgeführten Haupt- und Untergruppen beschrieben werden.

6.2 Angststörungen

Die Gruppe der phobischen Störungen (ICD-10: F40) sowie die in der ICD-10 unter F41 aufscheinenden anderen Angststörungen (▶ Tab. 6.1) können als die Gruppe der Angststörungen bzw. als *Angsterkrankungen* zusammengefasst werden. Diese Erkrankungen zählen zu den häufigsten psychiatrischen Störungen.

Ausprägung und Verlauf der Angststörungen umfassen ein breites Spektrum bis hin zur Chronifizierung und Invalidisierung. Nicht selten treten sie komplizierend zu anderen – körperlichen oder psychischen – Erkrankungen hinzu (bei psychischen Erkrankungen als Nebendiagnose). Dabei kann die Behandlung dieser komorbiden psychia-

Tab. 6.1 Diagnostische Klassifikation der Angststörungen, Zwangsstörung sowie der Reaktionen auf schwere Belastungen und der Anpassungsstörungen nach ICD-10.

Kennziffer	Haupt- und Untergruppen	
F40	**phobische Störung**	
	F40.0	Agoraphobie
	.00	ohne Panikstörung
	.01	mit Panikstörung
	F40.1	soziale Phobie
	F40.2	spezifische (isolierte) Phobien
F41	**andere Angststörung**	
	F41.0	Panikstörung
	F41.1	generalisierte Angststörung
	F41.2	Angst und depressive Stimmung, gemischt
F42	**Zwangsstörung**	
	F42.0	vorwiegend Zwangsgedanken oder Grübelzwang
	F42.1	vorwiegend Zwangshandlungen (Zwangsrituale)
	F42.2	Zwangsgedanken und -handlungen, gemischt
F43	**Reaktionen auf schwere Belastungen und Anpassungsstörungen**	
	F43.0	akute Belastungsreaktion
	F43.1	posttraumatische Belastungsstörung
	F43.2	Anpassungsstörungen
	.20	kurze depressive Reaktion
	.21	längere depressive Reaktion
	.22	Angst und depressive Reaktion, gemischt
	.23	mit vorwiegender Beeinträchtigung von anderen Gefühlen
	.24	mit vorwiegender Störung des Sozialverhaltens

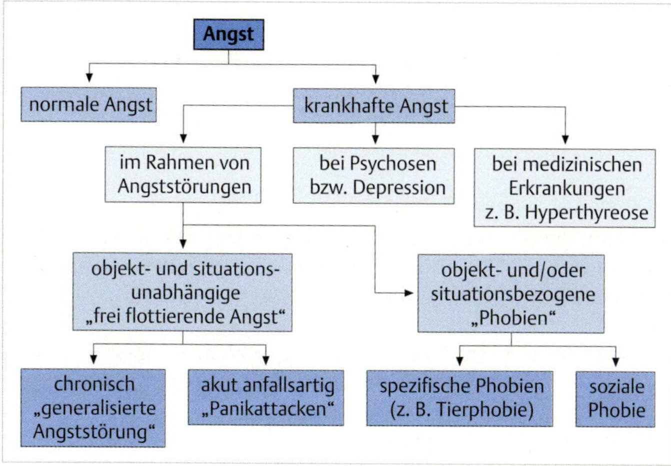

Abb. 6.1 Verschiedene Angststörungen.

trischen oder körperlichen Erkrankungen u. a. auch dadurch erschwert werden, dass die Compliance der therapeutischen Maßnahmen durch das übersteigert angstvolle Erleben der Krankheitssymptomatik nachhaltig eingeschränkt ist.

▶ **Natürliche Angst, krankhafte Angst.** Angst ist, genauso wie z. B. Wut, Zorn oder Freude ein an sich *normales Gefühl*, das bei jedem Menschen auftritt und auch bei Tieren zu beobachten ist. Sie tritt meist in Situationen auf, die als bedrohlich, ungewiss oder unkontrollierbar eingeschätzt werden. Als die Menschen noch in freier Natur lebten, war Angst lebensnotwendig als Vorbereitung auf Flucht und Kampf; sie spielt jedoch hinsichtlich dieser Parameter heute eine eher untergeordnete Rolle. Die Angst stellt daher ein natürliches und biologisch festgelegtes Gefühl dar, das in bestimmten Phasen unserer Entwicklung sogar fast regelhaft auftritt, z. B. die Angst vor Fremden („Fremdeln") bei Kleinkindern.

In Abgrenzung zu dieser Form der natürlichen Angst kann jedoch eine *krankhafte Angst* beschrieben werden, die im Rahmen der Angststörungen auftritt oder als Bestandteil anderer psychiatrischer Erkrankungen (z. B. Schizophrenie, Depression) bzw. als sekundäre Angst bei internistischen Erkrankungen (z. B. Hyperthyreose) vorhanden ist (▶ Abb. 6.1).

Ein breiter Konsens darüber, dass Angststörungen als Erkrankungen sui generis und nicht nur als Begleitsymptome anderer psychiatrischer Krankheitsbilder anzusehen sind, wurde erst zu Beginn der 1980er-Jahre erreicht. Dieser Wechsel in der diagnostischen Einschätzung beruhte auf einer umfassenden klinisch-diagnostischen, biologischen und epidemiologischen Forschung, die auch deutliche Fortschritte in der Therapie der Angsterkrankungen brachte. Einen wesentlichen Beitrag leistete hierzu die Entwicklung detaillierter *diagnostischer Kriterienkataloge*, wie der „International Classification of Diseases" (10. Revision, ICD-10) bzw. des „Diagnostic and Statistical Manual of Mental Disorders" (DSM-5) der „American Psychiatric Association". Wegen der vorrangigen Verbreitung der ICD-10 in Europa wird in diesem Buch ausschließlich auf dieses Diagnosesystem eingegangen.

6.2.1 Symptomatik

Hauptmerkmal der Angststörungen sind sowohl psychische als auch körperliche Manifestationen von Angstsymptomen sowie Vermeidungsverhalten. Während bei der *Panikstörung* und bei der *generalisierten Angststörung* üblicherweise die *Angst* das dominierende Symptom darstellt, herrscht bei den Phobien das Vermeidungsverhalten vor, da bei phobischen Störungen die Angst bei der Konfrontation mit angstauslösenden Objekten bzw. Situationen auftritt.

▶ **Phobie.** Als *Phobie* bezeichnet man eine andauernde, übersteigerte und unbegründete Angst vor einem bestimmten Reiz oder Zustand, der möglichst umgangen bzw. vermieden wird. Bekannte Beispiele einer Phobie sind die Angst vor Tieren (Hunde, Spinnen etc.), Höhenangst oder Flugangst. Bei den Phobien rufen die phobischen Stimuli eine sofortige Angstreaktion hervor und die Person er-

Tab. 6.2 Körperliche/toxische Ursachen von Angstsyndromen.

Bereiche	Zusammenhang
kardiovaskulär	Angina pectoris, Arrhythmien, Herzversagen, Hypertonie, Hypovolämie, Myokardinfarkt, Synkope (vielfache Ursachen), Herzklappenfehler, Kollaps (Schock)
respiratorisch	Asthma, chronisch obstruktive Lungenerkrankung, Pneumonie, Pneumothorax, Lungenödem, Lungenembolie
neurologisch	Enzephalopathie (infektiös, metabolisch und toxisch), essenzieller Tremor, Temporallappenepilepsie, intrakraniale Massenblutung, Schwindel, Syndrom nach Commotio
metabolisch	Überfunktion der Nebennieren (Cushing-Syndrom), Hyperkalzämie, Hyperkalämie, Hyperthermie, Hyperthyreose, Hypokalzämie, Hypoglykämie, Hyponatriämie, Hypothyreose, klimakterische Symptome, Porphyrie (akute, intermittierende), Thyreotoxikose
immunologisch	Anaphylaxie, systemischer Lupus erythemathodes
medikamentös	Akathisie, Überdosierung von Anticholinergika, Überdosierung von Digitalispräparaten, Halluzinogene, Hypotensiva, Stimulanzien (Amphetamine, Kokain und verwandte Medikamente), Entzugssyndrome (Alkohol, Sedativa, Hypnotika)
diätetisch	Koffeinüberdosierung, Natriumglutamat („Chinarestaurant-Syndrom"), Kombination von MAO-Hemmern und tyraminhaltigen Speisen, Vitaminmangelkrankheiten
sezernierende Tumoren	Karzinoid, Insulinom, Phäochromozytom

MAO = Monoaminoxidase

kennt, dass es sich dabei um eine übertriebene und unvernünftige Angst handelt. Weiterhin führt die Phobie zu einem *Vermeidungsverhalten*, welches dann die berufliche Leistungsfähigkeit bzw. die üblichen Sozialaktivitäten oder Beziehungen erheblich beeinträchtigen kann.

Praxis

Diagnostische Kriterien der Phobie nach ICD 10

- Die Angst muss begrenzt sein auf die Anwesenheit der bestimmten phobischen Situation.
- Die Vermeidung der phobischen Situation wird angestrebt.
- Abgrenzung: Die psychologischen oder vegetativen Symptome müssen primäre Manifestationen von Angst sein und nicht auf anderen Symptomen wie Wahn- oder Zwangsgedanken beruhen.

Obwohl die 3 charakteristischen Arten von Phobie (*Agoraphobie, spezifische Phobie, soziale Phobie*) in ihrer Phänomenologie unterschiedlich sind, weisen sie dennoch einige Gemeinsamkeiten auf:

- Bei allen 3 Formen tritt die Symptomatik andauernd (d. h. über einen längeren Zeitraum) auf.
- Lebensqualität und Funktion sind beträchtlich beeinträchtigt.

Es treten körperliche Zeichen der Angst (▸ Tab. 6.2) und eine Erwartungsangst sowie ein Vermeidungsverhalten gegenüber der gefürchteten Situation auf.

6.2.2 Klinische Erscheinungsbilder

Panikstörung (mit oder ohne Agoraphobie)

▸ **Charakteristika.** Leitmerkmal der Panikstörung, die früher auch als episodisch paroxysmale Angst oder als Herzphobie bzw. Herzneurose bezeichnet wurde, sind *Panikattacken* (Angstanfälle). Panikattacken sind einzelne Episoden (Dauer meist zwischen 1 und 60 min) von intensiver Angst oder Unbehagen, die selten mit allen in ▸ Tab. 6.3 und ▸ Tab. 6.4 beschriebenen psychischen und körperlichen Symptomen, aber immer mit einem Teil davon einhergehen. Die Panikattacken treten unerwartet und schnell anflutend auf, d. h. sie steigern sich in ihrer Intensität innerhalb von 10 min, nachdem das erste Symptom bemerkt wurde.

▸ **Diagnose.** Diese Panikattacken werden nicht durch Situationen ausgelöst, in denen eine objektive Gefahr besteht, und sind auch nicht auf bekannte oder vorhersagbare Situationen alleine begrenzt. Das Auftreten einer oder weniger Panik-

Tab. 6.3 Psychische Symptome bei Angststörungen.

Symptomkomplex	Symptom
Angstsymptome	• überwältigende Furcht, Schrecken, Angst schlechthin • Angst, zu sterben • Angst, die Kontrolle zu verlieren • Angst, verrückt zu werden
Depersonalisation	• Gefühl, vom Körper losgelöst zu sein oder weg vom Körper zu schweben
Derealisation	• alles erscheint unwirklich, verändert, wie im Traum oder wie ein Albtraum

Tab. 6.4 Körperliche Symptome bei Angststörungen.

Symptomkomplex	Symptom
kardiovaskulär	• Schmerzen und Druck auf der Brust; Herz: klopfend, stolpernd, rasend • Missbehagen, Palpitation, beklemmender, beschleunigter Herzschlag
neurologisch	• Zittern oder Beben • Benommenheit, Schwindel • Unsicherheits-, Ohnmachtsgefühl • Taubheit, Kribbelgefühle • „weiche Knie"
gastrointestinal	• Schluckbeschwerden • epigastrische Beschwerden • Übelkeit • Durchfall
respiratorisch	• Beklemmungsgefühl • Kurzatmigkeit, Erstickungsgefühl
andere Symptome	• starker Schweiß, Hitzewallungen oder Kälteschauer

attacken, ohne Erfüllung des Zeitkriteriums, rechtfertigt jedoch nach ICD-10 noch nicht die Diagnose einer Panikstörung (s. Textbox „Diagnostische Leitlinien der Panikstörung").

Praxis

Diagnostische Leitlinien der Panikstörung nach ICD-10

1. Auftreten von mehreren schweren Panikattacken (Angstanfällen) mit körperlichen (vegetativen) und psychischen Symptomen (▸ Tab. 6.3, ▸ Tab. 6.4).
2. *Zeitkriterium:* Die Panikattacken müssen innerhalb eines Zeitraums von einem Monat aufgetreten sein.
3. Die Panikattacken treten in Situationen auf, in denen keine objektive Gefahr besteht.
4. Die Panikattacken sind nicht auf bekannte oder vorhersagbare Situationen begrenzt.
5. Zwischen den Panikattacken müssen weitgehend angstfreie Zeiträume liegen (Erwartungsangst ist jedoch häufig).
6. *Spezifische Ausschlussdiagnosen:* Fehlen einer Phobie (insbesondere der Agoraphobie); bei Vorliegen einer Agoraphobie hat diese die höhere diagnostische Priorität; bei Vorliegen einer depressiven Störung sollte eine Panikstörung nicht als Hauptdiagnose erscheinen.

Die Panikstörung geht meist mit, selten ohne Agoraphobie einher (Agoraphobie ohne Panikstörung ist sehr selten). Bei Auftreten einer Agoraphobie wird dieser nach ICD-10 die diagnostische Priorität gegeben. Bei der relativ häufig auftretenden Verlaufsform Agoraphobie plus Panikstörung besteht eine schlechtere Prognose als bei dem isolierten Vorliegen einer Panikstörung oder einer Agoraphobie.

Für die Diagnose einer Panikstörung ist von besonderer Bedeutung, dass Patienten mit dieser Erkrankung eine hohe *Komorbidität* mit z. B. Alkohol- und/oder Medikamentenmissbrauch bzw. einer Depression aufweisen. Darüber hinaus kann man davon ausgehen, dass der Alkohol- und Medikamentenmissbrauch von diesen Patienten wahrscheinlich im Sinne einer Selbstmedikation zur Be-

Tab. 6.5 Diagnostische Kriterien der generalisierten Angststörung nach ICD-10.

Kriterium	Symptome	
1. Zeitkriterium	Auftreten von primären Symptomen der Angst an den meisten Tagen, mindestens mehrere Wochen lang	
2. Symptomatik	in der Regel Auftreten folgender Einzelsymptome	
	2.1	*Befürchtungen* (Sorge über zukünftiges Unglück, Nervosität, Konzentrationsschwierigkeiten etc.)
	2.2	*motorische Spannung* (körperliche Unruhe, Spannungskopfschmerz, Zittern, Unfähigkeit sich zu entspannen)
	2.3	*vegetative Übererregbarkeit* (Benommenheit, Schwitzen, Tachykardie oder Tachypnoe, Oberbauchbeschwerden, Schwindelgefühle, Mundtrockenheit etc.)
3. spezifische Ausschlussdiagnosen	Es dürfen nicht die vollständigen Kriterien der depressiven Episode (F32), phobischen Störung (F40), Panikstörung (F41.0) oder Zwangsstörung (F42) erfüllt sein.	

handlung der Panikstörung eingesetzt wird, da der Alkoholmissbrauch zeitlich häufig erst nach Entwicklung der Panikstörung auftritt.

Generalisierte Angststörung

Die generalisierte Angststörung (Synonyma: Angstneurose, -zustand und -reaktion) zeichnet sich durch *ausgeprägte Angstzustände* aus, die *mehrere Wochen* andauern und dabei an den meisten Tagen häufig den *ganzen Tag andauernd* bestehen. Es bestehen sowohl psychische Symptome als auch eine motorische Spannung und eine vegetative Übererregbarkeit (▶ Tab. 6.5). Im Gegensatz zur Panikstörung tritt die Symptomatik eher kontinuierlich (bandförmig) als episodisch auf.

Soziale Phobie

▶ **Charakteristika.** Eine soziale Phobie (Synonyma: soziale Angststörung, soziale Neurose, Anthropophobie, Erythrophobie) liegt dann vor, wenn sich die Symptomatik auf unangemessene Angst vor prüfender bzw. potenziell negativer Betrachtung/Bewertung durch andere Menschen bezieht. Die Angst muss auf soziale Situationen beschränkt sein oder darin überwiegen (s. Textbox zu klinischen Merkmalen). Zur Diagnosestellung ist des Weiteren wichtig, dass die phobische Situation vermieden wird, vegetative Symptome der Angst auftreten und dass die Symptomatik nicht auf Wahn- oder Zwangsgedanken beruht.

Praxis

Klinische Merkmale der sozialen Phobie

- Geschlechterverhältnis etwa 1 : 1
- früher, allmählicher Krankheitsbeginn
- viele Alleinstehende (bis zu 50 %)
- chronischer Verlauf
- soziale Defizite bedingen späte Behandlungsaufnahme
  - Natur der Störung veranlasst Patienten, die Erkrankung zu verbergen
  - äußere Gründe geben Anlass zur Behandlungsaufnahme (Beförderung, Arbeitsplatzwechsel, neue Partnerschaft)
- Komorbidität ist häufig (oft der Grund für eine Behandlung)

Das charakteristische Merkmal besteht darin, dass sich der Patient in der Öffentlichkeit beobachtet fühlt und befürchtet, etwas zu tun, was unhöflich, brüskierend, demütigend oder peinlich sein könnte. Häufig vorkommende Beispiele sind die Angst, beim Essen oder Schreiben beobachtet zu werden, in einer öffentlichen Toilette zu urinieren oder in der Öffentlichkeit zu sprechen oder aufzutreten (▶ Tab. 6.6, ▶ Tab. 6.7).

▶ **Subtypen.** Unter einem praktischen Gesichtspunkt hat es sich bewährt, 2 Subtypen der sozialen Phobie zu charakterisieren, die sich von der Symptomatik her sowohl quantitativ als auch qualitativ unterscheiden (▶ Tab. 6.8). Während bei der *nicht generalisierten Form* vorwiegend in sozialen Leistungssituationen Probleme erscheinen – z. B. in der Öffentlichkeit reden, essen, trinken – und diese

Tab. 6.6 Charakteristika der sozialen Phobie.

Bezug	Symptomatik
kognitiv	unangemessene Gedanken und Vorstellungen über soziale Situationen, z. B.: „Mir wird nichts einfallen, ich bin ein Versager, die anderen werden mich auslachen“
Verhalten	„Einfrieren“, Vermeiden: z. B. Vermeiden von Blickkontakt; Schwitzen, Flucht, ungeschicktes Verhalten
körperlich	Tachykardie, Zittern, Kurzatmigkeit, Schwitzen, Magen-/Darm-Beschwerden; Muskelverspannungen, Mundtrockenheit, Erröten

Tab. 6.7 Problematische Situationen bei sozialer Phobie.

Interaktionssituation	Leistungssituation
im Mittelpunkt stehen	in der Öffentlichkeit sprechen
Konversation in der Gruppe	sich zu Wort melden
Gespräch mit gegengeschlechtlichen Personen beginnen	in der Öffentlichkeit essen
	Scheck ausstellen
Teilnahme/Organisation an/von Partys, Hochzeiten etc.	Teilnahme an einem Test
	Benutzung einer öffentlichen Toilette
telefonieren	Kleidung im Geschäft anprobieren
Interaktion mit Autoritätspersonen (z. B. Lehrer, Chef)	Ware im Geschäft umtauschen (wenn sozial akzeptiert)
im Restaurant bestellen	

Tab. 6.8 Subtypen der sozialen Phobie.

Subtyp	Quantitative Merkmale	Qualitative Merkmale
generalisiert	≥ 3 Situationen	beginnt früher und bleibt bestehen
	tritt in den meisten sozialen Leistungssituationen und bei Interaktion auf	phobische Situationen nehmen zu
		häufiger bei Frauen
		mehr Komorbidität und Behinderung
		leichter zu erkennen
nicht generalisiert	≤ 2 Situationen	kann auch in späterem Lebensalter beginnen
	tritt nur in 1 oder 2 sozialen Leistungssituationen auf (öffentlich sprechen, Prüfungssituation)	kann in generalisierte Form übergehen
		weniger Komorbidität und Behinderung
		schwieriger zu erkennen

Probleme in höchstens 2 Situationen auftreten, ist bei einer *generalisierten Form* vorwiegend die soziale Interaktion betroffen und somit ein Großteil der Lebensführung. In der Praxis entsprechen etwa 80–90 % der Patienten, die therapeutische Hilfe aufsuchen, dem generalisierten Subtyp. Beim generalisierten Subtyp ist eine Überlappung mit einer vermeidenden Persönlichkeitsstörung lediglich von theoretischem Interesse, wegen des frühen Beginns der Erkrankung ist diese Unterscheidung sinnvollerweise nicht zu treffen.

Spezifische Phobien

Bei den spezifischen (isolierten) Phobien hat der Patient eine anhaltende Angst vor einem bestimmten Objekt (z. B. Hund, Katze) oder einer bestimmten Situation (z. B. Fliegen). Ausgeschlossen werden sollte jedoch die Angst vor einer Panikattacke, dann ist nämlich die Diagnose einer Panikstörung zu stellen. Als dazugehörige Begriffe werden in der Literatur folgende Termini verwendet: einfache Phobie, Tierphobie, Klaustrophobie, Akrophobie (Angst vor Höhen), Aichmophobie (Angst vor spitzen Gegenständen), Examensangst etc.

Agoraphobie

▸ **Charakteristika.** Der Begriff Agoraphobie wird zurzeit in einer weiter gefassten Bedeutung verwendet als ursprünglich in die psychiatrische Terminologie eingeführt. Er bezieht sich jetzt nicht mehr nur auf Ängste vor offenen Plätzen, sondern beschreibt die Angst vor einer Situation, in der es nicht einfach ist, sich an einen sicheren Platz (im Allgemeinen nach Hause) zurückziehen zu können. Bei der Agoraphobie erleben die Patienten daher bestimmte Situationen bzw. Orte als aversiv (d.h. gefährlich). Dies schließt natürlich auch enge Räume ein, ein Phänomen, das früher als Klaustrophobie bezeichnet wurde. Ist ein Verlassen dieser Situation (Flucht) nicht möglich, so entstehen starke Angstgefühle, was nun (unter Missachtung der korrekten Übersetzung) als Agoraphobie bezeichnet wird.

▸ **Diagnose.** Patienten mit einer Agoraphobie schränken ihren Aktionsradius meist sehr deutlich ein, benötigen häufig eine Begleitperson und können z. B. die Wohnung ohne Begleitung nicht verlassen, nicht verreisen bzw. keine Brücke überqueren und keinen Aufzug benutzen.

6.2.3 Differenzialdiagnose

Ausschluss organischer Erkrankungen

Die Differenzialdiagnose von Angsterkrankungen besteht zum einen gegenüber psychiatrischen und zum anderen gegenüber internistisch/neurologischen Erkrankungen. Die in ▸ Tab. 6.2 näher beschriebenen körperlichen/toxischen Ursachen können mit einem Angstsyndrom einhergehen und müssen daher vor der Diagnosestellung einer Angststörung entweder anamnestisch, durch die körperliche Untersuchung oder laborchemisch ausgeschlossen werden.

Die Differenzialdiagnose ergibt sich v. a. gegenüber folgenden internistischen Erkrankungen:

- Bei *Angina pectoris* weist beispielsweise u. a. eine ST-Streckensenkung im EKG auf das Vorliegen dieser Erkrankung hin.
- Beim *Myokardinfarkt* geben neben dem EKG Enzymveränderungen Aufschluss. Die Angstsymptomatik bei Myokardinfarkt und bei Angina pectoris ist meist an einen – als eng umschriebenen – heftigen Schmerz im Brustraum (Vernichtungsschmerz) gekoppelt, wobei der Patient mit dieser Erkrankung – im Gegensatz zum Patienten mit einer Angststörung – motorisch ruhig ist.
- Beim *Hyperventilationssyndrom* geben die Vorgeschichte und die Besserung der Symptomatik beim Atmen in eine Papiertüte Aufschluss.
- Einer *Hypoglykämie* (Nüchternblutzucker meist unter 50 mg/dl) geht meist die Vorgeschichte eines Diabetes mellitus mit Polyurie, Polydipsie und Polyphagie voraus.
- Bei der *Hyperthyreose* sind Trijodthyronin (T_3) und Thyroxin (T_4) erhöht.
- Beim *Karzinoidsyndrom* besteht gleichzeitig zur Angstsymptomatik ein Hochdruck und im Urin können erhöhte Werte des Serotoninabbauprodukts 5-Hydroxyindolessigsäure (5-HIES) gemessen werden.

Ausschluss anderer psychiatrischer Erkrankungen

Die Charakteristika der Beschwerden und die Zuordnung zu den Diagnosen sind in ▸ Tab. 6.9 aufgeführt. Praktische Fragen zur Differenzierung der verschiedenen Angsterkrankungen sind ▸ Tab. 6.10

Tab. 6.9 Differenzialdiagnose bei Angstsymptomatik.

Charakteristika der Beschwerden		Diagnose
Angst vor Panikattacke, wenn Flucht schwer möglich ist	Panikattacke, bevor Angst erstmals auftrat	Panikstörung
	Angst, bevor Panikattacke erstmals auftrat	Agoraphobie
lang andauernde Angst		generalisierte Angststörung
Angst vor sozialen Situationen		soziale Phobie
Angst vor nicht sozialen Situationen	ohne sonstige Beschwerden	spezifische Phobie
	begleitet von Zwangsgedanken und -handlungen	Zwangsstörung
Angst vor Krankheit oder Ansteckung	ohne sonstige Beschwerden	spezifische Phobie vor Krankheiten
	Patient befürchtet, bereits eine Krankheit zu haben	hypochondrische Störung
Angst vor der Zukunft		depressive Episode
Angst vor Verfolgung		schizophrene Störung

Tab. 6.10 Beispielfragen zur Erkennung verschiedener Angsterkrankungen.

Form der Phobie	Frage
soziale Phobie	„Fürchten oder vermeiden Sie bestimmte Situationen, in denen Sie von anderen Menschen beobachtet oder bewertet werden könnten, z. B. öffentliches Sprechen, Zusammenkünfte, Partys oder Gespräche?“
spezifische Phobie	„Gibt es bestimmte Dinge oder Situationen, die Sie fürchten oder vermeiden, z. B. Höhen oder manche Tiere?“
Panikstörung (Agoraphobie)	„Leiden Sie manchmal unter plötzlichen und unerwarteten Angstanfällen, ohne dass eine tatsächliche Bedrohung vorliegt?“

zu entnehmen. Angsterkrankungen und Depressionen treten häufig auch gleichzeitig auf (Komorbidität), was mit einem schlechteren Krankheitsverlauf, einer höheren Suizidalität (bis zu 50 %) sowie einer gesteigerten Inanspruchnahme von medizinischen Einrichtungen verbunden ist.

▸ **Bei Panikstörung.** Die psychiatrische Differenzialdiagnose der Panikstörung besteht gegenüber Angsterkrankungen und gegenüber anderen psychiatrischen Erkrankungen. Häufig stellt sich in der Praxis die Differenzialdiagnostik von *Depression und Angst*. Dabei ist von Bedeutung, dass vom Alter her zuerst die Angsterkrankung und in einem späteren Lebensalter die Depression auftritt. Die dann bestehende Komorbidität von Angsterkrankung und Depression bedeutet eine schwerere und stärker chronifizierte Verlaufsform als das alleinige Auftreten einer der Erkrankungen (s. Textbox „Depression und Angst“).

Merke

Depression und Angst

- Angst (meist Zukunftsangst, bei ⅔ der Depressionen) ist häufig ein wesentlicher Bestandteil der Depression.
- Zu Angst kommt es im Rahmen spezifischer Angststörungen (Panikstörung, generalisierte Angststörung, Phobien).
- Angststörungen gehen mit der Zeit häufig in Depressionen über, aber selten umgekehrt; bei Komorbidität von Angst und Depression besteht höhere Suizidalität als mit der Einzelerkrankung allein.
- Die subsyndromale Ausprägung von Angst und Depression als Diagnose wird bezeichnet als: Depression und Angst, gemischt (ICD-10: F41.2).

Das Auftreten einer einzelnen Panikattacke rechtfertigt noch nicht die Diagnose einer Panikstörung, dafür müssen die oben aufgeführten Kriterien erfüllt sein (S. 161). Tritt eine Panikattacke nur jeweils in einer eindeutig phobischen Situation (meist Agoraphobie) auf, so wird sie nach ICD-10 als Ausdruck des Schweregrads einer Phobie gewertet, der dann die diagnostische Priorität eingeräumt wird. Eine Panikstörung als Hauptdiagnose soll nur bei Fehlen der unter F40 genannten Phobien diagnostiziert werden, ansonsten soll z. B. die Diagnose „Agoraphobie mit Panikstörung“ gestellt werden.

Da Panikattacken – insbesondere bei Männern – auch im Zusammenhang mit depressiven Störungen auftreten können, sollte bei Vorliegen einer depressiven Störung nach ICD-10 eine Panikstörung nicht als Hauptdiagnose erscheinen.

▸ **Bei generalisierter Angststörung.** Ähnlich wie bei der Panikstörung besteht auch bei der generalisierten Angststörung die Notwendigkeit, diese zum einen gegenüber den Angsterkrankungen selbst und zum anderen gegenüber anderen psychiatrischen Erkrankungen abzugrenzen.

▸ **Bei phobischer Störung.** Hierbei gelten dieselben differenzialdiagnostischen Richtlinien wie bei der Panikstörung und der generalisierten Angststörung. Die Differenzialdiagnose zwischen Panikstörung und sozialer Phobie kann bereits anhand weniger alltäglicher Situationen getroffen werden (z. B. Sitzplatz im Restaurant bzw. Einkaufen; ▸ Tab. 6.11).

Bei der Diagnose der sozialen Phobie ist manchmal die Abgrenzung gegenüber einer Agoraphobie schwierig, da in schweren Fällen die betreffende Person z. B. nicht mehr aus dem Haus geht. Im Zweifelsfall sollte nach ICD-10 der Agoraphobie die diagnostische Priorität eingeräumt werden.

Tab. 6.11 Soziale Phobie im Vergleich zur Panikstörung.

	Soziale Phobie	Panikstörung
Beginn	Adoleszenz	20–30 Jahre
häufige körperliche Symptome	Erröten, Schwitzen, Zittern	Kurzatmigkeit, Palpitationen, Benommenheit
Gedanken	Erniedrigung, Fehler, Zurückgewiesenwerden, Kritisiertwerden	drohender Kollaps bzw. Tod
spontane Panikattacken	nein	ja
auslösende Situation	peinliche Situation oder Im-Mittelpunkt-Stehen	wenn Flucht oder Hilfe schwierig ist
Effekt einer Begleitperson	Verschlechterung der Symptomatik	Verbesserung der Symptomatik
Einkaufen	allein	mit Freunden
	in großen Geschäften (Supermärkte)	in kleinen Geschäften
Sitzplatz im Restaurant	in der hintersten Ecke	nahe dem Ausgang

Die Diagnose einer *Agoraphobie* kann nach ICD-10 gestellt werden, wenn auch andere Symptome (z. B. Depression, Depersonalisation, Zwangssymptome, soziale Phobie) auftreten, vorausgesetzt, dass diese Symptome nicht das klinische Bild beherrschen.

Bei den *spezifischen (isolierten) Phobien* fehlen im Unterschied zur Agoraphobie und sozialen Phobie meist andere psychiatrische Symptome, die eine eindeutige Diagnosestellung erschweren. Wenn eine Furcht vor speziellen Erkrankungen (z. B. Herzkrankheit, Krebs, Geschlechtskrankheit) besteht, soll dies nach ICD-10 unter einer hypochondrischen Störung (F45.2) eingeordnet werden, wenn sich diese Furcht nicht auf eine spezifische Situation bezieht, in der diese Erkrankung erworben werden könnte. Wenn die Furcht vor einer spezifischen Situation oder Erkrankung eine wahnhafte Intensität erreicht, soll eine wahnhafte Störung (F22.0) diagnostiziert werden.

6.2.4 Verlauf

Angsterkrankungen sind Langzeiterkrankungen. Die besten Untersuchungen liegen für die Panikstörung vor. Panikstörungen und Agoraphobien haben einen chronischen, oft jahrzehntelangen Verlauf. In einem Drittel der Fälle treten erhebliche psychopathologische Komplikationen auf, wie die Entwicklung einer depressiven Episode (ICD-10) bzw. eine Missbrauchsproblematik mit Medikamenten bzw. Alkohol. Eine schwere und dauerhafte psychosoziale Einschränkung mit Zeichen einer sozialen Isolation und Minderung der Arbeitsfähigkeit findet sich jedoch nur bei 10 % der Patienten mit einer Panikstörung, wobei dann meist gleichzeitig eine Komorbidität mit einer Depression vorliegt. Spontanremissionen sind insgesamt sehr selten.

Für den Verlauf der Angsterkrankungen ist es wichtig zu wissen, dass sie vom Lebensalter her meist vor Depressionen auftreten und ein positiver Prädiktor für das spätere Auftreten einer depressiven Episode (ICD-10) sind.

Panikstörung

Als Erstmanifestationsalter für das Auftreten einer Panikstörung mit oder ohne Agoraphobie gilt das 20.–30. Lebensjahr. Bei genauerer Befragung finden sich bei Patienten dieser Altersgruppe aber häufig bereits im Schulalter Hinweise für ein Auftreten von Panikattacken sowie für andere Formen von Ängsten, wie frühkindliche Trennungsängste oder Schulphobien. Unbehandelt zeigen Patienten mit einer Panikstörung einen chronischen Verlauf. Im Vergleich zur Depression haben unbehandelte Patienten mit einer Panikstörung eine schlechtere Prognose.

Der Spontanverlauf der Panikstörung (ohne Behandlung) gestaltet sich wie folgt:

- Stadium 1: Attacken mit unvollständiger Symptomatik
- Stadium 2: Panikattacken
- Stadium 3: hypochondrische Klagen
- Stadium 4: begrenztes phobisches Vermeidungsverhalten
- Stadium 5: generalisiertes phobisches Vermeidungsverhalten
- Stadium 6: sekundäre Depression

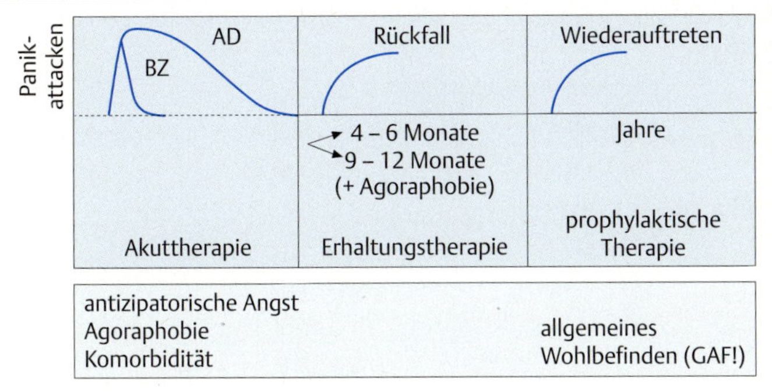

Abb. 6.2 Verlauf der Panikstörung (AD = Antidepressiva, BZ = Benzodiazepine, GAF = Global Assessment of Functioning).

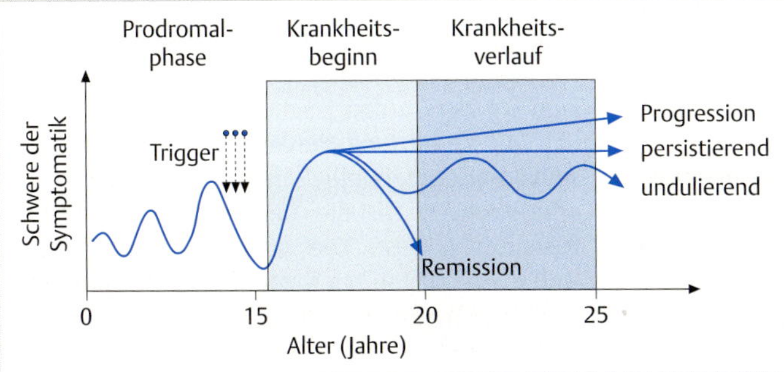

Abb. 6.3 Entwicklung und Verlauf der sozialen Phobie: Progression, Persistenz bzw. undulierender Verlauf, der durch Lebensereignisse bzw. Coping-Strategien mitbestimmt sein kann. Als Trigger können z. B. traumatische Ereignisse wirken (nach: [21]).

Der Verlauf unter einer Akuttherapie, Erhaltungstherapie bzw. prophylaktischen Therapie ist in ▶ Abb. 6.2 dargestellt. Aus dieser Abbildung lassen sich auch die Richtlinien für die Pharmakotherapie ablesen.

Generalisierte Angststörung

Der Beginn der Krankheit lässt sich kaum ermitteln. Etwa ⅓ der Patienten berichtet, bereits lange vor der diagnostizierten Angststörung „nervös" und „ängstlich" gewesen zu sein, sodass der Krankheitsbeginn teils vor dem 20. Lebensjahr und teils zwischen dem 30. und 35. Lebensjahr vermutet werden kann. Die geringere Inanspruchnahme medizinischer und psychologischer Einrichtungen erklärt sich dadurch, dass Patienten mit dieser Erkrankung in der Regel unter weniger Symptomen und einem geringeren Grad an psychosozialer Beeinträchtigung und Behinderung leiden als Patienten mit einer Panikstörung. Auch die Tatsache, dass sich in klinischen Stichproben entgegen den Ergebnissen epidemiologischer Untersuchungen relativ geringe Prävalenzraten für die generalisierte Angststörung finden, ist dadurch zu erklären.

Soziale Phobie

Phobische Störungen (objekt- und sachverhaltbezogene Ängste, jedoch ohne Agoraphobie) beginnen in der Regel vor dem 20. Lebensjahr und somit vor dem Erstmanifestationsalter von Panikstörungen und Agoraphobie. Wie der ▶ Abb. 6.3 zu entnehmen ist, ist der Verlauf der sozialen Phobie dadurch charakterisiert, dass der Erkrankungsbeginn in der Kindheit bzw. in der frühen Adoleszenz liegt. Daraus lässt sich leicht ableiten, dass die soziale Phobie sowohl Störungen in der Ausbildung (Schule oder Universität) als auch berufliche und soziale Einschränkungen zur Folge haben kann. ▶ Abb. 6.3 zeigt schematisch Entwicklung und Verlauf der Erkrankung.

Als *Prodromalphase* kann die Kindheit bzw. frühe Adoleszenz angesehen werden, während es dann durch verschiedene Trigger – wie z. B. durch Erlebnisse und negative Erfahrungen in sozialen Situationen bzw. dadurch, dass positive Erfahrungen nicht ermöglicht werden – zum *Krankheitsausbruch* kommt.

Durch Therapie oder günstige psychosoziale Konstellationen kommt es in den meisten Fällen zur *Remission*, während bei Nichtbehandlung ein undulierender bzw. persistierender Verlauf und im

Tab. 6.12 Häufigkeit der Angsterkrankungen in der Allgemeinbevölkerung: zusammenfassende Darstellung der in der Literatur angegebenen Lebenszeit-Prävalenzdaten.

Diagnose	Lebenszeitprävalenz (%)	
	Bereich	Median
Panikstörung	3,2–3,6	3,6
Agoraphobie	2,1–10,9	5,4
generalisierte Angststörung	1,9–31,1	5,1
soziale Phobie	11,3–16,0	11,3
spezifische Phobie	4,5–11,3	8,6
Zwangsstörung	0,7–3,2	2,1

schwersten Fall eine Progression mit Entwicklung zur Komorbidität (z. B. Depression) festzustellen ist. Daraus folgt, dass die Erkrankung bereits zu einem frühen Zeitpunkt therapeutisch beeinflusst werden sollte, sonst entsteht eine Abwärtsspirale, die durch Vermeidung einerseits, Entwicklung von Komorbidität andererseits sowie daraus resultierender Partnerproblematik und sozialer Isolation gekennzeichnet ist.

Spezifische Phobien

Bei spezifischen Phobien, insbesondere der Angst vor Dunkelheit, Unwetter und Tieren, wird der Beginn im Kindesalter angenommen. Menschen mit dieser Problematik kommen nur selten zur Therapie, obwohl diese Symptomatik günstig, z. B. durch verhaltenstherapeutische Interventionen, beeinflusst werden könnte.

6.2.5 Epidemiologie

M!

Merke

Neuere Untersuchungen zeigen, dass alle Angststörungen zusammengenommen die häufigsten psychiatrischen Diagnosen in der Gesamtbevölkerung darstellen. Während Phobien am häufigsten vorkommen, führen Panikstörung und generalisierte Angststörung am häufigsten zur Behandlung.

Genetische Untersuchungen haben gezeigt, dass die Panikstörung und die phobische Störung insgesamt offensichtlich häufiger bei Verwandten 1. Grades als in der Gesamtbevölkerung vorkommen.

Zwischen 15 und 20 % der bei Allgemeinärzten vorstelligen Patienten leiden an psychischen Störungen. Von diesen Patienten kann bei mindestens einem Drittel eine Angststörung diagnostiziert werden. Sowohl in den USA als auch in Deutschland wurden umfangreiche Studien zur Prävalenz der Angstsyndrome durchgeführt. In ▶ Tab. 6.12 sind die epidemiologischen Daten der Angsterkrankungen für die Lebenszeit-Prävalenzraten zusammengefasst. Die 6-Monats-Prävalenzraten sind etwa halb so hoch wie die Lebenszeit-Prävalenzraten anzusetzen.

6.2.6 Ätiologie

Von klinischer Seite ist bedeutsam, dass das Zusammenspiel dreier Kräfte – biologische, psychosoziale und verhaltensbedingte – die Art und Schwere einer Angststörung bestimmt. Jedes kausale Modell zur Ätiologie der Angsterkrankungen greift simplifizierend eine Dimension heraus, die jedoch für sich allein genommen der Situation eines Patienten mit einer Angststörung nicht gerecht wird. Daher kommt einem *integrierten Modell*, welches diese 3 Dimensionen berücksichtigt, die beste praktische Bedeutung zu. Eine Zusammenfassung der Ätiologie der sozialen Phobie findet sich in ▶ Tab. 6.13.

Biologische Theorien

In der Vergangenheit wurde meist angenommen, dass Angststörungen ausschließlich auf Stresssituationen zurückzuführen sind. Situative Stressoren und/oder psychologische Konflikte wurden als die entscheidenden ätiologischen Faktoren angegeben. Es galt daher die Auffassung, dass die Schwere des Stresses die Schwere der Angststörung bestimmt, und Ziel der Behandlung war es, den Stress oder den Konflikt auszuschalten. Diese Ansicht hat sich inzwischen jedoch geändert und

Tab. 6.13 Ätiologie der sozialen Phobie.

Ebene	Ursache
biologisch	• Genetik • Vulnerabilität des serotonergen Systems • keine Veränderung im dopaminergen/noradrenergen System
psychosozial	• Mangel an Erlernung sozialer Fertigkeiten • Entwicklungsbehinderung in der Kindheit • frühkindliche Trennungserlebnisse • spezifischer „Erziehungsstil“ mit Zurücksetzungserlebnissen • anhaltende Belastung, z. B. Überforderung

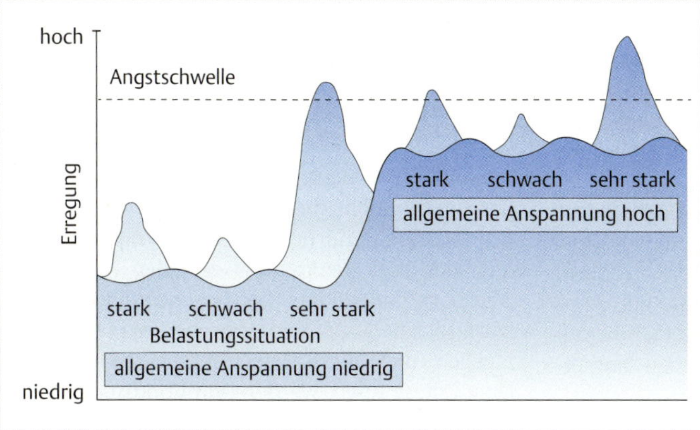

Abb. 6.4 Belastungssituationen und Angstreaktionen im Alltagsleben (nach [21]).

es hat sich gezeigt, dass nicht alle Angststörungen in diese „psychohistorische Sichtweise“ passen.

Vielmehr geht man heute davon aus, dass unterschiedliche Ausprägungen der Stressreaktionen zu einer unterschiedlichen Anspannung im Körper führen. Beim gesunden Menschen wird allerdings nur selten die Schwelle erreicht, die zum Auftreten einer Angstsymptomatik führt und eine biologisch determinierte Fluchtreaktion auslöst. Wenn jedoch aufgrund einer spezifischen Disposition (angeboren oder erworben) ein höheres Ausgangsniveau bei der inneren Anspannung besteht, reichen schon *geringe Belastungssituationen* aus, um die Schwelle zum Auftreten einer Angstsymptomatik zu durchbrechen (▸ Abb. 6.4).

Es gibt Hinweise darauf, dass manche Angststörungen auch im Wesentlichen biologisch determinierte Störungen sind, die z. B. mit einer *genetischen Belastung* bzw. mit spezifischen Störungen in *Neurotransmittersystemen* (u. a. serotonerge, noradrenerge, GABA-erge Störungen; [GABA = γ-Aminobuttersäure]) zusammenhängen. Darüber hinaus wird einer erhöhten Aktivität in limbischen Strukturen (z. B. Mandelkern) eine besondere Bedeutung zugesprochen.

Verhaltenstheoretische Aspekte

Aus verhaltenstheoretischer Sicht sind Angsterkrankungen wesentlich durch Lernerfahrung erworbene Störungen.

▸ **Konditionierung bei Agoraphobie.** Die Erkrankung entwickelt sich in mehreren Stufen. Am Beginn steht häufig ein „unbedingter“ ***angstauslösender Stimulus***, z. B. ein Beinahe-Unfall, der zu einer unbedingten Panikreaktion führt. Die gleiche exzessive Angstreaktion kann auch durch synergistisches Zusammenwirken mehrerer Faktoren entstehen (wie etwa aktueller psychischer Stress mit Erhöhung des vegetativen Erregungsniveaus, Schlafdefizit, Alkohol und ein volles, schlecht belüftetes Kaufhaus). Zu berücksichtigen ist auch eine interindividuelle Variabilität, mit „Ängstlichkeit“ bzw. „vegetativer Erregung“ zu reagieren. Das Initialereignis sowie auch mehrere aufeinander folgende zunächst weniger dramatische gleichartige Ereignisse führen nun zu psychischem und vegetativem Lernen derart, dass eine panikähnliche Reaktion zunehmend leichter und intensiver ausgelöst wird.

Als Nächstes kommt es zur *klassischen Konditionierung*, d.h., dass zeitlich parallele Stimuli, wie etwa die „Straße an sich", selbst zu Angstauslösern werden. Es kommt nun zu einer Angst vor der Angst *(Phobophobie)*, d.h., auch schon der Gedanke an eine bevorstehende kritische Situation führt zur Angst. Die Patienten begegnen dem nun durch Vermeidung „gefährlicher" Stimuli. Das Nachlassen der Angst bei Vermeidung einer Situation ist ein negativer Verstärker, der nach den Gesetzen des operanten Lernens im weiteren Verlauf zu immer mehr Angst vor immer mehr Situationen führt und ein spontanes Abklingen weitgehend verhindert. In einem letzten Stadium der Krankheitsentwicklung organisieren die Patienten ihre soziale Situation – ggf. einschließlich Partnerwahl – so, dass sie weitestgehend an die eigene Behinderung angepasst ist.

Kernstück der Erkrankung ist eine *klassisch und operant konditionierte Panikreaktion*, die – einmal erworben – nicht mehr ohne Weiteres verlernt werden kann. Für vegetatives Lernen gilt Ähnliches wie für motorisches Lernen (z.B. Fahrradfahren), das, einmal erworben, ein Leben lang erhalten bleibt.

▶ **Konditionierung bei Panikstörung.** Hierfür gilt die gleiche Entwicklung nur mit dem Unterschied, dass statt äußerer Stimuli wie Kaufhäuser oder Straßen *innere Stimuli* wie somatosensorische Wahrnehmungen und besonders Kognitionen wie Erinnerungen, bildhafte Vorstellungen oder Gedanken die nur scheinbar ursachenlosen Panikreaktionen auslösen. Im Übrigen sind – klinisch betrachtet – die Übergänge zwischen Agoraphobie und Panikstörung auch fließend, sodass sie als unterschiedliche Syndrome einer Erkrankung gesehen werden können.

6.2.7 Therapie

Es stehen sowohl nicht pharmakologische als auch pharmakologische Behandlungsmethoden für die Behandlung der Angststörungen zur Verfügung.

Bei der Panikstörung, bei der häufigen Kombination Agoraphobie mit Panikstörung und der sozialen Phobie konnten sowohl mit pharmakologischen als auch mit nicht pharmakologischen Methoden (z.B. in Kombination) gute Erfolge erzielt werden. Im Gegensatz zur Panikstörung liegen wesentlich weniger kontrollierte Untersuchungen zur Therapie der generalisierten Angststörung vor. Bei der Behandlung einer spezifischen Phobie haben sich v.a. nicht pharmakologische Behandlungsmethoden bewährt.

Nicht medikamentöse Therapie

Um die Angst besser zu verstehen und damit für den therapeutischen Prozess nutzbar zu machen, hat es sich in der Praxis bewährt, dem Patienten den sog. *Angstkreis* zu erklären (▶ Abb. 6.5). Dieser besteht aus den Teilen Wahrnehmung, Gedanken, Angst, körperliche Veränderungen und körperliche Symptome und kann an jeder Stelle in Gang gesetzt werden.

▶ **Angstkreis mit Aufschaukeln der Situation.** Ein Patient bemerkt z.B. plötzlich, dass sein Herz schneller zu schlagen beginnt und hat dabei auch das Gefühl, nicht mehr richtig atmen zu können. Er hat keine Erklärung für diese Symptome, wird ängstlich und denkt, dass er jeden Moment in Ohnmacht fallen kann. Der Patient nimmt also die körperlichen Symptome wahr, bewertet sie als gefährlich und diese Vorstellung erzeugt Angst. Durch diese Angst werden nun im Körper weitere körperliche Veränderungen im Sinne der Stressreaktion ausgelöst und die körperlichen Symptome werden noch intensiver. Hinzu kommen psychische Symptome, wie etwa rasende Gedanken oder das Gefühl, den Verstand oder die Kontrolle zu verlieren. Dies führt zu noch schnellerem Herzschlag und Schmerzen in der Brust, die wiederum

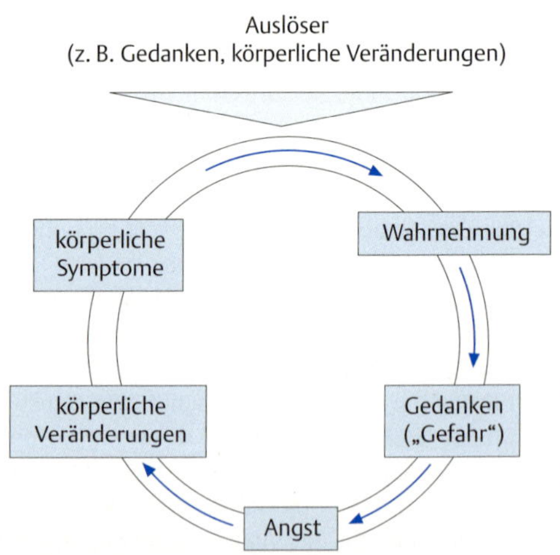

Abb. 6.5 Angstkreis (nach [21]).

vom Patienten als besonders gefährlich bewertet werden, da sie ja stärker geworden sind und sich somit die Befürchtung einer Gefahr bestätigt hat. Es kommt also zum *Aufschaukeln der Situation*. Dieser Angst- oder Teufelskreis wird den Patienten deutlich gemacht, da sich gezeigt hat, dass das bessere Verständnis des Ablaufs einer Panikattacke von therapeutischem Nutzen ist.

▸ **Gezielte Aufklärung.** Die Anwendung einer gezielten *pädagogischen Aufklärung* ist bei der Behandlung von Patienten mit Angststörungen besonders wichtig. Der Arzt sollte dem Patienten bereits frühzeitig die Störung erklären und Wege vorschlagen, wie der Patient die Symptome bewältigen kann. Es ist z. B. für den Patienten hilfreich zu wissen, dass seine Symptome bekannten Mustern entsprechen, viele andere Menschen an gleichen Symptomen leiden und es dafür erfolgreiche Behandlungsmethoden gibt. Der Arzt sollte mit dem Patienten über seinen Lebensstil sprechen und ihm empfehlen, gesunde Ess- und Trinkgewohnheiten zu pflegen (z. B. keinen Kaffee trinken), sich ausreichend körperlich zu betätigen und ausgewogene Ruhephasen einzuhalten.

▸ **Psychotherapeutische Verfahren.** Neben dieser gezielten Information stehen auch spezifische *psychotherapeutische Verfahren* zur Verfügung, wie z. B. die Verhaltenstherapie, kognitive Therapie und die tiefenpsychologische (analytische) Psychotherapie. Ein wichtiger Punkt sowohl bei der Verhaltenstherapie als auch bei der kognitiven Therapie ist der zusätzliche Einsatz eines *Entspannungsverfahrens* (z. B. progressive Muskelrelaxation nach Jacobsen), welches eine Dekonditionierung der angstauslösenden Koppelung von Reiz und Reaktion erst ermöglicht. Bei dieser Methode werden Muskelgruppen verschiedener Körperbereiche nach einem vorgegebenen Schema zuerst angespannt und dann wieder entspannt. Durch tägliche Übungen (z. B. 2-mal täglich, über jeweils 15–20 min) kann bei einem Großteil der Patienten ein insgesamt niedrigeres Erregungsniveau erreicht werden (▸ Abb. 6.4), wodurch die Angstschwelle für angstauslösende Stimuli heraufgesetzt wird. Diese Methode wird heute in Kombination mit anderen psychotherapeutischen Verfahren eingesetzt.

Weiterhin kommen *autogenes Training* bzw. *Biofeedback* infrage. Bei der letztgenannten Methode werden dem Patienten physiologische Vorgänge durch visuelle oder akustische Signale rückgemeldet und ihm wird dadurch die Möglichkeit aufgezeigt, auf seine biologischen Reaktionen Einfluss nehmen zu können.

Medikamentöse Akuttherapie

Eine richtig verordnete Medikation kann in vielen Fällen eine Angstsymptomatik lindern und eine erfolgreiche Psychotherapie oder eine andere nicht pharmakologische Behandlung erleichtern. Eine medikamentöse Behandlung sollte daher als eine wichtige Komponente im Rahmen eines umfassenden biopsychosozialen Behandlungsansatzes angesehen werden, der auch eine unterstützende Beratung hinsichtlich der Umstellung der Lebensart und in Bezug auf andere entsprechende Maßnahmen beinhalten sollte. Die besten Erfolge einer pharmakologischen Behandlung ergaben sich bei Panikstörung bzw. Agoraphobie mit Panikstörung sowie bei sozialer Phobie und generalisierter Angststörung.

Wie aus ▸ Tab. 6.14 und ▸ Tab. 6.15 ersichtlich ist, werden bei der Behandlung von Angststörungen verschiedene Klassen von Medikamenten eingesetzt. Während vor 25 Jahren für die Akutbehandlung von Angstzuständen vorwiegend Barbiturate oder andere Sedativa bzw. Hypnotika gegeben wurden, finden derzeit hauptsächlich *Antidepressiva* bzw. im Initialstadium *Benzodiazepine* Verwendung. Da Patienten mit Angststörungen sehr sensibel auf etwaig auftretende Nebenwirkungen reagieren, sollten Antidepressiva am Anfang einer Therapie langsam einschleichend dosiert und eventuell durch eine vorübergehende Benzodiazepingabe unterstützt werden.

▸ **Benzodiazepine.** Das Benzodiazepin *Alprazolam* wurde für die Indikation bei Panikstörung ausführlich untersucht. Unter der Dosierung von 2–6 mg und in wenigen Fällen auch bis 10 mg bessert sich die Symptomatik häufig innerhalb von wenigen Tagen. Als therapeutischer Wirkmechanismus wird dabei die Bildung des GABA-Benzodiazepin-Rezeptorkomplexes mit einer Verstärkung der inhibitorischen Neurotransmission angenommen. Dadurch wird jedoch die körpereigene Produktion der GABA gedrosselt. Die Kenntnis dieses psychophysiologischen Vorgangs ist deswegen von Wichtigkeit, da das Absetzen des Benzodiazepins nur in langsamen Schritten (über mehrere Wochen) erfolgen sollte, weil andernfalls deutliche Absetzerscheinungen auftreten, die meist zu einer Fortsetzung der Medikation führen.

Tab. 6.14 Medikamentöse Behandlung bei Angststörungen (Auswahl).

Substanz	Dosierung bei Therapiebeginn (mg)	Tagesdosierung nach Einstellung[1] (mg)
Benzodiazepine		
Alprazolam	0,25–0,5	0,75–6
Clonazepam	0,5–1	1–8
Lorazepam	1	2–6
SSRI		
Citalopram	10–20	20–40
Escitalopram	5–10	10–20
Fluoxetin	10–20	20
Fluvoxamin	25–50	100–150
Paroxetin	10–20	20–40
Sertralin	25–50	50–100
duale Antidepressiva		
Venlafaxin	50–100	100–300
Duloxetin	60	60
Nichtbenzodiazepin-Anxiolytikum		
Buspiron	5–10	15–60
Pregabalin	75	150–600
trizyklische Antidepressiva		
Clomipramin[2]	25–50	75–300
Imipramin	25–50	75–300
MAO-Hemmer		
Phenelzin	15	45–90
Tranylcypromin	5	20
RIMA		
Moclobemid	150	300–600
Andere		
Propanolol	10	10–40
Silexan	80	80–160

[1] bei einigen Patienten kann auch eine höhere Dosierung notwendig sein
[2] Clomipramin ist auch ein potenter Serotoninwiederaufnahme-Hemmer
MAO = Monoaminoxidase
RIMA: reversible Hemmer der Monoaminoxidase A
SSRI = selektive Serotoninwiederaufnahme-Hemmer

Tab. 6.15 Diagnostik und Therapie der Angststörung.

Diagnose	ICD-10	Medikation
Panikstörung mit/ohne Agoraphobie	F40.0, F41.0	SSRI, BZ
generalisierte Angststörung	F 41.1	SSRI, Buspiron, Hydroxyzin, DUALE, Pregabalin, Silexan
Zwangsstörung	F42	SSRI, Clomipramin
soziale Phobie	F40.1	SSRI, Moclobemid
posttraumatische Belastungsstörung	F43.1	SSRI

BZ = Benzodiazepine (z. B. Alprazolam)
DUALE = dual, serotonerg/noradrenerg wirkende Antidepressiva (z. B. Venlafaxin)
SSRI = selektive Serotoninwiederaufnahme-Hemmer

Neben Alprazolam liegen auch Untersuchungen über andere Benzodiazepine wie *Diazepam*, *Oxazepam* bzw. *Lorazepam* vor, die jeweils eine günstige Wirkung bei Angststörungen erkennen lassen. Da Alprazolam jedoch keine sedierende bzw. muskelrelaxierende Wirkung hat, ist es den anderen Medikamenten wegen der geringeren Nebenwirkungen und daraus folgend der besseren Compliance vorzuziehen. Benzodiazepine sollten wegen der raschen Symptomlinderung insbesondere bei Beginn der Behandlung z. B. in Kombination mit Antidepressiva eingesetzt werden und können bei einem Großteil der Patienten in der Phase der Erhaltungstherapie bzw. prophylaktischen Therapie wieder abgesetzt werden (▶ Abb. 6.2).

▶ **Antidepressiva.** Von den Antidepressiva wurden früher Trizyklika (meist Imipramin), Monoaminoxidase(MAO)-Hemmer und in letzter Zeit Serotoninwiederaufnahme-Hemmer (SSRI) sowie dual wirkende Antidepressiva wie Venlafaxin und Duloxetin untersucht. Das *Trizyklikum* Imipramin hat eine gute therapeutische Wirkung auf die Besserung der Panikstörung, weist jedoch im Vergleich zu Benzodiazepinen und SSRI aufgrund der sedativen und anticholinergen Wirkkomponente eine deutlich höhere Nebenwirkungsrate und einen späteren Wirkungseintritt auf (nach 3–4 Wochen; Benzodiazepine bereits in der 1. Woche). Es wurden eindeutige Untersuchungen über die therapeutische Wirksamkeit der *SSRI* Citalopram, Escitalopram, Fluvoxamin, Paroxetin und Sertralin bei verschiedenen Formen der Angststörungen sowie für Venlafaxin und Duloxetin bei der Indikation für generalisierte Angststörung vorgelegt.

Von den *MAO-Hemmern* wurden für die Indikation einer Angststörung bis jetzt vorwiegend die irreversiblen MAO-Hemmer – und dabei insbesondere Phenelzin – systematisch untersucht. Mit dieser Medikation konnte auch bei schweren chronischen Fällen einer Angsterkrankung noch ein positiver Effekt erzielt werden. Allerdings ist die Gruppe der irreversiblen MAO-Hemmer mit dem Nachteil behaftet, dass strenge Diätvorschriften eingehalten werden müssen, da ansonsten bei tyraminreicher Kost hypertensive Krisen auftreten können.

Ergebnisse mit dem reversiblen spezifischen MAO-A-Hemmer *(RIMA)* Moclobemid lassen vermuten, dass bei der Indikation für soziale Phobie ebenso günstige Effekte wie mit den SSRI erreicht werden können.

M!

Merke

Sowohl bei Benzodiazepinen als auch bei Antidepressiva sollte in der Anfangsphase jeweils langsam ansteigend dosiert werden. Dies gilt insbesondere für Antidepressiva, da Patienten mit Angststörung sehr sensibel auf Nebenwirkungen reagieren. Bei SSRI sollte z. B. bei Citalopram und Paroxetin mit 10 mg/d begonnen und nach 5–10 Tagen auf 20 mg täglich gesteigert werden.

▶ **Anxiolytika.** *Pregabalin* ist ein Strukturanalogon der γ-Aminobuttersäure (GABA), das über eine Modulation neuronaler Kalziumkanäle die Ausschüttung von Glutamat, Substanz P, Kalzitonin, gengesteuerten Peptiden und monoaminergen Neurotransmittern vermindert, jedoch nur dann, wenn diese vermehrt ausgeschüttert werden. Pregabalin bindet selektiv an die $\alpha_2\delta$-Untereinheit des spannungsabhängigen Kalziumkanals. Im Vergleich zu Gabapentin ist jedoch die Bindungsfähigkeit von Pregabalin mindestens 3-mal potenter. Diese spannungsabhängigen Kalziumkanäle sind an der Neurotransmitterfreisetzung im gesamten Nervensystem beteiligt, da sie die Fusion der synaptischen Vesikel mit der präsynaptischen Membran kontrollieren. Durch die Bindung von Pregabalin an das $\alpha_2\delta$-Protein wird der Kalziumeinstrom rasch reduziert und dadurch die Exozytose synaptischer Vesikel und damit die Freisetzung möglicher Neurotransmitter vermindert.

M!

Merke

Die Wirkung von Pregabalin ist jedoch eng an den Funktionszustand des gesamten Neurotransmittersystems gekoppelt und die oben beschriebenen Effekte setzen nur dann ein, wenn sich das System in einem Zustand der Hyperexzitation befindet. Wenn sich das System in einem Normalzustand befindet, weist Pregabalin nahezu keine Wirkung auf.

Die Bioverfügbarkeit von Pregabalin beträgt 90 %, die Kinetik ist linear im Rahmen der therapeutisch verwendeten Dosierungen und die Ausscheidung erfolgt zu 80 % renal. Da Pregabalin nicht hepatisch metabolisiert wird, weist es nur ein geringes Interaktionspotenzial auf.

Die verfügbaren Studien zeigen, dass Dosen ab 150 mg einen stärkeren anxiolytischen Effekt als Plazebo ausüben und höhere Dosierungen bis 600 mg (durchschnittliche Dosierung: 300 mg) wirksam sind. Die Wirkung von Pregabalin konnte sowohl bei den somatischen als auch bei psychischen Angstsymptomen zur Darstellung gebracht und mit denen von Anxiolytika als vergleichbar dokumentiert werden. Als Hauptnebenwirkungen können eine initial auftretende, dosisabhängige Benommenheit sowie Schläfrigkeit festgestellt werden, die jedoch geringer ausgeprägt sind als unter Benzodiazepinen.

▶ **Andere.** Betablocker bewirken vorwiegend eine Beeinflussung der vegetativen Korrelate der Angststörungen, beeinflussen aber kaum die psychischen Symptome und sind deshalb allenfalls als adjuvante Therapie 2. Wahl geeignet. Neuere Forschungen haben die anxiolytische Wirkung von einem standardisierten, hochkonzentrierten *Lavendelölextrakt* aufgezeigt (Silexan, 80–160 mg/d).

Medikamentöse Langzeittherapie

▶ **Panikstörung.** Es entspricht der gegenwärtigen klinischen Praxis, dass Patienten mit einer effektiven Substanz (Antidepressiva, Benzodiazepine) mindestens für den Zeitraum von *3 Monaten* behandelt werden *(Akuttherapie)* und dass Patienten, die darauf günstig ansprechen und die Therapie tolerieren, die Behandlung über einen Zeitraum von *6–12 Monaten* weiter durchführen *(Erhaltungstherapie)*. Wie aus ▶ Abb. 6.2 ersichtlich ist, sollte eine längerfristige prophylaktische Therapie über Jahre hinweg erfolgen und erst (wenn überhaupt) abgesetzt werden, wenn nicht nur die Angstsymptomatik zurückgetreten ist, sondern auch die antizipatorische Angst, die komorbiden – z. B. depressiven – Symptome sistieren, sich ein allgemeines Wohlbefinden eingestellt hat und der Patient bereit ist, die Medikation abzusetzen.

Da bei Benzodiazepinen eine mögliche Toleranzentwicklung und ein damit einhergehendes Missbrauchspotenzial bestehen, kommt für die pharmakologische Langzeitbehandlung wahrscheinlich den Antidepressiva (insbesondere den *SSRI*) eine besondere Bedeutung zu.

6.3 Zwangsstörung

In der Literatur werden diesbezüglich auch folgende Begriffe verwendet: Zwangsneurose, „Obsessive compulsive Disorder" (OCD).

Eigenschaften wie Pünktlichkeit, Fleiß, Sauberkeit und Ordnung sind geschätzte Eigenschaften (Persönlichkeitszüge) vieler gesunder Menschen. Wenn diese Eigenschaften jedoch in einer ausgeprägteren Form vorhanden sind, ein durchgängiges Muster von Starrheit und Perfektionismus aufweisen sowie weitere (nach ICD-10 definierte) Kriterien vorliegen, wird von einer *zwanghaften Persönlichkeitsstörung (Charakterneurose)* gesprochen. Wenn diese Eigenschaften so ausgeprägt sind, dass ein normales Funktionieren nur mehr schwer oder nicht mehr möglich ist, und wenn die ICD-10-Charakteristika von Zwangsgedanken und/ oder Zwangshandlungen auftreten, wird diese Symptomatik als *Zwangsstörung* bezeichnet.

6.3.1 Symptomatik

Die Hauptsymptome der Zwangsstörung sind *Zwangsgedanken* und *Zwangshandlungen*, die so ausgeprägt sind, dass sie für den Patienten oder seine Umgebung zu einer schweren Belastung werden (▶ Tab. 6.16).

▶ **Zwangsgedanken.** Dies sind wiederholt auftretende, imperative und unwillkürliche Ideen, Gedanken, Vorstellungen oder Handlungsaufforderungen (Impulse), gegen die der Patient (zum Teil erfolglos) versucht, Widerstand zu leisten. Sie werden von den Patienten als eigene Gedanken erlebt, selbst wenn sie als sinnlos, unerwünscht und häufig sogar als abstoßend empfunden werden. Zwangsgedanken gehen typischerweise mit Angstzuständen einher, die wiederum zu rituellen

Tab. 6.16 Zwangsgedanken und Zwangshandlung bei Zwangsstörung.

Charakteristische Zwangsgedanken	Charakteristische Zwangshandlungen
• Zwangsideen (z. B. pseudophilosophische Überlegungen unabwägbarer Alternativen) • Zwangsvorstellungen (z. B. obszöne oder blasphemische ich-fremde wiederkehrende bildhafte Vorstellungen) • Zwangsimpulse (z. B. Impuls, geliebtes Kind mit Messer zu verletzen)	• Zwangshandlungen (z. B. Händewaschen) • Zwangsrituale (z. B. beim Aus- oder Ankleiden, Dauer bis mehrere Stunden)

Tab. 6.17 Häufigkeit von Zwangssymptomen bei der Zwangsstörung (nach [19]).

Zwangsgedanken	Häufigkeit (%)	Zwangshandlungen	Häufigkeit (%)
Beschmutzung	45	Kontrolle	63
pathologische Schuld	42	Waschen	50
Körper	36	Zählen	36
Symmetrie	31	Fragen, Bekennen	31
aggressive Impulse	28	Symmetrie, Genauigkeit	28
sexuelle Vorstellungen	26	Horten	18
mehrfache	60	mehrfache	48

Zwangshandlungen führen, um die Angst und den damit verbundenen Spannungszustand abzubauen.

Wenn Zwangsgedanken oder ein Grübelzwang vorherrschen, sind die damit verbundenen zwanghaften Ideen, bildhaften Vorstellungen oder Zwangsimpulse für den Betreffenden fast immer quälend. Manchmal bestehen die Zwangsideen in endlosen pseudophilosophischen Überlegungen unabwägbarer Alternativen, verbunden mit der Unfähigkeit, triviale, aber notwendige Entscheidungen des täglichen Lebens zu treffen. Die bildhaften Zwangsvorstellungen können manchmal aus obszönen oder blasphemischen und ich-fremden wiederkehrenden bildhaften Vorstellungen bestehen, unter denen der Patient leidet. Ein Zwangsimpuls kann z.B. beinhalten, dass eine Mutter von der Furcht gequält ist, dem Impuls nicht widerstehen zu können, ihr geliebtes Kind mit einem Messer zu verletzen.

Häufig vorkommende Zwangsgedanken sind thematisch um folgende Bereiche gruppiert: Beschmutzung, pathologische Schuld, Vollkommenheit des eigenen Körpers, aggressive Inhalte (z.B. Zwangsimpulse andere, auch geliebte Menschen mit Messern zu verletzen), sexuelle Vorstellungen. Selten treten diese Bereiche isoliert auf, häufig kommen Zwangsvorstellungen mehrfach vor.

▸ **Zwangshandlungen.** Dies sind Verhaltensformen, die bei flüchtigem Hinsehen als zielgerichtet erscheinen, die aber in einer ritualisierten Weise ablaufen. Diese Rituale treten als beobachtbare Schemata auf, die in einer stereotypen und regelmäßigen Weise ausgeführt werden. Sie werden weder als angenehm empfunden (Abgrenzung z.B. zur Spielsucht), noch dienen sie dazu, an sich nützliche Aufgaben zu erfüllen. Inhaltlich beziehen sich Zwangshandlungen meist auf Reinlichkeit (besonders Händewaschen), übertriebene Ordnung oder wiederholte Kontrollen.

Schilderungen aus dem Erleben der Patienten machen deutlich, dass durch diese Zwangshandlungen eine möglicherweise als gefährlich angenommene Situation verhindert werden soll. Bei der Ausführung der Zwangshandlung bauen sich die mit den Zwangsvorstellungen einhergehenden Angstzustände ab. Das Ritual ist ein wirkungsloser symbolischer Versuch, eine Gefahr abzuwenden, die entweder die Person bedroht oder von ihr ausgeht. Zwanghaft rituelle Handlungen können stundenlang und manchmal besonders unentschieden und langsam ausgeführt werden.

Häufig vorkommende Zwangshandlungen sind (▸ Tab. 6.17): Kontrollieren, Händewaschen, Zählen, Fragen und Bekennen sowie Hamstern und Horten aller möglicher Gegenstände. Wie bei den Zwangsgedanken werden oft mehrere Zwangshandlungen beobachtet.

Abzuklärende Charakteristika bei Zwangsgedanken bzw. Zwangshandlungen nach der „Yale-Brown Obsessive Compulsive Scale" (Y-BOCS) sind:

- dafür notwendiger Zeitaufwand
- dadurch hervorgerufene Beeinträchtigung
- dadurch entstandener Leidensdruck
- Möglichkeit, gegen die Zwänge einen Widerstand zu setzen
- mögliche Kontrolle über Zwänge

6.3.2 Klinische Erscheinungsbilder

Um die *Diagnose* einer Zwangsstörung stellen zu können, müssen nach ICD-10 (▸ Tab. 6.18) über den Zeitraum von mindestens 2 Wochen entweder Zwangsgedanken oder Zwangshandlungen vorliegen, die von der Qualität her subjektiv quälend sind oder die normale Aktivität stören. Die Zwangssymptome müssen als eigene Gedanken oder Impulse erkannt werden, es muss erkennbar sein, dass der Patient wenigstens bei einem Zwangssymptom

Tab. 6.18 Diagnostische Leitlinien der Zwangsstörung nach ICD-10.

Kennziffer	Charakteristik	
1.	**Symptomatik**	
	Vorliegen von entweder Zwangsgedanken und/oder Zwangshandlungen	
2.	**Dauer der Symptomatik**	
	2 Wochen lang an den meisten Tagen auftretend	
3.	**Behinderung durch Symptomatik**	
	subjektiv quälend oder normale Aktivität störend	
4.	**Merkmale der Zwangsgedanken und/oder Zwangshandlungen**	
	A	werden als eigene Gedanken oder Impulse erkannt
	B	Widerstand (auch erfolglos) wenigstens gegen einen Gedanken oder eine Handlung
	C	Gedanken oder Handlungen dürfen an sich nicht angenehm sein (nicht gemeint ist Erleichterung von Spannung und Angst nach Ausführen der Zwangshandlung)
	D	Gedanken oder Handlungen müssen sich in unangenehmer Weise wiederholen

6

Widerstand (auch erfolglos) leistet, die Gedanken oder Handlungen dürfen nicht angenehm sein und die Gedanken oder Handlungen müssen sich in unangenehmer Weise wiederholen.

Obwohl Zwangsgedanken und Zwangshandlungen meist nebeneinander vorkommen, ist es aus klinischer Sicht sinnvoll, zwischen 2 Prägnanztypen von Zwangsstörungen zu unterscheiden, da sie eventuell unterschiedliche Behandlungen erfordern können. Diese Unterscheidung wurde auch bei der ICD-10 getroffen. Zwangshandlungen scheinen weniger eng mit Depressionen verbunden zu sein als Zwangsgedanken und leichter durch Verhaltenstherapie zu behandeln.

Im Verlauf einer Zwangsstörung können auch gelegentlich Panikattacken oder leichte phobische Symptome auftreten, die nicht gegen die Diagnose einer Zwangsstörung sprechen.

Tab. 6.19 Aufsuchen verschiedener Facharztgruppen von Patienten mit Zwangsstörung.

Fachbereich	Symptomatik
Dermatologie	Läsionen bzw. Ekzeme an Händen durch Waschzwang
Hausarzt	Waschzwang, Zähl-, Kontrollzwang
innere Medizin	Angst, eine ansteckende Krankheit zu haben (z. B. AIDS)
Neurologie	Zwangsstörung und Tourette-Syndrom
	Kopfverletzung
Geburtshilfe	Post-partum-Zwangsstörung
plastische Chirurgie	wiederholte Operationen
Zahnarzt	Zahnfleischläsionen (exzessives Putzen)
Kinderarzt	Zwangsstörung sekundär zu Sydenham-Chorea

6.3.3 Differenzialdiagnose

Patienten mit einer Zwangsstörung suchen wegen unterschiedlichster Symptomatik verschiedene Fachgruppen von Ärzten auf (▶ Tab. 6.19). Zur Differenzialdiagnose siehe ▶ Tab. 6.20.

▶ **Depressive Störung.** Es besteht eine enge Verbindung zwischen Zwangssymptomen (besonders Zwangsgedanken) und depressiver Störung. Die Differenzialdiagnose zwischen einer Zwangsstörung und einer depressiven Störung kann schwierig sein, da beide Erkrankungen gleichzeitig auftreten können. Patienten mit einer Zwangsstörung haben oft depressive Symptome und Patienten, die unter rezidivierenden depressiven Störungen (ICD-10: F33) leiden, können während ihrer depressiven Episoden Zwangsgedanken entwickeln (anankastische Depression). In beiden Fällen wechselt der Schweregrad der Zwangssymptome bzw. der depressiven Symptome meist in Abhängigkeit von dem Schweregrad der Zwangsstörung bzw. der Depression.

▶ **Schizophrene Störung.** In Abgrenzung gegenüber einer schizophrenen Störung haben die allenfalls als Zwang imponierenden Gedanken das Charakteristikum der „subjektiven Gewissheit" und es können weitere Symptome der schizophrenen Störung zur Darstellung gebracht werden.

Tab. 6.20 Differenzialdiagnose der Zwangsstörung.

Differenzialdiagnose	Unterschied zur Zwangsstörung
depressive Störung	
zwanghaftes Grübeln (über unerfreuliche Umstände, alternative Handlungen)	Gedanken werden nicht als „sinnlos" empfunden
schizophrene Störung	
zu Wahn, z. B. andere Menschen zu beschmutzen	„subjektive Gewissheit" + weitere Symptome der Schizophrenie
Tourette-Syndrom	Koprolalie, Kopropraxie
Aktivitäten im Übermaß	
Essstörung	Person hat Vergnügen, leidet jedoch an Konsequenzen
Sexualverhalten	
Glücksspiel	
Trinken	

Tab. 6.21 Epidemiologie der Zwangsstörung.

Variablen	Charakteristika
Alter bei Beginn	Adoleszenz, eventuell Kindheit
Verlauf	meist chronisch (85 %)
Komplikationen	depressive Störung, Alkohol- und/oder Anxiolytikamissbrauch
Prävalenz	etwa 2,5 % der Gesamtbevölkerung erkranken mindestens 1-mal im Leben
	vierthäufigste psychiatrische Erkrankung (nach phobischer Störung, Substanzmissbrauch, depressiver Störung)
	Vorkommen von leichteren Formen relativ häufig
Therapie	60 % der Patienten werden nicht behandelt
Geschlechtsverteilung	Frauen = Männer

6.3.4 Verlauf, Epidemiologie

Die Zwangsstörung beginnt meist in der Adoleszenz bzw. im jungen Erwachsenenalter. Der Verlauf ist in 85 % der Fälle chronisch mit einer Zu- und Abnahme der Symptomatik.

Die Zwangsstörung ist die vierthäufigste psychiatrische Erkrankung nach der phobischen Störung, der depressiven Störung und dem Substanzmissbrauch. Die Lebenszeitprävalenz liegt bei 2,5 % der Gesamtbevölkerung. Obwohl viele Patienten keinen Arzt aufsuchen, lassen sich in den letzten Jahren v. a. aufgrund der verfügbaren effektiven Therapieformen mehr Patienten behandeln als zu früheren Zeiten. Weitere epidemiologische Charakteristika sind aus ▶ Tab. 6.21 zu entnehmen.

6.3.5 Ätiologie

Zur Ätiologie der Zwangsstörung gibt es mehrere, sich teilweise widersprechende Theorien hinsichtlich biochemischer oder genetischer Veränderungen bzw. entwicklungs- und verhaltensbezogener Faktoren.

▶ **Biochemische Ansätze.** Es gibt es Hinweise dafür, dass eine Störung im Serotoninhaushalt eine wichtige Rolle bei der Pathophysiologie der Zwangsstörung spielt. Weiterhin belegen Studien mit der Positronenemissionstomografie (PET), dass Patienten mit Zwangsstörung eine erhöhte Metabolisierungsrate im Bereich des Frontalhirns aufweisen. In diesen Gehirnstrukturen findet sich auch eine hohe Serotoninkonzentration.

▶ **Genetische Ansätze.** Die wenigen verfügbaren Untersuchungen zur Genetik der Zwangsstörung lassen eine hereditäre Basis bei zumindest einem Teil der Fälle erkennen. Bei Verwandten 1. Grades besteht eine Prävalenz von 3–7 %, verglichen mit nur 0,5 % bei Verwandten von Patienten mit Angsterkrankungen.

▶ **Psychodynamische Ansätze.** Aufgrund der symptomatologisch vorherrschenden Aggression und Sauberkeit wurde ein Zusammenhang mit einer Störung in der anal-sadistischen Phase angenommen. Bereits Freud beschrieb die Gefühlsisolierung, das Ungeschehenmachen und die Reaktionsbildung als die daraus resultierenden wesentlichen Abwehrmechanismen bei der Zwangsstörung. Ambivalenz und magisches Denken können nach psychoanalytischen Vorstellungen ebenfalls auf eine Störung in dieser Entwicklungsphase hindeuten.

▶ **Lerntheoretische Ansätze.** Die Zwangsgedanken können als konditionierter Stimulus auf Angst erklärt werden. Dadurch werden Objekte und Gedanken, die früher als neutral erlebt wurden, konditionierte angstauslösende Stimuli. Zwangshandlungen erscheinen logisch, da es dadurch möglich ist, die mit den Zwangsvorstellungen assoziierte Angst abzubauen.

6.3.6 Therapie

Für die Therapie der Zwangsstörung stehen sowohl nicht medikamentöse als auch medikamentöse Therapien zur Verfügung, wobei es sinnvoll erscheint, beide Methoden zu kombinieren (► Tab. 6.22).

Nicht medikamentöse Therapie

► **Verhaltenstherapie.** Die empfohlene, nicht pharmakologische Behandlungsmethode der Zwangsstörung ist die Verhaltenstherapie. Dabei wird der Patient aufgefordert, sich mit den Dingen, die er befürchtet, zu konfrontieren und mit diesen Dingen oder Situationen in Berührung zu bleiben, bis sich die Angst bessert. Ein weiteres Ziel ist es, die Zwangshandlungen mindestens für eine gewisse Zeit zu verschieben bzw. sie sogar ganz zu vermeiden.

Der Patient soll durch diese Art der Therapie lernen, dass Vermeidung und Rituale zeitaufwendiger und weniger wirksam sind als Konfrontation mit dem gefürchteten Stimulus. Es zeigt sich dabei, dass viele Patienten aufgrund jahrelanger Zwangshandlungen möglicherweise „vergessen" haben, wie normale Handlungen (z. B. Händewaschen, Putzen) ablaufen. Eine Anleitung (Coaching) durch den Arzt und möglicherweise durch ein Familienmitglied oder einen Freund als „Kotherapeut" soll dem Patienten bei der Konfrontationsübung und Verzögerung der Zwangshandlung helfen.

► **Psychoanalytische Verfahren.** Sie haben sich – schon von Freud ausgehend – bei der Zwangsstörung als insgesamt wenig hilfreich erwiesen.

Medikamentöse Therapie

► **Behandlungscharakteristika.** Die allgemeinen Behandlungscharakteristika bei der psychopharmakologischen Behandlung der Zwangsstörung sind in ► Tab. 6.23 zusammengefasst. Im Gegensatz zur Depressionsbehandlung scheinen nur Antidepressiva wirksam zu sein, die den Wirkmechanismus einer potenten Serotoninwiederaufnahme-Hemmung haben. Doch auch unter dieser Therapie kann man nach einer Latenzzeit von etwa 8–10 Wochen nur eine etwa 40 %ige Symptomreduktion erwarten. Da die Zwangsstörung eine chronische Erkrankung ist, muss die Therapie auch auf eine *Dauertherapie* angelegt sein.

► **Potenter Serotoninwiederaufnahme-Hemmer (PSWH).** Unter den verschiedenen zur Verfügung stehenden medikamentösen Therapieansätzen sollte als erster Schritt ein potentes Antiobsessivum, d. h. ein potenter Serotoninwiederaufnahme-Hemmer (PSWH), gewählt werden. Man kann zum gegenwärtigen Zeitpunkt nicht mit Sicherheit voraussagen, welcher der bis jetzt am besten geprüften PSWH (Clomipramin, Citalopram, Escitalopram, Fluvoxamin, Fluoxetin, Paroxetin, Sertralin) bei einem individuellen Patienten am erfolgversprechendsten sein wird.

Tab. 6.22 Therapie der Zwangsstörung.

Nicht medikamentöse Therapie	Medikamentöse Therapie
Verhaltenstherapie (Konfrontation und Reaktionsverhinderung)	• potente Serotoninwiederaufnahme-Hemmer (PSWH): Clomipramin, Fluvoxamin, Fluoxetin, Paroxetin, Citalopram, Escitalopram, Sertralin • Kombination von PSWH mit Buspiron, wenn gleichzeitig ängstliche Symptomatik besteht; die Kombination mit Antipsychotika ist indiziert, wenn gleichzeitig ein Tic besteht bzw. bei Behandlungsresistenz (beste Daten für Risperidon)

Tab. 6.23 Allgemeine Behandlungscharakteristika bei der psychopharmakologischen Therapie der Zwangsstörung.

Einzelheiten der Behandlung	Charakteristika
Wirkmechanismus des Psychopharmakons	potente Serotoninwiederaufnahme-Hemmung
Wirklatenz des therapeutischen Erfolgs	8–10 Wochen
Dosierung	wahrscheinlich höher als bei Depressionstherapie
Ausmaß der therapeutischen Wirkung	ca. 40 %ige Symptomreduktion, keine vollständige Rückbildung der Symptomatologie
Remissionsstabilität	keine Remissionsstabilität ohne fortgesetzte Psychopharmakotherapie, bei Absetzen der Medikamente Wiederauftreten der Symptome

Tab. 6.24 Therapeutische Effekte bei der Zwangsstörung, Panikstörung und Depression in Abhängigkeit von verschiedenen Wirkmechanismen.

Wirkmechanismus	Diagnose		
	Zwangsstörung	Panikstörung	Depression
PSW-Hemmer			
selektive (z. B. Citalopram, Escitalopram, Paroxetin)	+++	++++	++++
nicht selektive (z. B. Clomipramin)	+++	++++	++++
andere Wiederaufnahmehemmer			
gemischte (z. B. Imipramin, Venlafaxin)	++	++++	++++
selektive NA-Hemmer (z. B. Reboxetin)	?	?	++++
MAO-Hemmer (z. B. Phenelzin)	+	++++	++++
Benzodiazepine	+	++++	+
therapeutischer Schlafentzug	(+)	–	+++
Elektrokrampftherapie	+	–	++++

– : keine Effektivität, (+): eingeschränkte Effektivität, +: geringe bis ++++: hohe Effektivität
NA = Noradrenalin; MAO = Monoaminoxidase; PSW-Hemmer = potente Serotoninwiederaufnahme-Hemmer

▶ **Weitere Möglichkeiten.** Als weitere biologisch fundierte Therapiemöglichkeiten bieten sich die in ▶ Tab. 6.24 aufgeführten Verfahren an, die in Abgrenzung zur Depressionsbehandlung und zur Behandlung der Panikstörung aufgeführt sind.

6.4 Reaktionen auf schwere Belastungen und Anpassungsstörungen

Die in diesem Abschnitt zusammengefassten Störungen unterscheiden sich von den übrigen in diesem Kapitel aufgeführten Störungen nicht nur hinsichtlich der Symptomatologie und des Verlaufs, sondern auch durch das Vorliegen

- entweder eines außergewöhnlich belastenden Lebensereignisses
- oder einer besonderen Veränderung im Leben, die zu einer anhaltend unangenehmen Situation führt.

6.4.1 Symptomatik

Akute Belastungsstörung

Die verschiedenen auftretenden Symptome beginnen meist mit einer Art „Betäubung“ sowie mit einer gewissen Bewusstseinseinschränkung und eingeschränkter Aufmerksamkeit, einer Unfähigkeit, auftretende Reize zu verarbeiten sowie mit Desorientiertheit. Weiterhin kann sich ein Zurückziehen aus der Umweltsituation oder aber ein Unruhezustand mit Überaktivität oder Fluchtreaktion einstellen. Zusätzlich können vegetative Zeichen auftreten mit panischer Angst, Tachykardie, Schwitzen und Erröten (▶ Tab. 6.25).

Posttraumatische Belastungsstörung

Bei der posttraumatischen Belastungsstörung sind typische Merkmale das wiederholte Erleben des Traumas durch sich aufdrängende Erinnerungen (Nachhallerinnerungen, Flashbacks), Träume oder Albträume (▶ Tab. 6.26). Die Patienten berichten von einem andauernden Gefühl von Betäubung und emotionaler Stumpfheit sowie Anhedonie. Weiter treten Gefühle der Gleichgültigkeit gegenüber anderen Menschen sowie Teilnahmslosigkeit gegenüber der Umgebung auf. Situationen und Aktivitäten, die Erinnerungen an das Trauma wachrufen können, werden vermieden.

Zusätzlich treten ein Zustand vegetativer Übererregtheit mit Vigilanzsteigerung sowie übermäßige Schreckhaftigkeit und Schlaflosigkeit auf. Im Zusammenhang mit der Symptomatik können auch Ängste, Depressionen sowie Suizidgedanken auftreten und – als komplizierende Faktoren – auch Drogeneinnahme oder übermäßiger Alkoholkonsum hinzukommen.

Tab. 6.25 Diagnostische Leitlinien der akuten Belastungsstörung nach ICD-10.

Kennziffer	Charakteristik
1.	**ungewöhnliche Belastungssituation**
	z. B. Naturkatastrophe, Unfall, Verbrechen, Vergewaltigung
2.	**Zeitkriterium**
	A – unmittelbarer (meist nur wenige Minuten) und klarer zeitlicher Zusammenhang zwischen Belastung und Beginn der Symptome
	B – bei Entfernung aus belastender Situation rasche Remission, längstens innerhalb von wenigen Stunden
	C – wenn Belastung weiter besteht, beginnen die Symptome nach 24–48 h abzuklingen und sind nach 3 Tagen nur noch minimal vorhanden
3.	**Symptomatik**
	gemischt und gewöhnlich wechselnd, kein Symptom ist längere Zeit vorherrschend
	anfänglich „Betäubung“, dann Depression, Angst, Ärger, Verzweiflung, Überaktivität oder Rückzug
4.	**Vorgeschichte** von früheren psychiatrischen Erkrankungen spricht nicht gegen diese Diagnose

Tab. 6.26 Diagnostische Leitlinien der posttraumatischen Belastungsstörung nach ICD-10.

Kennziffer	Charakteristik
1.	**traumatisierendes Ereignis** von außergewöhnlicher Schwere
2.	**Zeitkriterium**
	A – Störung soll innerhalb von 6 Monaten nach dem traumatisierenden Ereignis aufgetreten sein
	B – wenn der Abstand mehr als 6 Monate beträgt, die klinischen Merkmale typisch sind und keine andere Diagnose (wie Angst- oder Zwangsstörung oder depressive Episode) gestellt werden kann
3.	unausweichliche Erinnerungen oder **Wiederinszenierungen** des Ereignisses in Gedächtnis, Tagträumen oder Träumen
4.	**Symptomatik**
	emotionaler Rückzug, Gefühlsabstumpfung, vegetative Störungen, Vermeidung von Reizen, die eine Erinnerung an das Trauma hervorrufen könnten; die Symptomatik trägt zur Diagnose bei, ist jedoch nicht von erstrangiger Bedeutung (wie Punkte 1–3)
5.	**chronifizierte Symptomatik**
	(d. h. Folgen, die noch Jahrzehnte nach der belastenden Erfahrung bestehen): sollte als andauernde Persönlichkeitsänderung nach Extrembelastung (F62.0) diagnostiziert werden (z. B. nach Aufenthalt im Konzentrationslager)

Anpassungsstörung

Die bei der Anpassungsstörung auftretenden Symptome sind unterschiedlich und umfassen folgende Bereiche, die dann auch zu einer unterschiedlichen diagnostischen Einordnung innerhalb dieser Diagnosenkategorie (F43.2) führen: depressive Stimmung, Angst, Besorgnis; das Gefühl, unmöglich zurechtzukommen, vorauszuplanen oder in der gegenwärtigen Situation fortzufahren; Einschränkung in der Bewältigung der alltäglichen Routine, starke innere Spannung. Besonders bei Jugendlichen können Störungen des Sozialverhaltens, z. B. dissoziales oder aggressives Verhalten, auftreten. Keines der Symptome ist schwer genug, um eine spezifische Diagnose wie die einer depressiven Störung oder Angststörung zu rechtfertigen (▸ Tab. 6.27).

Tab. 6.27 Diagnostische Leitlinien der Anpassungsstörung nach ICD-10.

Kennziffer	Charakteristik	
1.	**besondere Veränderung im Leben**	
	(belastendes Ereignis) und überzeugende Gründe, dass die Störung ohne diese Belastung nicht aufgetreten wäre	
2.	**Zeitkriterium**	
	Auftreten innerhalb von 3 Monaten	
3.	sorgfältige **Bewertung der Beziehung** zwischen	
	A	Art, Inhalt und Schwere der Symptome
	B	Anamnese und Persönlichkeit
	C	belastendem Ereignis, Situation oder Lebenskrise
4.	**Symptomatik**	
	Codierung nach vorherrschendem klinischen Bild	
	F43.20	kurze depressive Reaktion, Dauer nicht länger als 1 Monat
	F43.21	längere depressive Reaktion, Dauer nicht länger als 2 Jahre
	F43.22	Angst und depressive Reaktion, gemischt
	F43.23	mit vorwiegender Beeinträchtigung von anderen Gefühlen
	F43.24	mit vorwiegender Störung des Sozialverhaltens
5.	**Schwere der Symptome**	
	keines der unter 4 genannten Symptome ist so schwer, dass es eine spezifische Diagnose rechtfertigt	

6.4.2 Klinische Erscheinungsbilder

Akute Belastungsstörung

Es handelt es sich um eine vorübergehende Störung von beträchtlichem Schweregrad, die sich als Reaktion auf außergewöhnliche körperliche und/oder seelische Belastung meist innerhalb von Minuten entwickelt und in der Regel innerhalb von Stunden oder Tagen wieder abklingt. Als auslösende Ereignisse kommen überwältigende Traumata mit ernsthafter Bedrohung für die Sicherheit oder körperliche Unversehrtheit des Betroffenen oder der geliebten Person infrage (z. B. Naturkatastrophe, Unfall, Kriegshandlungen, Verbrechen, Vergewaltigung). Es können jedoch auch Ereignisse, die eine bedrohliche Veränderung der sozialen Stellung und/oder des Beziehungsnetzes des Individuums darstellen (z. B. Verluste durch mehrere Todesfälle, Hausbrand), ein derartiges Trauma auslösen.

Da nicht alle Menschen nach einem derartigen Trauma eine akute Belastungsreaktion erleben, spielen die individuelle Vulnerabilität und die zur Verfügung stehenden Bewältigungsmechanismen (Coping-Strategien) beim Auftreten und Schweregrad eine Rolle.

Posttraumatische Belastungsstörung

Sie kann nach jedem traumatischen Erlebnis auftreten, d. h. auf ein belastendes Ereignis oder eine Situation außergewöhnlicher Bedrohung von katastrophenartigem Ausmaß, auf die das Individuum nicht vorbereitet war bzw. welches sie nicht antizipieren konnte (z. B. schwerer Unfall, Naturkatastrophe, Attentat, Vergewaltigung, Folterung, Terrorismus, Krieg, Entführung). Dabei muss der Patient nicht notwendigerweise unmittelbar selbst von dem Ereignis betroffen sein, sondern kann beispielsweise auch Zeuge des gewaltsamen Todes anderer gewesen sein. Die Symptomatik soll sich innerhalb von 6 Monaten nach dem traumatisierenden Ereignis entwickelt haben und die in ▶ Tab. 6.26 aufgelisteten typischen Charakteristika aufweisen.

Anpassungsstörung

Unter dieser Kategorie werden Störungen klassifiziert, die entweder nach einer Belastung durch eine entscheidende Lebensveränderung, durch belastende Lebensereignisse oder schwere körperliche Erkrankungen aufgetreten sind. Diese Belastung kann z. B. das soziale Netz betreffen (Trauerfall oder Trennungserlebnis, Emigration oder

Flucht). Dies kann zu subjektivem Leiden und einer emotionellen Beeinträchtigung führen, wodurch die sozialen Funktionen und Leistungen während des notwendigen Anpassungsprozesses auf die besondere Veränderung im Leben behindert werden. Mit Ausnahme der depressiven Reaktion (ICD-10: F43.21) halten die Symptome meist nicht länger als sechs Monate an.

6.4.3 Differenzialdiagnose

Die Differenzialdiagnose betrifft zum einen die 3 Erkrankungen (akute Belastungsstörungposttraumatische Belastungsstörung, Anpassungsstörungen) untereinander (▸ Tab. 6.28) und zum anderen gegenüber anderen psychiatrischen Erkrankungen.

Sowohl bei der akuten als auch der posttraumatischen Belastungsstörung liegt als Ursache ein belastendes Ereignis oder eine außergewöhnliche Bedrohung vor, die bei fast jedem Menschen eine tiefe Verstörung hervorrufen würde. Der Hauptunterschied zwischen diesen beiden Kategorien besteht im *zeitlichen Verarbeitungsmuster.*

▸ **Akute Belastungsstörung.** Bei der *akuten Belastungsstörung* handelt es sich um eine vorübergehende Störung, die in unmittelbarem zeitlichen Zusammenhang (meist nicht mehr als wenige Minuten) zu der außergewöhnlichen körperlichen und/oder seelischen Belastung auftritt und im Allgemeinen innerhalb von Stunden oder Tagen abklingt. Das Vorliegen einer anderen psychiatrischen Diagnose spricht nicht gegen die akute Belastungsstörung, welche – wenn vorhanden – zusätzlich diagnostiziert werden sollte.

▸ **Posttraumatische Belastungsstörung.** Bei der *posttraumatischen Belastungsstörung* folgt die Störung dem Trauma mit einer Latenz von Wochen bis Monaten (jedoch selten mehr als 6 Monate nach dem Trauma). Der Verlauf ist fluktuierend. Prämorbide Persönlichkeitsfaktoren – wie z. B. asthenische, zwanghafte oder andere bereits bestehende Störungen (z. B. Angststörung) – können die Schwelle für die Entwicklung dieser Störung senken und den Verlauf ungünstiger gestalten. Diese letztgenannten Faktoren sind jedoch nicht nötig oder ausreichend, um das Auftreten der Störung zu erklären.

In der Mehrzahl der Fälle kann Heilung erwartet werden und nur bei wenigen Betroffenen – jedoch auch abhängig von dem Ausmaß des Traumas – kann die Störung in einen chronischen Verlauf übergehen, was dann als *andauernde Persönlichkeitsänderung nach Extrembelastung* (F62.0) bezeichnet wird. Ebenso wie bei der akuten Belastungsreaktion spricht das Vorliegen einer anderen psychiatrischen Diagnose nicht dagegen, die posttraumatische Belastungsstörung zusätzlich zu diagnostizieren, da die anderen Diagnosen weder nötig noch ausreichend sind, um das Auftreten der posttraumatischen Belastungsstörung zu erklären.

▸ **Anpassungsstörung.** Die Symptomatik der *Anpassungsstörung* beginnt meist innerhalb eines Monats nach dem belastenden Ereignis oder der Lebensveränderung, die im Unterschied zur akuten Belastung bzw. posttraumatischen Belastungsstörung nicht so stark ausgeprägt ist. Außer bei der depressiven Reaktion (F43.21) halten die Symptome meist nicht länger als 6 Monate an. Bei einer Nachuntersuchung zu einem späteren Zeitpunkt zeigen die meisten erwachsenen Patienten keine gegenwärtige psychische Erkrankung. Die Differenzialdiagnose gegenüber anderen psychiatrischen Erkrankungen ergibt, dass keine Erscheinungsform der individuellen Anpassungsstörung schwer genug oder an sich so markant ist, dass eine spezifische Diagnose gestellt werden kann.

Tab. 6.28 Charakterisierung und ICD-10-Diagnostik der Reaktionen auf schwere Belastungen und Anpassungsstörungen.

Belastung/Veränderung	Erkrankung	Synonym
außergewöhnlich belastendes Lebensereignis	akute Belastungsreaktion (F43.0)	Synonym: Krisenzustand, akute Krisenreaktion
	posttraumatische Belastungsstörung (F43.1)	Synonym: traumatische Neurose, Randneurose
	andauernde Persönlichkeitsänderung nach Extrembelastung, wenn chronifiziert (F62.0)	
besondere Veränderung im Leben, die zu einer anhaltend unangenehmen Situation führt	Anpassungsstörung (F43.2)	Synonym: Trauerreaktion, Kulturschock

6.4.4 Verlauf

Die wesentlichen Verlaufsaspekte der akuten Belastungsstörung, der posttraumatischen Belastungsstörung und der Anpassungsstörung wurden im Kapitel „Differenzialdiagnose" besprochen. Dabei wird hervorgehoben (und verdeutlicht in ▸ Abb. 6.6), dass es sich bei der *akuten Belastungsstörung* um eine nur Tage dauernde vorübergehende Störung handelt, während bei der *posttraumatischen Belastungsstörung* die Symptomatik erst nach einer Latenz von Wochen bis Monaten auftritt. In seltenen Fällen – auch abhängig vom Ausmaß des Traumas – kann die posttraumatische Belastungsstörung in einen chronischen Verlauf übergehen, was dann als andauernde Persönlichkeitsänderung nach Extrembelastung bezeichnet wird.

Bei der *Anpassungsstörung* beginnt die Symptomatik meist innerhalb eines Monats nach dem belastenden Ereignis und dauert in der Regel nicht länger als 6 Monate an.

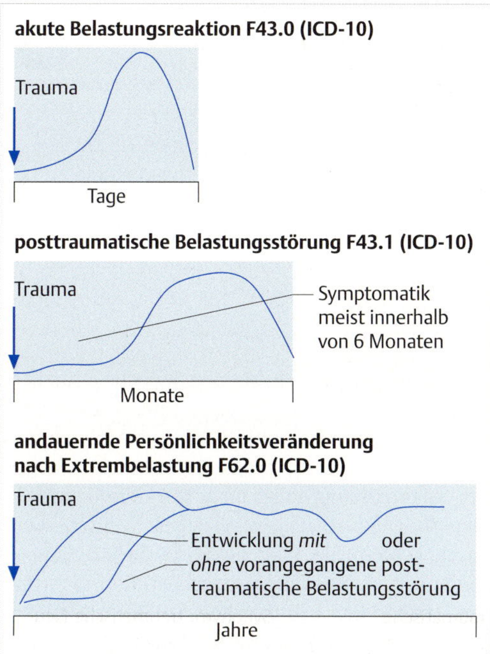

Abb. 6.6 Charakteristischer zeitlicher Verlauf der akuten Belastungsreaktion, der posttraumatischen Belastungsstörung und der andauernden Persönlichkeitsveränderung nach Extrembelastung (Näheres siehe Text).

6.4.5 Epidemiologie

Die Prävalenz der posttraumatischen Belastungsstörung liegt bei etwa 1–1,5 % der US-amerikanischen Bevölkerung. Vergleichbare Daten aus Europa liegen ebenso wenig vor wie zur akuten Belastungsreaktion und zur Anpassungsstörung. Die Anpassungsstörung scheint jedoch in der Allgemeinmedizin relativ verbreitet zu sein, sie ist z. B. die am häufigsten gestellte psychiatrische Diagnose bei Patienten mit schweren körperlichen Erkrankungen.

6.4.6 Ätiologie

Die Ätiologie der akuten Belastungsstörung und der Anpassungsstörung ergibt sich, ebenso wie die der posttraumatischen Belastungsstörung, aus dem Umstand (dem Stressor), der die Symptomatik hervorruft.

Die möglichen *Risikofaktoren* für die Entstehung der *posttraumatischen Belastungsreaktion* liegen in Bereichen, die den Umgang mit einem Trauma erschweren können, wie z. B. Alkoholismus, Medikamenten- oder Drogenmissbrauch, grenzwertig normale Persönlichkeitsmerkmale oder asoziales Verhalten, früher erlebte Traumata (Kindesmisshandlung, Inzest, Unfall), unharmonische Kindheit, pathologische Familienstruktur.

Andererseits können affektive Ausgeglichenheit, Selbstbewusstsein und ein gesundes soziales Umfeld als Faktoren gelten, die der Ausbildung einer posttraumatischen Belastungsreaktion entgegenwirken.

6.4.7 Therapie

Bei dem Verdacht auf eine posttraumatische Belastungsstörung sollten unter einem therapeutischen Gesichtspunkt 3 Zeiträume getrennt voneinander betrachtet werden:

- Zeit vor dem Trauma
- Zeitraum kurz nach dem Trauma
- seit dem Trauma vergangener Zeitraum

▸ **Prognose.** Für die Prognose ist die Art des Traumas von entscheidender Bedeutung, da ein über einen längeren Zeitraum anhaltendes Trauma (wie Inzest, Kindsmisshandlung, Gefangenschaft oder Krieg) eine länger anhaltende Reaktion auslösen wird als ein zeitlich eng befristetes Erlebnis. Das Risiko für die Entwicklung einer posttraumatischen Belastungsreaktion steigt, wenn das Trauma vom Patienten alleine durchlebt wurde und wenn eine ungünstige Ausgangssituation besteht (wie zuvor bestehender Alkoholmissbrauch, früher erlebte Traumata).

Für den Zeitraum nach dem Erlebnis sind Faktoren wie die Unterstützung durch Familienangehörige oder Freunde wichtig, da sich die frühzeitige Unterstützung des Patienten nach dem Ereignis günstig auf den Verlauf der posttraumatischen Belastungsreaktion auswirkt. Das heißt für den therapeutischen Prozess, dass der Arzt in jedem Fall die Reaktion des privaten Umfelds nach dem Trauma ansprechen sollte.

▶ **Therapieverfahren.** Folgende *nicht medikamentöse* Therapieverfahren werden für die Behandlung der posttraumatischen Belastungsstörung herangezogen: Psychotherapie, Selbsthilfegruppen, Gespräche mit der Familie, Entspannungsübungen, Rehabilitation.

Im Rahmen der *medikamentösen* Therapie können – je nach Erscheinungsbild – Antidepressiva (insbesondere SSRI) sowie Benzodiazepine gegeben werden; in einigen ausgewählten Fällen sind auch Lithium, Carbamazepin, niedrig dosierte Antipsychotika oder Betablocker erfolgreich. Etwa 50% der Patienten mit posttraumatischer Belastungsstörung zeigen innerhalb von 6 Monaten nach dem Trauma eine Symptombesserung. Neuere, durch Grundlagenforschungen unterstützte Ergebnisse weisen darauf hin, dass eine kurz nach dem Trauma verabreichte Kortisonmedikation (z. B. 150 mg) die Entwicklung einer posttraumatischen Belastungsstörung verhindern kann.

▶ **Beurteilung des Therapieerfolgs.** Eine Therapie kann als abgeschlossen gelten, wenn

- der Patient auch ohne Medikation beschwerdefrei ist,
- das Bewusstsein vorliegt, dass das Trauma „verarbeitet" wurde,
- wieder ein gewisser Grad an Selbstbewusstsein und Selbstachtung vorhanden ist und
- eine Reintegration in das berufliche sowie das private Leben stattgefunden hat.

6.5 Somatoforme Störungen

6.5.1 Einleitung

Die Gruppe der somatoformen Störungen wurde nicht so sehr aufgrund einer gemeinsamen Ätiologie, sondern aufgrund klinischer Praktikabilität charakterisiert. Die ICD-10 hat diese Gruppe von Erkrankungen unter der Vorstellung aufgenommen, dass bei den dabei auftretenden Beschwerden medizinische Erkrankungen oder durch Substanzen induzierte Ursachen ausgeschlossen wurden. Die Diagnostik einer somatoformen Störung ist daher erst nach einer derartigen Ausschlussdiagnose möglich.

Das Konzept der somatoformen Störungen sollte einerseits gegenüber dem früher gebrauchten Begriff der „psychosomatischen Erkrankungen" und andererseits gegenüber dem klinischen Symptombegriff der „Somatisierung" abgegrenzt werden.

Die *psychosomatischen Erkrankungen* wurden früher aufgrund von strukturellen und physiologischen Veränderungen zusammengefasst, bei denen man davon ausging, dass sie eine gemeinsame psychologische Basis haben.

Merke M!

Die klassischen psychosomatischen Erkrankungen umfassten Asthma bronchiale, Colitis ulcerosa, essenzielle Hypertonie, rheumatoide Arthritis, Neurodermitis und Magenulkus. Diese Erkrankungen werden nun im Rahmen von *körperlichen Erkrankungen* und nicht bei psychiatrischen Erkrankungen codiert.

In vereinzelten Fällen können jedoch zusätzliche psychologische Faktoren dazu führen, dass diese Erkrankungen einen schlechteren Verlauf nehmen.

Der im klinischen Umgang verwendete Begriff der *Somatisierung* sollte nicht mit dem Begriff der *Somatisierungsstörung* verwechselt werden, wenn damit gemeint ist, dass die körperlichen Symptome Ausdruck eines innerseelischen Konflikts sind. Die verfügbaren empirischen Studien geben keinen Anhalt dafür, dass Somatisierungsstörungen aufgrund einer einfachen Theorie erklärt werden können, diese stellen vielmehr ein multifaktorielles Geschehen dar.

6.5.2 Symptomatik

Bei diesen Störungen besteht häufig ein gewisses aufmerksamkeitssuchendes (histrionisches) Verhalten, wichtig ist jedoch, dass diese Beschwerden nicht absichtlich produziert oder vorgetäuscht werden. Vielmehr sind die betroffenen Personen bemüht, den Arzt von der grundsätzlich körperlichen Natur ihrer Erkrankung sowie von der Notwendigkeit weiterer Nachforschungen und Untersuchungen zu überzeugen.

Eine somatoforme Störung kann diagnostiziert werden, wenn die körperlichen Symptome durch eine medizinische Erkrankung nicht ausreichend erklärt werden können oder nicht Ausdruck eines Substanzmissbrauchs sind. Dies bedeutet auch, dass somatoforme Störungen von anderen psychiatrischen Erkrankungen abzugrenzen sind.

6.5.3 Klinische Erscheinungsbilder

Somatisierungsstörung

Die Somatisierungsstörung (ICD-10 F45.0) ist durch eine polysymptomatische Charakteristik gekennzeichnet, die wiederholt auftritt und häufig wechselnde körperliche Symptome beinhaltet, welche bereits über einen längeren Zeitraum (nach ICD-10 mindestens 2 Jahre) bestanden haben (▶ Tab. 6.29). Die Symptomatik schließt gastrointestinale, sexuelle und pseudoneurologische Symptome sowie Schmerzsymptome mit ein. Die Symptome können sich auf jeden Körperteil oder jedes Körpersystem beziehen. Zu den häufigsten gehören gastrointestinale Beschwerden (wie Schmerz, Aufstoßen, Rumination, Erbrechen, Übelkeit) und abnorme Hautempfindungen (wie Jucken, Brennen, Prickeln, Taubheitsgefühl, Ausschlag, Wundsein). Die Diagnose umfasst auch das Vorliegen einer psychosozialen Beeinträchtigung durch die Art der Symptome und das daraus resultierende Verhalten. Zusammengefasst ist die Somatisierungsstörung im Gegensatz zu einer medizinischen Erkrankung wie folgt charakterisiert:

- Beteiligung multipler Organsysteme,
- frühzeitiger Beginn sowie chronischer Verlauf ohne Entwicklung von körperlicher Symptomatik und damit verbundenen strukturellen Veränderungen,
- Fehlen von Laborwertveränderungen.

Die Somatisierungsstörung ist eine chronische Erkrankung, die durch Fluktuationen in der Anzahl der Symptome und der Ausgestaltung der Symptomatik gekennzeichnet ist, im frühen Erwachsenenalter die am deutlichsten ausgeprägte Symptomatik aufweist und im Lauf des Lebensalters abnimmt; eine volle Remission tritt jedoch selten auf.

Hypochondrische Störung

Bei der unter ICD-10 (F45.2) beschriebenen hypochondrischen Störung ist das vorherrschende Kennzeichen die beharrliche Beschäftigung mit der Vorstellung, an einer oder mehreren schweren und fortschreitenden körperlichen Erkrankungen zu leiden (▶ Tab. 6.30).

Die Krankheit manifestiert sich durch anhaltende körperliche Beschwerden oder ständige Beschäftigung mit der eigenen körperlichen Erscheinung. Es sind bei der Hypochondrie daher nicht so sehr die Symptome, die die Betroffenen beschäftigen, sondern die Vorstellung, dass sie eine ernste Erkrankung haben; die Körpersymptome werden dabei in diese Richtung fehlinterpretiert. Häufig wird die befürchtete körperliche Erkrankung oder Entstellung (dann als Dysmorphophobie bezeichnet) von der betroffenen Person benannt.

Es liegt dabei keine wahnhafte Überzeugung vor, d. h., die betroffene Person wird etwa die Möglichkeit in Erwägung ziehen, dass noch andere oder zusätzliche körperliche Erkrankungen existieren können. Oftmals treten gleichzeitig auch Symptome der Depression und Angst auf, die eine zusätzliche Diagnose aus diesem Bereich rechtfertigen. Die Erkrankung tritt häufig vor dem 50. Lebensjahr auf und der Verlauf der Symptome sowie der Behinderung ist im Allgemeinen chronisch und wechselhaft.

Es gibt unterschiedliche Ausprägungen dieser hypochondrischen Störung. In der Regel verbleiben leichtere Ausprägungen in der Primärversorgung; die Überweisung in psychiatrische Behandlung wird meist von den Betroffenen übel genommen, es sei denn, es besteht eine Komorbidität mit Depression und Angst. Häufig ist eine deutliche psychosoziale Behinderung damit verbunden.

6

Tab. 6.29 Diagnostische Leitlinien der Somatisierungsstörung (ICD-10: F45.0)

Kennbuchstabe	Charakteristik
A	Es besteht eine Vorgeschichte von mindestens 2 Jahren mit anhaltenden Klagen über multiple und wechselnde körperliche Symptome, die durch keine diagnostizierbare körperliche Krankheit erklärt werden können. Eine eventuell vorliegende bekannte körperliche Krankheit erklärt nicht Schwere, Ausmaß, Vielfalt und Dauer der körperlichen Beschwerden oder die damit verbundene soziale Behinderung. Wenn einige vegetative Symptome vorliegen, bilden sie nicht das Hauptmerkmal der Störung, d. h., sie sind nicht besonders anhaltend oder belastend.
B	Die ständige Sorge um die Symptome führt zu andauerndem Leiden und dazu, dass die Patienten mehrfach (3-mal oder mehr) um Konsultationen oder Zusatzuntersuchungen in der Primärversorgung oder beim Spezialisten nachsuchen. Wenn aus finanziellen oder geografischen Gründen medizinische Einrichtungen nicht erreichbar sind, kommt es zu andauernder Selbstmedikation oder mehrfachen Konsultationen bei örtlichen Laienheilern.
C	Es besteht eine hartnäckige Weigerung, die medizinische Feststellung zu akzeptieren, dass keine ausreichende körperliche Ursache für die körperlichen Symptome vorliegt; eine Akzeptanz der ärztlichen Mitteilung findet allenfalls für kurze Zeiträume bis zu einigen Wochen statt oder unmittelbar nach einer medizinischen Untersuchung.
D	Es treten insgesamt 6 oder mehr Symptome aus der folgenden Liste auf, mit Symptomen aus mindestens 2 verschiedenen Gruppen:
	gastrointestinale Symptome: • Bauchschmerzen • Übelkeit • Gefühl von Überblähung • schlechter Geschmack im Mund oder extrem belegte Zunge • Klagen über Erbrechen oder Regurgitation von Speisen • Klagen über häufigen Durchfall oder Austreten von Flüssigkeit aus dem Anus
	kardiovaskuläre Symptome: • Atemlosigkeit ohne Anstrengung • Brustschmerzen
	urogenitale Symptome: • Dysurie oder Klagen über die Miktionshäufigkeit • unangenehme Empfindungen im oder um den Genitalbereich • Klagen über ungewöhnlichen oder verstärkten vaginalen Ausfluss
	Haut- und Schmerzsymptome: • Klagen über Fleckigkeit oder Farbveränderungen der Haut • Schmerzen in den Gliedern, Extremitäten oder Gelenken • unangenehme Taubheit oder Kribbelgefühl
E	*häufigstes Ausschlusskriterium:* Die Störung tritt nicht ausschließlich während einer Schizophrenie oder einer verwandten Störung (F2), einer affektiven Störung (F3) oder einer Panikstörung (F41.0) auf.

Anhaltende somatoforme Schmerzstörung

Bei der anhaltenden somatoformen Schmerzstörung (ICD-10: F45.4) ist ein andauernder, schwerer und quälender Schmerz vorhanden, der nicht durch einen physiologischen Prozess oder eine körperliche Störung ausreichend erklärt werden kann. Häufig tritt sie daher in Verbindung mit emotionalen Konflikten und psychosozialen Problemen auf, die jedoch die Schmerzsymptomatik per se nicht erklären. Die Folge der Störung ist meist eine beträchtliche persönliche oder medizinische Betreuung oder Zuwendung (▶ Tab. 6.31).

Als anhaltende somatoforme Schmerzstörung wird ein psychogener Schmerz im Verlauf einer depressiven Störung oder Schizophrenie nicht diagnostiziert, ebenso nicht Schmerzen aufgrund bekannter oder psychophysiologischer Mechanismen wie Muskelspannungsschmerzen oder Migräne. Als zugehörige Begriffe können Psychalgie oder psychogener Rückenschmerz genannt werden.

Tab. 6.30 Diagnostische Leitlinien der hypochondrische Störung (ICD-10: F45.2).

Kennbuchstabe	Charakteristik
A	entweder 1. oder 2.: 1. Es besteht eine mindestens 6 Monate anhaltende Überzeugung, an höchstens 2 schweren körperlichen Krankheiten zu leiden (von denen mindestens eine speziell vom Patienten benannt sein muss). 2. Es besteht eine anhaltende Beschäftigung mit einer vom Betroffenen angenommenen Entstellung oder Missbildung (dysmorphophobe Störung)
B	Die ständige Sorge um diese Überzeugung und die Symptome verursacht andauerndes Leiden oder eine Störung des alltäglichen Lebens und veranlasst die Patienten, um medizinische Behandlungen oder Untersuchungen (oder entsprechende Hilfe von Laienheilern) nachzusuchen.
C	Es besteht eine hartnäckige Weigerung, die medizinische Feststellung zu akzeptieren, dass keine ausreichende körperliche Ursache für die körperlichen Symptome bzw. Entstellungen vorliegt; eine Akzeptanz der ärztlichen Mitteilung erfolgt allenfalls für kurze Zeiträume bis zu einigen Wochen oder unmittelbar nach einer medizinischen Untersuchung.
D	*häufigstes Ausschlusskriterium:* Die Störung tritt nicht ausschließlich während einer Schizophrenie oder einer verwandten Störung (F2, insbesondere F22) oder einer affektiven Störung (F3) auf.

Tab. 6.31 Diagnostische Leitlinien der anhaltenden somatoformen Schmerzstörung (ICD-10: F45.4).

Kennbuchstabe	Charakteristik
A	mindestens 6 Monate kontinuierlicher, an den meisten Tagen anhaltender, schwerer und belastender Schmerz in einem Körperteil, der nicht adäquat durch den Nachweis eines physiologischen Prozesses oder einer körperlichen Störung erklärt werden kann und der anhaltend der Hauptfokus für die Aufmerksamkeit des Patienten ist
B	*häufigstes Ausschlusskriterium:* Störung tritt nicht während einer Schizophrenie oder einer verwandten Störung (F20–F29) auf oder tritt ausschließlich während einer affektiven Störung (F30–F39), einer Somatisierungsstörung (F45.0), einer undifferenzierten somatoformen Störung (F45.1) oder einer hypochondrischen Störung (F45.2) auf

Somatoforme autonome Funktionsstörungen

Bei der somatoformen autonomen Funktionsstörung (ICD-10: F45.3) sind nach Schilderung der betroffenen Personen die Symptome auf ein Organsystem (wie das kardiovaskuläre, gastrointestinale, urogenitale oder respiratorische System) konzentriert. Im klinischen Jargon finden sich dabei Begriffe wie Magenneurose, nervöser Durchfall (wenn das gastrointestinale System miteingeschlossen ist; ▸ Tab. 6.32).

In der Praxis finden sich 2 Symptomgruppen:

- Bei der ersten Gruppe finden sich vorwiegend *objektivierbare Symptome* der vegetativen Stimulation wie Herzklopfen, Schwitzen, Erröten, Zittern und Ähnliches.
- Bei der zweiten Gruppe ist die Symptomatik eher *subjektiver und unspezifischer* und besteht aus fließenden Schmerzen, Brennen, Schwere, Enge, dem Gefühl, aufgebläht oder auseinandergezogen zu sein in den jeweils geschilderten Organsystemen.

Die geschilderte Symptomatik und das hartnäckige Beharren auf einem besonderen Organ oder Organsystem ergibt das typische klinische Bild, ohne dass dadurch von den Betroffenen eine Erkrankung beim Namen genannt wird wie bei der Hypochondrie.

Die verschiedenen, nach ICD-10 zu codierenden Untergruppen sind in ▸ Tab. 6.33 dargestellt.

Tab. 6.32 Diagnostische Leitlinien der somatoformen autonomen Funktionsstörung (ICD-10: F45.3).

Kennbuchstabe	Charakteristik
A	Symptome der autonomen (vegetativen) Erregung, die von den Patienten einer körperlichen Krankheit in einem oder mehreren der folgenden Systeme oder Organe zugeordnet werden: • Herz und kardiovaskuläres System • oberer Gastrointestinaltrakt (Ösophagus und Magen) • unterer Gastrointestinaltrakt • respiratorisches System • Urogenitalsystem
B	2 oder mehr der folgenden vegetativen Symptome: • Palpitationen • Schweißausbrüche (heiß und kalt) • Mundtrockenheit • Hitzewallungen oder Erröten • Druckgefühl im Epigastrium, Kribbeln oder Unruhe im Bauch
C	eines oder mehr der folgenden Symptome: • Brustschmerzen oder Druckgefühl in der Herzgegend • Dyspnoe oder Hyperventilation • außergewöhnliche Ermüdbarkeit bei leichter Anstrengung • Aerophagie, Singultus oder brennendes Gefühl im Brustkorb oder im Epigastrium • Bericht über häufigen Stuhlgang • erhöhte Miktionsfrequenz oder Dysurie • Gefühl der Überblähung oder Völlegefühl
D	kein Nachweis einer Störung von Struktur oder Funktion der Organe oder Systeme, über die die Patienten klagen
E	*häufigstes Ausschlusskriterium:* Symptome treten nicht ausschließlich im Zusammenhang mit einer phobischen (F40.0–F40.3) oder einer Panikstörung (F41.0) auf

Tab. 6.33 ICD-10-Diagnostik der somatoformen Störung.

Kennziffer	Charakteristik	
F45.0	Somatisierungsstörung	
F45.1	undifferenzierte Somatisierungsstörung	
F45.2	hypochondrische Störung	
F45.3	somatoforme autonome Störung	
	F45.30	Herz und kardiovaskuläres System
	F45.31	oberer Gastrointestinaltrakt
	F45.32	unterer Gastrointestinaltrakt
	F45.33	respiratorisches System
	F45.34	urogenitales System
	F45.38	sonstige Organe und Organsysteme
F45.4	anhaltende somatoforme Schmerzstörung	
F45.8	sonstige somatoforme Störungen	
F45.9	nicht näher bezeichnete somatoforme Störung	

6.5.4 Epidemiologie

Die Erkrankung bringt es mit sich, dass nicht immer klare Abgrenzungen gezogen werden können, sodass sich in der Literatur unterschiedliche Zahlen finden. In einer WHO-Studie wurden die ICD-10-Diagnosen der *Hypochondrie* mit 1 %, die der *Somatisierungsstörung* mit 3 % in der Primärversorgung angegeben.

6.5.5 Differenzialdiagnose

Die Differenzialdiagnose bei somatoformen Störungen ist zum einen gegenüber körperlichen Erkrankungen (▶ Tab. 6.34), zum anderen gegenüber psychiatrischen Erkrankungen und insbesondere den verschiedenen Formen somatoformer Störungen abzugrenzen. Erschwert wird die Differenzialdiagnose der Somatisierungsstörungen durch den häufig bestehenden Missbrauch von Medikamenten.

Da bei Patienten mit chronifizierten Somatisierungsstörungen eine ebenso große Wahrscheinlichkeit besteht, eine zusätzliche körperliche Erkrankung zu entwickeln wie bei jeder anderen al-

Tab. 6.34 Unterschiede zwischen Somatisierungsstörung und körperlicher Erkrankung.

Somatisierungsstörung	Körperliche Erkrankung
verschiedene Organsysteme betroffen	nur eines oder wenige Organsysteme betroffen
früher Beginn und chronischer Verlauf, dann Auftreten von körperlichen Veränderungen	wenn früher Beginn und chronischer Verlauf, keine körperlichen Veränderungen
keine Laborwertveränderungen der vermuteten Organsysteme	Laborwertveränderungen

tersentsprechenden Person, sollte die geschilderte Symptomatik nicht von einer gründlichen körperlichen Untersuchung und Abklärung abhalten.

▸ **Somatoforme Störungen.** Innerhalb der somatoformen Störungen zeigt sich, dass bei der Somatisierungsstörung, der anhaltenden somatoformen Schmerzstörung und auch der Konversionsstörung (gehört nach ICD-10 nicht zu den somatoformen Störungen) der Fokus auf die *körperlichen Beschwerden* und daher *auf die Wahrnehmung* gerichtet ist. Bei der Hypochondrie und der dazu gehörigen Dysmorphophobie ist hingegen der Schwerpunkt eher auf *Ängste und deren Verarbeitung*, d. h. *auf Kognitionen*, gerichtet. Während die Somatisierungsstörung durch multiple körperliche Beschwerden gekennzeichnet ist, treten bei der Konversionsstörung, der anhaltenden somatoformen Schmerzstörung und der Hypochondrie entweder ein oder wenige Symptome in den Mittelpunkt.

▸ **Andere Störungen.** Gleichzeitig bestehende *affektive* (depressive) und *ängstliche Störungen* müssen getrennt davon diagnostiziert werden, wenn sie die Diagnosekriterien nach ICD-10 erfüllen.

Die Abgrenzung gegenüber *wahnhaften Störungen* ist durch die bizarren Züge der Überzeugungen zusammen mit der geringeren Anzahl und größeren Beständigkeit der körperlichen Symptome meist typisch.

6.5.6 Therapie

Die Behandlung der somatoformen Schmerzstörungen hat folgende Ziele:

- Das Hauptziel ist zu verhindern, dass sich die Patienten als chronisch invalidisiert ansehen.
- Unnötige Kosten und Komplikationen sollen minimiert werden (z. B. durch Unterlassen ungerechtfertigter Krankenhausaufnahmen, bestimmter diagnostischer und therapeutischer Maßnahmen bzw. Medikationsversuche, insbesondere mit Suchtpotenzial).
- Komorbide psychiatrische Erkrankungen, v. a. Depression und Angstsymptome, sollen effektiv behandelt werden.

Es hat sich dabei bewährt, dass möglichst der gleiche Arzt über einen längeren Zeitraum den Patienten behandelt und dabei zur Unterstützung regelmäßige Termine vereinbart, d. h. dass der Patient nicht aufgrund seiner Symptomatik (die eventuell durch die Behandlung noch deutlicher hervortritt), einen Termin vereinbart. Weiter sollte in den dabei geführten Gesprächen der Schwerpunkt auf persönlichen und zwischenmenschlichen Problemen liegen.

Medikamentöse Therapie

▸ **Bei somatoformen Störungen.** Zur medikamentösen Therapie liegen keine eindeutig positiven Studien vor. Patienten mit somatoformen Störungen sind meist sehr empfindlich auf etwaig auftretende Nebenwirkungen. Bei gleichzeitigem Vorliegen einer depressiven bzw. ängstlichen Symptomatik ist die einschleichende Dosierung mit modernen Antidepressiva (z. B. SSRI) empfehlenswert. Bei Somatisierungsstörungen haben sich ebenso Hypericum-Extrakte bewährt.

▸ **Bei Schmerzstörungen.** Für die Behandlung anhaltender somatoformer Schmerzstörungen können Psychopharmaka (Antidepressiva, Antipsychotika/Neuroleptika) unter der Annahme indiziert sein, dass einerseits chronische Schmerzen zu psychischen Veränderungen führen können und andererseits psychische Prädispositionen die Chronifizierung von Schmerzzuständen begünstigen.

Darüber hinaus kann die Gabe von Antidepressiva und Antipsychotika/Neuroleptika (in einer niedrigen beruhigenden Wirkung) auch bei einem rein organisch bedingten Schmerz wegen ihres die Wirkung von Analgetika potenzierenden und dadurch analgetikasparenden Effekts sinnvoll sein.

Nicht medikamentöse Therapie

► **Psychologische Therapien.** Dazu gehören insbesondere bei Schmerzsymptomen Entspannungsverfahren bzw. Biofeedback-Methoden.

► **Verhaltenstherapie.** Weiterhin kommen kognitive Verfahren zum Einsatz, deren Ziel es ist, ein gesundes Verhalten aufzubauen, unter Einbeziehung von Berufs- und Alltagsleben sowie Freizeitaktivitäten. Ein wichtiges Anliegen der kognitiven Verhaltenstherapie ist die Steigerung der Selbsteffektivität.

► **Psychoanalytische Verfahren.** Diese haben bei den somatoformen Störungen häufig keine Erfolge gezeigt, da die Anforderungen hinsichtlich Therapiemotivation und Zeitaufwand in der Regel von den Betroffenen nicht erfüllt werden. Allenfalls kommen psychoanalytisch orientierte Kurz- bzw. Gruppenpsychotherapien zum Einsatz.

► **Hypnose.** Deren Wirksamkeit ist bei akuten Schmerzzuständen gut belegt, ein Erfolg bei chronischen Schmerzzuständen steht jedoch aus.

6.6 Dissoziative Störungen

6.6.1 Einleitung

Bei der *dissoziativen Störung* oder *Konversionsstörung* kommt es zu einem völligen oder teilweisen Verlust der normalen Integration, welche sich auf Erinnerungen an die Vergangenheit, auf das Identitätsbewusstsein und unmittelbare Empfindungen sowie auf die Kontrolle von Körperbewegungen bezieht. Bei den dissoziativen Störungen wird angenommen, dass die Fähigkeit zu bewusster und selektiver Kontrolle von Erinnerungen und Empfindungen in einem Ausmaß gestört ist, das von Tag zu Tag und manchmal auch von Stunde zu Stunde wechseln kann. Es lässt sich allerdings nur sehr schwer feststellen, wie weit und in welchem Umfang dieser Funktionsverlust willkürlich kontrolliert werden kann.

Früher wurden diese Störungen als Konversionsneurose oder Hysterie klassifiziert. Wegen der unterschiedlichen Bedeutung des Terminus Hysterie findet er jedoch in der modernen Diagnostik keine Verwendung mehr. Die in der ICD-10 unter dem Kapitel F44 beschriebenen Störungen werden als *psychogen* angesehen, d. h., es besteht eine nahe zeitliche Verbindung zu entweder traumatisierenden Ereignissen oder unlösbaren/unerträglichen Konflikten bzw. gestörten Beziehungen.

Häufig kommt es zu einem plötzlichen Beginn und Ende der dissoziativen Zustandsbilder. Insbesondere wenn der Beginn mit einem traumatisierenden Lebensereignis verbunden war, tendieren dissoziative Zustände nach einigen Wochen oder Monaten dazu zu remittieren. Chronifizierte Zustände (wie Lähmungen oder Gefühlsstörungen) können sich langsam entwickeln, insbesondere dann, wenn der Beginn mit unlösbaren Problemen oder interpersonellen Schwierigkeiten verbunden war. Wenn dissoziative Zustände bereits längere Zeit bestehen (z. B. 1–2 Jahre), sind sie häufig therapieresistent. Auffallend ist bei dissoziativen Störungen, dass die Patienten die nach Auffassung von anderen Personen ganz offensichtlichen Probleme und Schwierigkeiten leugnen.

6.6.2 Diagnostik

Die diagnostischen Leitlinien der dissoziativen Störungen sind in ► Tab. 6.35, die verschiedenen Formen dissoziativer Störungen in ► Tab. 6.36 aufgeführt.

6.6.3 Klinische Erscheinungsbilder, Differenzialdiagnose

Dissoziative Amnesie

Wichtigstes Kennzeichen dieser Störung (ICD-10: F44.0) ist der Erinnerungsverlust für meist wichtige aktuelle Ereignisse. Dieser Erinnerungsverlust kann nicht durch organische psychische Störungen bedingt sein und ist auch zu schwerwiegend, um durch übliche Vergesslichkeit oder Ermüdung erklärt werden zu können. Meist zentriert sich die Amnesie auf traumatische Ereignisse (z. B. Unfälle, unerwartete Trauerfälle) und ist in der Regel unvollständig und selektiv. Häufig sind davon junge Erwachsene betroffen.

Die *Differenzialdiagnose* schließt organisch bedingte psychische Störungen ein, bei denen in der Regel auch andere Störungen des Nervensystems sowie Symptome von Bewusstseinsminderung, Desorientiertheit und fluktuierendem Bewusstsein auftreten. Weiterhin ist der Verlust des Kurzzeitgedächtnisses eher typisch für organisch bedingte Störungen.

Tab. 6.35 Diagnostische Leitlinien der dissoziativen Störungen (ICD-10 F44).

Kennbuchstabe	Charakteristik
G1	kein Nachweis einer körperlichen Krankheit, welche die für diese Störung charakteristischen Symptome erklären könnte (es können jedoch körperliche Störungen vorliegen, die andere Symptome verursachen)
G2	überzeugender zeitlicher Zusammenhang zwischen den dissoziativen Symptomen und belastenden Ereignissen, Problemen oder Bedürfnissen

Tab. 6.36 ICD-10-Diagnostik der dissoziativen Störungen (Konversionsstörungen).

Kennziffer	Charakteristik	
F44.0	dissoziative Amnesie	
F44.1	dissoziative Fugue	
F44.2	dissoziativer Stupor	
F44.3	Trance und Besessenheitszustände	
F44.4	dissoziative Bewegungsstörungen	
F44.5	dissoziative Krampfanfälle	
F44.6	dissoziative Sensibilitäts- und Empfindungsstörungen	
F44.7	dissoziative Störungen (Konversionsstörungen), gemischt	
F44.8	sonstige dissoziative Störungen (Konversionsstörungen)	
	F44.80	Ganser-Syndrom
	F44.81	multiple Persönlichkeitsstörung
	F44.82	vorübergehende dissoziative Störungen (Konversionsstörungen) des Kindes- und Jugendalters
	F44.83	sonstige näher bezeichnete dissoziative Störungen (Konversionsstörungen)
F44.9	nicht näher bezeichnete dissoziative Störungen (Konversionsstörungen)	

Dissoziative Fugue

Bei dieser Störung (ICD-10: F44.1) tritt eine zielgerichtete Ortsveränderung von zu Hause oder vom Arbeitsplatz auf, wobei die betreffende Person sich geordnet verhält. Zusätzlich liegen alle Kennzeichen einer dissoziativen Amnesie vor. In einigen Fällen wird eine neue Identität angenommen, im Allgemeinen nur für wenige Tage, gelegentlich auch für lange Zeiträume und erstaunlich vollständig. Es besteht für die Zeit der Fugue eine Amnesie; auf unabhängige Beobachter wirkt das Verhalten des Betreffenden völlig normal.

Die *Unterscheidung* gegenüber einer postiktalen Fugue, besonders bei Temporallappenepilepsie, ergibt sich einerseits aus der Epilepsieanamnese und andererseits dadurch, dass die Aktivitäten und Reisen eines Epileptikers weniger zielgerichtet und fragmentarischer sind.

Dissoziativer Stupor

Bei dieser Störung (ICD-10: F44.2) liegen zwar die Kriterien für einen Stupor vor, doch Untersuchung und Befragung lassen keinen Anhalt für eine körperliche Ursache erkennen. Wie bei den anderen dissoziativen Störungen findet sich zusätzlich auch ein Hinweis für eine psychogene Verursachung durch kurz vorausgegangene belastende Ereignisse. Der Stupor wird aufgrund einer beträchtlichen Verringerung oder des Fehlens willkürlicher Bewegungen und normaler Reaktionen auf äußere Reize wie Licht, Geräusche oder Berührung diagnostiziert. Muskeltonus, Haltung, Atmung, gelegentliches Öffnen der Augen und koordinierte Augenbewegungen lassen erkennen, dass der Patient weder schläft noch bewusstlos ist.

Differenzialdiagnostisch muss ein katatoner, depressiver oder manischer Stupor berücksichtigt werden, bei diesen Formen treten zusätzliche Symptome der Schizophrenie, Depression bzw. manischen Erkrankung auf.

Trance- und Besessenheitszustand

Es kommt zum zeitweiligen Verlust der persönlichen Identität und zu einem Verlust der vollständigen Wahrnehmung der Umgebung. In einigen Fällen verhält sich der Mensch so, als ob er von einer anderen „Macht" beherrscht würde (z. B. einer Gottheit, einem Geist). Häufig findet sich eine eingeschränkte, aber wiederholte Folge von Bewegungen, Stellungen und Äußerungen. Zur Diagnostik F44.3 sollten nur solche Trancezustände gerechnet werden, die unfreiwillig oder ungewollt sind, die also außerhalb religiöser oder anderer in diesem Sinn kulturell akzeptierten Situationen auftreten.

Differenzialdiagnostisch abzugrenzen sind Trancezustände von schizophrenen Psychosen, bei denen zusätzliche Zeichen der Schizophrenie zu finden sind.

Dissoziative Störungen der Bewegung und der Sinnesempfindung

Bei diesen Störungen (ICD-10: F44.4–F44.7) findet sich ein Verlust von Bewegungsfunktionen oder Empfindungen, meist Hautempfindungen. Bewegungsfähigkeit oder Empfindungen ändern sich oder gehen verloren, sodass der Patient körperlich krank wirkt, ohne dass eine körperliche Ursache zur Erklärung der Symptome nachweisbar ist. Die Erhebung des psychopathologischen Befunds verdeutlicht meist, dass die Behinderung durch den Funktionsverlust dem Patienten hilft, einem unangenehmen seelischen Konflikt zu entgehen oder indirekt Abhängigkeit oder Verstimmung auszudrücken. Betroffene Personen verleugnen jedoch, dass das Leiden im Zusammenhang mit den Konflikten stehen könne.

Um die Diagnose stellen zu können, muss eine körperliche Erkrankung als Verursachung ausgeschlossen sein und weiterhin ausreichend viel über den psychologischen und sozialen Hintergrund sowie die Beziehungen des Patienten bekannt sein, sodass eine überzeugende Erklärung für das Auftreten der Erkrankung gegeben werden kann.

Die *Differenzialdiagnose* schließt die breite Palette progressiver neurologischer Störungen mit ein, insbesondere die multiple Sklerose und den systemischen Lupus Erythematodes.

Ganser-Syndrom

Diese diagnostische Besonderheit wird unter der Kategorie „sonstige dissoziative Störungen" codiert (ICD-10: F44.80). Das Ganser-Syndrom ist dadurch gekennzeichnet, dass der Patient „vorbei antwortet", gewöhnlich begleitet von mehreren anderen dissoziativen Symptomen. Die Erkrankung tritt oft unter Umständen auf, die eine psychogene Ätiologie nahelegen.

Multiple Persönlichkeitsstörung

Bei der multiplen Persönlichkeitsstörung (ICD-10: F44.81) werden unterschiedliche Häufigkeitszahlen angegeben. Während dieses Krankheitsbild in den USA öfter zu beobachten ist, tritt es in Europa eher selten auf. Es wird daher diskutiert, ob diese Erkrankung iatrogen induziert oder kulturspezifisch ist. Das grundlegende Merkmal ist das offensichtliche Vorhandensein von 2 oder mehr verschiedenen Persönlichkeiten bei einem Individuum. Dabei ist zu einem Zeitpunkt jeweils nur eine Persönlichkeit nachweisbar. Jede Persönlichkeit ist vollständig, mit ihren eigenen Erinnerungen, Verhaltensweisen und Vorlieben. Diese können in deutlichem Kontrast zur prämorbiden Persönlichkeit stehen. Der Wechsel von einer Persönlichkeit zur anderen vollzieht sich meist plötzlich und ist eng mit traumatischen Erlebnissen verbunden.

6.6.4 Therapie

Bei akuten Zuständen ist es häufig notwendig, das Symptom zu reduzieren, um wieder eine Funktionsfähigkeit herzustellen, da ansonsten die Gefahr der Chronifizierung besteht. Es stehen sowohl Entspannungstechniken als auch psychopharmakologische Methoden zur Verfügung. Wegen der Gefahr des Substanzmissbrauchs sollte von Benzodiazepinen möglichst Abstand genommen werden.

Literatur

[1] Akimova E, Lanzenberger R, Kasper S. The serotonin-1A receptor in anxiety disorders. Biological Psychiatry 2009; 66: 627–635

[2] Bandelow B, Boerner RJ, Kasper S et al. Generalisierte Angststörung: Diagnostik und Therapie. Deutsches Ärzteblatt 2013; 110 (17): 300–310

[3] Bandelow B, Zohar J, Hollander E et al. on behalf of the WFSBP Task Force on Treatment Guidelines for Anxiety, Obsessive-Compulsive and Posttraumatic Stress Disorders. World Federation of Societies of Biological Psychiatry (WFSBP) Guidelines for the Pharmacological Treatment of Anxiety, Obsessive-Compulsive and Posttraumatic Stress Disorders. 1st Revision. The World Journal of Biological Psychiatry 2008; 9: 248–312

[4] Dold M, Aigner M, Lanzenberger R et al. Antipsychotic augmentation of serotonin reuptake inhibitors in treatment-resistant obsessive-compulsive disorder: a meta-analysis of double-blind, randomized, placebo-controlled trials. International Journal of Neuropsychopharmacology 2013; 16 (3): 557–574

[5] Dreßling H, Berger M. Posttraumatische Stresserkrankung. Zur Entwicklung des gegenwärtigen Krankheitskonzepts. Nervenarzt 1991; 62: 16–26

[6] Goodman W, Rasmussen D, Price L et al. Yale-Brown Obsessive-Compulsive Scale (Y-BOCS). Archives of General Psychiatry 1989; 46: 1006–1011

[7] Hand I, Goodman WK, Evers U. Zwangsstörungen. Neue Forschungsergebnisse. Berlin: Springer; 1992

[8] Kapfhammer HP, Buchheim P, Bove D et al. Konversionssymptome bei Patienten im psychiatrischen Konsiliardienst. Nervenarzt 1992; 63: 527–538

[9] Kapfhammer HP. Der Patient mit Somatisierungsstörungen. In: Hippius H, Lauter H, Kapfhammer HP, Hrsg. Psychiatrie für die Praxis 22. Der Problempatient in der Praxis. München: MMV Medizin; 1995: 35–52

[10] Kasper S, Möller HJ, Hrsg. Angst- und Panikerkrankungen. Jena: Gustav Fischer; 1995

[11] Kasper S, den Boer JA, Sitsen JMA, eds. Handbook of Depression and Anxiety. 2nd ed. New York: Marcel Dekker; 2003

[12] Kasper S, Stein D, Loft H et al. Escitalopram in the treatment of social anxiety disorder. Randomised, placebo-controlled, flexible-dosage study. Br J Psychiatry 2005; 186: 222–226

[13] Kasper S. Behandlungspfad/Stufenschema. GAD-Taschenatlas. Linkenheim-Hochstetten: Aesopus; 2006: 90–95

[14] Kasper S, Kapfhammer HP (Hrsg.), Bach M et al. Angststörungen. Konsensus-Statement – State of the art 2009. CliniCum neuropsy Sonderausgabe September 2009

[15] Kasper S. An orally administered lavandula oil preparation (Silexan) for anxiety disorder and related conditions: an evidence based review. International Journal of Psychiatry in Clinical Practice 2013; 17 (Suppl. 1): 15–22

[16] Kasper S, Brasser M, Schweizer E et al. How well do randomized controlled trial data generalize to „real world" clinical practice settings? Comparison of two generalized anxiety disorder studies. European Neuropsychopharmacology 2014; 24 (1): 125–132

[17] Lesch KP. Psychobiologie der Zwangskrankheit. Fortschr Neurol Psychiatr 1991; 59: 404–412

[18] Margraf J, Schneider S, Ehlers A. DIPS: Diagnostisches Interview bei psychischen Störungen. Berlin: Springer; 1991

[19] Rasmussen S, Eisen J. The epidemiology and clinical features of obsessive-compulsive disorder. Psychiatr Clin North Am 1992; 15: 743–758

[20] Winkler D, Pjrek E, Kaufmann R et al. Die Zwangsstörung. Symptomatik, Diagnose und Therapieoptionen. CliniCum psy 2005; 1: 20–27

[21] Wittchen HU, Bullinger-Naber M, Hand I et al. Wie informiere ich meine Patienten über Angst? Basel: Karger; 1993

[22] Wittchen HU, Jacobi F, Rehm J et al. The size and burden of mental disorders and other disorders of the brain in Europe 2010. Eur Neuropsychopharmacol 2011; 21(9): 655–679

[23] Zohar J, Yahalom H, Kozlovsky N et al. High dose hydrocortisone immediately after trauma may alter the trajectory of PTSD: interplay between clinical and animal studies. Eur Neuropsychopharmacol 2011; 21(11): 796–809

6

Prüfungsfragen

1. Was sind die psychischen Symptome bei Angststörungen?
2. Was sind die körperlichen Symptome bei Angststörungen?
3. Welche Bedingungen müssen für die Diagnose der Panikstörung erfüllt sein
4. Welche Rolle spielt die Komorbidität bei der Diagnose einer Panikstörung?
5. Welche Bedingungen müssen für die Diagnose der generalisierten Angststörung erfüllt sein?
6. Was versteht man unter sozialer Phobie?
7. Was sind die klinischen Merkmale der sozialen Phobie?
8. Welche Subtypen der sozialen Phobie gibt es?
9. Welche Bedingungen müssen für die Diagnose einer sozialen Phobie erfüllt sein?
10. Welche körperlichen/toxischen Ursachen gibt es bei Angstsyndromen?
11. Was versteht man unter spezifischer Phobie?
12. Was versteht man unter Agoraphobie?
13. Was muss bei der Differenzialdiagnose von Angsterkrankungen gegenüber anderen psychiatrischen Erkrankungen beachtet werden?
14. Wann tritt die Panikstörung mit oder ohne Agoraphobie üblicherweise das erste Mal auf?
15. Wie gestaltet sich der Spontanverlauf der Panikstörung (ohne Behandlung)?
16. Wann tritt die soziale Phobie üblicherweise das erste Mal auf?
17. Welche Kräfte bestimmen aus klinischer Sicht Art und Schwere einer Angststörung?
18. Wodurch entstehen aus verhaltenstheoretischer Sicht Angsterkrankungen?
19. Welche Theorien gibt es über die Neurobiologie der Panikstörung?
20. Was versteht man unter dem Angstkreis?
21. Welche Therapiemöglichkeiten gibt es bei Angststörungen?
22. Welche Medikamente werden den Benzodiazepinen zugeordnet und welches Nebenwirkungsprofil haben sie?
23. Welche Medikamente werden den selektiven Serotoninwiederaufnahme-Hemmern zugeordnet und welches Nebenwirkungsprofil haben sie?
24. Welche Medikamente werden den dualen Antidepressiva zugeordnet und welches Nebenwirkungsprofil haben sie?
25. Welche Medikamente werden den Nichtbenzodiazepin-Anxiolytika zugeordnet und welches Nebenwirkungsprofil haben sie?
26. Welche Medikamente werden den MAO-Hemmern zugeordnet und welches Nebenwirkungsprofil haben sie?
27. Was versteht man unter Zwangsstörung?
28. Was sind die Symptome einer Zwangsstörung?
29. Welche Therapiemöglichkeiten gibt es bei Zwangsstörung?
30. Was sind die allgemeinen Behandlungscharakteristika bei der psychopharmakologischen Therapie der Zwangsstörung?
31. Was sind die Symptome einer akuten Belastungsstörung?
32. Was sind die Symptome einer posttraumatischen Belastungsstörung?
33. Was versteht man unter Anpassungsstörung?
34. Welche Therapiemöglichkeiten gibt es bei posttraumatischer Belastungsstörung?
35. Was versteht man unter Somatisierungsstörung?
36. Was versteht man unter hypochondrischer Störung?
37. Was versteht man unter anhaltender somatoformer Schmerzstörung?
38. Was versteht man unter somatoformer autonomer Funktionsstörung?
39. Welche Therapiemöglichkeiten gibt es bei somatoformer Schmerzstörung?
40. Was versteht man unter dissoziativer Störung oder Konversionsstörung?
41. Welche Formen der dissoziativen Störung gibt es?

7 Essstörungen (ICD-10: F50)

Andreas Karwautz und Martina de Zwaan[1]

7.1 Definition, Klassifikation

Als Essstörungen im engeren Sinne werden in der „International Classification of Diseases" (ICD-10) die *Anorexia nervosa (AN)* und die *Bulimia nervosa (BN)* bezeichnet. Im amerikanischen Diagnosesystem DSM-5 [2] wird darüber hinaus noch die *Binge-Eating-Störung (BES)* beschrieben, die in diesem Kapitel ebenfalls dargestellt wird.

Im „Diagnostic and statistical Manual of mental Disorders" (DSM-5) werden unter „Nicht näher bezeichnete Essstörungen" erstmals das „Night-Eating Syndrome" und die „Purging Disorder" erwähnt [8]. Zudem werden in der neuen Klassifikation DSM-5 noch die Störungen „Pica", „Rumination Disorder" und „Avoidant/restrictive Food Intake Disorder" im Kapitel der „Ernährungs- und Essstörungen" behandelt, auf die hier nicht weiter eingegangen werden soll.

Die Klassifikation der Essstörungen ist ► Tab. 7.1 zu entnehmen.

7.2 Epidemiologie

Das Auftreten von AN und BN scheint eng an den Nahrungsmittelüberfluss der westlichen Zivilisation gebunden zu sein. Spezielle Risikogruppen, wie Balletttänzerinnen, Flugbegleiterinnen, Models und Athletinnen, die einem „Schlankheitsdruck" ausgesetzt sind, zeigen eine erhöhte Prävalenz spezifischer Merkmale von Essstörungen, die Risikofaktoren für die Entstehung vollständiger Krankheitsbilder darstellen [19]. Die Lebenszeitprävalenz bei Erwachsenen in der Allgemeinbevölkerung liegt für AN bei Frauen bei 0,9 % und bei Männern bei 0,3 %. Die entsprechenden Prävalenzahlen für die BN liegen zwischen 0,9 und 1,5 % bei Frauen und 0,1 bis 0,5 % bei Männern.

Merke

Die BES gilt als häufigste Essstörung mit einer Lebenszeitprävalenz von 1,9 bis 3,5 % bei Frauen und 0,3 bis 2 % bei Männern in der Allgemeinbevölkerung [36].

Tab. 7.1 Klassifikation der Essstörungen gemäß WHO (ICD-10).

Kennziffer	Charakteristik
F50.0	**Anorexia nervosa (AN)** es wird zwischen AN vom restriktiven Typ (F50.00) und AN vom bulimischen Typ (F50.01) unterschieden (► Tab. 7.2)
F50.1	**atypische Anorexia nervosa** erfüllt nicht alle Kriterien einer AN (z. B. keine Amenorrhö)
F50.2	**Bulimia nervosa (BN)** kommt vor mit Erbrechen, Laxanzien- oder Diuretikamissbrauch, aber auch ohne diese Verhaltensweisen, dann lediglich mit Fasten und exzessivem Sporttreiben (► Tab. 7.3)
F50.3	**atypische Bulimia nervosa** erfüllt nicht alle Kriterien einer BN (z. B. keine objektiven Essanfälle, Erbrechen schon nach normalen Mahlzeiten)
F50.4	**Essattacken bei sonstigen psychischen Störungen**
F50.5	**Erbrechen bei sonstigen psychischen Störungen**
F50.8	**sonstige Essstörungen hier ist die Binge-Eating-Störung einzuordnen, 307.51 nach DSM-5 (► Tab. 7.4)**
F50.9	**nicht näher bezeichnete Essstörungen Restkategorie (die häufigste im Kindes- und Jugendalter)**

[1] In den Vorauflagen war Eva-Katharina Krauß Koautorin dieses Beitrags.

Tab. 7.2 Anorexia nervosa nach ICD-10 (F50.0).

Kennbuchstabe	Charakteristik
A	Gewichtsverlust oder bei Kindern fehlende Gewichtszunahme; tatsächliches Körpergewicht mindestens 15 % unter dem zu erwartenden Gewicht oder Body-Mass-Index (kg/m²) von 17,5 oder weniger
B	Gewichtsverlust selbst herbeigeführt durch Vermeidung von „fett machenden" Speisen
Folgende Symptome bestätigen die Diagnose, sind aber nicht notwendig: selbst induziertes Erbrechen, selbst induziertes Abführen, übertriebene körperliche Aktivität und Gebrauch von Appetitzüglern und/oder Diuretika.	
C	Selbstwahrnehmung als „zu fett" verbunden mit einer sich aufdrängenden Furcht, zu dick zu werden; die Betroffenen legen für sich selbst eine sehr niedrige Gewichtsschwelle fest.
D	Umfassende endokrine Störung auf der Hypothalamus-Hypophysen-Gonaden-Achse, die sich bei Frauen als Amenorrhö und bei Männern als Interessensverlust an Sexualität und Potenzverlust manifestiert; eine Ausnahme stellt das Persistieren vaginaler Blutungen bei anorexiekranken Frauen dar, die eine Hormonsubstitution erhalten (meist als kontrazeptive Medikation).
Bei Beginn der Erkrankung vor der Pubertät ist die Abfolge der pubertären Wachstumsschritte verzögert oder gehemmt.	
Es kann zwischen restriktiver Anorexia nervosa (F50.00) und bulimischer Anorexia nervosa (F50.01) unterschieden werden.	

Tab. 7.3 Bulimia nervosa nach ICD-10 (F50.2).

Kennbuchstabe	Charakteristik
A	häufige Episoden von Essanfällen (in einem Zeitraum von 3 Monaten mindestens 2-mal pro Woche), bei denen große Mengen an Nahrung in sehr kurzer Zeit konsumiert werden
B	andauernde Beschäftigung mit dem Thema Essen, eine unwiderstehliche Gier oder ein Zwang zu essen
C	Patient versucht, der Gewichtszunahme durch die Nahrung mit einer oder mehreren der folgenden Verhaltensweisen entgegenzusteuern: • selbst induziertes Erbrechen • zeitweilige Hungerperioden • Missbrauch von Abführmitteln • Gebrauch von Appetitzüglern, Diuretika oder Schilddrüsenpräparaten • wenn die Bulimie bei Diabetikern auftritt, kann es zu einer Vernachlässigung der Insulinbehandlung kommen (Unterdosieren von Insulin, „insulin-purging")
D	Selbstwahrnehmung als „zu fett", mit einer sich aufdrängenden Furcht, zu dick zu werden
E	häufig in der Vorgeschichte Anorexia nervosa oder atypische Anorexia nervosa

Eine weltweite Erhebung an Erwachsenen fand eine Lebenszeitprävalenz 1,9 % für BES [26]. Während von AN und BN überwiegend junge Frauen betroffen sind, scheint die BES im mittleren Altersbereich und bei Männern deutlich häufig vorzukommen.

7.2.1 Anorexia nervosa (AN)

Bezogen auf die Gesamtbevölkerung handelt es sich um eine eher seltene Störung. Es werden 2 Erkrankungsgipfel beschrieben, nämlich um das 14. und das 18. Lebensjahr, es kommen allerdings auch Ersterkrankungen vor dem 10. Lebensjahr und nach dem 25. Lebensjahr vor.

Die Erkrankung tritt im ländlichen und städtischen Raum gleich häufig auf, scheint aber in höheren sozialen Schichten häufiger vorzukommen. In der Gruppe der adoleszenten Mädchen ist die AN die dritthäufigste chronische Erkrankung [33]. Daten zur Inzidenz liegen seit den späten 80er-Jahren für England vor. Die jährlichen Inzidenzraten wurden einer Datenbank für Allgemeinmediziner entnommen, in der etwa 280 Allgemeinmediziner und 5 % der englischen Bevölkerung erfasst sind. Die Inzidenzraten für AN (Behandlungsfälle in der Primärversorgung) haben sich seit den 80er-Jahren nicht wesentlich geändert, sie sind im Gegenteil erstaunlich stabil. Am häufigsten betroffen sind 15- bis 19-jährige Mädchen und junge Frauen; in dieser Altersgruppe liegt die Inzidenz bei 0,2 %. Frauen sind 12-mal häufiger betroffen als Männer [29].

7.2.2 Bulimia nervosa (BN)

Der Erkrankungsgipfel liegt in der Altersgruppe zwischen 18 und 35 Jahren [6]. Es ist mit einer hohen Dunkelziffer zu rechnen. Die Erkrankung tritt

Tab. 7.4 Binge-Eating-Störung (BES) nach DSM-5 (307.51) [2].

Kennbuchstabe	Charakteristik	
A	Es kommt zu wiederkehrenden Episoden von Essanfällen; eine Episode von Essanfällen ist durch die beiden folgenden Merkmale charakterisiert:	
	1.	Es wird in einer umschriebenen Zeitspanne (z. B. innerhalb von 2 h) eine Nahrungsmenge aufgenommen, die wesentlich größer ist als die meisten Leute innerhalb einer vergleichbaren Zeitspanne und unter ähnlichen Umständen essen würden.
	2.	Es kommt zum Kontrollverlust über das Essverhalten (z. B. durch das Gefühl, nicht mit dem Essen aufhören oder nicht kontrollieren zu können, was oder wie viel gegessen wird).
B	Während der meisten Essanfälle treten mindestens 3 der folgenden Verhaltensindikatoren für Kontrollverlust auf:	
	1.	Es wird schneller gegessen als normalerweise.
	2.	Es wird so viel gegessen, bis es zu einem unangenehmen Völlegefühl kommt.
	3.	Es werden große Mengen an Nahrung aufgenommen, obwohl kein Hungergefühl besteht.
	4.	Es wird alleine gegessen, weil es als peinlich empfunden wird, so große Nahrungsmengen vor anderen zu sich zu nehmen.
	5.	Die Person findet sich selbst nach einem Essanfall abstoßend, fühlt sich niedergeschlagen oder sehr schuldig.
C	Die Essanfälle bewirken ein klinisch bedeutsames Leiden.	
D	Die Essanfälle treten durchschnittlich einmal pro Woche und über eine Zeitspanne von 3 Monaten auf (Reduktion der Frequenz und des Zeitraums gegenüber DSM-IV).	
E	Die Essanfälle stehen in keinem Zusammenhang mit regelmäßigem Kompensationsverhalten und treten nicht ausschließlich während des Verlaufs einer Anorexia nervosa oder einer Bulimia nervosa auf.	

v. a. in den Ballungsräumen der Städte auf, ist aber in allen sozialen Schichten gleichmäßig vertreten [25]. Bei der BN kam es in den 90er-Jahren zu einem deutlichen Anstieg der Inzidenz, der wahrscheinlich mit dem Bekanntwerden der BN in den 90er-Jahren zusammenhängt. In den Folgejahren nahm die Inzidenz der BN aber wieder ab, was sich v. a. durch die Abnahme von Neuerkrankungen innerhalb der älteren Gruppe (20–39 Jahre) erklären lässt.

7.2.3 Binge-Eating-Störung (BES)

Bei Teilnehmern an Gewichtsreduktionsprogrammen liegt die Häufigkeit mit 16–30 % deutlich höher als in der Allgemeinbevölkerung, wobei Studien mit strengen Befragungskriterien zu niedrigeren Werten kommen. Die Erkrankung beginnt typischerweise im Jugendalter oder im frühen Erwachsenenalter. Um Therapie suchen aber im Gegensatz zu AN und BN eher Patientinnen und Patienten in einem mittleren Altersbereich nach.

7.3 Ätiologie, Risikofaktoren

▸ **Ätiologie.** Wie bei den meisten psychiatrischen Störungen wird die Ätiologie der Essstörungen heute als multifaktoriell gesehen. Es wird ein komplexes Zusammenspiel von genetischen Faktoren und Umweltbedingungen angenommen [23], welches u. a. über Neurotransmittersysteme wie Serotonin vermittelt wird. Als soziokultureller Faktor spielt das Schlankheitsideal unserer Gesellschaft eine bedeutsame Rolle. Nicht zu unterschätzen sind die aufrechterhaltenden Bedingungen der Essstörungen, wie soziale Zuwendung oder das Gefühl der Kontrolle (v. a. AN). Bei langen Verläufen kann die Essstörung zu einem Teil der eigenen Identität werden.

▸ **Risikofaktoren.** Für die Entwicklung sämtlicher Essstörungen scheint es nur wenige spezifische Risikofaktoren zu geben. Die meisten vorausgehenden Risikofaktoren (▸ Tab. 7.5) sind unspezifisch und erhöhen auch das Risiko, an einer anderen psychiatrischen Störung – z. B. einer Depression – zu erkranken (z. B. sexueller Missbrauch).

Bei der *BES* sind Risikofaktoren von Bedeutung, die mit Übergewicht assoziiert sind, wie Übergewicht in der Kindheit und kritische Bemerkungen

Tab. 7.5 Risikofaktoren für Anorexia nervosa und Bulimia nervosa (modifiziert nach [11], [38]).

Allgemeine Risikofaktoren	Individuelle Risikofaktoren
• weibliches Geschlecht • Adoleszenz und frühes Erwachsenenalter • westliche industrialisierte Zivilisation	innerhalb der Familie: • Essstörungen, Diätverhalten • affektive Störungen, Abhängigkeitserkrankungen oder andere psychische Störungen • Adipositas
	prämorbide Erfahrungen: • ungünstiges elterliches Verhalten (Eheprobleme, geringer Kontakt, hohe Erwartungen) • sexueller Missbrauch • kritische oder abwertende Bemerkungen über Figur oder Aussehen • berufs- oder freizeitbedingter Druck, schlank zu sein
	prämorbide Persönlichkeitsmerkmale: • geringes Selbstwertgefühl • kindliches Übergewicht • Angststörung • frühe Menarche • Perfektionismus, v. a. bei Anorexia nervosa

von Familienmitgliedern bezüglich Gewicht, Figur und Essverhalten. Insgesamt ist der Zusammenhang aber weniger stark ausgeprägt als bei der BN.

7.4 Klinisches Bild

Die zentralen Symptome bei anorektischen und bulimischen Patienten sind das gezügelte Essverhalten und eine alles beherrschende Angst vor dem Dickwerden („Gewichtsphobie"). Meist unterliegen die Betroffenen einer falschen Wahrnehmung hinsichtlich ihres Körpers, dessen Umfang sie in der Regel überschätzen (Körperschemastörung); die Körperform gewinnt einen übermäßigen Einfluss auf das Selbstwertgefühl.

7.4.1 Anorexia nervosa

Die Betroffenen entwickeln strenge Essensregeln und -rituale darüber, wann, was und wie viel sie essen dürfen. Es werden besonders jene Nahrungsmittel vermieden, die Fett und Zucker beinhalten, bis hin zu Monodiäten und einer Nahrungseinschränkung auf 400–800 kJ pro Tag. Die Patienten zeichnet v.a. ein dramatischer Gewichtsverlust bis auf ein Gewicht von 25–35 kg aus. Patienten mit restriktiver AN können die Kontrolle aufrechterhalten, während bei der bulimischen Form wiederkehrende Essanfälle auftreten. Der drohenden Gewichtszunahme versuchen sie dann mit unangemessenen kompensatorischen Maßnahmen entgegenzuwirken. Dazu gehören v.a. selbst herbeigeführtes Erbrechen, der Missbrauch von Laxanzien und Diuretika, strenges Fasten und übermäßiges Sporttreiben.

7.4.2 Bulimia nervosa

▸ **Essanfälle.** Häufig werden die Essanfälle oder die Gelegenheit dazu im Voraus geplant. Während der Essanfälle kommt es zu einer exzessiven Zuführung von meist kalorienreichen „verbotenen" Nahrungsmitteln (4000–10 000 kJ) *(„objektiver Essanfall")*. Manche Patienten empfinden bereits die Einnahme einer normalen Hauptmahlzeit als einen Essanfall *(„subjektiver Essanfall")*. Die Essanfälle treten meist beim Alleinsein, in der Regel im Geheimen und häufig abends auf. Sie können hervorgerufen werden durch bestimmte negative Gefühlszustände wie Angst, Depressionen, Wut oder Enttäuschung (z. B. aufgrund einer Gewichtszunahme) oder durch unstrukturierte Zeiteinteilung, Langeweile und Einsamkeit. Das Erbrechen ist zunächst selbst induziert durch Auslösen des Würgereflexes mit dem Finger. Später funktioniert es häufig reflexartig, unterstützt durch Trinken großer Wassermengen gegen Ende der Attacke.

▸ **Laxanzien und Diuretika.** Laxanzien werden entweder nur nach einem Essanfall oder als routinemäßige Methode zur Gewichtskontrolle eingenommen. Die meisten Laxanzien entfalten ihre Wirkung auf den Dickdarm, während die Nahrung im Dünndarm resorbiert wird. Es kommt zu einem vorübergehenden Flüssigkeitsverlust, wodurch das Gefühl eines Gewichtsverlustes erzeugt wird. Reflektorische Wasserretention und Gewichtszunahme führen dann zu einem Teufelskreis mit weiterer Laxanzieneinnahme. Es entwickelt sich bald eine Toleranz und die Dosis muss erhöht werden.

In manchen Fällen werden bis zu 100 Tabletten eines stimulierenden Laxans täglich eingenommen. Ähnliches wie für den Laxanzienabusus gilt auch für den *Diuretikaabusus*.

Lang dauerndes, rigoroses Fasten zwischen den Essanfällen ist typisch für das Essverhalten von bulimischen Patienten. Deshalb zeigen sie trotz eines normalen Körpergewichts häufig Symptome einer *Unterernährung*.

▸ **Andere abnorme Verhaltensweisen.** Es gibt noch andere abnorme essensbezogene Verhaltensweisen wie das „Kauen-Ausspucken-Syndrom", Einläufe, Rumination („Wiederkäuen") und häufige Saunabesuche. Besonders gefährlich ist das Unterdosieren von Insulin bei Diabetikern („insulin purging"), welches der insulintherapiebedingten Körpergewichtszunahme entgegenwirkt [34].

Aufgrund des überwiegend im Normbereich befindlichen Körpergewichts bleibt die Erkrankung im Vergleich zur AN länger unerkannt. Zudem ist der Kontrollverlust bei den Essanfällen mit ausgeprägten Schamgefühlen verbunden, was ein frühes Hilfesuchen verhindern kann.

7.4.3 Binge-Eating-Störung

Die Patienten haben ebenfalls Essanfälle, zeigen aber keine kompensatorischen Maßnahmen. In der Folge sind sie häufig übergewichtig. Die vorliegenden Untersuchungen zu dieser Störung beschränken sich fast ausschließlich auf übergewichtige Personen.

7.5 Verlaufscharakteristika

7.5.1 Anorexia nervosa

Im Verlauf entwickelt etwa ⅓ der Patienten mit AN eine Bulimia nervosa; Übergänge von der BN zur AN sind selten [30]. Die AN kann einen lebensbedrohlichen Verlauf nehmen. Die Mortalität, ausgedrückt als standardisierte Mortalitätsrate (SMR), ist bei allen Essstörungen erhöht. Dies trifft v. a. für die AN zu [3], die mit 5,86 eine der höchsten standardisierten Mortalitätsraten aller psychischen Störungen aufweist (vergleichbar mit Suchterkrankungen; [36]). Es gibt Hinweise darauf, dass die Mortalitätsraten in den letzten Jahren abgenommen haben, was durchaus auf eine verbesserte und stärker auf die AN zugeschnittene medizinische und therapeutische Versorgung zurückzuführen sein könnte.

Bei etwa 20 % ist ein protrahierter Verlauf bis zur Chronifizierung zu erwarten. Als prognostisch ungünstig gelten höheres Alter bei Erkrankungsbeginn, lange Krankheitsdauer vor Behandlungsbeginn, extremer Gewichtsverlust, gleichzeitiges Bestehen bulimischer Symptome, prämorbides Übergewicht, stark gestörte Familienbeziehungen, fehlgeschlagene Vorbehandlungen, hohes Ausmaß an psychischen und sozialen Symptomen bei Beginn der Behandlung, ein niedriges Aufnahmegewicht, eine geringe Gewichtszunahme während der initialen Behandlungsphase sowie eine schlechte prämorbide soziale Anpassung.

7.5.2 Bulimia nervosa

In den meisten Fällen geht der Entwicklung einer Essstörung eine Phase strikten Diäthaltens voraus. Bei einer kleinen Gruppe von Patienten beginnt die Störung gleich mit Essanfällen. Die Zeitspanne vom Auftreten der ersten Symptome bis zum Beginn einer spezifischen Therapie liegt im Durchschnitt bei 7 Jahren. Diese Verzögerung ist häufig durch Scham- und Schuldgefühle bedingt oder durch das Gefühl, dass es keine Hilfe gibt. Von niedergelassenen Ärzten werden nur 10 % der an Bulimie Erkrankten herausgefiltert [31] und davon wird nur die Hälfte an Spezialisten weitergeleitet [44].

Etwa 50 % der bulimischen Patienten sind nach mehr als 5 Jahren symptomfrei und etwa 20 % erfüllen weiterhin die Kriterien einer Bulimie. Die übrigen 30 % haben entweder einen Wechsel zwischen symptomfreien Intervallen und Rückfällen oder eine subklinische bulimische Symptomatik. Übergänge in eine AN sind mit 0–7 % sehr selten [44]. Bisher ist wenig über den Langzeitverlauf bulimischer Essstörungen ohne Therapie bekannt. Im Verlauf können sich massive soziale Probleme wie Isolation und Verschuldung entwickeln [44]. Als prognostisch ungünstig gelten eine stärker ausgeprägte Symptomatik, eine schwere prämorbide Entwicklungsstörung, eine familiäre Vorgeschichte von Depression und Alkoholismus, sexueller Missbrauch, autodestruktive Tendenzen und Suchtprobleme, Therapieabbrüche und eine große Anzahl von Vorbehandlungen.

▸ **Suizidalität.** Wichtig ist es, im Verlauf von Essstörungen auch an *Suizidalität* zu denken. In vielen Studien findet man hohe Suizidraten von Patienten mit Anorexia nervosa (standardisierte Mortalitätsraten bezüglich Suizid: 1,0–5,3), während die Suizidraten bei Bulimia nervosa scheinbar nicht erhöht sind. Allerdings kommt es bei 3–20 % der

Patienten mit Anorexie und bei 25–30% der Patienten mit Bulimie zu Suizidversuchen. Klinische Merkmale wie „Purging"-Verhalten, Depression, Substanzmissbrauch und körperlicher oder sexueller Missbrauch in der Vorgeschichte korrelieren positiv mit Suizidalität. Patienten mit Essstörungen und insbesondere Patienten mit komorbiden Erkrankungen sollten unabhängig von der Schwere der Essstörungssymptomatik oder der depressiven Symptomatik routinemäßig zu Suizidgedanken befragt werden [15].

7.5.3 Binge-Eating-Störung

Im Gegensatz zu den anderen Essstörungen geht dem Beginn der Erkrankung bei der Hälfte der Betroffenen kein Diäthalten voraus. Es besteht auch kein eindeutiger Zusammenhang zwischen dem Ausmaß an Hungergefühl und dem Auftreten von Essanfällen. Die Teilnahme an Gewichtsreduktionsprogrammen führt nicht zu einer Zunahme der Essanfälle. Die Patienten unternehmen meist zahlreiche Diätversuche und zeigen häufige und deutliche Gewichtsschwankungen.

Es besteht kein enger Zusammenhang mit den anderen Essstörungen. Übergänge von der BN zur BES oder umgekehrt sind eher selten. Häufigkeit und Stärke der Essanfälle sind deutlich geringer als bei der Bulimie. Allerdings ist die Unzufriedenheit mit Körper und Gewicht bei beiden Störungen vergleichbar. Außerdem findet man – wie auch bei den anderen Essstörungen – ein erniedrigtes Selbstwertgefühl [7].

Die standardisierte Mortalitätsrate (SMR) ist auch nach 20-jähriger Beobachtungszeit noch erhöht. Suizide machen 20% der Todesfälle aus. Die BES hat mit 2,29 die zweithöchste SMR aller Essstörungen, was wahrscheinlich auf die Assoziation mit Übergewicht und Adipositas zurückzuführen ist [36].

7.6 Psychiatrische Komorbidität

7.6.1 Anorexia nervosa, Bulimia nervosa

Bulimische Untergruppen zeigen in der Regel eine höhere Komorbidität. Die durchschnittliche Anzahl komorbider Störungen beträgt bei bulimischer AN 3,8 und bei restriktiver AN 2,3. Die Lebenszeitprävalenz für eine komorbide Achse-I-Störung beträgt bei Bulimie 80%.

▸ **Komorbide Störungen.** Bei Patienten mit Essstörungen findet man eine höhere Prävalenz von *affektiven Störungen*, *Angststörungen* (v.a. soziale Phobie und Zwangsstörung), *Substanzabhängigkeit* sowie *Persönlichkeitsstörungen*, als man in der Allgemeinbevölkerung erwarten würde.

Die häufigste komorbide Störung stellt sowohl bei AN als auch bei BN die Depression dar, auf die Angststörungen (v.a. Zwang, bei AN) und Substanzabhängigkeit (bei BN) folgen. Persönlichkeitsstörungen sind bei BN und bulimischer AN häufiger als bei restriktiver AN. Impulsive Verhaltensweisen wie Stehlen, Promiskuität, pathologisches Kaufverhalten und Selbstverletzung treten bei Patienten mit bulimischem Verhalten häufiger auf. Ein möglicher Zusammenhang zwischen Essstörungen und schizophrenen Psychosen wurde bezüglich der AN diskutiert. Es wird eine Häufigkeit von 2,5–10% angegeben. Es ist anzunehmen, dass Patienten in klinischen Stichproben eine höhere Komorbidität aufweisen als Betroffene, die keine Therapie in Anspruch nehmen.

▸ **Verlauf.** Bei affektiven Störungen ist die Reihenfolge des Auftretens uneinheitlich, bei ⅓ der Patienten beginnt eine depressive Störung vor der Essstörung, bei ⅓ nach der Essstörung und bei ⅓ etwa zur gleichen Zeit. Substanzabhängigkeit tritt meist erst nach Beginn der Essstörung auf, während Angststörungen und Zwangsstörungen häufig bereits im Vorfeld der Essstörung beginnen (v.a. soziale Phobie, kindliche Angststörungen). Häufig verlaufen die Störungen unabhängig voneinander.

Die Reduktion einer depressiven Symptomatik führt nicht notwendigerweise zu einer Abnahme der bulimischen Symptomatik. Zwanghafte Persönlichkeitsmerkmale bleiben häufig auch nach Remission einer anorektischen Symptomatik bestehen, obwohl mit einer Reduktion zwanghafter Züge nach Gewichtsrestitution gerechnet werden kann.

Ein negativer Einfluss auf die Prognose der BN konnte bisher nur für die Borderline-Persönlichkeitsstörung verlässlich nachgewiesen werden.

7.6.2 Binge-Eating-Störung

Übergewichtige Patienten mit dieser Störung ähneln in vielen Bereichen Patienten mit BN. In klinischen Gruppen von Übergewichtigen mit BES findet man hauptsächlich affektive Störungen mit einer Prävalenz von 30–90%, aber auch Angststörungen und Substanzmissbrauch. Außerdem werden auch höhere Prävalenzraten für die Persönlichkeitsstörungen aus dem Cluster B (v. a. Borderline) und C (v. a. vermeidende und zwanghafte Störungen) beschrieben [11].

7.7 Somatische Komplikationen

Patienten mit AN und BN suchen häufig wegen unspezifischer, meist eine Folge der Essstörung darstellender Beschwerden einen Arzt auf (▶ Tab. 7.6).

7.7.1 Anorexia nervosa

▶ **Starvationssyndrom.** Mit der Erkrankung ist eine Unterernährung unterschiedlichen Schweregrads verbunden, die sekundär zu endokrinen und metabolischen Veränderungen sowie anderen körperlichen Funktionsstörungen führt (Starvationssyndrom): Hypothermie, Haarausfall, Ödeme, Lanugo-Behaarung, Bradykardie, Hypotonie, Akrozyanose, verzögerte Magenentleerung, Hypercholesterinämie und eine in den meisten Fällen reversible zerebrale Atrophie („Pseudoatrophie") mit Erweiterung der Liquorräume und Reduktion der grauen und weißen Substanz. Ein hypogonadotroper Hypogonadismus mit primärer oder sekundärer Amenorrhö und eine Hyperkortisolämie sind neben der Unterernährung als Hauptverursacher einer Knochendichteverminderung bis zur Osteoporose zu nennen. Außerdem wird das „Low-T_3-Syndrom" mit erniedrigtem freien Trijodthyronin (fT_3) und normalem thyroidstimulierenden Hormon (TSH) angeführt, das als normale Anpassung des Körpers an die Unterernährung gilt und keiner gesonderten Behandlung bedarf.

▶ **Refeeding-Syndrom.** Abgesehen von den Schäden an den Zähnen und Nieren sowie den Auswirkungen auf die Knochendichte sind die meisten körperlichen Folgesymptome reversibel [25]. Im Rahmen der Wiederauffütterung muss an ausreichende Elektrolytsubstitution gedacht werden, da insbesondere die Hypophosphatämie ein Symptom des gefürchteten Refeeding-Syndroms ist.

Für die Pathophysiologie der AN ist auf neuroendokrinologischer Basis das Hormon Leptin von Bedeutung. Das v. a. in den Fettzellen gebildete Hormon hat großen Einfluss auf Energieverbrauch und -aufnahme. Der Abfall des Leptinwerts im Blut triggert die Hypogonadotropinämie. Ein Zusammenhang von körperlicher Hyperaktivität und niedrigen Leptinspiegeln sowie ein Einfluss der Hypoleptinämie auf die anorexiebedingte Osteoporose werden angenommen ([21], [20]). Möglicherweise hat der Leptinmangel auch Einfluss auf einige charakteristische psychopathologische Befunde wie etwa die Hyperaktivität [20].

7.7.2 Bulimia nervosa

Während Untergewicht eine AN leicht erkennbar macht, können bulimische Patienten ihre Störung leicht verheimlichen. Hinweise auf eine BN geben sichtbare Zeichen wie

- schmerzlose Hypertrophie der Speicheldrüsen, die den Patienten ein typisches „Blasengelgesicht" bzw. ein „mumpsartiges" Aussehen verleiht und oft mit einer Erhöhung der Serumamylase einhergeht,
- Schmelzdefekte der Zähne mit erhöhter Temperaturempfindlichkeit und Kariesentwicklung bedingt durch den sauren Mageninhalt (Zahnärzte!),
- Läsionen an der Rückseite der Finger (Kallusbildung, Russell-Zeichen) durch Selbstauslösung des Erbrechens.

▶ **Gefahr Hypokaliämie.** Essanfälle und Erbrechen können zu Störungen des Elektrolyt- und Säure-Basen-Haushalts (Hypokaliämie, hypochlorämische Alkalose, Hypomagnesiämie) führen, welche Muskelschwäche, Tetanie, epileptische Anfälle, kardiale Arrhythmien und irreversible Nierenschäden nach sich ziehen können. Besondere Beachtung ist hier der *Hypokaliämie* zu schenken, die zu lebensbedrohlichen Herzrhythmusstörungen und irreversiblen Nierenschäden führen kann (▶ Tab. 7.6, ▶ Tab. 7.7, ▶ Tab. 7.8).

Dabei scheint es auf die Schnelligkeit des Kaliumabfalls anzukommen. Obwohl viele Patienten mit AN an niedrige Kaliumspiegel adaptiert sind, müssen trotzdem regelmäßige Laborkontrollen und ggf. eine Substitutionsbehandlung durchgeführt werden. Besonders gefährdet sind Patienten mit AN vom bulimischen Typ!

7.7.3 Binge-Eating-Störung

Die somatischen Komplikationen werden v. a. durch die Folgeerkrankungen des Übergewichts bestimmt. Es gibt Hinweise aus neueren Studien, wonach die BES besonders bei männlichen Patienten mit einer höheren organischen Komorbidität einhergeht, die unabhängig von den Auswirkungen des Übergewichts ist [5].

Tab. 7.6 Subjektive Beschwerden bei Anorexia nervosa und Bulimia nervosa.

Anorexia nervosa	Bulimia nervosa
Amenorrhö	unregelmäßige Menstruation
Reizbarkeit	diffuser Bauchschmerz
Schlafstörungen	Aufgeblähtsein
innere Unruhe	Lethargie
Konzentrationsstörungen	Müdigkeit, Energielosigkeit
Müdigkeit	Kopfschmerzen
körperliche Schwäche	Obstipation oder Diarrhö
Kopfschmerzen	geschwollene Hände und Füße
Schwindel	Heiserkeit, Halsschmerzen
Ohnmachtsgefühl	Depression
Obstipation	
diffuser Bauchschmerz	
Völlegefühl	
Polyurie, Nykturie	
Kälteintoleranz	

Tab. 7.7 Objektive Befunde als Folge von Unterernährung, Erbrechen und Laxanzienabusus.

Folgen von Unterernährung	Folgen von Erbrechen, Laxanzien
Hyperaktivität	Narben am Handrücken (Russell-Zeichen)
Hypothermie	Hypertrophie der Speicheldrüsen
Bradykardie	Schmelzdefekte der Zähne
Hypotonie	Zahnfleischprobleme, Karies
Hirnatrophie	Petechien nach Erbrechen
trockene Haut	Mundwinkelrhagaden
brüchige Haare und Nägel	Ulzera der Mundschleimhaut
Haarverlust	Ösophagitis (Kardiainsuffizienz, Reflux)
gelbliche Haut, v. a. Handflächen	Hämatemesis
Lanugo-Behaarung	verminderte Darmmotilität
kalte, zyanotische Hände und Füße	Ödeme (Knöchel, periorbital)
Ödeme (Knöchel, periorbital)	Nierenversagen
verzögerte Magenentleerungsgeschwindigkeit	
Osteoporose	

Tab. 7.8 Mögliche pathologische Laborwerte bei Anorexia nervosa und Bulimia nervosa.

Anorexia nervosa	Bulimia nervosa
Hypercholesterinämie	Hyperamylasämie
Hypokaliämie	Hyopkaliämie → Herzrhythmusstörungen
Hypochlorämie	Hypochlorämie
Hypomagnesiämie	Hyponatriämie
Hypophosphatämie	metabolische Alkalose (Erbrechen)
Panzytopenie	metabolische Azidose (Laxanzien)
erniedrigtes fT_3	Hyperaldosteronismus
erhöhte Leberenzyme (GOT, GPT, γ-GT)	Hypoglykämie
Hyperkortisolismus	
Regression der Hypothalamus-Hypophysen-Gonaden-Achse → LH, FSH, Östradiol erniedrigt	
Anämie, Thrombozytopenie, normochrome Leukopenie bei relativer Lymphozytose	

fT_3 = freien Trijodthyronin; γ-GT = γ-Glutamyltransferase; GOT = Glutamat-Oxalazetat-Transaminase; GPT = Glutamat-Pyruvat-Transaminase

Als Ursachen für das gehäufte Auftreten von metabolischen Störungen bei dieser Erkrankung werden verschiedene pathophysiologische Mechanismen diskutiert. So kommt es z. B. bei einem Essanfall zur Aufnahme einer hohen Kalorienmenge mit starken Schwankungen des Insulins und der Glukose im Blut. Zudem sind die Nahrungsmittel bei einem Essanfall meist proteinarm und fettreich und es kommt im Verlauf der Erkrankung zu deutlichen Gewichtsschwankungen [7].

7.8 Differenzialdiagnose

Die Diagnosestellung gelingt normalerweise anhand von gezielter Exploration der Motive der Patienten [14]. Organische Krankheitsbilder sind auszuschließen und bei der Erstdiagnostik sollte eine internistische Untersuchung nicht fehlen. Unter den *psychischen Erkrankungen* ist bei den Differenzialdiagnosen an eine depressive Appetitlosigkeit, eine reduzierte Nahrungsaufnahme bei somatoformen Störungen zum Vermeiden gastrointestinaler Symptome und an wahnhafte Inhalte im Rahmen einer Schizophrenie zu denken [17].

Tab. 7.9 Differenzialdiagnose von Untergewichtszuständen.

Anorexia nervosa	Andere Grunderkrankung
gesteigerte sportliche Aktivität zur weiteren Gewichtsreduktion	körperliche Schonung, Lethargie
Bagatellisieren des Untergewichts bzw. Stolz auf das Untergewicht	Beunruhigung über Gewichtsverlust
häufigste Ursache für substanziellen Gewichtsverlust in der westlichen Gesellschaft	pathologische Laborbefunde, die auf Grunderkrankung hinweisen

7.8.1 Anorexia nervosa

Anorexiepatienten unterscheiden sich von Patienten, die Gewicht aus anderen Gründen verlieren (▸ Tab. 7.9).

7.8.2 Bulimia nervosa

Eine Vielzahl organischer Erkrankungen zeigt Symptome, die an eine BN erinnern. Viele dieser Erkrankungen sind jedoch selten und können durch einfache Untersuchungen und anamnestische Angaben abgegrenzt werden.

7.9 Therapie

2004 wurden die britischen *NICE-Leitlinien* (National Institute for Health and Care Excellence, www.nice.org.uk; Stand: 22.11.2013), 2006 eine Neuauflage der *Therapieleitlinien der amerikanischen Psychiatriegesellschaft* ([1], www.psych.org; Stand: 22.11.2013) und zuletzt 2010 die *deutschsprachigen S 3-Leitlinien* veröffentlicht [16]. Diese Leitlinien sind evidenzbasiert und erfüllen die Standards, die in der Fachwelt erforderlich sind.

▸ **Allgemeine Therapierichtlinien.** Folgende allgemeine Therapierichtlinien werden empfohlen:

- Betroffenen mit Essstörungen soll frühzeitig eine Behandlung angeboten werden, um eine Chronifizierung zu vermeiden.
- Es sollte berücksichtigt werden, dass die Betroffenen einer Veränderung ihres Gewichts und Essverhaltens meist ambivalent gegenüberstehen und sie daher aktiv für eine Behandlung motiviert werden müssen. Das sollte über den gesamten Behandlungsprozess im Auge behalten werden.
- Psychoedukative Maßnahmen [9] sollten eingesetzt werden.
- Der Therapie müssen eine somatische und eine psychiatrische Untersuchung vorausgehen (▸ Tab. 7.10).

Tab. 7.10 Empfohlene Untersuchungen bei Vorliegen von Essstörungen.

Untersuchung	Einzelerhebung
Anamnese	• Überweisungskontext, aktuelle Motivation • Gewichtsverlauf • Diäten • Essverhalten: Essanfälle (wie häufig, welche Mengen werden verzehrt?) • kompensatorische Maßnahmen (welche?), restriktives Essverhalten • Einnahme von Laxanzien, Diuretika, Appetitzüglern, Schilddrüsenmedikation • Medikamenteneinnahme • Menstruation • Stuhlgang/Miktion • psychiatrische Anamnese • aktuelle Lebenssituation • Belastungsfaktoren • Verlauf bisheriger Therapien
körperliche Untersuchung	• Gewicht und Größe zur Bestimmung des BMI • Puls und Blutdruck • Hydratationszustand • Zahnstatus • EKG • neurologischer Status • gynäkologische Untersuchung • Knochendichtemessung (DEXA-Methode)
Laboruntersuchungen	• Blutbild • Elektrolyte • Kalzium, Magnesium, Phosphor • Leberfunktionsparameter • Speichelamylase • Blut-Harnstoff-Stickstoff (BUN), Kreatinin • Blutzucker • Schilddrüsenwerte (fT_3, fT_4, TSH) • Urinbefund

DEXA = „Dual-Energy X-ray Absorptiometry“; fT_3 = freies Trijodthyronin; fT_4 = freies Thyroxin; TSH = thyreoidstimulierendes Hormon

- Ambulante, teilstationäre und stationäre Behandlungen sollten in Einrichtungen oder bei Therapeuten erfolgen, die Erfahrung in der Therapie mit Essstörungen haben und spezifische Konzepte anbieten

Bulimische Patienten können in der Regel ambulant behandelt werden, Patienten mit AN werden jedoch in unserem Gesundheitssystem initial häufig stationär behandelt. Indikationen für eine *stationäre Aufnahme* sind sehr rascher Gewichtsverlust oder sehr niedriges Körpergewicht (BMI < 13 kg/m^2), schwerwiegende psychiatrische Probleme (z. B. Suizidalität, Substanzmissbrauch, Impulskontrollstörungen), schwerwiegende organische Komplikationen (Elektrolytentgleisungen, massiver Laxanzienmissbrauch) und die Notwendigkeit einer Trennung von pathogenen psychosozialen Faktoren (z. B. massiv gestörte Familienbeziehungen, sexueller Missbrauch).

7

▸ **Problemfeld Körpergewichtsrestitution bei AN.** Ein erklärtes Ziel muss es sein, zu einer Gewichtsrestitution zu kommen. Heute wird eine Gewichtszunahmerate von 500–1500 g pro Woche in einem stationären Behandlungssetting und von 250–1000 g pro Woche in einem ambulanten Setting empfohlen. Diese Gewichtszunahme sollte einerseits durch psychotherapeutische Verfahren (operante Methoden, Therapieverträge, Informationsfeedback) und nur in akut bedrohlichen Zuständen mittels künstlicher Nahrungszufuhr erreicht werden. Alleinige Wiederauffütterung gilt keinesfalls als ausreichende Therapie.

7.9.1 Medikamentöse Therapie

Anorexia nervosa

▸ **Allgemeine Empfehlungen.** Bei der medikamentösen Behandlung muss die Behandlung von sekundären Komplikationen (z. B. Kaliumsubstitution) bedacht werden.

Eine routinemäßige (psycho-)pharmakologische Therapie mit dem Ziel, die Gewichtszunahme zu beschleunigen, kann beim derzeitigen Kenntnisstand weiterhin nicht empfohlen werden (Übersicht bei [23] und in [1]).

▸ **Atypische Neuroleptika.** In den letzten Jahren sind einige kleine kontrollierte Studien zur Wirksamkeit von atypischen Neuroleptika bei AN publiziert worden, die zu einer ersten Metaanalyse geführt haben [27]. In diese Analyse sind 8 randomisierte kontrollierte Studien mit insgesamt nur 213 Patienten eingegangen (Olanzapin: n = 4; Quetiapin: n = 1; Risperidon: n = 1; Pimozid: n = 1; Sulpirid: n = 1). Die Effektstärke bezüglich der Gewichtszunahme für den Vergleich zwischen Verum und Plazebo lag bei insgesamt nur 0,27 (95 % Konfidenzintervall [CI]: -0,01 bis 0,56). Das Ausmaß der Gewichtszunahme ist damit erstaunlich gering. Es wird diskutiert, ob physiologische Veränderungen oder ein „Widerstand" auf der Verhaltensebene für diese geringen Gewichtszunahmen verantwortlich sein könnten.

Trotz dieser nicht sehr ermutigenden Ergebnisse zeigt eine Untersuchung aus den USA, dass die Verschreibung von atypischen Neuroleptika in den letzten Jahren zugenommen hat. Dies ist vor dem Hintergrund zahlreicher Nebenwirkungen – u. a. ein negativer Einfluss auf die Knochendichte – als kritisch zu betrachten [13].

Es ist wichtig festzuhalten, dass *nicht die Gewichtszunahme* als Nebenwirkung der Neuroleptika die primäre Indikation für deren Einsatz ist. Bei erheblich auf Gewichtsängste und Essen eingeschränktem Denken und bei nicht zu beherrschender Hyperaktivität kann der Versuch des Einsatzes niedrig dosierter Neuroleptika im Einzelfall gerechtfertigt sein. Dabei sollte Psychopharmaka mit geringer extrapyramidaler Beeinträchtigung der Vorzug gegeben werden. Die Behandlungsindikation beschränkt sich auf die Dauer der o. g. Symptomatik (keine Dauertherapie) und gilt nur im Rahmen eines Gesamtbehandlungsplans.

Mögliche kardiale Nebenwirkungen atypischer Neuroleptika (QTc-Zeit-Verlängerung) sind v. a. bei anorektischen Patienten vom bulimischen Typ zu beachten und erfordern ein Monitoring. Auch bei untergewichtigen Patienten können Fett- und Glukosestoffwechselstörungen (Insulinresistenz) auftreten, insbesondere bei erfolgreicher Gewichtszunahme. Große kontrollierte Studien stehen noch aus.

▸ **Antidepressiva.** Sie sind bei der akuten Anorexia nervosa ohne Wirkung; die initial positiven Effekte der SSRI als Rückfallprophylaxe nach Gewichtsrestitution [25] konnten durch eine große Studie nicht bestätigt werden [42].

Bulimia nervosa

▶ **Stellenwert der antidepressiven Therapie.** Die antidepressive medikamentöse Therapie gilt als Therapie 2. Wahl und hat bei genauer Indikationsstellung heute ihren festen Platz. Die zu erwartende Abnahme der Essanfälle liegt zwischen 60 und 70 %, die Remissionsraten sind allerdings mit 0–35 % eher niedrig. Die antidepressive Therapie ist der alleinigen Psychotherapie unterlegen und eine Kombination mit Psychotherapie dürfte nur wenig additive Wirkung zeigen.

Es wird empfohlen, Antidepressiva wenn nötig als *eine Komponente* zu Beginn der Therapie einzusetzen, v. a. dann, wenn zusätzlich eine depressive Verstimmung vorliegt. Als weitere mögliche Indikation wird die Rückfallprophylaxe nach Beendigung einer Psychotherapie diskutiert.

▶ **Selektive Serotoninwiederaufnahme-Hemmer (SSRI).** Es wird eine direkte antibulimische Wirkung antidepressiver Substanzen angenommen, möglicherweise über deren Wirkung auf Neurotransmittersysteme, die in der Regulation von Hunger und Sättigung eine Rolle spielen.

Es gibt keine Hinweise auf die therapeutische Überlegenheit eines bestimmten Antidepressivums. Allerdings wurde Fluoxetin als einziges Medikament in 2 multizentrischen Studien mit großen Teilnehmerzahlen untersucht. Aufgrund der großen Erfahrung mit diesem Medikament, der erwiesenen Wirksamkeit auf die bulimische Symptomatik und der guten Verträglichkeit wird *Fluoxetin* heute als ein *Medikament der 1. Wahl* in der medikamentösen Behandlung der BN eingesetzt und ist als einziges Medikament für diese Indikation zugelassen (in Kombination mit Psychotherapie).

Eine höhere Fluoxetindosis von 60 mg/d (Einstieg mit 20 mg, Aufdosierung über z. B. 3 Wochen) scheint wirkungsvoller zu sein als die für die Behandlung von Depression empfohlene Dosis von 20 mg/d. Die Therapiedauer sollte 6–12 Monate betragen. Günstige Effekte sind normalerweise schon frühzeitig (nach etwa 1 Woche) zu beobachten. Allerdings herrscht Ungewissheit bezüglich der Langzeiteffekte der antidepressiven Therapie und auch bei weiterer Medikamenteneinnahme werden häufig Rückfälle berichtet.

▶ **Andere Substanzgruppen.** Aktuell können keine weiteren Medikamente aus anderen Substanzgruppen in der Routinebehandlung der BN empfohlen werden (de Zwaan u. Herpertz-Dahlmann 2012).

Binge-Eating-Störung

▶ **SSRI.** Es wurden durchgängig Medikamente angewendet, die sich bereits in der Therapie der BN als wirksam erwiesen haben. Vor allem SSRI und selektive Noradrenalinwiederaufnahme-Hemmer (SNRI) können Essanfälle und eine komorbide depressive Symptomatik in der Kurzzeittherapie effektiv reduzieren. Die Remissionsraten liegen deutlich höher als in Studien bei BN, die durchschnittliche Reduktion der Essanfälle liegt in den meisten Untersuchungen bei über 60 %. Die Dosierungen sind wiederum an der Obergrenze der für die Behandlung der Depression empfohlenen Dosierung angesiedelt.

▶ **Plazebo.** Kritisch ist anzumerken, dass auch die Ansprechraten auf Plazebo in der Therapie der BES sehr hoch sein können. Ergebnisse offener Studien müssen daher speziell bei dieser Störung sehr vorsichtig bewertet werden. Zudem ist man auch hier mit dem Problem der Rückfälle nach Beendigung der Therapie konfrontiert. In der Regel ist die Abnahme der Essanfälle nicht von einer wesentlichen Gewichtsabnahme begleitet, wenn auch die meisten Untersuchungen eine höhere Gewichtsreduktion mit Verum als mit Plazebo finden.

▶ **Topiramat.** Auch Topiramat zeigte eine positive Wirkung auf Essanfälle und Gewicht, aufgrund der problematischen kognitiven Nebenwirkungen ist seine klinische Brauchbarkeit jedoch eingeschränkt.

7.9.2 Psychotherapie

> **Merke** M!
>
> Psychotherapie stellt die Therapie 1. Wahl bei allen Essstörungen dar. Kognitive Verhaltenstherapie (KVT) ist das am besten untersuchte Verfahren und gilt bei BN und BES als Therapie 1. Wahl. Die Studienlage insbesondere zur Therapie der AN ist noch unzureichend.

Die meisten Patienten mit BN und BES können ambulant behandelt werden. Als Alternative zur KVT können die *psychodynamische Therapie* und Methoden der *interpersonellen Therapie* (IPT), modifiziert für BN, empfohlen werden. Für einige Patienten mit BN und BES kann die Teilnahme an einem evidenzbasierten Selbsthilfeprogramm (auch über das Internet), das mit Anleitung erfolgt („angeleitete Selbsthilfe") und auf Elementen der kognitiven Verhaltenstherapie beruht, eine ausreichende Therapie darstellen.

Allen Therapieverfahren ist gemeinsam, dass die Autonomie der Patienten so wenig wie möglich eingeschränkt werden soll. Das Problem in der Therapie ist, dass die Kontrolle der Nahrungsaufnahme und der Wunsch, schlank zu sein, egosynton sind und den Patienten keinen Leidensdruck verursachen. Insbesondere Patienten mit restriktiver AN sehen häufig keine Notwendigkeit zur Therapie. Der Aufbau einer vertrauensvollen therapeutischen Beziehung und der graduelle Aufbau von Veränderungsmotivation sind daher wichtige erste Therapieschritte.

Kognitiv-verhaltenstherapeutische Verfahren (KVT)

► **Techniken.** Bei der kognitiven Verhaltenstherapie handelt es sich meist um „Therapiepakete", die eine Vielzahl unterschiedlicher Techniken beinhalten:

- Selbstbeobachtung des Essverhaltens sowie von Gedanken und Gefühlen, die mit dem pathologischen Essverhalten in Zusammenhang stehen,
- Informationsvermittlung,
- Einhalten vorgeschriebener Mahlzeiten,
- Stimuluskontrolle,
- Aufbau von Alternativverhalten,
- Selbstsicherheitstraining,
- Erlernen von Problemlösestrategien,
- Exposition von verbotenen Nahrungsmitteln,
- kognitives Umstrukturieren, das v. a. die Angst vor Gewichtszunahme, die Einstellung zum eigenen Körper, Perfektionismus und Selbstwertgefühl zum Inhalt hat sowie
- Methoden zur Rückfallprophylaxe.

► **Anorexia nervosa.** Vorrangiges Ziel der Therapie von Patienten mit AN ist die Normalisierung von Essverhalten und Körpergewicht und die Reduktion der Beschäftigung mit den damit verbundenen psychischen Symptomen und Schwierigkeiten. Die Prüfung der Wirksamkeit einer Psychotherapie sollte kontinuierlich mittels eines Gewichtsmonitorings erfolgen. Bei der AN sollte jede Therapie grundsätzlich immer von regelmäßigen Kontrollen des körperlichen Zustands der Patienten begleitet werden. Von Experten werden unterschiedliche psychotherapeutische Ansätze wie kognitiv-analytische Therapie, KVT, IPT und fokal psychodynamische Therapie empfohlen. Nur in der Therapie Adoleszenter kann ein spezieller familienbasierter Therapieansatz mit etwas größerer Sicherheit empfohlen werden („Maudsley Modell").

Eine *stationäre Therapie* spielt bei der Behandlung der AN eine größere Rolle als bei der Therapie der anderen Essstörungen. Stationäre Programme haben den Vorteil der Überwachungsmöglichkeit bei starker körperlicher Gefährdung und der kontinuierlichen Anwesenheit einer professionellen Helferperson. Die konkrete Arbeit am Essverhalten, die als zentrales Element stationärer Anorexiebehandlung angesehen werden kann, beinhaltet die Einhaltung einer Mahlzeitenstruktur, die Vorgabe von Essensmengen und begleitetes Essen sowie übende Elemente (bezogen auf Essrituale und Nahrungsauswahl sowie zunehmend eigenständigeren Umgang mit dem Essen). Klare Vereinbarungen („Verträge") zwischen der Patientin und dem Behandlungsteam hinsichtlich Zielgewicht und wöchentlicher Gewichtszunahme sollten getroffen werden. Bei stationärer Behandlung ist eine weitgehende Gewichtsrestitution anzustreben (bei Erwachsenen: BMI zwischen 18 und 20 kg/m²; bei Kindern und Jugendlichen: die 25. BMI-Altersperzentile, mindestens aber die 10. BMI-Altersperzentile).

Fairburn et al. [12] konnten erstmals in einer offenen Studie gute Wirksamkeit kognitiv-verhaltenstherapeutischer Strategien bei Magersucht im ambulanten Setting zeigen. Die bislang größte randomisiert-kontrollierte Studie im ambulanten Bereich fand eine kontinuierliche Gewichtszunahme während der Therapie und der einjährigen Katamnese, jedoch keinen Unterschied zwischen KVT, psychodynamischer Therapie und „Treatment as usual" (TAU) [45]. Patienten in der TAU-Gruppe erhielten allerdings häufiger stationäre Therapie. Diese Ergebnisse zeigen deutlich, dass viele Patienten mit AN mit einem BMI von 15 kg/m² oder mehr auch ambulant erfolgreich behandelt werden können.

► **Bulimia nervosa.** Bei der kognitiv-verhaltenstherapeutischen Behandlung von BN werden Remissionsraten von 40–50 % erreicht. Diese Therapieform geht auf Fairburn et al. [10] zurück und wird normalerweise als Kurzzeittherapie (16–20

Sitzungen) in ambulanten Einzelgesprächen über einen Zeitraum von 4–5 Monaten angeboten. Alleinige Gruppentherapie ist wohl weniger wirksam. Die Therapie fokussiert v. a. auf die aufrechterhaltenden Mechanismen dieser Erkrankung und konzentriert sich auf Gegenwart und Zukunft der Patienten ([10], [22]). Das dieser Behandlung zugrunde liegende kognitiv-behaviorale Modell ist weitgehend empirisch überprüft. Eine neue transdiagnostische Version der Therapie, wie von Fairburn entwickelt (Cognitive-behavioral Therapy [CBT] enhanced), zeigt gute Wirksamkeit [43].

▸ **Binge-Eating-Störung.** Die Behandlungsansätze folgen den Programmen für BN und erweisen sich als wirksam für die Reduktion der Essanfälle. Gut validierte Manuale liegen auch für den deutschsprachigen Raum vor [18]. Eine Verbesserung der Essstörungssymptomatik sowie des psychischen Befindens wirkt zwar einer weiteren Gewichtszunahme entgegen, führt aber nicht zu einer klinisch relevanten – von den Patienten erhofften – Gewichtsreduktion [7].

7.9.3 Andere Therapieansätze

Falls die Beschwerden nach kognitiver Verhaltenstherapie bei Patienten mit BN und BES weiterhin persistieren, sollten andere Verfahren/Methoden, z. B. IPT, dialektisch-behaviorale Therapie oder Methoden der Emotionsregulation [35] zum Einsatz kommen. Für die psychodynamische Therapie liegt zwar wenig Evidenz vor, sie wird in den deutschsprachigen Leitlinien aber von den Experten durchaus empfohlen.

Familienbasierte Ansätze

Familientherapeutische Ansätze sind v. a. bei jenen Anorexiepatienten indiziert, bei denen die Krankheit vor dem 18. Lebensjahr beginnt und die eine relativ kurze Erkrankungsdauer von weniger als 3 Jahren aufweisen [28]. Der strategischen Unterstützung der Eltern gemäß dem „New Maudsley Model of Care“ [39] kommt dabei besondere Bedeutung zu [46].

7.9.4 Gesamtbehandlungsplan

Insgesamt hat es sich als zielführend erwiesen, ein klares, durchschaubares und zeitlich begrenztes Therapieprogramm anzubieten.

Anorexia nervosa

In der Regel werden stationäre oder ambulante „Behandlungspakete“ angeboten, die sich in der Praxis empirisch bewährt haben. Ernährungsberatung, Verhaltensmodifikation, Einzel- und Gruppenpsychotherapie verschiedener Provenienz, Entspannungstherapie sowie Körper- und Kunsttherapien kommen dabei zum Einsatz. Aufgrund der Schwere und Komplexität des Krankheitsbilds mit einer noch immer hohen Letalität ist ein schnelles und multimodales therapeutisches Vorgehen notwendig (▸ Tab. 7.11).

Bulimia nervosa, Binge-Eating-Störung

▸ **Bulimia nervosa.** In der Behandlung von Patienten mit BN liegt die stärkste Evidenz für die *Therapie mit störungsorientierter kognitiver Verhaltenstherapie* vor. Neuere Untersuchungen sprechen für ein stufenweises Vorgehen, wobei niederschwellige Therapien (wie Selbsthilfebücher, CD-ROM, internetgestützte Therapien) einen ersten Zugang darstellen. Diese Therapie wird ohne oder mit minimaler therapeutischer Unterstützung, die auch von Nichtexperten angeboten werden kann, von den Betroffenen selbst durchgeführt, wobei die Unterstützung wesentlich zum Gelingen beiträgt. Es konnte im Rahmen einer randomisierten kontrollierten Studie sowohl bei erwachsenen als

Tab. 7.11 Therapie der Anorexia nervosa mit dem Ziel der Gewichtsrestitution.

Therapieform	Merkmale
Psychotherapie	Therapie der Wahl
	Erfahrung und Kompetenz notwendig
	meist multimodale Therapieansätze
	Familientherapie: bei Alter < 18 Jahre und Krankheitsdauer < 3 Jahre
	kognitive Verhaltenstherapie und/oder tiefenpsychologische Ansätze
Pharmakotherapie	für Routinebehandlung nicht geeignet, eventuell atypische Neuroleptika

auch jugendlichen Frauen gezeigt werden, dass innerhalb von 4–7 Monaten Therapie eine Remission bzw. deutliche Besserung sowohl mit Selbsthilfebuch als auch via internetgestützter Selbsthilfe (jeweils mit wöchentlichem E-mail-Support) erreicht werden konnte, die auch nach 1,5 Jahren noch stabil blieb ([40], [41]).

▶ **Binge-Eating-Störung.** Ein besonderes Problem stellt das Übergewicht bei Patienten mit BES dar. Es muss betont werden, dass zurzeit keine konservativen Methoden zur Verfügung stehen, mit denen das Gewicht verlässlich reduziert und auf einem niedrigeren Niveau gehalten werden kann. Um den wiederholten und oft beträchtlichen Gewichtsschwankungen entgegenzuwirken, werden bei leicht- und mittelgradig Übergewichtigen daher ein Antidiätansatz oder bei Patienten mit einem BMI über 40 kg/m² bzw. bei organischen Komorbiditäten ab einem BMI von 35 kg/m² adipositaschirurgische Maßnahmen wie Magenband oder Magenbypass empfohlen.

Literatur

[1] Aigner M, Treasure J, Kaye W et al. for the WFSBP Task Force on Eating Disorders. World Federation of Societies of Biological Psychiatry (WFSBP) guidelines for the pharmacological treatment of eating disorders. World J Biol Psychiatry 2011; 12(6): 400–443

[2] American Psychiatric Association (APA). Treatment of patients with eating disorders. 3rd ed. Review. Am J Psychiatry 2006; 163 (Suppl. 7): 4–54

[3] American Psychiatric Association (APA). Diagnostic and Statistical Manual of Mental Disorders, 5th ed. (DSM-5) 2013

[4] Arcelus J, Mitchell AJ, Wales J et al. Mortality rates in patients with anorexia nervosa and other eating disorders. A meta-analysis of 36 studies. Arch Gen Psychiatry 2011; 68 (7): 724–731. DOI: 10.1001/archgenpsychiatry.2011.74

[5] Bulik CM, Reichborn-Kjennerud T. Medical morbidity in binge eating disorder. Int J Eat Disord 2003; 34: 39–46

[6] Currin L, Schmidt U, Treasure J et al. Time trends in eating disorder incidence. Br J Psychiatry 2005; 186: 132–135

[7] de Zwaan M, Friederich HC. Binge-eating disorder. Therap Umsch 2006, 63: 529–533

[8] de Zwaan M, Herzog W. Diagnostic criteria for eating disorders: what will DSM-5 feature? Nervenarzt 2011; 82: 1100–1106

[9] de Zwaan M, Herpertz-Dahlmann B. Essstörungen. In: Voderholzer U, Hohagen F, Hrsg. Therapie psychischer Erkrankungen: State of the Art. 8. Aufl. München: Urban & Fischer; 2012: 291–302

[10] Fairburn CG, Marcus MD, Wilson GT. Cognitive behaviour therapy for binge eating and bulimia nervosa: a comprehensive manual. In: Fairburn CG, Wilson GT, eds. Binge-Eating: Nature, Assessment and Treatment. New York: Guilford Press; 1993

[11] Fairburn CG, Harrison PJ. Eating disorders. Lancet 2003; 36: 407–416

[12] Fairburn CG, Cooper Z, Doll HA et al. Enhanced cognitive behaviour therapy for adults with anorexia nervosa: a UK-Italy study. Behav Res Ther 2013; 51(1): R2–8. DOI: 10.1016/j.brat.2012.09.010

[13] Fazeli PK, Calder GL, Miller KK et al. Psychotropic medication use in anorexia nervosa between 1997 and 2009. Int J Eat Disord, 2012; 45: 970–976

[14] Fichter MM. Anorektische und bulimische Essstörungen. Nervenarzt 2005; 76: 1141–1153

[15] Franko DL, Keel PK. Suicidality in eating disorders: Occurrence, correlates and clinical implications. Clin Psychol Rev 2006; 26: 769–782

[16] Herpertz S, Herpertz-Dahlmann B, Fichter M, Tuschen-Caffier B, Zeeck A, Hrsg. S3-Leitlinie Diagnostik und Behandlung der Essstörungen. Heidelberg: Springer; 2011

[17] Herzog W, Munz D, Kächle H, Hrsg. Ess-Störungen. Therapieführer und psychodynamische Behandlungskonzepte. Stuttgart: Schattauer; 2004: 449

[18] Hilbert A, Tuschen-Caffier B. Essanfälle und Adipositas: Ein Manual zur kognitiv-behavioralen Therapie der Binge-Eating-Störung. Göttingen: Hogrefe; 2010

[19] Hoek HW, van Hoeken D. Review of the prevalence and incidence of eating disorders. Int J Eat Disord 2003; 34: 383–396

[20] Holtkamp K, Hebebrand J, Herpertz-Dahlmann B. The contribution of anxiety and food restriction on physical activity levels in acute anorexia nervosa. Int J Eat Disord 2004; 36: 163–171

[21] Holtkamp K, Herpertz-Dahlmann B, Hebebrand K et al. Physical activity and restless correlate with the leptin levels in patients with adolescent anorexia nervosa. Biol Psychiatry 2006; 60: 311–313

[22] Jacobi C, Thiel A, Paul T. Kognitive Verhaltenstherapie bei Anorexia nervosa und Bulimia nervosa. Weinheim: Beltz Psychologie Verlagsunion; 1996

[23] Karwautz A, Huemer J, Wagner G: Psychopharmacological treatments of eating disorders. In: Stein D, Latzer Y, eds. Treatment and Recovery of Eating Disorders. New York: Nova Publishers, 2011; 41–58

[24] Karwautz AF, Wagner G, Waldherr K et al. Gene-environment interaction in anorexia nervosa: relevance of non-shared environment and the serotonin transporter gene. Mol Psychiatry 2011; 16(6): 590–592. DOI: 10.1038/mp.2010125

[25] Kaye WH, Nagata T, Weltzin TE et al. Double-blind placebo controlled administration of fluoxetine in restricting-purging-type anorexia nervosa. Biol Psychiatry 2001; 49: 644–652

[26] Kessler et al. The prevalence and correlates of binge eating disorder in the World Health Organization World Mental Health Surveys. Biol Psychiatry 2013; 73: 904–914

[27] Kishi T, Kafantaris V, Sunday S et al. Are antipsychotics effective for the treatment of anorexia nervosa? Results from a systematic review and meta-analysis. J Clin Psychiatry 2012; 73: e757–766

[28] Lock J, Le Grange D, Agras WS et al. Randomized clinical trial comparing family-based treatment with adolescent-focused individual therapy for adolescents with anorexia nervosa. Arch Gen Psychiatry 2010; 67(10): 1025–1032; DOI: 10.1001/archgenpsychiatry.2010128

[29] Micali N, Hagberg KW, Petersen I et al. The incidence of eating disorders in the UK in 2000–2009: findings from the General Practice Research Database. BMJ Open 2013; 3(5); pii: e002646; DOI: 10.1136/bmjopen-2013-002646

[30] Milos G, Spindler A, Schnyder U et al. Instability of eating disorder diagnoses: prospective study. Br J Psychiatry 2005; 187: 573–578

[31] National Collaborative Centre for Mental Health. Eating Disorders. National Clinical Practice Guideline Number CG6. London: The British Psychological Society & the Royal College of Psychiatrists; 2004

[32] National Institute for Clinical Excellence (NICE). Eating disorders – core interventions in the treatment and management of anorexia nervosa, bulimia nervosa and related eating disorders. NICE Clinical Guideline no 9. London: NICE; 2004

[33] Nicholls D, Viner R. Eating disorders and weight problems. Br J Med 2005; 330: 950–953

[34] Schober E, Wagner G, Berger G et al. Austrian Diabetic Incidence Study Group. Prevalence of intentional under- and overdosing of insulin in children and adolescents with type 1 diabetes. Pediatr Diabetes 2011; 12(7): 627–631; DOI: 10.1111/j.1399–5 448 2011.00 759.x

[35] Schweiger U, Sipos V, Hrsg. Therapie der Essstörung durch Emotionsregulation. Stuttgart: Kohlhammer; 2011

[36] Smink FR, van Hoeken D, Hoek HW. Epidemiology of eating disorders: incidence, prevalence and mortality rates. Curr Psychiatry Rep 2012; 14: 406–414

[37] Steinhausen HC. The outcome of anorexia nervosa in the 20th century. Am J Psychiatry 2002; 159: 1284–1293

[38] Treasure J, Claudino AM, Zucker N. Eating disorders. Lancet 2010; 375(9 714): 583–593; DOI: 10.1016/S 0140–6 736(09) 61 748–7

[39] Treasure J, Whitaker W, Todd G et al. A description of multiple family workshops for carers of people with anorexia nervosa. Eur Eat Disord Rev 2012; 20(1): e17–22; DOI: 10.1002/erv.1075

[40] Wagner G, Penelo E, Nobis G et al. Is technology assisted guided self-help successful in treating female adolescents with bulimia nervosa? Neuropsychiatr 2013; 27(2): 66–73

[41] Wagner G, Penelo E, Wanner C et al. Internet-delivered cognitive-behavioural therapy v. conventional guided self-help for bulimia nervosa: long-term evaluation of a randomised controlled trial. Br J Psychiatry 2013; 202: 135–141; DOI: 10.1192/bjp.bp.111 098 582

[42] Walsh BT, Kaplan AS, Attia E. Fluoxetine after weight restoration in anorexia nervosa. JAMA 2006; 295: 2605–2612

[43] Wonderlich SA, Peterson CB, Crosby RD et al. A randomized controlled comparison of integrative cognitive-affective therapy (ICAT) and enhanced cognitive-behavioral therapy (CBT-E) for bulimia nervosa. Psychol Med 2013; 23: 1–11

[44] Zeeck A, Hartmann A, Sandholz A et al. Bulimia nervosa. Therap Umsch 2006; 63: 535–538

[45] Zipfel S, Wild B, Groß G et al. Focal dynamic therapy, and optimised treatment as usual in outpatients with anorexia nervosa (ANTOP study): randomised controlled trial. Lancet 2014; 383: 127–137

[46] Zitarosa D, de Zwaan M, Pfeffer M et al. Supporting carers of persons suffering from an eating disorder. Psychother Psychosom Med Psychol 2012; 62(9–10): 390–399; DOI: 10.1055/s-0032–1 316 335

Prüfungsfragen

1. Wie werden Essstörungen nach ICD-10 klassifiziert?
2. Was ist mit „Schlankheitsdruck“ gemeint, auch hinsichtlich der Prävalenz von Essstörungen?
3. Wodurch unterscheiden sich Anorexia nervosa, Bulimia nervosa und Binge-Eating-Störung?
4. Was ist mit „Gewichtsphobie“ gemeint? Wie sollte therapeutisch darauf eingegangen werden?
5. Bei welchen anderen Störungen kommt Erbrechen als Symptom vor?
6. Wie hoch liegt die 10-Jahres-Letalität bei Patienten mit Anorexia nervosa?
7. Wie viel Prozent der bulimischen Patienten sind nach 5 Jahren symptomfrei?
8. Welche psychiatrischen Komorbiditäten bestehen bei Essstörungen?
9. Welche somatischen Komplikationen gibt es bei Anorexia nervosa und Bulimia nervosa?
10. Wann besteht eine Indikation für eine stationäre Aufnahme bei anorektischen Patienten?
11. Wie viel Gramm pro Woche beträgt die Gewichtszunahmerate im Rahmen einer stationären bzw. ambulanten Behandlung?
12. Welche Medikamente werden bei Anorexia nervosa und Bulimia nervosa eingesetzt?
13. Welche Medikamente werden bei der Binge-Eating-Störung diskutiert?
14. Welche psychotherapeutischen Verfahren stehen bei Essstörungen zur Verfügung und welchen Stellenwert haben sie im Gesamtbehandlungsprogramm?
15. Welche subjektiven Beschwerden bestehen bei Anorexia nervosa und Bulimia nervosa?
16. Welche möglichen pathologischen Laborwerte bestehen bei Anorexia nervosa und bei Bulimia nervosa?
17. Welche Untersuchungen werden bei Essstörungen empfohlen?

8 Nichtorganische Schlafstörungen (ICD-10: F51)

John Peter Doerr, Magdolna Hornyak und Dieter Riemann

8.1 Klassifikation

Die Klassifikation der Schlafstörungen nach ICD-10 gibt eine Orientierung zur diagnostischen Einordnung von Schlafstörungen, die auch für Nichtschlafmediziner geeignet ist. Grundsätzlich wird auch hier wie in anderen Klassifikationssystemen zwischen *nichtorganischen* und *organischen* Schlafstörungen unterschieden (▶ Tab. 8.1).

Die nichtorganischen Schlafstörungen werden primär als *Dyssomnien* und *Parasomnien* klassifiziert. Dyssomnien gehen mit Beeinträchtigung des Schlaf-Wach-Rhythmus einher. Unter Parasomnien versteht man unerwünschte Ereignisse, die im Schlaf auftreten.

8.2 Dyssomnien

Dyssomnie ist in der Fachsprache der Oberbegriff für ein von der Norm abweichendes Schlafverhalten mit Ein- und/oder Durchschlafstörungen oder übermäßiger Tagesschläfrigkeit.

8.2.1 Nichtorganische (primäre) Insomnie (F51.0)

In den diagnostischen Leitlinien der ICD-10 werden folgende Merkmale einer nichtorganischen Insomnie beschrieben:

- Ein- und/*oder* Durchschlafstörungen *oder* ein nicht erholsamer Schlaf,
- Beschwerden bestehen mindestens 3-mal pro Woche und über mindestens 1 Monat lang,
- vermehrte Beschäftigung mit der Schlafstörung und mit deren negativen Konsequenzen,
- Leidensdruck, Beeinträchtigung der Alltagsaktivitäten durch die Schlafstörung.

Eine nichtorganische Insomnie kann bei den Patienten diagnostiziert werden, deren *Hauptbeschwerde* die subjektiv nicht ausreichende Schlafdauer oder die schlechte Qualität des Schlafes ist. Eine andere, gleichzeitig bestehende psychiatrische Störung kann nur dann diagnostiziert werden, wenn sie einer eigenen Behandlung bedarf.

Klinisches Bild

Es bestehen meist Ein- und/oder Durchschlafstörungen, frühmorgendliches Erwachen, unerholsamer Schlaf bzw. Beeinträchtigungen der Tagesbefindlichkeit im Sinne von erhöhter Müdigkeit

Tab. 8.1 Klassifikation der Schlafstörungen nach ICD-10.

Nichtorganische Schlafstörungen		Organische Schlafstörungen	
Dyssomnien		G47.0	organisch bedingte Insomnie
F51.0	nichtorganische Insomnie	G47.1	krankhaft gesteigertes Schlafbedürfnis (Hypersomnie)
F51.1	nichtorganische Hypersomnie	G47.2	nicht psychogene Störung des Schlaf-Wach-Rhythmus
F51.2	nichtorganische Störung des Schlaf-Wach-Rhythmus	G47.3	Schlafapnoe
Parasomnien		G47.4	nicht psychogene Störung mit exzessivem Schlaf (Narkolepsie und Kataplexie)
F51.3	Schlafwandeln (Somnambulismus)	G47.8	Kleine-Levin-Syndrom
F51.4	Pavor nocturnus	G25.80	periodische Beinbewegungen im Schlaf
F51.5	Albträume	G25.81	Restless-Legs-Syndrom
F51.8	andere nichtorganische Schlafstörungen	R33.8	primäre Enuresis nocturna
F51.9	nicht näher bezeichnete nichtorganische Schlafstörungen	F98.0	sekundäre Enuresis nocturna

und Konzentrationsstörungen. Häufig besteht eine intensive gedankliche Beschäftigung mit dem Thema Schlaf. Viele Patienten zeigen Auffälligkeiten wie Depressivität, Hypochondrie und Ängstlichkeit, ohne jedoch an einer anderen psychiatrischen Störung zu leiden und die entsprechenden Diagnosekriterien zu erfüllen.

Epidemiologie

Schätzungsweise leiden in westlichen Industrienationen zwischen 15 und 25 % der Bevölkerung unter ausgeprägten Schlafstörungen, etwa ⅓ davon leidet an einer nichtorganischen Insomnie. Es gibt Hinweise dafür, dass primäre Insomnien chronisch verlaufen.

Ätiologie

Nach dem Modell von Morin [1] wird die primäre Insomnie als Folge bzw. Wechselwirkung von 4 möglichen Problembereichen interpretiert:

1. *Aktivierung/Erregung:* Arousal, d. h. Angespanntheit bzw. Erregtheit, wird als zentraler Faktor der nichtorganischen Insomnien angesehen. Die Erregtheit kann auf emotionaler (Angst, Ärger, Wut), kognitiver („Nicht-abschalten-Können") und physiologischer Ebene (Tachykardie, Erhöhung des Blutdrucks) simultan oder nur auf einer dieser Ebenen bestehen.
2. *Schlafbehindernde Gedanken:* Ausgeprägte Selbstbeobachtung, ein innerer Druck einschlafen zu müssen sowie oftmals unrealistische Erwartungen an den eigenen Schlaf („Jeder Mensch braucht 8 Stunden Schlaf") erhöhen das Anspannungsniveau.
3. *Ungünstige Schlafgewohnheiten:* Hierzu zählen zu lange Bettzeiten, zu frühes Zubettgehen, unregelmäßige Schlaf-Wach-Zeiten, Einlegen von Tagesschlafepisoden sowie das Ausführen schlafbehindernder Aktivitäten im Bett, wie Fernsehen oder Lesen.
4. *Konsequenzen der Insomnie:* Es kann zu einer Beeinträchtigung der Stimmung mit erhöhter Ängstlichkeit und Depressivität (häufig infolge des Kontrollverlusts über den Schlaf), Müdigkeit, Leistungs- und Konzentrationsstörungen kommen.

Diagnostik

Eine gründliche *Anamneseerhebung* mit ausführlicher allgemeinmedizinischer und psychiatrischer Untersuchung ist unerlässlich, um Hinweise auf eine organische und/oder psychiatrische Störung zu erfassen. Eine polysomnografische Untersuchung im Schlaflabor sollte nach erfolgloser ambulanter Polygrafie und beim bleibenden Verdacht auf eine schlafbezogene organische Erkrankung (periodische Beinbewegungen im Schlaf, Schlafapnoesyndrom) und/oder bei chronisch therapierefraktären Insomnien durchgeführt werden.

Nicht medikamentöse Therapieverfahren

Im Hinblick auf das oben vorgestellte Modell der Genese und Aufrechterhaltung nichtorganischer Insomnien bieten psychologische Techniken einen kausalen Zugang zur Behandlung. ▶ Tab. 8.2 stellt die verschiedenen auslösenden und aufrechterhaltenden Faktoren den jeweiligen spezifischen nicht medikamentösen Therapiemaßnahmen gegenüber.

Als besonders wirksam hat sich die *Kombination* der folgenden psychologischen Techniken in Kurzzeitprogrammen in der Gruppenbehandlung schlafgestörter Patienten erwiesen [2].

▶ **Entspannungstechniken.** Das autogene Training bzw. die progressive Muskelentspannung nach Jacobson verringern bei Patienten mit Insomnien das erhöhte Arousal.

▶ **Regeln zur Schlafhygiene.** Hierzu gehören regelmäßige Schlaf-Wach-Zeiten und das Vermeiden

Tab. 8.2 Nicht medikamentöse Therapieansätze (nach [2]).

Faktoren, die eine Schlafstörung aufrechterhalten können	Maßnahmen zur Behebung der Schlafstörung
körperliche Anspannung	Muskelentspannung
geistige Anspannung	Ruhebild, Fantasiereisen, angenehme Gedanken
ungünstige Schlafgewohnheiten	Regeln für einen gesunden Schlaf, Stimuluskontrolle, Schlafrestriktion
schlafbehindernde Gedanken	„Grübelstuhl", Gedankenstopp, Ersetzen negativer Gedanken und Erwartungen zum Schlaf durch schlaffördernde Gedanken

von Tagesschlafepisoden sowie der Verzicht auf Alkohol, Nikotin und Koffein vor dem Schlafengehen. Dysfunktionale Einstellungen und Erwartungen bezüglich des Schlafes können durch Aufklärung bereinigt werden.

► **Stimuluskontrolle.** Es wird angenommen, dass bei dieser Patientengruppe das Bett seine auslösende Qualität als Stimulus für den Schlaf verloren hat. Es wird die Einhaltung folgender Verhaltensregeln empfohlen:

- Bett nur zum Schlafen benutzen,
- tritt innerhalb einer gewissen Zeit (bis 20 min) kein Schlaf ein, sollte man das Bett verlassen und einer entspannenden Tätigkeit (z. B. Lesen oder Musikhören) nachgehen,
- konsequent jeweils zur selben Zeit am Morgen aufstehen,
- tagsüber nicht schlafen.

► **Schlafrestriktion.** Diesem Verfahren liegt die Annahme zugrunde, dass chronisch schlafgestörte Patienten eine Destabilisierung biologischer Rhythmen entwickeln. Um den Schlaf-Wach-Rhythmus zu stabilisieren, wird initial mit dem Patienten eine Bettzeit vereinbart, die der vorher durchschnittlich geschlafenen Zeit (z. B. 5 h) entspricht. Falls sich der Schlaf konsolidiert, wird nach 1 Woche die Schlafzeit wieder um 30 min ausgedehnt und dann durch konsekutive Verlängerungen auf einen Wert von 6–7 h eingependelt.

► **Kognitive Techniken.** Hierzu gehören die paradoxe Intention, der Gedankenstopp und die Umstrukturierung des dysfunktionalen Schlafdialogs.

Bei Therapieresistenz sollte die medikamentöse Behandlung einer primären Insomnie in jedem Fall mit einigen Bestandteilen der nicht medikamentösen Therapie kombiniert werden. Beratung, Erlernen von einfachen Entspannungsmethoden und Vermittlung schlafhygienischer Regeln sollten bei jedem schlafgestörten Patienten durchgeführt werden.

Medikamentöse Behandlung

(s. Kap. 21 „Hypnotika")

► **Benzodiazepine.** Problematisch bei der Behandlung mit diesen Substanzen ist das Auftreten einer „Absetz-Insomnie" (Rebound-Effekt) nach plötzlichem Absetzen. Diese kann zu einer Dosissteigerung und zur Abhängigkeit führen.

Praxistipp

Für die Verordnung von Benzodiazepinen gilt deshalb generell: „klare Indikation, kleine Dosis, kurze Verordnungsdauer und langsames Absetzen".

Benzodiazepine dürfen auf keinen Fall bei einer Sucht- bzw. Abhängigkeitsanamnese verschrieben werden.

► **Zopiclon, Zolpidem, Zaleplon.** Diese Substanzen sind keine Benzodiazepine, binden jedoch an dieselben Rezeptoren im ZNS. Es spricht vieles dafür, dass diese Präparate den Benzodiazepinen im Hinblick auf Nebenwirkungen und Risiken überlegen sind, allerdings sind sie für eine Langzeittherapie in Deutschland nicht zugelassen (< 4 Wochen).

► **Antihistaminika.** Sie sind meistens ohne Rezept erhältlich, haben als Nebeneffekt eine sedierende Wirkung auf das ZNS und können deswegen als Schlafmittel verwendet werden. Eine psychische Abhängigkeit bei Antihistaminika ist nicht vollständig auszuschließen. Indikation für diese Präparate besteht nur bei leichteren Formen von Insomnie und es wird eine nachlassende Wirkung im Verlauf diskutiert.

► **Chloralhydrat.** Die Wirkungsdauer liegt bei 4–8 h, es kommt jedoch zu rascher Gewöhnung und Wirkverlust. Chloralhydrat besitzt eine geringe therapeutische Breite. Die Abhängigkeitsgefahr ist als niedrig anzusehen.

► **Pflanzliche Präparate.** Baldrian, Johanniskraut, Hopfen, Melisse und Passionsblume werden häufig von Patienten als erster Schritt zur Selbstmedikation eingesetzt. Eine wissenschaftliche Evaluation der Wirksamkeit steht noch aus. Vor allem für Baldrianextrakte wurde eine subjektive hypnotische Wirkung nachgewiesen. Ausgeprägte Nebenwirkungen oder Abhängigkeitsrisiken sind bei pflanzlichen Präparaten nicht bekannt.

► **Antidepressiva, Neuroleptika.** Sie wurden in den letzten Jahren zunehmend auch bei nichtorganischen Insomnien eingesetzt. Für beide Präparategruppen gilt, dass sie kein Suchtpotenzial besitzen. Bei den sedierenden Antidepressiva wie Amitriptylin, Doxepin, Trimipramin oder Mirtazapin werden in der Regel niedrigere Dosen als in der

Tab. 8.3 Praktisches Vorgehen bei der Behandlung der nichtorganischen Insomnien.

Stufe	Vorgehen
Aufklärung und Beratung	• Aufklärung über die Schlafphysiologie (Schlafverhalten im Alter, Schlafbedürfnis etc.) • Vermittlung des pathophysiologischen Modells • Vermittlung von schlafhygienischen Maßnahmen und Führen eines Schlafprotokolls
falls sich in einem Zeitraum von 6–12 Wochen kein Erfolg abzeichnet	• spezifische psychotherapeutische Maßnahmen (Entspannungstechniken, Stimuluskontrolle, Schlafrestriktion, kognitive Techniken) in Einzel- oder Gruppentherapie • ggf. Beginn einer unterstützenden medikamentösen Behandlung mit Hypnotika
bei anhaltender Therapieresistenz	• weitere diagnostische Maßnahmen (psychiatrische Erkrankung? organische Ursachen?) • polysomnografische Untersuchung zum Ausschluss schlafbezogener organischer Krankheiten und/oder zur Objektivierung der Insomnie • längerfristige Therapieplanung: Psychotherapie, Pharmakotherapie

Depressionsbehandlung eingesetzt. Wegen möglicher Nebenwirkungen (Blutbild- und EKG-Kontrollen) sollten sie Patienten mit therapierefraktären Insomnien vorbehalten werden. Niedrigpotente Neuroleptika wie Promethazin, Pipamperon oder Melperon sind meistens effektiv und werden in der Regel gut vertragen.

► **„Natürliche“ Schlafsubstanzen.** L-Tryptophan, eine Vorstufe des Serotonins, führt nur zu einer leichten Sedierung; kontrollierte Untersuchungen konnten eine mäßiggradige Reduktion der Einschlaflatenz zeigen. Es existieren Hinweise darauf, dass die Gabe des „Schlafhormons“ Melatonin bei Schlaf-Wach-Rhythmus-Störungen bei Blinden, Jetlag-Beschwerden, beim Syndrom der verzögerten Schlafphase (Delayed Sleep Phase Syndrome) und auch bei der primären Insomnie wirkungsvoll sein könnte. „Melatonin 2 mg“ ist als Behandlungsoption der primären Insomnie bei Erwachsenen über 55 Lebensjahre zugelassen.

Für die Behandlung der chronischen Insomnie hat sich das in ► Tab. 8.3 empfohlene Stufenkonzept bewährt.

8.2.2 Nichtorganische (primäre) Hypersomnie (F51.1)

Kriterien der diagnostische Leitlinien einer nichtorganischen Hypersomnie (nach früherem Terminus: idiopathische [ZNS-]Hypersomnie) nach ICD-10 sind:

- Übermäßige Schlafneigung während des Tages, die nicht durch eine unzureichende Schlafdauer erklärbar ist oder verlängerte Übergangszeiten vom Aufwachen aus dem Schlaf bis zum völligen Wachsein (Schlaftrunkenheit).
- Das Zustandsbild tritt täglich, länger als einen Monat oder in wiederkehrenden Perioden kürzerer Dauer auf und führt zu einer Beeinträchtigung der Alltagsaktivitäten.
- Symptome einer Narkolepsie und Hinweise auf ein Schlafapnoesyndrom sind nicht vorhanden.
- Es finden sich keine Hinweise auf eine neurologische oder internistische Erkrankung, deren Symptom eine Somnolenz sein kann.

Nicht selten besteht bei Patienten mit erhöhter Einschlafneigung eine Verbindung zwischen Müdigkeit und bestimmten unangenehmen Erlebnissen während des Tages. Wenn weder organische/psychiatrische Erkrankungen noch emotionale/psychologische Faktoren als Ursache der hypersomnischen Beschwerden festgestellt werden, kann die Diagnose einer nichtorganischen Hypersomnie gestellt werden.

Klinisches Bild

Im Vordergrund steht eine durchgehend vermehrte, exzessive Tagesmüdigkeit. Monotone Situationen begünstigen das Einschlafen, nach dem Aufwachen fühlen sich die Patienten nicht erfrischt. Die Nachtschlafperiode ist im Vergleich zur Norm deutlich verlängert, die Patienten sind morgens schlaftrunken. Der Erkrankungsbeginn liegt meist in der Adoleszenz. Der Verlauf ist initial progredient, später stellt sich eine chronische Tagesmüdigkeit ein.

Epidemiologie, Ätiologie

Schätzungen gehen in der Allgemeinbevölkerung von einer Prävalenz von 0,03–0,06 % aus; es handelt sich somit um eine seltene Erkrankung.

Es gibt Hinweise auf eine genetische Mitverursachung dieses Störungsbildes.

Diagnostik

Die Abgrenzung von anderen Krankheitsbildern, v. a. von der Narkolepsie (Kap. 8.4.3), ist wichtig. Zur diagnostischen Abklärung ist in der Regel eine Polysomnografie im Schlaflabor mit zusätzlicher Durchführung eines MSLT (Multipler Schlaflatenztest) nötig.

Therapie

Wichtiger Bestandteil der Behandlung sind nicht medikamentöse Maßnahmen, wie die Etablierung eines stabilen Schlaf-Wach-Rhythmus mit regelmäßigen Zubettgehzeiten und Aufstehzeiten sowie das Vermeiden sedierender Substanzen. Auch kann das Einlegen einer kurzen Tagschlafepisode für manche Patienten hilfreich sein. Es kann ein Versuch mit vigilanzsteigernden Stimulanzien, die in der Narkolepsiebehandlung zugelassen sind (z. B. 100 mg Modafinil oder 15–60 mg Methylphenidat) unternommen werden, allerdings liegt hier keine Zulassung vor („off-label").

8

8.2.3 Nichtorganische Störung des Schlaf-Wach-Rhythmus (F51.2)

In den diagnostischen Leitlinien der ICD-10 werden folgende Kriterien für diese Störung angegeben:

- Das individuelle Schlaf-Wach-Muster der Betroffenen ist nicht synchron mit dem Schlaf-Wach-Rhythmus, der für eine bestimmte Gesellschaft normal ist.
- Der Betroffene erlebt während der Hauptschlafperiode Schlaflosigkeit und während der Wachperiode Hypersomnie, dies fast täglich für mindestens einen Monat lang oder wiederkehrend für kürzere Zeiträume.
- Die Beschwerden verursachen deutliche Erschöpfung und behindern die Alltagsaktivitäten.

Dieses Zustandsbild tritt meistens in Verbindung mit verschiedenen psychiatrischen Störungen wie Persönlichkeitsstörung, affektiver Störung oder als Folge von häufigem Arbeitsschichtwechsel oder Zeitzonenwechsel auf. Wenn keine organische oder psychische Ursache der Störung gefunden wird, kann diese Diagnose auch alleine Verwendung finden.

Klinisches Bild

Unter diesem Begriff werden verschiedene Krankheitsbilder zusammengefasst.

► **Syndrom der verzögerten Schlafphase.** Die Betroffenen sind zu sozial üblichen Zubettgehzeiten nicht müde, typisch für diese Störung sind unverrückbare späte Einschlaf- und Aufwachzeiten. Die Patienten sind nicht beeinträchtigt, solange sie ihrem eigenen Rhythmus folgen können.

► **Jetlag-Syndrom.** Es tritt bei schnellem Wechsel der Zeitzonen auf, wobei es hier zu einer Diskrepanz zwischen innerem biologischem Rhythmus, Schlaf-Wach-Rhythmus und Hell-dunkel-Wechsel kommt.

► **Schichtarbeit.** Arbeit zu wechselnden Tageszeiten (Früh-, Spät- und Nachtschicht) oder auch zu konstant ungewöhnlicher Tageszeit (Dauernachtschicht) betrifft in Deutschland etwa 20 % aller Berufstätigen. Schichtarbeiter leben gegen ihre „innere Uhr". Als Folge können Ein- und Durchschlafstörungen, das Gefühl nicht erholsamen Schlafes sowie Beeinträchtigung von Stimmung, Konzentration und Antrieb sowie auch Hypersomnie mit entsprechenden psychischen und sozialen Beeinträchtigungen auftreten. Man geht davon aus, dass ab dem 45. Lebensjahr die Flexibilität und Anpassungsfähigkeit an die Erfordernisse der Schichtarbeit deutlich abnimmt. Ob diese Diagnose (F51.2) oder nicht doch die organische Störung durch den Einfluss auf den Melatonin-Stoffwechsel im Vordergrund steht und somit hier eine G47.2 codiert wird, hängt vom klinischen Eindruck ab.

Epidemiologie, Ätiologie

Das Syndrom der verzögerten Schlafphase ist in milder Form im jugendlichen Alter wahrscheinlich recht häufig.

Untersuchungen zu hormonellen Rhythmen, Körpertemperatur und Schlaf-Wach-Rhythmik bei Patienten mit dem Syndrom der verzögerten Schlafphase haben gezeigt, dass diese Parameter im Vergleich zur Norm „nach hinten" verschoben sind.

Diagnostik

Beim Syndrom der verzögerten Schlafphase empfehlen sich das Führen eines Schlaftagebuchs über mindestens 14 Tage sowie eine polysomnografische Untersuchung über mehrere Tage, wenn ausführliche psychoedukative Gespräche keine Wirkung gezeigt haben.

Therapie

► **Syndrom der verzögerten Schlafphase.** Hierbei haben sich *chronotherapeutische Maßnahmen* bewährt, wie die Verschiebung der Bettzeiten progressiv jeden Tag um 3 Stunden nach hinten, bis die sozial erwünschten Zubettgehzeiten und Aufstehzeiten erreicht werden. Eine Behandlung mit sehr hellem Licht am Morgen bzw. mit Melatonin vor dem Schlafengehen kann den neuen Rhythmus stabilisieren. Bei einem Teil der Patienten spielen Persönlichkeitsstörungen und andere psychiatrische Auffälligkeiten eine große Rolle, diese sind entsprechend mitzubehandeln.

► **Jetlag-Syndrom.** Es empfehlen sich *präventive Maßnahmen*. Günstig ist es, sich bei Zeitzonenflügen schon einige Tage vor dem Flug auf die neuen Zubettgeh- und Aufstehzeiten am Zielort einzustellen. Die Lichtexposition am Zielort zur Beschleunigung der Umstellung ist sehr wichtig. Bei nur kurzen Aufenthalten in der neuen Zeitzone sollte der alte Rhythmus aufrechterhalten werden.

► **Schichtarbeit.** Eine *sinnvolle Schichtplanung* kann zur Reduktion von Schlafstörungen beitragen. Kurze Nachtschichtperioden bewirken deutlich weniger Probleme als ein wöchentlicher Schichtwechsel. Besonders günstig scheinen einzelne Nachtschichten, bei denen nur geringfügige Dissoziationen biologischer Rhythmen auftreten. Bedeutsam ist die Rotationsrichtung der einzelnen Schichten, wobei insbesondere ein Vorwärtswechsel, d. h. die Reihenfolge Früh-, Spät- und Nachtschicht, am besten toleriert wird.

8.3 Parasomnien

Parasomnien sind abnorme unerwünschte Episoden, die während des Schlafes auftreten. In der Kindheit haben sie meist Bezug zur kindlichen Entwicklung, während sie im Erwachsenenalter auch psychogen assoziiert sein können, allerdings nicht zwingend.

8.3.1 Schlafwandeln (Somnambulismus; F51.3)

Nach den diagnostischen Leitlinien des Schlafwandelns nach ICD-10 gelten folgende Kriterien:

- Ein- oder mehrmaliges Verlassen des Bettes und Umhergehen, meist während des ersten Drittels des Nachtschlafs.
- Während der Episode hat der Betroffene meist einen leeren, starren Gesichtsausdruck, kann kaum Kontakt mit der Umgebung aufnehmen und ist schwer aufzuwecken.
- Nach dem Erwachen besteht keine Erinnerung an die Episode.
- Innerhalb weniger Minuten nach dem Aufwachen besteht keine Beeinträchtigung der psychischen Aktivität oder des Verhaltens.
- Es besteht kein Hinweis auf eine organisch bedingte psychische Störung wie Demenz oder eine körperliche Störung wie Epilepsie.

Klinisches Bild

M!

Merke

Schlafwandeln ist ein Zustand veränderter Bewusstseinslage, in dem Phänomene von Schlaf und Wachsein kombiniert sind. Die oft vermutete, sprichwörtliche Sicherheit des Schlafwandlers gibt es nicht, die Betroffenen sind einem beträchtlichen Verletzungsrisiko ausgesetzt.

Schlafwandeln tritt ebenso wie der Pavor nocturnus im ersten Nachtdrittel während der Haupttiefschlafphase auf. Die Episoden dauern wenige Sekunden bis einige Minuten, längere Episoden sind ungewöhnlich. Der Schlafwandler ist beim Wecken für einige Zeit desorientiert, Traumberichte werden kaum wiedergegeben. Den Episoden des Schlafwandelns geht im EEG oft hochamplitudige synchronisierte Delta-Aktivität voraus.

Epidemiologie

Der Somnambulismus ist primär eine Störung des Kindes- und Jugendalters, ca. 15 % aller 5- bis 12-Jährigen weisen mindestens eine Episode und etwa 3–6 % mehrere Episoden des Schlafwandelns auf. Es beginnt meist zwischen dem 4. und 6. Lebensjahr und verliert sich bis zum 16. Lebensjahr. Bei Erwachsenen ist das Auftreten von Schlafwandeln selten. Die Prävalenz liegt in der Erwachsenenpopulation bei ca. 1 %.

Ätiologie

Für das Schlafwandeln wird, wie für den Pavor nocturnus, eine Störung des Arousal-Prozesses angenommen. Ursächlich hierfür wird im *Kindes- und Jugendalter* eine Unreife des ZNS angenom-

8

men, die mit der Pubertät sistiere. Da das Schlafwandeln wie der Pavor nocturnus aus dem Tiefschlaf heraus erfolgt, handelt es sich *nicht* um das Ausagieren von Träumen.

Für das Schlafwandeln wie für den Pavor nocturnus gibt es eine genetische Komponente. Patienten mit Schlafwandeln weisen in der Verwandtschaft meist zu 80 % ebenfalls Betroffene auf, die schlafwandeln oder an Pavor leiden. Bekannt ist zudem, dass der Somnambulismus im Kindes- und Jugendalter vermehrt nach Übermüdung, Stress und emotionaler Belastung auftreten kann.

Beim *Erwachsenen* liegen häufig zusätzlich psychopathologische Auffälligkeiten vor. Die Kombination bestimmter Psychopharmaka (z. B. von Lithium und Neuroleptika) kann Episoden des Somnambulismus induzieren.

Diagnostik

Im Vordergrund steht die Abgrenzung von nächtlichen epileptischen Anfällen. Psychomotorische Anfälle im Schlaf sind meist von kürzerer Dauer und häufig von bestimmten Automatismen (wie Kauen, Schmatzen, Lecken etc.) begleitet. Sogenannte Fugue-Zustände im Rahmen dissoziativer Störungen treten auch tagsüber auf, gehen mit komplexen Verhaltensweisen zielgerichteter Art einher und sind von längerer Dauer. Zustände nächtlicher Verwirrtheit bei älteren Personen können differenzialdiagnostisch Schwierigkeiten bereiten. Auch eine REM-Schlaf-Verhaltensstörung (s. Kap. 8.3.4) ist vom Schlafwandeln abzugrenzen.

Therapie

Schlafwandeln in Kindheit und Jugend ist in der Regel harmlos und bedarf keiner Therapie. In erster Linie ist auf präventive Maßnahmen wie Sicherung des Schlafwandlers (Verschließung von Fenstern und Türen, Bett in Bodenhöhe) zu achten. Essenziell scheint die Beachtung der Schlafhygiene, um einen eventuell erhöhten Tiefschlafdruck zu reduzieren. Bei häufigem Schlafwandeln können *verhaltenstherapeutische Techniken* die Symptomatik beeinflussen (u. a. autogenes Training, Muskelrelaxation nach Jacobson zur Stressreduktion, Trainieren von Vorsatzformeln). Antizipatorisches Erwecken, etwa 10–15 min vor dem Schlafwandeln, hat sich oft als erfolgreich erwiesen.

Tiefschlafreduzierend wirkende *Pharmaka* wie Benzodiazepine (z. B. Clonazepam, Diazepam) und einige Antidepressiva (z. B. bis zu 200 mg Imipramin) können versucht werden, allerdings ist die Datenlage nicht ausreichend, um eine evidenzbasierte Empfehlung auszusprechen.

8.3.2 Pavor nocturnus (F51.4)

In den diagnostischen Leitlinien der ICD-10 werden folgende Merkmale der Erkrankung angegeben:

- Auftreten von Episoden von Erwachen aus dem Schlaf, die mit einem Panikschrei beginnen und durch Angst, vegetative Aktivierung wie Tachykardie, schnelle Atmung, Pupillenerweiterung und Schweißausbruch charakterisiert sind.
- Die Episoden dauern typischerweise 1–10 min und treten meist während der ersten Nachthälfte auf.
- Die Symptome können akut nicht durch andere Personen beeinflusst werden.
- Die Erinnerung an das Geschehen ist bis auf 1 oder 2 fragmentarische Vorstellungen begrenzt oder fehlt völlig.
- Hinweise auf eine körperliche Krankheit wie Hirntumor oder Epilepsie sind nicht vorhanden.

Klinisches Bild

Die Episoden beginnen mit einem lauten, angstbesetzten Schrei im ersten Drittel der Nacht. Meist besteht eine enge Korrelation mit dem Hauptanteil des Tiefschlafs. Es treten Anzeichen ausgeprägter Angst auf, die das Ausmaß von Panik erreichen können. Zuspruch oder Trost bewirken in diesem Zustand keine Änderung, die Erregung legt sich im Allgemeinen jedoch von selbst. Traumberichte können in der Regel nicht bzw. nur fragmentarisch wiedergegeben werden. In bis zu 30–50 % der Fälle kann anschließend Schlafwandeln auftreten.

Epidemiologie, Ätiologie

Der Pavor nocturnus tritt primär im Kindes- und Jugendalter auf. Etwa 20 % aller Kinder/Jugendlichen unter 15 Jahren sollen mindestens einmal eine Episode zeigen. Bei Erwachsenen liegt die Prävalenz unter 1 %. Das Ersterkrankungsalter liegt in der Regel zwischen dem 6. und 16. Lebensjahr. Eine Erstmanifestation nach dem 30. Lebensjahr ist selten. Im Kindesalter ist die Störung meist selbst limitiert, beim Erwachsenen sind häufige Pavorepisoden meist mit psychopathologischen Auffälligkeiten verknüpft.

Hinsichtlich der *Ätiologie* gilt Ähnliches wie beim Schlafwandeln (Kap. 8.3.1).

Diagnostik

Die wichtigsten Differenzialdiagnosen des Pavor nocturnus sind die Abgrenzung vom Albtraum (s. u.) und von nächtlichen epileptischen Anfällen. Unter Umständen können auch durch Schlafapnoen ausgelöste Episoden nächtlicher Atemnot der Symptomatik des Pavors ähneln.

Therapie

Ähnlich wie beim Schlafwandeln (Kap. 8.3.1).

8.3.3 Albträume (Angstträume, F51.5)

Nach den diagnostischen Leitlinien der ICD-10 gelten bei dieser Störung folgende Kriterien:

- Aufwachen aus dem Nachtschlaf mit lebhafter, detaillierter Erinnerung an heftige Angstträume, typischerweise in der zweiten Nachthälfte, aus dem REM-Schlaf heraus.
- Nach dem Aufwachen ist der Betroffene rasch orientiert und munter.
- Das Traumerlebnis und die daraus resultierende Schlafstörung verursachen einen deutlichen Leidensdruck.

Klinisches Bild

Albträume werden von den Betroffenen in der Regel detailliert erinnert. Es dominieren Inhalte, die eine vitale Gefährdung beinhalten, wie etwa Verfolgung und Bedrohung. Vegetative Symptome einer Erregung sind hier nicht so stark wie beim Pavor nocturnus. Nach Erwachen aus einem Albtraum sind die Betroffenen in der Regel sofort vollständig orientiert.

Epidemiologie

Albträume sind ubiquitäre, universelle Phänomene, die fast jeder Mensch kennt. Frauen sollen häufiger darunter leiden als Männer. Circa 5 % der Kinder haben 1-mal pro Woche oder häufiger Albträume. Auch wenn Albträume bei Kindern häufiger auftreten, zeigen Studien, dass bis zu 5 % der Erwachsenen angeben, unter Albträumen zu leiden. Im Sinne einer klinisch relevanten Störung (d. h. mit erheblichem Leidensdruck der Betroffenen) soll das mittlere Ersterkrankungsalter im 2. Lebensjahrzehnt liegen.

Ätiologie

Im Gegensatz zu den meisten anderen Parasomnien werden nächtliche Albträume primär als psychogen (häufig im Zusammenhang mit einem belastenden Lebensereignis verursacht) angesehen. Bedeutsam scheint die Abgrenzung idiopathischer Albträume von einer posttraumatischen Belastungsstörung. Allerdings können Albträume auch als Folge des Absetzens von Substanzen, die den REM-Schlaf unterdrücken (wie etwa Alkohol, trizyklische Antidepressiva, selektive Serotoninwiederaufnahme-Hemmer oder auch Monoaminoxidase[MAO]-Hemmer), auftreten.

Diagnostik

Albträume müssen in erster Linie vom Pavor nocturnus (Kap. 8.3.2) und von negativen Träumen im Rahmen einer anderen psychischen Erkrankung (insbesondere der posttraumatischen Belastungsstörung) abgegrenzt werden. Eine Diagnostik im Schlaflabor ist meist nicht notwendig, sollte allerdings bei chronischen Beschwerden diskutiert werden.

Therapie

In der Regel ist keine Behandlung indiziert. Bei gehäuftem Auftreten können Albträume auf eine mögliche Konfliktsituation hinweisen, die im Rahmen einer *Psychotherapie* bearbeitet werden sollte. Spezifisch gib es die psychotherapeutische Intervention der sog. *imaginären Umgestaltung* (Imagery Rehearsal Treatment). Im Rahmen dieser Therapie sind insgesamt ca. 8 Sitzungen erforderlich. Dabei gibt es die Phase des Vorstellungstrainings, der Bewältigung der Albtraumsituation und das Training der Bewältigungsstrategie. Nach Bearbeitung und Aufschreiben des Traumes wird ein neues Traumende (mit weniger Angst) in der Therapie erarbeitet und dieses dann in der Vorstellung verfestigt.

Medikamentös kann durch Gabe von REM-Schlaf-supprimierenden Substanzen, wie verschiedener *Antidepressiva* (z. B. bis zu 200 mg Clomipramin, 150–300 mg Venlafaxin oder 40–60 mg Tranylcypromin), vorübergehend versucht werden, die Albträume zu unterdrücken und damit den Leidensdruck zu lindern. Bei postraumatischen Belastungsstörungen kommt auch Prazosin zum Einsatz.

8.3.4 Sonstige, andernorts nicht spezifizierte Parasomnien (F51.8)

Hierzu gehören der *Bruxismus* (nächtliches Zähneknirschen), die *Somniloquie* (Sprechen im Schlaf), die *Jactatio capitis nocturna* und die *Enuresis nocturna*. Außer der Enuresis nocturna, welche als kinder- und jugendpsychiatrische Störung angesehen wird, handelt es sich bei den anderen oben angeführten Parasomnien um für Psychiater und Psychotherapeuten nicht relevante Störungen.

► **REM-Schlaf-Verhaltensstörung.** Erwähnt werden soll jedoch eine erst vor einigen Jahren beschriebene Parasomnie, die sog. *REM-Schlaf-Verhaltensstörung* (REM Sleep Behavior Disorder, RSBD). Bei dieser Störung kommt es während des REM-Schlafs zu einem Ausagieren der Träume, da der Muskeltonus im REM-Schlaf nicht wie bei Gesunden absinkt. Männer sind häufiger davon betroffen als Frauen. Das Ersterkrankungsalter liegt nicht vor dem 50. Lebensjahr. Eine REM-Schlaf-Verhaltensstörung ist in ca. 80 % der Fälle ein erstes Zeichen für eine sich oft erst viele Jahre später manifestierende neurodegenerative Erkrankung (Morbus Parkinson, Lewy-Körperchen-Erkrankung). Ursächlich für eine REM-Schlaf-Verhaltensstörung kann auch eine Behandlung mit REM-Schlaf-supprimierenden Psychopharmaka sein.

Symptomatisch können Patienten ggf. nur über eine Reduktion des pathologisch erhöhten Muskeltonus (z. B. Clonazepam) behandelt werden. Eine Alternative könnte die Gabe von Melatonin oder auch von REM-Schlaf-supprimierenden Psychopharmaka sein.

8.4 Differenzialdiagnose: organische Schlafstörungen

Fast alle organischen Erkrankungen können den Schlaf im Sinne einer Hypersomnie oder Insomnie beeinträchtigen (Herz-, Lungenerkrankungen, chronischer Schmerz, endokrinologische Erkrankungen, chronische Infektionen etc.). Nachfolgend werden das *Restless-Legs-Syndrom* und die *schlafbezogenen Atmungsstörungen* (2 Krankheitsbilder, die eine hohe Prävalenz haben) und – aufgrund des charakteristischen Krankheitsbildes – die *Narkolepsie* kurz beschrieben.

8.4.1 Restless-Legs-Syndrom (Syndrom der unruhigen Beine)

► **Symptomatik.** Das Restless-Legs-Syndrom (RLS) ist durch den *abendlichen und nächtlichen Bewegungsdrang* in den Beinen, meist verbunden mit Missempfindungen, und durch Besserung der Beschwerden durch Bewegung gekennzeichnet. Weitere Symptome der Erkrankung sind zum Teil schwerste Schlafstörungen, Tagesmüdigkeit und nächtliche periodische Beinbewegungen (bei ca. 80 % der mittel bis schwer Betroffenen), die polysomnografisch objektiviert werden können.

► **Ätiologie, Epidemiologie.** Die Pathogenese der Erkrankung ist noch ungeklärt, es wird eine Störung des dopaminergen Systems auf ZNS-Ebene angenommen. Der neurologische Befund ist in der Regel unauffällig. Meist handelt es sich um die idiopathische Form der Erkrankung; die Prävalenz eines behandlungsbedürftigen RLS wird zwischen 1 und 5 % angegeben. Symptomatische (sekundäre) Formen treten häufig bei Niereninsuffizienz, Schwangerschaft, Eisenmangelanämie oder medikamentös induziert (z. B. durch Neuroleptika, Lithium, Antidepressiva) auf.

► **Therapie.** Die Behandlung des RLS ist pharmakologisch und besteht aus der abendlichen Gabe von L-Dopa (bis zu 300 mg abends) oder Dopaminagonisten. In Deutschland sind für diese Indikation bislang die nicht ergolinen Dopaminagonisten Pramipexol, Rotigotin und Ropinirol zugelassen. Opiate (Dihydrocodein [DHC], Valoron, Tramadol) und Antiepileptika (Gabapentin, Pregabalin und Carbamazepin) gehören zu den Medikamenten der 2. Wahl.

8.4.2 Schlafbezogene Atmungsstörungen (SBAS)

► **Klassifikation, Symptomatik.** Die schlafbezogenen Atmungsstörungen (SBAS) werden als SBAS ohne und mit Obstruktion der oberen Atemwege klassifiziert, die Unterteilung erfolgt aufgrund der polysomnografisch registrierten Atmungsmuster. Zu den SBAS *mit Obstruktion* der oberen Atemwege gehören das obstruktive Schlafapnoesyndrom (OSA), obstruktives Schnarchen sowie SBAS mit obstruktiven Hypopnoen. Zu den SBAS *ohne Obstruktion* der oberen Atemwege gehören das zentrale Schlafapnoesyndrom sowie die primäre und sekundäre alveoläre Hypoventilation.

Schlafbezogene Atmungsstörungen gehen meist mit hypersomnischen Beschwerden einher, die Patienten klagen über unerholsamen Schlaf und erhöhte Tagesmüdigkeit bei ausreichender Schlafdauer. Weitere häufige Beschwerden sind morgendliche Kopfschmerzen, trockener Mund, gelegentlich auch depressive Verstimmung.

▶ **Epidemiologie.** SBAS haben eine hohe Prävalenz, schätzungsweise 4 % der Männer und 2 % der Frauen im mittleren Lebensalter sind an einem obstruktiven Schlafapnoesyndrom erkrankt. Patienten mit schweren SBAS sind aufgrund der Komorbidität mit arterieller Hypertonie, Koronar- und Herzerkrankungen sowie Schlaganfall durch ein erhöhtes Mortalitätsrisiko gefährdet.

▶ **Therapie.** Die Therapie der 1. Wahl ist die nächtliche nasale kontinuierliche oder biphasische Überdruckbeatmung, die nach einer Schlafpolygrafie meist von Pulmologen eingeleitet wird. Alternativen können gelegentlich das Schlafpositionstraining (bei lageabhängigen Apnoen), das Tragen einer Protrusionsschiene (beim Schnarchen) sowie die medikamentöse Behandlung mit atmungsstimulierenden Substanzen wie Theophyllin (z. B. 250 mg Euphylong ret. abends) oder Azetazolamid (z. B. Diamox 4 × 250 mg/d) sein. Zusätzliche Maßnahmen wie Gewichtsreduktion sowie das Meiden von Rauchen und sedierenden Substanzen (Alkohol, Schlafmittel etc.) sind bei allen Patienten mit schlafbezogenen Atmungsstörungen zu empfehlen.

8.4.3 Narkolepsie

▶ **Symptomatik.** Leitsymptome der Narkolepsie sind, neben einer erhöhten Tagesmüdigkeit und Hypersomnie (obligat):

- imperative Einschlafattacken,
- Kataplexien (meist durch Emotionen ausgelöster bilateraler Tonusverlust) (65–70 %),
- Schlaflähmung (60 %),
- hypnagoge oder hypnopompe Halluzinationen (12–15 %).

Die Narkolepsie tritt typischerweise im frühen Erwachsenenalter auf, sie zeigt von allen Erkrankungen die höchste HLA-Assoziation (HLA = humane Leukozytenantigene). HLA-Bestimmungen von HLA DQA1*0102 oder DQB1*0602 sind aber auch bei 12–33 % der gesunden Bevölkerung positiv. Patienten mit Kataplexien weisen eine Reduktion von Hypocretin im Liquor auf. Dieser Befund ist hochspezifisch.

▶ **Therapie.** Die Behandlung ist symptomatisch, nach Durchführung einer Polysomnografie im Schlaflabor und Durchführung eines multiplen Schlaflatenztests mit Nachweis einer reduzierten Einschlaflatenz und mindestens 2 sog. Sleep-Onset-REM-Phasen.

Die sog. Nicht-REM-Schlaf-assoziierten Symptome (imperative Einschlafattacken, Tagesmüdigkeit) werden mit Stimulanzien wie Methyphenidat (bis 60 mg täglich) oder Modafinil (200–600 mg täglich) behandelt. Zur Unterdrückung der REM-Schlaf-assoziierten Symptome werden Antidepressiva (z. B. bis 225 mg Clomipramin, 40–60 mg Tranylcypromin, 150–375 mg Venlafaxin) bzw. Natriumoxybat 4,5–9 g/d gegeben. Letzteres ist auch für alle Kernsymptome zugelassen. Möglich ist auch eine Therapie „On Demand“, d. h. die Einnahme der Medikamente erfolgt nur bei besonderen Anlässen (z. B. Urlaubsreise).

Literatur

[1] Kryger MH, Roth T, Dement WC, eds. Principles and Practice of Sleep Medicine. Philadelphia: Elsevier Saunders; 5th edition, 2011

[2] Morin C. Insomnia. New York: Guilford-Press; 1993

[3] Riemann D, Backhaus J, Hrsg. Behandlung von Schlafstörungen. Weinheim: Beltz; 1996

[4] Spiegelhalder K, Backhaus J, Riemann D. Schlafstörungen. Göttingen: Hogrefe; 2011?

[5] Staedt J, Riemann D. Diagnostik und Therapie von Schlafstörungen. Stuttgart: Kohlhammer; 2007

8

Prüfungsfragen

1. Was versteht man unter Dyssomnien?
2. Was ist die Hauptbeschwerde der nichtorganischen Insomnie?
3. Welche nicht medikamentösen Therapieverfahren werden zur Behandlung der nichtorganischen Insomnie eingesetzt?
4. Welche medikamentösen Therapieoptionen der nichtorganischen Insomnien gibt es?
5. Wie sieht das „Stufenkonzept“ der Behandlung der nichtorganischen Insomnie aus?
6. Wie ist das klinische Bild der nichtorganischen Hypersomnie charakterisiert?
7. Wie lautet die wichtigste Differenzialdiagnose der nichtorganischen Hypersomnie?
8. Wie lauten die diagnostischen Leitlinien (nach ICD-10) des Schlafwandelns (Somnambulismus)?
9. Wie lautet die wichtigste Differenzialdiagnose des Schlafwandels?
10. Wie ist das klinische Bild des Pavor nocturnus gekennzeichnet?
11. Was sind die wichtigsten Differenzialdiagnosen des Pavor nocturnus?
12. Wie lauten die diagnostischen Leitlinien (nach ICD-10) der Albträume (Angstträume)?
13. Was versteht man unter Bruxismus?
14. Was versteht man unter Somniloquie?
15. Wie ist das Restless-Legs-Syndrom (Syndrom der unruhigen Beine) charakterisiert?
16. Welche Pathogenese des Restless-Legs-Syndroms wird angenommen?
17. Welche symptomatischen (sekundären) Formen des Restless-Legs-Syndroms gibt es?
18. Wie kann das Restless-Legs-Syndrom medikamentös behandelt werden?
19. Was sind die Leitsymptome der Narkolepsie?
20. Welche pharmakologischen Behandlungsoptionen der Narkolepsie gibt es?

9 Sexuelle Funktionsstörungen, nicht verursacht durch eine organische Störung oder Erkrankung (ICD-10: F52)

Kai-Uwe Kühn und Birgitta Sträter

9.1 Einleitung

Sexuelle Dysfunktion wird im Rahmen der heute üblichen ärztlichen Diagnostik nicht adäquat erfasst. Dabei spielen Sexualstörungen bereits in der Allgemeinbevölkerung eine wichtige Rolle und es ist noch von einer weit höheren Prävalenz in der psychiatrischen Praxis auszugehen [1]. Trotz der hohen Bedeutung von sexuellen Störungen für die Lebensqualität des Einzelnen berichten die Betroffenen selten spontan von ihren Problemen und auch der Arzt erfragt diese in der Regel nicht aktiv [12].

Machen Patienten ihre Medikamente für die sexuellen Funktionsstörungen verantwortlich, so erschwert dies insbesondere die Langzeittherapie erheblich. Die Bewertung der subjektiven medikamentösen Nebenwirkungen ändert sich im Lauf der Therapie [13]. Leiden z. B. schizophrene Patienten in der Akutphase der Therapie am meisten unter Akathisie und Akinese, fühlen sie sich in der Remissionsphase an 1. Stelle durch die sexuellen Dysfunktionen in ihrer Lebensqualität eingeschränkt. Daher sind die möglichst frühzeitige Erfassung sexueller Dysfunktion im Therapieverlauf und die rechtzeitige Diskussion der Problematik mit den Patienten Voraussetzungen für eine erfolgreiche Therapie. Der Fokus auf mögliche medikamenteninduzierte sexuelle Dysfunktionen darf jedoch nicht den Blick auf die zahlreichen anderen Ursachen für sexuelle Dysfunktionen – insbesondere die psychiatrischen Erkrankungen selbst – verstellen.

9.2 Definition

Definition

Als sexuelle Funktionsstörungen werden nach Sigusch [16] alle Beeinträchtigungen der sexuellen Funktion unabhängig von ihrer angenommenen oder nachgewiesenen Genese bezeichnet. Sexuelle Dysfunktionen sind solche Störungen, bei denen eine vorwiegende oder ausschließlich körperliche Ursache vorliegt. Unter sexuellen Funktionsstörungen werden Beeinträchtigungen verstanden, die als psychisch bedingt angenommen werden bzw. die gemäß ICD-10 *„nicht verursacht durch eine organische Störung oder Erkrankung"* sind.

▸ **Morbogene und pharmakogene Störungen.** In der psychiatrischen und psychotherapeutischen Praxis begegnen einem sexuelle Funktionsstörungen häufig als Begleitsymptome einer Psychopharmakotherapie. Auf diesen im DSM-5 als *„substanzinduzierte sexuelle Funktionsstörungen"* beschriebenen Störungen liegt auch in diesem Kapitel das Hauptgewicht. Häufig ist aber die sexuelle Störung (im Sinne einer morbogenen Störung) auch ein Symptom der psychiatrischen Erkrankung selbst (z. B. bei Depressionen oder Psychosen). Einer Untersuchung von Cohen et al. [5] zufolge attribuieren männliche Patienten mit Sexualstörungen diese häufiger als betroffene Frauen als medikamentenbedingt, Frauen sehen die Ursache eher in der Erkrankung selbst.

Weiter zeigen sich sexuelle Störungen im Rahmen von Traumatisierungen (z. B. bei posttraumatischen Belastungsstörungen), bei Partnerschaftskonflikten oder im Rahmen von somatisch relevanten Erkrankungen (z. B. maligne Erkrankungen) [1]. Bei der Zuordnung ist auch zu berücksichtigen, dass primär organisch bedingte Störungen der Sexualfunktion mitunter nicht ohne psychische Folgen bleiben. Rein deskriptiv besteht beispielsweise eine Assoziation zwischen erektiler Dysfunktion und Depression. Des Öfteren erfordert die langfristige Behandlung eines Betroffenen auch die interdisziplinäre Zusammenarbeit mit anderen das Störungsfeld betreffenden Fachrichtungen wie der Urologie, Gynäkologie oder Endokrinologie.

Ziel ist es, in der psychiatrischen Behandlung zwischen *morbogenen* und *pharmakogenen Störungen* zu unterscheiden. Erschwert wird die Aufklärung und Ursachenforschung durch die Tatsache, dass unzählige Medikamente und Wirkstoffe existieren, die sexuelle Funktionsstörungen auslösen können. Durch Polypharmazien wird es im klinischen Alltag, aber auch in der wissenschaftlichen Forschung häufig unmöglich, einen spezifischen Wirkstoff alleine für sexuelle Dysfunktionen verantwortlich zu machen.

9.3 Einteilung der sexuellen Reaktion

Menschliches Sexualverhalten ist komplex. Nichtorganische sexuelle Dysfunktionen werden nach einem motivationalen und psychophysiologischen Modell in 4 Phasen des sexuellen Reaktionszyklus differenziert:

- Appetenz
- Erregung
- Orgasmus
- Entspannung bzw. Erregungsrückbildung

9.3.1 Appetenz

Libido wird als „sexuelles Begehren" oder Appetenz verstanden. Sie wird anhand von sexuellen Gedanken, Fantasien oder Wünschen umschrieben, wobei kein objektiv fassbares Korrelat existiert. Insgesamt unterliegt Libido diversen subjektiven Einflüssen wie z. B. der Einstellung und Stimmung. Das Wissen über die an der sexuellen Reaktion beteiligten Neurotransmitter und Hormone ist noch fragmentarisch.

Man nimmt an, dass die Libido über mesolimbische-dopaminerge Bahnen vermittelt wird, wobei *Dopamin, Testosteron* und *Östrogen* agonistisch, *Prolaktin* hingegen antagonistisch wirken. Das Ausmaß des Einflusses von Prolaktin an der sexuellen Reaktion allgemein und der Libido im Besonderen ist zwar umstritten, in Studien hat sich aber gezeigt, dass Prolaktin nach dem Orgasmus bei Frauen und Männern im Plasma erhöht ist und somit an der Steuerung der Refraktärzeit bzw. des sexuellen Verlangens maßgeblich beteiligt sein könnte.

9.3.2 Erregung

Die zweite Phase der sexuellen Erregung geht mit einer penilen Erektion beim Mann und vaginalen Lubrikation bei der Frau einher und kann so neben dem persönlichen Empfinden von Erregung auch physiologisch gemessen werden. Als exzitatorische Neurotransmitter werden *Nitritoxid* und *Acetylcholin* diskutiert, bei der Frau zusätzlich noch *Östrogen* [17]. Die penile Erektion wird primär durch das parasympathische Nervensystem initialisiert. Die Steuerung der sexuellen Erregung der Frau erfolgt sympathisch, wobei eine moderate sympathische Aktivität als Optimum angesehen wird.

9.3.3 Orgasmus

Der Orgasmus stellt die dritte Phase der sexuellen Reaktion dar. Der Zusammenhang zwischen der Intensität bzw. dem Erleben des Orgasmus und neurophysiologischen Parametern ist derzeit noch ungeklärt. Man nimmt an, dass der Orgasmus von *Noradrenalin* gefördert und von *Serotonin* gehemmt wird. Auslöser für die Ejakulation beim Mann sind ein zentraler (spinaler) und peripherer Reflex im Genitalbereich [17].

9.3.4 Entspannung bzw. Erregungsrückbildung

Es gibt einigen Anhalt dafür, dass die postorgastische Erregungsrückbildung des Mannes mit der Oxytocinausschüttung verbunden ist, schlussendlich ist es ein aber bisher nicht hinreichend geklärter Mechanismus. Des Weiteren könnte Prolaktin sowohl bei Frauen wie auch bei Männern Teil eines sexuellen Sättigungsmechanismus sein und in wechselseitiger Beziehung mit dem dopaminergen System stehen [11]. Bei Frauen kann die postkoitale anhaltende Übererregbarkeit der Klitoris als sehr störend oder sogar schmerzhaft erlebt werden.

9.4 Klassifikation sexueller Funktionsstörungen

Die grobe Einteilung sexueller Funktionsstörungen nach (isolierten) Störungen von Erregungsphasen wird der Realität nicht gerecht. Dennoch ist die Gliederung basierend auf den 4 Phasen der sexuellen Erregung – ergänzt um Schmerzstörungen sowie bei Männern noch um Ejakulationsstörungen – weit verbreitet und Grundlage der Einteilungen in DSM-IV und ICD-10.

Erfreulicherweise ist im DSM-5 die strenge Einteilung anhand der Phasen nun etwas gelockert und Störungen der Lust und Erregung bei weiblichen Betroffenen sind zusammengefasst worden.

- In der Appetenzphase kommt es zu einer anhaltenden bzw. einer deutlichen *Minderung des sexuellen Verlangens* sowie zu einer *sexuellen Aversion* bzw. zu einem sexuellen Vermeiden.
- In der Erregungsphase zeigen sich *Erektionsstörungen* und Schmerzen beim Geschlechtsverkehr *(Dyspareunie im engeren Sinne)*.
- In der Orgasmusphase werden eine vorzeitige Ejakulation *(Ejaculatio praecox)*, eine ausbleibende Ejakulation *(Anorgasmie)* und eine *Ejakulation ohne Orgasmus* beschrieben.
- In der Entspannungsphase kann eine *nachorgiastische Verstimmung* auftreten [10].

Außer den Störungen, die einer spezifischen Phase zugeordnet werden können, werden in der ICD-10 Schmerzen, die bei sexueller Aktivität auftreten *(Dyspareunie im weiteren Sinne)*, und *Vaginismus* (die Beckenbodenmuskulatur und/oder das äußere Drittel der Vagina verkrampfen reflexartig und unwillkürlich) gesondert aufgeführt. Weitaus weniger bekannt, aber dennoch existent sind *Schmerzstörungen des Mannes*, beispielsweise Glansschmerzen.

9.5 Epidemiologie

9.5.1 Allgemeinbevölkerung

▶ **Geschlecht.** Auch in der Allgemeinbevölkerung sind sexuelle Funktionsstörungen häufig. Es gibt geschlechtsspezifische Unterschiede. In der englischen Allgemeinbevölkerung werden sexuelle Probleme bei 34 % der Männer und bei 41 % der Frauen beschrieben.

▶ **Alter.** Neben dem Geschlecht spielt das Alter eine große Rolle. Bei einer Untersuchung in Köln berichteten 97 % der 30- bis 34-jährigen Männer und 63 % der 75- bis 80-jährigen Männer über regelmäßige *sexuelle Aktivität* einschließlich autoerotischer Aktivitäten und des Austauschs von Zärtlichkeiten ohne Geschlechtsverkehr. Obwohl die Häufigkeit sexueller Aktivität mit dem Alter abnahm, zeigte sich noch bei 63 % der Männer im Alter über 70 Jahren eine mindestens 1-mal wöchentliche sexuelle Aktivität.

Die Prävalenz der *erektilen Dysfunktion* betrug über alle Altersklassen hinweg 19,2 %, wobei sich eine deutlich altersabhängige Korrelation weitgehend linear in den Altersklassen von 30–59 Jahren von 2 auf 53 % nachweisen ließ. In den höheren Altersklassen zeigte sich ein exponentieller Anstieg erektiler Dysfunktionen. Die Unzufriedenheit mit dem Sexualleben lag insgesamt bei 32–44 % und korrelierte nicht eindeutig mit dem Alter und der tatsächlichen erektilen Dysfunktion.

In einer Züricher Studie fanden sich hinsichtlich der Altersabhängigkeit Geschlechtsunterschiede: Bei jungen männlichen Erwachsenen zeigte sich ein Anstieg der Prävalenz sexueller Funktionsstörungen zwischen dem 20. und 30. Lebensjahr von 7 auf 21 %, während die Prävalenz unter jungen Frauen im gleichen Zeitraum unverändert bei 21 % blieb [19].

9.5.2 Sexuelle Dysfunktion unter antidepressiver Therapie

Studien über den Einfluss von Psychopharmaka auf das Entstehen sexueller Dysfunktionen zeigten Unterschiede der Inzidenzen. Es gibt Psychopharmaka, die sexuelle Dysfunktionen verursachen, während andere keine oder nur geringe Dysfunktionen hervorrufen. In den letzten Jahren sind überwiegend Studien über sexuelle Nebenwirkungen von Antidepressiva veröffentlicht worden, während Studien über Antipsychotika und andere Substanzgruppen in der Minderzahl sind.

▶ **Neuere Antidepressiva.** In der Gruppe der Antidepressiva bestehen Unterschiede in der Inzidenz sexueller Dysfunktionen in Abhängigkeit von der *eingesetzten Substanzgruppe*. Wiederholt wurde in der Literatur v. a. über erhöhte Inzidenzen sexueller Dysfunktionen unter Serotoninwiederaufnahme-Hemmern berichtet ([12], [21]). So fanden Montejo-Gonzalez et al. [12] hohe Inzidenzen sexueller Dysfunktionen unter den selektiven Serotoninwiederaufnahme-Hemmern (SSRI; zwischen 57,7 % bei Fluoxetin und 72,7 % bei Citalopram) und unter Venlafaxin (67,3 %). Unter der Behandlung mit Mirtazapin zeigte sich dagegen eine deutlich geringere Inzidenz (24,4 %) und sehr geringe Inzidenzen unter Nefazodon (8,0 %; in Deutschland nicht mehr auf dem Markt) und Moclobemid (3,9 %).

Bei genauerer Betrachtung zeigen sich in der Gruppe der SSRI und bei Venlafaxin besonders häufig herabgesetzte Libido und verzögerter Orgasmus. Erektile Dysfunktionen wurden seltener beschrieben als Störungen des Orgasmus.

Eine Metaanalyse von Serretti und Chiesa [15] ergab Inzidenzen für sexuelle Störungen zwischen 25,8 % und 80,3 %. Die in Deutschland zugelassenen Substanzen ohne Unterschied gegenüber Plazebo waren Agomelatin, Buproprion, Moclobemid und Mirtazapin.

Sollte eine Umstellung bzw. Neueinstellung erwogen werden, wären diese neueren Antidepressiva hinsichtlich sexueller Nebenwirkungen 1. Wahl. Der geringere Einfluss von *Mirtazapin* auf die sexuelle Funktion konnte insgesamt in mehreren Studien bestätigt werden: Es zeigten sich bei depressiven Patienten nach Umstellung auf Mirtazapin Besserungen sexueller Störungen, die unter SSRI aufgetreten waren. Eine Verbesserung der sexuellen Funktion wurde auch nach Umstellung von verschiedenen Antidepressiva auf den Noradrenalin- und Dopaminwiederaufnahme-Hemmer *Bupropion* berichtet [17].

9

▶ **Ältere Antidepressiva.** Auch bei trizyklischen Antidepressiva wie *Imipramin* und *Clomipramin* wurden erhöhte Inzidenzen sexueller Dysfunktionen festgestellt. Clomipramin wurde Anorgasmie zugeschrieben.

Bei *Trazodon* wurde Priapismus beobachtet, wobei die Häufigkeit dieser Nebenwirkung nicht überschätzt werden sollte.

9.5.3 Sexuelle Dysfunktion unter neuroleptischer Therapie

Deutlich weniger Studien finden sich über sexuelle Nebenwirkungen von Antipsychotika. So wiesen bei konventionell (klassisch) antipsychotisch behandelten Patienten 45 % sexuelle Dysfunktionen auf im Vergleich zu 17 % bei einer allgemeinmedizinischen Kontrollgruppe. Signifikante Differenzen unter den Neuroleptikagruppen der Phenothiazine, Benzamide, Thioxanthene und Butyrophenone ließen sich dabei nicht feststellen. Thioridazin wurde ein vermehrtes Auftreten sexueller Dysfunktionen zugeschrieben.

Meist ergaben sich Hinweise auf geringere sexuelle Nebenwirkungen unter *Atypika versus Typika*. Bei einem Vergleich zwischen konventionellen Antipsychotika und Clozapin fanden verschiedene Autoren bei *Clozapin* ein besseres sexuelles Funktionsniveau. Einige Befunde zeigen für *Olanzapin* und *Quetiapin* Vorteile im Vergleich zu anderen Atypika und Typika.

Westheide et al. [19] fanden bei stationären Patienten, dass lediglich bei Frauen – und nicht bei Männern –, die mit prolaktinerhöhenden Neuroleptika behandelt wurden, mehr sexuelle Dysfunktionen auftraten im Vergleich zu unbehandelten klinischen Kontrollen.

Schwierigkeiten bei der *Interpretation* dieser Ergebnisse bestehen darin, dass die verfügbaren Informationen zu sexuellen Nebenwirkungen in der neuroleptischen Therapie an Patientenkollektiven mit unterschiedlicher Krankheitsdauer und unterschiedlichem Schweregrad der Erkrankung gewonnen wurden.

9.5.4 Sexuelle Dysfunktion in der Therapie mit Phasenprophylaktika

Sexuelle Dysfunktionen können auch unter der Therapie mit Rezidivprophylaktika auftreten, wobei auch hier die spärliche Datenlage kontrovers diskutiert wird. Die zugrunde liegende Erkrankung selbst (z. B. Epilepsie) kann sexuelle Dysfunktionen auslösen, wodurch die Ursachenzuschreibung erschwert wird. Für *Valproinsäure* sind sexuelle Nebenwirkungen in Fallberichten beschrieben worden, wobei das Risiko unter *Carbamazepin* und *Oxcarbamazepin* etwas höher zu sein scheint.

Auch *Lithium* ist mit sexuellen Dysfunktionen assoziiert. Die Prävalenzangaben für sexuelle Dysfunktionen unter Phasenprophylaktika sind insgesamt geringer als die bei Antidepressiva. Ein Vergleich der Häufigkeitsangaben ist aufgrund der unterschiedlichen Methoden schwierig.

9.5.5 Sexuelle Dysfunktion bei Substanzmissbrauch und Substitution

▶ **Alkohol.** Chronischer Alkoholmissbrauch ist mit sexuellen Dysfunktionen assoziiert, obwohl auch hier widersprüchliche Ergebnisse vorliegen. Dabei scheint sich der pathologische Alkoholkonsum nicht auf die Erektions- oder Orgasmusfähigkeit auszuwirken, sofern die Patienten keine alkoholbedingten somatischen (wie z. B. hepatische) Schädigungen aufweisen. Fahrner betont deswegen auch die Rolle psychologischer Faktoren für sexuelle Dysfunktionen. Zu bedenken ist hierbei die hohe Komorbidität zwischen Alkoholmissbrauch und psychiatrischen Erkrankungen, welche sexuelle Dysfunktionen auslösen können [6].

▶ **Drogen.** Heroinabhängige, die mit Methadon behandelt werden, leiden unter sexuellen Funktionsstörungen. So berichteten in einer Studie alle Patienten über mindestens eine sexuelle Dysfunktion, im Vordergrund stand eine Abnahme des sexuellen Interesses bzw. der emotionalen Erregbarkeit und Zufriedenheit mit dem Orgasmus.

▶ **Nikotin.** An dieser Stelle sei ebenfalls darauf hingewiesen, dass Zigarettenrauchen bzw. Nikotinabhängigkeit mit erektiler Dysfunktion assoziiert ist. Die hohe Raucherprävalenz von 35–54% bei psychiatrischen Patienten allgemein bzw. insbesondere bei schizophrenen Männern und der überdurchschnittlich hohe Zigarettenkonsum betroffener Personen werfen die Frage auf, inwieweit (langjähriges) Rauchen mitverantwortlich ist für erektile Funktionsstörungen bei psychiatrischen Patienten. Dieser Zusammenhang ist wissenschaftlich bisher nicht ausreichend untersucht [19].

9.5.6 Morbogene sexuelle Funktionsstörungen bei psychiatrischen Erkrankungen

▶ **Depression.** Auch durch psychische Störungen werden sexuelle Funktionsstörungen verursacht. Am häufigsten werden sie bei Depressionen beobachtet, was der hohen Prävalenz depressiver Störungen unter den psychischen Erkrankungen entspricht.

Die Häufigkeitsangaben schwanken zwischen 60 und 80% der depressiven Patienten. Die „Massachussetts Male Aging Study" zeigte eine hohe Korrelation zwischen Depression und erektiler Dysfunktion. Bei Patienten mit geringem sexuellen Interesse wurde eine erhöhte Lebenszeitprävalenz affektiver Störungen festgestellt, was als Hinweis auf eine gemeinsame Ätiologie von Depression und geringem sexuellen Interesse im Sinne von Abnormalitäten im Ablauf zentraler monoaminerger Prozesse gewertet wurde ([2], [19]).

▶ **Schizophrenie und andere Erkrankungen.** Auch bei anderen psychischen Erkrankungen treten gehäuft sexuelle Funktionsstörungen auf. Bei einem Vergleich von psychiatrischen Patienten mit Patienten anderer Diagnosegruppen beschrieb eine Untersuchung sexuelle Dysfunktionen bei 88,9% der Patienten mit der Diagnose einer Schizophrenie, bei 68% der Opiatabhängigen und bei 68% der „neurotischen Patienten". Kockott und Pfeiffer [9] stellten sexuelle Dysfunktionen bei 49% der Patienten mit der Diagnose einer Schizophrenie und bei 36,2% der Patienten mit der Diagnose einer affektiven Störung im Vergleich zu einer Kontrollgruppe dermatologischer Patienten fest.

Insbesondere bei den Schizophrenien wurden Auffälligkeiten bezüglich der sexuellen Aktivität festgestellt: So wurden bei schizophrenen Patienten weniger aktuelle oder frühere stabile sexuelle Beziehungen bzw. eine geringere Häufigkeit von Geschlechtsverkehr beschrieben als bei Patienten mit schizoaffektiven Störungen und bei schizoaffektiven Störungen weniger als bei bipolaren Störungen trotz des jüngeren Alters der schizophrenen Patienten. Ferner wurden bei Schizophrenien prämorbide Auffälligkeiten im Verhalten gegenüber dem anderen Geschlecht bzw. in der sexuellen Interaktion, die sich indirekt in auffällig hohen Anteilen von Ledigen zeigen, beschrieben.

9.6 Methodische Probleme

In der Literatur wurde wiederholt über eine Abhängigkeit der Ergebnisse von der *Befragungsmethode* berichtet. Unter psychiatrischen Patienten (amerikanischen Veteranen) fand eine Forschergruppe – in Abhängigkeit vom eingesetzten Fragebogen – bei 90 bzw. 77% der Patienten sexuelle Funktionsstörungen. Auch Montejo-González et al. [12] stellten bei der Untersuchung der Inzidenzen sexueller Funktionsstörungen unter psychiatrischen Patienten Unterschiede der Ergebnisse in Abhängigkeit von der Art der Befragung fest. Fragten sie mittels eines Fragebogens direkt nach sexuellen Funktionsstörungen, ergab sich eine Inzidenz von 79,8%. Von diesen Patienten berichteten dagegen nur 20,2% spontan über Auffälligkeiten, sodass bei 59,6% der Patienten ohne ein direktes Nachfragen keine Funktionsstörung festgestellt worden wäre.

Diese Ergebnisse lassen annehmen, dass Inzidenz und Prävalenz sexueller Funktionsstörungen in der Vergangenheit, aber auch in der Gegenwart unterschätzt wurden und werden. So wurde im Zeitraum zwischen 1985 und 1993 ein rapider Anstieg der in den Studien festgestellten Inzidenz der sexuellen Funktionsstörungen von 2,7 auf 75% festgestellt.

Zusammenfassend können die methodischen Probleme bisheriger Prävalenzstudien wie folgt charakterisiert werden:

- Es existieren nur wenige Daten zur Prävalenz sexueller Dysfunktionen in der Allgemeinbevölkerung.
- Sexuelle Dysfunktionen können von der psychiatrischen Erkrankung alleine verursacht werden.
- Einige Patienten schämen sich zuzugeben, unter sexuellen Störungen zu leiden.
- Einige Ärzte schämen sich, sexuelle Störungen zu erfragen.

9.7 Ätiologie, Pathogenese

Sexuelle Funktionsstörungen sind *multifaktoriell* bedingt. Zajecka et al. [21] geben einen Überblick über potenzielle Einflussfaktoren auf die sexuelle Reaktion (▸ Abb. 9.1).

Es existiert ein Überlappungsbereich organischer und psychogener Faktoren bei der Entstehung sexueller Funktionsstörungen. Die Dichotomie organische versus psychogene Verursachung ist eine Simplifizierung. Neben Geschlecht, Alter, organischen und psychischen Störungen, psychosozialen Faktoren (Stress, Partnerschaftskonflikt) haben Internistika (Antihypertensiva, Betablocker, Antihistaminika, Diuretika), Substanzmissbrauch (Alkohol, Nikotin, Drogen) bzw. Psychopharmaka (Antidepressiva, Neuroleptika, Lithium, Carbamazepin, Benzodiazepine) einen hemmenden Einfluss auf die sexuelle Funktion.

Hypothetische psychologische, lerntheoretische Störungsmodelle berücksichtigen im Rahmen der Entstehungsbedingungen *Ängste* (Versagensangst) bzw. aus psychoanalytischer Sicht angstauslösende Triebimpulse und deren Abwehr sowie (lerntheoretisch) die ***aufrechterhaltenden Faktoren des dysfunktionalen Verhaltens*** bzw. der sexuellen Funktionsstörungen [10] zur Eingrenzung von Organogenese versus Psychogenese [16].

9.7.1 Morbogene Störungen

▸ **Alter.** Mit dem Alter nimmt die Wahrscheinlichkeit einer organischen Genese sexueller Dysfunktionen zu. Die erektile Dysfunktion als die häufigste Sexualstörung beim Mann ist im höheren Alter mit den chronisch degenerativen Erkrankungen der Industrienationen assoziiert: Diabetes mellitus, kardiovaskuläre Erkrankungen und Hyperlipidämie [8]. Peripher kommt es hierbei zu vaskulären (Arteriosklerose bzw. Schwellkörperinsuffizienz) oder neurogenen Läsionen im kleinen Becken, wobei letztere Veränderungen auch durch Tumoroperationen oder Radiotherapie bedingt sein können. Zentral wird ein altersbedingter Abfall des Testosteronspiegels als bedingender Faktor angesehen.

9.7.2 Pharmakogene Störungen

In der Literatur finden sich verschiedene Hypothesen über das Entstehen sexueller Funktionsstörungen unter psychopharmakologischer Therapie [13]. Es wurden Hypothesen über *hormonelle Einflüsse* sowie über Einflüsse auf die *Neurotransmission* formuliert.

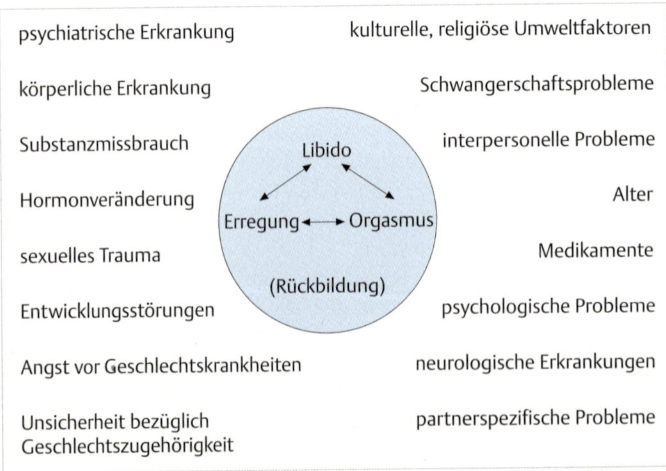

Abb. 9.1 Ursachen für sexuelle Dysfunktion (modifiziert nach [23]).

► **Prolaktinhypothese.** Die Prolaktinhypothese versucht das Auftreten sexueller Dysfunktionen unter der Behandlung mit *Neuroleptika* zu erklären. Psychopharmaka (z. B. Neuroleptika) führen durch einen Antagonismus an den tuberoinfundibulären D_2-Rezeptoren zu einer Enthemmung der Prolaktinsynthese im Hypophysenvorderlappen mit konsekutiver Hyperprolaktinämie. Diese Hyperprolaktinämie führt über eine Suppression der hypothalamischen Neurosekretion von Gonadotropin-Releasing-Hormon zu einer Hemmung der Freisetzung von luteinisierendem Hormon (LH) und follikelstimulierendem Hormon (FSH) im Hypophysenvorderlappen. Es kommt zu einem zentralen Hypogonadismus mit Östrogen- und Testosteronmangel, welcher zu Störungen sexueller und generativer Funktionen bei Mann und Frau führt [13].

Bei 35 % der antipsychotisch behandelten männlichen Patienten wurde eine Hyperprolaktinämie beschrieben. Diese hyperprolaktinämischen Patienten zeigten keinen Unterschied in der Häufigkeit sexueller Funktionsstörungen im Vergleich zu den normoprolaktinämischen Patienten. Eine Korrelation zwischen Prolaktin und sexuellen Dysfunktionen ließ sich bei den männlichen Patienten für die Gesamtgruppe sexueller Störungen nicht nachweisen. Wurde jedoch zwischen einzelnen Funktionsstörungen differenziert, so ergab sich eine negative Korrelation zwischen Prolaktin einerseits und erektiler Dysfunktion sowie Qualität des Orgasmus andererseits.

Unter den antipsychotisch behandelten Frauen waren 75 % hyperprolaktinämisch und es ergab sich eine negative Korrelation zwischen Prolaktin einerseits und Libido, Arousal sowie vaginaler Reaktion andererseits.

► **Dopamin-Neurotransmission.** Dopamin bewirkt eine Erhöhung der Stickstoffsynthese, die sowohl zentral als auch peripher einen steigernden Einfluss auf die sexuelle Reaktion hat, wie der therapeutische Einsatz von Apomorphin als zentral wirksames und von Sildenafil als peripher wirksames Therapeutikum bei sexuellen Dysfunktionen belegt. Unter der Behandlung mit *Dopaminantagonisten* wie den Neuroleptika ist daher eine Reduktion der Sexualfunktion zu erwarten.

► **Serotonin-Neurotransmission.** Ferner wird ein Einfluss der Serotonin-Neurotransmission vorwiegend auf die Appetenz und die Ejakulation angenommen. Serotonin (5-Hydroxytriptamin, 5-HT) wirkt eher inhibitorisch und beeinflusst vorwiegend die Ejakulation, wobei die Serotoninrezeptoren unterschiedliche Wirkungen haben: Die Aktivierung des 5-HT_{1A}-Rezeptors führt zu einer Beschleunigung der Ejakulation. So hat der 5-HT_{1A}-Agonist *Buspiron* einen protektiven Effekt auf die sexuelle Funktion.

Einer erhöhten serotonergen Aktivität durch SSRI-Agonismus am 5-$HT_{2(C)}$-Rezeptor (SSRI = selektive Serotoninwiederaufnahme-Hemmer) wird dagegen ein negativer Einfluss auf die Ejakulation zugeschrieben und auch die Aktivierung des 5-$HT_{2(A)}$-Rezeptors wird für sexuelle Funktionsstörungen verantwortlich gemacht. So kommt es unter SSRI oder Clomipramin häufiger zu Anorgasmie. Therapeutisch wird dieser inhibitorische Effekt durch SSRI bei der Ejaculatio praecox eingesetzt.

Die unterschiedliche Wirkung der Serotoninrezeptoren auf die sexuelle Funktion ist ferner eine Erklärung für die in der Literatur beschriebenen protektiven Wirkung von *Mirtazapin* und Nefazodon (in Deutschland nicht mehr auf dem Markt), da bei diesen Substanzen die serotonerge Wirkung am 5-HT_{1A}-Rezeptor mit einer Blockade der 5-HT_{2A}- und 5-HT_{2C}-Rezeptoren verbunden ist. Mirtazapin wirkt antidepressiv über eine Steigerung der noradrenergen und serotonergen Neurotransmission. Dabei bewirkt es eine vorwiegend indirekte Stimulation von 5-HT_{1A}-Rezeptoren bei gleichzeitiger Blockade von 5-HT_2-Rezeptoren und 5-HT_3-Rezeptoren.

Die serotonergen Einflüsse auf die sexuelle Funktion beruhen mehr auf Wirkungen auf das periphere als auf das zentrale Nervensystem, nämlich auf Wirkungen auf die Vasokonstriktion und Vasodilatation der Gefäßmuskulatur des Genitals sowie auf die periphere Innervation der Sexualorgane.

► **Noradrenalin-Neurotransmission.** Auch ein Einfluss der Noradrenalin-Neurotransmission auf die sexuelle Funktion ist belegt. Einer Erhöhung noradrenerger Aktivität über einen α_2-Rezeptorantagonismus durch *neuere Antidepressiva* (z. B. Mirtazapin) wird ein protektiver Effekt zugeschrieben. Die peripheren Sexualfunktionen werden durch parasympathische (cholinerge) Nervenfasern aus dem Sakralmark (S 2–S 4), die eine Erektion des Penis bewirken, und über sympathische (adrenerge) Nervenfasern aus dem thorakolumbalen Abschnitt des Rückenmarks (Th 10–L 4), die eine Erschlaffung des Penis bewirken, reguliert.

Die Erektion entsteht überwiegend durch parasympathisch-cholinerge Innervation, sodass anzunehmen ist, dass Psychopharmaka mit anticholinergem Potenzial – wie Neuroleptika und trizyklische Antidepressiva – einen ungünstigen Einfluss auf die Erektion haben. Die Detumeszenz des Penis wird über sympathisch-adrenerge Fasern gesteuert. Dies erklärt die Berichte über Priapismus (z. B. unter Thiotixen), der wahrscheinlich durch eine Blockade der für die Detumeszenz bedeutsamen sympathischen α_1-adrenergen Nervenfasern hervorgerufen wird.

Die Ejakulation wird unabhängig von der Erektion durch den Sympathikus gesteuert. Durch die Blockade peripherer Noradrenalinrezeptoren, z. B. unter trizyklischen Antidepressiva, kann es zu Störungen bei der koordinierten Kontraktion der glatten Muskulatur während des Spermatransports mit schmerzhaften Spasmen kommen.

► **Störung der postsynaptischen monoaminergen bzw. serotonergen Aktivität.** Sexuelle Funktionsstörungen treten gehäuft bei Depressionen, aber auch bei anderen psychischen Störungen auf. Eine mögliche, aber nicht gesicherte Erklärung für das Auftreten sexueller Funktionsstörungen bei Depressionen ist die Störung der postsynaptischen monoaminergen bzw. serotonergen Aktivität.

9

9.8 Diagnostik

Die klinische Diagnostik pharmakoinduzierter sexueller Funktionsstörungen ist aus mehreren Gründen schwierig. Zum einen beklagen Patienten selten spontan sexuelle Funktionsstörungen bei ihrem Arzt. Auch mangelt es derzeit an einem geeigneten diagnostischen Instrument, mit dem sich sexuelle Funktionsstörungen adäquat diagnostizieren und einschätzen lassen [2]. Die große Schwierigkeit für den Kliniker liegt zudem in der Komplexität der Symptomatik selbst, die die Berücksichtigung aller potenziellen Einflussfaktoren auf die sexuelle Reaktion erfordert.

Dennoch lassen sich sexuelle Funktionsstörungen in direkten Gesprächen zwischen Arzt und Patient oder durch die Verwendung spezifischer *Sexualitätsfragebögen* oder Fragebögen zur allgemeinen Lebensqualität erfassen.

Das wichtigste diagnostische Instrument ist dabei die Sexualanamnese. Längst nicht immer müssen dabei alle Details erhoben werden, aber in jeder ausführlicheren psychiatrischen Exploration sollte zumindest das Fenster aufgemacht werden für die Thematik potenzieller Sexualstörungen. So kann man sich im Gespräch nach der Zufriedenheit mit der Sexualität und möglichen Veränderungen erkundigen. Natürlich ist dabei zu respektieren, dass der Patient möglicherweise dieses Gesprächsangebot nicht oder nicht detailliert wahrnehmen möchte.

► **Sexualanamnese.** Eine ausführliche Sexualanamnese umfasst dann u. a. den Überweisungskontext und frühere Behandlungen, die Symptomatik in Ausprägung, Beginn und Dauer, den Verlauf, Auslösesituationen, den Leidensdruck des Patienten, die subjektive Krankheitstheorie, medizinische Begleitfaktoren wie relevante Vorerkrankungen, Pharmakotherapie, Suchtmittelkonsum, sexuelle Entwicklung, potenzielle Traumata, den Stellenwert der Sexualität, sexuelle Wünsche und Vorlieben, einen möglichen Kinderwunsch, Kontrazeption sowie die Veränderungsmotivation.

► **Fragebögen.** In der deutschsprachigen Literatur liegen bisher zur Erfassung der erektilen Dysfunktion als validierter Fragebogen der *„Kölner Erfassungsbogen der erektilen Dysfunktion"* von Braun et al. [3] und die deutsche Version des *„International Index of Erectile Function (IIEF)* [20]" vor. Positiv zu bewerten sind beim IIEF die gute Übereinstimmung zwischen den Skalen des IIEF und der Selbsteinschätzung der sexuellen Schwierigkeiten sowie eine gute Sensitivität für erektile Dysfunktionen. Bei der Verwendung des IIEF in der Psychiatrie ist einschränkend zu erwähnen, dass weder Medikamente noch psychische Erkrankungen erfragt werden [19]. Ein dem IIEF entsprechender Fragebogen für die Untersuchung der weiblichen Erregung existiert bisher nicht, obwohl mehrere neue Fragebögen im englischsprachigen Raum erschienen sind.

► **Algorithmus.** Im Rahmen der klinischen Routine eignet sich zur Diagnostik pharmakainduzierter sexueller Dysfunktionen der von Beier et al. [1] vorgeschlagene Algorithmus (► Abb. 9.2).

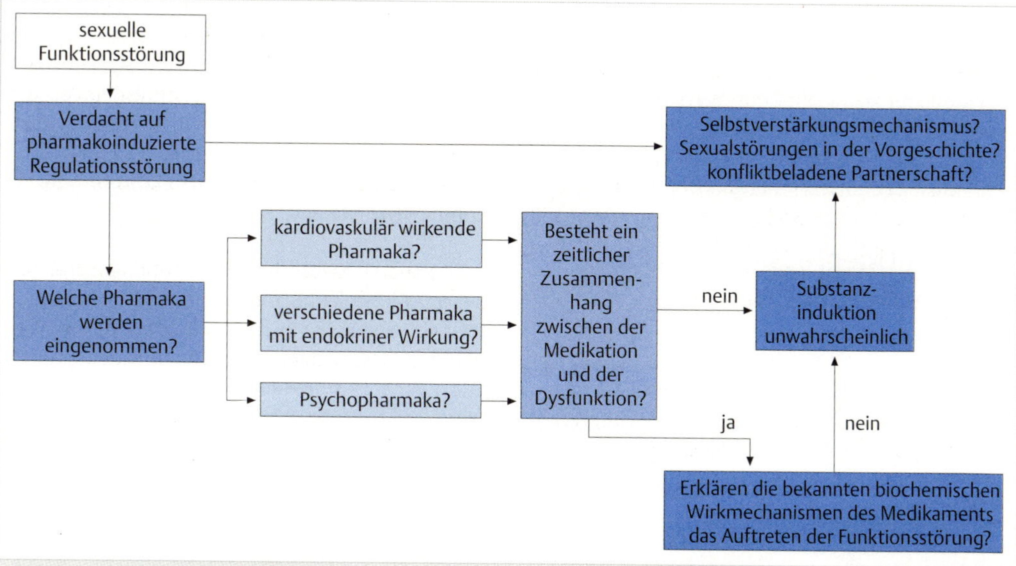

Abb. 9.2 Diagnostischer Algorithmus (modifiziert nach [1]).

9.9 Therapie

Bisherige Behandlungsvorschläge für sexuelle Funktionsstörungen beruhen hauptsächlich auf „Open-Label-Studien“, wissenschaftlichen Reviews oder klinischer Erfahrung. Der Mangel an plazebokontrollierten Studien macht es derzeit äußerst schwierig, dem Patienten eine evidenzgestützte Therapie anzubieten.

9.9.1 Neuroleptikainduzierte sexuelle Dysfunktionen

Insbesondere zu der Therapie neuroleptikainduzierter sexueller Dysfunktionen existieren sehr wenige Studien. So wurde z. B. der Phosphodiesterase(PDE)-5-Inhibitor *Sildenafil* erfolgreich eingesetzt in der Therapie erektiler Dysfunktion, die in der Behandlung mit Olanzapin und Risperidon aufgetreten war. In der einzigen plazebokontrollierten Studie konnten Gopalakrishnan et al. [7] zeigen, dass schizophrene Patienten, die sexuelle Funktionsstörungen im Zusammenhang mit ihrer neuroleptischen Behandlung zeigten, signifikant von Sildenafil im Vergleich zu Plazebo profitierten.

▸ **Empfehlungen.** Insgesamt lassen sich aufgrund der spärlichen Datenlage lediglich folgende *Empfehlungen* zur Behandlung neuroleptikainduzierter sexueller Dysfunktionen formulieren:

- Sicherung der Diagnose (handelt es sich wirklich um einen pharmakogenen Effekt?),
- Konsensfindung mit dem Patienten (Schweregrad und Attribuierung der Nebenwirkungen),
- Dosisanpassung,
- Medikamentenwechsel,
- Zusatzmedikation.

Dosisanpassung und *Medikamentenwechsel* sind mit einem eindeutigen Risiko für Symptomverschlechterung und Exazerbation verbunden und können nur nach sorgfältiger Abwägung und engmaschiger Kontrolle empfohlen werden. Die Gabe von *Antidoten* bei der antipsychotischen Therapie ist nicht ausreichend untersucht. Therapieversuche mit *Dopaminagonisten* mögen zwar in Einzelfällen hilfreich sein, die vorliegenden Studien zeigen jedoch kein einheitlich positives Ergebnis. Deswegen kann diese Behandlung nach derzeitigem Kenntnisstand nicht allgemein empfohlen werden. Bei Vorliegen von isolierten Erektionsstörungen ist die Behandlung mit Sildenafil trotz knapper (aber eindeutiger) Datenlage erfolgversprechend [19].

Die allgemeine Empfehlung, bei Vorliegen sexueller Dysfunktionen von prolaktinerhöhenden auf nicht prolaktinerhöhende Neuroleptika umzustellen, ist derartig pauschal nicht im Einklang mit der derzeitigen wissenschaftlichen Datenlage. Liegt eine klinisch relevante neuroleptikabedingte Hyperprolaktinämie vor (insbesondere mit reduzierten Sexualhormonen) ist beispielsweise eine Umstellung auf Quetiapin oder Olanzapin sinnvoll. Prolaktinerhöhung erklärt aber bei psychotischen Patienten nur etwa 25 % der Varianz der Auftretenswahrscheinlichkeit sexueller Dysfunktionen. Infolgedessen sind übertriebene Erwartungen an die Medikamentenumstellung verfehlt.

9.9.2 Antidepressivainduzierte sexuelle Dysfunktionen

Bei der Behandlung und Vermeidung antidepressivainduzierter sexueller Dysfunktionen gibt es grundsätzlich mehr Möglichkeiten. Es existieren zahlreiche Antidepressiva unterschiedlicher Stoffklassen mit unterschiedlichen Nebenwirkungsprofilen. Die Daten sind zwar nicht eindeutig, aber es zeichnet sich dennoch ein Konsens diesbezüglich ab, dass SSRI und stark serotoninagonistische Trizyklika mit einem besonders hohen Risiko für die Induktion sexueller Dysfunktionen verbunden sind.

Männliche Betroffene mit Erektionsstörungen profitieren laut Studienlage von einem „Add-on" mit einem Phosphodiesterasehemmer. In Deutschland sind zur Behandlung organisch bedingter Erektionsstörungen insgesamt 3 PDE-5-Inhibitoren zugelassen, neben Sildenafil, dessen Patentschutz im Juni 2013 ausgelaufen ist, auch Tadalafil sowie Vardenafil. In 3 Studien zeigte sich bei Patienten mit antidepressiver Therapie eine Verbesserung gegenüber Plazebo für Sildenafil und in einer Studie für Tadalafil [18].

In 3 Studien profitierten sowohl männliche wie weibliche Betroffene mit antidepressivainduzierten sexuellen Störungen von einer Zusatzgabe des Antidepressivums Bupropion in einer Dosis von 2-mal 150 mg täglich. Andere Studien mit nur 150 mg täglich zeigten allerdings keine statistisch signifikante Verbesserung. Andere Augmentationsstrategien erbrachten keine signifikanten positiven Effekte [18].

▸ **Umsetzen des Antidepressivums und „Drug-Holiday".** Eine im klinischen Alltag öfter durchgeführte Strategie bei psychopharmakainduzierten Nebenwirkungen ist das Umsetzen des Antidepressivums. Agomelatin, Buproprion, Moclobemid und Mirtazapin zeigten in einer Metaanalyse [15] keinen Unterschied gegenüber Plazebo hinsichtlich sexueller Störungen. Allerdings fehlen (bis auf eine Studie zum nicht mehr zugelassenen Nefazodon) hinsichtlich dieser Strategie randomisierte Studien. Ebenso fehlen Nachweise mithilfe randomisierter Studien für psychotherapeutische Interventionen oder für die Wirksamkeit des sog. „Drug-Holiday", einer Strategie, bei der tageweise mit dem Ziel der Spiegelreduktion das Antidepressivum weggelassen wird. Allerdings gibt es Hinweise auf eine Verschlechterung der depressiven Symptome im Falle von Antidepressivaumstellungen oder bei einem „Drug Holiday" [18].

▸ **Allgemeine Richtlinien.** Zusammenfassend werden in Anlehnung an Zajecka et al. ([21], [22], [23]) in einer Textbox die *allgemeinen Richtlinien* zur Vermeidung bzw. Behandlung antidepressivainduzierter sexueller Dysfunktionen formuliert.

Praxis

Allgemeine Richtlinien bei der Behandlung antidepressivainduzierter sexueller Funktionsstörungen
(modifiziert nach: [23])

- ausführliche Sexualanamnese (prämorbide oder morbogene sexuelle Dysfunktionen?)
- Auswahl eines Antidepressivums mit günstigem Nebenwirkungsprofil bei Therapiebeginn
- Warten auf potenzielle Adaption an Wirkstoff
- Reduzieren auf therapeutisch wirksame Minimaldosis
- Therapie mit pharmakologischen Antidoten
- Wechsel des Antidepressivums
- versuchsweise „Drug Holiday": Medikamentenstopp für 1–3 Tage
- Timing: Einnahme der verordneten Dosis nach sexueller Aktivität
- Phosphodiesterasehemmer
- Psycho- oder Paartherapie

Wie in der Textbox dargestellt, haben selbstverständlich – trotz unzureichender Datenlage – störungsspezifische psychotherapeutische Verfahren („Sexualtherapie") in der Behandlung sexueller Funktionsstörungen ihren Stellenwert bei psychiatrischen Erkrankungen und im Rahmen der Psychopharmakotherapie und haben sich auch im klinischen Alltag bewährt.

▸ **Alternative Strategien.** ▸ Tab. 9.1 gibt eine knappe Übersicht über Vor- und Nachteile *alternativer Strategien* bei durch SSRI-induzierten sexuellen Funktionsstörungen.

Tab. 9.1 Alternative Strategien zur Augmentation bei SSRI-induzierten sexuellen Dysfunktionen (modifiziert nach: [14])

Intervention	Klinische Erfahrung	Effektivität (%)		Ausmaß unerwünschter Effekte
		sex. Verlangen	sex. Dysfunktion	
Dosisreduktion	hoch	ca. 10–24	ca. 10–24	moderat bis hoch
Wechsel zu Nicht-SSRI	hoch	>50	>50	variabel
„Drug Holiday“	niedrig	ca. 10–24	ca. 10–24	hoch
kognitive Verhaltenstherapie	niedrig	?	?	niedrig

SSRI = selektive Serotoninwiederaufnahme-Hemmer

Zusatzinformation

Aufgrund mangelnder Daten werden Strategien wie *„Aufklären und Abwarten“* oder *„Timing“* nicht besprochen. Gerade diese beiden scheinbar „banalen“ Maßnahmen sind jedoch von erheblicher klinischer Bedeutung.

▸ **„Add-on-Therapy“ bei Epileptikern.** Es existieren Fallberichte über die Verbesserung der sexuellen Funktionsfähigkeit bei *Patienten mit Epilepsie* unter „Add-on-Therapy“ mit Lamotrigin zusätzlich zu einer bestehenden Therapie mit Valproat oder Carbamazepin. Kontrollierte Studien liegen nicht vor.

Zur Behandlung erektiler Dysfunktion bei *Heroinabhängigen* gibt es eine Fallstudie, in der sich die erektile Funktionsfähigkeit bei 4 (medikamentenfreien) Patienten durch Gabe von Sildenafil effektiv verbesserte. Andere Autoren behandelten eindeutig pharmakoinduzierte sexuelle Funktionsstörungen bei *methadonsubstituierten Patienten* mit Testosteronenantat und erreichten ebenfalls eine deutliche Minderung sexueller Dysfunktionen.

▸ **Erfolge bei Ejaculatio praecox.** Zuletzt soll neben den dargestellten negativen Begleiterscheinungen der Therapie mit Antidepressiva nicht unerwähnt bleiben, dass zumindest eine sexuelle Funktionsstörung durch SSRI gut behandelt werden kann. So respondiert die Funktionsstörung *Ejaculatio praecox* auf geringe Gaben von SSRI und auch bei chronischen Krankheitsverläufen ist der Einsatz von SSRI effektiv und sicher ([8], [19]). Seit 2009 ist zudem der selektive Serotoninwiederaufnahme-Hemmer Dapoxetin (Priligy) mit einer sehr kurzen Halbwertszeit als Bedarfsmedikation vor einer sexuellen Aktivität zur Behandlung des frühzeitigen Samenergusses zugelassen. Ebenso wie bei den PDE-5-Hemmern werden die Kosten für Dapoxetin als sog. „Life-Style-Medikamente“ nicht von den Krankenkassen getragen.

2016 könnten den Entwicklern zufolge 2 als „Viagra der Frau“ lancierte Medikamente gegen sexuelle Lustlosigkeit namens Lybrido bzw. Lybridos auf den Markt kommen, bei denen es sich um Kombinationen aus Sildenafil bzw. Buspiron mit Testosteron handelt.

9.9.3 Auswahlkriterien

Merke

Trotz bemerkenswerter Kasuistiken und Therapieerfolge in kleinen, in der Regel nicht plazebokontrollierten Studien bleibt festzuhalten, dass im Sinne der evidenzbasierten Medizin die Behandlung psychopharmakainduzierter sexueller Dysfunktionen derzeit nur sehr eingeschränkt möglich ist.

Erektile Dysfunktion ist mit Sildenafil und wahrscheinlich auch mit anderen PDE-Hemmstoffen relativ gut behandelbar. Bei weiblichen Betroffenen mit antidepressivabedingten sexuellen Störungen sowie anderen sexuellen Funktionsstörungen männlicher Betroffener wie Libidoverlust kann die Add-on-Gabe von Bupropion sinnvoll sein. Weitere Strategien bei Libidoverlust, Ejakulations- und Erregungsrückbildungsstörungen wie „Timing“, „Drug Holiday“ und Antidotbehandlung haben im klinischen Alltag ihre Daseinsberechtigung, bislang fehlen jedoch Wirksamkeitsnachweise. Zudem besteht die Gefahr der Verschlechterung psychiatrischer Symptome.

▸ **Psychotherapeutische Verfahren.** Spezifische psychotherapeutische Verfahren, z. B. Sexualtherapien in Paarkonstellation, haben sich im klinischen Alltag bewährt und gehen oft mit einer verbesserten Lebensqualität einher. Dennoch benötigen längst nicht alle sexuellen Funktionsstörungen in der psychiatrischen Praxis eine Sexualtherapie, wichtig ist eine gründliche Sexualanamnese und eine adäquate

Beratung des Betroffenen unter Einbeziehung von Medikation und psychiatrischer Erkrankung.

▸ **Prophylaxe.** Wichtig bleibt auch die *Prophylaxe* durch die Auswahl von Psychopharmaka, die von vornherein mit einem geringen Risiko für die Auslösung sexueller Funktionsstörungen behaftet sind. Selbstverständlich stellt die Wahrscheinlichkeit, sexuelle Dysfunktionen auszulösen, nur einen von mehreren wichtigen Gesichtspunkten für die Auswahl eines Psychopharmakons dar. Die bisherige verbreitete Nichtbeachtung dieses Auswahlkriteriums hat jedoch insbesondere in der Langzeittherapie erhebliche Konsequenzen für die Compliance, die Lebensqualität und den längerfristigen Therapieerfolg und geht mit enormen Folgeschäden einher [19].

Literatur

[1] Beier KM, Hartmann U, Bosinski HAG. Bedarfsanalyse zur sexualmedizinischen Versorgung. Sexuologie 2000; 7 (2): 63–95

[2] Berner MM. Sexual medicine in psychiatry, psychosomatics, and psychotherapy. Die Psychiatrie 2012; 9: 215–225

[3] Braun M, Klotz T, Reifenrath B et al. „KEED" – erster deutschsprachig validierter Fragebogen zur Erfassung der männlichen sexuellen Funktion. Aktuel Urol 1998; 29(6): 300–305

[4] Clayton AH. Recognition and assessment of sexual dysfunction associated with depression. J Clin Psychiatry 2001; 62 (Suppl. 3): 5–9

[5] Cohen S, Kühn KU, Bender S et al. Sexual impairment in psychiatric inpatients: focus on depression. Pharmacopsychiatry 2007; 40(2): 58–63

[6] Fahrner E. Sexual dysfunction in male alcohol addicts: Prevalence and treatment. Arch Sex Behav 1987; 16: 247–257

[7] Gopalakrishnan R, Jacob KS, Kuruvilla A et al. Sildenafil in the treatment of antipsychotic-induced erectile dysfunction: a randomized, double-blind, placebo-controlled, flexible-dose, two-way crossover trial. Am J Psychiatry 2006; 163 (3): 494–499

[8] Goldstein I. The mutually reinforcing triad of depressive symptoms, cardiovascular disease, and erectile dysfunction. Am J Cardiol 2000; 86: 41F–45F

[9] Kockott G, Pfeiffer W. Sexual disorders in nonacute psychiatric outpatients. Compr Psychiatry 1996; 37: 56–61

[10] Kockott G, Fahrner EM. Sexualstörungen des Mannes. Göttingen: Hogrefe; 2000: 2–8

[11] Krüger T, Winter L. Psychologische Grundlagen sexuellen Bindungsverhaltens beim Menschen. Blickpunkt der Mann 2009; 7(2): 28–33

[12] Montejo-González AL, Llorca G, Izquierdo JA et al. SSRI-induced sexual dysfunction: fluoxetine, paroxetine, sertraline, and fluvoxamine in a prospective, multicenter, and descriptive clinical study of 344 patients. J Sex Marital Ther 1997; 23: 176–194

[13] Naber D, Hrsg. Atypische Neuroleptika in der Behandlung schizophrener Patienten. 2. Aufl. Bremen: Uni-Med; 2002

[14] Perlis RH, Fava M, Nierenberg AA et al. Strategies for treatment of SSRI-associated sexual dysfunction: a survey of an academic psychopharmacology practice. Harv Rev Psychiatry 2002; 10: 109–114

[15] Serretti A, Chiesa A. Treatment-emergent sexual dysfunction related to antidepressants: a meta-analysis. Journal of Clinical Psychopharmacology 2009; 29: 259–266

[16] Sigusch V. Sexuelle Störungen und ihre Behandlung. 4. Aufl. Stuttgart: Thieme; 2007

[17] Stahl SM. The psychopharmacology of sex. Part 1: Neurotransmitters and the 3 phases of the human sexual response. J Clin Psychiatry 2001; 62: 80–81

[18] Taylor MJ, Rudkin L, Bullemor-Day P et al. Strategies for managing sexual dysfunction induced by antidepressant medication. Cochrane Database of Systematic Reviews 2013, Issue 5. Art. No.: CD003 382. DOI: 10.1002/14 651 858. CD003 382.pub3

[19] Westheide J, Cohen S, Bender S et al. Sexual dysfunction in psychiatric inpatients. The role of antipsychotic medication. Pharmacopsychiatry 2007; 40 (4): 140–145

[20] Wiltink J, Hauck EW, Phädayanon M et al. Validation of the German Version of the International Index of Erectile Function (IIEF) in patients with erectile dysfunction, Peyronie's disease and controls. Int J Impot Res 2003; 15(3): 192–197

[21] Zajecka J, Mitchell S, Fawcett J. Treatment-emergent changes in sexual function with selective serotonin reuptake inhibitors as measured with the Rush Sexual Inventory. Psychopharmacol Bull 1997; 33: 755–760

[22] Zajecka JM. Clinical issues in long-term treatment with antidepressants. J Clin Psychiatry 2000; 61 (Suppl. 2): 20–25

[23] Zajecka JM. Strategies for the treatment of antidepressant-related sexual dysfunction. J Clin Psychiatry 2001; 62: 35–43

Prüfungsfragen

1. Wie sind sexuelle Funktionsstörungen (nach Sigusch [16]) definiert?
2. Was ist die Ursache sexueller Dysfunktionen?
3. Welche Phasen des sexuellen Reaktionszyklus gibt es?
4. Was wird unter Dyspareunie verstanden?
5. Unter welchen Antidepressiva sind sexuelle Funktionsstörungen besonders häufig?
6. Unter welchen Antidepressiva sind sexuelle Funktionsstörungen eher selten?
7. Bei welcher psychiatrischen Erkrankung werden am häufigsten sexuelle Funktionsstörungen beobachtet?
8. Nennen Sie die wichtigsten Hypothesen über hormonelle Einflüsse sowie über Einflüsse der Neurotransmission auf die Genese sexueller Funktionsstörungen.
9. Welche Empfehlungen zur Behandlung neuroleptikainduzierter sexueller Funktionsstörungen gibt es?

10 Persönlichkeits- und Verhaltensstörungen (ICD-10: F60–F69 außer F64, F65)

Sabine C. Herpertz und Henning Saß

10.1 Definition, Klassifikation

Definition

Persönlichkeit
Mit Persönlichkeit ist die Summe aller psychischen Eigenschaften und Verhaltensbereitschaften gemeint, die dem Einzelnen seine unverwechselbare Individualität verleihen.

Persönlichkeitsstörung
Eine Persönlichkeitsstörung liegt dann vor, wenn Persönlichkeitszüge starr und wenig angepasst sind und zu persönlichem Leiden und/oder einer deutlichen Funktionsbeeinträchtigung führen. Letztere kann sich im Selbstfunktionsniveau (i. e. Identität und Selbstlenkungsfähigkeit) und/oder im interaktionellen Funktionsniveau (i. e. Fähigkeit zur Empathie und zum Aufbau naher Beziehungen) darstellen, wie es für die Forschungssektion des DSM-5 empfohlen wurde.

10.1.1 Klassifikation

► **Diagnostische Leitlinien nach ICD-10.** Persönlichkeitsstörungen sind nicht direkt auf Hirnschädigungen oder -krankheiten oder auf eine andere psychiatrische Störung zurückzuführen und erfüllen die folgenden Kriterien:
1. Es zeigt sich eine deutliche Unausgeglichenheit in den Einstellungen und im Verhalten in mehreren Funktionsbereichen wie Affektivität, Antrieb, Impulskontrolle, Wahrnehmen und Denken sowie in den Beziehungen zu anderen.
2. Das abnorme Verhaltensmuster besteht andauernd und ist nicht auf Episoden psychischer Krankheiten begrenzt.
3. Das abnorme Verhaltensmuster ist tief greifend und in vielen persönlichen und sozialen Situationen eindeutig unpassend.
4. Die Störungen beginnen in der Kindheit oder Jugend und manifestieren sich auf Dauer im Erwachsenenalter.
5. Die Störung führt zu deutlichem subjektiven Leiden, manchmal erst im späteren Verlauf.
6. Die Störung ist meistens mit deutlichen Einschränkungen der beruflichen und sozialen Leistungsfähigkeit verbunden.

► **Abgrenzung von organischen Erkrankungen.** Hier dürfen insbesondere *organische Wesensänderungen* bzw. *Persönlichkeitsveränderungen* (z. B. Vergröberung und Verflachung der Persönlichkeit mit emotionaler Labilität, Dysphorie, Reizbarkeit oder aggressiven Ausbrüchen) nicht übersehen werden, wie sie nach Hirnschädigungen ganz unterschiedlicher Genese auftreten können. Hierzu gehören insbesondere:
- Frontalhirnsyndrome im Rahmen degenerativer Prozesse (z. B. Morbus Pick, posttraumatische oder postenzephalitische Verfassungen),
- perinatale Hirnschädigungen,
- jahrelanger, schwerer Alkohol- und Cannabisgebrauch.

► **Abgrenzung von affektiven und schizophrenen Psychosen.** Bei einigen Persönlichkeitsstörungen können *episodische Verstimmungen* und *quasipsychotische Symptome* mit vorübergehenden Störungen der Realitätskontrolle vorkommen. Irreversible schizophrene Persönlichkeitswandlungen bzw. Strukturverformungen werden aber nur selten Anlass zu diagnostischen Problemen geben, da das schizophren Eigentümliche, Unzugängliche und Uneinfühlbare kennzeichnend bleibt [23].

► **Klassifikation nach ICD-10.** Die Klassifikation der Persönlichkeits- und Verhaltensstörungen nach ICD-10 ist ► Tab. 10.1 zu entnehmen. Die Konzentration liegt auf den spezifischen Persönlichkeitsstörungen (F60.0–F60.7) sowie den abnormen Gewohnheiten und Störungen der Impulskontrolle (F63.0–F63.3). Die Kategorien F64–F66 werden in Kap. 12 und Kap. 13 näher erläutert.

Tab. 10.1 Klassifikation der Persönlichkeits- und Verhaltensstörungen nach ICD-10.

Kennziffer	Untergruppen	
F60	**spezifische Persönlichkeitsstörungen**	
	F60.0	paranoide Persönlichkeitsstörung
	F60.1	schizoide Persönlichkeitsstörung
	F60.2	dissoziale Persönlichkeitsstörung
	F60.3	emotional instabile Persönlichkeitsstörung
		.30 impulsiver Typ
		.31 Borderline-Typ
	F60.4	histrionische Persönlichkeitsstörung
	F60.5	anankastische (zwanghafte)
	F60.6	ängstliche (vermeidende) Persönlichkeitsstörung
	P60.7	abhängige (asthenische) Persönlichkeitsstörung
	F60.8	sonstige spezifische Persönlichkeitsstörungen
	F60.9	nicht näher bezeichnete Persönlichkeitsstörung
F61	**kombinierte und andere Persönlichkeitsstörungen**	
F62	**andauernde Persönlichkeitsänderungen, nicht Folge einer Schädigung oder Krankheit des Gehirns**	
F63	**abnorme Gewohnheiten und Störungen der Impulskontrolle**	
	F63.0	pathologisches Spielen
	F63.1	pathologische Brandstiftung (Pyromanie)
	F63.2	pathologisches Stehlen (Kleptomanie)
	F63.3	Trichotillomanie
	F63.8	sonstige abnorme Gewohnheiten und Störungen der Impulskontrolle
	F63.9	nicht näher bezeichnete abnorme Gewohnheit und Störung der Impulskontrolle
F64	**Störungen der Geschlechtsidentität**	
F65	**Störungen der Sexualpräferenz**	
F66	**psychische und Verhaltensstörungen in Verbindung mit der sexuellen Entwicklung und Orientierung**	
F68	**andere Persönlichkeits- und Verhaltensstörungen**	
F69	**nicht näher bezeichnete Persönlichkeits- und Verhaltensstörung**	

10.2 Epidemiologie

10.2.1 Spezifische Persönlichkeitsstörungen (F60)

Die einzige in Deutschland durchgeführte epidemiologische Studie weist auf eine Prävalenz von 9,4 % hin [19]. Eine groß angelegte internationale Studie der WHO [18] erbrachte bei 39,5 % der untersuchten psychiatrischen Patienten die Diagnose einer Persönlichkeitsstörung mit deutlich unterschiedlichen Häufigkeiten in den verschiedenen Subtypen (▸ Tab. 10.2).

Die Geschlechterverteilung ist sowohl für die Gesamtheit der Persönlichkeitsstörungsdiagnosen gleich als auch für die allermeisten spezifischen Persönlichkeitsstörungskategorien. Eine Ausnahme bildet die *dissoziale Persönlichkeitsstörung*, die

Tab. 10.2 Prävalenzdaten einer WHO-Untersuchung (1988–1990) an 716 psychiatrischen (stationär und ambulant behandelten) Patienten für die einzelnen Formen der Persönlichkeitsstörungen (Mehrfachdiagnosen sind möglich).

Art der Störung	Prävalenz (%)
paranoid	2,4
schizoid	1,8
dissoziale	3,2
emotional instabile, impulsiver Typ	4,5
emotional instabile, Borderline-Typ	14,9
histrionische	4,3
anankastische	3,6
ängstliche (vermeidende)	15,2
abhängige	4,6
sonstige	6,8
irgendeine Persönlichkeitsstörung	39,5

sich häufiger beim männlichen Geschlecht findet. Im klinischen Alltag allerdings gibt es Unterschiede im Hilfesuchverhalten, sodass hier die emotional instabile Persönlichkeitsstörung deutlich häufiger bei Frauen als bei Männern vorkommt. Schließlich findet sich ein geschlechtsbezogenes diagnostisches Bias bei Klinikern, wie in empirischen Untersuchungen gezeigt werden konnte.

10.2.2 Abnorme Gewohnheiten und Störungen der Impulskontrolle (F63)

Die Prävalenzraten der einzelnen Störungen der Impulskontrolle liegen zwischen zirka 1 % (Trichotillomanie) und 5 % (pathologisches Spielen).

Die Geschlechterverteilung ist für die Gesamtheit der Impulskontrollstörungen gleich; pathologisches Stehlen und Trichotillomanie finden sich jedoch häufiger bei Frauen, pathologisches Spielen und pathologische Brandstiftung dagegen häufiger bei Männern.

Pathologisches Stehlen und pathologisches Spielen treten häufiger auf als pathologische Brandstiftung und Trichotillomanie.

10.3 Ätiologie, Krankheitsmodelle

10.3.1 Spezifische Persönlichkeitsstörungen (F60)

Die ätiologische Betrachtung der Persönlichkeitsstörungen konzentriert sich heute auf eine multifaktorielle, biopsychosoziale Betrachtungsweise, die angesichts neuerer Erkenntnisse zur neuronalen Plastizität des menschlichen Gehirns und zu epigenetischen Faktoren auch die engen Wechselbeziehungen zwischen biologischen und biografischen Faktoren einbezieht.

Genetische Faktoren

Störungsübergreifend kann anhand von Familien- und Zwillingsstudien davon ausgegangen werden, dass zwischen 40 und 50 % der Varianz durch genetische Faktoren erklärbar ist, die allerdings eher bestimmte Persönlichkeitsmerkmale als spezifische Persönlichkeitsstörungskategorien mitgestalten. Bis heute sind noch keine nennenswerten Häufungen von genetischen Polymorphismen bei spezifischen Persönlichkeitsstörungen berichtet worden.

Neurobiologische Faktoren

Die neurobiologische Forschung auf dem Gebiet der Persönlichkeitsstörungen hat v. a. interessante Erkenntnisse aus der strukturellen und funktionellen Bildgebung ableiten können. Dabei standen die *emotional instabile Persönlichkeitsstörung* und die *dissoziale Persönlichkeitsstörung* im Zentrum der Forschung.

▸ **Emotional instabile Persönlichkeitsstörung.** So kann heute eine präfrontolimbische Dysfunktion als bedeutsames neuronales Korrelat der Affektdysregulation bei der emotional instabilen Persönlichkeitsstörung angesehen werden [13]. Bereits bei volumetrischen Messungen zeigten sich Verkleinerungen des Hippocampus und der Amygdala sowie eine Vergrößerung des Hypothalamus [21]. Bei Aufgaben der emotionalen Verarbeitung zeigt sich recht stabil eine amygdalare Hyperreagibilität bei verminderten Aktivierungen im anterioren Cingulum sowie im orbitofrontalen Kortex sowie eine verminderte funktionelle Konnektivität in diesem Netzwerk ([11], [12]).

Vor dem Hintergrund der klinischen Beobachtung, dass Patienten mit Borderline-Persönlichkeitsstörung (BPS) Selbstverletzungen zur Regulation quälender Affekte nutzen, sind experimentelle Befunde von Interesse, die eine verstärkte amygdalare Deaktivierung während der Verabreichung von Wärme- bzw. Hitzereizen zeigen [24]. Beeinträchtigungen in sozial-kognitiven Funktionen – wie die verminderte Übernahme der Perspektive anderer, häufig auch als defizitäre kognitive Empathie beschrieben – gehen mit verminderter Aktivität im superioren temporalen Gyrus/Sulcus einher und die erhöhte Berührbarkeit durch die Emotionen anderer mit Überaktivität in Arealen, die dem Spiegelneuronensystem zugeordnet werden [24]. Letztere Befunde legen starke Imitationseffekte in der sozialen Interaktion nahe.

▸ **Dissoziale Persönlichkeitsstörung.** Bei der dissozialen Persönlichkeitsstörung mit psychopathischen Merkmalen zeigt eine Metaanalyse eine robuste Assoziation zwischen antisozialem Verhalten und Beeinträchtigungen in der Erkennung ängstlicher Gesichtsausdrücke [20]. Neben einer verminderten Startle-Reaktion zeigen betroffene Per-

10

sonen eine verminderte Amygdalaaktivität sowie eine abnorme amygdalar-orbitofrontale Konnektivität [24]. Hinsichtlich sozial-kognitiver Funktionen zeichnet sich die Gruppe der Psychopathen durch eine unbeeinträchtigte kognitive Empathie bei allerdings mangelnder emotionaler Empathie aus. Bestimmte biologische Marker sind eher spezifisch für bestimmte Persönlichkeitsdimensionen, kaum aber für einzelne Persönlichkeitsstörungstypen; so geht die kognitive Desorganisation mit Störungen im dopaminergen Transmittersystem und die Impulsivität bzw. gestörte Aggressionskontrolle mit verminderter Aktivität des serotonergen Transmittersystems einher [25].

Neben funktionellen und strukturellen Hirnauffälligkeiten sind hormonelle Normabweichungen von Bedeutung, die sich v. a. auf die Hypothalamus-Hypophysen-Nebenniere-Achse, nach neueren Befunden auch auf das Oxytocin- und wahrscheinlich auch das Vasopressinsystem beziehen.

Hirnschädigung

Neuropsychologische und neurophysiologische Untersuchungen deuten darauf hin, dass sich bei Personen mit Persönlichkeitsstörungen häufiger als bei Normalpersonen Hinweise auf diffuse oder umschriebene Hirnschädigungen (z. B. im Bereich des Frontalhirns) finden. Erste entsprechende Anzeichen können kindliche hyperkinetische Störungen und Verhaltensstörungen sein, die insbesondere bei solchen Kindern beobachtet werden, die im Erwachsenenalter eine Borderline- oder antisoziale Persönlichkeitsstörung zeigen.

Psychosoziale Faktoren

Psychologische und soziale Faktoren haben Einfluss darauf, ob eine biologische Disposition zu einer manifesten Persönlichkeitsstörung führt. Sie können nicht nur Risikofaktoren sein, sondern auch Schutzfunktion tragen. Als *Risikofaktoren* gelten Heimaufenthalt, Trennungserlebnisse, familiäre Aggressivität, körperliche Misshandlungen, sexueller Missbrauch, emotionale Vernachlässigung und psychische Erkrankungen der Eltern. Als *protektive Faktoren* gelten z. B. Qualität der elterlichen Zuwendung, Fürsorglichkeit und Verlässlichkeit, Ermutigung zu Autonomie und Loslösung sowie unterstützende Personen außerhalb der Primärfamilie.

Psychodynamische Theorien

Die Persönlichkeitsstruktur bildet sich in der frühen Lebensgeschichte in der Auseinandersetzung mit sich und wichtigen Bezugspersonen und setzt sich aus Selbstwahrnehmung, Selbststeuerung, Abwehr, Objektwahrnehmung, Kommunikation und Bindungsfähigkeit zusammen. Grundmotive der Biografie, die zur Entwicklung einer gesunden Persönlichkeit beitragen, sind befriedigende intime Beziehungen und eine stabile, überwiegend positive Selbstidentität. Ich-strukturelle Störungen basieren auf Entwicklungsdefiziten.

Kognitives Störungsmodell

Persönlichkeitsstörungen werden als komplexe Störungen des zwischenmenschlichen Beziehungsverhaltens aufgefasst, die auf eine lebenslange Wechselwirkung zwischen biologisch vorgegebenen Organismusvariablen und den die spezifische Lerngeschichte beeinflussenden Umgebungsvariablen zurückgehen. Maladaptive Verhaltensmuster dienten ursprünglich dazu, das Individuum vor selbstwertschädigenden Erfahrungen zu schützen.

Das kognitive Störungsmodell der Persönlichkeitsstörungen geht von besonders früh gelernten, stabilen und unflexiblen Verhaltensmustern bei Menschen mit Persönlichkeitsstörungen aus, die Ausdruck besonders extremer und starrer dysfunktioneller Schemata und interpersoneller Strategien sind, die kontinuierliche Verzerrungen in der alltäglichen Informationsverarbeitung und hier v. a. der sozialen Kommunikation mit sich bringen.

10.3.2 Abnorme Gewohnheiten und Störungen der Impulskontrolle (F63)

Biopsychosoziale Faktoren

Die ätiologische Betrachtung der Impulskontrollstörungen konzentriert sich ebenfalls (s. Kap. 10.3.1) auf eine multifaktorielle, biopsychosoziale Betrachtungsweise.

Als *biologische Risikofaktoren* gelten zentrale serotonerge Dysfunktionen und orbitofrontale Hirnläsionen. Als *biografische Risikofaktoren* gelten fortgesetzte Traumatisierungserfahrungen sowie ein familiärer Erziehungs- und Interaktionsstil, bei dem Kontroll- und Hemmungsmechanismen unzureichend vermittelt werden und die Interaktion durch Desorganisation, Invalidierung, Feindseligkeit und Gewalt geprägt ist. *Soziale Risikofaktoren* können kulturelle oder sozialökonomische Einflüsse sein.

Theorien zu den Störungsbildern

Bei allen Störungen unter F63 besteht ein Zusammenhang zwischen Affektdysregulation und Impulshandlungen. In der Regel tritt bei den Betroffenen ein durch Stressoren herbeigeführter negativer Affekt auf, der in einem Spannungszustand mündet. Je nach Störung erfolgt eine Impulshandlung, durch die Entspannung erreicht wird. Langfristig wirken sich die selbst- oder fremdschädigenden Handlungen negativ aus und können ihrerseits zu Stressoren werden, die den beschriebenen Kreislauf in Gang setzen.

▸ **Pathologisches Spielen.** Als Auslöser und zugleich aufrechterhaltende Bedingung des *pathologischen Spielens* werden psychosoziale Stressoren angenommen. Das Spielen fungiert als Ablenkung von bzw. Flucht vor Problemen, es verschafft kurzfristige Erleichterung, während die finanziellen und sozialen Folgen des Spielens im Sinne eines „Teufelskreis-Modells“ erneut zum Spielen veranlassen.

▸ **Pyromanie.** Annahmen zur Ätiologie der *Pyromanie* beziehen sich auf belastende Konflikte, mangelnde Aufmerksamkeit und Unterstützung innerhalb der Familie.

▸ **Kleptomanie.** Bei Personen mit *Kleptomanie* sind frühe traumatische Erfahrungen (Inzest/Gewalterfahrungen) bekannt. Im Vorfeld der konkreten Diebeshandlung werden häufig ängstlich-depressive Verstimmungen berichtet, die durch die mit der Tat einhergehende Entspannung abgebaut werden (negative Verstärkung).

▸ **Trichotillomanie.** Die Einordnung bei den Impulskontrollstörungen ist inzwischen umstritten. Wegen der deutlichen Reduktion aversiver und unbestimmter Affekte durch das Haareausreißen werden heute eher Parallelen zur Ätiologie der Zwangsstörung gesehen.

10.4 Verlauf

10.4.1 Spezifische Persönlichkeitsstörungen (F60)

Der Erkrankungsbeginn liegt meist im frühen Erwachsenenalter und entsprechende Diagnosen können ab der mittleren Adoleszenz vergeben werden. Nach der aktuellen Definition sind Persönlichkeitsstörungen stabil und überdauernd über den Lebenszyklus. Langzeitstudien über 10 Jahre allerdings zeigen, dass zum Zeitpunkt der Zehnjahreskatamnese bei ca. 90 % der Fälle die Kriterien einer Persönlichkeitsstörung nicht mehr erfüllt sind und bereits nach 2 Jahren fast die Hälfte Remissionskriterien erfüllen [9]. Von daher ist die Annahme hoher Stabilität von Persönlichkeitsstörungen infrage zu stellen, während Persönlichkeitsmerkmale und übergeordnete Persönlichkeitsdimensionen (wie z. B. Introversion/Extroversion, emotionale Labilität, Disinhibition versus Zwanghaftigkeit) eine höhere Stabilität zeigen.

Allerdings zeigen trotz Remission (und auch wenigen Rückfällen) Funktionsbeeinträchtigungen, v. a. im sozialen Bereich, bei Menschen mit Persönlichkeitsstörungen deutlich höhere Stabilität. So erreichten Menschen mit emotional instabiler Persönlichkeitsstörung nach 10 Jahren nur in knapp über 20 % der Fälle, solche mit ängstlich-vermeidender oder zwanghafter Persönlichkeitsstörung in knapp 50 % der Fälle ein gutes Funktionsniveau.

Die klinische Erfahrung zeigt, dass sich einige Persönlichkeitsmerkmale mit zunehmendem Alter und nachlassender Vitalität abschwächen (wie dissoziales Verhalten, autodestruktive Handlungen, Impulsivität) und andere Merkmale sich eher zuspitzen (wie Eigensinn und Rigidität).

Der Ausprägungsgrad der Verhaltensauffälligkeiten hängt auch von den situativen Bedingtheiten und Ansprüchen des jeweiligen Lebensabschnitts ab. Das *Suizidrisiko* ist gegenüber der Allgemeinbevölkerung 3-fach erhöht und liegt am höchsten bei der narzisstischen Persönlichkeitsstörung.

▸ **Prognose.** Zwischen den verschiedenen Persönlichkeitsstörungstypen gibt es Unterschiede in der Prognose, die von folgenden Faktoren abhängen:

- Schweregrad der psychischen und sozialen Funktionseinschränkungen,
- Form und Schweregrad der Persönlichkeitsstörung,
- psychostruktureller Reifegrad,

- prognostisch günstige Persönlichkeitsmerkmale: Motivation, Vertrauen und Internalisierung,
- prognostisch ungünstige Merkmale: Komorbidität mit anderen psychischen Erkrankungen (insbesondere Suchterkrankungen und affektiven Störungen) sowie Vorgeschichte von sexuellem Missbrauch und elterlicher Gewalt,
- günstige Prognosekriterien sind hohe Intelligenz, hohes Bildungsniveau und gutes soziales Unterstützungssystem.

10.4.2 Abnorme Gewohnheiten und Störungen der Impulskontrolle (F63)

Pathologisches Stehlen, pathologische Brandstiftung und Trichotillomanie beginnen oft bereits in der Kindheit, das pathologische Spielen gewöhnlich in der Adoleszenz.

Der Verlauf der Impulskontrollstörungen ist in der Regel phasenweise zu- und abnehmend, was im Zusammenhang mit Zeitabschnitten hoher bzw. niedriger Anspannung steht. Allgemein ist zu beobachten, dass die Impulskontrollstörungen mit zunehmender Erkrankungsdauer stabiler und zur Gewohnheit werden; somit besitzen sie eine hohe Tendenz zur *Chronifizierung.*

10.5 Therapie

10.5.1 Spezifische Persönlichkeitsstörungen (F60)

Für die Behandlung der Persönlichkeitsstörungen ist in erster Linie ein psychotherapeutisches, manchmal auch begleitend ein psychopharmakologisches Vorgehen indiziert.

Psychotherapie

Bei der Psychotherapie von Persönlichkeitsstörungen hängt die Wahl des therapeutischen Vorgehens von der speziellen Form der Persönlichkeitsstörung ([2], [6], [4]) und auch vom Schweregrad sowie von eventuell begleitenden psychischen Erkrankungen ab. ▶ Abb. 10.1 stellt die beiden allgemeinen Therapiezweige und deren Inhalte dar.

Es können verschiedene psychotherapeutische Maßnahmen eingesetzt werden ([12], [27]):
- kognitiv-verhaltenstherapeutische Methoden,
- tiefenpsychologische Behandlungssettings,
- störungsorientierte Behandlungsmethoden mit Behandlungsmodulen für spezifische Problembereiche einer Persönlichkeit,
- Soziotherapie,
- Paar- oder Familiengespräche.

Ein wichtiges Element jeder Therapie ist es, dass sich die störungsbedingten Verhaltens- und Interaktionsauffälligkeiten auch in der Beziehung zwischen Patient und Therapeut niederschlagen, sodass ein wesentlicher Behandlungsschritt darin besteht, dem Patienten unmittelbar in der thera-

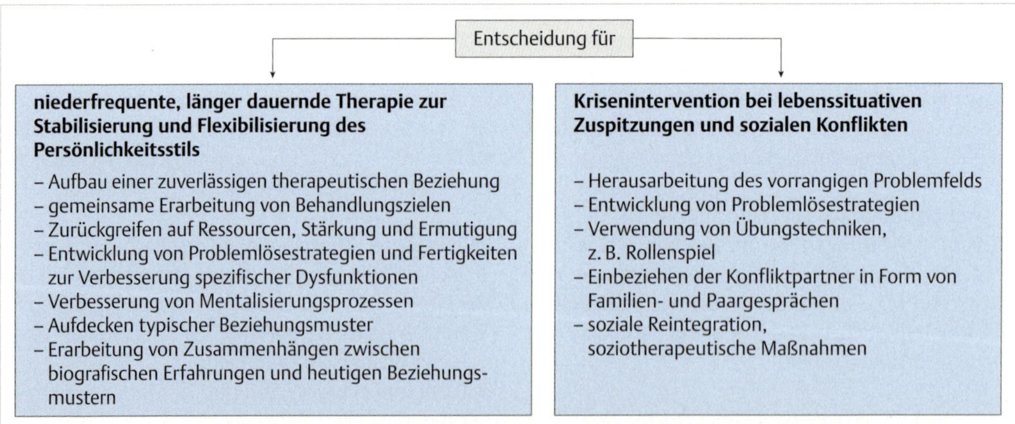

Abb. 10.1 Entscheidungsmodell (Therapiezweige) für die Psychotherapie von Persönlichkeitsstörungen.

peutischen Interaktion neue Selbsterfahrungen und Veränderungsmöglichkeiten zu eröffnen [12]. Einer der wichtigsten Prädiktoren für eine erfolgreiche Psychotherapie bei Patienten mit Persönlichkeitsstörungen ist die Qualität der therapeutischen Beziehung im Patientenurteil sowie ein Balancehalten zwischen Autonomie und Kontrolle [1]. Fernerhin ist die therapeutische Beziehung in Übereinstimmung mit wesentlichen Beziehungsmotiven des Patienten zu gestalten.

Medikamentöse Therapie

Die medikamentöse Therapie von Persönlichkeitsstörungen (▶ Tab. 10.3; vgl. auch [11], [14]) erfolgt in der Regel in Kombination mit Psychotherapie oder zu deren Unterstützung sowie zur Krisenintervention (v. a. bei Suizidgefährdung).

Aufgabe ist die Modifikation umschriebener Reaktionsbereitschaften. Zielsymptome bzw. -syndrome sind dabei:

- Merkmale der Persönlichkeitsstörung (z. B. Stimmungsschwankungen, Ängstlichkeit, Impulsivität),
- Komplikationen der Persönlichkeitsstörung (z. B. Suizidalität, Fremdaggressivität, mangelnde soziale Funktionsfähigkeit),
- assoziierte Achse-I-Störungen (z. B. depressive Syndrome, Zwangssymptome, Essstörungen).

Bei der Pharmakotherapie bestehen folgende Gefahren:

- mangelnde Compliance bei der Medikamenteneinnahme,
- autoaggressives Verhalten,
- Suchtentwicklung (Benzodiazepine sind über einen längeren Zeitraum nicht indiziert),
- externe Kontrollüberzeugung bzw. Fehlattribuierung auf alleinige Wirkung der Psychopharmaka bei Therapieerfolgen.

10.5.2 Abnorme Gewohnheiten und Störungen der Impulskontrolle (F63)

Über die Behandlung der Impulskontrollstörungen (s. Textbox „Allgemeine Behandlungsprinzipien") liegen nur wenige kontrollierte Therapiestudien vor. Die empfohlenen Therapien sind:

- Verhaltenstherapie,
- psychoanalytisch orientierte Verfahren,
- Nachbetreuung in Selbsthilfegruppen (bedingt),
- Psychopharmakotherapie (bedingt).

Praxis

Allgemeine Behandlungsprinzipien bei Impulskontrollstörungen

- Aufklärung, Zielanalyse, Motivationsklärung
- Anleitung zur Selbstbeobachtung, Protokollierung von auslösenden Situationen, begleitenden Emotionen und Kognitionen
- Erlernen von Verhaltensalternativen
- Klärung und Bearbeitung der Hintergrundproblematik
- Training zur Verbesserung des Problemlöseverhaltens und der sozialen Kompetenz

Tab. 10.3 Medikamentöse Behandlungsmöglichkeiten bei spezifischen Symptomen von Persönlichkeitsstörungen.

Stoffgruppe	Kognitive Störungen, psychotische Episoden	Ängstlich-depressive Verstimmungen, soziale Angst	Depressiv dysphorische Verstimmungen, Stimmungswechsel	Impulsives Verhalten, Auto-, Fremdaggressivität
SSRI	n.i.	Fluvoxamin, Fluoxetin, Sertralin, Paroxetin, Escitalopram, Venlafaxin	n.i.	n.i.
atypische Neuroleptika	Olanzapin und andere	n.i.	Olanzapin, Aripiprazol	Aripiprazol
Stimmungsstabilisatoren	n.i.	n.i.	Valproat, Topiramat Lamotrigin	Valproat, Topiramat, Lamotrigin
	EI, PD	ÄV, AB, EI	EI, HI	EI, DS

Persönlichkeitsstörungen: ÄV = ängstliche; AB = abhängige; DS = dissoziale; EI = emotional instabile; HI = histrionische; PD = paranoide
n.i. = nicht indiziert; SSRI = selektive Serotoninwiederaufnahme-Hemmer

10.6 Klinisches Bild

Die einzelnen Erscheinungsbilder werden einschließlich der Merkmalskataloge entsprechend der ICD-10-Klassifikation dargestellt. Für die Diagnose der meisten Untergruppen müssen mindestens 3 der jeweils genannten Eigenschaften oder Verhaltensweisen vorliegen. Eine Ausnahme bildet die emotional instabile Persönlichkeitsstörung (S. 242).

10.6.1 Spezifische Persönlichkeitsstörungen (F60)

Paranoide Persönlichkeitsstörung (F60.0)

> **Merke** M!
>
> **Leitsymptome der paranoiden Persönlichkeitsstörung**
> - Misstrauen
> - verzerrte Interpretation der Umgebung
> - gedankliche Starre
> - erhöhte Kränkbarkeit
> - Neigung zu aggressiven Reaktionen
> - querulatorische und fanatisch-expansive Zuspitzungen

► **Andere häufige Symptome.** Feindseligkeit, soziale Isolierung, Festhalten an der eigenen Einschätzung, Neigung zu Projektionen und Eifersucht, Verweigerung der Reflexion eigener Verantwortlichkeiten.

► **Diagnostische Kriterien nach ICD-10.** Die paranoide Persönlichkeitsstörung zeigt folgende Merkmale:
1. übertriebene Empfindlichkeit auf Zurückweisung und Zurücksetzung
2. nachtragend bei Kränkungen oder Verletzungen mit Neigung zu ständigem Groll
3. Misstrauen und eine starke Neigung, Erlebtes zu verdrehen
4. streitsüchtiges und beharrliches situationsunangemessenes Bestehen auf eigenen Rechten
5. Neigung zu pathologischer Eifersucht
6. Tendenz zu überhöhtem Selbstwertgefühl in Verbindung mit ständiger Selbstbezogenheit
7. Inanspruchnahme durch Gedanken an Verschwörungen

Einige Merkmale der paranoiden Persönlichkeitsstörung – die Tendenz zu überhöhtem Selbstwertgefühl und die starke Selbstbezogenheit – finden sich bei der narzisstischen Persönlichkeitsstörung aus DSM-5 wieder.

► **Differenzialdiagnose.** Die paranoide Persönlichkeitsstörung muss abgegrenzt werden von der wahnhaften Störung mit Verfolgungswahn, bei der anhaltende Wahnvorstellungen bestehen und der Realitätsbezug nicht mehr gegeben ist.

► **Therapie.** Für das therapeutische Vorgehen gilt:
- Vordringliches therapeutisches Ziel ist die Reduktion des Misstrauens und die Verbesserung der sozialen Kompetenz mit Anleihen aus Angstbewältigungstraining, sozialem Kompetenztraining und Selbstsicherheitstraining.
- Der Patient wird angeleitet, Fertigkeiten zur Lösung aktueller Konfliktsituationen zu erlernen, verbunden mit dem Erleben von Eigeneffizienz.
- Es liegt kein gesichertes Wissen zur pharmakologischen Behandlung vor. Gelegentlich kann der Einsatz von atypischen Neuroleptika indiziert sein.

Schizoide Persönlichkeitsstörung (F60.1)

> **Merke** M!
>
> **Leitsymptome der schizoiden Persönlichkeitsstörung**
> - soziale Kontaktschwäche
> - eingeschränkte emotionale Erlebnis- und Ausdrucksfähigkeit
> - Verschlossenheit, Einzelgängertum, keine nahen Bindungen

► **Andere häufige Symptome.** Gleichgültigkeit gegenüber Bekundungen von Sympathie und Antipathie bzw. Kompetenzdefizit im Umgang mit gefühlvollen Beziehungen.

► **Diagnostische Kriterien nach ICD-10.** Die schizoide Persönlichkeitsstörung zeigt folgende Merkmale:
1. Unvermögen zum Erleben von Freude (Anhedonie)
2. emotionale Kühle
3. schwache Reaktion auf Lob oder Kritik

4. wenig Interesse an sexuellen Erfahrungen mit einer anderen Person
5. übermäßige Vorliebe für Fantasie und einzelgängerisches Verhalten
6. Mangel an engen, vertrauensvollen Beziehungen
7. deutliche Mängel im Erkennen und Befolgen gesellschaftlicher Regeln, mit der Folge von exzentrischem Verhalten

▸ **Differenzialdiagnose.** Die schizoide Persönlichkeitsstörung muss abgegrenzt werden von leichten Formen der Asperger-Störung, die auch Einschränkungen im Sozialkontakt aufweist. Allerdings werden die Betroffenen bereits in der frühen Kindheit auffällig und zeigen zusätzlich stereotype, repetitive Verhaltensweisen und Sonderinteressen.

▸ **Therapie.** Geboten ist eine sachliche, wohlwollende Kontaktaufnahme: Eine zu schnelle und intensive Beziehungsaufnahme kann den schizoiden Menschen ängstigen und einen Therapieabbruch provozieren. Inhaltlich geht es um das gemeinsame Erarbeiten der Funktionalität sowie der Dysfunktionalität der sozialen Isolation und die Analyse des individuellen Feedback-Kreislaufs, bestehend aus wenigen sozialen Interaktionen, eingeschränkten sozialen Fertigkeiten, Misserfolgen bei versuchter Kontaktaufnahme und folgendem verstärkten Rückzug. Interventionen aus dem sozialen Kompetenztraining sowie Maßnahmen der kognitiven Umstrukturierung folgen.

Dissoziale Persönlichkeitsstörung (F60.2)

Merke

M!

Leitsymptome der dissozialen Persönlichkeitsstörung
- überdauernde Neigung zu Devianz und Delinquenz bei
- Egozentrizität, fehlender Selbstkritik, geringer Frustrationstoleranz, mangelnden Schuldgefühlen, Reizsuche und Impulsivität

▸ **Andere häufige Symptome.** Geringe Introspektion und Selbstkritik, überhöhter Anspruch, Unter- bzw. Fehlbesetzung sozialer Normen, Unzuverlässigkeit, Bindungsschwäche; beim psychopathischen Subtyp dominieren Gefühlskälte, mangelnde Empathie und Furchtlosigkeit.

▸ **Diagnostische Kriterien nach ICD-10.** Die dissoziale Persönlichkeitsstörung fällt durch eine große Diskrepanz zwischen dem Verhalten und den geltenden sozialen Normen auf und ist charakterisiert durch:
1. durchgängiges Unbeteiligtsein gegenüber den Gefühlen anderer und Mangel an Empathie
2. deutliche und andauernde Verantwortungslosigkeit und Missachtung sozialer Normen
3. Unvermögen zur Beibehaltung längerfristiger Beziehungen
4. sehr geringe Frustrationstoleranz und niedrige Schwelle für aggressives, gewalttätiges Verhalten
5. Unfähigkeit zum Erleben von Schuldbewusstsein und zum Lernen aus Bestrafung
6. Neigung, andere zu beschuldigen, Externalisierungstendenz
7. andauernde Reizbarkeit

▸ **Differenzialdiagnose.** Die dissoziale Persönlichkeitsstörung muss abgegrenzt werden von Störungen aufgrund von Substanzmissbrauch sowie von dissozialem Verhalten, das ausschließlich im Rahmen einer Schizophrenie oder einer manischen Episode auftritt. Schließlich ist eine Abgrenzung von der reinen Berufskriminalität ohne psychopathologische Grundlage vorzunehmen.

▸ **Therapie.** Das therapeutische Vorgehen umfasst
- hoch strukturierte Verhaltenstherapie, auf Straftaten und dissoziales Verhalten fokussierende Programme zur Vermeidung von Rückfällen gekoppelt mit sozialem Kompetenztraining
- medikamentöse Behandlungsversuche bei impulsiver Aggressivität (z. B. mit atypischen Neuroleptika oder Stimmungsstabilisatoren).

Emotional instabile Persönlichkeitsstörung, impulsiver Typ (F60.30)

> **Merke**
>
> **Die Leitsymptome der emotional instabilen Persönlichkeitsstörung vom impulsiven Typ**
> - defizitäre Affektsteuerung
> - mangelhafte Impulskontrolle
> - hohe reaktive Aggressivität mit Neigung zu Wut- und Gewaltausbrüchen

► **Andere häufige Symptome.** Unbesonnene, kurzschlüssige Verhaltensweisen, Orientierung an nahe liegenden Zielen, Unfähigkeit, zukunftsorientierte Problemlösestrategien zu entwickeln, Selbst-/Fremddiffusion, Depressivität.

► **Diagnostische Kriterien nach ICD-10.** Die emotional instabile Persönlichkeitsstörung vom impulsiven Typ zeigt folgende Merkmale:
1. deutliche Neigung, unerwartet und ohne Berücksichtigung der Konsequenzen zu handeln
2. deutliche Tendenz zu streitsüchtigem Verhalten und mit anderen in Konflikt zu geraten
3. Anfälligkeit für Ärger- und Gewaltausbrüche, Unfähigkeit zur Kontrolle von Wutausbrüchen
4. auffällige Unfähigkeit vorauszuplanen
5. Schwierigkeit, Handlungen, die keine unmittelbare Belohnung versprechen, länger durchzuhalten
6. instabile und unberechenbare Stimmung

Die Diagnose des impulsiven Typs wird gestellt, wenn zum einen mindestens 3 der Kriterien erfüllt sind und zum anderen das 2. Kriterium vorliegt.

► **Differenzialdiagnose.** Dieser Typ ist von der Aufmerksamkeitsdefizit-Hyperaktivitätsstörung (ADHS) differenzialdiagnostisch abzugrenzen, kommt aber auch häufig komorbide bei diesem Persönlichkeitsstörungstyp vor.

► **Diagnose und Therapie.** s. Borderline-Typ (F60.31).

10

Emotional instabile Persönlichkeitsstörung, Borderline-Typ (F60.31)

Nach einer neueren Studie beträgt die Lebenszeitprävalenz für die Borderline-Persönlichkeitsstörung (BPD) ca. 3 % [28] und die Prävalenz der Allgemeinbevölkerung wird auf ca. 0,8–2 % geschätzt.

> **Merke**
>
> **Leitsymptome der emotional instabilen Persönlichkeitsstörung vom Borderline-Typ**
> - affektive Regulationsstörung und Impulskontrollstörung
> - Hypersensitivität gegenüber sozialer Zurückweisung und Bedrohung
> - dysfunktionales, konfliktträchtiges und instabiles Beziehungsmuster
> - Instabilität hinsichtlich Selbstbild und mangelnde Selbst-/Fremdabgrenzung
> - wiederholte Selbstbeschädigungen und parasuizidale Handlungen
> - dissoziative Phänomene

► **Andere häufige Symptome.** Abrupte, heftige Stimmungsschwankungen, ohne dabei qualitativ unterschiedliche Emotionen der Verzweiflung, Angst oder Wut voneinander differenzieren zu können, aversive Spannungszustände infolge negativer Stimmungen, Depressivität, Angst vor dem Alleinsein, plötzlicher Wechsel zwischen Idealisierung und Entwertung von Personen, aggressive Durchbrüche unter emotionaler Belastung, Depersonalisation, zuweilen Pseudohalluzinationen (meist in Form sich aufdrängender Bilder, deren Trugcharakter erkannt wird).

► **Diagnostische Kriterien nach ICD-10.** Die Diagnose des Borderline-Typs wird gestellt, wenn zum einen mindestens 2 der unter dem impulsiven Typ genannten Kriterien (s. o.) erfüllt sind und sich zum anderen zusätzlich mindestens 1 der folgenden Merkmale findet:
1. Störungen und Unsicherheiten über das Selbstbild, Ziele und die „inneren Präferenzen"
2. Neigung, sich in intensive aber instabile Beziehungen einzulassen, oft mit der Folge von emotionalen Krisen
3. wiederholte drohende oder vollzogene Selbstbeschädigungen

Der Borderline-Typ ähnelt der Borderline-Persönlichkeitsstörung in DSM-5, die dort eine eigenständige Persönlichkeitsstörung darstellt. Der impulsive Typ weist Ähnlichkeiten mit der intermittierenden explosiblen Störung in der DSM-Klassifikation auf.

► **Differenzialdiagnose.** Bei der emotional instabilen Persönlichkeitsstörung treten oft depressive Episoden auf, die kurzfristig und stimulusbezogen abzugrenzen sind von den monopolaren und bipolaren affektiven Störungen.

► **Therapie.** Gemeinsamkeiten zwischen den verschiedenen nachfolgend genannten störungsspezifischen Behandlungsansätzen beziehen sich auf eine klare Hierarchisierung von Behandlungszielen, eine detaillierte Problemanalyse sowie eine besondere Fokusbildung auf der Beziehungsarbeit [10]. Einschränkungen der Affektregulation sowie dysfunktionelle Beziehungs- und Erlebnismuster stellen durchgehend bedeutsame Therapiethemen im weiteren Behandlungsverlauf dar. Es liegen manualisierte und validierte Behandlungsprogramme vor:

- dialektisch-behaviorale Therapie ([15], [16] [17]) und schemafokussierte Psychotherapie [8]
- psychodynamische Therapie (mentalisierungsgestützte Behandlung [1], übertragungsfokussierte Psychotherapie [5])
- symptomorientierte pharmakologische Behandlungsversuche

Histrionische Persönlichkeitsstörung (F60.4)

> **Merke** (M!)
>
> **Leitsymptome der histrionischen Persönlichkeitsstörung**
>
> - übermäßiges Verlangen nach Aufmerksamkeit und Anerkennung
> - Neigung zu Dramatisierung, Unechtheit und Koketterie
> - labile Affektivität
> - inkonstante zwischenmenschliche Beziehungen

► **Andere häufige Symptome.** Bemühung, anders zu erscheinen, als man ist, rasch wechselnder, oberflächlicher Gefühlsausdruck, Gespür für soziale Erwartungen, Mangel an konstanten Zielen und Wertorientierungen.

► **Diagnostische Kriterien nach ICD-10.** Die histrionische Persönlichkeitsstörung zeigt folgende Merkmale:

1. Dramatisierung bezüglich der eigenen Person, theatralisches Verhalten, übertriebener Ausdruck von Gefühlen
2. Suggestibilität, leichte Beeinflussbarkeit durch andere
3. oberflächliche und labile Affektivität
4. Egozentrik, Selbstbezogenheit und fehlende Bezugnahme auf andere
5. dauerndes Verlangen nach Anerkennung, erhöhte Kränkbarkeit
6. Verlangen nach aufregender Spannung und danach, im Mittelpunkt der Aufmerksamkeit zu stehen
7. andauernd manipulatives Verhalten zur Befriedigung eigener Bedürfnisse

Einige Merkmale der histrionischen Persönlichkeitsstörung – Egozentrik, Selbstbezogenheit, starkes Bedürfnis nach Anerkennung, hohe Kränkbarkeit und manipulatives Verhalten zur Befriedigung eigener Bedürfnisse – finden sich bei der narzisstischen Persönlichkeitsstörung aus DSM-IV wieder.

► **Differenzialdiagnose.** Die histrionische Persönlichkeitsstörung ist abzugrenzen von psychotischen Störungen, bei denen es zu „pseudohysterischen" Bildern mit Aggravation, Konversion, dramatischer Überzeichnung und appellativem Verhalten kommen kann.

► **Therapie.** Das therapeutische Vorgehen umfasst:

- dynamische Kurzzeitpsychotherapie nach Horowitz mit Fokus auf Kommunikationsstrategien, Abwehrmechanismen und Konsolidierung von Identität und Beziehungen
- kognitiv-verhaltenstherapeutische Programme mit dem Aufbau eines stabilen Selbstwertgefühls, der Förderung realistischer und kompetenter Selbstkonzepte, der Verstärkung eines authentischen Kommunikationsstils sowie Vermittlung von Problemlösungskompetenzen
- die Analyse typischer Rollen und Interventionen des Krisenmanagements

Anankastische Persönlichkeitsstörung (F60.5)

> **Merke**
>
> **Leitsymptome der anankastischen Persönlichkeitsstörung**
> - Perfektionismus
> - Gewissenhaftigkeit und Solidität
> - Inflexibilität

► **Andere häufige Symptome.** Normentreue, Strenge und Rigidität im Umgang mit sich selbst und anderen, Pflichtbewusstsein, Streben nach Vollkommenheit, mangelnde Fähigkeit zu delegieren

► **Diagnostische Kriterien nach ICD-10.** Die anankastische Persönlichkeitsstörung zeichnet sich durch folgende Merkmale aus:

1. Unentschlossenheit, Zweifel und übermäßige Vorsicht
2. Perfektionismus; Bedürfnis nach ständiger Kontrolle und peinlich genaue Sorgfalt
3. übermäßige Gewissenhaftigkeit, Skrupelhaftigkeit und unverhältnismäßige Leistungsbezogenheit unter Vernachlässigung von Vergnügen und zwischenmenschlichen Beziehungen
4. Pedanterie und Konventionalität mit eingeschränkter Fähigkeit zum Ausdruck warmer Gefühle
5. Rigidität und Eigensinn
6. Andrängen beharrlicher und unerwünschter Gedanken oder Impulse, die nicht die Schwere einer Zwangsstörung erreichen
7. Bedürfnis zu frühzeitigem, detailliertem und unveränderbarem Vorausplanen aller Aktivitäten

► **Differenzialdiagnose.** Die wichtigste differenzialdiagnostische Unterscheidung besteht zur Zwangsstörung. Trotz der Ähnlichkeiten im Verhalten finden sich bei Patienten mit einer Zwangsstörung nicht gehäuft zwanghafte Persönlichkeitszüge. Denk- und Verhaltensmuster werden bei Personen mit zwanghafter Persönlichkeitsstörung als weniger absurd und belastend erlebt.

► **Therapie.** Es gibt Hinweise auf die Wirksamkeit sowohl psychodynamischer als auch kognitiver Psychotherapien.

- Die kognitive Verhaltenstherapie umfasst Rollenspiele und die Gruppendiskussion zu Kompetenzen und Problemen sowie Übungen zum Genuss- und Entspannungstraining.
- In psychodynamischen Psychotherapien bilden typische Beziehungsmuster den Therapiefokus.
- Eine psychopharmakologische Behandlung komorbider depressiver Syndrome mit Antidepressiva kann angezeigt sein.

Ängstliche (vermeidende) Persönlichkeitsstörung (F60.6)

> **Merke**
>
> **Leitsymptome der ängstlichen (vermeidenden) Persönlichkeitsstörung**
> - Minderwertigkeitsgefühle
> - Sehnsucht nach Zuwendung und Angst vor Zurückweisung
> - mangelnde soziale Kompetenz, Ängstlichkeit, Vermeidungsverhalten und Bindungsangst

► **Andere häufige Symptome.** Verhindern der Anknüpfung sozialer Beziehungen, im Kontakt unsicher, schüchtern, angespannt und ängstlich, Entscheidungsunfähigkeit

► **Diagnostische Kriterien nach ICD-10.** Die ängstliche (vermeidende) Persönlichkeitsstörung zeichnet sich durch folgende Merkmale aus:

1. andauernde und umfassende Gefühle von Anspannung und Besorgtheit
2. gewohnheitsmäßige Befangenheit und Gefühle von Unsicherheit und Minderwertigkeit
3. andauernde Sehnsucht nach Zuneigung und Akzeptiertwerden
4. Überempfindlichkeit gegenüber Zurückweisung und Kritik
5. Weigerung zur Aufnahme von Beziehungen, solange der betreffenden Person nicht unkritisches Akzeptiertwerden garantiert ist; sehr eingeschränkte persönliche Bindungen
6. gewohnheitsmäßige Neigung zur Überbetonung potenzieller Gefahren alltäglicher Situationen
7. eingeschränkter Lebensstil wegen des Bedürfnisses nach Gewissheit und Sicherheit

► **Differenzialdiagnose.** Die ängstlich-vermeidende Persönlichkeitsstörung ist abzugrenzen von der generalisierten sozialen Phobie, wobei die Unterscheidung v. a. auf den allgemeinen Kriterien einer Persönlichkeitsstörung beruht, d. h., im Gegensatz zu einer Sozialphobie müssen die vermeidend-selbstunsicheren Persönlichkeitszüge überdauernd bestehen und situationsübergreifend sein. Zudem geht die ängstlich-vermeidende Persönlichkeitsstörung mit einer höheren Dysfunktionalität im Vergleich zur generalisierten sozialen Phobie einher.

► **Therapie.** Das therapeutische Vorgehen umfasst:
- kognitive Verhaltenstherapie – insbesondere im Gruppensetting – mit Schwerpunkt auf Selbstunsicherheit und Angst in sozialen Situationen unter Nutzung von In-vivo-Exposition, Rollenspielen zum Aufbau sozialer Fertigkeiten und zur Stärkung des Selbstwerts sowie Entspannungsübungen; Selbstinstruktionstherapie: Konfrontation, Instruktion, Selbstverstärkung
- interpersonelle Psychotherapie nach Benjamin mit Fokus auf Beziehungsarbeit
- Antidepressiva bei zusätzlicher umschriebener Angststörung oder depressiver Verstimmung (v. a. SSRI)

Abhängige Persönlichkeitsstörung (F60.7)

> **Merke** (M!)
>
> **Leitsymptome der abhängigen Persönlichkeitsstörung**
> - unselbstständige Lebensführung
> - mangelnde Übernahme von Selbstverantwortung, Signalisieren von Hilflosigkeit und Schwäche
> - Gefühle des ständigen Angewiesenseins auf Unterstützung
> - Angst vor Trennung und Alleinsein

► **Diagnostische Kriterien nach ICD-10.** Die abhängige Persönlichkeitsstörung zeichnet sich durch folgende Merkmale aus:
1. Überlassung der Verantwortung für wichtige Bereiche des eigenen Lebens an andere
2. Unterordnung eigener Bedürfnisse unter die anderer Personen, zu denen eine Abhängigkeit besteht, und unverhältnismäßige Nachgiebigkeit gegenüber den Wünschen anderer
3. mangelnde Äußerung angemessener Ansprüche gegenüber wichtigen Personen
4. Selbstwahrnehmung als hilflos, inkompetent und schwach
5. häufige Ängste vor Verlassenwerden und ständiges Bedürfnis, sich des Gegenteils zu versichern
6. Erleben von innerer Zerstörtheit und Hilflosigkeit bei der Beendigung einer engen Beziehung
7. bei Missgeschick Neigung, die Verantwortung anderen zuzuschieben

► **Differenzialdiagnose.** Die abhängige Persönlichkeitsstörung ist abzugrenzen von vorübergehenden Zuständen der Abhängigkeit, die Folge von affektiven Störungen, Panikstörung oder Phobien sein können.

► **Therapie.** Für das therapeutische Vorgehen gilt:
- Konfrontation mit der dependenten Beziehungsgestaltung
- Ermutigung und Aktivierung von Ressourcen, Erlernen von zwischenmenschlichen Fertigkeiten

Sonstige spezifische Persönlichkeitsstörungen (F60.8), z. B. narzisstische Persönlichkeitsstörung

> **Merke** (M!)
>
> **Leitsymptome der narzisstischen Persönlichkeitsstörung**
> - Verlangen von Bewunderung und besonderer Behandlung durch andere
> - Neigung zu Großartigkeit in Fantasie und Verhalten
> - starke Kränkbarkeit und Überempfindlichkeit
> - ausbeuterischer Beziehungsstil

10.6.2 Kombinierte und andere Persönlichkeitsstörungen (F61) ohne spezifische Symptombilder

Diese Kategorie ist vorgesehen für Persönlichkeitsstörungen, die zu erheblichen Beeinträchtigungen ohne vorherrschendes Symptombild führen.

10.6.3 Andauernde Persönlichkeitsänderungen, nicht Folge einer Schädigung oder Krankheit des Gehirns (F62)

Diese Kategorie beinhaltet Persönlichkeitsstörungen, die Folge einer

- Extrembelastung, z. B. Folter, andauernde Todesgefahr (F62.0)
- schweren psychischen Krankheit (F62.1) oder
- chronischen Schmerzerkrankung (F62.8)

sind. Zur Diagnose von F62 muss ein zeitlicher Zusammenhang mit einer Extrembelastung deutlich werden und die Persönlichkeitsänderung muss mindestens 2 Jahre bestehen. Die andauernde Persönlichkeitsänderung geht mit deutlichen Beeinträchtigungen zwischenmenschlicher, sozialer und beruflicher Fähigkeiten einher.

Nach Extrembelastungen kommt es oft zu einer feindlichen, misstrauischen Haltung gegenüber der Umwelt sowie zu sozialem Rückzug, chronischer Nervosität und einem ständigen Gefühl von Leere oder Bedrohung.

Das Verhalten und Erleben nach schweren Erkrankungen ist oft gekennzeichnet durch eine hochgradige Abhängigkeit und Anspruchshaltung gegenüber der Umwelt sowie durch Passivität, Interessenverlust und dysphorische Stimmung.

10

10.6.4 Abnorme Gewohnheiten und Störungen der Impulskontrolle (F63)

Der Bereich der abnormen Gewohnheiten und Störungen der Impulskontrolle beinhaltet Verhaltensstörungen, deren charakteristische Gemeinsamkeit in der Unfähigkeit der Betroffenen liegt, einem spezifischen Impuls zu widerstehen, wiederholt potenziell selbst- oder fremdschädigende Handlungen auszuführen.

Pathologisches Spielen (F63.0)

Pathologisches Spielen bezeichnet die Unfähigkeit, der Versuchung zum Glücksspiel zu widerstehen. Das Spielverhalten (größtenteils in Geldspielhallen oder Kasinos) beherrscht das Leben der betroffenen Personen dauerhaft und in der Regel mit fortschreitender Intensität; es wird trotz der negativen sozialen, beruflichen und finanziellen Konsequenzen aufrechterhalten.

▶ **Differenzialdiagnose.** Pathologisches Spielen ist abzugrenzen von Spielen bei Vorliegen einer dissozialen Persönlichkeitsstörung (F60.2) und exzessivem Spielen aufgrund manischer Syndrome (F30.-).

▶ **Therapie.** Die Therapie umfasst:

- multimodale Verhaltenstherapie: u. a. sukzessiver Ersatz externer Kontrolle durch Selbstkontrolle, kognitive Umstrukturierung, In-sensu- und In-vivo-Exposition, imaginäre Desensibilisierung, Aversionsverfahren, soziales Kompetenztraining
- systemische Therapie (Familien- bzw. Paartherapie)
- Pharmakotherapie – vorzugsweise mit Lithium oder Valproat – über serotonergen Wirkmechanismus
- Selbsthilfegruppen

Pathologische Brandstiftung (Pyromanie; F63.1)

Bei der Pyromanie handelt es sich um wiederholte Brandstiftung ohne erkennbare Motive mit starkem Interesse an der Beobachtung von Bränden. Zu der Tat kommt es infolge einer steigenden inneren Anspannung und Erregung bei gleichzeitigem Verlust der Impulskontrolle. Üblicherweise folgt im Anschluss eine unmittelbare Entspannung, die die Betroffenen als befriedigend erleben.

▶ **Differenzialdiagnose.** Die pathologische Brandstiftung ist abzugrenzen von

- Brandstiftung bei organischen psychischen Störungen (F00–F09),
- Brandstiftung bei Schizophrenie (F20.-),
- Brandstiftung bei dissozialer Persönlichkeitsstörung (F60.2),
- Brandstiftung bei Intoxikation mit Alkohol oder psychotropen Substanzen (F10–19).

▶ **Therapie.** Die Therapie umfasst:

- multimodale Verhaltenstherapie: u. a. „Self-Monitoring“, Aversionstechniken, Sättigungsprozeduren

Pathologisches Stehlen (Kleptomanie; F63.2)

Personen mit Kleptomanie können dem Impuls zum Stehlen von Gegenständen nicht widerstehen. Die entwendeten Objekte werden weder zum persönlichen Gebrauch noch zur Bereicherung benutzt.

Vor der Tat erleben die betroffenen Personen in der Regel eine steigende innere Anspannung und Erregung; während oder kurz nach dem Diebstahl dagegen ein Gefühl der Entspannung und Befriedigung.

► **Differenzialdiagnose.** Pathologisches Stehlen als allein stehende Störung ist zu unterscheiden von
- Stehlen bei organischen psychischen Störungen (F00–F09); nicht selten wird das Bezahlen von Waren schlicht vergessen;
- Stehlen bei depressiven Störungen (F31–F33), z. B. wenn depressive Gedanken um das Thema Verarmung kreisen;
- wiederholtem Stehlen ohne psychische Erkrankung mit sorgfältiger Planung der Tat und zur persönlichen Bereicherung.

► **Therapie.** Die Therapie umfasst:
- multimodale Verhaltenstherapie: u. a. aversive Techniken
- Pharmakotherapie, vorzugsweise mit Antidepressiva, besonders SSRI

Trichotillomanie (F63.3)

Als Trichotillomanie bezeichnet man ein Störungsbild, welches im zwanghaften, impulsiven Ausreißen der eigenen Haare mit nachfolgender Entspannung besteht. Der Großteil der Betroffenen beschränkt sich auf das Ausreißen der Kopfhaare, einige entfernen aber auch Haare anderer Körperstellen (z. B. Augenbrauen oder Barthaare). Als Folgeerscheinung kommt es oft zu sichtbarem Haarverlust, den die Betroffenen meist aus Scham über ihre Erkrankung zu verbergen suchen.

► **Differenzialdiagnose.** Abzugrenzen ist die Trichotillomanie von stereotypen Bewegungsstörungen mit Haarezupfen (F98.4) und dem Symptom Trichotillomanie, wie es teilweise bei Patienten mit Schizophrenie, Depression oder Zwängen beobachtet wird.

► **Therapie.** Die Therapie umfasst:
- Verhaltenstherapie mit Kontingenzverfahren: u. a. Habit-Reversal-Training (Aufmerksamkeitstraining, Erlernen einer inkompatiblen Ersatzhandlung, Entspannungstraining, Verstärkung, Generalisierungstraining)
- Pharmakotherapie, vorzugsweise mit Antidepressiva, besonders Clomipramin oder SSRI

Sonstige abnorme Gewohnheiten und Störungen der Impulskontrolle (F63.8)

Unter diese Rubrik fallen alle anderen Arten wiederholten, impulsiven unangepassten Verhaltens, dem ein Gefühl der Spannung vorausgeht, welches nach der Handlung in ein Gefühl der Entspannung mündet.

10.6.5 Andere Persönlichkeits- und Verhaltensstörungen

Entwicklung körperlicher Symptome aus psychischen Gründen (F68.0)

Körperliche Krankheitssymptome verschlimmern sich wegen des psychischen Zustands oder halten länger an (z. B. Rentenneurose).

Artifizielle Störung (F68.1)

Hierbei handelt es sich um die Zusammenfassung körperlicher oder psychischer Krankheitssymptome bzw. Behinderungen, die durch die Patienten selbst erzeugt und/oder als echte Beschwerden vorgetäuscht werden. Typische Symptome in diesem Rahmen sind u. a. Bauch- oder Nierenkoliken, Fieber durch Selbstinjektionen von Substanzen, auf die der Körper abwehrend reagiert, Hyperkaliämien, Amenorrhö.

Die Selbstmanipulation geschieht häufig wie unter Zwang. Hauptmotiv der Betroffenen ist wahrscheinlich die Einnahme der Krankenrolle; die Intention ist aber – anders als bei der Simulation – nicht eindeutig rekonstruierbar und weitgehend unabhängig von äußeren Lebensumständen oder Anreizen (z. B. finanzieller Art). Die artifizielle Störung tritt gewöhnlich komorbide zu schweren Persönlichkeitsstörungen auf.

Sonstige nicht näher bezeichnete Persönlichkeits- und Verhaltensstörungen (F68.8)

Hierunter fallen nicht näher bezeichnete Charakterstörungen bzw. Störungen zwischenmenschlicher Beziehungen.

10.7 Psychiatrische Komorbidität

10.7.1 Komorbidität mit anderen psychischen Störungen

Viele der an einer Persönlichkeitsstörung Erkrankten weisen eine weitere psychiatrische Störung auf. Die am häufigsten diagnostizierten komorbiden Störungen sind in ▶ Tab. 10.4 zusammengefasst.

10.7.2 Komorbidität der Persönlichkeitsstörungen untereinander

M!

Merke

Viele Patienten mit der Diagnose einer Persönlichkeitsstörung erfüllen gleichzeitig die Kriterien für die Diagnose einer weiteren Persönlichkeitsstörung; nur 50 % der Patienten erfüllen die Kriterien lediglich einer Persönlichkeitsstörung und im Mittel werden diese Kriterien von 3 Persönlichkeitsstörungstypen erfüllt.

10.8 Forensische Aspekte

10.8.1 Begriffsdifferenzierung

Konzepte von abnormer Persönlichkeit und Dissozialität waren von Anbeginn eng miteinander verbunden. Hieraus ergibt sich die Notwendigkeit einer klaren konzeptionellen Differenzierung zwischen psychopathologisch bedeutsamen *Auffälligkeiten der Persönlichkeit* auf der einen Seite und *sozialer Devianz* auf der anderen Seite [22]. Zwischen beiden Dimensionen gibt es einen breiten Überlappungsbereich, der v. a. für die forensische Psychiatrie von Bedeutung ist. Diese Differenzierung der unterschiedlichen Formen sozialer Abweichung ist in ▶ Abb. 10.2 dargestellt.

Forensische Begutachtungsfragen treten auf, wenn bei Probanden mit dissozialen Verhaltensweisen gleichzeitig Persönlichkeitsstörungen vorhanden sind, die möglicherweise zu einer Beeinträchtigung des Einsichts- und/oder Steuerungsvermögens führen können. Im Sinne der §§ 20, 21

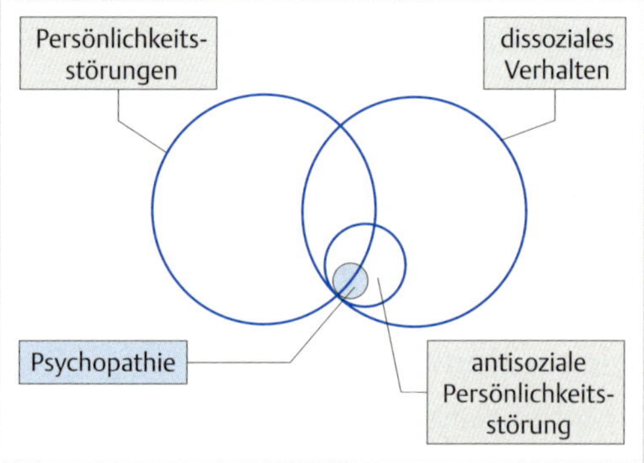

Abb. 10.2 Differenzierung unterschiedlicher Formen sozialer Abweichung.

Tab. 10.4 Häufig gemeinsam mit Persönlichkeitsstörungen auftretende psychische Störungen.

Persönlichkeitsstörung	Komorbide Störung
paranoide	Zwangsstörungen, Phobien, wahnhafte Störungen, Somatisierungsstörungen
schizoide	depressive Episode, psychosomatische Erkrankungen
dissoziale	Missbrauch und Abhängigkeit von psychotropen Substanzen, insbesondere Alkohol
emotional instabile	affektive Störungen, posttraumatische Belastungsstörungen, Essstörungen, Substanzstörungen, soziale Phobien
histrionische	Somatisierungsstörung, Konversionsstörung, depressive Episode
anankastische	affektive Störungen, Angststörungen
ängstliche (vermeidende)	affektive Störungen, Angststörungen, Risiko für Entwicklung von Zwangsstörungen
abhängige	affektive Störungen, Angststörungen, Anpassungsstörungen

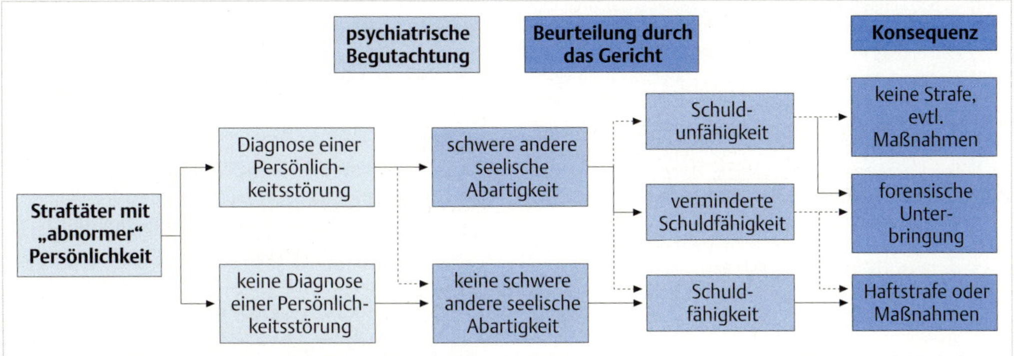

Abb. 10.3 Prüfung der Schuldfähigkeit von Probanden mit Persönlichkeitsstörungen (nach [23]).

StGB liegt dann eine *„schwere andere seelische Abartigkeit“* vor, die auch sexuelle Deviationen subsumiert.

10.8.2 Prüfung der Schuldfähigkeit

Die einzelnen Schritte bei der Prüfung der Schuldfähigkeit von Probanden mit Persönlichkeitsstörungen sind in ▶ Abb. 10.3 dargestellt. Dort ist auch markiert, dass im Anfangsbereich der Prüfung die psychiatrische/psychopathologische/psychologische Kompetenz gefragt ist, während die Prüfung der Auswirkungen eventuell vorhandener psychischer Störungen auf die Schuldfähigkeit eine normative, vom Gericht zu leistende Aufgabe darstellt. Generell lässt sich sagen, dass in aller Regel durch Persönlichkeitsstörungen allenfalls eine erhebliche Verminderung des Steuerungsvermögens im Sinne des § 21 StGB herbeigeführt wird, während es zu einer Aufhebung im Sinne des § 20 StGB nur in ganz seltenen Ausnahmefällen und bei komplizierenden Zusatzfaktoren (z. B. Alkoholisierung) kommt.

Die Unterbringung im Maßregelvollzug (gemäß § 63 StGB) sollte mit kritischer Zurückhaltung geschehen, während die Unterbringung in einer Entziehungsanstalt (gemäß § 64 StGB) wegen der beträchtlichen Komorbidität von Persönlichkeitsstörungen und Substanzabhängigkeit einschließlich Alkoholsucht eine große Rolle spielt.

Literatur

[1] Barnicot K, Katsakou C, Bhatti N et al. Factors predicting the outcome of psychotherapy for borderline personality disorder: a systematic review. Clin Psychol Rev 2012; 32(5): 400–412

[2] Bateman A, Fonagy P. Randomized controlled trial of outpatient mentalization-based treatment versus structured clinical management for borderline personality disorder. Am J Psychiatry 2009; 166(12): 1355–1364

[3] Bohus M, Stieglitz RD, Fiedler P et al. Persönlichkeitsstörungen. In: Berger M, Hrsg. Psychische Erkrankungen – Klinik und Therapie. München: Urban & Fischer; 2011: 709–776

[4] Doering S, Sachse R, Habermeyer V et al. Psychotherapie bei Persönlichkeitsstörungen. In: Herpertz SC, Caspar F, Mundt C, Hrsg. Störungsorientierte Psychotherapie. München: Urban & Schwarzenberg; 2007: 445–500

[5] Doering S, Horz S, Rentrop M et al. Transference-focused psychotherapy vs treatment by community psychotherapists for borderline personality disorder: randomised controlled trial. Br J Psychiatry 2010, 196(5): 389–395

[6] Fiedler P. Integrative Therapie bei Persönlichkeitsstörungen. Göttingen: Hogrefe; 2000

[7] Fiedler P. Persönlichkeitsstörungen. Völlig neu bearbeitete 6. Aufl. Weinheim: Beltz-PVU; 2007

[8] Giesen-Bloo J, van Dyck R, Spinhoven P et al. Outpatient psychotherapy for borderline personality disorder: randomized trial of schema-focused therapy vs transference-focused psychotherapy. Arch Gen Psychiatry 2006; 63(6): 649–658

[9] Gunderson JG, Zanarini MC, Choi-Kain LW et al. Family study of borderline personality disorder and its sectors of psychopathology. Arch Gen Psychiatry 2011; 68(7): 753–762

[10] Herpertz SC et al. S 2 Praxisleitlinien in Psychiatrie und Psychotherapie. Band 1 Behandlungsleitlinie Persönlichkeitsstörungen. Federführung SC Herpertz. Berlin: Steinkopf-Verlag; 2008

[11] Herpertz SC. Persönlichkeitsstörungen. In: Gründer G, Benkert O, Hrsg. Handbuch der Psychopharmakotherapie (2., vollst. überarb. Aufl. Berlin: Springer; 2012: 1097–1111

[12] Herpertz SC, Matzke B. Borderline-Persönlichkeitsstörung. In: Herpertz SC, Schnell K, Falkai P, Hrsg. Psychotherapie in der Psychiatrie : störungsspezifisches Basiswissen für die Praxis. Stuttgart: Kohlhammer; 2012: 257–290

[13] Lieb K, Zanarini MC, Schmahl C et al. Borderline personality disorder. Lancet 2004; 364(9 432): 453–461

[14] Lieb K, Völlm B, Rücker G et al. Pharmacotherapy for borderline personality disorder: Cochrane systematic review of randomised trials. Br J Psychiatry 2010; 196(1): 4–12
[15] Linehan MM, Armstrong HE, Suarez A et al. Cognitive-behavioral treatment of chronically parasuicidal borderline patients. Archives of General Psychiatry 1991; 48: 1060–1064
[16] Linehan MM. Dialektische Verhaltenstherapie bei Borderline-Persönlichkeitsstörungen. In: Zielke M, Sturm J, Hrsg. Handbuch der stationären Verhaltenstherapie. Weinheim: Beltz; 1994: 796–804
[17] Linehan, MM, Comtois KA, Murray AM et al. Two-year randomized controlled trial and follow-up of dialectical behavior therapy vs therapy by experts for suicidal behaviors and borderline personality disorder. Arch Gen Psychiatry 2006; 63(7): 757–766
[18] Loranger AW, Sartorius N, Andreoli A et al. The International Personality Disorder Examination. The World Health Organization/Alcohol, Drug Abuse, and Mental Health Administration international pilot study of personality disorders. Arch Gen Psychiatry 1994; 51(3): 215–224
[19] Maier W, Lichtermann D, Klingler T et al. Prevalences of personality disorders (DSM-III-R) in the community. J Personal Disord 1992; 6: 187–196
[20] Marsh AA, Blair RJ. Deficits in facial affect recognition among antisocial populations: a meta-analysis. Neurosci Biobehav Rev 2008; 32(3): 454–465
[21] Nunes PM, Wenzel A, Borges KT et al. Volumes of the hippocampus and amygdala in patients with borderline personality disorder: a meta-analysis. J Pers Disord 2009; 23: 333–345
[22] Saß H. Psychopathie-Soziopathie-Dissozialität. Zur Differenzialtypologie der Persönlichkeitsstörungen. Berlin: Springer; 1987
[23] Saß H. Persönlichkeitsstörungen. In: Helmchen H, Henn F, Lauter H, Sartorius N, Hrsg. Psychiatrie der Gegenwart. Bd. 6. Heidelberg: Springer; 2000: 275–330
[24] Schmahl C, Herpertz SC. Clinical Promise of translational Research in Borderline Personality Disorder. In: Oldham J, Skodol A, Bender DA, eds. Textbook of Personality Disorders. Arlington Va: The American Psychiatric Publishing; 2013
[25] Siever LJ, Davis KL. A psychobiological perspective on the personality disorders. Am J Psychiatry 1991; 148(12): 1647–1658
[26] Siever LJ. Endophenotypes in the personality disorders. Dialogues Clin Neurosci 2005; 7: 139–151
[27] Stoffers JM, Vollm BA, Rucker G et al. Psychological therapies for people with borderline personality disorder. Cochrane Database Syst Rev 8, 2012, DOI: 10.1002/14651858.CD005652.pub2
[28] Trull TJ, Jahng S, Tomko RL et al. Revised NESARC personality disorder diagnoses: gender, prevalence, and comorbidity with substance dependence disorders. J Pers Disord 2010; 24(4): 412–426

Prüfungsfragen

1. Wie ist die Persönlichkeitsstörung definiert?
2. Welche organischen Erkrankungen müssen bei der Diagnostik einer Persönlichkeitsstörung ausgeschlossen werden?
3. Wie häufig ist die Persönlichkeitsstörung in einer unausgelesenen Stichprobe der Allgemeinbevölkerung?
4. Welche neurobiologischen Faktoren werden bei Persönlichkeitsstörungen diskutiert?
5. Welche Ätiologien werden bei Impulskontrollstörungen diskutiert?
6. Ab welchem Lebensalter beginnen spezifische Persönlichkeitsstörungen?
7. Welche psychotherapeutischen Maßnahmen stehen bei Persönlichkeitsstörungen zur Verfügung?
8. Wie lauten die diagnostischen Leitkriterien der paranoiden Persönlichkeitsstörung nach ICD-10?
9. Wie lauten die diagnostischen Leitkriterien der schizoiden Persönlichkeitsstörung nach ICD-10?
10. Wie lauten die diagnostischen Leitkriterien der emotional instabilen Persönlichkeitsstörung nach ICD-10?
11. Wie lauten die diagnostischen Leitkriterien der histrionischen Persönlichkeitsstörung nach ICD-10?
12. Wie lauten die diagnostischen Leitkriterien der ängstlichen (vermeidenden) Persönlichkeitsstörung nach ICD-10?
13. Was versteht man unter Persönlichkeitsstörungen, die Folge einer Extrembelastung sind?
14. Was sind die Charakteristika des pathologischen Spielens?
15. Welche komorbiden Störungen werden bei Persönlichkeitsstörungen am häufigsten diagnostiziert?
16. Wie kann die Schuldfähigkeit von Personen mit Persönlichkeitsstörungen unter forensischen Aspekten geprüft werden?

11 Störungen der Geschlechtsidentität (ICD-10: F64)[2]

Wolfgang Weig

11.1 Einleitung

Definition

Unter Geschlechtsidentität versteht man die Übereinstimmung des Geschlechtskörpers – also der anatomischen primären und sekundären Geschlechtsmerkmale (Sex) – mit der inneren Überzeugung, ein Mann bzw. eine Frau zu sein, und der sich daraus ergebenden Übernahme einer Geschlechtsrolle (Gender). Von einer Störung der Geschlechtsidentität ist demzufolge dann die Rede, wenn die innere Überzeugung vom eigenen Geschlecht dauerhaft vom anatomischen Geschlechtskörper abweicht.

In den Kulturen des westlichen und mittleren Europas und des nördlichen Amerikas ist dabei jedoch eine gewisse historische Relativierung zu beobachten: Seit den 70er-Jahren des 20. Jahrhunderts werden Geschlechtsrollen weniger fixiert und starr wahrgenommen, was zu einem durchaus spielerischen Umgang mit dem Gender-Thema und zu einer Vielfalt persönlicher Entwicklungswege beitragen kann. Auch aus diesem Grunde wurde die Pathologisierung von Geschlechtsidentitätsstörungen („Transidentität", „Transgenderismus") problematisiert [3]. Unter pragmatischen Gesichtspunkten entsteht medizinischer Handlungsbedarf im Sinne einer klinischen Diagnose dann, wenn die abweichende Geschlechtsidentität zu Leidensdruck und überdauerndem Wunsch nach geschlechtsanpassenden Maßnahmen führt.

[2] Dieses Kapitel wurde früher von Götz Kockott bearbeitet; ihm verdanke ich viele Anregungen. Viele seiner Ausführungen wurden übernommen. Dieser Beitrag ist Götz Kockott gewidmet.

11.2 Transsexualismus, Transsexualität (F64.0)

11.2.1 Definition, Klassifikation

Der Begriff ist sprachlich unglücklich gewählt, da es sich nicht um eine Störung der Sexualität im heute üblichen Wortsinn handelt, sondern um das Vollbild einer Geschlechtsidentitätsstörung.

▸ **ICD-10-Klassifikation.** Die diagnostischen Kriterien nach der „International Classification of Diseases" (10. Revision, ICD-10) sind:

- der Wunsch als Angehöriger des anderen Geschlechts zu leben und anerkannt zu werden, meist einhergehend mit Unbehagen oder dem Gefühl der Nichtzugehörigkeit zum eigenen anatomischen Geschlecht,
- der Wunsch nach chirurgischer und/oder hormoneller Behandlung, um den eigenen Körper dem bevorzugten Geschlecht so weit wie möglich anzugleichen.

Der Wunsch muss seit mindestens 2 Jahren bestehen und darf nicht Ausdruck einer anderen psychischen Störung (z. B. einer Schizophrenie) sein oder auf körperlichen Anomalien wie Intersexphänomenen, genetischen oder geschlechtschromosomalen Abweichungen beruhen.

Die Diagnose Transsexualität sollte erst im *Erwachsenenalter*, also nach Abschluss des 18. Lebensjahres, gestellt werden, obwohl die Anamnese in vielen Fällen den Beginn der Entwicklung schon im frühen Kindesalter oder spätestens in der Pubertät aufweist. Bis zur Adoleszenz besteht eine hohe Flexibilität der Entwicklung [5].

▸ **DSM-IV-Klassifikation.** Das „Diagnostic and statistical Manual of mental Disorders" (DSM-IV) verlangt dagegen das starke und andauernde Zugehörigkeitsgefühl zum anderen Geschlecht, nicht lediglich das Verlangen nach kulturellen Vorteilen, die mit der Zugehörigkeit zum anderen Geschlecht verbunden sind, sowie das andauernde Unbehagen im Geburtsgeschlecht oder das Gefühl von Unstimmigkeit in der Geschlechtsrolle. Ferner muss sich aus dem Konflikt ein klinisch relevantes Leiden oder eine Beeinträchtigung in sozialen und beruflichen Bereichen oder in anderen wichtigen Funktionsbereichen ergeben.

Im Gegensatz zur ICD-10 wird die Diagnose nicht bei Bestehen einer anderen psychischen Störung ausgeschlossen. Auch werden keine Wünsche nach hormoneller und/oder chirurgischer Behandlung gefordert. Aus Expertensicht wird damit der Druck auf die Betroffenen, sich eingreifenden somatischen Behandlungen zu unterziehen, gemindert [1].

11.2.2 Epidemiologie, Prävalenz

Die Angaben zur Häufigkeit transsexueller Entwicklungen variieren außerordentlich stark. Die in verschiedenen Studien gefundenen Prävalenzraten auf 100 000 Einwohner schwanken in der Größenordnung zwischen 2 und 8. Eine Studie aus Singapur findet für die Mann-zu-Frau-Transsexualität sogar eine Prävalenz von 35 : 100 000. Durchgehend wird eine deutlich höhere Prävalenz für die Mann-zu-Frau-Transsexualität gefunden als umgekehrt. Das Geschlechterverhältnis liegt zwischen 1,7 : 1 und 8,6 : 1 [3].

11.2.3 Ätiologie, Krankheitsmodell

Für die Entwicklung der Geschlechtsidentität und ihrer Störungen wurden unterschiedliche Einflussfaktoren vermutet und überprüft. Eine eindeutig belegbare konsistente Theorie, die die Ätiologie von Geschlechtsidentitätsstörungen durchgehend erklären könnte, gibt es bis heute nicht.

▸ **Biologischer Erklärungsansatz.** Vertreter eines *biologischen Erklärungsansatzes* vermuten eine pränatale hormonelle Imbalance als Ursache von Geschlechtsidentitätsstörungen und beschreiben verschiedene klinische Syndrome sowie Auffälligkeiten des körperlichen Erscheinungsbilds und abweichende endokrinologische Parameter bei Transsexuellen. Allerdings konnten derartige Einflüsse nur für einen Teil der Transsexuellen nachgewiesen werden, während sich in anderen Fällen Normalbefunde fanden.

▸ **Psychoanalytische und psychodynamisch orientierte Erklärungsansätze.** *Psychoanalytische* und *psychodynamisch* orientierte Autoren sehen Transsexualismus als Ergebnis eines Entwicklungsdefekts oder eines Konflikts. Auch Prägungen durch eine besondere Symbiose mit dem andersgeschlechtlichen Elternteil und familiendynamische Einflüsse wurden beschrieben.

Zusammenfassend lassen sich psychologische Theorien dahingehend beschreiben, dass es sich bei der Geschlechtsidentität um ein *sekundäres Phänomen* handelt, das neben biologischen Gegebenheiten durch frühe und späte Schwierigkeiten beeinflusst wird und sich im Rahmen eines komplizierten Prozesses etabliert, der auf vielfältigen Erfahrungen, Identifikationen, Kognitionen und Fantasien beruht. Dieser Prozess ist plastisch, vital und potenziell auch später noch modifizierbar [6].

11.2.4 Klinisches Bild

Die klinische Diagnose wird durch Exploration und längerfristige Beobachtung gestellt. Wesentlich ist dabei die Beobachtung einer konstanten, über Jahre bestehenden, lebenslang anhaltenden und vollständigen Identifikation mit dem Gegengeschlecht. Typisch ist der Wunsch nach sozialer Anerkennung in dem Geschlecht, das der eigenen Identität entspricht. Auf der anderen Seite steht ein konstantes und starkes Unbehagen gegenüber den eigenen geschlechtsspezifischen biologischen Merkmalen (primäre und sekundäre Geschlechtsorgane, Menstruation bzw. Ejakulation). In der Folge werden nach außen diese Merkmale nach Möglichkeit verborgen (durch entsprechende Kleidung, Einschnürungen), selbstverletzendes Verhalten bis hin zur Selbstkastration kommt vor.

In dem Versuch, die innerlich erlebte Geschlechtsrolle auch zu leben, tragen transidente Menschen nach dem „Coming-out“, wenn sie sich also dazu entschlossen haben, ihre Identität auszuleben, in der Regel die Kleidung des anderen Geschlechts (Crossdressing), ohne damit sexuelle Erregung zu verbinden. Auch Mimik, Gestik und „typisches Rollenverhalten“ werden nach Möglichkeit dem erlebten Geschlecht angepasst.

11.2.5 Verlauf

Selbstschilderungen bei der Erhebung der biografischen Anamnese und Berichte von Bezugspersonen deuten darauf hin, dass erste Anzeichen der Transidentität häufig schon in der Kindheit (ab dem 3. bis 4. Lebensjahr) auftreten. Zu einem verstärkten Problembewusstsein kommt es in der Regel in der Pubertät. In der Adoleszenz wird typischerweise das „Crossdressing“ erprobt, ferner der

Versuch, Partnerschaften in der gewünschten Rolle unter Leugnung des körperlichen Geschlechts einzugehen. Daraus kann sich vorübergehend die Frage nach einer abweichenden sexuellen Orientierung ergeben [5].

Noch im frühen Erwachsenenalter versuchen Transsexuelle v. a. in einer gesellschaftlichen Umgebung, die sie als rigide erleben, ihrem Konflikt mit einem Verhalten, das dem biologischen Geschlecht entspricht, ggf. auch durch Familiengründung entgegenzuwirken. Nach allen Erkenntnissen bleibt jedoch die Empfindung der fehlenden Übereinstimmung zwischen Identität und biologischem Geschlecht dabei erhalten und führt zu weiteren schwerwiegenden Belastungen. Durch lebensgeschichtliche Faktoren und Zufälligkeiten begründet, kommt es schließlich zum „Coming-out". Von nun an wird die abweichende Geschlechtsidentität offen gelebt und mit der Umgebung kommuniziert.

Im Einzelnen sind die Verläufe außerordentlich unterschiedlich. Verschiedene Typen wurden beschrieben, auch in dem Versuch einer Differenzierung mit diagnostischen und therapeutischen Konsequenzen [3].

11.2.6 Sexualmedizinische Aspekte

Transsexuelle leben häufig weitgehend asexuell, da sie sexuelle Aktivität nicht mit ihren negativ besetzten und als abweichend empfundenen Genitalien vereinbaren können. Andererseits kommen aber auch autoerotische und partnerbezogene Aktivitäten vor, meist verbunden mit der lebhaften Imagination des verwandelten Geschlechtskörpers. Sexuelle Funktionsstörungen im engeren Sinne sind nicht seltener und nicht häufiger als in der Durchschnittsbevölkerung.

> M!
>
> **Merke**
>
> Für die sexuelle Orientierung transidenter Menschen sind die Bezeichnungen homo- bzw. heterosexuell ungeeignet, da missverständlich.

Die sexuelle Orientierung auf Frauen wird daher als „gynäkophil", diejenige auf Männer als „androphil" bezeichnet. Abhängig vom Identitätsgeschlecht kommen beide Orientierungen sowie auch die bisexuelle Orientierung in ähnlicher Verteilung vor wie bei nicht transidenten Menschen. .

Störungen der Sexualpräferenz werden bei Transsexuellen nur selten und keineswegs häufiger als in der Normalbevölkerung beobachtet. Das „Crossdressing" hat für Transsexuelle einen gänzlich anderen Stellenwert und ist nicht als Paraphilie aufzufassen.

11.2.7 Psychiatrische Komorbidität

Ein gehäuftes Auftreten psychischer Störungen bei Transsexuellen ist nicht belegt. Infolge ungelöster Konflikte im Zusammenhang mit der Identitätsentwicklung kommt es jedoch relativ häufig zu depressiven Reaktionen mit dem Risiko der Suizidalität und des selbstverletzenden Verhaltens.

11.2.8 Differenzialdiagnose

Definitionsgemäß liegt eine Transsexualität nicht vor, wenn die abweichende Identität durch biologisch fassbare *Intersexphänomene* bis hin zum echten Hermaphroditismus bedingt ist. Intersexphänomene sind daher auszuschließen.

Aus psychiatrischer Sicht kommt eine (meist fluktuierende) Verunsicherung bzw. Störung hinsichtlich der Geschlechtsidentität im Rahmen *schizophrener* und anderer *wahnhafter Erkrankungen* sowie bei *Persönlichkeitsstörungen* (insbesondere vom Borderline-Typ) vor. In der Pubertät und Adoleszenz werden manchmal vorübergehende Auseinandersetzungen mit der eigenen Geschlechtsrolle bis hin zum Bild der Transsexualität beobachtet.

Die Differenzialdiagnose der Geschlechtsidentitätsstörungen erfordert große Sorgfalt, um Fehlentscheidungen hinsichtlich der weiteren Behandlung mit weitreichenden Folgen zu vermeiden.

11.2.9 Therapie

Psychiatrisch-psychotherapeutische Therapie

Eine wie auch immer geartete Behandlung zur Beseitigung der Identitätsstörungen in dem Sinne, dass die Identität den biologischen Realitäten angepasst wird, ist nach aller Erfahrung nicht möglich. Entsprechende Versuche, insbesondere mit Psychotherapie, sind regelmäßig gescheitert. Von daher kommt der psychiatrisch-psychotherapeutischen Behandlung Transsexueller *begleitender Charakter* zu im Sinne von diagnostischer Abklärung, Coaching und Beratung. Für derartige Behandlungen wurden international und auch in Deutschland Leitlinien entwickelt [1].

Nach den Leitlinien sollte zunächst mindestens 1 Jahr lang die Entwicklung in einer kontinuierlichen therapeutischen Beziehung auf ihre Konstanz und Ernsthaftigkeit hin überprüft werden. Sorgfältige differenzialdiagnostische Klärungen sind vorzunehmen; eine begleitende Psychotherapie sollte der Klärung bestehender Konflikte und möglicher Einflussfaktoren dienen und auch die Überprüfung von Alternativen zu eingreifenden somatischen „geschlechtsumwandelnden" Maßnahmen ermöglichen.

Im Anschluss erfolgt der sog. *Alltagstest*. Dabei lebt der betroffene Mensch mindestens 1 Jahr lang vollständig in der angestrebten Geschlechtsrolle. Er erprobt, vom Therapeuten beratend unterstützt, verschiedene Aspekte dieser Geschlechtsrolle und setzt sich mit den Reaktionen der sozialen Umgebung auseinander.

Somatische Therapie

Sind diese Schritte erfolgreich durchlaufen, bleibt das Identitätsgeschlecht konstant und innerlich stimmig, erweist sich die gewünschte Geschlechtsrolle als lebbar und werden die Möglichkeiten und Grenzen somatischer Behandlungen nach entsprechender Information realistisch eingeschätzt, so kann auf Wunsch des Patienten die Indikation zu somatischen Maßnahmen gestellt werden [1].

In diesem Fall wird zunächst eine gegengeschlechtliche *Hormonbehandlung*, ggf. unterstützt durch Blockade der ursprünglichen Geschlechtshormone, durchgeführt. Dies ist eine endokrinologische Aufgabe. Für den Psychiater ergibt sich die Notwendigkeit der Zusammenarbeit mit Ärzten des entsprechenden Fachgebiets.

Nach mindestens einem halben Jahr erfolgreicher hormoneller Behandlung kann unter Umständen die *Transformationsoperation* erfolgen, bei der chirurgisch die primären Geschlechtsorgane entfernt werden und bei biologischen Frauen auch die Mastektomie erfolgt. Sodann kann im Rahmen der bestehenden Möglichkeiten der Aufbau des äußeren Genitales erfolgen, das dem erwünschten Geschlecht entspricht, bei biologischen Männern ergänzt durch den Brustaufbau [2].

11.2.10 Prognose

Bei einer sorgfältigen und den Leitlinien entsprechenden Durchführung der Behandlung, ggf. unter Einschluss der geschlechtstransformierenden Operation, ist die Prognose günstig. In einer Metaanalyse von 76 katamnestischen Studien war in mehr als 75 % der Fälle eine Zunahme der subjektiven Zufriedenheit, der psychosozialen Adaptation und der psychischen Stabilität nachzuweisen [7]. Auch eine befriedigende sexuelle Funktionsfähigkeit ist in vielen Fällen herzustellen.

11.2.11 Rechtliche Aspekte

Nach dem Vorbild anderer westlicher Länder wurde in der Bundesrepublik Deutschland durch das Transsexuellen-Gesetz (TSG) vom 10.09.1980 eine rechtliche Lösung für die Transidentität geschaffen. Eine wesentliche Neuerung hat sich durch die Entscheidung des Bundesverfassungsgerichts vom 11.01.2011 (1 BvR 3 295/07) ergeben. Seitdem hat sich die Unterscheidung zwischen „großer" und „kleiner" Lösung erledigt.

Für die Änderung sowohl des Vornamens als auch des Personenstandes werden nun einheitlich 2 unabhängig voneinander von auf diesem Gebiet erfahrenen Ärzten oder Psychotherapeuten erstellte Gutachten verlangt, denen zufolge sich der Antragsteller nicht mehr dem biologischen Geschlecht, in dem er geboren ist, sondern dem anderen Geschlecht zugehörig fühlt, seit mindestens 3 Jahren unter dem Zwang steht, seinen Vorstellungen entsprechend zu leben und mit hoher Wahrscheinlichkeit die Zugehörigkeit zur neuen Geschlechtsrolle nicht mehr ändern wird. Eine Operation, durch die die dauernde Fortpflanzungsunfähigkeit herbeigeführt wird, wird nicht mehr gefordert. Das Verfahren wird von dem regional zuständigen Amtsgericht durchgeführt.

11.3 Transvestitismus unter Beibehaltung beider Geschlechtsrollen (F64.1)

Nach den Kriterien von ICD-10 wird diese Störung dann angenommen, wenn der oder die Betroffene zeitweilig gegengeschlechtliche Kleidung trägt, um dabei die Erfahrung der Zugehörigkeit zum anderen Geschlecht zu erleben. Der Wunsch nach Geschlechtsumwandlung oder chirurgischer Korrektur besteht nicht. Das Tragen gegengeschlechtlicher Kleidung wird nicht von sexueller Erregung begleitet. Damit grenzt sich das klinische Bild von demjenigen des „fetischistischen Transvestitismus" ab, einer Störung der Sexualpräferenz, bei der durch das Tragen gegengeschlechtlicher Kleidung oder Wäsche sexuelle Erregung ausgelöst oder verstärkt wird.

In der klinischen Praxis spielt der Transvestitismus eine geringe Rolle.

11.4 Störung der Geschlechtsidentität des Kindesalters (F64.2)

Diese ICD-10-Kategorie beschreibt das Empfinden eines anhaltenden und starken Unbehagens über das angeborene Geschlecht zusammen mit dem starken Wunsch, zum anderen Geschlecht zu gehören. Die Störung tritt definitionsgemäß vor Erreichen der Pubertät auf. Diese Störung wird nach Meinung vieler Autoren nur selten beobachtet und ist leicht mit der viel häufigeren fehlenden Anpassung an stereotypes sexuelles Rollenverhalten zu verwechseln. Ob eine psychotherapeutische Behandlung schon im Kindesalter erfolgen sollte, ist umstritten. Nachuntersuchungen zeigen bei Knaben, dass sie nach Beobachtung von Geschlechtsidentitätsproblemen im Kindesalter als Erwachsene zu etwa 75 % homosexuell orientiert waren, 20 % zeigten heterosexuelle Orientierung, nur etwa 5 % erfüllten die Kriterien der Transsexualität im Erwachsenenalter [8].

Für Mädchen liegen entsprechende Studien nicht vor.

Literatur

[1] Becker S, Bosinski HAG, Clement U et al. Standards der Behandlung und Begutachtung von Transsexuellen der Deutschen Gesellschaft für Sexualforschung, der Akademie für Sexualmedizin und der Gesellschaft für Sexualwissenschaft. Fortschr Neurol Psychiatr 1997; 66: 164–169

[2] Becker S. Transsexualität – Geschlechtsidentitätsstörung. In: Kockott G, Fahrner EM, Hrsg. Sexualstörungen. Stuttgart: Thieme; 2004: 153–201

[3] Groß D, Neuschäfer-Rube Ch, Steinmetzer J, Hrsg. Transsexualität und Intersexualität. Berlin: Medizinisch wissenschaftliche Verlagsgesellschaft; 2008

[4] Hartmann U, Becker H. Störungen der Geschlechtsidentität – Ursachen, Verlauf, Therapie. Wien: Springer; 2002

[5] Kockott G, Fahrner EM. Male-to-female and female-to-male transsexuals: a comparison. Arch Sex Behav 1988; 17: 539–546

[6] Meyer JK. Body ego, selfness and gender sense: the development of gender identity. Psychiatr Clin North Am 1980; 3: 21–36

[7] Pfäfflin F, Junge A. Geschlechtsumwandlung. Stuttgart: Schattauer; 1992

[8] Zucker KJ, Bradley SJ. Gender Identity Disorders and psychosexual Problems in Children and Adolescents. New York: Guilford; 1995

Prüfungsfragen

1. Was wird unter Geschlechtsidentität verstanden?
2. Wie lauten die diagnostischen Kriterien (nach ICD-10) des Transsexualismus?
3. Was ist wesentlich beim klinischen Bild des Transsexualismus?
4. Wie sind beim Transsexualismus die therapeutischen Bemühungen dahingehend zu bewerten, dass eine Anpassung der Identität an die biologische Realität angestrebt wird?
5. Welche sind die Voraussetzungen für die Veränderung von Vornamen und Personenstand nach dem Transsexuellengesetz?
6. Wie ist der Transvestitismus nach den Kriterien der ICD-10 definiert?

12 Störungen der Sexualpräferenz (ICD-10: F65)

Kai-Uwe Kühn und Birgitta Sträter

12.1 Definition, Klassifikation

Kaum ein Bereich der Medizin wird derart ideologisch und häufig auch polemisch diskutiert wie Störungen der sexuellen Präferenz und hier insbesondere die Pädophilie. Eine Störung ist gekennzeichnet durch Leidensdruck. Der Leidensdruck besteht bei der von der Störung betroffenen Person oder ihrem Umfeld. Infolgedessen dient der Störungsbegriff der ICD-10 ebenso wenig der Konstituierung einer „Normalität" (und damit potenziell der Ausgrenzung des „Abnormen") wie dem „Täterschutz", sondern ist Voraussetzung für die möglichst genaue Beschreibung eines mit Leiden verbundenen Verhaltens und dessen möglichst spezifischer Therapie.

Die menschliche Sexualität ist vielgestaltig. Ihre gesellschaftliche Bewertung wechselt. Die noch von wenigen Jahrzehnten als „Perversion" betrachtete Homosexualität wird heute in allen westlichen Staaten als völlig „normale" Variante der Sexualität betrachtet. Sigusch vertritt die Ansicht, dass an die Stelle der tradierten *normativen Sexualmoral* eine zwischen 2 einwilligungsfähigen Individuen vereinbarte *Konsensmoral* trete [16].

Neben vielen Übereinstimmungen in der Definition und Klassifikation der Störungen der Sexualpräferenz (ICD-10) bzw. Paraphilien (DSM-V) wird im DSM-V besonders die *Beziehungsfeindlichkeit* herausgestellt. Die genauen Definitionen einzelner Strategien sind ▶ Tab. 12.1 zu entnehmen.

▶ **Verschiedene Begriffe.** Die Begriffe *Störungen der Sexualpräferenz* (ICD), *Paraphilie* (DSM), *sexuelle Deviation* und *Perversion* werden in der Literatur fast synonym benutzt. Eine Störung der Sexualpräferenz bzw. eine Paraphilie wird am besten als sexueller Drang nach einem unüblichen Sexualobjekt (z. B. bei der Pädophilie) oder nach einer unüblichen Art der sexuellen Stimulierung (z. B. beim Fetischismus) beschrieben. DSM-V fordert, dass die wiederkehrenden, intensiven sexuell erregenden Fantasien, sexuell dranghaften Bedürfnisse oder Verhaltensweisen mindestens über einen Zeitraum von 6 Monaten aufgetreten sind.

Tab. 12.1 Formen sexueller Deviationen (nach: [11]).

Störungsart	Kriterien	ICD-10	DSM-V*
Exhibitionismus	Entblößen der eigenen Geschlechtsteile gegenüber einem nichts ahnenden Fremden	F65.2	302.4
Fetischismus	Gebrauch lebloser Objekte (z. B. weibliche Unterwäsche)	F65.0	302.81
Pädophilie	sexuelle Aktivität mit einem vorpubertären Kind oder Kindern (gewöhnlich im Alter von 13 Jahren oder jünger)	F65.4	302.2
fetischistischer Transvestitismus	Tragen der Kleidung des anderen Geschlechts	F65.1	302.3
Voyeurismus	Beobachtung argloser Personen, die nackt sind, sich gerade entkleiden oder sexuelle Handlungen ausführen	F65.3	302.82
Frotteurismus	Berühren und Sichreiben an Personen, die damit nicht einverstanden sind	F65.8	302.89
sexueller Masochismus	realer, nicht simulierter Akt der Demütigung, des Geschlagen- und Gefesseltwerdens oder sonstigen Leidens	F65.5	302.83
sexueller Sadismus	reale, nicht simulierte Handlungen, in denen das psychische oder physische Leiden (einschließlich Demütigung) des Opfers für die Person sexuell erregend ist	F65.5	302.84
Sodomie	sexuelle Aktivitäten mit Tieren	F65.8	302.9
Erotophonie	obszöne Telefonanrufe mit Personen, die ahnungslos und/oder damit nicht einverstanden sind	F65.8	302.9

* muss über einen Zeitraum von > 6 Monaten bestehen mit wiederkehrenden starken sexuellen Impulsen, Handlungen und/oder sexuell erregenden Phantasien

▸ **Normalität oder Abweichung?**. Es ist sehr schwer, Grenzen zwischen „Normalität" und „Abweichung" zu ziehen. Dieser Problematik wird erstmals im DSM-5 Rechnung getragen, in dem zwischen *Paraphilien einerseits* und *paraphilen Störungen* andererseits unterschieden wird [1]. Dem DSM-5 zufolge wird ein Patient nur dann mit einer Störung der Sexualpräferenz (Paraphilic Disorder) diagnostiziert, wenn er sowohl die einschlägigen Fantasien, Bedürfnisse oder Verhaltensweisen aufweist (A-Kriterium) als auch darunter leidet oder infolgedessen Beeinträchtigungen hinnehmen muss oder deswegen andere schädigt (B-Kriterium). Weist hingegen jemand nur die entsprechenden Fantasien, Bedürfnisse oder Verhaltensweisen auf, wird dies zwar als paraphil beschrieben, aber nicht mehr als psychisch erkrankt diagnostiziert [13]. Dabei ist anzunehmen, dass der Anteil Betroffener mit paraphilen Störungen weit kleiner ist als der Anteil derjeniger, deren Sexualverhalten als paraphil einzuordnen ist [13].

Gelegentliche deviante Fantasien und Handlungen sind weit verbreitet und erfüllen eindeutig nicht das Störungskriterium. Dabei ist jedoch die Frage, ob Störungen der Sexualpräferenz phänomenologisch eigenständige Kategorien oder lediglich willkürlich abgegrenzte Extreme auf einem Präferenzkontinuum darstellen, von hoher, insbesondere forensischer Relevanz [13].

12.2 Epidemiologie

Wie Beier et al. [2] in ihrem Bericht an den Sachverständigenrat für die konzertierte Aktion im Gesundheitswesen schrieben, sind exakte Aussagen zur Verbreitung von Störungen der Sexualpräferenz nicht möglich; zudem dürfte die Dunkelziffer sehr hoch sein. Es existieren nicht ausreichend verlässliche Studien. Solide empirische Erhebungen zur Sexualität sind aufwendig. Die früher zum Teil vertretene Ansicht, Störungen der Sexualpräferenz seien ausschließlich bei Männern anzutreffen, ist sicherlich nicht aufrechtzuerhalten. Weiterhin wird jedoch von einem deutlichen Überwiegen von männlichen Betroffenen ausgegangen.

12.3 Ätiologie, Krankheitsmodelle

Der Vielgestaltigkeit der Störung der Sexualpräferenz entspricht die Vielfalt der Hypothese zu ihrer Genese. Derzeit lassen sich vergrößert 3 Modelle zur Ätiologie beschreiben:

- biologisch – überdauernd
- psychologische Prägung – überdauernd (psychoanalytisch, lerntheoretisch)
- unter Umständen zeitlich befristete Reaktion auf bestimmte Umweltbedingungen oder Lebensereignisse

12.3.1 Biologische Parameter

Die Bedeutung der Androgene für das Erleben eines sexuellen Interesses ist nachgewiesen. Rezeptoren für Androgene befinden sich im limbischen System und anterioren Hypothalamus, also in Hirnregionen, die für das sexuelle Erleben von Bedeutung sind. Durchgängige auffällige Hormonbefunde sind aber bei Paraphilien nicht bekannt.

Gelegentlich werden EEG-Auffälligkeiten v. a. im Temporallappenbereich beschrieben, die pathogenetische Bedeutung ist unbekannt.

Mitunter auftretende paraphile Impulse unter dopaminerger Medikation sollten nicht überbewertet werden, dürfen aber nicht unerwähnt bleiben. Ebenfalls kann es im Verlauf demenzieller Erkrankungen zum Auftreten sexueller Devianzen kommen. Es gibt Hinweise darauf, dass bei Sexualstraftätern überproportional häufig frühkindlich erworbene Hirnanomalien diagnostiziert werden.

Der erfolgreiche Einsatz von selektiven Serotoninwiederaufnahme-Hemmern (SSRI) in der Therapie einiger sexueller Devianzen legt zumindest eine Beteiligung des serotonergen Systems in der Entstehung und/oder Ausprägung dieser Störungen nahe.

12.3.2 Psychologische Prägung

Psychoanalytische Aspekte

Schon 1905 fasste Sigmund Freud die sexuelle Devianz als das Fortbestehen von sexuellen Partialtrieben aufgrund verfehlter Verarbeitung obligater Entwicklungskonflikte (v. a. des *Ödipuskonflikts*) auf. In der ungestörten Entwicklung integriere das „polymorph pervers" angelegte Kind diese Partialtriebe in seine erwachsene, genitale Sexualität.

Autoren, die der klassischen Psychoanalyse nahe stehen, erklären die Entstehung einer Perversion als Symptombildung mit der Aufgabe, Angst zu binden und eine seelische Stabilisierung herbeizuführen. Die zentralen psychodynamischen Mechanismen seien dabei die Verleugnung (v. a. das „Nicht-wahrhaben-Wollen" der Trennung von der starken Mutter) und die Spaltung (v. a. die Annahme der „phallischen Mutter" trotz des Wissens um die „genitale Realität"). Nach dieser Vorstellung wehren die in der Perversion symbolisch verleugnete Penislosigkeit der Mutter und die verleugnete Trennung von ihr die unbewussten Kastrationsängste ab. Das war die vorherrschende psychoanalytische Sichtweise bis in die 1960er-Jahre.

Manche Autoren sehen *präödipale Konflikte* als entscheidend an. So betont Morgenthaler [15] den reparativen Aspekt von Paraphilien.

Lerntheoretische Aspekte

Lerntheoretisch wird angenommen, dass eine sexuelle Erregung auf unübliche Stimuli über klassische und operante Konditionierung zustande kommt, sowohl bei sexuellen Kontakten als auch über die Masturbationsfantasien.

Ein junger Mann z. B. erlebt sexuelle Erregung bei einer nicht erreichbaren Frau, besitzt aber ein Kleidungsstück von ihr. Sexuelle Handlungen (z. B. Masturbation) mit diesem Kleidungsstück, zusammen mit sexuell erregenden Fantasien um diese Frau, machen nach einiger Zeit das Kleidungsstück allein zu einem sexuellen Stimulus *(klassische Konditionierung);* dasselbe gilt für die Masturbationsfantasien gleichen Inhalts. Über differenzielle Verstärkung (z. B. ungeschickte frustrierende Kontaktversuche versus sexuell erfüllender Eigenstimulierung) und weitere Formen sozialen Lernens kann sich das deviante Verhalten verfestigen und eine Devianz entstehen lassen.

Nach Laws und Marshall [12] entwickelt sich menschliches Sexualverhalten, also auch deviantes Verhalten, entsprechend den Prinzipien des *gerichteten Lernens* („prepared learning"). Damit erklären sie, warum nicht jedes zufällige Zusammentreffen einer sexuell neutralen Handlung mit sexueller Erregung zu einer sexuell erregenden Handlung wird.

12.3.3 Umwelteinflüsse/ Lebensereignisse

Nach der Theorie von Money [14] entwickelt sich die Sexualität des Menschen durch ein Zusammenspiel von biologischen und psychischen Faktoren, die zu bestimmten Zeiten Einfluss auf den Entscheidungsprozess nehmen. Diese Triade – *biologische und psychische Faktoren und ihre Einwirkung in kritischen Zeitperioden* – sei entscheidend für die Entstehung der Geschlechtsidentität, der sexuellen Partnerorientierung und der sog. „Lovemaps", d. h. der sexuell-erotischen Vorstellungswelt. Kurzfristig wird zumindest der Ausprägungsgrad sexuell devianter Fantasien und Verhaltensweisen bei vielen Betroffenen sowohl durch negativ erlebte Lebensereignisse wie Trennung, Arbeitsplatzverlust, Kontaktverlust bzw. Wohnortwechsel als auch durch positive Lebensereignisse wie berufliche Erfolge beeinflusst.

> **Merke** M!
>
> Alle Entstehungstheorien zu Störungen der Sexualpräferenz sind spekulativ. Keine Theorie bietet ein Gesamtkonzept an, das die Entwicklung von Paraphilien überzeugend erklären könnte.

12.4 Verlaufscharakteristika

Der Verlauf ist vielgestaltig. Es gibt keinen Automatismus der Progredienz. Allerdings ist bei einer lang andauernden und schwerwiegenden Störung der Sexualpräferenz mit einer „Nachreifung" bzw. „Heilung" wohl nur in Ausnahmefällen zu rechnen. Ein realistisches Therapieziel ist hier nicht die Unterdrückung, sondern die Beherrschung der paraphilen Impulse.

In der Regel werden viele Anzeichen für eine deviante Entwicklung in der Pubertät erkennbar (Masturbationsfantasien, Auswahl bestimmter sexueller Stimuli, beispielsweise Pornografie mit devianten Inhalten), die sich in der Adoleszenz verfestigen. Danach gilt die Störung der Sexualpräferenz als regelhaft überdauernd, kann aber phasenhaft sehr stark schwanken.

12.5 Psychiatrische Komorbidität

Die „Praxisleitlinien in Psychiatrie und Psychotherapie" der DGPPN [8] geben folgende Häufigkeiten für Komorbiditäten an:

- psychoorganische Beeinträchtigung und schizophrene Psychosen: bis zu 5 %
- affektive Störungen: schwere („major") Depression: bis zu 30 %, leichte Depression: bis zu 60 %
- Sucht und Angststörungen: bis zu 80 %
- Zwangsstörungen: bis zu 10 %
- Impulskontrollstörungen: als Differenzialdiagnose, aber auch bei etwa 20 % als komorbide Störung
- Aufmerksamkeitsdefizit-Hyperaktivitätssyndrom (ADHS): Bei paraphilen Patienten bzw. Sexualstraftätern findet sich in der Vorgeschichte gehäuft ADHS in der Kindheit und Jugend, zum Teil auch noch im Erwachsenenalter
- Persönlichkeitsstörungen: bis zu 90 % bei Straftätern mit Sadismus und Pädophilie

12.6 Therapie

In den letzten Jahren ist es zu einer vorläufigen Konsensbildung zur Therapie der sexuellen Devianzen gekommen, die ihren Ausdruck in den entsprechenden Praxisleitlinien der DGPPN [8] findet. Eine spezifische Therapie ist jedoch nicht bei allen Störungen der sexuellen Präferenz erforderlich. Häufig genügen Informationen oder eine geeignete „wertfreie" Beratung. Dies gilt insbesondere dann, wenn die Störung der sexuellen Präferenz gar nicht im Vordergrund steht, sondern die tatsächliche oder vermutete Ablehnung und Ausgrenzung durch die „Gesellschaft" und – häufig wichtiger – das persönliche Umfeld wegen der sexuellen Präferenz.

▸ **Methoden.** Die *Psychotherapie* stellt die „Basisbehandlung" der Störung der Sexualpräferenz dar. Sie wird ggf. (entsprechend der Komorbidität oder der Schwere der Gefährlichkeit der Störung) kombiniert mit medikamentöser Therapie, insbesondere bei Sexualstraftätern. An Medikation kommt die ***antihormonelle Therapie*** mit Cyproteronacetat (CPA) und GnRH-Agonisten (GnRH = Gonadotropin-releasing Hormone) oder eine Behandlung mit SSRI zur Anwendung (▸ Abb. 12.1).

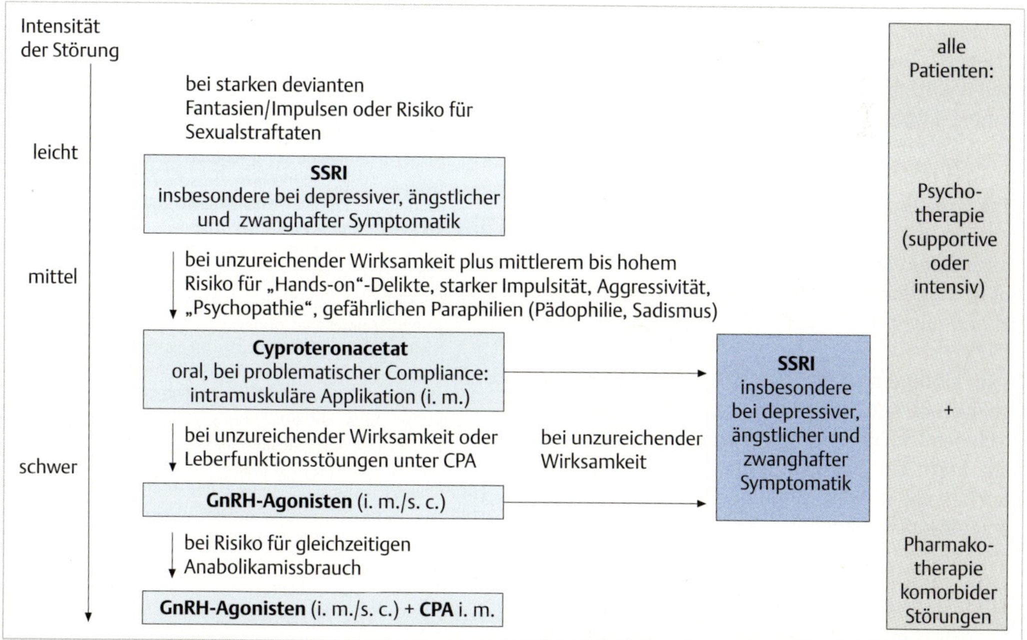

Abb. 12.1 Therapiealgorithmus für die kombinierte Psycho- und Pharmakotherapie sexueller Deviationen bei Sexualstraftätern (in erster Linie Pädophilie; [8]). CPA = Cyproteronacetat; GnRH = Gonadotropin-Releasing-Hormon; SSRI = selektive Serotoninwiederaufnahme-Hemmer.

Bei Präferenzstörungen, die zu Straftaten führen (v. a. Pädophilie und Sadismus), haben sich in letzter Zeit besonders gezielte *kognitiv-verhaltenstherapeutische Programme* etabliert, die meist als Gruppentherapie angeboten werden.

► **Probleme.** Wesentliche komplizierende Faktoren in einer Behandlung sind ein fehlender Leidensdruck und eine damit „fehlende Krankheitseinsicht“ sowie fehlende Compliance. Von großer Bedeutung ist außerdem eine mögliche psychiatrische Komorbidität (v. a. Persönlichkeitsstörungen, Sucht und andere; s. Kap. 12.5).

12.7 Forensische Aspekte

In seinem Aufsatz „Pharmakotherapie von Sexualstraftätern“ schrieb Stompe [18]: *„Was als Sexualdelikt gewertet wird, ist immer zeit- und kulturabhängig, Sexualdelikte sind zwar häufig, die von den Medien berichteten schwerwiegenden Taten sind aber eher selten, der Übergang von harmlosen sexuellen Präferenzen zu Paraphilien fließend. Eine abweichende sexuelle Präferenz führt nicht automatisch zu sexuellen Delikten. In den letzten 30 Jahren wurden psychotherapeutische Techniken und Medikamente entwickelt, die eine erfolgreiche Behandlung dieser Tätergruppe versprechen.“*

Neben schwierigen ethischen und juristischen Fragen wird die Aufnahme einer Therapie bei Paraphilien, insbesondere der Pädophilie, auch allein durch rein praktische, scheinbar banale Probleme wie die fehlende Kostenübernahme durch Krankenkassen massiv erschwert. So ergibt sich das Problem, dass geradezu regelhaft nicht der Hilfewunsch des Patienten, sondern die durch die Paraphilie aufgetretene Delinquenz am Beginn einer Behandlung steht.

► **Rückfallquoten.** Die Therapie im Maßregelvollzug nach § 63 StGB wird durch zahlreiche Faktoren erschwert: fehlende Compliance, Verleugnung, jegliche Form der Täuschung etc. Dennoch sind die Rückfallquoten weit niedriger als von der Allgemeinbevölkerung angenommen. Bei fehlender Behandlung („Wegsperren“) liegen sie bei einem Viertel (25,8 %), jedoch kann bereits eine Behandlung ohne spezifische Rückfallprävention die Rückfallhäufigkeit auf 18,3 % verringern, bei Anwendung moderner Therapieverfahren mit Analyse persönlicher Rückfallrisiken beträgt die Rückfallhäufigkeit nur noch 8,1 % [9]. Infolgedessen ist derzeit das fehlende Therapieangebot für sexuell deviante Straftäter sicher die größere Gefahr für „die Allgemeinheit“ als die häufig unterstellte Insuffizienz von Therapien und/oder Therapeuten.

Literatur

[1] American Psychiatric Association (APA). Diagnostic and statistical Manual of mental Disorders. 5th ed. (DSM-5). Washington, DC: 2013

[2] Becker S. Weibliche Perversion. Z Sexualforsch 2002; 15: 281–301

[3] Beier KM, Hartmann U, Bosinski HAG. Bedarfsanalyse zur sexualmedizinischen Versorgung. Sexuologie. 2000: 7 (2): 63–95

[4] Berner W, Briken P. Störungen der Sexualpräfarenz (Paraphilie). Bundesgesundheitsblatt – Gesundheitsforschung – Gesundheitsschutz 2007; 50 (1): 33–43

[5] Berner W, Hill A, Briken P, Kraus CH, Lietz K. Störungen der sexuellen Präferenz. Bd. 8, Behandlungsleitlinie, Praxisleitlinien in Psychiatrie und Psychotherapie. Darmstadt: Steinkopff; 2007

[6] Briken P, Habermann N, Berner W et al. The influence of brain abnormalities on psychosocial development, criminal history and paraphilias in sexual murderers. J Forensic Sci 2005; 50 (5): 1204–1208

[7] Briken P, Hill A, Berner W. Paraphilien und Sexualdelinquenz, neurobiologische und neurophysiologische Aspekte. Z Sexualforsch 2006; 19: 295–314

[8] Deutsche Gesellschaft für Psychiatrie und Psychotherapie, Psychosomatik und Nervenheilkunde (DGPPN). Praxisleitlinien in Psychiatrie und Psychotherapie, Bd. 8: Störungen der sexuellen Präferenz. Darmstadt: Steinkopff; 2007

[9] Fiedler P. Sexuelle Orientierung und sexuelle Abweichung. Heterosexualität – Homosexualität – Transgenderismus und Paraphilien – sexueller Missbrauch – sexuelle Gewalt. Weinheim, Basel: Beltz; 2004

[10] Fiedler P. Störungen der Sexualpräferenz. In: Rhode A, Marneros A, Hrsg. Geschlechtsspezifische Psychiatrie und Psychotherapie. Stuttgart: Kohlhammer; 2007: 247–257

[11] Kockott G. Störungen der Sexualpräferenz. In: Kasper S, Volz HP, Hrsg. Psychiatrie compact. Stuttgart: Thieme; 2003: 229–238

[12] Laws DR, Marshall WL. A conditioning Theory of the Etiology and Maintenance of deviant sexual Preference and Behaviour. In: Marshall WL, Laws DR, Barbaree HE, eds. Handbook of sexual Assault: Issues, Theories and Treatment of the Offender. New York: Plenum; 1990: 209–229

[13] Mokros A. Die latente Struktur sexueller Präferenzstörungen am Beispiel des Sadismus und der Pädophilie. Z Sexualforsch 2013; 26(2): 188–198

[14] Money J. Lovemaps. New York: Irvington; 1986

[15] Morgenthaler F. Homosexualität – Heterosexualität – Perversion. Frankfurt: S. Fischer; 1987

[16] Sigusch V. (Hrsg). Sexuelle Störungen und ihre Behandlung. 4. Aufl. Stuttgart: Thieme; 2007

[17] Sigusch V. Neosexualitäten. Frankfurt, New York: Campus; 2005

[18] Stompe T. Pharmakotherapie von Sexualstraftätern. Neuropsychiatrie 2007; 21 (1): 12–17

Prüfungsfragen

1. Welche anderen, nahezu synonymen Begriffe für Störungen der Sexualpräferenz gibt es?
2. Wie sind Störungen der Sexualpräferenz definiert?
3. Was wird unter „Lovemaps" verstanden?
4. Formulieren Sie ein realistisches Therapieziel bei länger bestehender Paraphilie.
5. Nennen Sie die ungefähren Rückfallquoten von Sexualstraftätern bei Inhaftierung ohne Therapie versus unspezifische Therapie versus Anwendung moderner Therapieverfahren.

13 Intelligenzminderungen (ICD-10: F70–F79)

Bernhard Blanz und Christina Filz

13.1 Definition

Bei Intelligenzminderungen besteht ein Defizit intellektueller und sozial-adaptiver Fähigkeiten; die Betroffenen entwickeln sich entweder von frühester Kindheit an oder ab einer bestimmten Entwicklungsstufe nicht der Altersnorm entsprechend. Die Störung ist umfassend, d.h. alle Funktionen, die zum intellektuellen Niveau beitragen, sind betroffen, insbesondere sensomotorische und Sprachfunktionen, Auffassungsgabe, Lern-, Denk- und Urteilsvermögen sowie die soziale Kompetenz. Früher verwendete Begriffe wie Schwachsinn, Debilität oder Idiotie sind wegen ihrer herabsetzenden Bedeutung obsolet.

13.2 Klassifikation

Die Klassifikation nach der „International Classification of Diseases" (10. Revision, ICD-10) unterscheidet 4 Ausprägungsgrade der Intelligenzminderung. Zuordnungskriterien sind die psychometrisch erfasste kognitive Leistungsfähigkeit und die klinische Einschätzung. Die angegebenen IQ-Bereiche sind jedoch lediglich Orientierungshilfen, denn die ICD-10-Kategorien stellen die willkürliche Einteilung eines komplexen Kontinuums dar und können nicht exakt voneinander abgegrenzt werden. Deshalb hat die klinische Einschätzung im Zweifelsfall Vorrang, insbesondere bei den häufig auftretenden heterogenen Leistungsprofilen.

Für die grenzwertige Intelligenz (Lernbehinderung; IQ-Wert 70–84) sieht die ICD-10 keine eigene Kategorie vor. Dagegen kann eine begleitende psychiatrische Störung an der 4. Stelle codiert werden (F7x.1; deutliche Verhaltensstörung, die entweder Beobachtung oder Behandlung erfordert).

13.2.1 Leichte Intelligenzminderung (F70; IQ-Wert 50–69)

Nach verzögertem Erwerb genügen die Sprachfunktionen den Alltagsbedürfnissen. In der Regel wird Autonomie in der Selbstversorgung (Essen, Darm- und Blasenkontrolle, Waschen, Ankleiden, Haushaltspflichten und praktische Tätigkeiten) erreicht, zum Teil auch verzögert. Wegen des eingeschränkten kognitiven Leistungsvermögens treten beim Erlernen der Kulturtechniken wie Lesen und Schreiben meist größere Schwierigkeiten auf. Deshalb stehen praktisch orientierte, angelernte oder ungelernte berufliche Tätigkeiten im Vordergrund. Emotionale und soziale Beeinträchtigungen erschweren das Ausfüllen von Rollenerwartungen (z.B. Partner- und Elternschaft). Bezüglich ihrer sozialen Anpassung sind Betroffene mit einer leichten Intelligenzminderung Gesunden ähnlicher als Menschen mit stärker ausgeprägter Intelligenzminderung.

13.2.2 Mittelgradige Intelligenzminderung (F71; IQ-Wert 35–49)

Die Sprachfunktionen ermöglichen höchstens die Beteiligung an sehr einfachen Unterhaltungen, bei einer Subgruppe reichen sie nur zur Mitteilung von Basisbedürfnissen aus. Motorische Fertigkeiten und die Fähigkeit zur Selbstversorgung werden deutlich verzögert erworben, die Kulturtechniken höchstens rudimentär. Bei sorgfältiger Strukturierung und ausreichender Aufsicht können einfache praktische Tätigkeiten verrichtet werden. Auch im Erwachsenenalter wird autonome Lebensführung nur selten erreicht.

13.2.3 Schwere Intelligenzminderung (F72; IQ-Wert 20–34)

Die meisten Betroffenen zeigen deutlich ausgeprägte motorische Beeinträchtigungen und andere Auffälligkeiten, die auf eine organisch fassbare Schädigung oder Fehlentwicklung des zentralen Nervensystems hinweisen. Die unzureichende sprachliche Mitteilung basaler Bedürfnisse wird häufig mimisch und gestisch unterstützt. Eine lebenslange Aufsicht ist notwendig, da keine volle Selbstversorgung erreicht wird.

13.2.4 Schwerste Intelligenzminderung (F73; IQ-Wert weniger als 20)

Die meisten Betroffenen sind immobil oder motorisch stark eingeschränkt, inkontinent und praktisch unfähig, Aufforderungen oder Anweisungen zu erfassen. Sie benötigen deshalb ständige Unterstützung und Aufsicht. Unter hochstrukturierter Anleitung ist eine rudimentäre Beteiligung an häuslichen und praktischen Aufgaben möglich.

13.3 Epidemiologie, Ätiologie

Die wichtigsten epidemiologischen Daten zur Intelligenzminderung sind in einer Textbox zusammengefasst.

M!

Merke

Intelligenzminderung: epidemiologische Daten

- Prävalenzrate für alle Ausprägungsgrade: 2,5 %
- Prävalenzrate für mindestens mittelgradige Intelligenzminderung: 0,4 %
- Häufungen bei Männern und in der Unterschicht
- Risiko für psychiatrische Begleitstörungen steigt mit dem Ausprägungsgrad der Intelligenzminderung an

Die Konkordanzraten für die kognitive Leistungsfähigkeit bei eineiigen (nahezu 100 %) und zweieiigen Zwillingen (zwischen 30 und 50 %) sowie das Risiko von Zwillingen für das Auftreten einer Intelligenzminderung sprechen sowohl für *genetische* als auch für *Umwelteinflüsse* (▸ Tab. 13.1).

Während bei den leichteren Formen Normvarianten noch eine größere Rolle spielen, nimmt der Anteil von identifizierbaren Grundstörungen mit dem Ausprägungsgrad der Intelligenzminderung zu. Für die häufige Einbettung in eine Grundstörung sprechen auch die hohen Raten von körperlichen Begleitsymptomen (Sehbehinderung: 50 %, motorische Behinderung: 17 %, zerebrale Anfälle: 14 %, Hörbehinderung: 8 %).

Frühgeburtlichkeit spielt eine entscheidende Rolle, denn 20–30 % der Kinder mit einem Geburtsgewicht unter 1000 g sind von einer Intelligenzminderung betroffen. Als häufigste vermeidbare Ursache wird das *fetale Alkoholsyndrom* angesehen, das mindestens 10 % aller Intelligenzminderungen bedingt.

13.4 Diagnostik

Diagnostisch von Bedeutung sind deshalb prä- und perinatale Komplikationen, extrem niedriges Geburtsgewicht, Verzögerungen der motorischen Entwicklung, Sprach- und Sauberkeitsentwicklung sowie altersunangemessenes Spielverhalten. Vergleichbare Beeinträchtigungen von Familienmitgliedern, insbesondere von Geschwistern, verweisen auf eine genetische Verursachung. Entwicklungsstillstand nach zunächst unauffälliger Entwicklung oder Verluste von bereits erworbenen Fähigkeiten und Fertigkeiten zwingen zur Abklärung von Demenzprozessen.

Die *psychiatrische Untersuchung* erfasst die emotionale und soziale Entwicklung, Verhaltensauffälligkeiten und die Bewältigung alterstypischer Entwicklungsaufgaben (z. B. Selbstständigkeit beim Essen und bei der Körperhygiene, Umgang mit Gleichaltrigen, Bewältigung von Routineaufgaben).

Die *körperlich neurologische* Untersuchung berücksichtigt insbesondere Kleinwuchs, Unter- oder Übergewicht, Mikro- oder Makrozephalie, Beson-

Tab. 13.1 Ursachen von Intelligenzminderungen (nach Schmidt 1999).

Genetisch bedingte Störungen (z. B. Phakomatosen)	Exogen verursachte Störungen
• Chromosomenanomalien (z. B. Down-Syndrom, fragiles X-Syndrom) • metabolische Erkrankungen (z. B. Phenylketonurie) • angeborene Fehlbildungen des ZNS	• pränatale Entwicklungsstörungen (z. B. Infektionen, Medikamenteneinnahme, Genussmittelmissbrauch und Stoffwechselerkrankungen der Mutter) • perinatale Komplikationen (z. B. Hypoxie, Geburtstrauma, Kernikterus) • postnatale Einflüsse (Verletzungen, Intoxikationen, Infektionen)
Syndrome unklarer Entstehung	

13

derheiten des Körperbaus, körperliche Stigmata, Hinweise auf Abnormitäten der inneren Organe, Besonderheiten der motorischen Entwicklung, insbesondere Feinmotorik und Koordination. Bei entsprechenden Hinweisen (z. B. bei Verdacht auf eine Speicherkrankheit) sichern Laboruntersuchungen die Diagnose.

Die *neuropsychologische* Untersuchung klärt dysphasische, dyspraktische und Störungen der räumlichen Orientierung sowie der Rechts-links-Unterscheidung, des Körperschemas und der Gedächtnisfunktionen ab.

Sämtliche Untersuchungsverfahren – auch die zur Erfassung der allgemeinen kognitiven Leistungsvoraussetzungen – müssen mögliche Behinderungen (z. B. Hör- oder Sehstörungen, Störungen der Motorik) berücksichtigen. Insbesondere bei stärker ausgeprägten Intelligenzminderungen sind die soziale Anpassung und die Bewältigung von Routineaufgaben prognostisch bedeutsamer als die Resultate der Leistungsdiagnostik.

13.5 Klinisches Bild, Verlaufscharakteristika

▶ **Ausprägungsgrad.** Die unterschiedliche Ausprägung innerhalb der einzelnen Stufen und Ursachen von Intelligenzminderungen bedingt eine große Heterogenität des klinischen Bildes. Hinzu kommt, dass bei einigen Kindern die Intelligenzminderung unmittelbar auffällt, bei vielen ist sie dagegen auf den ersten Blick nicht erkennbar. Wichtige Indikatoren sind Schwangerschafts- und Geburtskomplikationen (Frühgeburtlichkeit!) sowie umfassende Entwicklungsverzögerung (Motorik, Sprache, Sauberkeitsentwicklung, altersunangemessenes Interessen- und Spielverhalten).

13

Ausgeprägtere Formen werden in der Regel früher erkannt als leichtere. Mangelnde Förderung kann zur Überschätzung der Beeinträchtigung führen. Intensive Fördermaßnahmen, die erfolglos bleiben, sprechen für einen hohen Ausprägungsgrad. Familiäre Häufungen finden sich eher bei den leichten Formen, ausgeprägte Intelligenzminderungen bei Geschwistern verweisen auf genetische Determination.

Intelligenzgeminderte Menschen haben ein erhöhtes Risiko, ausgenutzt, misshandelt oder Opfer sexueller Übergriffe zu werden.

▶ **Verlauf.** Durch die umfassende Entwicklungsverzögerung vergrößert sich mit zunehmendem Alter die Differenz zwischen dem vorliegenden und dem altersbedingt zu erwartenden Entwicklungsstand; so kann fälschlicherweise der Eindruck eines progredienten Verlaufs entstehen. Tatsächlich progredient verlaufen aber nur Demenzprozesse, bei denen nach zunächst unauffälliger Entwicklung Fähigkeiten und Fertigkeiten wieder verloren gehen. In diesen relativ seltenen Fällen ist eine umfassende Diagnostik zur Klärung möglicher organischer Ursachen notwendig.

13.6 Komorbidität, Differenzialdiagnose

Das psychiatrische Erkrankungsrisiko ist 3- bis 4-mal höher als bei Normalbegabten; grundsätzlich sind alle psychiatrischen Störungen möglich, bestimmte Störungen kommen aber gehäuft vor (s. Textbox).

M!

Merke

Häufig gemeinsam mit Intelligenzminderung auftretende psychische Störungen

- autistische Syndrome (F84.0, F84.1, F84.5)
- hyperkinetische Störungen ohne (F90) oder mit Bewegungsstereotypien (F84.4; diese Störung setzt mindestens eine mittelgradige Intelligenzminderung voraus)
- stereotype Bewegungsstörungen ohne selbst verletzendes Verhalten
- stereotype Bewegungsstörungen mit der Qualität von selbstverletzendem Verhalten (F98.4; insbesondere Kopfanschlagen, Ins-Gesicht-Schlagen, In-die-Augen-Bohren, Beißen in Hände, Lippen oder andere Körperteile)
- Ausscheidungsstörungen (F98.0 Enuresis, F98.1 Enkopresis)
- Essstörungen (F98.3 Pica, R11 Rumination, R63.2 Polyphagie, R63.1 Polydipsie)
- aggressives Verhalten

Wesentliche Differenzialdiagnosen der Intelligenzminderung sind nachfolgend aufgeführt:

- *Hörstörungen* können Ursache erheblicher Sprachentwicklungsverzögerungen sein.

- Anderweitig bedingte *Sprachentwicklungsverzögerungen* (F80) müssen ebenfalls ausgeschlossen werden.
- Umschriebene *Entwicklungsstörungen schulischer Fertigkeiten* (F81; Lese- und Rechtschreibstörungen – auch isoliert – und Rechenstörungen) unterscheiden sich von Intelligenzminderungen durch die unbeeinträchtigte allgemeine kognitive Leistungsfähigkeit. Ausgeprägte Rechenstörungen werden leichter mit Intelligenzminderungen verwechselt als Lese- und Rechtschreibstörungen.
- Insbesondere bei ausgeprägten Intelligenzminderungen kann die Abgrenzung gegen *autistisches Verhalten* (F84.0, F84.1, F84.5) schwierig sein, zumal das Risiko für das Auftreten eines autistischen Syndroms mit dem Ausprägungsgrad der Intelligenzminderung zunimmt. Ein wichtiges Unterscheidungskriterium ist das Interaktionsverhalten des Kindes; ist es dem Entwicklungsalter entsprechend ausgeprägt, spricht das gegen die Diagnose eines frühkindlichen Autismus.
- Das *Rett-Syndrom* (F84.2) betrifft nur Mädchen und unterscheidet sich durch den teilweisen oder vollständigen Verlust von erworbenen Fähigkeiten im Gebrauch der Hände und der Sprache sowie durch eine Verlangsamung des Kopfwachstums meist zwischen dem 7. und 24. Lebensmonat.
- Bei der *desintegrativen Störung des Kindesalters* (F84.3) kommt es nach einer eindeutig normgerechten Entwicklung innerhalb weniger Monate zum Verlust bereits erworbener Fertigkeiten im sozialen und kommunikativen Repertoire und im Verhaltensrepertoire. Bei den meisten Betroffenen stellt sich eine ausgeprägte Intelligenzminderung ein.
- Ausgeprägte *Misshandlungs- oder Vernachlässigungssyndrome* bessern sich in Abhängigkeit von Dauer und Schwere nach Milieuwechsel und adäquater Behandlung.

13.7 Therapie

Die Behandlung erfolgt überwiegend ambulant in der vertrauten Umgebung. Stationäre Behandlung kommt nur bei ausgeprägten Begleitstörungen infrage. Die Behandlungsmöglichkeiten bei Intelligenzminderung sind in einer Textbox zusammengefasst.

Praxis

Behandlung von Intelligenzminderung

- überwiegend symptomatische Behandlung
- Beratung der Bezugspersonen
- adäquate Förderung der verlangsamten Entwicklung
- Vorbeugung, eventuell Behandlung der psychiatrischen Begleitsymptomatik
- klassische und operante Konditionierungstechniken, aversive Techniken
- Neuroleptikatherapie

▸ **Symptomatische Therapie.** Kausale Behandlungsmöglichkeiten ergeben sich nur bei den seltenen Stoffwechselerkrankungen (z. B. diätetische Behandlung bei Phenylketonurie) und bei den ebenfalls seltenen Mangelsyndromen (z. B. Jodtherapie bei Jodmangelstruma). In den meisten Fällen bleibt die Behandlung symptomatisch und umfasst die Beratung der Bezugspersonen, die adäquate Förderung der verlangsamten Entwicklung durch Training lebenspraktischer Fertigkeiten und sonderpädagogische Maßnahmen sowie die Vorbeugung bzw. Behandlung einer psychiatrischen Begleitsymptomatik.

▸ **Beratung von Bezugspersonen.** Die Betreuung intelligenzgeminderter Kinder und Jugendlicher beansprucht die Bezugspersonen in besonderem Maße, denn u. a. verstehen die Betroffenen nur einfache und klare Regeln bzw. Anweisungen. Da Auffassungsschwierigkeiten und Verlangsamung viel Geduld verlangen, bedürfen die Bezugspersonen entsprechender Beratung und Begleitung. Wesentliche Elemente hierbei sind die Akzeptanz der Behinderung, Aufklärung über kausale Therapiemöglichkeiten und die realistische Prognose.

Eine Beratung sollte weiterhin bezüglich unverzichtbarer Frühfördermaßnahmen, Erziehungsbesonderheiten, des Umgangs mit den Bedürfnissen der übrigen Familienmitglieder, Vorbeugung und eventuell Behandlung psychischer Begleitsymptomatik, schulischer und beruflicher Entwicklungsmöglichkeiten, bezüglich des Umgangs mit Partnerschaftswünschen und sexuellen Interessen sowie Vor- und Nachteilen einer außerhäuslichen Betreuung erfolgen.

▸ **Förderung.** Übergeordnete Ziele des Trainings lebenspraktischer Fertigkeiten und von sonderpädagogischen Maßnahmen sind der Erwerb von Kompetenz zu selbstständiger Lebensbewältigung sowie Schutz vor Sekundärstörungen. Die Förderziele orientieren sich an der Obergrenze der Möglichkeiten, vermeiden aber Überforderung. Das Training lebenspraktischer Fertigkeiten kann Essverhalten, An- und Auskleiden, Hygienemaßnahmen, soziale Kompetenz, Ausdauer, Konzentration sowie Problemlöseverhalten einbeziehen.

▸ **Verhaltenstherapie.** Als wirksam erweist sich häufig ein verhaltenstherapeutisch orientiertes Vorgehen, in das die Bezugspersonen als Kotherapeuten eingebunden werden. Wegen der eingeschränkten Voraussetzungen sind kognitive Therapieansätze anderen Techniken, die sich operanter und klassischer Konditionierung bedienen, überlegen.

Bei stereotypem, aggressivem oder selbst verletzendem Verhalten haben sich ebenfalls verhaltenstherapeutische Techniken bewährt, die auch kombiniert werden können: positive Verstärkung von alternativen oder mit dem Problemverhalten unvereinbaren Verhaltensweisen, strukturierte Beschäftigungs- und Kontaktangebote, Kommunikationstrainings und Time-out-Prozeduren (bei aggressivem Verhalten).

▸ **Konditionierungstechniken.** Bei schwer beeinflussbarem selbst verletzenden Verhalten können aversive Techniken (z. B. Eiswasser, aversive Duftstoffe) eingesetzt werden. Wegen der damit verbundenen ethischen Probleme dürfen solche Techniken nur bei strenger Indikation und unter kontrollierten klinischen Bedingungen ausschließlich in solchen Zentren zum Einsatz kommen, die mit diesen Techniken vertraut sind.

▸ **Medikamentöse Therapie.** Motorische Unruhe- und Erregungszustände, stereotypes oder aggressiv-destruktives Verhalten können zusätzlich mit *Neuroleptika* (z. B. Risperidon, Pipamperon) behandelt werden (die meisten Erfahrungen liegen für Phenothiazine vor).

Bei stärker ausgeprägten Intelligenzminderungen ist die pharmakotherapeutische Behandlung von begleitenden hyperkinetischen Störungen mit Stimulanzien wenig erfolgversprechend.

13.8 Forensische Aspekte

Im Zusammenhang mit Straftaten können Intelligenzminderungen zur Schuldunfähigkeit oder zu erheblich verminderter Schuldfähigkeit gemäß §§ 20 bzw. 21 StGB führen. Dabei müssen im Einzelfall die Persönlichkeit, die Tatumstände und die Art des Deliktes geprüft werden. So ist grundsätzlich ein Eigentumsdelikt einer Person mit Intelligenzminderung eher schuldhaft anzurechnen als ein stark triebbestimmtes Delikt wie beispielsweise eine sexuelle Übergriffshandlung.

Literatur

[1] Neuhäuser G, Steinhausen HC, Hrsg. Geistige Behinderung. Grundlagen, klinische Symptome, Behandlung und Rehabilitation. Stuttgart: Kohlhammer; 1997

[2] Schmidt MH. Kinder- und Jugendpsychiatrie. Kompendium für Ärzte, Psychologen, Sozial- und Sonderpädagogen. Köln: Deutscher Ärzte-Verlag; 1999

[3] Steinhausen HC, von Aster M, Hrsg. Handbuch Verhaltenstherapie und Verhaltensmedizin bei Kindern und Jugendlichen. Weinheim: Psychologie Verlags Union; 1993

[4] Steinhausen HC. Psychische Störungen bei Kindern und Jugendlichen. Lehrbuch der Kinder- und Jugendpsychiatrie. München: Urban & Schwarzenberg; 1996

[5] Warnke A, Remschmidt H. Behandlung bei geistiger Behinderung. In: Möller H, Hrsg. Therapie psychiatrischer Erkrankungen. Stuttgart: Enke; 1998

Prüfungsfragen

1. Wie lauten die IQ-Grenzen für leichte, mittelschwere, schwere und schwerste Intelligenzminderung (nach ICD-10)?
2. Welche Symptomatik besteht bei leichter, mittelgradiger, schwerer und schwerster Intelligenzminderung (nach ICD-10)?
3. Welche Ursachen von Intelligenzminderungen gibt es?
4. Welche wichtigen Differenzialdiagnosen der Intelligenzminderungen gibt es?
5. Welche Hauptprinzipien sind bei der Behandlung von Menschen mit Intelligenzminderung Menschen zu beachten?

14 Umschriebene Entwicklungsstörungen (ICD-10: F80–F82)

Bernhard Blanz und Christina Filz

14.1 Definition

In der Gruppe der umschriebenen Entwicklungsstörungen werden isolierte Leistungsstörungen zusammengefasst, die ausnahmslos im Kindesalter beginnen, eng mit der biologischen Reifung des Zentralnervensystems verknüpft sind sowie auf spezifischen Defiziten der Informationsverarbeitung und der Handlungsorganisation basieren. Charakteristisch für diese Gruppe von Störungen ist, dass bei normgerecht entwickelter Denkfähigkeit (abstrakt-logisches Denken) bestimmte Fertigkeiten isoliert (umschrieben!) erheblich defizitär sind. Die Definition schließt ein, dass solche Leistungsstörungen nicht durch Beeinträchtigungen der Sinnesorgane, manifeste neurologische Erkrankungen oder mangelhafte häusliche bzw. schulische Förderung bedingt sind. Die Begriffe Teilleistungsstörung bzw. Teilleistungsschwäche werden weitgehend synonym gebraucht, sind aber veraltet.

14.2 Klassifikation

Die Klassifikation nach ICD-10 ist ▸ Tab. 14.1 zu entnehmen.

Tab. 14.1 Diagnostische Klassifikation der umschriebenen Entwicklungsstörungen nach ICD-10.

Kennziffer	Untergruppen	
F 80	**umschriebene Entwicklungsstörungen des Sprechens und der Sprache**	
	F80.0	Artikulationsstörung
	F80.1	expressive Sprachstörung
	F80.2	rezeptive Sprachstörung
F81	**umschriebene Entwicklungsstörungen schulischer Fertigkeiten**	
	F81.0	Lese- und Rechtschreibstörung
	F81.1	isolierte Rechtschreibstörung
	F81.2	Rechenstörung
	F81.3	kombinierte Störung schulischer Fertigkeiten
F82	**umschriebene Entwicklungsstörungen der motorischen Funktionen**	

▸ **Diskrepanzannahme.** Die Diagnose einer umschriebenen Entwicklungsstörung verlangt, dass die spezifische defizitäre Leistung deutlich vom allgemeinen Niveau der kognitiven Funktionen abweicht. Die Hauptschwierigkeit der Diagnostik besteht darin, umschriebene Entwicklungsstörungen von Normvarianten zu unterscheiden. Diese Unterscheidung erfolgt am besten mittels der sog. *Diskrepanzannahme*, die eine Differenz von 1,5 Standardabweichungen zwischen der defizitären Teilleistung und dem übrigen, normgerecht entwickelten kognitiven Leistungsvermögen festlegt. Wichtig ist, dass Letzteres unabhängig von der gestörten Teilleistung bestimmt wird: Für Störungen der Sprache sowie des Lesens und Rechtschreibens ist somit die nicht verbale kognitive Leistungsfähigkeit maßgeblich, für Störungen des Rechnens die verbale.

14.3 Epidemiologie

Umschriebene Entwicklungsstörungen gehören zu den häufigsten Störungsbildern (▸ Tab. 14.2), grundsätzlich sind Jungen häufiger betroffen als Mädchen.

Tab. 14.2 Häufigkeit umschriebener Entwicklungsstörungen.

Störungsbild	Häufigkeit (%)
Gesamthäufigkeit umschriebener Entwicklungsstörungen	15
multiple umschriebene Entwicklungsstörungen	3
Artikulationsstörung	5
expressive Sprachstörung	4
rezeptive Sprachstörung	2
Lese- und Rechtschreibstörung	4
isolierte Rechtschreibstörung	1
Rechenstörung	1
umschriebene Entwicklungsstörungen der motorischen Funktionen	2

14.4 Ätiologie, Krankheitsmodelle

14.4.1 Umschriebene Entwicklungsstörungen des Sprechens und der Sprache

Die familiäre Häufung verweist auf eine *genetische Disposition*. Psychosoziale Faktoren spielen insofern eine Rolle, als viele sprachentwicklungsgestörte Kinder eine schlechtere Sprachanregung erfahren. Dennoch wird davon ausgegangen, dass Kinder ohne eine entsprechende genetische Disposition auch unter ungünstigen Entwicklungsbedingungen ein normgerechtes Sprachverhalten entwickeln. *Psychosoziale Faktoren* sind daher zwar an der Ausprägung von Sprachentwicklungsstörungen beteiligt, ursächlich spielen sie aber wahrscheinlich keine Rolle.

Bei den betroffenen Kindern finden sich gehäuft Unreifezeichen des Zentralnervensystems. Bei der Artikulationsstörung ist am ehesten von einer relativ umschriebenen *motorischen Reifungsverzögerung* auszugehen. Insgesamt ist die Ätiopathogenese der Sprachentwicklungsstörungen bisher nur unzureichend aufgeklärt.

14.4.2 Umschriebene Entwicklungsstörungen schulischer Fertigkeiten

▶ **Lese- und Rechtschreibstörung.** Familien- und Zwillingsuntersuchungen sowie molekularbiologische Untersuchungen belegen eine *genetische Determination* der Lese- und Rechtschreibstörung. So wurde bei den Eltern betroffener Kinder ein verdoppeltes, bei den Geschwistern ein 3- bis 4-fach erhöhtes Risiko gefunden. Die Konkordanzrate ist bei eineiigen Zwillingen etwa doppelt so hoch wie bei zweieiigen. Zahlreiche morphologisch-strukturelle sowie auch funktionelle Befunde weisen auf Beeinträchtigungen in den sprachverarbeitenden Gehirnstrukturen hin.

Dabei spielen Defizite in der phonologischen Bewusstheit eine entscheidende Rolle. Mit *phonologischer Bewusstheit* wird die Fähigkeit bezeichnet, die einzelnen Laute oder Phoneme, aus denen Wörter zusammengesetzt sind, zu erkennen, zu analysieren und zu modifizieren. Beim Leselernprozess ist diese phonologische Bewusstheit entscheidend, denn es kommt darauf an, orthografische Zeichen (Buchstaben) in Phoneme (Laute) zu transformieren; die Laute werden dann zu Wörtern zusammengesetzt und weiterverarbeitet. So haben Kinder, Jugendliche und auch Erwachsene mit einer Lese-Rechtschreib-Störung beim Lesen von (unbekannten) Nichtwörtern deutlich mehr Schwierigkeiten als beim Lesen von Wörtern.

In der Ätiopathogenese der Lese- und Rechtschreibstörung wird derzeit ein *Vulnerabilitätsmodell* favorisiert. Danach bestehen genetisch unterschiedliche Ausprägungsstufen von Informationsverarbeitungsdefiziten. Bei hoher genetischer Belastung bildet sich unabhängig von den Förderbedingungen eine klinisch relevante Lese-Rechtschreib-Störung aus, während bei geringer genetischer Belastung die Lernbedingungen entscheidend sind, also Klima und Förderungsmöglichkeiten in der Familie, schulisches Curriculum sowie Kompetenz der Pädagogen.

▶ **Rechenstörung.** Verglichen damit wurden für die Rechenstörung bisher nur sehr begrenzte ätiopathogenetische Vorstellungen entwickelt. Neuropsychologische Defizite wie akustisch-sequenzielle Merkfähigkeitsstörungen spielen wahrscheinlich ebenso eine Rolle wie Defizite im Bereich visuellräumlicher motorischer und taktiler Wahrnehmungen. Weiterhin ist die Bedeutung von genetischen Einflüssen und von perinatalen Risikofaktoren wahrscheinlich.

14.4.3 Umschriebene Entwicklungsstörungen der motorischen Funktionen

Motorische Entwicklungsstörungen werden im Zusammenhang mit frühkindlichen *Beeinträchtigungen der Hirnfunktion* gesehen. Sie finden sich v. a. bei Kindern mit ausgeprägten pränatalen Komplikationen und Geburtskomplikationen.

Zusätzlich kann die Entwicklung dadurch erschwert sein, dass die Bezugspersonen zu *überbehütendem Verhalten* neigen. Häufig handelt es sich hierbei um eine Reaktion auf die motorische Ungeschicklichkeit und das damit verbundene erhöhte Verletzungsrisiko des Kindes. Dieses Verhalten kann aber auch dazu führen, dass die betroffenen Kinder in ihrer motorischen Entwicklung zusätzlich gehemmt werden, weil ihnen Übungsmöglichkeiten vorenthalten werden.

Auch bei Kindern aus Mangelmilieu besteht eine erhöhte Gefahr der Entwicklungsverzögerung aufgrund *fehlender allgemeiner Förderung.*

14.5 Klinisches Bild

14.5.1 Artikulationsstörung

Artikulationsfehler sind im Lauf der Entwicklung bei vielen Kindern zu beobachten. Die Störung sollte daher erst nach dem vollendeten 4. Lebensjahr diagnostiziert werden, wenn die meisten Lautkombinationen erlernt wurden. Am häufigsten sind Artikulationsfehler im Bereich der Zischlaute (s, z, tz, ch, sch). Fehlerhafte Artikulation (Auslassungen, Verzerrungen oder Ersetzen von Lauten) gebräuchlicher Lautkombinationen (bl, fl, dr, br, kr, kn, nk) führt dazu, dass 4-Jährige von Fremden nicht verstanden werden. Die übliche Reihenfolge des Lauterwerbs kann verzögert oder verändert sein. Sprachverständnis, Sprachproduktion und nichtverbale kognitive Leistungsfähigkeit sind unbeeinträchtigt.

14.5.2 Expressive und rezeptive Sprachstörungen

Bei beiden Störungen ist die *Sprachproduktion* wie folgt betroffen:
- Sprechbeginn nach dem 2. Lebensjahr;
- für das Entwicklungsalter unangemessene Sprachproduktion: mit 3 Jahren nur 1- bis 2-Wort-Sätze; im Einschulungsalter nur einfache Hauptsätze; ältere Kinder haben große Schwierigkeiten, eine Geschichte nachzuerzählen;
- Schwierigkeiten in der Auswahl zutreffender Begriffe, Verwechslung inhaltsähnlicher Begriffe;
- Schwierigkeiten in der Anwendung grammatikalischer Strukturen (z. B. Pluralbildung, Auswahl von Pronomen und Prädispositionen, Bildung von Komparativ, Superlativ oder Zeiten);
- verbale Äußerungen werden häufig von übertriebenen Gesten begleitet oder durch solche Gesten ersetzt.

Die rezeptive Sprachstörung ist zusätzlich durch das Fehlen eines entwicklungsentsprechenden *Sprachverständnisses* gekennzeichnet:
- im Kleinkindalter fehlende Reaktion auf vertraute Namen, einfachste Anweisungen werden ohne begleitende Gestik nicht verstanden;
- im Grundschulalter ausgeprägte Schwierigkeiten beim Verständnis von Verneinungen oder Vergleichen;
- jüngere Kinder vermeiden das Sprechen oder sprechen nur einzelne Wörter, beginnen zu echolalieren oder sprechen völlig unverständlich;
- Fragen werden trotz Kenntnis der zutreffenden Antwort nicht korrekt beantwortet.

14.5.3 Lese- und Rechtschreibstörung

Bei über der Hälfte der betroffenen Kinder finden sich Sprech- und Sprachstörungen in der Vorgeschichte. Von Anfang an bestehen Schwierigkeiten beim Erlernen von Lesen und Rechtschreiben. ▶ Tab. 14.3 nennt typische Schwierigkeiten beim Lesen und Rechtschreiben.

Die meisten Kinder sind nicht in der Lage, die eigenen Fehler beim Lesen und Rechtschreiben zu erkennen. Kinder, die leicht auswendig lernen, können die Rechtschreibstörung anfangs noch kompensieren, solange geübte Diktate geschrieben

Tab. 14.3 Typische Schwierigkeiten beim Lesen und Rechtschreiben.

Lesen	Rechtschreiben
• Schwierigkeiten beim Benennen von Buchstaben und beim Bilden von Wortreimen • sehr langsames Lesen • Auslassen, Ersetzen, Verdrehen oder Hinzufügen von Wörtern oder Wortteilen • Vertauschen von Buchstaben in den Wörtern oder von Wörtern im Satz • ungenaues Phrasieren • Verlieren der Zeile im Text • Startschwierigkeiten beim Vorlesen • mangelhaftes sinnentnehmendes Lesen, Gelesenes kann nicht wiedergegeben werden	• Reihenfolgefehler (Umstellungen von Buchstaben im Wort) • Auslassungen von Buchstaben oder Wortteilen • Einfügungen von falschen Buchstaben oder Wortteilen • Reversionen (Verdrehungen von ähnlichen Buchstaben: b/d, p/q) • Regelfehler (Dehnung, Groß- und Kleinschreibung) • Wahrnehmungsfehler (Vertauschungen von d/t, g/k) • Fehlerinkonstanz (dasselbe Wort wird bei Wiederholung unterschiedlich fehlerhaft geschrieben)

werden; sie versagen spätestens in der 3. Klassenstufe, wenn ungeübte Schriftsprachleistungen verlangt werden.

Die *isolierte Rechtschreibstörung* tritt ohne begleitende Lesestörung auf.

14.5.4 Rechenstörung

Typische Schwierigkeiten bei Rechenstörung sind in einer Textbox aufgelistet.

M!

Merke

Typische Schwierigkeiten bei Rechenstörung

- räumliche Orientierungsstörungen und Schwächen beim Erkennen von Richtungen in der Vorgeschichte
- Verwechseln von Ziffern, Schwierigkeiten bei der Unterscheidung ähnlicher Zahlwörter (13/30)
- Schwierigkeiten beim Erfassen von Mengen und Größen
- Grundrechenarten und die ihnen zugrunde liegenden Konzepte werden nicht verstanden (mehr/weniger, Teil/Ganzes, Vervielfachung)
- Schätzen von Mengen und Überschlagen von Rechenergebnissen sind erschwert
- Schwierigkeiten im Umgang mit Dezimalstellen
- Schwierigkeiten bei der Übertragung von Zahlen in verschiedene Codierungen (Zahlwort, arabische Ziffer, römische Ziffer, analoge Mengenrepräsentation)

14.5.5 Umschriebene Entwicklungsstörung motorischer Funktionen

Typische Schwierigkeiten bei der umschriebenen Entwicklungsstörung motorischer Funktionen sind in einer Textbox aufgeführt.

M!

Merke

Schwierigkeiten bei der umschriebenen Entwicklungsstörung motorischer Funktionen

- verzögertes Erlernen des Laufens
- plumpe und unkoordinierte Bewegungsabläufe mit fehlender Geschmeidigkeit und mangelhaftem Gleichgewichtsempfinden
- Betroffene imponieren unbeholfen und ungeschickt, können schlecht hüpfen oder Bälle fangen bzw. werfen
- Schwierigkeiten beim Erlernen von Radfahren, Schwimmen, Roll- bzw. Schlittschuhlaufen
- wegen ihrer Ungeschicklichkeit vermeiden viele Kinder sportliche Aktivitäten, manche sind übergewichtig
- häufige Hänseleien durch Gleichaltrige wegen der Ungeschicklichkeit und mangelhaften Leistungen im Sportunterricht

14.6 Verlaufscharakteristika

▸ **Artikulations- und Sprachstörungen.** *Artikulationsstörungen* haben eine relativ günstige Prognose; die meisten Kinder weisen einen Sigmatismus auf (Besserungsrate über 60 % im 5-Jahres-Verlauf). Die Prognose von expressiven und insbesondere von rezeptiven Sprachstörungen ist deutlich ungünstiger. Dies bezieht sich sowohl auf die Remissionsrate (mit Spontanremissionen von *expressiven und rezeptiven Sprachstörungen* ist nicht zu rechnen) als auch auf die schulische und die berufliche Entwicklung. Bis zu 50 % der Betroffenen besuchen eine Förderschule für Lernbehinderte, nur ein geringer Anteil erreicht die Gymnasialstufe. Bei der schulischen und beruflichen Beeinträchtigung spielt die hohe Komorbiditätsrate mit Lese- und Rechtschreibstörungen (bis zu 60 %) eine ungünstige Rolle.

▶ **Lese- und Rechtschreibstörung.** Auch hierbei kann ohne spezifische Behandlung nicht mit einer Remission gerechnet werden. Die meisten Betroffenen lernen zwar Lesen und Schreiben, ihre Lese- und Rechtschreibleistung bleibt aber auch noch im Erwachsenenalter deutlich schlechter als die von regulär Lesenden. Weil die Lese- und Rechtschreibstörungen fast die Hälfte aller nicht intelligenzbedingten Schulleistungsstörungen ausmachen, werden Schul- und Berufskarriere erheblich beeinträchtigt: Der Schulerfolg bleibt hinter dem von Nichtbetroffenen zurück und entspricht im Mittel dem von Lernbehinderten. Dementsprechend ergibt sich ein 3-fach höheres Risiko für Jugendarbeitslosigkeit.

▶ **Rechenstörung.** Der Verlauf ist unbekannt.

▶ **Motorische Entwicklungsstörungen.** Der Verlauf ist günstig, der Schulerfolg ist unbeeinträchtigt.

14.7 Psychiatrische Komorbidität, Differenzialdiagnose

Angaben zur *psychiatrischen Komorbidität* finden sich in ▶ Tab. 14.4.

Wesentliche *Differenzialdiagnosen* der umschriebenen Entwicklungsstörungen sind nachfolgend aufgeführt:

- Intelligenzminderungen (F7),
- bei Artikulationsstörung: akustische Wahrnehmungsstörung, Dysarthrie, Dysglossie, Apraxie, expressive und rezeptive Sprachstörung,
- bei expressiver und rezeptiver Sprachstörung: Taubheit (nicht bei expressiver Sprachstörung allein), erworbene Aphasie, rezeptive Sprachstörung (F80.2, nur bei expressiver Sprachstörung), tief greifende Entwicklungsstörungen (F84), Landau-Kleffner-Syndrom (F80.3), elektiver Mutismus (F94.0),
- bei Lese- und Rechtschreibstörung: Intelligenzminderung, erworbene Dyslexie, erworbene Rechtschreibstörung, erworbene Leseverzögerung infolge einer emotionalen Störung (F93.), Lese- und Rechtschreibstörung infolge unangemessenen Unterrichts,
- bei Rechenstörung: Intelligenzminderung, erworbene Rechenstörung, Rechenschwierigkeiten infolge unangemessenen Unterrichts,
- berücksichtigt werden müssen zwingendermaßen die häuslichen psychosozialen Umstände.

14.8 Therapie

Bei Artikulationsstörungen und motorischen Entwicklungsstörungen wird der Behandlungsbedarf anhand der sozialen Funktionsbeeinträchtigung festgelegt. Wegen der ungünstigen Verlaufsprognose besteht für die übrigen umschriebenen Entwicklungsstörungen absolute Behandlungsindikation mit möglichst frühem Beginn. Die Therapie der umschriebenen Entwicklungsstörungen umfasst folgende Behandlungselemente:

- Die *Beratung der Bezugspersonen* umfasst Information über Natur und Verlauf der Störung, Behandlungsbedarf und notwendige Behandlungsmaßnahmen sowie -aussichten. Das *betroffene Kind* muss dabei unterstützt werden, die Entwicklungsstörung und die notwendigen Behandlungsmaßnahmen zu akzeptieren.

Tab. 14.4 Gemeinsam mit umschriebenen Entwicklungsstörungen auftretende psychiatrische Störungen.

Entwicklungsstörung	Komorbide Störung
Artikulationsstörung	psychiatrische Gesamtkomorbidität: 35 %, insbesondere mit hyperkinetischen Störungen, Enuresis, Ess- und Schlafstörungen
expressive und rezeptive Sprachstörungen	psychiatrische Gesamtkomorbidität: 60 % (ohne Lese- und Rechtschreibstörung), insbesondere mit hyperkinetischen Störungen, Störungen des Sozialverhaltens, Enuresis, Essstörungen und Tics; Lese- und Rechtschreibstörung: 60 %
Lese- und Rechtschreibstörung	psychiatrische Gesamtkomorbidität: 40 %, insbesondere mit hyperkinetischen Störungen und Störungen des Sozialverhaltens
Rechenstörung	psychiatrische Gesamtkomorbidität: bis zu 40 %, insbesondere mit emotionalen Störungen (Angststörungen und depressive Störungen)
umschriebene Entwicklungsstörung motorischer Funktionen	Angststörungen, depressive Störungen und Kontaktstörungen

- Die *Übungsbehandlung* wird mindestens wöchentlich durchgeführt; sie orientiert sich individuell an der spezifischen Problematik. Wichtig ist, Überforderung zu vermeiden und Erfolgserlebnisse zu vermitteln. Kontingente Verstärkung der Kooperation und therapeutischer Fortschritte ist oft hilfreich.
- *Supportive Maßnahmen* umfassen insbesondere spezifische schulische Förderung und Unterstützung (Bewertung der Aufsatzleistung unabhängig von der Rechtschreibung bei einer Lese-Rechtschreib-Störung; Vorlesen von Textaufgaben bei einer Rechenstörung; Aussetzen der Benotung im betroffenen Fach).
- Eine *medikamentöse Therapie mit Nootropika* kann im Einzelfall die Leseleistung verbessern (z. B. 3 × 1200 mg Piracetam pro Tag; dies wurde aber erst in einer einzigen kontrollierten Studie belegt).
- Eine *fortlaufende Verlaufskontrolle* zum Ausschluss (bzw. ggf. zur Behandlung) von Begleitstörungen ist zwingend erforderlich.

Literatur

[1] Amorosa H. Sprachverständnisstörungen bei Kindern. In: Freisleder FJ, Linder M, Hrsg. Aktuelle Entwicklungen in der Kinder- und Jugendpsychiatrie. München: MMV; 1992: 61–73

[2] Esser G, Schmidt MH. Die langfristige Entwicklung von Kindern mit Lese-Rechtschreibschwäche. Z Klin Psychol 1993; 22: 100–116

[3] Georgiewa P, Rzanny R, Hopf JM et al. fMRI during word processing in dyslexic and normal reading children. Neuroreport 1999; 10: 3459–3465

[4] Grissemann H. Dyskalkulie heute. Bern: Huber; 1996

[5] Klicpera C, Gasteiger-Klicpera B. Psychologie der Lese- und Schreibschwierigkeiten. Entwicklung, Ursachen, Förderung. Weinheim: Beltz; 1995

[6] Schmidt MH. Kinder- und Jugendpsychiatrie. Kompendium für Ärzte, Psychologen, Sozial- und Sonderpädagogen. Köln: Deutscher Ärzteverlag; 1999

[7] Warnke A. Legasthenie und Hirnfunktion. Bern: Huber 1990

[8] Warnke A, Niebergall G. Legasthenie und Rechenstörung. In: Remschmidt H, Hrsg. Psychotherapie bei Kindern, Jugendlichen und Familien. Stuttgart: Thieme; 1997

[9] Wendland W. Sprachstörungen im Kindesalter. Stuttgart: Thieme; 1992

Prüfungsfragen

1. Wie sind umschriebene Entwicklungsstörungen definiert?
2. Welche Hauptgruppen von umschriebenen Entwicklungsstörungen gibt es?
3. Was sind die Hauptcharakteristika von Lese- und Rechtschreibstörungen?
4. Welche komorbiden Störungen treten bei Lese- und Rechtschreibstörung häufig auf?

15 Verhaltensstörungen und emotionale Störungen mit Beginn in der Kindheit und Jugend (ICD-10: F90–F98)

Bernhard Blanz und Christina Filz

15.1 Hyperkinetische Störungen (ICD-10: F90)

15.1.1 Definition

Hyperkinetische Störungen sind durch eine situationsübergreifend und zeitstabil auftretende Kombination von Unaufmerksamkeit (insbesondere mangelnde Ausdauer bei kognitiven Aufgaben), Überaktivität und Impulsivität gekennzeichnet; unter Berücksichtigung des Entwicklungsstandes des betroffenen Kindes bzw. Jugendlichen ist dieses Verhalten abnorm. Die Störung beginnt typischerweise im Vorschulalter. Für die Diagnose ist außerdem erforderlich, dass die Symptomatik konsistent in mindestens 2 Lebensbereichen (z. B. in der Schule, in der Familie, im Kontakt mit Gleichaltrigen) auftritt.

15.1.2 Klassifikation

Die Klassifikation nach ICD-10 unterscheidet 3 Subtypen:

- einfache Aktivitäts- und Aufmerksamkeitsstörung (F90.0)
- hyperkinetische Störung des Sozialverhaltens (F90.1)
- Aufmerksamkeitsstörung ohne Hyperaktivität (sonstige näher bezeichnete Verhaltens- und emotionale Störung mit Beginn in der Kindheit und Jugend, F98.8)

Die Diagnose hyperkinetische Störung des Sozialverhaltens verlangt, dass sowohl die Kriterien für eine einfache Aktivitäts- und Aufmerksamkeitsstörung (F90.0) als auch für eine Störung des Sozialverhaltens (F91) erfüllt sind.

15.1.3 Epidemiologie

Die Prävalenzraten variieren erheblich (zwischen 2 und 9 %). Trotz der altersbedingten Verbreitung von Ablenkbarkeit, Unruhe und Impulsivität im Kindes- und Jugendalter gehen konservative Schätzungen von folgenden Prävalenzraten aus:

- Vollbild des Syndroms im Grundschulalter: 3–4 %
- Vollbild des Syndroms im Jugendalter: 2 %
- sehr schwer ausgeprägte Störungen (unbeschulbare Kinder): 1 %
- Jungen sind 3- bis 9-mal häufiger betroffen als Mädchen

Die meisten Vorstellungen erfolgen im Grundschulalter, also in einem Altersbereich, in dem erstmals erhöhte Anpassungs- und Leistungsanforderungen bewältigt werden müssen.

15.1.4 Ätiologie, Krankheitsmodelle

▸ **Genetische Faktoren.** Familien- und Zwillingsuntersuchungen belegen eine genetische Determination: In Familienstudien wurde gezeigt, dass sowohl Eltern als auch Verwandte 2. Grades von Kindern mit einer hyperkinetischen Störung ein überdurchschnittliches Erkrankungsrisiko für die Störung aufwiesen, außerdem sind Vollgeschwister häufiger betroffen als Halbgeschwister. In Zwillingsuntersuchungen zeigte sich eine höhere Konkordanzrate für eineiige Zwillinge im Vergleich zu zweieiigen Zwillingen. Auf diesen Befunden basierende Berechnungen ergeben eine Heritabilität von 50–70 %. Bei zusätzlich bestehender Aggressivität ist die genetische Determination wahrscheinlich ausgeprägter.

Am besten gesichert sind hirnfunktionelle *Veränderungen im Frontalhirn* (reduzierte Aktivität, sie wird als Korrelat der eingeschränkten Steuerungs- und Kontrollfunktionen gesehen) und in den *Stammganglien* (Hyperaktivität, sie wird mit der gesteigerten Motorik in Verbindung gebracht); ob solche Funktionsstörungen auf frühe Hirnschädigungen zurückzuführen sind oder durch diese verstärkt werden, ist unklar. Andererseits sind entsprechende frühkindliche Risikofaktoren bei der Mehrzahl der betroffenen Kinder nicht nachweisbar.

▸ **Sonstige Faktoren.** *Toxische* (z. B. fetales Alkoholsyndrom, Bleiintoxikation) oder *allergische Me-*

chanismen (Nahrungsmittelunverträglichkeiten) kommen als Ursache nur für eine kleine Minderheit infrage; die zugrunde liegenden Mechanismen sind weitgehend unbekannt.

Die Wirksamkeit bestimmter Psychopharmaka weist auf eine Beteiligung des *noradrenergen Systems* hin; das *serotonerge System* ist wahrscheinlich nur bei aggressiver Begleitsymptomatik involviert.

Umweltfaktoren, insbesondere die familiären Rahmenbedingungen, spielen ätiopathogenetisch keine Rolle, sie beeinflussen jedoch Ausprägung, Sekundärsymptomatik und insbesondere den Verlauf der Störung.

15.1.5 Klinisches Bild

► **Beeinträchtigte Aufmerksamkeit.** Sie zeigt sich insbesondere im vorzeitigen Abbrechen von Tätigkeiten oder von gestellten Aufgaben sowie durch häufige Tätigkeitswechsel; sie kommt v. a. durch Ablenkung zustande, wodurch das Interesse an der aktuellen Tätigkeit rasch verloren geht. Hinter diesem Verhalten stehen die mangelnde Fähigkeit zur Fokussierung der Aufmerksamkeit sowie die Unfähigkeit zur Aufmerksamkeitssteuerung. Besteht eine reguläre Konzentration bei starken optischen und akustischen Reizen (Spielen von Gameboy, Playstation oder Fernseher), ist dies kein Ausschluss eines Aufmerksamkeitsdefizits.

► **Überaktivität.** Sie zeigt sich insbesondere in strukturierten Situationen, die relative Ruhe bzw. ein hohes Maß an eigener Verhaltenskontrolle verlangen. Typische Situationen sind gemeinsame Mahlzeiten, der Unterricht in der Schule oder die Hausaufgabensituation. Situationsabhängig kann sich die Symptomatik im Herumlaufen oder Herumspringen äußern, im Aufstehen, wenn Sitzenbleiben gefordert ist, im Wackeln oder Zappeln mit Armen und Beinen im Sitzen, in unangemessenem Reden oder Lärmen.

15

► **Begleitsymptome.** Fakultative, jedoch häufige Begleitsymptome sind Distanzstörungen (sie zeigen sich beispielsweise im Fehlen der alterstypischen Zurückhaltung gegenüber Fremden bzw. im wahllosen Ansprechen von nicht vertrauten Personen insbesondere im Vorschul- und Grundschulalter), Unbekümmertheit in gefährlichen Situationen, Auffälligkeiten in der Sprachentwicklung, motorische Ungeschicklichkeit, Schulleistungsstörungen bis zum Schulversagen, spezifische Lernschwierigkeiten (Lese- und Rechtschreibstörung), fehlendes Einfühlungsvermögen in die sozialen Erwartungen Dritter, impulsives Verletzen sozialer Regeln (z. B. vorschnelles bzw. unaufgefordertes Beantworten von an die Klasse gerichteten Fragen im Unterricht, Nichteinhalten von vorgegebenen Reihenfolgen [Vordrängeln], unangemessenes Einmischen in Interaktionen Dritter), erhöhte Unfallhäufigkeit durch impulsives Verhalten, Disziplinprobleme, oberflächliche und häufig wechselnde Freundschaften, Unbeliebtheit bei Gleichaltrigen und außerfamiliären Bezugspersonen sowie niedriges Selbstwertgefühl.

15.1.6 Verlaufscharakteristika

M!

Merke

Die früher angenommene Spontanremission der hyperkinetischen Störungen spätestens im Jugendalter gilt heute als widerlegt.

Bei mindestens der Hälfte der Betroffenen bleibt die Kernsymptomatik bis ins Erwachsenenalter bestehen. Insbesondere die Aufmerksamkeitsstörung und die Impulsivität persistieren, während die Kontrolle der motorischen Unruhe mit zunehmendem Alter in der Regel besser gelingt. Zur *Rückbildung* der Störung kommt es dann, wenn die Betroffenen lernen, ihre Aufmerksamkeitsdefizite und ihr impulsives Verhalten durch die Entwicklung entsprechender Kontroll- und Steuerungsfunktionen zu kompensieren.

Eindeutig ungünstig ist die Prognose bei früh beginnender *dissozialer oder aggressiver Symptomatik*. Dabei kommen genetische Einflüsse infrage, größeres Gewicht haben aber wahrscheinlich dysfunktionelle familiäre Beziehungsstrukturen und Interaktionsmuster, v. a. unzureichende pädagogische Kontrolle.

Aufmerksamkeitsstörungen und Impulsivität beeinträchtigen in der Regel oder gefährden sogar die *schulische Entwicklung* und die *Ausbildungsmöglichkeiten*. Dadurch können zusätzliche Probleme entstehen, die sich wiederum auf die soziale Integration und die psychosoziale Adaptation ungünstig auswirken. Die daraus resultierenden Selbstwertprobleme und emotionalen Alterationen bleiben hinter dem expansiven Verhalten der Betroffenen häufig unerkannt.

Kinder mit einer hyperkinetischen Störung haben ein erhöhtes Risiko, im Jugend- und im Erwachsenenalter *Alkohol- und/oder Drogengebrauch* zu entwickeln. Wahrscheinlich hängt dieses Risiko vom Auftreten einer dissozialen Begleitstörung ab.

15.1.7 Psychiatrische Komorbidität, Differenzialdiagnose

Angaben zur psychiatrischen Komorbidität und zur Differenzialdiagnose sind in Textboxen dargestellt.

M!

Merke

Psychiatrische Komorbidität bei hyperkinetischen Störungen

- Störungen des Sozialverhaltens: 40 %
- umschriebene Entwicklungsstörungen (insbesondere Lese- und Rechtschreibstörungen): 30 %
- emotionale (depressive!) Störungen auf dem Hintergrund von Selbstwertproblemen und schulischen oder sozialen Frustrationssituationen: 10 %
- Tic-Störungen: 10 %
- erhöhtes Risiko für Alkohol- und/oder Drogengebrauch im Jugend- und Erwachsenenalter

M!

Merke

Differenzialdiagnose der hyperkinetischen Störungen

- entwicklungsbedingte Hyperaktivität als Reifungsvariante, insbesondere im Kleinkind- und Vorschulalter
- situative Hyperaktivität bei emotionaler Spannung
- situative Hyperaktivität bei chronischen Konflikt- und Spannungszuständen
- persistierende Aufmerksamkeitsstörung ohne Hyperaktivität (ICD-10: F98.8)
- Intelligenzminderungen (Intelligenzminderungen mit Bewegungsstereotypien führen zur Diagnose der hyperkinetischen Störung mit Intelligenzminderung und Bewegungsstereotypien; ICD-10: F84.4)
- organische Psychosyndrome (ICD-10: F07.2)
- frühkindlicher Autismus (ICD-10: F84.0)
- Borderline-Persönlichkeitsstörung (ICD-10: F60.31), in seltenen Fällen auch als komorbide Störung
- affektive Störung (ICD-10: F3), sowohl depressive als auch manische Symptomatik, v. a. im Jugendalter
- Angststörung, insbesondere Panikstörung (ICD-10: F41.0) oder generalisierte Angststörung (ICD-10: F41.1)
- Schizophrenie (ICD-10: F20.0), v. a. im Jugendalter
- Medikamenten- und Drogeneffekte (z. B. Antiasthmatika, Antihistaminika, Steroide, Sympathomimetika bzw. Stimulanzien)
- Epilepsie
- Hyperthyreose
- Migräne (kann auch komorbide Störung sein)
- neurotoxische Substanzen in der Umgebung des Kindes/Jugendlichen
- ausgeprägte dysfunktionelle Familienverhältnisse wie Misshandlung oder ausgeprägte Vernachlässigung

15.1.8 Therapie

In den meisten Fällen besteht absolute Behandlungsindikation; sie ergibt sich aus den störungsbedingten Beeinträchtigungen der Eltern-Kind Beziehung (Gefahr von Ablehnung und Ausgrenzung), aus dem Risiko schulischer, sozialer und emotionaler Fehlanpassung sowie aus der ausgeprägten Chronifizierungstendenz der Störung.

Die Behandlung erfolgt in der Regel ambulant, eine teil- oder vollstationäre Therapie kann indiziert sein bei

- besonders ausgeprägter Kernsymptomatik,
- beeinträchtigender Begleitsymptomatik (Schulleistungsversagen, dissoziale oder depressive Symptomatik),
- sehr ungünstigen psychosozialen Bedingungen oder unzureichender Kooperation der Familie,
- erfolgloser ambulanter Behandlung.

Bewährt hat sich ein *multimodaler Behandlungsansatz*, bei dem verschiedene Therapiebausteine zu einem individuellen Behandlungsprogramm zusammengefügt werden (s. Textbox)). Die dabei zu berücksichtigenden Kriterien sind ebenfalls in einer Textbox dargestellt.

Therapie

Bausteine eines multimodalen Behandlungsprogramms bei hyperkinetischen Störungen

- Information und Beratung der betroffenen Kinder/Jugendlichen und ihrer Eltern sowie wichtiger Bezugspersonen (Klassenlehrer)
- Elterntraining und bei Bedarf Familientherapie
- kognitive Verhaltenstherapie
- Psychopharmakotherapie
- Training der sozialen Kompetenz
- Einzel- und/oder Gruppenpsychotherapie
- Übungsbehandlung
- Interventionen in Kindergarten bzw. Schule

Therapie

Kriterien zur Entwicklung eines Behandlungsprogramms bei hyperkinetischen Störungen

- In welchen Situationen tritt die Symptomatik auf?
- Sind die Schulleistungen beeinträchtigt?
- Ist die soziale Anpassung beeinträchtigt (intrafamiliär, außerfamiliär)?
- Wie schätzt der Betroffene seine Steuerungsfunktionen ein?
- Wie gut sind die familiären Ressourcen?
- Welche Vorstellungen bestehen zur Entwicklung der Störung?
- Welche Behandlungserwartungen haben die Betroffenen?
- In welchem Ausmaß können die Bezugspersonen in die Behandlung eingebunden werden (Behandlungsmotivation und -kooperation)?
- In welcher Form kann die Schule eingebunden werden?

Information und Beratung

Sie sind obligater Bestandteil der Behandlung; die Einbeziehung des betroffenen Kindes erfolgt in der Regel ab dem Schulalter. Die Beratung von Erziehern bzw. Lehrern ist immer dann notwendig, wenn im Kindergarten bzw. in der Schule eine behandlungsbedürftige Symptomatik auftritt. Die Beratung umfasst Informationen zu Symptomatik, Ätiologie, Verlauf und Behandlungsmöglichkeiten.

Die Bedeutung psychohygienischer Maßnahmen (z. B. reizarme Umgebung in der Hausaufgabensituation) wird erörtert. Schließlich wird die Notwendigkeit eines pädagogisch-strukturierten Erziehungsstils betont; dieser implementiert eindeutige Regeln und reagiert konsistent auf das entsprechende Verhalten des Kindes/Jugendlichen: Erwünschtes Verhalten wird verstärkt, unerwünschtes sanktioniert.

Elterntraining

In den betroffenen Familien wird unerwünschtes Verhalten zwar häufig sanktioniert, erwartetes Verhalten aber kaum verstärkt. Deshalb muss die Aufmerksamkeit der Hauptbezugspersonen auf erwünschtes sowie prosoziales Verhalten gelenkt und die Verstärkung solchen Verhaltens durch positive Zuwendung etabliert werden. Unklare Regeln und ineffektive Anweisungen werden durch eindeutige bzw. effektive ersetzt.

Wichtig ist weiterhin die möglichst unmittelbare Verstärkung erwünschten Verhaltens; diese wird erleichtert durch die Einführung einer Token-Ökonomie und die Einbeziehung des Kindes/Jugendlichen in die Auswahl der Verstärker. Sind diese Interventionen unzureichend (z. B. bei oppositionell-aggressivem Verhalten), können Time-out-Maßnahmen eingeführt werden.

Kognitive Verhaltenstherapie

Kognitiv-verhaltenstherapeutische Techniken sind zwar ab dem Schulalter einsetzbar, ihre Wirksamkeit steigt aber mit dem Alter und der kognitiven Reife an. Mit Techniken wie Selbstbeobachtung, Selbstverstärkung und Selbstinstruktionstraining wird versucht, impulsives und unorganisiertes Aufgabenlösungsverhalten zu verbessern. Allerdings ist die Generalisierung des erlernten Verhaltens auf Situationen außerhalb des therapeutischen Settings (z. B. Schulsituation) häufig schwierig.

Psychopharmakotherapie

Die Psychopharmakotherapie ist bei stark ausgeprägter Symptomatik und erheblichen Funktionsbeeinträchtigungen indiziert, beispielsweise bei symptombedingten massiven intrafamiliären Belastungen oder bei Schulleistungsversagen. Die Psychopharmakotherapie kann die übrigen therapeutischen Interventionen überhaupt erst ermöglichen oder erleichtern, diese aber niemals erset-

Tab. 15.1 Psychopharmaka und deren Dosierungen in der Behandlung der hyperkinetischen Störung.

Handelsnamen	Initialdosis (mg)	Tagesdosis (mg)
• Ritalin	2,5–5	10–40–60
• Ritalin LA	2,5–5	20–40–60
• Medikinet	2,5–5	10–40–60
• Medikinet retard	5–10	10–40–60
• Equasym	2,5–5	10–40–60
• Equasym retard	5–10	10–40–60
• Methylphenidat (Hexal, ratiopharm, TAD)	2,5–5	10–40–60
• Concerta	stets individuelle Titration	18–36–54
• DL-Amphetamin Saft oder Kapseln	2,5	5–40
• Strattera (Atomoxetin)	0,5/kg KG	20–100 (1,2 mg/kg KG)

zen. Voraussetzung sind zuverlässige familiäre Rahmenbedingungen, auch wegen des Risikos eines Missbrauchs der verordneten Psychopharmaka.

▸ **Psychostimulanzien.** Sie sind die Medikation der 1. Wahl (▸ Tab. 15.1). Relative *Kontraindikationen* sind Anfallsleiden bzw. erhöhte zerebrale Erregbarkeit, manifeste Ticsymptomatik und Substanzgebrauch (durch den betroffenen Jugendlichen oder im unmittelbaren Umfeld) sowie Angstsyndrome.

Bei 70–80 % der Betroffenen bessern Stimulanzien die Aufmerksamkeitsleistung und die Hyperaktivität, auch das impulsive Verhalten wird in der Regel positiv beeinflusst. In der Folge verbessern sich häufig das Interaktionsverhalten und die Selbstwertproblematik. Die häufigsten *unerwünschten Wirkungen* sind Schlafstörungen, Appetitlosigkeit, Irritierbarkeit, Schwindel, Oberbauchbeschwerden, Nervosität, emotionale Empfindlichkeit, Tics, Herzfrequenz- und Blutdruckerhöhung. Häufig treten sie nur initial auf und gehen nach Dosisreduktion zurück. Bei jedem Patienten muss individuell entschieden werden, ob er ein lang oder kurz wirksames Präparat benötigt.

Begonnen wird mit niedrigen *Tagesdosen* (z. B. Methylphenidat: 5–10 mg morgens), die dann bis zur optimalen Dosierung gesteigert werden. Die Tagesdosis wird meist auf morgens und mittags im Verhältnis 2 : 1 verteilt. Die Latenz bis zum Wirkeintritt beträgt 30–60 min. In der Regel erfolgt die Umstellung auf ein retardiertes Präparat.

Vor und während der Behandlung mit *Methylphenidat* müssen Blutdruck, Pulsfrequenz, Körpergröße, Körpergewicht, Tics und Essverhalten kontrolliert werden. Eine Beschränkung der Medikation auf die Schultage ist nur dann sinnvoll, wenn das Schulleistungsverhalten Hauptindikation ist.

Bei einer *begleitenden Tic-Störung* müssen die Vor- und Nachteile einer Stimulanzientherapie sorgfältig abgewogen werden. Methylphenidat ist nicht notwendigerweise kontraindiziert. Initial auftretende Tics klingen in der Regel nach wenigen Wochen ab. Unter Umständen ist eine Umstellung auf Atomoxetin indiziert. Auch eine Kombination von Methylphenidat mit Tiaprid ist zu erwägen.

Bei Patienten mit Aufmerksamkeitsdefizit-Hyperaktivitätssyndrom (ADHS) und *komorbider emotionaler Störung* hat sich Atomoxetin als wirksam erwiesen. Bei Patienten mit *Autismus* oder *geistiger Behinderung* verhindern sowohl Stimulanzien als auch Risperidon Hyperaktivität und Impulsivität.

Im *Vorschulalter* ist die Therapie mit Psychostimulanzien die Ausnahme und nur dann indiziert, wenn die soziale Integration und die notwendigen Entwicklungsschritte mit anderen Mitteln nicht erreichbar sind.

Diätetische Behandlung

Die Behandlung durch eine oligoantigene Diät (frei von Nahrungsmittelzusätzen wie Konservierungs-, Farb- oder Geschmacksstoffen) ist bei höchstens 10–15 % der Betroffenen erfolgversprechend. Über Langzeiteffekte ist nichts bekannt.

Trainingsmaßnahmen

Soziales Kompetenztraining ist bei entsprechenden Defiziten angezeigt, die v. a. bei begleitenden dissozialen Störungen auftreten. Bei massiver Selbstwertproblematik und ausgeprägten Kontaktstörungen zu Gleichaltrigen bieten sich einzel- und/oder gruppenpsychotherapeutische Interventionen an, bei zusätzlichen umschriebenen Entwicklungsstörungen (Lese- und Rechtschreibstörung) entsprechende Übungsbehandlungen.

Literatur

[1] Barkley RA. Attention Deficit Hyperactivity Disorder: a Handbook for Diagnosis and Treatment. New York: Guilford; 1990

[2] Braswell L, Bloomquist M. Cognitive-behavioral Therapy with ADHD Children. New York: Guilford; 1991

[3] Döpfner M. Hyperkinetische Störungen. In Petermann F, Hrsg. Lehrbuch der klinischen Kinderpsychologie. 2. Aufl. Göttingen: Hogrefe; 1996: 165–217

[4] Döpfner M, Schürmann S, Frölich J. Therapieprogramm für Kinder mit hyperkinetischem und oppositionellem Problemverhalten (THOP). Weinheim: Psychologie VerlagsUnion; 1997

[5] Steinhausen HC, Hrsg. Hyperkinetische Störungen im Kindes- und Jugendalter. Stuttgart: Kohlhammer; 1995

[6] Trott GE. Das hyperkinetische Syndrom und seine medikamentöse Behandlung. Leipzig: Ambrosius Barth; 1993

15.2 Störungen des Sozialverhaltens (ICD-10: F91)

15.2.1 Definition

Störungen des Sozialverhaltens sind durch ein sich wiederholendes bzw. andauerndes Muster dissozialen, aggressiven und aufsässigen Verhaltens gekennzeichnet, bei dem die grundlegenden Rechte anderer sowie wichtige altersentsprechende soziale Erwartungen verletzt werden. Solche Auffälligkeiten sind schwerwiegender als gewöhnlicher kindlicher Unfug oder pubertäres Oppositionsverhalten. Weil Störungen des Sozialverhaltens ein durchgängiges Verhaltensmuster implizieren, rechtfertigen isolierte dissoziale Handlungen die Diagnose nicht.

15

15.2.2 Klassifikation

Nach ICD-10 werden folgende Gruppen unterschieden:

Auf den familiären Rahmen beschränkte Störung des Sozialverhaltens (F91.0)

Das abnorme Verhalten ist völlig oder zumindest fast völlig auf den häuslichen Rahmen oder auf Interaktionen mit Mitgliedern der Kernfamilie beschränkt (z. B. Stehlen, Zerstören, Zündeln oder aggressive Übergriffe in der häuslichen Umgebung).

Störung des Sozialverhaltens bei fehlenden sozialen Bindungen (F91.1)

Zusätzlich zu der Leitsymptomatik besteht eine deutliche und umfassende Beeinträchtigung der Beziehung des betroffenen Kindes oder Jugendlichen zu anderen Gleichaltrigen, meist auch zu Erwachsenen. Beeinträchtigte Beziehungen zu Gleichaltrigen zeigen sich hauptsächlich in Isolation, Zurückweisung oder in Unbeliebtheit bei anderen Kindern und im Fehlen enger Freunde sowie dauerhafter, einfühlender und wechselseitiger Beziehungen zu Gleichaltrigen.

Störung des Sozialverhaltens bei vorhandenen sozialen Bindungen (F91.2)

Hier besteht die Leitsymptomatik bei überwiegend guter Einbindung in die Altersgruppe, wobei es sich häufig um dissoziale oder delinquente Gleichaltrige handelt; betroffene Kinder oder Jugendliche können aber auch einer unauffälligen Gruppe Gleichaltriger angehören, dann tritt das dissoziale Verhalten außerhalb dieses Rahmens auf.

Störung des Sozialverhaltens mit oppositionell-aufsässigem Verhalten (F91.3)

Diese Form der Störung tritt typischerweise bei Kindern unter 10 Jahren auf; sie ist durch ein deutlich aufsässiges, ungehorsames und trotziges Verhalten gekennzeichnet, ausgeprägte dissoziale oder aggressive Handlungen fehlen.

Kombinierte Störung des Sozialverhaltens und der Emotionen (F92)

Bei dieser Störung müssen zusätzlich die Leitsymptome einer affektiven Störung (F3), einer neurotischen Störung (F4) oder einer altersspezifischen emotionalen Störung (F93) erfüllt sein. Am häufigsten tritt begleitend eine depressive Störung (F92.0) auf.

15.2.3 Epidemiologie

Konservative Schätzungen geben für das Grundschulalter Prävalenzraten von 1–2 % und für das Jugendalter von 4–6 % an. Die Raten sind in den letzten Jahrzehnten wahrscheinlich angestiegen und in Städten generell höher als auf dem Land. In klinischen Stichproben gehören die Störungen des Sozialverhaltens zu den häufigsten Diagnosen.

Jungen sind 4- bis 5-mal häufiger betroffen als Mädchen (in der Spätadoleszenz verschiebt sich das Geschlechtsverhältnis noch weiter zum Nachteil der Jungen).

15.2.4 Ätiologie, Krankheitsmodelle

▶ **Familiäre Risikofaktoren.** Das Vorliegen einer einfachen Aktivitäts- und Aufmerksamkeitsstörung in der Vorgeschichte sowie psychosoziale, insbesondere familiäre Risikofaktoren spielen bei der Entstehung von Störungen des Sozialverhaltens eine führende Rolle (s. Textbox „Psychosoziale Risikofaktoren").

M!

Merke

Psychosoziale Risikofaktoren für die Entstehung von Störungen des Sozialverhaltens

- chronische Streitbeziehungen
- Partnerprobleme der Bezugspersonen
- absolut dominantes Verhalten einer Bezugsperson
- ablehnende oder inkonsistente Beziehungsmuster (Fehlen von Wärme, Akzeptanz und emotionaler Unterstützung)
- psychiatrisch auffällige Familienmitglieder (insbesondere Delinquenz, Alkoholabhängigkeit, affektive Störung, Schizophrenie)
- kinderreiche Familien
- beengte bzw. unzureichende Wohnverhältnisse
- wenig gemeinsame Aktivitäten

Diese widrigen psychosozialen Umstände reduzieren die Möglichkeiten der Bezugspersonen, mit ihren Alltagsbelastungen adäquat umzugehen. Mit solchen Familienmerkmalen ist deshalb fast regelhaft ein *defizitäres Erziehungsverhalten* (s. Textbox „Relevante Erziehungsdefizite") assoziiert, das in der Pathogenese von Störungen des Sozialverhaltens von entscheidender Bedeutung ist.

M!

Merke

Relevante Erziehungsdefizite, die bei der Entstehung von Störungen des Sozialverhaltens eine Rolle spielen

- Fehlen eindeutiger Regeln
- unzureichendes Informiertsein der Bezugspersonen über den Aufenthalt und das Verhalten des Kindes außerhalb der Familie
- inkonsistente pädagogische Führung (fehlende, unangemessene oder unvorhersehbare Reaktionen auf erwünschtes bzw. unerwünschtes Verhalten)
- mangelnde Fähigkeit, mit Konflikten adäquat umzugehen
- aggressives Verhalten Erwachsener als ungünstiges Modell für Konfliktlösungsverhalten

Das unzureichende Informiertsein der Bezugspersonen ist deshalb von Bedeutung, weil auch die betroffenen Kinder und Jugendlichen davon ausgehen, dass die Bezugspersonen nichts wissen und darum Regelverletzungen unentdeckt bzw. ohne erzieherische Folgen bleiben.

▶ **Genetische Faktoren.** Familien-, Zwillings- und Adoptionsstudien verweisen auf eine vergleichsweise geringe Bedeutung genetischer Faktoren in der Entstehungsgeschichte von Störungen des Sozialverhaltens und delinquentem Verhalten von *Kindern* und *Jugendlichen*.

Im Gegensatz dazu sprechen an Erwachsenen erhobene Befunde für eine stärkere Beteiligung genetischer Faktoren beim Auftreten von Delinquenz und von dissozialen Persönlichkeitsstörungen *jenseits des Jugendalters*.

▶ **Individuumbezogene Risikofaktoren.** Individuumbezogene Risikofaktoren persistierender Störungen des Sozialverhaltens bzw. von Delinquenz sind

- früher Beginn,
- hyperaktives, impulsives und unaufmerksames Verhalten,
- reduzierte autonome Reagibilität auf Belastungen,
- ausgeprägte Kontakt- und Schulleistungsstörungen.

Wahrscheinlich erschweren oder behindern diese Merkmale das Erlernen prosozialen Verhaltens und/oder sie erhöhen die Vulnerabilität für psychosoziale Risikokonstellationen.

15.2.5 Klinisches Bild

Die Variabilität der Symptomatik von Störungen des Sozialverhaltens ist außerordentlich groß, dabei ist der Entwicklungsstand der Betroffenen unbedingt zu berücksichtigen. So sind häufige und heftige Wutausbrüche bei einem Jugendlichen anders zu bewerten als bei einem Vorschulkind. Symptome, die bei Störungen des Sozialverhaltens einzeln oder in Kombination typischerweise auftreten, sind in der Textbox „Typische Symptomatik bei Störungen des Sozialverhaltens“ aufgeführt.

Merke M!

Typische Symptomatik bei Störungen des Sozialverhaltens

- ausgeprägte Neigung zum Stehlen oder Tyrannisieren
- ungewöhnlich häufige und schwere Wutausbrüche
- Feuerlegen
- Stehlen, Einbruch, Raub
- Schuleschwänzen
- unerlaubtes Wegbleiben von zu Hause
- ausgeprägter Ungehorsam
- körperliche Aggressivität
- Beschädigen/Zerstören von fremdem Eigentum
- Gebrauch von Waffen
- häufiges Lügen
- sexuelle Nötigung

Betroffene mit einer Störung des Sozialverhaltens zeigen in der Regel geringe Frustrationstoleranz sowie Reizbarkeit mit Wutausbrüchen, außerdem nehmen sie kaum Rücksicht auf die Gefühle, Wünsche und das Wohlergehen anderer. Bei gering ausgeprägtem Selbstwertgefühl verhalten sie sich gerne „hart“ bzw. „cool“. Sie tendieren zu der Grundeinstellung, dass ihnen andere vorsätzlich schaden wollen, und neigen deshalb dazu, sich auch in harmlosen Situationen bedroht zu fühlen; darauf reagieren sie dann mit aggressivem Verhalten. Grundsätzlich neigen sie im Sinne von externaler Attribuierung dazu, anderen die Schuld für ihr eigenes Fehlverhalten zu geben.

15.2.6 Verlaufscharakteristika

Eine Störung des Sozialverhaltens kann zwar bereits im frühen Grundschulalter auftreten, üblicherweise entwickelt sich die typische Symptomatik jedoch im Altersbereich zwischen später Kindheit und frühem Jugendalter. Der Verlauf ist unterschiedlich, insgesamt ist die Prognose jedoch eher ungünstig. Das Chronifizierungsrisiko muss als sehr hoch eingeschätzt werden: So erfüllen bis zu 50 % der Betroffenen (Jungen deutlich häufiger als Mädchen) im Erwachsenenalter die Kriterien einer dissozialen Persönlichkeitsstörung (F60.2).

Die Diagnose einer Störung des Sozialverhaltens im Kindes- und Jugendalter verdoppelt das Risiko, im Erwachsenenalter psychiatrisch zu erkranken. ▸ Tab. 15.2 nennt günstige und ungünstige Prognosekriterien.

Tab. 15.2 Prognosekriterien bei Vorliegen von Störungen des Sozialverhaltens.

Günstige Kriterien	Ungünstige Kriterien
• Beginn im Jugendalter • geringer ausgeprägte Symptomatik • Beschränkung auf den familiären Kontext	• früher Beginn • hoher Ausprägungsgrad • ausgeprägte Symptombelastung • breite Streuung der Symptome über verschiedene Bereiche • körperliche Aggressivität • fehlende soziale Bindungen • wiederholte Kontakte mit der Polizei • dissoziale Persönlichkeitsstörungen bei den Bezugspersonen

15.2.7 Psychiatrische Komorbidität

Die häufigsten Begleiterkrankungen sind in einer Textbox aufgelistet („Psychiatrische Komorbidität bei Störungen des Sozialverhaltens"). Störungen des Sozialverhaltens sind außerdem häufig mit früh beginnenden sexuellen Aktivitäten, rücksichtslosem und riskantem Verhalten, mit Schulleistungsstörungen und suizidalen Handlungen assoziiert. Das Risiko für suizidale Handlungen ist, verglichen mit Gesunden, mindestens verdoppelt. Schulleistungsstörungen, auch aufgrund von umschriebenen Entwicklungsstörungen wie etwa einer Lese- und Rechtschreibstörung, sind in unterschiedlicher Ausprägung eher die Regel als die Ausnahme.

Merke

Psychiatrische Komorbidität bei Störungen des Sozialverhaltens

- hyperkinetische Störung: 45–70 % (hyperkinetische Störung des Sozialverhaltens, F90.1)
- depressive Störungen, Angst- und Zwangsstörungen (kombinierte Störung des Sozialverhaltens und der Emotionen, F92)
- schädlicher Gebrauch, Abhängigkeit von psychotropen Substanzen (F1)
- umschriebene Entwicklungsstörungen, insbesondere Lese- und Rechtschreibstörungen (F81.0)

Schädlicher Gebrauch bzw. Abhängigkeitssyndrome von psychotropen Substanzen sind insbesondere im Jugendalter relativ häufig, das Risiko steigt, wenn aggressiv-dissoziale Symptome vorliegen.

15.2.8 Differenzialdiagnose

Kinder mit einer *einfachen Aktivitäts- und Aufmerksamkeitsstörung* (F90.0) zeigen häufig eine hyperaktive und impulsive Symptomatik, die ebenfalls sozial störend sein kann. Dieses Verhalten unterscheidet sich aber von einer Störung des Sozialverhaltens dadurch, dass altersentsprechende soziale Normen nicht verletzt werden.

Bei älteren Jugendlichen kann delinquentes Verhalten auch im Rahmen einer *dissozialen Persönlichkeitsstörung* auftreten (F60.2).

Seltene Differenzialdiagnosen sind organische Psychosyndrome (F07), posttraumatische Belastungsstörungen (F43.1), Anpassungsstörungen (F43.2), pathologisches Spielen, Brandstiftung, Stehlen (F63), Intelligenzminderungen (F7) und autistische Syndrome (F84). Isolierte Diebstahlshandlungen können im Kontext von Abhängigkeitssyndromen (F1 Beschaffungskriminalität) und im Rahmen von Bulimia nervosa (F50.2 Stehlen von Nahrungsmitteln) auftreten.

15.2.9 Therapie

▸ **Inhalte, Ziele.** Aus der generell unsicheren Prognose von Störungen des Sozialverhaltens ergibt sich grundsätzlich eine absolute Behandlungsindikation, insbesondere bei frühem Beginn, hohem Ausprägungsgrad, fehlenden sozialen Bindungen und bei Begleitstörungen.

Störungen des Sozialverhaltens sind durchgängig komplexe und tief greifende Störungsbilder. Aus diesem Grund und auch wegen der Tendenz, die betroffenen Kinder und Jugendlichen relativ spät vorzustellen, ist ihre Behandlung in der Regel schwierig und langwierig. Hauptziel der Behandlung ist die Reduktion der dissozialen Symptomatik. In einer Textbox sind ergänzende Behandlungsziele bei Störungen des Sozialverhaltens aufgeführt.

Therapie

Ergänzende Behandlungsziele bei Störungen des Sozialverhaltens

- Verbesserung der Beziehungsfähigkeit und der sozialen Kompetenz
- Verbesserung der Konfliktbewältigungsstrategien
- Entwicklung eines realistischen Selbstkonzepts und Bearbeitung der defizitären Ich-Entwicklung
- Bearbeitung von Bildungs- und Ausbildungsdefiziten
- adäquate Bewältigung alterstypischer Entwicklungsaufgaben
- Ablösung von dissozialen Gruppen und Integration in Gruppen mit normenkonformem Verhalten
- Verbesserung des familiären Beziehungs- und Kommunikationsmusters
- Aufbau eines angemessenen Erziehungsverhaltens, insbesondere eines pädagogisch strukturierten Erziehungsstils

In der klinischen Praxis werden meist *verhaltens- und familientherapeutische Interventionen* kombiniert; sie können bei Bedarf durch *supportive Psychotherapie* sowie *Übungsbehandlungen* ergänzt werden. Die effektivsten Behandlungsprogramme orientieren sich an den Theorien des sozialen Lernens; als wirksam haben sich folgende Therapieverfahren erwiesen:

- Training von Problemlöseverhalten,
- Elterntraining,
- funktionelle Familientherapie und
- multisystemische Therapie.

▸ **Behandlungsdauer, Prognose.** Generell ist von einer mindestens mittelfristigen (≥ 3 Monate) Behandlungsdauer auszugehen, da neben der Verbesserung der Zielsymptomatik die weiteren Behandlungsziele berücksichtigt und die Behandlungserfolge stabilisiert werden müssen.

Erfolgsaussichten bestehen dann, wenn die Betroffenen in der Lage sind, ihre Probleme und Behandlungsziele eindeutig zu benennen. Die Aussichten verbessern sich durch die Einbeziehung der relevanten Bezugspersonen und durch den Aufbau eines prosozialen Verhaltens. Desolate familiäre Rahmenbedingungen können eine Fremdplatzierung beispielsweise in Form einer Heimunterbringung notwendig werden lassen.

15.2.10 Forensische Aspekte

▸ **Geschlossene Unterbringung.** Eine schwer ausgeprägte dissoziale Symptomatik kann die zumindest vorübergehende geschlossene Unterbringung nach § 1631b BGB notwendig werden lassen. Voraussetzung dafür ist, dass eine solche Maßnahme dem Kindeswohl entspricht und andere – nämlich freiwillige – Maßnahmen gescheitert sind. Erhebliche Kindeswohlgefährdung kann vorliegen bei wiederholter Abgängigkeit und den damit verbundenen Gefährdungen, insbesondere bei Mädchen (z. B. Promiskuität). Eine geschlossene Unterbringung muss auch dann in Betracht gezogen werden, wenn sehr enge pädagogische Rahmenbedingungen notwendig sind, um die entsprechenden Anpassungs- und Reifeprozesse zu ermöglichen.

Literatur

[1] Blanz B. Biologische Korrelate aggressiven Verhaltens. Z Kinder Jugendpsychiatr Psychother 1998; 26: 43–52

[2] Dadds MR, McHugh TA. Social support and treatment outcome in behavioral family therapy for child conduct problems. J Consult Clin Psychol 1992; 60: 252–259

[3] Frick PJ. Conduct Disorders and severe antisocial Behavior. New York, London: Plenum Press; 1998

[4] Henggeler SW, Melton GB, Smith LA. Family preservation using multisystemic therapy: An effective alternative to incarcerating serious juvenile offenders. J Consult Clin Psychol 1992; 60: 953–961

[5] Kazdin AE. Practitioner review: Psychosocial treatments for conduct disorder in children. J Child Psychol Psychiatry 1997; 38: 161–178

[6] Kendall PC, ed. Child and Adolescent Therapy: Cognitive behavioral Procedures. New York: Guilford; 1991

[7] Robins LN. Epidemiological approaches to natural history research: antisocial disorders in children. J Am Acad Child Psychiatry 1981; 20: 566–580

[8] Rüth U. Das jugendpsychiatrische Gutachten zur geschlossenen Unterbringung Minderjähriger in der Jugendhilfe (§ 1631b BGB) – Prozessdiagnostik und Vermittlung von Hilfen. Spektrum 1999; 28(5): 122–128

[9] Schmidt MH. Dissozialität und Aggressivität: Wissen, Handeln und Nichtwissen. Z Kinder Jugendpsychiatr Psychother 1998; 26: 53–62

[10] Stadler C, Janke W, Schmidt-Atzert L. Der Einfluss der Intentionsattribuierung auf aggressives Verhalten im Vorschulalter. Z Entwicklungspsychol Päd Psychol 1997; 29: 43–61

15.3 Emotionale Störungen im Kindesalter (ICD-10: F93)

15.3.1 Definition

Hauptsymptomatik bei diesen Störungen ist eine unrealistische und übermäßig ausgeprägte Angst. Solche Angst wird durch eindeutig definierte und ungefährliche Situationen oder Objekte ausgelöst; in der Folge werden diese Situationen oder Objekte vermieden. Im Unterschied zu den phobischen Störungen (F40) sind die emotionalen Störungen des Kindesalters eher Verstärkungen normaler Entwicklungstrends als eigenständige, qualitativ abnorme Phänomene.

15.3.2 Klassifikation

Die ICD-10 fasst in dieser Gruppe 3 Angststörungenzusammen, die alle folgende Kriterien erfüllen:

- Die Angst beginnt in der entwicklungsangemessenen Altersstufe.
- Das Ausmaß der Angst ist klinisch abnorm.
- Die Angst ist nicht Teil einer generalisierten Störung.

15

Die ebenfalls zu dieser Gruppe gehörende, aber selten diagnostizierte „emotionale Störung mit Geschwisterrivalität" (F93.3) wird an dieser Stelle nicht behandelt.

Emotionale Störung mit Trennungsangst des Kindesalters (F93.0)

Diagnostisches Hauptmerkmal ist die fokussierte, übermäßig ausgeprägte Angst vor der Trennung von wichtigen Bezugspersonen (in der Regel den Eltern), die erstmals im Vorschulalter auftritt und durch ihren ausgeprägten Schweregrad sowie die abnorme Dauer zu einer Beeinträchtigung der sozialen Funktionen führt (z. B. Verweigerung des Schulbesuchs).

Phobische Störung des Kindesalters (F93.1)

Als phobische Störung des Kindesalters wird die abnorm gesteigerte Furcht vor alterstypisch angstbesetzten Objekten oder Situationen klassifiziert. Der Beginn dieser Störung muss in der entwicklungsangemessenen Altersstufe liegen und die Angst muss klinisch auffällig, jedoch nicht Teil einer generalisierten Störung sein. Typische Objekte oder Situationen, die in bestimmten Entwicklungsphasen von der Mehrheit der Kinder als beängstigend erlebt werden, sind laute Geräusche, imaginäre Gestalten (Gespenster), Tiere, Dunkelheit oder Gewitter.

Störung mit sozialer Überempfindlichkeit des Kindesalters (F93.2)

Kinder mit dieser Störung zeigen eine durchgängige oder wiederkehrende altersunangemessen ausgeprägte Furcht vor Fremden (insbesondere Erwachsenen) oder meiden diese. Die Störung beginnt immer vor dem 6. Lebensjahr.

15.3.3 Epidemiologie

In der Mannheim-Studie zeigten 13 % der 8-Jährigen und 7 % der 13-Jährigen klinisch relevante Phobien, allerdings wurde nicht zwischen Agoraphobien, sozialen Phobien, isolierten (nicht alterstypischen) Phobien und altersspezifischen Phobien unterschieden. Die Prävalenz für Trennungsangststörungen wird mit 1–4 % angegeben. Jungen und Mädchen sind gleichermaßen betroffen.

15.3.4 Ätiologie, Krankheitsmodelle

► **Genetische Faktoren, Temperamentsfaktoren.** Möglicherweise werden genetische Einflüsse über Temperamentsfaktoren vermittelt, denn häufig handelt es sich um wenig belastbare und sensible Kinder, die auf neue Situationen irritiert reagieren. Ihr bevorzugter Verarbeitungsstil von sozialen Informationen ist Vermeidungs- und Rückzugsverhalten.

► **Traumatische Faktoren.** Traumatische Lebensereignisse wie Erkrankung oder Verlust von Bezugspersonen durch Trennung oder Tod, Krankenhausaufenthalte des Kindes, Vertreibung, Verfolgung oder andere Notsituationen können ebenfalls eine Rolle spielen.

► **Angststörungen bei Bezugspersonen.** Die gehäufte Rate von Angststörungen bei Familienmitgliedern weist sowohl auf genetische Einflüsse als auch auf die Bedeutung von *Modell-Lernvorgängen* hin.

► **Überprotektive Erziehung.** Ungünstig wirkt eine überprotektive, seltener eine restriktive Erziehungshaltung. Generell sind in solchen Familien die erzieherischen Reaktionen eher inkonsistent.

15.3.5 Klinisches Bild

Wie bei allen Angstsyndromen manifestiert sich die Symptomatik in der Regel auf 4 Ebenen:
- kognitiv (Angstbewusstsein, Angstantizipation),
- emotional (Angstgefühl),
- im Verhalten (Vermeidung),
- vegetativ (typische vegetative Symptome sind Herzklopfen, Schwitzen, Zittern, Atembeschwerden sowie Beklemmungs- und Schwindelgefühle).

Emotionale Störung mit Trennungsangst des Kindesalters

Die Kernsymptomatik ist in einer Textbox („Symptome der emotionalen Störung mit Trennungsangst des Kindesalters") zusammengefasst. Die Ausprägung der Störung kann erheblich variieren. Bei schwerer Ausprägung führt die Trennungsvermeidung zu ausgeprägter psychosozialer Beeinträchtigung, beispielsweise zur Schulvermeidung.

M!

Merke

Symptome der emotionalen Störung mit Trennungsangst des Kindesalters

- unrealistische und anhaltende Besorgnis, der Hauptbezugsperson könne etwas zustoßen bzw. diese könne weggehen und nicht zurückkommen
- ununterdrückbare Vorstellungen, das Kind könnte durch unglückliche Ereignisse von der Bezugsperson getrennt werden
- andauernder Widerwille oder Weigerung, den Kindergarten bzw. die Schule zu besuchen, um bei der Bezugsperson oder zu Hause bleiben zu können (Vermeiden der Trennung von der Bezugsperson)
- anhaltende Abneigung oder Weigerung, ohne die Bezugsperson zu schlafen
- andauernde und unangemessene Angst davor, ohne die Hauptbezugsperson zu Hause bleiben zu müssen
- wiederholte Albträume, die die Trennung von der Bezugsperson betreffen
- Auftreten somatischer Symptome (Übelkeit, Bauchschmerzen, Erbrechen oder Kopfschmerzen) vor oder während der Trennung
- extremes und wiederholtes Leiden in Erwartung, während oder unmittelbar nach der Trennung von einer Hauptbezugsperson (z. B. Unglücklichsein, Schreien, Wutausbrüche, Anklammern)

Phobische Störung des Kindesalters

Es bestehen ausgeprägte Angst und Vermeidungsverhalten vor bestimmten Objekten oder Situationen, die in bestimmten Entwicklungsphasen von der Mehrheit der Kinder als beängstigend erlebt werden (s. Textbox „Angstauslösende Objekte und Situationen bei phobischer Störung des Kindesalters").

M!

Merke

Angstauslösende Objekte und Situationen bei phobischer Störung des Kindesalters

- laute Geräusche, Blitz und Donner
- imaginäre Gestalten (Gespenster, Monster)
- Tiere (Hunde, Spinnen)
- Dunkelheit
- Trennung der Eltern, Verlassenwerden
- Schulleistungsversagen
- Ablehnung durch Gleichaltrige
- Krankheiten (Bakterien), Verletzungen, Unfälle, Tod oder ärztliche Eingriffe

Störung mit sozialer Überempfindlichkeit im Kindesalter

Die Symptomatik zeigt die Textbox „Kernsymptomatik der Störung mit sozialer Überempfindlichkeit". Durch die Angst und das Vermeidungsverhalten entstehen deutliche Beeinträchtigungen der sozialen Beziehungen.

M!

Merke

Kernsymptomatik der Störung mit sozialer Überempfindlichkeit.

- anhaltende und ausgeprägte Ängstlichkeit beim Zusammentreffen mit nicht vertrauten Personen
- Befangenheit, Verlegenheit oder übertriebene Sorge über die Angemessenheit des eigenen Verhaltens gegenüber Fremden
- Schweigen, Rückzug und Trotz sind Reaktionen in neuen oder erzwungenen sozialen Situationen
- Angst bezieht sich häufiger auf Erwachsene als auf Gleichaltrige

15.3.6 Verlaufscharakteristika

Nur eine Minderheit der Betroffenen leidet auch noch im Erwachsenenalter an einer Angststörung. Andererseits beginnen viele Angststörungen erst im Erwachsenenalter. Da die altersspezifischen Angststörungen eher Verstärkungen normaler Entwicklungstrends als eigenständige, qualitativ abnorme Phänomene darstellen, wird vermutet, dass sie auf anderen pathogenetischen Mechanismen beruhen als die für das Erwachsenenalter typischen Angststörungen.

Da sich die Prognose von Angststörungen mit zunehmender *Chronifizierung* verschlechtert, ist eine frühzeitige therapeutische Intervention grundsätzlich sinnvoll.

15.3.7 Psychiatrische Komorbidität, Differenzialdiagnose

Angaben zur psychiatrischen Komorbidität sind ▸ Tab. 15.3 zu entnehmen und die Differenzialdiagnose wird in der Textbox „Differenzialdiagnosen der emotionalen Störungen im Kindesalter" vorgestellt.

Merke M!

Differenzialdiagnosen der emotionalen Störungen im Kindesalter

- auf die Schule bezogene Ängste (z. B. vor Mitschülern, Lehrern oder Leistungssituationen)
- Agoraphobie (F40.0)
- soziale Phobie (F40.1)
- spezifische Phobie (F40.2)
- generalisierte Angststörung (F41.1)
- affektive Störungen (F30–F39)
- Ängste, die sich auf das Vorliegen einer Krankheit (Nosophobie) oder auf körperliche Entstellung (Dysmorphophobie) beziehen, müssen ausgeschlossen werden (hypochondrische Störung F45.2)
- elektiver Mutismus (F94.0)

15.3.8 Therapie

Wegen ihrer ungünstigen Auswirkungen auf die soziale Adaptation ist die *Trennungsangststörung* in der Regel behandlungsbedürftig.

Kann das angstbesetzte Objekt leicht vermieden werden und bleibt das Vermeidungsverhalten ohne negative Auswirkung auf die weitere Entwicklung, braucht eine *phobische Störung* des Kindesalters nicht unbedingt behandelt zu werden. Kinder und Jugendliche mit ausgeprägtem Leidensdruck sind immer zu behandeln.

Verhaltenstherapeutisch orientierte Techniken

In der Behandlung solcher Angststörungen haben sich verschiedene Techniken bewährt.

▸ **Systematische Desensibilisierung.** Das Prinzip besteht in einer therapeutisch geführten, allmählichen Annäherung an das angstbesetzte Objekt bzw. die gefürchtete Situation bei gleichzeitiger Gegenkonditionierung durch eine mit Angst inkompatible Reaktion, nämlich körperliche Entspannung. Voraussetzung für die Anwendung dieser Technik ist die Möglichkeit, das betroffene Kind mit dem angstauslösenden Objekt bzw. der angstauslösenden Situation konfrontieren zu können. Bei entsprechender Motivation des Kindes wird zunächst gemeinsam eine Angsthierarchie erstellt und danach die Bewältigung der einzelnen Stufen realisiert.

Kindgerechte therapeutische Modifikationen dieser Technik verwenden Fantasiegeschichten und positive Fantasiegestalten, mit deren Unterstützung die angstauslösenden Stimuli bewältigt werden.

▸ **Kontingenzmanagement.** Bei isolierbaren Angstauslösern unterstützt diese Technik die Modifikation des Vermeidungsverhaltens durch Belohnungssysteme.

Tab. 15.3 Psychiatrische Komorbidität bei emotionalen Störungen im Kindesalter.

komorbide Störung	Häufigkeit (%)
weitere Angststörung	30
depressive Störung (treten Angststörung und depressive Störung gleichzeitig auf, ist die Angstsymptomatik in der Regel ausgeprägter als bei reinen Angststörungen)	30
hyperkinetische Störung	bis zu 25
Störung des Sozialverhaltens	bis zu 30
elektiver Mutismus, selektiver Mutismus und Angst	74

► **Weitere Techniken.** Weiterhin stehen Techniken wie das *Modell-Lernen* (vermittelt über den Therapeuten, gleichaltrige Kinder oder Video), verhaltensmodifizierende Übungen in Form von *Rollenspielen* sowie das *Selbstinstruktions- und Selbstsicherheitstraining* zur Verfügung.

► **Begleitende Familienberatung.** Sie achtet auf eine Angstsymptomatik bei den Bezugspersonen (unter Umständen separate Behandlung!), eine positive Verstärkung der Angstsymptomatik des Kindes (sekundärer Krankheitsgewinn) und symptombegünstigende Erziehungseinstellungen (überprotektives Verhalten).

Therapie der Schulverweigerung

Bei der Trennungsangststörung muss den Bezugspersonen deutlich gemacht werden, dass die *Trennungssituation* phobisch besetzt ist und nicht der Kindergarten bzw. die Schule. Gemeinsam mit allen Beteiligten wird der Schulbesuch als Therapieziel definiert. Wichtig ist die Vereinbarung einer stationären Behandlung, falls die schulische Reintegration im ambulanten Setting innerhalb von 4 Wochen nicht erreicht wird.

Eine *stationäre Aufnahme* wird notwendig, wenn das Therapieziel Schulbesuch innerhalb von 4 Wochen nicht erreicht wird oder ein Schulbesuch mit reduzierter Stundenzahl innerhalb dieses Zeitraums nicht ausgedehnt werden kann.

Literatur

[1] Bernstein GA, Borchardt CM, Perwien AR et al. Anxiety disorders in children and adolescents: a review of the past 10 years. J Am Acad Child Adolesc Psychiatry 1996; 35: 9

[2] Blanz B, Schmidt MH. Trennungsangst bei Kindern und Jugendlichen. Pädiatrische Praxis 1990; 40: 27–32

[3] Müller U, Hrsg. Angst und Angsterkrankungen. Medizinische und soziale Aspekte. Regensburg: Roderer; 1992

[4] Nissen G, Hrsg. Angsterkrankungen. Prävention und Therapie. Bern: Hans Huber; 1995

[5] Petermann U. Angststörungen. In: Steinhausen HC, von Aster M, Hrsg. Handbuch Verhaltenstherapie und Verhaltensmedizin bei Kindern und Jugendlichen. Weinheim: Beltz;1993

[6] Petermann U. Training mit sozial unsicheren Kindern: Einzeltraining, Kindergruppen, Elternberatung. Weinheim: Beltz; 1994

[7] Poustka F. Angsterkrankungen bei Kindern und Jugendlichen. In: Kasper S, Möller HJ, Hrsg. Angst- und Panikerkrankungen. Jena: Gustav Fischer; 1995

[8] Reinhard HG. Angst im Kindes- und Jugendalter. In: Müller U, Hrsg. Angst und Angsterkrankungen. Medizinische und soziale Aspekte. Regensburg: Roderer; 1992

[9] Schmidt MH, Blanz B. Spezifische Angstsyndrome im Kindes- und Jugendalter. Deutsches Ärzteblatt 1991; 88: B2545–2548

[10] Schmidt MH. Kinder- und Jugendpsychiatrie. Kompendium für Ärzte, Psychologen, Sozial- und Sonderpädagogen. Köln: Deutscher Ärzte-Verlag; 1999

15.4 Elektiver Mutismus (ICD-10: F94.0)

15.4.1 Definition

Charakteristisch ist eine emotional bedingte Selektivität des Sprechens, d. h., die vorhandene Sprachkompetenz wird in einigen Situationen gezeigt, in definierten Situationen jedoch nicht. Beim sehr seltenen totalen Mutismus sprechen die Betroffenen überhaupt nicht.

15.4.2 Klassifikation

Die Diagnose des elektiven Mutismus nach ICD-10 setzt Folgendes voraus:

- normales oder nahezu normales Niveau des Sprachverständnisses
- expressive Sprachkompetenz, die für die soziale Kommunikation ausreicht
- Beleg dafür, dass die betroffene Person in einigen Situationen entwicklungsangemessen spricht
- Dauer von mindestens einem Monat
- Auftreten meist in der frühen Kindheit
- Sozialangst, Rückzug, soziale Überempfindlichkeit oder Widerstand sind mehrheitlich vorhanden, aber keine notwendigen Merkmale
- typisches Sprechmuster: Kind spricht zu Hause und mit engen Freunden, in der Schule oder mit Fremden jedoch nicht
- Ausschluss einer tief greifenden Entwicklungsstörung sowie einer Psychose

15.4.3 Epidemiologie

Angaben zur Prävalenz betragen in der Regel zwischen 0,7 und 1,9 % mit altersabhängig abnehmender Häufigkeit. Das Geschlechterverhältnis fällt mit 1,6–2,1 : 1 zuungunsten der Mädchen aus.

15.4.4 Ätiologie, Krankheitsmodelle

Der elektive Mutismus stellt eine Extremform der sozialen Ängstlichkeit dar. Sprachentwicklungsverzögerungen, Bilingualität und Migration sind Risikofaktoren. Kinder mit ängstlichem Temperament reagieren auf entwicklungsbedingt überfordernde Situationen mit Rückzug und Vermeidung. Das Nichtsprechen ist als Vermeidungsstrategie aufzufassen.

15.4.5 Klinisches Bild

Die Symptomatik ist in der Textbox „Kernsymptomatik des elektiven Mutismus“ zusammengefasst. Typischerweise sind meist auch die nicht verbale Kommunikation und das gesamte Aktivitätsverhalten situativ beeinträchtigt (selektive Inaktivität). Das individuelle Sprechverhalten ist für nahe Bezugspersonen aufgrund der Konsistenz und Stabilität in der Regel vorhersagbar.

M!

Merke

Kernsymptomatik des elektiven Mutismus

- Beginn im Vor- oder Grundschulalter
- zunächst wird leiser und weniger gesprochen, dann kommt es zum Verstummen in bestimmten Situationen
- Symptomatik tritt überwiegend außerhalb der Familie auf (innerhalb der Familie nur in Anwesenheit Fremder)
- in Anwesenheit Dritter kann die sprachliche Kommunikation mit wichtigen Bezugspersonen durch Flüstern aufrechterhalten werden
- sehr enge Freunde können als „Sprachrohr“ benutzt werden
- nur in Ausnahmefällen bezieht sich die Symptomatik ausschließlich auf Erwachsene

15.4.6 Verlaufscharakteristika

Charakteristisch sind ein früher Beginn und eine langjährige Chronifizierung. Verläufe bis ins Erwachsenenalter sind beschrieben. Eine fluktuierende Symptomatik ist selten. Remissionen sind in 39 % der Fälle zu erwarten, jedoch persistieren meist weitere psychiatrische Auffälligkeiten. 32 % der Fälle bessern sich kaum oder gar nicht.

15.4.7 Psychiatrische Komorbidität, Differenzialdiagnose

Angaben zur psychiatrischen Komorbidität sind in der Textbox „Psychiatrische Komorbidität bei elektivem Mutismus“ zu finden und die Differenzialdiagnosen sind in der Textbox „Differenzialdiagnose des elektiven Mutismus“ aufgeführt.

M!

Merke

Psychiatrische Komorbidität bei elektivem Mutismus

- Störung mit sozialer Überempfindlichkeit des Kindesalters (F93.2)
- Phobien
- Zwangserkrankungen
- Ausscheidungsstörungen
- depressive Störungen
- Störung des Sozialverhaltens, auf den familiären Rahmen beschränkt

M!

Merke

Differenzialdiagnose des elektiven Mutismus

- Hörstummheit
- neurologische Störungen (z. B. erworbene Aphasie)
- tief greifende Entwicklungsstörungen (meist keine Konsistenz und Stabilität, auch intrafamiliär beeinträchtigt)
- Schizophrenie
- dissoziative Störung oder Anpassungsstörung (bei plötzlichem und totalem Mutismus)
- Landau-Kleffner-Syndrom, ESES-Epilepsie (elektrischer Status epilepticus im Schlaf)

15.4.8 Therapie

Methode der Wahl ist ein *multimodales symptomzentriertes Vorgehen* unter Einbeziehung von verhaltens- und sprachheiltherapeutischen Ansätzen, intensiver Familienberatung und interdisziplinärer Zusammenarbeit mit Kindergarten und Schule. Die Textbox „Behandlung des elektiven Mutismus“ nennt die wesentlichen Interventionen.

Therapie

Behandlung des elektiven Mutismus

- kontingente Verstärkung sprachlicher Äußerungen
- Sprachheiltherapie
- Rollenspiele
- Bearbeitung der Angstsymptomatik und der Sprechhemmung
- familientherapeutische Bearbeitung symptomerhaltenden Verhaltens
- abgestimmtes Vorgehen aller Beteiligten
- eventuell Psychopharmakotherapie
- eventuell Behandlung von Sprachentwicklungsverzögerungen und komorbider Symptomatik

▸ **Psychoedukation, Beratung.** Wichtig ist eine ausführliche Psychoedukation mit Beratung aller Bezugspersonen über einen angstreduzierten Umgang mit dem Kind. Schweigen sollte ignoriert und nicht durch eine Übernahme der Sprecherrolle verstärkt werden. Die Elternberatung muss eine Beseitigung der aufrechterhaltenden Faktoren, der Stärkung der Erziehungskompetenz und die Renaissance der Vaterrolle zum Ziel haben.

▸ **Verhaltenstherapeutische Maßnahmen.** Zum Einsatz kommt das Modell des *operanten Konditionierens:* Durch graduierte Exposition werden schrittweise angstauslösende Situationen bewältigt und systematisch positiv verstärkt. „Modelling“ und „Self-Modelling“ mithilfe von Tonband- oder Videoaufnahmen können hilfreich sein. Empfehlenswert ist ein extrem kleinschrittiges Vorgehen, um ein Rückfallen in die Angstvermeidung zu verhindern.

Literatur

[1] Cohan SL, Chavira DA, Stein MB. Practitioner Review: Psychosocial interventions for children with selective mutism: a critical evaluation of the literature from 1999–2005. J Child Psychol Psychiatry 2006; 47(11): 1085–1097

[2] Cohn SL, Price JM, Stein MB. Review Article: Suffering in Silence. Why a developmental psychopathology perspective on selective mutism is needed. Dev Behav Pediatrics 2006; 27(4): 341–355

15.5 Enuresis (ICD-10: F98.0)

15.5.1 Definition

Es besteht Urinabgang (tagsüber und/oder nachts) trotz vorhandener somatischer und kognitiver Voraussetzungen zur Blasenkontrolle. Bei der *primären Enuresis* wurde die Blasenkontrolle nie erworben, bei der *sekundären Enuresis* bestand bereits Blasenkontrolle über einen Zeitraum von mindestens 6 Monaten.

Die häufigste Form ist die *Enuresis nocturna*, dann folgt die kombinierte *Enuresis nocturna et diurna.*

15.5.2 Klassifikation

Nach ICD-10 kann eine Enuresis erst im Alter von 5 Jahren oder in einem kognitiven Entwicklungsalter von 4 Jahren und nach Ausschluss einer neurologischen Erkrankung, einer Epilepsie oder einer strukturellen Anomalie der ableitenden Harnwege diagnostiziert werden. Bei Komorbidität mit emotionalen oder Verhaltensstörungen soll eine Enuresis nur dann die Hauptdiagnose sein, wenn Einnässen mehrmals wöchentlich auftritt und die übrigen Symptome eine zeitliche Koinzidenz mit der Enuresis zeigen.

15.5.3 Epidemiologie

Bis zur Pubertät beträgt die Spontanremissionsrate etwa 15 % pro Jahr: Im Einschulungsalter nässen etwa 12 % der Kinder noch ein, mit 7 Jahren 9 %, mit 8 Jahren 8 %, mit 9 Jahren 7 %, mit 11 Jahren 5 %, in der Pubertät 3 %, im jungen Erwachsenenalter 1 %. Bis zum Einschulungsalter sind beide Geschlechter etwa gleich häufig betroffen, danach Jungen mindestens doppelt so häufig wie Mädchen. Die primäre Enuresis ist 4- bis 5-mal häufiger als die sekundäre (in klinischen Populationen nur 2-fach erhöht). Das höchste Risiko für die Entwicklung einer sekundären Enuresis besteht im Einschulungsalter. Enuresis nocturna tritt 4-mal häufiger als Enuresis diurna auf. Eine isolierte Enuresis diurna haben nur ca. 5 % der Betroffenen.

15.5.4 Ätiologie, Krankheitsmodelle

Familien- und Zwillingsstudien weisen auf eine *genetische Determination* hin. Zumindest für die primäre Enuresis nocturna wird vermutet, dass die genetische Prädisposition über eine Dysregulation des antidiuretischen Hormons (ADH), das die nächtliche Urinproduktion einschränkt, vermittelt wird.

Bei Kindern mit einer Enuresis nocturna werden häufiger Schlafstörungen gefunden; die mangelnde Weckbarkeit solcher Kinder weist auf *Reifungsverzögerungen* hin.

Auslöser einer sekundären Enuresis sind häufig *emotionale Belastungen* (z. B. Trennung der Eltern, Klinikaufenthalt, Geburt eines Geschwisters). Nicht selten verselbstständigt sich das Einnässen im weiteren Verlauf und besteht dann unabhängig von der auslösenden Ursache weiter. Bei der Enuresis diurna werden eine Detrusorinstabilität sowie eine Dyskoordination der Funktionen von Detrusor und Sphinkter als Ausdruck einer Reifungsverzögerung diskutiert.

15.5.5 Klinisches Bild

Neuere Untersuchungen haben die bisher bewährte Subtypisierung (nocturna/diurna, primär/sekundär) weiter differenziert:

- *Primär isolierte Enuresis nocturna:* tiefer Schlaf, schwere Weckbarkeit, unauffällige Urodynamik und Miktion; in der Regel werden große Urinmengen entleert, die nicht zum Aufwachen führen müssen. Die Blasenkontrolle wurde nie erworben. Der Füllungsreiz der Blase führt nicht zum Aufwachen, der Miktionsreflex wird während des Schlafes nicht außer Kraft gesetzt; geringe psychiatrische Komorbidität.
- *Primäre symptomatische Enuresis nocturna:* zusätzlich Miktionsauffälligkeiten wie Drangsymptome oder Dyskoordination; Aufwachen beim Einnässen und wiederholtes Einnässen pro Nacht sind möglich.
- *Sekundäre Enuresis nocturna:* Rückfall nach einer Phase von mindestens 6 Monaten mit erworbener Blasenkontrolle; psychiatrische Begleitsymptome.
- *Enuresis diurna mit idiopathischer Dranginkontinenz:* häufigste Form des Einnässens tagsüber; ungewolltes Einnässen nach ausgeprägtem Harndrang mit Haltemanövern (z. B. Kontraktionen des Beckenbodens, Überkreuzen der Beine), Pollakisurie und reduzierte Blasenkapazität bei funktioneller Detrusorinstabilität.
- *Enuresis diurna mit Harninkontinenz bei Miktionsaufschub:* psychogene Miktionsverzögerung bis zum unvermeidbaren Einnässen.
- *Enuresis diurna mit Detrusor-Sphinkter-Dyskoordination:* funktionelle Dysfunktion des M. sphincter urethrae externus während der Miktion mit Verlängerung der Miktionszeit, reduzierter maximaler Harnflussrate, ausgeprägten Kontraktionen des Beckenbodens und inkompletter Blasenentleerung.
- Seltene Formen der Enuresis diurna sind die *Stressinkontinenz* mit Harnabgang bei intraabdominellen Druckerhöhungen beispielsweise beim Husten und die *Lachinkontinenz* mit vollständiger Blasenentleerung beim Lachen.

15.5.6 Verlaufscharakteristika

Mit einer Spontanremissionsrate von 15 % pro Jahr ist die Prognose insgesamt gut.

15.5.7 Psychiatrische Komorbidität, Differenzialdiagnose

Die Textbox „Psychiatrische Komorbidität bei Enuresis" macht Angaben zur Komorbidität; diese ist bei der Enuresis diurna und der sekundären Enuresis am höchsten.

In der Textbox „Differenzialdiagnose der Enuresis" werden Differenzialdiagnosen aufgeführt.

M!

Merke

Psychiatrische Komorbidität bei Enuresis

- Enkopresis (F98.1)
- emotionale Störungen (F3, F4, F93)
- Störung des Sozialverhaltens mit oppositionellem Verhalten (F91.3)
- hyperkinetische Störungen (F90)

M!

Merke

Differenzialdiagnose der Enuresis

- unwillkürliches Einnässen bei ausgeprägtem Entwicklungsrückstand (z. B. Intelligenzminderung)
- organisch begründete Inkontinenz (z. B. Missbildungen, Diabetes insipidus, Diabetes mellitus)
- Einnässen im Zusammenhang mit zerebralen Anfällen
- willkürliches Einnässen als Symptom einer ausgeprägten psychiatrischen Störung

15.5.8 Therapie

Behandlungsbedarf und Verfahren

Trotz der relativ guten Spontanprognose ergibt sich ein *Behandlungsbedarf* aufgrund von Selbstwertbeeinträchtigungen und sozialen Einschränkungen (z. B. Vermeiden des Übernachtens bei Freunden aus Schamgefühl). Ambulante Behandlung ist die Regel, stationäre Behandlung nur ausnahmsweise indiziert, beispielsweise bei ausgeprägter psychiatrischer Begleitsymptomatik oder Therapieresistenz.

Grundsätzlich unterscheidet sich die Behandlung der primären und der sekundären Enuresis nicht.

Die *Beratung* schließt die Aufgabe sinnloser und symptomerhaltender Praktiken wie Windeln, abendliche Flüssigkeitsreduktion, Bestrafung und Aufnahme des Kindes im Bett der Eltern nach dem Einnässen ein. Bei gleichzeitig bestehender Enkopresis wird diese zuerst behandelt.

Bewährt haben sich symptomzentrierte *verhaltenstherapeutische Ansätze.*

Die wesentlichen Komponenten der Behandlung werden in der Textbox „Therapie der Enuresis“ genannt.

Therapie

Therapie der Enuresis

- Beratung der Bezugspersonen
- Enuresis nocturna: apparative Verhaltenstherapie mit positiver Verstärkung symptomfreier Nächte
- eventuell intermittierende Psychopharmakotherapie
- Enuresis diurna: kognitive Verhaltenstherapie in Kombination mit operantem Konditionieren
- Toilettentraining
- Enuresis diurna mit idiopathischer Dranginkontinenz: begleitende Pharmakotherapie mit Oxybutynin
- Enuresis diurna mit Detrusor-Sphinkter-Dyskoordination: Biofeedback-Methoden

Enuresis nocturna

► **Verhaltenstherapie.** Bei der Enuresis nocturna ist apparative Verhaltenstherapie („Klingelhose“, „Klingelmatte“) Mittel der 1. Wahl. Auf der Grundlage einer Kalenderführung („Sonne-Wolken-Kalender“) werden symptomfreie Nächte zusätzlich positiv verstärkt.

► **Pharmakotherapie.** Sie wird nur empfohlen, wenn eine Enuresis nocturna kurzfristig unterbrochen werden soll (z. B. Schulausflüge).

Mit dem gut verträglichen *Desmopressin* (einem synthetischen antidiuretischen Hormon) ist eine 70 %ige Reduzierung des nächtlichen Einnässens erreichbar. Die intranasale Applikation (20–40 µg abends) kann effektiver sein als die perorale (200–400 µg abends). Die optimale Dosierung muss individuell titriert und die Anwendung auf maximal 3 Monate begrenzt werden.

Enuresis diurna

Die Enuresis diurna wird ebenfalls symptomorientiert *kognitiv-verhaltenstherapeutisch* behandelt. Ziele sind die Wahrnehmung des Harndrangs und das unmittelbare Aufsuchen der Toilette. Entsprechende Maßnahmen werden durch regelmäßige Toilettenzeiten ergänzt und durch positive Verstärkung unterstützt.

Bei der Enuresis diurna *mit idiopathischer Dranginkontinenz* kann eine *begleitende Pharmakotherapie* mit Oxybutynin (Dosierung: 0,3–0,6 mg/kg KG pro Tag, verteilt auf 2–3 Dosen) hilfreich sein.

Bei der Enuresis diurna *mit Detrusor-Sphinkter-Dyskoordination* haben sich spezifische Trainings auf der Grundlage von *Biofeedback-Methoden* als wirksam erwiesen.

Literatur

[1] Butler RJ. Nocturnal Enuresis – the Child's Experience. Oxford Butterworth: Heinemann; 1994

[2] von Gontard A, Lehmkuhl G. Enuresis nocturna – neue Ergebnisse zu genetischen, pathophysiologischen und psychiatrischen Zusammenhängen. Prax Kinderpsychol Kinderpsychiatr 1997; 46: 709–726

[3] Houts AC, Berman JS, Abramson H. Effectiveness of psychological and pharmacological treatments for nocturnal enuresis. J Consult Clin Psych 1994; 62: 737–745

[4] Olbing H, Hrsg. Enuresis und Harninkontinenz bei Kindern. München: Hans Marseille; 1993

15

15.6 Enkopresis (ICD-10: F98.1)

15.6.1 Definition

Hauptmerkmal der Störung ist das wiederholte Absetzen von Fäzes an hierfür nicht vorgesehenen Stellen. Die Störung kann eine abnorme Verlängerung der physiologischen infantilen Inkontinenz darstellen *(primäre Enkopresis)* oder einen Kontinenzverlust nach bereits erworbener Darmkontrolle *(sekundäre Enkopresis)*.

15.6.2 Klassifikation

Nach ICD-10 muss die Symptomatik mindestens 1-mal pro Monat über einen Zeitraum von mindestens 6 Monaten auftreten. Voraussetzung ist ein chronologisches Alter von mindestens 5 Jahren oder ein Entwicklungsalter von mindestens 4 Jahren. Organische Ursachen wie Megacolon congenitum oder Spina bifida sind auszuschließen. Bei kombiniertem Auftreten mit Enuresis hat die Codierung der Enkopresis Vorrang.

15.6.3 Epidemiologie

Die Prävalenzrate ist altersabhängig: 3 % bei 4-Jährigen, 1,5 % bei 10-Jährigen, 0,5 % bei 13-Jährigen. Jungen sind 4-mal häufiger betroffen als Mädchen. Die sekundäre Enkopresis tritt häufiger auf als die primäre.

15.6.4 Ätiologie, Krankheitsmodelle

Enkopresis kann sowohl durch insuffiziente adäquate Sauberkeitserziehung als auch durch unzureichendes Ansprechen darauf bedingt sein. Dabei ist der Zeitpunkt solcher erzieherischer Maßnahmen weit weniger wichtig als ihre angemessene Durchführung, nämlich die Berücksichtigung von positiver Verstärkung sowie der physiologischen Bedingungen, insbesondere der Sphinkterrelaxation.

Enkopresis kann auch Ausdruck einer psychologisch begründeten Störung sein, bei der zwar eine regelrechte physiologische Sphinkterkontrolle erworben wurde, aus bestimmten Gründen aber Ablehnung, Widerstand oder Unvermögen besteht, den sozialen Erwartungen bezüglich der Defäkation zu folgen.

15.6.5 Klinisches Bild

Die Störung kann monosymptomatisch auftreten oder Teil einer umfassenderen Störung sein, insbesondere einer Störung des Sozialverhaltens (F91) oder einer emotionalen Störung (F93). Willkürliches Auftreten kommt seltener vor als unwillkürliches. Nächtliches Einkoten ist sehr selten. Einkoten kann mit Verschmieren von Kot am Körper oder an Gegenständen einhergehen.

Die häufigste Form ist die sog. *Überlauf-Enkopresis* nach Stuhlretention aufgrund von Disposition, Diät, Analfissuren, Stress oder depressiver Symptomatik. Nach Darmerweiterung und Tonusverlust passiert weicher Stuhl die Kotballen im Rektum entweder unbemerkt oder explosiv und unkontrollierbar. Enkopresis aufgrund eines *irritablen Kolons* wird häufig durch emotionale Belastungen ausgelöst; die Rate emotionaler Begleitstörungen ist bei diesem Typ am höchsten. Die *manipulative Form* ist häufig mit oppositionellem Verhalten kombiniert.

Die sozialen Folgen sind in der Regel erheblich, häufig kommt es aufgrund der Geruchsbelästigung zu Hänseleien durch Gleichaltrige, die bis zur sozialen Isolation führen können. Aus Schamgefühl oder um negative Konsequenzen zu vermeiden verstecken die Betroffenen oft ihre verschmutzte Wäsche.

15.6.6 Verlaufscharakteristika

Epidemiologische Daten belegen eine hohe Spontanremissionsrate bis zum 15. Lebensjahr. Bei gestörter Mutter-Kind-Beziehung und Komorbidität ist die Prognose ungünstiger.

15.6.7 Psychiatrische Komorbidität, Differenzialdiagnose

Angaben zur psychiatrischen Komorbidität und zur Differenzialdiagnose bei Enkopresis machen die jeweiligen Textboxen.

M!

Merke

Psychiatrische Komorbidität bei Enkopresis

- Enuresis ist die häufigste Begleitstörung (F98.0; 25 %).
- Kinder mit hyperkinetischer Störung (F90.0) haben wegen ihrer Aufmerksamkeitsstörung, die sich auch auf die Propriorezeptoren im Rektum bezieht, ein erhöhtes Risiko für eine Enkopresis.
- Störungen des Sozialverhaltens mit oppositionellem Verhalten (F91.3) finden sich insbesondere bei der manipulativen Form der Enkopresis gehäuft.
- Bei Zwangsstörungen (F42) kann es wegen Ansteckungsängsten auf der Toilette zum Zurückhalten des Stuhls mit Überlauf-Enkopresis kommen.

M!

Merke

Differenzialdiagnosen der Enkopresis

- Inkontinenz infolge von Spina bifida, Meningomyelozele, Megacolon congenitum (Morbus Hirschsprung, Fehlen der Ganglienzellen des Plexus myentericus und des Plexus submucosus im distalen Dickdarmsegment) oder Sphinkteranomalie
- paradoxe Sphinkterkontraktionen
- Analfissuren (gekennzeichnet durch blutige Auflagerungen, harten Stuhl und Schmerzen bei Defäkation)
- Intelligenzminderung (F7)
- Zwangsstörung (F42)
- hyperkinetisches Syndrom (F90)
- spezifische Phobie (F40.2)
- akute Belastungsreaktion (F43.0)
- Schizophrenie (F2)

15.6.8 Therapie

▸ **Behandlungssetting.** Die Therapie der primären und der sekundären Form unterscheidet sich nicht. Eine ambulante Behandlung ist zu bevorzugen.

▸ **Behandlung komorbider Störungen.** Insbesondere hyperkinetische Syndrome sowie Angst- oder Zwangsstörungen sind vorher zu behandeln, Störungen des Sozialverhaltens parallel; bei gleichzeitig bestehender Enuresis wird zuerst mit der Behandlung der Enkopresis begonnen.

▸ **Verfahren.** Die *Beratung* der Betroffenen klärt über die Besonderheiten der Erkrankung auf und reduziert Schuld- und Schamgefühle. Es ist wichtig, dem betroffenen Kind zu verdeutlichen, dass es an einer Störung leidet, deren Kontrolle mittels bestimmter Maßnahmen erlernt werden kann. Daher ist es für das Kind notwendig, Verantwortung für sich zu übernehmen und im Rahmen der Behandlung zunehmend eigenverantwortlich und selbstständig zu handeln, beispielsweise beim Toilettentraining, dem Auswaschen der verschmutzten Wäsche sowie bei den hygienischen Maßnahmen.

Der Behandlungsansatz ist verhaltenstherapeutisch orientiert (s. Textbox „Therapie der Enkopresis"). Das *Toilettentraining* umfasst den regelmäßigen Gang zur Toilette nach den Mahlzeiten von mindestens 5 min Dauer, unabhängig von Stuhldrang. Dabei wird auf entspanntes Sitzen und positive Gestaltung der Situation (Lesen, Musik hören) geachtet. Toilettentraining und Absetzen von Stuhl in die Toilette werden kontingent verstärkt.

Therapie

Therapie der Enkopresis

- Beratung der Betroffenen und ihrer Familien
- Toilettentraining
- Kontingenzmanagement
- konfliktzentrierte Psychotherapie
- familienzentrierte Interventionen
- Beckenbodengymnastik, Perzeptionstraining, Koordinationsübungen
- Darmentleerung und Unterstützung der regelmäßigen Stuhlentleerung mit Quellmitteln bei Überlauf-Enkopresis

Psychotherapeutische Interventionen beim Kind zentrieren sich um das Bewusstmachen von häufig vorkommenden gehemmt-aggressiven Impulsen und auf die Vermittlung von adäquatem Lösungsverhalten bei Alltagskonflikten. *Familienzentrierte Interventionen* bemühen sich um eine Verbesserung der Erziehungskompetenz und der emotionalen Beziehungen.

Beckenbodengymnastik auf neurophysiologischer Grundlage sensibilisiert für körperliche Vorgänge und verbessert die muskuläre Koordination. Nach Bedarf können ergänzend Maßnahmen wie

Perzeptionstraining zur Verbesserung der Reizwahrnehmung sowie *Koordinationsübungen* zum Erlernen der Relaxation des Sphincter externus und zur Steigerung der Kontraktionskraft eingesetzt werden.

Bei der Überlauf-Enkopresis beginnt die Behandlung mit der *Darmentleerung*, die regelmäßige Stuhlentleerung kann mit Quellmitteln (Weizenkleie und Leinsamen erfordern erhöhte Flüssigkeitszufuhr!) unterstützt werden.

Literatur

[1] Koletzko S. Enkopresis im Kindesalter. Kontinenz 1993; 2: 162–168

[2] Loening-Baucke V, Cruikshank B, Savage C. Defecation dynamics and behavior profiles in encopretic children. Pediatrics 1987; 80: 672–679

[3] Nissen G, Menzel M, Friese HJ et al. Enkopresis bei Kindern. Vorläufige Mitteilung über neue therapeutische und diagnostische Aspekte. Z Kinder Jugendpsychiatr 1991; 19: 170–174

[4] Trott GE, Friese HJ, Badura F et al. Enuresis und Enkopresis und ihre Behandlung. Münch Med Wochenschr 1994; 136: 322–326

15.7 Tic-Störungen (ICD-10: F95)

15.7.1 Definition

Tics sind schnelle, unwillkürliche und nicht rhythmische motorische Bewegungen (in der Regel umschriebener Muskelgruppen) oder Lautproduktionen, ohne dass ein Sinn oder eine Funktion erkennbar wird. Tics können einzeln auftreten oder sich in Serien wiederholen. Sie können in den meisten Fällen für unterschiedlich lange Zeiträume unterdrückt werden. Sowohl motorische als auch vokale Tics manifestieren sich in einfacher und komplexer Form; bei emotionaler Erregung (positiv oder negativ) treten sie verstärkt auf.

15.7.2 Klassifikation

ICD-10 unterscheidet 3 Subgruppen:

- *Vorübergehende Tic-Störung (F95.0):* Es treten ausschließlich motorische Tics auf, die weniger als 12 Monate andauern.
- *Chronische motorische oder vokale Tic-Störung (F95.1):* Es bestehen für einen Zeitraum von mehr als einem Jahr entweder motorische oder vokale Tics, die jeweils meist multipel auftreten.
- *Kombinierte vokale und multiple motorische Tics (Tourette-Syndrom; F95.2):* Bei dieser Form der Tic-Störung treten multiple motorische Tics und mindestens ein vokaler Tic auf, dies braucht nicht notwendigerweise gleichzeitig zu geschehen. Die vokalen Tics sind häufig multipel mit explosiv-repetitiven Vokalisationen wie Räuspern, Grunzen und Gebrauch von obszönen Wörtern oder Phrasen. Manchmal besteht eine begleitende gestische Echopraxie, die ebenfalls obszöner Natur sein kann (Kopropraxie).

15.7.3 Epidemiologie

Folgende epidemiologische Angaben sind von Bedeutung:

- Die Häufigkeit von Tics im Kindesalter beträgt 5–25 %.
- Am häufigsten treten Tics im 4. und 5. Lebensjahr auf.
- Im Grundschulalter entwickelt etwa jedes 2. Kind vorübergehend Tics.
- Die häufigsten Tics sind Blinzeln, Kopfwerfen, Schulterzucken und Grimassieren.
- Motorische Tics treten häufiger auf als vokale.
- Fast alle Tic-Störungen beginnen im Kindesalter.
- Generell sind Jungen häufiger betroffen als Mädchen.
- Die Prävalenz des Tourette-Syndroms beträgt 0,04 %.

15.7.4 Ätiologie, Krankheitsmodelle

Genetische Einflüsse sind wahrscheinlich, insbesondere beim Tourette-Syndrom. Genetisch vermittelte *Vulnerabilität* und *Stressfaktoren* wirken bei der Manifestation der Symptomatik zusammen. Unsicher ist, ob die verschiedenen Tic-Störungen eine gemeinsame genetische und hirnfunktionelle Grundlage haben.

15.7.5 Klinisches Bild

Die Erscheinungsformen und die Ausprägung von Tics sind außerordentlich variabel (▶ Tab. 15.4). Tics werden generell als nicht beeinflussbar erlebt. Tics treten unter positiver sowie negativer emotionaler Belastung verstärkt auf. Die Manifestationsform kann wechseln oder sich ausbreiten, dann in der Regel vom Gesicht auf den Schultergürtel. Vokale Tics treten praktisch nie auf, ohne dass zuvor motorische Tics bestanden haben.

Tab. 15.4 Manifestationsformen von Tics.

Erscheinungsform	Ausprägung
einfache motorische Tics	Blinzeln, Stirnrunzeln, Hochziehen der Augenbrauen, Grimassieren, Kopfwerfen, Schulterzucken, Schleuderbewegungen der Arme
komplexe motorische Tics	Springen, Hüpfen, Klatschen, Wurfbewegungen, Sich-selbst-Schlagen, Sich-selbst-Beißen
einfache vokale Tics	Räuspern, Bellen, Schnüffeln, Zischen, Hüsteln, Pfeifen, Grunzen, Schnalzen
komplexe vokale Tics	Wiederholung bestimmter Wörter oder Sätze, stereotype Sätze, Wiederholung eigener Laut- oder Wortproduktionen (Palilalie), Wiederholung sozial unangemessener oder obszöner Wörter (Koprolalie)

15.7.6 Verlaufscharakteristika

Die meisten *Tics* sind transient und remittieren spontan nach Tagen bis Wochen; sie können jedoch nach einem symptomfreien Intervall wieder auftreten. Selbst länger als ein Jahr persistierende Tics brauchen keine ungünstige Prognose aufzuweisen, da sich etwa die Hälfte im Jugendalter spontan bessert. Etwa 6 % der Betroffenen entwickeln persistente motorische Tics. Das Persistenzrisiko steigt bei familiärer Belastung, retardierten Kindern, Epilepsie und ausgeprägten psychosozialen Belastungskonstellationen.

Der Verlauf des *Tourette-Syndroms* ist sehr viel ungünstiger. Die Symptomatik besteht oft lebenslang, die Remissionsraten im Erwachsenenalter liegen unter 20 %. Bei einer Grundtendenz zu phasischen Verläufen nimmt die Symptomatik mit zunehmendem Alter aber in der Regel mildere Formen an.

15.7.7 Psychiatrische Komorbidität, Differenzialdiagnose

Angaben zur Komorbidität sind der Textbox „Psychiatrische Komorbidität bei Tic-Störungen" zu entnehmen.

15

M!

Merke

Psychiatrische Komorbidität bei Tic-Störungen

- hyperkinetische Störung (F90)
- Zwangsstörung (F42)
- emotionale Störung des Kindesalters (F93)
- Angststörung, insbesondere soziale Phobie (F40.1)
- depressive Störung (F3)
- nichtorganische Schlafstörung (F51)
- Asperger-Syndrom (F84.5)
- Entwicklungsstörung (F8)
- hypochondrische Störung (F45.2)

Differenzialdiagnostisch sind folgende Erkrankungen zu berücksichtigen:

- Abzugrenzen sind neurologische Erkrankungen wie choreoathetotische Störungen nach frühkindlicher Hirnschädigung oder Epilepsien (Myoklonus-Epilepsie, psychomotorische Anfälle).
- Tics ähnelnde manierierte Bewegungen werden im Rahmen von Schizophrenien (F2), Intelligenzminderungen (F7) sowie tief greifenden Entwicklungsstörungen (F84) beobachtet.
- Stereotype Bewegungsstörungen (F98.4) unterscheiden sich von Tics durch ihre Rhythmizität und das Fehlen des anfallsartigen Charakters von Tics.
- Zwangshandlungen können komplexen Tics sehr ähneln. Sie unterscheiden sich von Tics grundsätzlich dadurch, dass ihre Ausgestaltung eher durch den Zweck (z. B. ein Objekt zu berühren oder einen Gegenstand umzudrehen) definiert wird als durch das Betroffensein einer bestimmten Muskelgruppe wie beim Tic.
- Weiterhin sind Spätdyskinesien nach neuroleptischer Psychopharmakotherapie auszuschließen.

15.7.8 Therapie

Auch ein transienter Tic bedarf zumindest der Beobachtung, die Behandlungsindikation hängt v. a. von der emotionalen und der sozialen Belastung ab. Chronische multiple Tics und das Tourette-Syndrom sind grundsätzlich behandlungsbedürftig.

► **Beratung.** Die Beratung der *Betroffenen und ihrer Bezugspersonen*, mit ihrem Einverständnis ggf. auch von Lehrern und Ausbildern, umfasst ätiopathogenetische Vorstellungen und Behandlungsmöglichkeiten, sie muss jedoch auch Verständnis für die Symptomatik und deren Verstärkung durch emotionale Belastungen vermitteln.

Auch für die *Bezugspersonen* kann die Tic-Symptomatik sehr belastend sein; deshalb ist der Hinweis wichtig, die Tics nicht zu beachten.

▸ **Entspannungsverfahren, Selbstmanagement, forciertes Üben.** Verfahren wie das autogene Training wirken stressreduzierend und können so zur Symptomreduktion beitragen.

Hohe Anforderungen an die Motivation stellen auch Selbstmanagementtechniken und forciertes Üben, bei dem das Kind zur willkürlichen Produktion der Tic-Symptomatik für einen bestimmten Zeitraum aufgefordert wird und das von der Annahme einer Bahnung konditionierter Hemmungsmechanismen ausgeht. Die Behandlungserfolge sind sehr uneinheitlich.

▸ **Reaktionsumkehr.** Erfolgversprechender ist das 5-stufige Programm der Reaktionsumkehr mit Wahrnehmungstraining, Entspannungsverfahren, Training inkompatibler Reaktionen, Kontingenzmanagement und Generalisierungstraining.

▸ **Medikamentöse Therapie.** Die größten Behandlungseffekte sind eindeutig mit Psychopharmaka zu erzielen, die die Dopaminrezeptoren blockieren. Mittel der 1. Wahl ist *Tiaprid* (5–10 mg/kg KG), als 2. Wahl kommt *Pimozid* infrage, als 3. Wahl *Haloperidol.*

▸ **Psychotherapie.** Psychodynamische Therapieansätze können stressreduzierend wirken und die Krankheitsbewältigung verbessern.

Literatur

[1] Banaschewski T, Rothenberger A. Verhaltenstherapie bei Tic-Störungen. In: Petermann F, Hrsg. Kinderverhaltenstherapie. Hohengehren: Schneider; 1997: 204–243

[2] Döpfner M. Tics. In: Steinhausen HC, von Aster M, Hrsg. Handbuch der Verhaltensmedizin und Verhaltenstherapie bei Kindern und Jugendlichen. Weinheim: Beltz Psychologie VerlagsUnion; 1993: 161–186

[3] Robertson MM. Annotation: Gilles de la Tourette syndrome – an update. J Child Psychol Psychiatry 1994; 35: 597–611

[4] Rothenberger A. Wenn Kinder Tics entwickeln – Beginn einer komplexen kinderpsychiatrischen Störung. Stuttgart: Fischer; 1991

[5] Rothenberger A. Was ist ein Tourette-Syndrom? In: Hartung S, Hrsg. Leben mit dem Tourette-Syndrom. Hamburg: Rasch und Röhring; 1995: 95–122

[6] Rothenberger A. Tourette-Syndrom und assoziierte neuropsychiatrische Auffälligkeiten. Z Klin Psychol 1996; 25: 259–279

Prüfungsfragen

1. Wie sind hyperkinetische Störungen definiert?
2. Welche Subtypen der hyperkinetischen Störungen werden in der ICD-10 unterschieden?
3. Wie hoch wird die Erblichkeit hyperkinetischer Störungen geschätzt?
4. Was ist der häufigste Grund von Therapieversagen bei hyperkinetischen Störungen?
5. Welche psychopharmakologischen Behandlungsmöglichkeiten der hyperkinetischen Störungen gibt es?
6. Wie sind Störungen des Sozialverhaltens definiert?
7. Welcher Faktor ist in der Pathogenese der Störungen des Sozialverhaltens entscheidend?
8. Welche typische Symptomatik besteht bei Störungen des Sozialverhaltens?
9. Wie ist die Hauptsymptomatik bei emotionalen Störungen im Kindesalter charakterisiert?
10. Wie ist die Kernsymptomatik bei der emotionalen Störung mit Trennungsangst des Kindesalters charakterisiert?
11. Welche Behandlungstechniken haben sich bei der Behandlung emotionaler Störungen des Kindesalters etabliert?
12. Wie ist der elektive Mutismus definiert?
13. Wie ist die Kernsymptomatik bei elektivem Mutismus charakterisiert?
14. Wie ist die Enuresis definiert?
15. Was sind die wesentlichen Behandlungskomponenten der Enuresis?
16. Welches Medikament wird bei Enuresis eingesetzt? Wie ist dessen Wirkprinzip?
17. Wie sind Tics definiert?
18. Wie ist das Tourette-Syndrom definiert?
19. Welche Komponenten umfasst die Behandlung von Tics?
20. Welche Medikamente der 1. bzw. der 2. Wahl werden bei der Behandlung von Tics eingesetzt?
21. Wie wird Schweigen bei elektivem Mutismus interpretiert?
22. Was ist die Methode der Wahl bei der Therapie des elektiven Mutismus?
23. Welche verhaltenstherapeutische Intervention wird bei elektivem Mutismus v. a. eingesetzt?

16 Störungen im Rahmen der Schwangerschaft und nach der Geburt

Claudia M. Klier

16.1 Schwangerschaft, Geburt, unmittelbare Peripartalzeit

16.1.1 Krankheitsbilder

Die Klassifizierung erfolgt im Rahmen der jeweiligen Erkrankung, nur die dort nicht ausreichend erfassten Krankheitsbilder können unter den Restkategorien klassifiziert werden.

Die in der Schwangerschaft und der Peripartalzeit auftretenden Krankheitsbilder sind in ▸ Tab. 16.1 zusammengefasst.

Angsterkrankungen

Die Häufigkeit von generalisierten Angststörungen bzw. Panikstörungen bei Frauen im gebärfähigen Alter beträgt 6,6 bzw. 5 %. Die Häufigkeit von posttraumatischen Belastungsstörungen liegt bei schwangeren Frauen bei bis zu 8 %.

Stress und Angst in der Schwangerschaft erhöhen das Risiko für Frühgeburtlichkeit, ungünstigen Geburtsverlauf sowie schlechte postpartale Anpassung und beeinflussen Stressreaktionen bei den Kindern bis zum 7. Lebensjahr negativ, sodass heute der Behandlung von Angst und Stress in der Schwangerschaft eine große Bedeutung zukommt.

Tab. 16.1 Übersicht über Störungen in der Schwangerschaft und Peripartalzeit.

Gruppe	Erkrankung	Ätiologie	Prävalenz	Risiko (Mutter)	Risiko (Kind)
Schwangerschaftsdepression	komplexe Gruppe von Störungen: • „Major Depression" • Dysthymie • Depression im Rahmen von Bipolar-II-Störungen • Persönlichkeitsstörung	multifaktoriell	4–16 %	Risiko für postpartale Depression	SGA
				Mangelernährung	Frühgeburtlichkeit
				Eklampsie	abnorme Stressreaktion bis ins Schulalter
				Substanzabusus	
Angsterkrankung	GAS	multifaktoriell	7 %	Lebensqualität	SGA
	Panikstörung		5 %		Frühgeburtlichkeit
	PTBS		8 %	Familienbeziehung	abnorme Stressreaktion bis ins Schulalter
Schwangerschaftsverdrängung	heterogene Gruppe: • affektive Störung • Anpassungsstörung • Persönlichkeitsstörung	psychosoziale Genese	1/475	erhöhte Sterblichkeit bei unassistierter Geburt	SGA
					Frühgeburtlichkeit
Störungen unter der Geburt	Delir	organische oder psychische Genese	extrem selten bei assistierten Geburten	Gefahr für Geburtskomplikationen	Gefahr durch Neonatizid
	Stupor				
Wochenbett-Blues	keine Erkrankung, nur transiente Symptome	hormonelle und psychosoziale Genese	bis 80 %	Übergang in postpartale Depression	keine

GAS = generalisierte Angststörung; PTBS = posttraumatische Belastungsstörung; SGA = Small for Gestational Age, vorgeburtliche Wachstumsstörung

Depression

Nicht immer steht die Angstsymptomatik im Vordergrund, häufig führen die oben genannten Belastungen zur Entwicklung einer Schwangerschaftsdepression. Die häufigste geburtsassoziierte psychische Erkrankung ist die Depression, die schon in der Schwangerschaft mit einer Häufigkeit von 4–16 % auftreten kann.

▸ **Verdrängte Schwangerschaft.** Bei einer von 475 Schwangeren kommt es zur Verdrängung der Schwangerschaft, d. h., die Schwangerschaft wird erst spät oder gar nicht wahrgenommen, häufig auch nicht von der Umgebung, die in die Verdrängung miteinbezogen wird. Es fehlen oft die typischen körperlichen Veränderungen bei den betroffenen Frauen. Es kommt auch bei einer assistierten Geburt zu einer erhöhten Sterblichkeit, die bei unassistierten Geburten noch dramatischer ist. Zusätzlich ist das Kind durch Handlungen der Mutter gefährdet, die in Panik oder delirantem Zustand das Kind vernachlässigt oder tötet (Neonatizid).

Andere Krankheitsbilder

▸ **Schwangerschaft.** Die auftretenden Krankheitsbilder unterscheiden sich in der Symptomatik nicht von jenen, die zu anderen Zeitpunkten im Leben einer Frau auftreten, jedoch kann die Tönung der Symptomatik auf das fantasierte Kind oder die spezifische Lebenssituation bezogen sein. Eine Patientin mit psychotischer Erkrankung hört z. B. eine imperative Stimme, die ihr befiehlt, das Böse in sich zu zerstören. Eine depressive Patientin mit nihilistischem Wahn ist überzeugt davon, dass das Kind in ihr abgestorben sei, weil sie ihm nicht genug Nahrung zur Verfügung stellen konnte.

▸ **Geburt.** Üblicherweise tritt nur bei unassistierten Geburten ein Zustand von Delir oder Stupor auf, der eine Gefahr für Mutter und Kind bedeutet; dies ist in unserem Kulturkreis daher relativ selten, s. „verdrängte Schwangerschaft“ (S. 297).

Wochenbett-Blues

Bis zu 80 % aller Mütter von Neugeborenen erleben nach der emotional fordernden Erfahrung der Geburt dieses Gefühlstief (Baby Blues, „Heultag“). Eine *Therapie* dieses Zustands ist nicht notwendig; sollte er länger als 1 Woche nach der Niederkunft andauern oder besonders ausgeprägt sein, muss an den Übergang in eine Postpartumdepression gedacht werden (ca. 40 % der Fälle).

16.1.2 Therapieformen in der Schwangerschaft

Medikamentöse Therapie

Die Psychopharmakologie in der Schwangerschaft stellt eine komplexe und für den Kliniker oft schwierige Aufgabe dar. Zu den Risiken gehören nicht nur die Teratogenität, sondern auch die neonatale Toxizität bzw. das Entzugssyndrom, die Störungen des Schwangerschaftsverlaufs, intrauterine Wachstumsstörungen oder mögliche Entwicklungsdefizite.

▸ **Information der Patientin.** Für eine geplante Konzeption sollen Risiko und Nutzen einer spezifischen Substanz mit der Patientin und ihrem Partner diskutiert werden. Es wäre sicher optimal, im 1. Trimenon ohne Medikation auszukommen, hier besteht aber oft ein hohes Rückfallrisiko mit den Folgen auch für das Kind (▸ Tab. 16.1).

▸ **Teratogenität.** Die Teratogenität ist beim Einsatz von wenigen Substanzen im 1. Trimenon zu beachten. Valproinsäure scheint die Substanz mit dem höchsten Risiko darzustellen (bis 10 %), bei Kombination mehrerer Antiepileptika ist ein multiplikativer Effekt zu erwarten, gefolgt von Carbamazepin (bis 5 %) und Lamotrigin. Diese Substanzen können v. a. zu Neuralrohrschlussdefekten führen.

Sowohl Lithium als auch Benzodiazepine besitzen ein geringeres teratogenes Risiko (bis 2–4 %). Die neuesten Daten für Neuroleptika zeigen einen Vorteil der atypischen Neuroleptika sowohl gegenüber Butyrophenonen als auch Phenothiazinen, die möglicherweise spezifische Extremitätenmissbildungen hervorrufen; hier ist die Datenlage jedoch insgesamt noch unzureichend für eine endgültige Risikobewertung.

Für die Gruppe der selektiven Serotoninwiederaufnahme-Hemmer (SSRI) gibt es Hinweise auf sehr geringe Erhöhung der Missbildungsraten (kardiale und ZNS-Missbildungen) im Promillebereich, speziell für Paroxetin. Andere Studien zeigen keine Erhöhung der Missbildungsrate bei SSRI. Antidepressiva können weiterhin als in der Schwangerschaft relativ sicher angesehen werden.

▶ **Schwangerschaftsprobleme.** Möglich sind eine verkürzte Schwangerschaftsdauer, das Risiko für Fehl- und Totgeburten, die intrauterine Wachstumsverzögerung sowie ein geringeres Geburtsgewicht.

▶ **Peripartale Toxizität.** Nach der Geburt kann es zu *Absetzphänomenen* kommen, deren Symptomatik der bei Erwachsenen ähnlich ist und einige Tage andauert. Das Risiko für eine Anpassungsstörung für den Säugling nach der Geburt beträgt ca. 30 % (z. B. passagere Atemprobleme, Zittern oder Tachykardie, Krampfanfälle).

▶ **Entwicklungsdefizite.** Zu möglichen Entwicklungsdefiziten als negativen Langzeitfolgen für die kindliche Entwicklung gibt es nur wenige Arbeiten. Die wichtigste Veröffentlichung hat jedoch in Bezug auf Antidepressiva ergeben, dass eine in der Schwangerschaft unbehandelte Depression sich negativ auf die Sprachentwicklung der Kinder auswirkt, während unter Antidepressiva kein Unterschied in der emotionalen und kognitiven Entwicklung im Vergleich zur Kontrollgruppe bestand. Eine Bewertung der Valproinsäure für die Entwicklung der Kinder ergab negative Einflüsse auf die intellektuellen Leistungen der Kinder.

▶ **Webseiten.** Da die Forschung auf diesem Gebiet sehr dynamisch ist, sollten immer aktuelle Quellen im Web befragt werden, bevor eine Substanz in der Schwangerschaft eingesetzt oder abgesetzt wird.

Weiterhin sind folgende Webseiten von Interesse:

- Medikamente in Schwangerschaft und Stillzeit, Beratungszentrum für Schwangere und Ärzte durch Embryotoxikologiezentrum Berlin (http://www.embryotox.de/frauen_psyche.html; Stand 01.12.2013)
- Marcé-Gesellschaft zu peripartalen psychischen Erkrankungen (www.marce-gesellschaft.de; Stand 01.12.2013
- Embryotoxikologiezentrum Montreal (www.motherisk.org; Stand 01.12.2013)

16

Elektrokrampftherapie

Bei kompetenter Anwendung (in Kurznarkose mit modernsten Geräten) erweist sich die Elektrokrampftherapie als effiziente sowie für Mutter und Fötus wenig belastende Therapiemethode. Dennoch wird diese Strategie, wohl eher aus historisch begründeter Zurückhaltung, eher selten und hauptsächlich als Ultima Ratio bei schweren und therapierefraktären Krankheitsverläufen (wahnhafte Depression mit Suizidalität, refraktäre Manie) eingesetzt.

Nicht pharmakologische, biologische Therapieformen

Neue Therapieansätze wie Lichttherapie und Fischöl (ungesättigte Omega-3-Fettsäuren) zeigen Potenzial, sich in Zukunft als wirksame und sichere Therapieformen zu etablieren.

Psychologische Therapie

Emotionale Krisen in der Schwangerschaft sind ein häufiger Motivationsfaktor für Frauen und deren Partner, psychotherapeutische Hilfe zu suchen. Die biologischen Veränderungen sind auch durch Veränderungen des psychologischen Gleichgewichts der Frauen begleitet. Durch die natürliche starke Beschäftigung mit dem eigenen Körper und dem wachsenden Kind werden auch die eigene Kindheitsgeschichte und die Beziehung zu den eigenen Eltern wieder lebendig.

Folgende Therapieformen sind möglich:

- *Kognitive Verhaltenstherapie* ist als effiziente Methode auch bei postpartalen Depressionen gut einsetzbar.
- Die *interpersonelle Psychotherapie* zielt v. a. auf die Störungen in Beziehungen ab und ist als Einzel- oder Gruppentherapie durchführbar.
- Ist das gesamte Familiengefüge bereits dysfunktional und fördert die Krankheitssymptomatik der Schwangeren/Mutter, so kann eine *systemische Psychotherapie* (Paar- und Familientherapie) indiziert sein. Häufig wird durch eine postpartale Erkrankung der Mutter auch der Partner krank (z. B. depressiv).
- Auch das Neugeborene kann als Ausdruck des Stresses einer unsensitiven (weil kranken) Mutter eine physiologische Dysregulation (z. B. Schlafstörung, Fütterungsstörung) entwickeln. In diesem Fall hat sich die *Mutter-Baby-Psychotherapie* bewährt. Durch Fokussierung auf die gestörte Mutter-Kind-Interaktion wird sowohl dem Säugling geholfen (indem die Mutter wieder im „richtigen" Lesen der kindlichen Signale geschult wird) als auch der Boden dafür bereitet, dass die Mutter über ihre Problematik sprechen kann.

- Meist werden zu Beginn der Therapie gemeinsam von Therapeut und Patientin ein oder mehrere Problembereiche definiert, an welchen dann gearbeitet wird *(fokussierte Kurzzeittherapien)*.
- *Achtsamkeit, Yoga* und *Bewegung* stellen eine wichtige Therapieunterstützung dar.

16.2 Postpartumperiode

Diese Zeit geht mit einer erhöhten psychiatrischen Morbidität einher; die ersten Symptome beginnen häufig kurz nach der Geburt (Schlafprobleme, niedergedrückte oder euphorische Stimmung, Gereiztheit).

Die in der Postpartumperiode auftretenden Krankheitsbilder sind in ▸ Tab. 16.2 zusammengefasst.

Tab. 16.2 Übersicht über postpartale psychiatrische Störungen.

Gruppe	Erkrankung	Ätiologie	Prävalenz	Risiko (Mutter)	Risiko (Kind)
organische Puerperalpsychose	Eklampsie	organisch	sehr selten in der entwickelten Welt	Geburtskomplikationen	Gefahr durch Infantizid
	Epilepsie				
	Substanzentzug				
	infektiöses Delir				
Wochenbettpsychose im Rahmen einer bipolaren Erkrankung	Manie Depression Mischzustand	genetisch (Chromosom 16p13 und 8q24), hormonell (Steroidhormone)	1/1000 Geburten	erhöhte psychiatrische Morbidität (Chronifizierung, Suizid) Störung der Mutter-Kind-Beziehung mit Folgen für emotionale/kognitive Entwicklung	Infantizid
Postpartumdepression	komplexe Gruppe von Störungen:	psychosozial	10–15 % aller Mütter	erhöhte psychiatrische Morbidität (Chronifizierung)	Infantizid
	• „Major Depression" • Dysthymie • Depression im Rahmen von Bipolar-II-Störungen • Persönlichkeitsstörung	biologisch (Schlaf, Steroidhormone, Dopaminrezeptorsensibilität?) genetisch (Familienanamnese)			Störung der Mutter-Kind-Beziehung mit Folgen für emotionale/kognitive Entwicklung
Postpartumangststörung	PTBS	oft Komorbidität mit Depression	bis zu 10 %	Beeinträchtigung der Lebensqualität und Familienbeziehung	Störung der Mutter-Kind-Beziehung mit Folgen für emotionale/kognitive Entwicklung
	Zwangsstörung	multifaktoriell			
	Panikstörung				
	GAS				
Störung der Mutter-Kind-Beziehung	Gefühlskälte, Ablehnung	alle postpartalen Erkrankungen und Persönlichkeitsstörungen	1 % aller Mütter	Beeinträchtigung der Lebensqualität und Beziehung zum Kind	Neonatizid
	Wut, Hass				Infantizid
					Vernachlässigung
					Kindesmissbrauch

GAS = generalisierte Angststörung; PTBS = posttraumatische Belastungsstörung

16

16.2.1 Postpartumdepression

Häufigkeit

Die häufigste Erkrankung ist die *Depression*, wobei die Diagnosestellung verkompliziert ist, da viele üblicherweise für eine Depression typischen Beschwerden v. a. im somatischen Bereich (z. B. Gewichtszunahme oder -abnahme, Libidoverlust, Ausbleiben der Menstruationsblutung, Müdigkeit, Erschöpfung und Durchschlafstörung oder übermäßiges Schlafbedürfnis) in der Postpartumperiode der spezifischen körperlich-seelischen Verfassung nach der Niederkunft zugeschrieben werden.

Symptome

Die Postpartumdepression unterscheidet sich bezüglich der Symptome nicht wesentlich von einer Depression zu jedem anderen Zeitpunkt. Zusätzlich treten vermehrt Angstsymptome auf, die sowohl auf das Kind (Angst, das Kind nicht genügend zu nähren) als auch auf die eigene Person (in der Mutterrolle insuffizient zu sein) bezogen sind.

Auswirkungen

Auch *Väter* (6 %) können eine Postpartumdepression entwickeln, und zwar als sekundäre Reaktion auf die depressive Verstimmung der Kindesmutter.

Die Postpartumdepression der *Kindesmutter* kann eine Störung der frühen Mutter-Kind-Kommunikation in den ersten Monaten bewirken. Die Säuglinge depressiver Mütter verhalten sich in einer speziellen Untersuchungsanordnung („face to face interaction") mit diesen als abwesend und mit gesteigertem Rückzug, geringer affektiver Korrespondenz und fehlenden positiven Affekten. Langzeituntersuchungen weisen darauf hin, dass manche Kinder von Müttern mit einer Postpartumdepression in ihrer weiteren kognitiven und emotionalen Entwicklung Defizite zeigen.

Sekundär kann es zu Regulationsstörungen beim Säugling (z. B. Schreibaby, Schlafstörung, Fütterungsstörung) kommen.

Obwohl Frauen vor und nach der Geburt ein hohes Risiko haben, an einer psychiatrischen Störung zu erkranken, ist das *Suizidrisiko* in dieser Periode nicht erhöht. Der wichtigste protektive Faktor gegen Suizid scheint das Vorhandensein von anderen Kindern in der Familie zu sein.

Risikofaktoren

► **Psychiatrische Faktoren.** Hierzu zählen: Familienanamnese und Voranamnese einer affektiven Erkrankung, Postpartumdepression (Erkrankungsrisiko 40 %), Schwangerschaftsdepression.

► **Hormonelle Faktoren.** Hormonelle Faktoren sind: der durch Östrogenabfall nach der Niederkunft erzeugte *Serotoninabfall* im Hippocampus, die ätiopathogenetische Beeinflussung des *Dopaminsystems*, der Serotonintransporter-Genotyp und der Omega-3-Fettsäuren-Status.

► **Psychosoziale Faktoren.** Hierzu zählen: Probleme in der Partnerschaft (v. a. körperliche Gewalt durch den Partner), fehlende Unterstützung durch den Partner, die Familie und das soziale Umfeld, schlechte sozioökonomische Bedingungen und eine konflikthafte Schwangerschaft.

► **Körperliche Erkrankungen.** Hierzu gehören chronische Erkrankungen, HIV-Infektion, Drogen- oder Alkoholmissbrauch.

Medikamentöse Therapie

Medikamentenhersteller empfehlen das Abstillen bei Medikamenteneinnahme. Muttermilch ist aber für das Neugeborene bis zu einem Alter von 6 Monaten die unbestritten beste Ernährungsform und ihre Verabreichung bei fast allen Medikamenten möglich.

Außerdem fördert Stillen die emotionale Mutter-Kind-Beziehung, was im Fall einer psychischen Erkrankung von großer Bedeutung ist. Andererseits kann das Stillen durch die Unterbrechung des Nachtschlafs auch ein Risikofaktor für das Entstehen einer Depression sein; hier besteht die Möglichkeit, das nächtliche Stillen durch eine Flaschenmahlzeit, die von einer anderen Betreuungsperson gegeben wird, zu ersetzen.

Schlafmanagement

Bei vulnerablen Frauen kann das Schlafdefizit in den ersten Wochen nach der Geburt bei der Entwicklung einer Depression (auch bei der Wochenbettpsychose) mitbeteiligt sein. Man empfiehlt neuerdings, diesen Frauen nach der Geburt ein Rooming-out zu ermöglichen und sie in einem Einzelzimmer unterzubringen. Weiterhin sollte ein kurz wirksames Benzodiazepin über einige Tage eingenommen werden. 1–2 Stillmahlzeiten werden durch Flaschennahrung ersetzt und von den Kinderschwestern und zu Hause von einer Betreuungsperson verabreicht.

Psychologische Therapie

Die Psychotherapie (S. 298) stellt die primäre Therapieform der Postpartumdepression dar und sollte einer medikamentösen Therapie nach Möglichkeit vorgezogen werden, zumal Untersuchungen belegen, dass sie ebenso effizient wie eine Pharmakotherapie sein kann.

In der Behandlung der Postpartumdepression haben sich sowohl Einzel- als auch Gruppenpsychotherapie bewährt. Dabei sind kurzzeitige psychodynamische Therapieformen genauso gut wirksam wie humanistische, kognitive, systemische oder interpersonelle Verfahren

Die Babymassage ist eine weitere wirksame Therapieform, die auch die abnorme Stressreaktion beim Säugling positiv beeinflusst.

16.2.2 Postpartumpsychose

Häufigkeit

Postpartumpsychosen (Puerperalpsychose, „Wochenbettpsychose") kommen sehr selten (1/1000 Geburten) und mit gleicher Häufigkeit in unterschiedlichen Kulturen vor. Entweder sind es Erstmanifestationen bei zuvor völlig gesunden Frauen, oder die Psychose nach der Geburt tritt bei Patientinnen mit bekannter psychotischer Erkrankung als Rückfall auf (bipolare affektive Psychosen [Rückfallrisiko 50 %], schizoaffektive Psychosen, schizophrene Psychosen).

Symptome

Die Postpartumpsychose unterscheidet sich in ihren Symptomen nicht von einer Psychose aus dem affektiven Formenkreis zu einem anderen Zeitpunkt; daher wird sie diagnostisch zu den affektiven Psychosen gezählt. Die Symptome beginnen meist innerhalb von 1–2 Wochen nach der Geburt, selten später.

Risikofaktoren

Bezüglich der *biologisch-hormonellen* Ätiopathogenese gibt es keine klaren Aussagen, aber die Vermutung liegt nahe, dass die Geburt durch die hormonellen Veränderungen bei Frauen mit Risiko (mit positiver Familienanamnese oder früheren Krankheitsepisoden, genetisch: LOD [= „logarithm of odds-value"] signifikant bei Chromosom 16p13 und Chromosom 8q24) als Trigger für einen Rückfall wirkt. *Psychosoziale* Risikofaktoren affektiver Psychosen im Allgemeinen gelten auch für die Postpartumpsychose.

Medikamentöse Therapie, Elektrokrampftherapie

Dieses Krankheitsbild bedarf einer stationären Behandlung an einer psychiatrischen Abteilung. Die *Pharmakotherapie* in der Akutphase entspricht den Behandlungsrichtlinien der üblichen Psychosetherapie (Neuroleptika, Tranquilizer, eventuell Antidepressiva).

Die *Elektrokrampftherapie* (S. 298) ist mit dem Stillen vereinbar und effektiv, dennoch wird sie nur als Ultima Ratio eingesetzt.

Psychologische Therapie

Psychoedukative Gruppen, in denen die Mütter lernen, die Signale des Säuglings zu „lesen" und seinen Bedürfnissen gemäß zu handeln, sowie stützende Psychotherapie, die die psychotische Mutter in ihrer Mutterrolle bestärkt, stehen in der Akutphase im Vordergrund.

Nach Abklingen der psychotischen Symptome ist eine Behandlung bei einem Psychotherapeuten indiziert, der Erfahrung mit Patienten mit Psychoseerkrankung hat. Eine intensive interdisziplinäre Zusammenarbeit ist notwendig, um den besonderen Bedürfnissen der kranken Mutter hinsichtlich ihres Säuglings gerecht zu werden.

16.2.3 Schizophrenie

Als Erstmanifestation tritt die Schizophrenie in der Zeit vor und nach der Niederkunft nicht gehäuft auf, wohl aber kann es bei vorher bestehender Erkrankung zu einem Rückfall kommen. In der Therapie gelten die oben genannten Richtlinien für eine Therapie mit Neuroleptika und Tranquilizer sowie die beschriebenen psychosozialen Strategien.

16.2.4 Angststörung

Auch bei dieser Erkrankung gibt es kein gehäuftes Auftreten. Bei vorher bestehender Erkrankung kann es durch Absetzen der Medikation in der Schwangerschaft oder postpartal zu einem Rückfall kommen.

16.2.5 Störungen der Mutter-Kind-Beziehung

Häufigkeit

Die Entwicklung der Mutter-Kind-Beziehung ist der wichtigste Prozess der postpartalen Phase. Die klinischen Störungen der Mutter-Kind-Beziehung (MKB) treten häufiger auf als Wochenbettpsychosen und wurden bisher zu wenig beachtet. Unter dem Begriff einer gestörten Mutter-Kind-Beziehung ist ein Spektrum verschiedener klinischer Störungen zu verstehen (MKB-Störungen).

Symptome

Es gibt 2 Manifestationen:

- Mangel an Einfühlsamkeit, Mangel an Gefühlen für das Baby, Entfremdung („das ist nicht mein Baby“); wenn diese Gefühlskälte stark ausgeprägt ist, führt sie zu Feindseligkeit, Hass und Ablehnung des Kindes.
- Starke negative Emotionen wie Ärger und Wut, die dazu führen, dass die Mutter außer sich gerät, schreit und flucht und das Kind misshandelt.

Zeichen von Ablehnung sind, dass Frauen die Schwangerschaft bereuen; die Vorstellung, sich besser zu fühlen, wenn das Baby nicht bei ihnen ist; Fluchtversuche der Mutter; der Wunsch, dass ein anderer für das Kind sorgen sollte; der Wunsch (versteckt oder offen) nach Diebstahl des Kindes oder dass das Kind durch plötzlichen Kindstod sterben würde. Nach unseren Erkenntnissen weisen ca. 50 % der Mütter, die bei psychiatrischen Konsultationen nach der Geburt gesehen werden, leichte MKB-Störungen auf und 12–16 % schwere MKB-Störungen.

Therapieprinzipien

Im Fall von *Ablehnung und Feindseligkeit* gegenüber dem Baby sollen Mutter und Kind nicht getrennt werden. Die Depression ist durch Psychotherapie und Psychopharmaka zu behandeln. Es ist aber weiterhin nötig, sich auf die Mutter-Kind-Beziehung zu konzentrieren.

Wenn jedoch *Wut und Misshandlungsgefahr* im Vordergrund stehen, darf die Mutter nie allein mit dem Baby gelassen werden. Die Mutter muss von allen unangenehmen Tätigkeiten in Bezug auf das Baby befreit werden (z. B. Beruhigen des schreienden Kindes). Wenn sie mit ihrem Baby interagiert, soll sie dabei immer unterstützt werden. Wenn Mutter und Kind ausgeglichen sind, wird ihr geholfen, mit dem Kind zu sprechen und zu spielen. Das Wesen der Behandlung ist, Bedingungen zu schaffen, bei denen Mutter und Kind einander genießen können.

Die Spieltherapie mit „Participant Modelling“ ist für diese Mütter die spezifische Art von Psychotherapie und man wendet verschiedene weitere unterstützende Interventionen wie Babymassage an. Weitere Therapiemöglichkeiten sind die videogestützte Interaktionstherapie oder die eher verhaltensorientierte „Interaction Guidance“.

In jedem Fall sollten Frauen mit postpartalen Störungen immer auf das Vorhandensein von Störungen der Mutter-Kind-Beziehung hin untersucht werden, was eine ausführliche Anamnese sowie eine Diagnostik zusammen mit Mutter und Kind erfordert (Beobachten einer Spiel-, Wickel- und Fütterungssituation).

Literatur

[1] Bergemann N, Riecher-Rössler A, eds. Estrogen Effects in psychiatric Disorders. Wien: Springer; 2005

[2] Brockington IF. Motherhood and mental Health. Oxford: University Press; 1996

[3] Brockington I. Postpartum psychiatric disorders. Lancet 2004: 24; (9 405): 303–310

[4] Dietz PM, Williams SB, Callaghan WM et al. Clinically identified maternal depression before, during, and after pregnancies ending in live births. Am J Psychiatry 2007; 164(10): 1515–1520

[5] Hornstein C, Klier C. Auf einmal ist da ein Kind. Postpartale Depression – Erkennen und Helfen. DVD. Stuttgart; Kohlhammer; 2005

[6] Jones I, Craddock N. Searching for the puerperal trigger: molecular genetic studies of bipolar affective puerperal psychosis. Psychopharmacol Bull 2007; 40(2): 115–128

[7] Di Florio A, Forty L, Gordon-Smith K et al. Perinatal episodes across the mood disorder spectrum. JAMA Psychiatry 2013; 70(2): 168–175

[8] Koren G. Medication Safety in Pregnancy and Breastfeeding – the Evidence-based a to z Clinician's Pocket Guide. New York: McGrawltill, Health Professions Division; 2007

[9] Schaefer C, Spielmann H, Vetter K. Arzneiverordnung in Schwangerschaft und Stillzeit. München: Urban & Fischer; 2006

[10] Wessel J, Endrikat J, Buscher U. Frequency of denial of pregnancy: results and epidemiological significance of a 1-year prospective study in Berlin. Acta Obstet Gynecol Scand 2002: 81(11): 1021–1027

[11] Wortmann-Fleischer S, Downing G, Hornstein C. Postpartale psychische Störungen. Ein interaktionszentrierter Therapieleitfaden. Stuttgart: Kohlhammer; 2006

Prüfungsfragen

1. Welche psychiatrischen Erkrankungen treten während Schwangerschaft, Geburt und unmittelbarer Peripartalzeit auf?
2. Was wird unter verdrängter Schwangerschaft verstanden?
3. Welche Risiken bestehen bei einer Psychopharmakagabe während der Schwangerschaft?
4. Kann die Elektrokrampftherapie während der Schwangerschaft eingesetzt werden?
5. Welche Risikofaktoren bestehen für die Postpartumdepression?
6. Wann beginnt die Postpartumpsychose und was sind die ersten Anzeichen?
7. Welche Manifestationen einer Störung der Mutter-Kind-Beziehung gibt es?

Teil III

Somatische Therapie

III

17 Antidepressiva

Hans-Peter Volz und Tarik Ugur

17.1 Einleitung

Antidepressiva führen bei ca. 70 % der behandelten depressiven Patienten zu einer Symptomverminderung (Response), in ca. 40 % zu einer Remission. Im Vergleich hierzu kommt es nach Gabe von Plazebo nur in ca. 30 % zu einer Response. Die Antidepressiva bilden daher zusammen mit der Psychotherapie die Basis der antidepressiven Therapie [11].

In der antidepressiven Pharmakotherapie werden im zeitlichen Ablauf die folgenden Therapieabschnitte unterschieden:
- Akuttherapie
- Erhaltungstherapie
- Rezidivprophylaxe

In der *Akuttherapie*, die bis zum Erreichen einer Remission durchgeführt wird, ist es zweckmäßig, ein Stufenschema, welches biochemische Wirkschwerpunkte berücksichtigt, zu befolgen.

Um einem Wiederauftreten depressiver Symptome während derselben Krankheitsepisode vorzubeugen, schließt sich eine 6–12-monatige *Erhaltungstherapie* an. Sie sollte in derselben Dosierung der Medikamente erfolgen, die zum Erreichen der Remission notwendig war.

Als Rezidiv bezeichnet man das erneute Auftreten einer depressiven Episode nach zuvor vollständiger Remission einer früheren Episode. Nach einer ersten depressiven Episode erleiden ca. 50 % der Patienten im weiteren Verlauf ein Rezidiv. Eine *Rezidivprophylaxe* ist indiziert, wenn mindestens einer der folgenden Punkte zutrifft:
- Die vorherige Episode liegt weniger als 3 Jahre zurück oder es ist eine weitere Episode bei früher Erstmanifestation der Erkrankung bekannt oder
- es sind 2 oder mehr Episoden aufgetreten oder
- es liegt eine familiäre Belastung mit einer rezidivierenden depressiven Störung oder einer bipolar affektiven Störung vor.

Die Rezidivprophylaxe sollte in der Dosierung, die für die Erhaltungstherapie notwendig war, über Jahre, evtl. lebenslang, fortgeführt werden.

Fazit

Zusammenfassend lässt sich festhalten: Die Akut- und Erhaltungstherapie erhält jeder depressive Patient, die Rezidivprophylaxe jene, die ein erhöhtes Rezidivrisiko – wie gerade definiert – aufweisen.

Eine Beendigung der Rezidivprophylaxe sollte ausschließlich in Kenntnis der Vorgeschichte unter Abwägung des individuellen Risikos und in Absprache mit dem Patienten erfolgen.

Sowohl eine Beendigung der Erhaltungstherapie als auch die einer Rezidivprophylaxe erfolgen durch möglichst langsames, schrittweises Absetzen der Medikation über Wochen.

17.2 Grundsätzliches zur Behandlung mit Antidepressiva

17.2.1 Einteilung der Antidepressiva in Klassen

Mittlerweile steht eine Vielzahl von Antidepressiva zur Verfügung. Um den Überblick zu erleichtern, werden diese in „Klassen" eingeordnet. Zunächst (► Tab. 17.1) erfolgt dies nach dem Wirkmechanismus, sodann unter Berücksichtigung der Sedierung unter Einschluss der Dosen (► Tab. 17.2).

Tab. 17.1 Biochemischer Hauptangriffspunkt der wichtigsten Antidepressiva.

	Serotonerg	Noradrenerg	Dopaminerg	Andere
SSRI				
Citalopram	++	–	–	–
Escitalopram	+++	–	–	–
Fluoxetin	++	((+))	–	–
Fluvoxamin	++	–	–	–
Paroxetin	++	–	((+))	–
Sertralin	++	–	–	–

Tab. 17.1 Fortsetzung

	Serotonerg	Noradrenerg	Dopaminerg	Andere
SNRI				
Duloxetin	++	+(+)	–	–
Venlafaxin	++	+	–	–
NaSSA				
Mirtazapin	(+)	(+)	–	α-Blocker
SNARI				
Reboxetin	–	++	–	–
NDRI				
Bupropion	–	++	+	–
RIMA				
Moclobemid	+	+	–	–
MASSA				
Agomelatin	(+)	–	–	Melatonin-Agonist
G-Mo				
Tianpeptin		+		glutamaterger Modulator
SARI				
Trazodon	+			5-HT_2-Antagonist
MAOI				
Tranylcypromin	+	+	+	–
Johanniskraut				
LI 160	(+)	(+)	–	(?)
andere Antidepressiva				
Mianserin				α-Blocker
TCA				
Amitriptylin	+	+	–	–
Amitriptylinoxid	+	+	–	–
Clomipramin	++	((+))	–	–
Desipramin	–	++	–	–
Dibenzepin	+	+	–	–
Doxepin	+	+	–	–
Imipramin	+	+	–	–
Trimipramin	–	–	+	–
tri- und tetrazyklische Antidepressiva mit Verträglichkeitsvorteilen				
Lofepramin	+	+	–	–
Maprotilin	(+)	++	–	–
Nortriptylin	(+)	+	–	–

AD = Antidepressivum; G-Mo = Glutamatmodulator; MAOI = Monoaminoxidase-Inhibitor; MASSA = Melatoninagonist und spezifischer Serotoninantagonist; NaSSA = „Noradrenergic and specific serotonergic Antidepressant"; NDRI = „Noradrenaline and Dopamine Reuptake Inhibitor", RIMA = „Reversible and selective Inhibitor of Monoamine Oxidase Type A"; SARI = „Serotonin-Antagonist and Reuptake Inhibitor"; SNARI = selektiver Noradrenalinwiederaufnahme-Hemmer; SNRI = „Serotonin and Noradrenaline Reuptake Inhibitor"; SSRI = „Selective Serotonin Reuptake Inhibitor"; TCA = trizyklisches Antidepressivum

Tab. 17.2 Einteilung der Antidepressiva mit Angabe der therapeutischen Dosierung (mg/d [Höchstdosis]).

Nicht sedierend	Sedierend	Stark sedierend
SSRI		
Citalopram (20–40 [60])		
Escitalopram (10–20 [30])		
Fluoxetin (20–40 [80])		
Fluvoxamin (75–150 [300])		
Paroxetin (20–40 [50])		
Sertralin (50–150 [200])		
SNRI		
Venlafaxin (75–225 [375])		
Duloxetin (30–90 [120])		
NaSSA		
Mirtazapin	(15–45 [60])	
SNARI		
Reboxetin (8–10 [12])		
NDRI		
Bupropion (150–300 [450])		
RIMA		
Moclobemid (300–600 [900])		
MASSA		
	Agomelatin (25–50)	
G-Mo		
Tianeptin (25,0–37,5)		
SARI		
	Trazodon (100–400 [600])	
MAOI		
Tranylcypromin (10–30 [60])		
Johanniskraut		
z. B. LI 160, STW-3 (900 [1800])		
andere Antidepressiva		
	Mianserin (30–120 [180])	
TCA		
Desipramin (75–150 [300])	Clomipramin/Imipramin (75–150 [300])	Amitriptylin (75–150 [250])
	Amitriptylinoxid (90–180 [300])	Dibenzepin (160–480[720])
	Doxepin (75–225 [300])	
	Trimipramin (75–150 [300])	
tri- und tetrazyklische Antidepressiva mit Verträglichkeitsvorteilen		
Nortriptylin (75–150 [300])	Maprotilin (75–150 [225])	
	Lofepramin (140–210 [225])	

AD = Antidepressivum; G-Mo = Glutamatmodulator; MAOI = Monoaminoxidase-Inhibitor; MASSA = Melatoninagonist und spezifischer Serotoninantagonist; NaSSA = „Noradrenergic and specific serotonergic Antidepressant“; NDRI = „Noradrenaline and Dopamine Reuptake Inhibitor“; RIMA = „Reversible and selective Inhibitor of Monoamine Oxidase Type A“; SARI = Serotonin-Antagonist and Reuptake Inhibitor; SNARI = selektiver Noradrenalinwiederaufnahme-Hemmer; SNRI = „Serotonin and Noradrenaline Reuptake Inhibitor“; SSRI = „Selective Serotonin Reuptake Inhibitor“; TCA = trizyklisches Antidepressivum

17.2.2 Wirkungsweise der Antidepressiva

Zur depressionslösenden Wirkungsweise von Antidepressiva können gegenwärtig trotz umfangreicher neurobiologischer Daten nur Hypothesen formuliert werden. Die *Monoaminmangelhypothese* besagt, dass die zerebrale Serotonin- und die Noradrenalinfreisetzung bei depressiven Patienten reduziert sind. Zahlreiche Antidepressiva bewirken akut eine Konzentrationserhöhung von Noradrenalin und/oder Serotonin im synaptischen Spalt, die meistens durch eine Wiederaufnahmehemmung von Noradrenalin und/oder Serotonin erreicht wird. Monoaminoxidase-Inhibitoren erzielen einen ähnlichen Effekt, indem sie den enzymatischen Abbau der Monoamine inhibieren.

Neben der kurzfristigen (akuten) Wirkung der Antidepressiva bestehen verzögerte Wirkmechanismen, die auch der theoretische Hintergrund der ca. 7- bis 10-tägigen Latenz vom Beginn der antidepressiven Therapie bis zur beobachteten Stimmungsaufhellung (Wirklatenz) sind. So führen die meisten Antidepressiva zu einer „Down-Regulation“ von Dichte und Empfindlichkeit zentraler postsynaptischer β- und Serotonin-Rezeptoren.

17.2.3 Wirksamkeit von Antidepressiva versus Plazebo

In vielen plazebokontrollierten klinischen Studien konnte die Wirksamkeit von Antidepressiva bei depressiven Störungen gezeigt werden. Sie reduzieren die depressive Symptomatik, wobei jedoch auch Besserungen unter Plazebogabe nicht ausgeschlossen sind. Die wichtigsten Grenzen in der Effektivität von Antidepressiva sind:

- Bei einem Teil der Patienten bessern sich die Beschwerden nur unvollständig, sodass eine depressive Restsymptomatik bestehen bleibt (*Partialresponse*).
- Der Anteil der Patienten, deren depressive Symptomatik nicht auf Antidepressiva anspricht, beträgt – geschätzt – ca. 30 % (*Non-Response* oder *Therapieresistenz*).

17.2.4 Prädiktoren für die Wirksamkeit von Antidepressiva

Die Wirksamkeitsprädiktion, also die Vorhersage, ob ein Patient auf ein bestimmtes Antidepressivum ansprechen wird, ist nach wie vor ein ungelöstes Problem. Immer noch ist das initiale Ansprechen, also das Ausmaß der Reduktion der depressiven Symptomatik, der beste Prädiktor für das antidepressive Therapieansprechen insgesamt.

Daneben gilt es bei der Behandlung noch folgende Faktoren zu berücksichtigen: Ansprechen eines Familienmitglieds, Alter (Dosis im Alter in der Regel reduzieren!), Nebenwirkungen, Suizidalität (kein in höheren Dosen potenziell letales Antidepressivum verordnen!) sowie Kompatibilität mit anderen – psychiatrischen, aber auch sonstigen – Medikationen.

17.2.5 Applikationsformen

Antidepressiva werden nahezu ausschließlich oral verabreicht. Parenterale Applikationsformen bleiben Spezialfällen vorbehalten, da eine überlegene Wirksamkeit von Antidepressiva-Infusionen in Doppelblindstudien nicht bestätigt werden konnte und die Annahme, dass die parenterale Applikationsform von Antidepressiva durch Umgehung des hepatischen „First-Pass-Effekts“ zu schnellerem zentralen Anfluten des Medikaments führt, bisher nicht belegt wurde. Indiziert erscheint eine parenterale Verabreichungsform lediglich bei depressivem Stupor und bestimmten Formen wahnhafter Depressionen. Im Falle therapieresistenter Depressionen sichert die Infusionsbehandlung die Compliance und ist mit einer erhöhten pflegerischen und ärztlichen Zuwendung verbunden.

17.2.6 Metabolisierung

Für die Metabolisierungsgeschwindigkeit von Psychopharmaka ist insbesondere der genetisch determinierte Enzympolymorphismus der abbauenden Enzyme der Cytochrom-P-450-Gruppe bedeutsam. Aufgrund der Identität in der Aminosäuresequenz wurden die Cytochrom-P-450(CYP)-Enzyme in *Familien* (40 % Identität) – mit arabischen Ziffern bezeichnet – und in *Unterfamilien* (> 55 % Identität) – mit Großbuchstaben bezeichnet – eingeteilt [15].

▸ **Antidepressiva.** Für Antidepressiva sind folgende Isoenzyme wichtig: CYP1A2, CYP2C9, CYP2C19, CYP2D6 und CYP3A4. Insbesondere CYP2D6 ist oft entscheidend, da besonders viele Antidepressiva hierüber metabolisiert werden. Dieses Enzym weist einen Polymorphismus auf. 7–10 % der Mitteleuropäer besitzen kein aktives CYP2D6 (sog. Poor Metabolizer) im Gegensatz zu den „Extensive Metabolizer" mit normaler CYP2D6-Aktivität. Zwischen 1 und 10 % der mitteleuropäischen Bevölkerung sind sog. „Ultrarapid Metabolizer". Letztere zeigen für Antidepressiva, die zu einem nennenswerten Anteil über CYP2D6 abgebaut werden, niedrige bis kaum messbare Plasmakonzentrationen, sodass diese Patienten keinen therapeutischen Nutzen von üblichen Antidepressivadosen haben.

▸ **Andere Pharmaka.** Ferner können Pharmaka, die inhibierend auf ein Enzym des Cytochrom-P-Systems wirken, die Eliminationshalbwertszeit anderer Substrate desselben Systems erhöhen. Substrate, die umgekehrt eine höhere Enzymaktivität induzieren, werden als *Induktoren* bezeichnet und können die Eliminationshalbwertszeit anderer „konkurrierender" Substrate vermindern. Bei unerwartet hohen oder niedrigen Plasmaspiegeln sollten deshalb mögliche Wirkungen anderer Pharmaka (z. B. internistische oder neurologische Medikamente) auf die hepatische Elimination berücksichtigt werden.

17.3 Charakterisierung einzelner Substanzgruppen

17.3.1 Selektive Serotonin-wiederaufnahme-Hemmer (SSRI)

> **Merke** M!
>
> Derzeit sind in Deutschland 6 verschiedene SSRI zugelassen: Citalopram, Escitalopram, Fluoxetin, Fluvoxamin, Paroxetin und Sertralin. Allen Substanzen ist eine ausgeprägte Serotoninwiederaufnahme-Hemmung gemeinsam, während die Noradrenalinwiederaufnahme weitgehend unbeeinflusst bleibt.

▸ **Wirkung.** Der große Vorteil dieser Substanzgruppe im Vergleich zu den trizyklischen Antidepressiva (TCA) ist, dass die SSRI bei gleicher antidepressiver Wirksamkeit die Acetylcholin-, Histamin- oder α-Rezeptoren nicht blockieren, zudem wirken die SSRI nicht – wie die meisten TCA – direkt kardiotoxisch. Da die Kardiotoxizität die Haupttodesursache bei TCA-Vergiftungen darstellt, ist diese Eigenschaft der SSRI ein besonderer Vorteil. Somit sind sie Antidepressiva der 1. Wahl.

Während sich die SSRI in ihrem klinischen Wirkprofil untereinander kaum unterscheiden (Escitalopram bildet hier eine Ausnahme, es ist effektiver als Citalopram), konnte ihre Wirksamkeit im ambulanten und stationären Bereich sowohl bei Patienten mit initial hohem als auch mit niedrigem bis mittelhohem Depressionsgrad im Vergleich zu verschiedenen TCA gezeigt werden.

▸ **Halbwertszeit.** Bei der Auswahl eines bestimmten SSRI kommt bei weitgehendem Fehlen klinischer Wirksamkeitsunterschiede pharmakokinetischen Parametern eine besondere Bedeutung zu. Wie ▸ Tab. 17.3 zeigt, nimmt hier Fluoxetin eine Sonderstellung ein, da es mit 70 h die bei Weitem längste Halbwertszeit besitzt; der aktive Metabolit Norfluoxetin hat sogar eine Halbwertszeit von 330 h. Somit werden mit Fluoxetin auch sehr lange Zeiträume bis zum Erreichen des Steady State benötigt. Bei eventuellem Eintreten von Nebenwirkungen können diese auch nach Absetzen der Substanz noch lange anhalten. Auf der anderen Seite erlauben solche langen Halbwertszeiten, wenn der Steady State erst einmal erreicht ist, eine seltene Applikation (etwa nur jeden 2. Tag), was bei einem Teil der Patienten die Compliance fördern kann.

▸ **Wechselwirkungen.** Bedeutung für die Auswahl eines bestimmten SSRI hat ferner das Interaktionspotenzial einzelner Substanzen. Einen Überblick über die Beeinflussung der wichtigsten Cytochrom-P-450-Isoenzyme durch die SSRI gibt ▸ Tab. 17.4. Hinsichtlich der Interaktionen mit anderen z. B. internistischen oder neurologischen Medikamenten ist insbesondere das Cytochrom-P450-Isoenzym 2D6 von Bedeutung. Verlängerte Eliminationshalbwertszeiten des gewählten Antidepressivums oder eines um den gleichen Abbauweg konkurrierenden Pharmakons können vermieden werden, indem SSRI bevorzugt werden, die nur minimal über das Cytochrom-P450-Isoenzym 2D6 abgebaut werden.

Tab. 17.3 Pharmakokinetische Parameter der SSRI (nach [19], [30]).

Substanz	$t_{½}$ (h)	Aktiver Metabolit*	Autoinhibition	Plasmaspiegelbeziehung	Zeit bis zum Steady State
Citalopram/Escitalopram	33 h	nein	nein	ja	5–7 d / 20 d
Fluoxetin	70 h	Norfluoxetin (330 h)	ja	nein	(Norfluoxetin 1–2 Monate)
Fluvoxamin	15 h	nein	?	nein	3–5 d
Paroxetin	12–20 h	nein	ja	nein	5–7 d
Sertralin	25 h	nein	nein	ja	5–7 d

* in klinisch relevantem Ausmaß vorhanden; d = Tage; h = Stunden; SSRI = selektive Serotoninwiederaufnahme-Hemmer; $t_{½}$ = Halbwertszeit

Tab. 17.4 Effekte der verschiedenen SSRI auf die Isoenzyme des Cytochrom-P-450-Systems (nach: [30]).

Substanz	1A2	2D6	3A4	2C 9	2C 19
Citalopram/ Escitalopram	unwahrscheinlich	minimal	?	?	?
Fluoxetin	unwahrscheinlich	deutlich	minimal	?	minimal
Fluvoxamin	deutlich	unwahrscheinlich	deutlich	?	deutlich
Paroxetin	unwahrscheinlich	deutlich	unwahrscheinlich	kein Effekt	?
Sertralin	unwahrscheinlich	minimal	unwahrscheinlich	kein Effekt	unwahrscheinlich

kein Effekt = kein Effekt in In-vivo-Studien; **unwahrscheinlich** = nur aufgrund von In-vitro-Studien gefunden, wahrscheinlich kein klinisch relevanter Effekt; **minimal** = + 20–50 % in In-vivo-Studien; **deutlich** = + > 200 % in In-vivo-Studien; **?** = keine In-vitro- oder In-vivo-Daten verfügbar

Betrachtet man nur das Isoenzym 2D6, so zeigen Citalopram sowie Escitalopram und danach Sertralin die geringsten Wechselwirkungen.

Nebenwirkungen

Das Nebenwirkungsprofil der Einzelsubstanzen ist ähnlich. Im Vergleich zu TCA sind die anticholinergen, adrenolytischen und antihistaminergen Nebenwirkungen vernachlässigbar. Allerdings treten spezifisch serotonerg bedingte Nebenwirkungen auf: Besonders in der Anfangsphase können Appetitlosigkeit und Übelkeit, selten auch Erbrechen auftreten. Unruhe-, Angst- und Erregungszustände sowie Schlafstörungen kommen v. a. bei höheren Dosierungen gelegentlich vor.

Besonders zu betonen ist, dass direkt kardiotoxische Nebenwirkungen keine Rolle spielen, sodass Todesfälle als Folge (in suizidaler Absicht eingenommener) hoher Dosen in der Regel nicht zu verzeichnen sind.

▸ **Serotonerges Syndrom.** In sehr seltenen Fällen wurde auch ein serotonerges Syndrom – insbesondere bei Hochdosen und Kombination mit Moclobemid, Lithiumsalzen und anderen serotonergen Substanzen – beschrieben [28]. Solche Zustände (gekennzeichnet durch Verwirrheit, Agitation, Myoklonus, Hyperreflexie, Zittern, Tremor, Durchfall, Koordinationsstörungen, Fieber) können in Ausnamefällen letal enden. Bei Verdacht auf das Vorliegen eines serotonergen Syndroms ist der SSRI sofort abzusetzen.

Selten kann es zu Hyponatriämien (v. a. bei älteren Patienten) kommen, desgleichen kann die Thrombozytenaggregation (daher Vorsicht bei Kombination mit Gerinnungshemmern) vermindert werden.

Kontraindikationen

Die gleichzeitige Behandlung mit einem MAO-Hemmer sowie die Kombination mit tryptophanhaltigen Medikamenten sind zu vermeiden. Akute Alkohol-, Schlafmittel-, Analgetika- und Psychopharmakaintoxikation sind weitere Kontraindikationen für den Einsatz von SSRI. Bei Citalopram und Escitalopram ist die gleichzeitige Behandlung mit die QTc-Zeit verlängernden Pharmaka kontraindiziert.

17.3.2 Selektive Serotonin- und Noradrenalinwiederaufnahme-Hemmer (SNRI), Venlafaxin, Duloxetin und Milnacipran

Merke

Bei Venlafaxin und Duloxetin ist eine ausgeprägte Serotoninwiederaufnahme-Hemmung mit einer zusätzlichen Noradrenalinwiederaufnahme-Hemmung kombiniert (SNRI = Serotonin and Noradrenaline Reuptake Inhibitor), bei Milnacipran (in Deutschland nicht zugelassen) ist die Wiederaufnahme von Noradrenalin und Serotonin ungefähr im gleichen Ausmaß gehemmt.

Gleichzeitig bleiben bei den genannten Substanzen die α_1-Rezeptoren, die cholinergen sowie die histaminergen Rezeptoren (ähnlich wie bei den SSRI Moclobemid, Agomelatin und Tianeptin) unbeeinflusst. Von der im Vergleich zu den SSRI zusätzlich vorhandenen Noradrenalinwiederaufnahme-Hemmung wird eine verstärkte Effektivität erwartet. In einigen Metaanalysen konnte eine im Vergleich zu den SSRI (dies trifft allerdings nicht für Escitalopram zu) bessere Effektivität gezeigt werden.

Nebenwirkungen

Das Nebenwirkungsspektrum ist ähnlich jenem der SSRI, ergänzt um typische noradrenerge Nebenwirkungen wie Mundtrockenheit, Obstipation, Nervosität, Palpitationen und Blutdruckerhöhung, besonders unter Venlafaxin (dosisabhängig).

Kontraindikationen

Bei bekannten allergischen Reaktionen auf Venlafaxin bzw. Duloxetin sollten SNRI nicht eingesetzt werden. Weiterhin sollte keine Kombination mit einem MAO-Hemmer erfolgen. Relative Kontraindikationen bestehen bei Patienten mit schwerer Leber- oder Niereninsuffizienz und bekannter erhöhter Anfallsbereitschaft.

17.3.3 Noradrenerg und spezifisch serotonerges Antidepressivum (NaSSA), Mirtazapin

Merke

Mirtazapin hat einen mit den bisher dargestellten Antidepressiva nicht vergleichbaren Wirkmechanismus:

- Es blockiert die α_2-adrenergen Auto- und Heterorezeptoren und steigert auf diesem Wege die Noradrenalin- und Serotoninfreisetzung an der Synapse.
- Die serotonerge Neurotransmission wird über die erhöhte Noradrenalinfreisetzung zusätzlich gesteigert (Zunahme der Feuerrate der serotonergen Raphe-Zellen durch die Stimulation der α_1-Adrenorezeptoren bei gleichzeitiger Blockade der α_2-adrenergen Heterorezeptoren der serotonergen Nervenzellendigungen). Dieser Wirkmechanismus führte zur Bezeichnung NaSSA (= noradrenerges und spezifisch serotonerges Antidepressivum).

Durch seine hohe Affinität zu Histamin-H_1-Rezeptoren hat Mirtazapin darüber hinaus sedierende Eigenschaften. Die anticholinerge Wirkung ist nur gering ausgeprägt.

Nebenwirkungen

Als häufige Nebenwirkungen sind Appetit- und Gewichtszunahme sowie Müdigkeit (v. a. in der initialen Behandlungsphase) zu nennen. Selten wurden (orthostatische) Hypotonie, Manie, Krampfanfälle, Zittern, Myoklonus und Ödeme beobachtet. Knochenmarkdepressionen mit Eosinophilie, Granulozytopenie, Agranulozytose, aplastischer Anämie und Thrombozytopenie sind beschrieben worden, desgleichen ein Anstieg der Leberwerte.

Kontraindikationen

Das Mittel darf bei bekannter Überempfindlichkeit auf Mirtazapin nicht eingesetzt werden. Auch sollte es nicht mit einem MAO-Hemmer kombiniert werden. Relative Kontraindikationen sind das Vorliegen einer Epilepsie, Leber- oder Niereninsuffizienz sowie Herzerkrankungen (Erregungsleitungsstörungen). Da die Substanz eine zwar im

Vergleich zu trizyklischen Antidepressiva deutlich geringere Affinität zum Acetylcholinrezeptor besitzt, diese aber dennoch messbar vorhanden ist, sind die entsprechenden Anwendungsbeschränkungen (z.B. Miktionsstörungen bei Prostatahypertrophie, Engwinkelglaukom) zu beachten.

17.3.4 Selektive Noradrenalinwiederaufnahme-Hemmer (SNARI), Reboxetin

> **Merke** M!
>
> Reboxetin ist ein hoch selektiver und potenter Noradrenalinwiederaufnahme-Hemmer (SNARI).

In vitro hat der Wirkstoff keine nennenswerte Affinität zu adrenergen (α_1-, α_2-, β-) und cholinergen Rezeptoren. Neben dieser Hauptwirkung ist ein schwacher Effekt auf die 5-HT-Wiederaufnahme (5-HT = 5-Hydroxytryptamin, Serotonin) bei fehlendem Effekt auf die Dopaminwiederaufnahme bekannt. Reboxetin lässt die Cytochrom-P-450-Systeme weitgehend unbeeinflusst. Anders als die TCA wirkt Reboxetin ebenfalls nicht direkt kardiotoxisch. In einigen Untersuchungen konnte gezeigt werden, dass Reboxetin die bei Depressiven häufig zu beobachtende verminderte soziale Aktivität bessert. In Deutschland wird der Wirkstoff von den gesetzlichen Krankenkassen nicht mehr erstattet, nachdem eine Effektivitätsbewertung durch das IQWiG (Institut für Qualität und Wirtschaftlichkeit im Gesundheitswesen) negativ ausgefallen war.

Nebenwirkungen

Typische noradrenerge Nebenwirkungen wie Mundtrockenheit, Obstipationsneigung, Schlaflosigkeit, Hyperhidrosis, Schwindel und Tachykardien treten unter der Behandlung mit Reboxetin signifikant häufiger auf als unter Plazebo. Erschwertes Wasserlassen, in Ausnahmefällen bis zum Harnverhalt, wird v. a. bei männlichen Patienten beobachtet.

Kontraindikationen

Die Anwendung von Reboxetin ist bei bekannter Überempfindlichkeit, in der Schwangerschaft und Stillzeit kontraindiziert. Bei Patienten mit schweren Leber- und Nierenfunktionsstörungen, Prostatahypertrophie, Glaukom und kardialer Vorschädigung sowie bei Anfallspatienten sollte Reboxetin nur unter engmaschiger Kontrolle verabreicht werden.

17.3.5 Noradrenalin- und Dopaminwiederaufnahme-Hemmer (NDRI), Bupropion

> **Merke** M!
>
> Bupropion (und 3 seiner Metabolite) wirkt durch eine starke Hemmung der Wiederaufnahme von Noradrenalin und eine schwächer ausgeprägte Hemmung der Wiederaufnahme von Dopamin am synaptischen Spalt.

Es ist mit dem selektiven Noradrenalinwiederaufnahme-Hemmer Reboxetin zusammen das einzige Antidepressivum, welches nicht auch über eine Beeinflussung des serotonergen Systems wirkt. Die Substanz wird über das P450-Isoenzm 2D6 metabolisiert, es hemmt das CYP2D6-Isoenzym.

Nebenwirkungen

Die häufigsten Nebenwirkungen sind Kopfschmerzen, Mundtrockenheit, Übelkeit, Schlafstörungen, Obstipation und Benommenheit. Bupropion kann – besonders in höheren Dosierungen – zu einer Zunahme der Krampfinzidenz führen, daher sollte die empfohlene Maxmaldosis (300 mg/d) nicht überschritten und eine Kombination mit anderen Medikamenten, die die Krampfschwelle senken können, vermieden werden.

Kontraindikationen

Bupropion ist bei Patienten mit einer Überempfindlichkeit gegen die Substanz kontraindiziert, desgleichen bei Patienten, die an einer Epilepsie leiden oder gelitten haben. Weitere Kontraindikationen sind das Bestehen eines Gehirntumors, der abrupte Entzug von Alkohol oder anderen Substanzen, die während des Entzugs zu einer erhöhten Krampfneigung führen können, bei schwerer Leberzirrhose, bei Bulimie oder Anorexia nervosa sowie als Kombination zu einem Monoaminoxidasehemmer.

17.3.6 Reversibler Hemmer der Monoaminoxidase-A (RIMA)

> **Merke**
>
> Moclobemid ist ein selektiver und reversibler Inhibitor der Monoaminoxidase A mit – im Vergleich zu den traditionellen Monoaminoxidasehemmern (MAOI) – wesentlich verbessertem Nebenwirkungs- und Sicherheitsprofil.

Falls ein mit Moclobemid behandelter Patient tyraminhaltige Nahrung aufnimmt, so kann ab einer bestimmten Gewebskonzentration dieses Tyramin den (nur reversibel gebundenen) MAO-A-Blocker Moclobemid von der MAO-A verdrängen. Da nur die MAO-A blockiert ist (selektive Hemmung) kann Tyramin gleichzeitig über die „freie" MAO-B metabolisiert werden. Insofern sind keine hohen Tyramingewebekonzentrationen mit daraus resultierenden indirekten sympathomimetischen Effekten (z. B. Blutdruckerhöhung) zu erwarten (die Selektivität und Reversibilität wurde auch als „doppeltes Schutzventil" bezeichnet).

Diätrichtlinien sind – im Gegensatz zu Tranylcypromin, einem nicht reversiblen und nicht selektiven MAO-Hemmer (Kap. 17.3.10) – praktisch nicht mehr zu beachten. Moclobemid ist ein gut verträgliches Antidepressivum und unter diesem Gesichtspunkt mit den SSRI vergleichbar, wenn diesen nicht sogar überlegen. Die Substanz weist aber nicht die spezifische Effektivität der älteren MAO-Inhibitoren bei Therapieresistenz und atypischer Depression auf.

Nebenwirkungen

Gelegentlich können leichte Übelkeit, selten Schlafstörungen, Angst, Mundtrockenheit oder Verdauungsbeschwerden auftreten. Im Vergleich zu TCA sind die Nebenwirkungen deutlich geringer ausgeprägt.

Kontraindikationen

Überempfindlichkeit, akute Verwirrtheitszustände und akute Intoxikationen mit Alkohol, Schlafmitteln, Analgetika und Psychopharmaka stellen Kontraindikationen für den Einsatz von Moclobemid dar. Kombinationen mit serotonerg wirksamen Substanzen wie SSRI und Clomipramin sollten vermieden werden. Entsprechend sollte auch bei Umstellungen von diesen Substanzen auf Moclobemid eine Pause von 2 Wochen eingehalten werden. Ähnlich wie bei den irreversiblen MAOI ist das Vorhandensein eines Phäochromocytoms oder einer Thyreotoxikose eine absolute Kontraindikation für den Einsatz von Moclobemid.

17.3.7 Melatonerg und spezifisch serotonerg-antagonistisches Antidepressivum (MASSA), Agomelatin

> **Merke**
>
> Der Melatoninagonist und spezifische Serotoninantagonist Agomelatin besitzt einen von allen anderen Antidepressiva abweichenden Wirkmechanismus: Er wirkt als Agonist an melatonergen M_1- und M_2-Rezeptoren, gleichzeitig blockiert er den 5-HT_{2C}-Serotonin-Rezeptor.

Beide Mechanismen werden mit der antidepressiven Wirksamkeit der Substanz in Verbindung gebracht. Zwei klinische Besonderheiten charakterisieren die Substanz: Sie zeigt (nach einigen Tagen Behandlung) einen normalisierenden Effekt auf den in der Regel gestörten Schlaf depressiver Patienten und die Nebenwirkungsrate bewegt sich auf Plazeboniveau.

Zu beachten ist, dass – wegen Erhöhungen von Leberenzymen und äußerst seltenen Fällen von Leberversagen unter der Substanz – die Leberwerte in der Anfangsphase der Gabe von Agomelatin regelmäßig kontrolliert werden müssen (siehe hierzu Fachinformation).

Die Substanz wird v. a. über CYP1A2 metabolisiert, ohne dass dieses Enzym von der Substanz selbst gehemmt wird. Bei gleichzeitiger Gabe von CYP1A2-Hemmern (z. B. Fluvoxamin, Ciprofloxacin) kommt es zu einem starken Anstieg der Agomelatinplasmakonzentration.

Nebenwirkungen

Die Nebenwirkungen bewegen sich auf Plazeboniveau, am häufigsten wird über Kopfschmerzen geklagt.

Kontraindikationen

Die Verabreichung ist absolut kontraindiziert bei Unverträglichkeit, eingeschränkter Leberfunktion und der gleichzeitigen Anwendung starker CPY1A2-Inhibitoren wie Ciprofloxacin oder Fluvoxamin. Relative Kontratindikationen sind eine Manie/bipolare Erkrankung, Suizidalität, die Behandlung älterer Patienten sowie eine Laktoseintoleranz.

17.3.8 Glutamatmodulator (G-Mo), Tianeptin

In einigen europäischen Ländern ist Tianeptin schon seit vielen Jahren zugelassen (z. B. in Frankreich und Österreich), in Deutschland seit 2012.

> **Merke** M!
>
> Tianeptin erhöht die Aufnahme von Serotonin in das Neuron (daher mitunter auch als Serotonin-Enhancer bezeichnet), d. h. die Serotoninkonzentration im synaptischen Spalt nimmt ab. Zudem – und dies scheint der wichtigere Wirkmechanismus zu sein – wirkt die Substanz modulierend auf das glutamaterge System, daher bevorzugen wir die Bezeichnung *Glutamatmodulator* (G-Mo).

Die Verträglichkeit ist ähnlich wie jene der SSRI bei tendenziellen Vorteilen in Bezug auf die gastrointestinalen Nebenwirkungen; sexuelle Funktionsstörungen treten seltener auf als unter den SSRI und SNRI. Klinisch relevante Interaktionen, vermittelt über das CYP450-System, sind nicht bekannt.

Nebenwirkungen

Unter der Behandlung mit Tianeptin kann es zu Anorexie, Albträumen, Schlafstörungen, Schläfrigkeit, Kopfschmerzen sowie Sehstörungen kommen. QTc-Veränderungen sind möglich, außerdem gastrointestinale Beschwerden. Toxische Leberveränderungen sind selten beschrieben worden. Vorsicht ist bei Patienten unter 50 Jahren mit einer Drogen- oder Alkoholabhängigkeit geboten, da es in dieser speziellen Patientengruppe zu der missbräuchlichen Einnahme hoher Mengen von Tianeptin gekommen ist.

Kontraindikationen

Zu den Kontraindikationen zählen Schwangerschaft, Unverträglichkeit gegen die Inhaltsstoffe, Niereninsuffizienz und einer laufende Behandlung mit MAO-Hemmern.

17.3.9 Serotoninantagonist und Serotoninwiederaufnahme-Hemmer (SARI), Trazodon

> **Merke** M!
>
> Trazodon wirkt als Serotoninantagonist und Serotoninwiederaufnahme-Hemmer (SARI). Die serotoninantagonistische Eigenschaft wird durch die Blockade von 5-HT_{1A}-, v. a. aber von 5-HT_2-Rezeptoren determiniert; daneben weist die Substanz einen schwachen hemmenden Effekt auf die Serotoninwiederaufnahme auf.

Der aktive Metabolit m-Chlor-Phenylpiperazin ist ein potenter direkter Serotoninagonist. Die Substanz besitzt praktisch keine anticholinergen Eigenschaften, sie wirkt mäßig antihistaminerg und ausgeprägt α_1-adrenolytisch.

Neben der antidepressiven Wirksamkeit besitzt die Substanz mäßiggradige hypnotische Eigenschaften, die einen Einsatz bei Schlafstörungen im Rahmen von Depressionen ermöglicht.

Nebenwirkungen

Die Hauptnebenwirkungen von Trazodon sind zu starke Sedierung sowie orthostatische Hypotonie. Selten können Arrhythmien zur Beobachtung gelangen, ebenso wie Priapismus (urologischer Notfall!). Einzelfälle eines Prolaktinanstiegs wurden ebenso wie Serotoninsyndrome – Letztere insbesondere bei der Kombination mit anderen serotonergen Substanzen (z. B. MAO-Hemmer, Buspiron) – berichtet. Die antihypertensive Wirkung von Clonidin und Methyldopa kann durch Trazodon vermindert oder aufgehoben sein.

Kontraindikationen

Die Kontraindikationen sind im Wesentlichen die gleichen wie die unter den TCA genannten (Kap. 17.3.13).

17.3.10 Klassische Monoaminoxidasehemmer (MAOI), Jatrosom

Merke

M!

Die klassischen MAOI hemmen die Monoaminoxidase-A und -B nichtselektiv und irreversibel, sodass die biologische Aktivität der Enzyme erst wieder nach deren Neusynthese (Dauer: ca. 2 Wochen) zur Verfügung steht.

Auf diese Eigenschaft ist die lange biologische Halbwertszeit der Substanzen zurückzuführen, die bei dem in Deutschland zugelassenen Tranylcypromin 14 Tage beträgt und auch entsprechende Konsequenzen hinsichtlich Verträglichkeit und Interaktionspotenzial nach sich zieht. Obwohl die klassischen MAOI aus diesem Grunde keine Antidepressiva der 1. Wahl sind, haben sie ihren Platz in der Behandlung therapieresistenter Depressionen (Kap. 17.6). Darüber hinaus wurde von einigen Autoren ein vorrangiges Ansprechen sog. atypischer Depressionen auf klassische MAOI berichtet (Übersicht bei [37]).

Nebenwirkungen

Die klassischen MAOI zeigen eine hohe Nebenwirkungsrate. Bei Therapiebeginn werden Unruhezustände (gelegentlich in plötzlichem Wechsel mit Apathie), Agitiertheit, Insomnien, Tremor und Hyperhidrosis beobachtet. Häufig sind auch orthostatische Regulationsstörungen, Vertigo, Palpitationen, Übelkeit und Kopfschmerzen.

Zu den gefährlichen Nebenwirkungen der klassischen MAOI zählen hypertensive Krisen, die durch Einnahme tyraminhaltiger Nahrungsmittel provoziert werden, da durch die Inhibition der MAO-A und MAO-B der Tyraminabbau inhibiert wird; Tyramin wirkt adrenerg. Ähnliche Komplikationen können auch auf dem Boden einer Thyreotoxikose oder eines Phäochromozytoms auftreten. Seltener kommt es zu gastrointestinalen Nebenwirkungen (Diarrhö, Obstipation), Blutbildveränderungen (Leuko- oder Thrombozytopenie) oder Störungen des Flüssigkeitshaushalts (Ödeme, Störungen der Sekretion des antidiuretischen Hormons [ADH]). Verwirrtheitszustände, Halluzinationen und Krampfanfälle sind in Ausnahmefällen beobachtet worden.

Kontraindikationen und Interaktionen

Irreversible MAOI dürfen nicht bei Vorliegen schwerer Erkrankungen des Herz-Kreislauf-Systems (z. B. ausgeprägte Hypertonie, Neigung zu hypertensiven Krisen), Thyreotoxikosen oder Phäochromozytomen zum Einsatz kommen. Darüber hinaus stellen Intoxikationen mit Alkohol, Schlafmitteln, Psychopharmaka oder Analgetika sowie schwere Leber- und Nierenfunktionsstörungen Kontraindikationen dar. Ähnlich wie bei anderen nicht sedierenden Antidepressiva ist Suizidalität eine relative Kontraindikation und erfordert ggf. den vorübergehenden Einsatz von Benzodiazepinen.

Weitere Gegenanzeigen ergeben sich aus dem Interaktionspotenzial der klassischen MAOI. So kann es bei Kombination mit verschiedenen Einzelsubstanzen (z. B. Tyramin in Nahrungsmitteln oder Tryptophan) oder Vertretern bestimmter Klassen von Pharmaka (z. B. TCA, SSRI, Amphetamine, Sympathomimetika, Phenothiazine, Pethidin) infolge einer zentralen Hyperaktivität biogener Amine zu toxischen Wirkungen kommen. Hierzu zählen rasche Blutdruckschwankungen einschließlich hypertensiver Krisen, Hyperexzitationen, Krämpfe und Hyperpyrexie bis hin zum Koma mit letaler Folge.

Bei Medikamentenumstellungen im Rahmen der antidepressiven Therapie oder vor Operationen sollte deshalb (bei geplantem Einsatz von klassischen MAOI) immer eine Pause von 14–21 Tagen nach einer Behandlung mit Tranylcypromin bzw. von 7–10 Tagen nach einer Behandlung mit TCA eingehalten werden.

Aus demselben Grund sind bei einer Behandlung mit irreversiblen MAOI bestimmte Diätrichtlinien (tyraminarm!) genau zu beachten; so sind beispielsweise eine Reihe von Käsesorten, Rotwein, bestimmte Früchte (z. B. Bananen, getrocknete Feigen, Rosinen) sowie Fleisch- und Hefeextrakte zu meiden (siehe hierzu im Behandlungsfall unbedingt die Fachinformation für einen detaillierten Überblick).

17.3.11 Johanniskraut

Die in der Praxis hauptsächlich verordneten Johanniskrautpäparate sind Extrakte, die eine Vielzahl von Inhaltsstoffen besitzen. Diese Zusammensetzung variiert zum Teil erheblich von Extrakt zu Extrakt, in geringerem Maße auch von Charge zu Charge desselben Herstellers.

> **Merke**
>
> Der wirksamkeitsbestimmende Teil und das Wirkprinzip von Johanniskraut sind bisher nicht vollständig geklärt, wenngleich eine Wiederaufnahmehemmung von Serotonin und Noradrenalin mittlerweile eindeutig belegt ist. Eine überlegene Wirksamkeit versus Plazebo konnte bei leichten bis mittelgradigen depressiven Episoden gezeigt werden.

Die Anwendung dieser Präparate sollte auf unkomplizierte, leicht- bis mittelgradige depressive Episoden beschränkt bleiben. Die in klinischen Studien am besten untersuchten Extrakte sind LI 160 (Jarsin), WS 5 570 (Neuroplant) sowie STW 3 (Laif).

Nebenwirkungen

Die Nebenwirkungsrate befindet sich auf Plazeboniveau; vereinzelt können allergische Reaktionen und gastrointestinale Störungen auftreten. Obwohl die Auslösung einer phototoxischen Hautreaktion nach Gabe von Johanniskrautpräparaten unwahrscheinlich ist, sollten die Patienten vor langer direkter Sonnenexposition gewarnt werden. Interaktionen mit anderen Medikamenten sind durch eine Induktion des Cytochrom-P-450-Isoenzyms 3A4 sowie des p-Glykoprotein-Transportsystems möglich, was zu einer Reduktion des Plasmaspiegels von Kumarinen (Phenprocoumon, Warfarin), Immunsuppressiva (Cyclosporin, Tacrolimus), Anti-HIV-Medikation, Zytostatika und oralen Kontrazeptiva (v. a. Minipille) führen kann.

Kontraindikationen

Kontraindikationen sind die gleichzeitige Einnahme von Kumarinen, Immunsuppressiva, Anti-HIV-Medikamenten und Zytostatika.

17.3.12 Andere Antidepressiva, Mianserin

> **Merke**
>
> Als „andere" Antidepressiva werden hier Substanzen bezeichnet, die nicht primär durch Wiederaufnahmehemmung von Noradrenalin und/ oder von Serotonin bzw. durch eine Hemmung von deren Abbau antidepressiv wirken.

Hierzu können auch die NaSSA (Noradrenergic and specific serotonergic Antidepressant) gezählt werden, denen ein eigener Abschnitt gewidmet ist (Kap. 17.3.3), sodass hier nur Mianserin verbleibt. Ähnliches gilt für Trazodon.

Mianserin besitzt eine ausgeprägte 5-HT_2-antagonistische und antihistaminerge Wirkung, präsynaptisch blockiert es die α_2-Autorezeptoren, was zu einer gesteigerten Noradrenalinfreisetzung führt. Es besitzt neben seinen antidepressiven Eigenschaften aufgrund der antihistaminergen Wirkkomponente sedierende Effekte.

Nebenwirkungen

Müdigkeit kann bereits in niedrigen Dosisbereichen auftreten. Orthostatische Regulationsstörungen, vegetative Symptome und Gewichtszunahme sind selten. Veränderungen der Glukosetoleranz wurden beschrieben (Blutzuckerspiegelkontrollen!). Besonderes Augenmerk sollte auf mögliche Blutbildveränderungen mit Granulozytopenien bis hin zu einer Agranulozytose und Knochenmarkdepression gerichtet werden. Der Hersteller empfiehlt wöchentliche Kontrollen des Differenzialblutbilds, insbesondere der Leukozyten.

Kontraindikationen

Akute Intoxikationen mit Alkohol, Schlafmitteln, Analgetika und Psychopharmaka stellen Kontraindikationen der Behandlung mit Mianserin dar. Schwere Leber- und Nierenschäden, eine erhöhte Krampfbereitschaft sowie Prostatahypertrophie und Engwinkelglaukom sind relative Kontraindikationen.

17.3.13 Trizyklische Antidepressiva (TCA)

> **M!**
>
> **Merke**
>
> Trizyklische Antidepressiva (TCA) sind nach ihrem molekularen Aufbau (Struktur) benannt. Sie bestehen aus einem 3-fachen Ringsystem und jeweils unterschiedlichen chemischen Nebengruppen (Liganden). Prototyp dieser Substanzklasse ist das Imipramin.
>
> Die antidepressive Wirkung der TCA wird durch eine Wiederaufnahmehemmung der Neurotransmitter Noradrenalin, Serotonin und/oder Dopamin vermittelt, die bei verschiedenen TCA und ihren jeweiligen Metaboliten unterschiedlich ausgeprägt ist.

Die qualitativen Unterschiede in der pharmakologischen Wirkung der TCA, insbesondere auch ihre unterschiedlichen Wirkungen auf die Psychomotorik (dämpfend [Amitriptylin-Typ], neutral [Imipramin-Typ], aktivierend [Desimpramin-Typ]) resultieren aus ihrem Nebenwirkungsprofil, wobei anticholinerge, antihistaminerge und α-adrenolytische Eigenschaften relevant sind. Eine starke Bindung an Histaminrezeptoren führt zu einer Sedierung. Dies kann ein erwünschter Effekt sein, sodass sedierende TCA wie Amitriptylin, Doxepin oder Trimipramin bei agitierten Patienten oder Patienten mit ausgeprägten Schlafstörungen häufig zum Einsatz kommen. Aufgrund möglicher toxischer Nebenwirkungen sind TCA Antidepressiva 2. Wahl.

Nebenwirkungen

Chemisches Korrelat des unterschiedlichen Nebenwirkungsprofils der Substanzen sind oft nur geringfügige Änderungen in den Liganden. Hierauf basiert auch das Prinzip der tri- und tetrazyklischen Verbindungen mit Verträglichkeitsvorteilen.

Neben der bereits erwähnten antihistaminerg vermittelten Sedierung und Müdigkeit wirken trizyklische Antidepressiva v. a. anticholinerg (Akkomodationsstörungen/Mydriasis, Mundtrockenheit, Obstipation, Schwitzen, kognitive Störungen) und α-adrenolytisch (s. u.). Die zentralen anticholinergen Effekte können von leichten kognitiven Defiziten bis hin zu der Auslösung eines anticholinergen Delirs reichen.

Die α-adrenolytische Wirkung ist wahrscheinlich für die Erniedrigung des Blutdrucks (häufig verbunden mit reflektorischer Tachykardie) und orthostatische Blutdruckregulationsstörungen bis hin zu „Drop-Attacks" verantwortlich.

Darüber hinaus verzögern TCA die Überleitung der Erregung am Herzen im His-Purkinjesystem mit Verlängerung der PQ-Zeit und Rhythmusstörungen. Diese Wirkung bildet die Ursache der relativ hohen Mortalitätsrate bei Intoxikationen (z. B. in suizidaler Absicht).

Außerdem kann es zu Tremor kommen, selten zu einer Erniedrigung der zerebralen Krampfschwelle mit Anfällen, zu allergischen Reaktionen und zu meist passageren Erhöhungen der Leberenzymwerte.

Kontraindikationen

Absolute Kontraindikationen für den Einsatz von TCA sind akute Intoxikationen mit Alkohol, Schlafmitteln, Analgetika und Psychopharmaka sowie das Vorliegen eines Harnverhalts oder eines Engwinkelglaukoms.

Relative Kontraindikationen sind Prostatahypertrophie, schwere Leber- und Nierenschäden, erhöhte Krampfbereitschaft und kardiale Vorschädigungen (Herzrhythmusstörungen, Reizleitungsstörungen). Kombinationen mit MAO-Hemmern sollten wegen der Gefahr einer toxischen Reaktion, die infolge einer zentralen Hyperaktivität biogener Amine auftreten kann, vermieden werden. Ist eine Kombinationsbehandlung unumgänglich, sollte sie nur mit äußerster Vorsicht und unter engmaschiger Überwachung (stationäre Behandlung) durchgeführt werden.

17.3.14 Tri- und tetrazyklische Substanzen mit Verträglichkeitsvorteilen

Lofepramin, Maprotilin und Nortriptylin sind geringer anticholinerg wirksam als die oben genannten Antidepressiva. Lofepramin soll weniger kardiotoxisch wirken als andere Trizyklika, Nortriptylin weniger orthostatische Begleitwirkungen haben.

17.4 Auswahlkriterien für Antidepressiva

Stark vereinfacht ausgedrückt stehen zum jetzigen Zeitpunkt TCA und mit ihnen verwandte Substanzen sowie neuere Antidepressiva zur Verfügung. Eine sinnvolle weitere Therapieoption besteht in Agomelatin, bessert diese Substanz doch den bei Depressiven häufig gestörten Nachtschlaf, ohne direkt sedierend zu wirken.

▶ **TCA: Einsatzbeschränkung durch Nebenwirkungen.** Die TCA sind sehr bewährte Präparate, zu denen eine große Fülle therapeutischer Erfahrungen aus nunmehr über 50-jähriger Anwendung vorliegt; allerdings sind sie aufgrund ihrer Rezeptorinteraktionen, die nichts mit ihrer primär antidepressiven Wirkung zu tun haben, durch zahlreiche Nebenwirkungen gekennzeichnet, die ihre Anwendungsmöglichkeiten beschränken. Dies trifft in erster Linie für berufstätige Patienten, ältere Patienten und suizidgefährdete Depressive (direkte Kardiotoxizität) zu.

▶ **SSRI: Antidepressiva der 1. Wahl.** Über viele der neueren Antidepressiva, v. a. über die SSRI, SNRI und RIMA, aber auch den G-Mo Tianeptin, liegen mittlerweile ebenfalls zahlreiche Erfahrungen vor. Eine wesentliche differenzielle Wirkeffektivität bei depressiven Episoden im Vergleich zu den TCA besteht nicht, weshalb SSRI die Antidepressiva der 1. Wahl sind.

▶ **Neuere Antidepressiva ohne sedierendes Begleitpotenzial.** Bei Patienten, die nicht einer zusätzlichen Sedierung bedürfen oder bei denen eine solche sogar störend wäre, sind neuere Antidepressiva ohne sedierendes Begleitpotenzial wie SSRI, SNRI, SNARI, NDRI, RIMA oder Tianeptin (G-Mo) indiziert, da sie (bei einer den TCA vergleichbaren Wirkung) die kognitiven Funktionen nicht beeinträchtigen, keine peripher oder zentral vermittelten anticholinergen Wirkungen auslösen und kardiovaskulär inert oder allenfalls gering direkt kardiotoxisch (Suizidgefahr durch Einnahme hoher Dosen!) sind. Die genannten Patientencharakteristika treffen für einen großen Teil der ambulanten Patienten zu, aber auch für einen (kleineren) Teil der stationär behandelten Depressiven.

▶ **Antidepressiva für zusätzliche Sedierung.** Falls eine zusätzliche Sedierung notwendig ist, z. B. beim Vorliegen ausgeprägter Schlafstörungen oder bei unruhig-agitierten depressiven Bildern, kann entweder mit einem ausgeprägt sedierenden TCA (z. B. Doxepin, Amitriptylin, Trimipramin), mit einem SSRI, SNRI, SNARI, NDRI, G-Mo bzw. RIMA unter primärer Kombination mit einem Benzodiazepin (Verschreibungsrichtlinien beachten!), mit einem Nichtbenzodiazepinhypnotikum oder mit einem moderneren Antidepressivum mit sedierender Begleitwirkung (z. B. Mirtazapin, Mianserin) behandelt werden.

▶ **Schwere Depressionen.** Nach wie vor ist die Wirkung der TCA, hier insbesondere von Clomipramin, bei der Behandlung schwer depressiver Patienten im stationären Rahmen gut belegt. Insofern ist bei solchen Bildern der primäre Einsatz eines TCA indiziert, falls keine Kontraindikationen (v. a. Herzreizleitungsstörungen) vorliegen.

▶ **Berücksichtigung der Krankheitsgeschichte.** Neben diesen Gesichtspunkten sollte auch die bisherige Krankheitsgeschichte bei der Auswahl des „richtigen" Antidepressivums Berücksichtigung finden. So sprechen Patienten häufig auf das Präparat und die Dosishöhe wieder gut an, die sich bei einer vorangegangenen Therapie als wirksam erwiesen hatte. Dieses Medikament sollte deshalb zur Behandlung der neuen depressiven Episode primär eingesetzt werden.

▶ **Problemfall: bipolar affektive Störungen.** Besonders problematisch ist die Behandlung depressiver Episoden im Rahmen bipolar affektiver Störungen, da ein „Umschlagen (Switch) in eine Manie" bei einem Teil der Patienten ausgelöst werden kann [2]; diese Gefahr ist v. a. bei Patienten mit Bipolar-I-Störung gegeben. Das höchste Switch-Risiko sollen TCA und SNRI aufweisen, die SSRI sind hier eher günstig zu bewerten. Generell sollte bei einer sog. bipolaren Depression ein Antidepressivum nur bei gleichzeitiger Gabe eines Stimmungsstabilisators (z. B. Lithium, Valproinsäure, atypisches Antipsychotikum) angewandt werden.

17.5 Dosierung der Antidepressiva

Um die pharmakotherapeutischen Möglichkeiten in der Depressionsbehandlung auszuschöpfen, muss zunächst eine ausreichend hohe Dosis über einen ausreichend langen Zeitraum verabreicht werden. In der ▶ Tab. 17.2 finden sich die jeweiligen Dosierungen einzelner Antidepressiva sowie die Höchstdosen der Substanzen.

In praxi empfiehlt es sich generell, langsam einschleichend zu dosieren, um die besonders initial auftretenden Nebenwirkungen in einem überschaubaren Rahmen zu halten. Die so erreichte Dosis wird über einen Zeitraum von 3 Wochen beibehalten. Sprechen die depressiven Symptome nur unzureichend an, wird unter Beachtung der individuellen Kontraindikationen über einen weiteren Zeitraum von 2 Wochen in Höchstdosis weiterbehandelt, bevor gemäß ▶ Abb. 17.1 umgesetzt wird. Der Patient ist vor Beginn der Pharmakotherapie unbedingt über die zu erwartenden Nebenwirkungen aufzuklären, da es sonst schnell zu Therapieabbrüchen kommen kann.

Die einzelnen Dosen sind aus der ▶ Tab. 17.2 abzulesen.

▶ **Ältere Patienten.** Im Alter liegt die Standardtagesdosis wegen geringerer Metabolisierung und Serumeiweißbindung um bis zu 50 % niedriger (eine Ausnahme hiervon stellt Sertralin dar).

▶ **Absetzen der Medikation.** Gravierende Nebenwirkungen, wie sie u. a. bei den TCA vorkommen (z. B. Harnverhalt, Erregungsleitungsstörung am Herzen oder ein besonders im Alter gehäuft auftretendes Delir), zwingen zum Absetzen der Medikation. Gerade hier liegt, wie schon erwähnt, das besondere Indikationsgebiet der nicht oder weniger anticholinergen bzw. kardiotoxischen neueren Antidepressiva.

▶ **Zeitpunkt der Verabreichung.** Meist ist es aufgrund der relativ langen Halbwertszeiten ohne Nachteil möglich, die Gesamtdosis auf nur 2 Einzeldosen (morgens und abends) zu verteilen, bei einzelnen Antidepressiva (z. B. Fluoxetin) genügt eine Einmalgabe. Dabei sollte bei den sedierenden Antidepressiva die Hauptdosis abends eingenommen werden, um die häufig vorhandenen Schlafstörungen günstig zu beeinflussen und den Schwerpunkt der Nebenwirkungen in die Nacht zu verlagern. Dadurch erhöht sich die Compliance in der Mehrzahl der Fälle. Bei nicht sedierenden Antidepressiva sollte die letzte Dosis, insbesondere wenn Schlafstörungen vorliegen, vor 16 Uhr verabreicht werden.

17.6 Behandlungsstrategie und Therapieresistenz

Eine allgemein gültige *Definition der Therapieresistenz* bei der Behandlung mit Antidepressiva existiert nicht. Es werden im Wesentlichen folgende Definitionen verwendet (Ananth, 1998; Berlim und Turecki, [8], [25]):

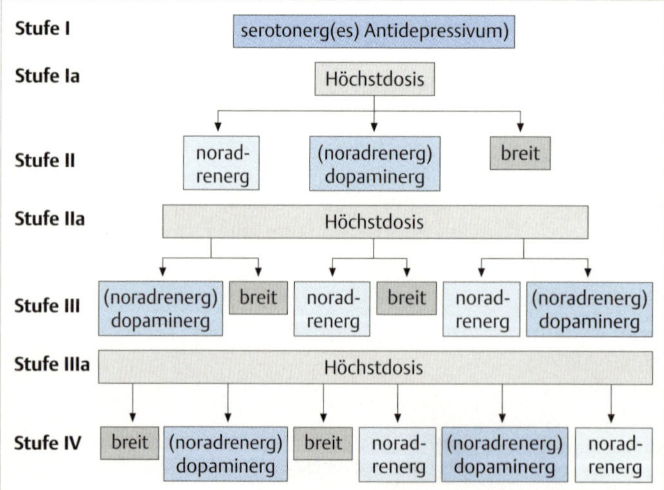

Abb. 17.1 Stufenschema der antidepressiven Pharmakotherapie, verdeutlicht anhand des Beginns mit einem serotonergen Antidepressivum. Die Therapieschritte gelten entsprechend, falls mit einem anderen Antidepressivum begonnen wird.

- Nichtansprechen auf die Behandlung mit dem ersten Antidepressivum ohne weitere Festlegung über die Adäquatheit der bisherigen Behandlung oder
- Nichtansprechen auf die erste adäquate Behandlung, die bezüglich Dosis und Dauer näher definiert wird (z. B. 150 mg Imipramin/d über 4–6 Wochen) oder
- Nichtansprechen auf das 2. Antidepressivum
- Nichtansprechen auf 2 monotherapeutische Behandlungsversuche mit pharmakologisch verschiedenen Antidepressiva in ausreichender Dosierung für einen ausreichend langen Behandlungszeitraum

▶ **Pseudotherapieresistenz.** Grundsätzlich ist zu bedenken, dass bei vielen als therapieresistent eingestuften Patienten keine echte Therapieresistenz vorliegt, sondern nur eine sog. *Pseudotherapieresistenz,* z. B. bei unzureichender medikamentöser Behandlung mit Antidepressiva (zu niedrige Dosis, zu kurze Therapiedauer), diagnostischen Besonderheiten (z. B. hirnorganische Krankheitsprozesse, neurologische und internistische Erkrankungen, pharmakogene Depression u. a.) oder – ganz besonders wichtig – *bei eingeschränkter oder fehlender Adhärenz.* Letztere ist wahrscheinlich im ambulanten Bereich die häufigste Ursache für Pseudotherapieresistenz. Bekanntlich nehmen bis zu 50 % der depressiven Patienten ihre Antidepressiva nicht oder in zu geringen Dosen ein. Deshalb sollte von Anfang an versucht werden, die Adhärenz durch Aufklärung über die Art der Erkrankung sowie über die Wirkung der Antidepressiva (Wirklatenz und Nebenwirkungen) zu fördern.

▶ **Vorgehen nach gezieltem Behandlungsplan.** Da die Therapieresistenz – insbesondere im klinischen Bereich – von großer Bedeutung ist, empfiehlt es sich, von vornherein nach einem gezielten Behandlungsplan (ein Beispiel ist in ▶ Abb. 17.1 angegeben) vorzugehen. Dieser Behandlungsplan muss entsprechend der Nebenwirkungsproblematik (Kap. 17.4: „Auswahlkriterien für Antidepressiva“) modifiziert werden. In diesem Zusammenhang ist es sinnvoll, den biochemischen Schwerpunkt der Antidepressiva sowie die jeweiligen Dosierungen zu berücksichtigen.

Beim Durchschreiten dieser Therapiestrecke werden zunächst die tatsächlich therapieresistenten Fälle minimiert, vorausgesetzt, die einzelnen Stufen werden adäquat, d. h. mit ausreichend hohen Dosen und ausreichend lange durchgeführt. Die biochemischen Wirkschwerpunkte der Antidepressiva sind bereits in ▶ Tab. 17.1 dargestellt worden.

▶ **Plasmaspiegel und Mindestwerteinstellung.** Im Rahmen der Behandlung therapieresistenter Patienten gewinnt auch die Bestimmung des Plasmaspiegels Bedeutung. Zum einen kann sie die Adhärenz erhöhen, da der betreffende Patient weiß, dass die Medikamentenkonzentration im Plasma überprüft wird, zum anderen gibt es zumindest für Imipramin und Nortriptylin Zusammenhänge zwischen der Höhe des Plasmaspiegels und dem Grad der Response. Aus diesem Grund sollten therapieresistente Patienten auf einen Mindestwert eingestellt werden, d. h. die Dosis des entsprechenden Antidepressivums wird solange unter fortwährender Plasmaspiegelkontrolle erhöht, bis dieser Mindestwert (für die einzelnen Substanzen unterschiedlich) erreicht ist.

Falls bei diesem Vorgehen kein Therapieerfolg erzielt wird, sollten gezielte Maßnahmen zur Beseitigung einer wahrscheinlichen bzw. gesicherten Therapieresistenz ergriffen werden, wie sie in den Stufen V–VII der ▶ Tab. 17.5 zusammengefasst sind.

Für die Stufe V (▶ Tab. 17.5) stehen verschiedene Augmentierungsstrategien zur Verfügung:

▶ **Atypika in niedriger Dosierung.** Hier liegt die beste Evidenz für retardiertes Quetiapin (150–300 mg/d) vor, diese Substanz ist für die Indikation Augmentierung in Deutschland auch zugelassen. Aber auch für andere Atypika wie Olanzapin, Risperidon und Aripiprazol liegen gute Daten vor.

▶ **Lithium.** Lithium gilt als Adjuvans der 1. Wahl zu einer bestehenden Antidepressivatherapie ([3], [6], [35]), wenngleich eine Metaanalyse [10] kei-

Tab. 17.5 Stufenschema bei Therapieresistenz (zu verstehen im Anschluss an ▶ Tab. 17.7).

Stufe V	Stufe VI	Stufe VII
Antidepressivum + Augmentierung (2–4 Wochen)	traditioneller MAOI	EKT (TMS)

EKT = Elektrokrampftherapie; MAOI = Monoaminoxidasehemmer; TMS = transkranielle Magnetstimulation

nen signifikanten Unterschied zu Plazebo fand. Fast alle Untersucher betonen den raschen, häufig schon innerhalb der ersten 48 h feststellbaren therapeutischen Effekt der Lithiumzugabe. Meist wird mit einer Dosis von 450 mg Lithiumcarbonat begonnen. Nach einer Serumspiegelbestimmung am 4. Behandlungstag erfolgt eine Dosisanpassung (linearer Zusammenhang), wobei der für die Rezidivprophylaxe übliche Serumspiegel von 0,6–0,8 mmol/l angestrebt wird. Wenn nach 2–4 Wochen keine eindeutige Besserung feststellbar ist, kann die Behandlung abgebrochen werden, da nach diesem Zeitpunkt wahrscheinlich kein Effekt mehr zu erwarten ist.

▸ **Schilddrüsenhormone.** Schilddrüsenhormone wurden in kleinen Dosen (25–50 µg Trijodthyronin [T_3]) als Zusatzmedikation empfohlen ([3], [22]), allerdings scheinen Untersuchungen zur Augmentierung mit supraphysiologischen Dosen (250–400 µg/d) überzeugendere Effekte zu zeigen [33], wobei der Symptomrückgang mit regionalen Veränderungen des Hirnstoffwechsels korreliert [4]. Es wird mit 100 mg/d Levothyroxin (Tetrajodthyronin [T_4]) begonnen, die Zieldosis liegt bei 250 bis 400 mg/d nach 2 Monaten. Auf die kardiovaskuläre Situation ist hier besonders zu achten.

▸ **Schlafentzug.** Die *(partielle) Schlafentzugsbehandlung* ist ein weitgehend nebenwirkungsfreies und einfach durchzuführendes Behandlungsverfahren, das in Kombination mit einer Antidepressivabehandlung die Responderquote erhöht. Bei der Schlafentzugsbehandlung werden die Patienten (1- bis) 2-mal pro Woche eine Nacht (bzw. die zweite Nachthälfte) unter Aufsicht von geschultem Pflegepersonal wach gehalten. Hierbei ist darauf zu achten, dass bis zum darauffolgenden Abend keine Schlafperiode eintritt. Der Therapieerfolg dauert meist wenige Tage an.

▸ **Ersatzpräparate.** Ersatzpräparate zur Augmentierung sind der 5-HT_{1A}-Agonist Buspiron (15–30 mg) und der β-Blocker Pindolol (5–15 mg) bei primärer SSRI- oder SNRI-Gabe.

17

▸ **Stufe VI, MAO-Hemmer.** Für den Einsatz von *MAO-Hemmern* bei therapieresistenten Depressionen liegen Erfahrungen nur für die traditionellen, nicht reversiblen und nicht selektiven MAOI, wie etwa Tranylcypromin, vor [37]. Für die Besonderheiten, die es bei dem Einsatz dieser Substanz zu beachten gilt, siehe Kap. 17.3.10.

17.7 Sonderfälle

17.7.1 Schwere depressive Störung mit psychotischen Symptomen

Klassische depressive Wahnformen sind der Verarmungswahn, der Schuldwahn, der hypochondrische Wahn und der Beziehungswahn, sofern dessen Inhalte zu der depressiven Verstimmung passen (sog. synthymer Wahn).

In zahlreichen, wenngleich häufig unkontrollierten Untersuchungen konnte gezeigt werden, dass bei wahnhaft depressiven Patienten die sonst anzustrebende Monotherapie mit Antidepressiva der Kombinationsbehandlung von Antidepressiva mit Antipsychotika unterlegen ist [17]. Früher kamen in erster Linie trizyklische Antidepressiva (z. B. Amitriptylin, Imipramin, Clomipramin) in Kombination mit hochpotenten (z. B. Haloperidol 5–10 mg/d) oder mittelpotenten (z. B. Perazin 100–300 mg/d) Antipsychotika zum Einsatz. Die Gabe von niederpotenten Antipsychotika ist zu vermeiden, da deren Nebenwirkungen die der trizyklischen Antidepressiva wesentlich verstärken können.

Heute werden verstärkt moderne Antidepressiva in Kombination mit atypischen Antipsychotika eingesetzt, z. B. Citalopram (40–60 mg/d; Escitalopram 20–30 mg/d) oder Venlafaxin (150–300 mg/d) in Kombination mit Olanzapin (10–15 mg/d), Risperidon (2–4 mg/d) oder Quetiapin (150–600 mg/d). Die Datenlage über die Frage, ob die Rezidivprophylaxe in Form einer Kombinationsbehandlung (Antidepressivum und Antipsychotikum) oder nach einer Konsolidierungsphase monotherapeutisch antidepressiv erfolgen soll, ist gegenwärtig noch unzureichend [12], sodass im Einzelfall individuell entschieden werden muss.

Nur die Elektrokrampftherapie (EKT) ist bei wahnhaften Depressionen der Kombinationsbehandlung mit Antipsychotika überlegen [17].

17.7.2 Dysthymia

Während traditionelle Konzepte zur Behandlung der Dysthymia hauptsächlich auf psychotherapeutischen Verfahren basieren, konnten klinische Studien der vergangenen 2 Jahrzehnte eine Wirksamkeit von Antidepressiva zeigen. Trotz einer Reihe von Kritikpunkten, die u. a. methodische Gesichtspunkte, den chronischen Verlauf der Erkrankung und die Dosierungen der jeweiligen Antidepressiva betreffen, wurde für trizyklische Antidepressiva (Imipramin), RIMA und SSRI eine Wirksamkeit beschrieben [23], wobei die überzeugendsten Daten für Sertralin vorliegen.

Die Auswahl des jeweiligen Antidepressivums sollte nebenwirkungsgeleitet erfolgen und eine längere Behandlungsdauer berücksichtigen, sodass SSRI, SNRI, Moclobemid oder ein anderes modernes Antidepressivum Medikamente der 1. Wahl vor den trizyklischen Antidepressiva sind. Die jeweilige Dosierung entspricht den therapeutischen Dosisbereichen der Depressionsbehandlung.

17.8 Vorgehen bei Nebenwirkungen

Zunächst ist es wichtig, den Patienten sorgfältig und umfassend über zu erwartende Nebenwirkungen aufzuklären. Unerwartet auftretende Nebenwirkungen beeinflussen negativ die Adhärenz. Die wichtigsten Regeln hierfür sind in der Textbox „Allgemeine Regeln zur Aufklärung von Patienten über Nebenwirkungen von Antidepressiva“ zusammengefasst.

> **Merke** M!
>
> **Allgemeine Regeln zur Aufklärung von Patienten über Nebenwirkungen von Antidepressiva**
> (nach: [24])
> - Antidepressiva haben, wie alle anderen Medikamente, Nebenwirkungen.
> - Das spezielle Nebenwirkungsprofil des verwendeten Antidepressivums wird erklärt.
> - Es ist schwierig, das beim individuellen Patienten auftretende Nebenwirkungsprofil vorauszusagen.
> - Nebenwirkungen sollen, falls sie auftreten, vom Patienten unbedingt angegeben werden.
> - Dem Patienten wird versichert, dass auftretende Nebenwirkungen vom Behandler ernst genommen und aktiv angegangen werden.

Der Patient sollte auch darüber aufgeklärt werden, dass Depressionen mit einer Vielzahl körperlicher und psychischer Beschwerden einhergehen, die mitunter nicht von Antidepressivanebenwirkungen zu unterscheiden sind. Hierzu gehören Angst, Müdigkeit, Antriebslosigkeit, Schlafstörungen, Sehstörungen, Kopfschmerzen, verminderte Libido, um nur die häufigsten zu nennen. Es ist daher sehr wichtig, beim Auftreten einer „Nebenwirkung“ zu entscheiden, ob es ein Medikamenteneffekt oder ein Depressionssymptom ist.

Im Nachfolgenden sollen die wichtigsten Nebenwirkungen von Antidepressiva in Bezug auf mögliche Gegenmaßnahmen besprochen werden (▶ Tab. 17.6). Für das differenzielle Nebenwirkungsprofil der einzelnen Antidepressivaklassen siehe die entsprechenden Abschnitte in Kap. 17.3.

17.8.1 Anticholinerge Nebenwirkungen

▶ **Charakterisierung.** Anticholinerge Nebenwirkungen werden durch die Blockade peripherer und zentraler muskarinerg-cholinerger Rezeptoren hervorgerufen. Typischerweise umfassen sie Mundtrockenheit, Akkomodationsstörungen, Miktionsstörungen, Obstipation und Gedächtnisstörungen (Kap. 17.8.8). Zu den schwerwiegenden anticholinergen Nebenwirkungen gehören der paralytische Ileus, der Harnverhalt, das Delir und eine Erhöhung des Augeninnendrucks (oft bei vorliegendem Engwinkelglaukom). Längerfristige Komplikationen der anticholinergen Nebenwirkungen sind Karies und Stomatitis (infolge Mundtrockenheit) sowie Infektionen des Urogenitaltrakts mit konsekutivem Nierenversagen (infolge Harnstauung).

▶ **Gegenmaßnahmen.** Diese anticholinergen Nebenwirkungen werden v. a. von den TCA ausgelöst, wobei Desipramin, Lofepramin und Nortriptylin ein geringeres anticholinerges Potenzial aufweisen als die anderen trizyklischen Antidepressiva. SSRI, RIMA, SNRI, NDRI, G-Mo, MASSA und Reboxetin besitzen nahezu keine anticholinergen Wirkungen, Mirtazapin wenige.

Im Allgemeinen können diese unerwünschten Arzneimittelnebenwirkungen durch die Verordnung von Nicht-TCA vermieden oder deutlich vermindert werden. Falls dies nicht möglich ist, kann zunächst eine Dosisreduktion erfolgen oder es kann ggf. versucht werden, die Toleranzentwicklung abzuwarten. Spezifische weitere Gegenmaßnahmen fasst ▶ Tab. 17.6 zusammen.

Tab. 17.6 Gegenmaßnahmen bei Nebenwirkungen von Antidepressiva.

Nebenwirkungen	Gegenmaßnahmen
Anticholinerge Nebenwirkungen	
trockener Mund	zuckerfreie Lutschbonbons, zuckerfreie Kaugummis, künstlicher Speichel, evtl. Dihydroergotamin
Obstipation	Bewegung, mechanisch wirksame Laxanzien, evtl. Cholinergika (z. B. 1 Amp. Carbachol i. m.)
anticholinerges Delir	Absetzen! Evtl. Versuch mit Physostigmin (z. B. 2 mg i. v.)
Akkomodationsstörungen	optimale Refraktion, Pilocarpin-Tropflösungen
Harnverhalt	Absetzen! Evtl. Versuch mit Carbachol (1 Amp. i. m.)
Kardiovaskuläre Nebenwirkungen	
orthostatische Hypotonie	gesteigerte Flüssigkeitszufuhr, Vorsichtsmaßnahmen bei Lagewechsel, Umsetzen der Antidepressiva (auf SSRI, RIMA, SNRI) bei TCA-induzierter Hypotonie, evtl. 0,5–3 g NaCl/d, bei MAOI-induzierter Hypotonie 9-α-Fluorhydrocortison (0,05–0,1 mg/d)
ZNS-Nebenwirkungen	
Sedierung	Dosisreduktion/Wechsel auf ein nicht sedierendes Antidepressivum
Unruhe und Insomnien	Komedikation mit Hypnotika (Lorazepam 0,5–1,0 mg/d, Promethazin 25–75 mg/d)
kognitive Beeinträchtigungen	Wechsel des Antidepressivums auf ein Präparat mit geringer anticholinerger Wirkkomponente (SSRI, RIMA, SNRI, NDRI, SNARI, MASSA, G-Mo)
andere	
sexuelle Dysfunktionen	Dosisreduktion/Umstellung auf Mirtazapin (30–60 mg/d), Reboxetin, Bupropion, Moclobemid; Behandlungsversuch mit Sidenafil (50–100 mg)
Appetit- und Gewichtszunahme	Ernährungsberatung/Diät/Wechsel des Antidepressivums/zusätzliche Gabe eines SSRI

NDRI = Noradrenalin- und Dopaminwiederaufnahme-Hemmer; MAOI = Monoaminoxidasehemmer; SNARI = selektiver Noradrenalinwiederaufnahme-Hemmer; RIMA = reversibler Hemmer der Monoaminoxidase A; SNRI = Serotonin- und Noradrenalinwiederaufnahme-Hemmer; SSRI = selektiver Serotoninwiederaufnahme-Hemmer; TCA = trizyklische Antidepressiva

17.8.2 Kardiovaskuläre Nebenwirkungen

▶ **Charakterisierung.** Kardiovaskuläre Nebenwirkungen kommen besonders bei TCA und traditionellen MAOI vor. Typische TCA-bedingte kardiovaskuläre Nebenwirkungen sind orthostatische Hypotonie, Sinustachykardie, Überleitungsverzögerungen und Arrhythmien (einschließlich plötzlichem Herztod). Traditionelle MAOI verursachen ebenfalls orthostatische Hypotonien und Sinustachykardien, aber auch Bludruckanstieg bei Tyramineinnahme (Kap. 17.3.10).

Der Auslösemechanismus der orthostatischen Hypotonie ist nicht vollständig geklärt. Periphere α_1-adrenolytische und erhöhte Stimulation zentraler α-Rezeptoren werden diskutiert [24]. Insbesondere ältere Patienten mit vorhandenen Herzkreislauferkrankungen stellen eine Risikogruppe dar. Die orthostatische Hypotonie wird als ursächlich für vermehrte Stürze, Schenkelhalsfrakturen, Myokardinfarkte und, neben der direkten Kardiotoxizität, für den plötzlichen Herztod verantwortlich gemacht (z. B. [9]).

▶ **Gegenmaßnahmen.** Die orthostatische Hypotonie zeigt im Gegensatz zu zahlreichen anderen Nebenwirkungen keine Toleranzentwicklung. Wenn sie vorhanden ist, sollten die Patienten dazu angehalten werden, sich vom Liegen oder Sitzen langsam zu erheben, sich zu setzen, wenn sie beim Gehen oder Stehen Schwindelanfälle verspüren, und für ausreichende Flüssigkeitszufuhr zu sorgen. Spätestens wenn diese Maßnahmen nicht ausreichen, sollte eine Umstellung auf ein Antidepressivum ohne diese Nebenwirkungen vorgenommen werden (z. B. SSRI, RIMA, SNRI, G-Mo, MASSA). Falls dennoch ein trizyklisches Antidepressivum indiziert sein sollte, empfiehlt sich Nortriptylin, das mit der geringsten Rate an orthostatischer Hypotonie aller TCA ausgezeichnet ist [32]. Bei TCA-induzierter Hypotonie kann auch der Versuch einer Gabe von Natriumchlorid unternommen werden. Von einigen Autoren (z. B. [24]) wird auch die Gabe des Psychostimulans Methylphenidat empfohlen, bei MAOI-induzierter Hypotonie das Mineralokortikoid 9-α-Fluorhydrocortison [36]. Wenn diese Medikamente eingesetzt werden, ist die Herz-Kreislauf-Situation engmaschig zu kontrollieren.

17.8.3 Sedierung

▸ **Charakterisierung.** Sedierung wird v. a. antihistaminerg vermittelt ausgelöst (besonders durch TCA, auch durch Mirtazapin und Mianserin), aber auch traditionelle MAO-Inhibitoren und Serotoninwiederaufnahme-Hemmer können (deutlich seltener) zu dieser Nebenwirkung führen.

▸ **Gegenmaßnahmen.** Neben den allgemeinen Maßnahmen (Dosisreduktion, Abwarten der Toleranzentwicklung, Hauptdosis abends) sollte eine Umstellung auf Antidepressiva mit einem niedrigen Sedierungspotenzial (z. B. SSRI, SNRI, SNARI, RIMA, NDRI, MASSA, G-Mo) erwogen werden. Bei auftretender „Sedierung“ ist besonders auf die eingangs erwähnte Problematik der Differenzialdiagnose zwischen Nebenwirkung und Symptom der Grunderkrankung zu achten.

17.8.4 Unruhe

▸ **Charakterisierung.** Eine Reihe von Antidepressiva, insbesondere SSRI, SNRI, NDRI, traditionelle MAO-Inhibitoren und RIMA können zu Unruhe, insbesondere im Anfangsstadium der Behandlung, führen. Diese Unruhe ist wahrscheinlich durch die erhöhte serotonerge, noradrenerge und/oder dopaminerge Aktivität verursacht. Charakteristisch sind innere Unruhe, „Nervosität“, Zittern, Schlaflosigkeit und vermehrte Angstgefühle. Bei diesen Symptomen muss sorgfältig die Abgrenzung zu einem hypomanischen oder manischen Bild vorgenommen werden.

▸ **Gegenmaßnahmen.** Neben den allgemeinen Maßnahmen wie Dosisreduktion und Abwarten der Toleranzentwicklung kann auch mit einem Benzodiazepin (z. B. Lorazepam 3 × 0,5 mg/d) oder mit einem nieder- bis mittelpotenten Neuroleptikum (z. B. Promethazin 25–75 mg/d) behandelt werden. Die Komedikationen sollten rasch wieder abgesetzt werden.

17.8.5 Schlafstörungen

▸ **Charakterisierung.** Schlafstörungen im Rahmen einer Antidepressivatherapie sollten nur dann als Nebenwirkungen gewertet werden, wenn sie sich nach Therapiebeginn entwickeln oder sich verschlimmern, besonders dann, wenn andere depressive Symptome an Intensität abnehmen. Häufig werden sie unter SSRI, traditionellen MAOI oder RIMA, aber auch unter SNRI, NDRI und G-Mo berichtet, selten unter der Behandlung mit sedierenden trizyklischen Antidepressiva, Mianserin oder Mirtazapin, auch nicht unter dem MASSA Agomelatin.

▸ **Gegenmaßnahmen.** Falls eine Therapieumstellung auf ein sedierendes Antidepressivum nicht möglich ist, können (analog der Therapie von Unruhezuständen) Hypnotika (z. B. Zopiclon 7,5–15 mg) gegeben werden. Auch Kombinationen mit nieder- und mittelpotenten Neuroleptika können versucht werden (Kap. 18).

17.8.6 Sexuelle Dysfunktionen

▸ **Charakterisierung.** Zu den sexuellen Dysfunktionen unter der Behandlung mit Antidepressiva zählen verminderte Libido, Ejakulationsstörungen, verzögerte oder aufgehobene Orgasmusfähigkeit und erektile Dysfunktionen. Sie führen zu einer herabgesetzten Lebensqualität und können die Compliance ernsthaft beeinträchtigen. Da sie von den Betroffenen häufig nicht von sich aus berichtet werden, empfiehlt sich gezieltes Nachfragen, insbesondere der Vergleich der sexuellen Funktionsfähigkeit vor und während der Antidepressivatherapie.

Während unter der Therapie mit SSRI und SNRI häufiger verzögerte Ejakulationen auftreten, sind verminderte Libido und Orgasmusstörungen seltener. Noch geringer sollen diese Effekte bei Substanzen ausgeprägt sein, die zusätzlich eine 5-HT_2-antagonistische Wirkung (Mirtazapin) aufweisen. Auch Reboxetin, Bupropion, Moclobemid und Tianeptin lösen sexuelle Dysfunktionen seltener aus als die SSRI und SNRI.

Unter der Behandlung mit trizyklischen Antidepressiva treten verminderte Libido bei beiden Geschlechtern sowie Erektionsstörungen auf, die wahrscheinlich Folge der anticholinergen Eigenschaften sind. Daneben kommt es zu verzögerter oder aufgehobener Ejakulationsfähigkeit und Orgasmusstörungen.

▸ **Gegenmaßnahmen.** Im Falle der trizyklischen Antidepressiva kann im Einzelfall eine Dosisreduktion oder ein Umsetzen auf ein Antidepressivum ohne anticholinerge Komponente (SSRI, SNRI, MAOI u. a.) indiziert sein. Medizinische Interventionsmöglichkeiten stehen nur begrenzt zur Verfügung. Sidenafil (50–100 mg/d) und ähnliche Substanzen wirken über eine Freisetzung von Stickstoffoxid im Corpus cavernosum des Penis, was ein völlig neues Wirkprinzip darstellt. Die Indikation sollte nur nach gegenseitiger Rücksprache zwischen dem Urologen und dem Psychiater gestellt werden.

Daneben liegen kasuistische Erfahrungen mit den Parasympathomimetika Bethanechol (10–20 mg vor beabsichtigten sexuellen Aktivitäten oder 30–100 mg/d) bzw. Neostigmin (1,5–15 mg vor sexuellen Aktivitäten), dem antiserotonergen Antihistaminikum Cyproheptadin (4–12 mg/d), dem Dopamin-Agonisten Amantadin (100–200 mg/d) sowie dem α_2-Antagonisten Yohimbin (5–15 mg/d vor sexuellen Aktivitäten) vor.

17.8.7 Appetit- und Gewichtszunahme

▸ **Charakterisierung.** Der Mechanismus der Appetit- und Gewichtszunahme ist nicht vollständig geklärt, es scheint aber Zusammenhänge mit der antihistaminergen Wirkkomponente der Antidepressiva zu geben, sodass bei der Gabe von trizyklischen Antidepressiva oder Mirtazapin häufig Appetit- und Gewichtszunahme beobachtet werden. Da in der Regel keine Toleranzentwicklung einsetzt, kann eine erheblich herabgesetzte Adhärenz insbesondere bei der häufig notwendigen Langzeitgabe von Antidepressiva resultieren.

▸ **Gegenmaßnahmen.** Neben allgemeinen Maßnahmen wie Ernährungsberatung, kalorienreduzierte Diät, körperliche Betätigung und Wechsel des Antidepressivums (auf SSRI, SNRI, RIMA, SNRI, G-Mo, MASSA) wird auch die zusätzliche Gabe eines SSRI empfohlen [24].

17

17.8.8 Kognitive Beeinträchtigungen

▸ **Charakterisierung.** Kognitive Beeinträchtigungen zeigen sich in einem reduzierten Kurzzeitgedächtnis, Wortfindungsstörungen, verminderter Konzentrations- und/oder Aufmerksamkeitsleistung, Orientierungsstörungen, Verwirrtheit bis hin zum Delir. Meist sind ältere Patienten betroffen. Die zentral anticholinerge Wirkkomponente v. a. der trizyklischen Antidepressiva ist ursächlich beteiligt.

▸ **Gegenmaßnahmen.** Neben den allgemeinen Gegenmaßnahmen und dem Ausschluss anderer Ursachen (wie etwa Demenz, Schilddrüsenfunktionsstörungen) sollte ein Wechsel des Antidepressivums auf ein Präparat mit niedriger anticholinerger Wirksamkeit vorgenommen werden.

17.9 Allgemeine Verschreibungsrichtlinien, Untersuchungen zur Überwachung der Therapiesicherheit

Bei allen Antidepressivaklassen sollten vor Beginn der Behandlung und nach Erreichen des Steady State Kontrollen der Laborwerte (Blutbild, Leberenzymwerte, Harnstoff, Kreatinin), EKG, EEG, Blutdruck und Pulskontrollen durchgeführt werden.

▸ **Routineuntersuchungen.** Aufgrund des Nebenwirkungsprofils sollten bei den trizyklischen Antidepressiva, bei Mianserin, Mirtazapin und Agomelatin die Routineuntersuchungen – wie in ▸ Tab. 17.7 beschrieben – regelmäßig und insbesondere nach Dosisänderungen durchgeführt werden.

Bei den anderen Antidepressiva (SSRI, SNRI, SNARI, RIMA, G-Mo) erfolgt eine Kontrolle des Blutbildes und der anderen Laborwerte nach Erreichen des Steady State einmal im Vierteljahr, da Agranulozytosen hier nur in wenigen Fällen beschrieben wurden.

▸ **EKG.** EKG-Ableitungen sind besonders bei dem Einsatz von trizyklischen Antidepressiva wichtig, da diese eine Verlangsamung der Überleitung im Herzen (Hemmung der Erregungsleitung im His-Purkinje-System) verursachen können. Hierin liegt auch der Grund, weshalb diese Substanzen bei vorhandenen Überleitungsstörungen (Long-QT-Syndrom, Links- und Rechtsschenkelblock sowie AV-Block 3. Grades) im Allgemeinen nicht verordnet werden dürfen. Bei AV-Block 1. und 2. Grades oder bei einem Wechsel in ein höhergradiges Blockbild unter TCA sollte ein Kardiologe zugezogen werden. Häufigere EKG-Kontrollen, besonders zu Therapiebeginn und bei Dosiserhöhungen, erscheinen sinnvoll.

Tab. 17.7 Empfehlungen für Routineuntersuchungen unter Antidepressiva (modifiziert nach [7]; zu beachten sind die besonderen Vorschriften zu Kontrolle der Leberwerte für Agomelatin, s. Fußnote f).

Parameter	vor Beginn	Monate							
		1	2	3	4	5	6	viertel-jährlich	halb-jährlich
trizyklische Antidepressiva									
Blutbild [a]	x	xx	xx	x	x	x	x	x	–
Kreatinin	x	x	–	x	–	–	x	–	x
Leberenzyme	x	x	x	x	–	–	x	x	–
Natrium	x	x	x [b]	x [b]	–	–	x	–	x
EKG	x	x	–	x	–	–	x	–	x [b, c]
EEG	x	(x)	–	–	–	–	–	–	–
RR, Puls	x	x	x	x	–	–	x	x	–
andere Antidepressiva									
Blutbild [d]	x	x	–	–	–	–	x	–	x [e]
Kreatinin	x	x	–	–	–	–	x	–	x [e]
Natrium	x	x [b] x	x [b]	x [b]	–	–	x	–	x [b, e]
Leberenzyme [f]	x	x	–	–	–	–	x	–	x [e]
EKG	x [c]	x [c]	–	–	–	–	–	–	–
bei RR [g], Puls	x	x	–	x	–	–	x	x [h]	

RR = Blutdruck; x = Anzahl der Kontrollen; die Anzahl der notwendigen Routinekontrollen ist bisher nicht empirisch abgesichert

[a] Kontrollen sind insbesondere bei Auftreten von Fieber und grippalen Infekten während der Behandlung angezeigt

[b] Kontrolle bei Patienten > 60 Jahre empfehlenswert

[c] bei Patienten mit Herz-Kreislauf-Erkrankungen

[d] für Mianserin empfehlen die Hersteller in den ersten Behandlungsmonaten wöchentliche Blutbildkontrollen

[e] bei langfristig stabilen Patienten können jährliche Kontrollen ausreichen

[f] bei allen mit Agomelatin behandelten Patienten sind Leberfunktionstests zu Beginn der Behandlung durchzuführen, dann regelmäßig nach ca. 3 Wochen, 6 Wochen (Ende der akuten Phase), nach 12 und 24 Wochen (Ende der Erhaltungsphase) und auch danach (nach einer Dosissteigerung in derselben Häufigkeit wie zu Beginn der Behandlung) sowie wenn klinisch indiziert

[g] unter Venlafaxin in hoher Dosierung und unter Bupropion ist der Blutdruck häufiger zu kontrollieren, weil es in seltenen Fällen zu anhaltend erhöhten Werten kommen kann

[h] bei langfristig stabilen Patienten können halbjährliche Kontrollen ausreichen

▸ **Blutdruck und Puls.** Blutdruck und Puls sollten insbesondere bei der Gabe von Trizyklika und klassischen MAO-Hemmern mindestens 1-mal pro Monat im Liegen und Stehen kontrolliert werden, da diese Substanzklassen bevorzugt orthostatische Dysregulationen auslösen können. Unter der Behandlung mit Venlafaxindosen über 200 mg/d sind täglich RR und Pulskontrollen erforderlich.

Zu beachten ist ferner, dass bei Einsatz von Citalopram und Escitalopram keine Komedikation mit einer anderen die QTc-Zeit potenziell verlängernden Substanz (hierzu gehören auch die meisten atypischen Antipsychotika) durchgeführt werden sollte.

▸ **EEG.** Anhand von EEG-Ableitungen vor und mindestens 1-mal während der Behandlung kann eine bestehende oder sich entwickelnde Anfallsbereitschaft erkannt werden. Bei dem NDRI Bupropion muss ein EEG vor Behandlungsbeginn durchgeführt werden (s. Kap. 17.3.5).

M!

Merke

Bei Kombinationsbehandlungen eines Antidepressivums mit einem weiteren Psychopharmakon (z. B. TCA und Lithium) oder bei vorhandenen somatischen Erkrankungen (Herz-Kreislauf-Erkrankungen, Leber- und Nierenschäden) sind die genannten Kontrollen individuell in ihrer Häufigkeit an das jeweilige Risiko anzupassen.

17.10 Antidepressivagabe während der Schwangerschaft und Stillzeit

▸ **Teratogenität.** Insgesamt kann derzeit davon ausgegangen werden, dass kaum teratogene Risiken bei der Einnahme von Antidepressiva bestehen mit Ausnahme eines etwas erhöhten Risikos für das Auftreten kardiovaskulärer Missbildungen nach der Einnahme von Clomipramin oder Paroxetin ([1], [13], [20]); siehe ▸ Tab. 17.8). Heinonen et al. [13] wiesen zudem darauf hin, dass eine erhöhte Inzidenz an Missbildungen auch bei der Einnahme traditioneller MAO-Hemmer (in Deutschland Tranylcypromin) nicht ausgeschlossen werden könne, ohne dies jedoch zu konkretisieren.

▸ **Frühgeburten, neonatale Komplikationen.** Ein etwas erhöhtes Risiko einer *vorzeitigen Geburt* ist feststellbar ([20]; ▸ Tab. 17.8). Eine populationsbasierte Kohortenstudie [17], die u. a. den Zusammenhang zwischen SSRI-Behandlung während der Schwangerschaft und dem Risiko für Totgeburten bzw. einer erhöhten *neonatalen Mortalität* untersuchte, fand für SSRI keine erhöhten Raten, während eine andere Untersuchung [21] ein bis zu 2-fach erhöhtes Risiko für eine persistierende *infantile pulmonale Hypertonie* nach einer SSRI-Behandlung während der Schwangerschaft beschrieb. Bezüglich eines erniedrigten Geburtsgewichts oder einer verminderten Größe in Relation zur Gestation konnten keine erhöhten Risiken festgestellt werden, eine *erhöhte Größe* in Relation zur Gestation wurde v. a. für Trizyklika beschrieben.

Passagere neonatale Symptome bei der Einnahme von Antidepressiva durch die Mutter während der Spätschwangerschaft sind häufig, insbesondere wenn die Einnahme der Antidepressiva bis zum Geburtszeitpunkt durchgeführt wurde. Generell sind TCA in diesem Zusammenhang mit einem größeren Risiko behaftet, zwischen den hauptsächlich untersuchten SSRI (Fluoxetin, Citalopram, Paroxetin, Sertralin) konnte, auch wegen der relativ kleinen Zahl pro Gruppe, kein Unterschied festgestellt werden [20].

▸ **Längerfristige Auswirkungen.** Untersuchungen zur motorischen und kognitiven Leistungsfähigkeit bei Kindern bis zum 3. Lebensjahr, deren Mütter während der Schwangerschaft mit Antidepressiva behandelt wurden, erbrachten bisher keinen Anhalt für Defizite [24]. Källén [20] weist aber darauf

Tab. 17.8 Risiko für kongenitale Missbildungen und Frühgeburten (< 37 Wochen) bei Frauen, die in der frühen Schwangerschaft Antidepressiva einnahmen (modifiziert nach [20]).

	Irgendeine Missbildung	Relativ schwerwiegende Diagnosen*	Irgendein vaskulärer Defekt	Atrium-/Ventrikelseptumdefekt	
trizyklische Antidepressiva (n = 1308)					
OR	1,14	1,30	1,87	1,76	1,95
95 % CI	0,95–1,43	1,02–1,66	1,34–2,61	1,03–2,87	1,61–2,36
SSRI (n = 6 217)					
OR	0,89	104	0,97	0,98	1,24
95 % CI	0,78–1,00	0,91–1,19	0,77–1,21	0,73–1,35	1,10–1,38
SNRI (n = 594)					
OR	0,83	0,90	1,18	1,71	1,54
95 % CI	0,57–1,22	0,58–1,41	0,57–2,18	0,74–3,36	1,11–2,15

CI = Konfidenzintervall; OR = „Odds Ratio" (Quotenverhältnis); SNRI = Serotonin- und Noradrenalinwiederaufnahme-Hemmer; SSRI = selektive Serotoninwiederaufnahme-Hemmer
*Ausschluss folgender Diagnosen: Ohrappendix, festgewachsenes Zungenbändchen, offener Ductus botalli, einzelne Umbilicalarterie, Hodenhochstand, Nävus

hin, dass hier die Datenlage weiter analysiert werden muss.

▶ **Empfehlungen.** Källén [20] empfiehlt allgemein, dass bei einem Kinderwunsch der Versuch unternommen werden soll, eine laufende Antidepressivagabe durch andere, nicht pharmakologische Therapieformen (wie Psychotherapie) zu ersetzen. Ist dies nicht möglich oder nicht erfolgreich, sei es ratsam, weiter mit Antidepressiva zu behandeln, wobei Clomipramin und Paroxetin vermieden werden sollten (nach anderen Daten auch Tranylcypromin).

Ferner sei eine Antidepressivaeinnahme während des 1. Trimenons per se kein zwingender Grund für eine Interruptio, da bisher kein starker teratogener Effekt einer Einnahme von Antidepressiva in diesem Schwangerschaftsstadium beobachtet worden sei. Vor der Geburt sollte, falls möglich, das Antidepressivum reduziert und dann abgesetzt werden, um möglichst neonatale Komplikationen, die zwar häufig, aber in der Regel nicht schwerwiegend seien, zu verhindern.

Insgesamt sollten bevorzugt SSRI gegeben werden, wobei Fluoxetin, Sertralin und Citalopram/Escitalopram zu bevorzugen seien.

▶ **Stillzeit.** Generell ist vom Stillen unter einer Behandlung mit Antidepressiva abzuraten. Allerdings liegen für einige Trizyklika (Amitriptylin, Nortriptylin, Desipramin und Clomipramin) sowie für Sertralin Untersuchungen vor, die zeigen, dass keine quantifizierbaren Mengen der Antidepressiva in die Muttermilch übertreten und beim Säugling auch keine Effekte beobachtet wurden.

Direkte Effekte einer antidepressiven Therapie der stillenden Mütter auf den Säugling wurden bisher nur kasuistisch beschrieben [38] und betreffen u. a. Doxepin und Fluoxetin.

Literatur

[1] Altschuler LL, Cohen L, Szuba MP et al. Pharmacological management of psychiatric illness during pregnancy: Dilemmas and guidelines. Am J Psychiatry 1996; 153: 592–606

[2] Anderson IM, Tomenson BM. Treatment discontinuation with selective serotonin reuptake inhibitors compared with tricyclic antidepressants: a meta-analysis. BMJ 1995; 310: 1433–1438

[3] Angst J. Switch from depression to mania: a record study over decades between 1920 and 1982. Psychopathology 1985; 18: 140–154

[4] Bauer M, Whybrow PC, Angst J et al. World Federation of Societies of Biological Psychiatry (WFSBP) Guidelines for Biological Treatment of Unipolar Depressive Disorders, Part 1: Acute and continuation treatment of major depressive disorder. World J Biol Psychiatry 2002; 3: 5–43

[5] Bauer M, London ED, Rasgon N et al. Supraphysiological doses of levothyroxine alter regional cerebral metabolism and improve mood in bipolar depression. Mol Psychiatry 2005; 10: 456–469

[6] Bauer M, Adli M, Bschor T et al. Lithium's emerging role in the treatment of refractory depressive episodes: augmentation of antidepressants. Neuropsychobiology 2010; 62: 36–42

[7] Benkert O, Hippius H. Kompendium der Psychiatrischen Pharmakotherapie. 8. Aufl. Berlin: Springer; 2011

[8] Burrows GD, Norman TR, Judd FK. Definition and differential diagnosis of treatment-resistent depression. Int Clin Psychopharmacol 1994; 9 (Suppl. 2): 5–10

[9] Cassem NH. Cardiovascular effects of antidepressants. J Clin Psychiatry 1982; 43, 22–28

[10] Crossley NA, Bauer M. Acceleration and augmentation of antidepressants with lithium for depressive disorders: two meta-analyses of randomized, placebo-controlled trials. J Clin Psychiatry 2007; 68: 935–940

[11] DGPPN et al. S3-Leitlinie/Nationale Versorgungsleitlinie Unipolare Depression, Langfassung. Im Internet:www.versorgungsleitlinien.de/themen/depression; Stand: 04.12.2013

[12] Flint AJ, Meyers BS, Rothschild AJ et al. Sustaining remission of psychotic depression: rationale, design and methodology of STOP-PD II. BMC Psychiatry 2013; DOI: 10.1186/1471-244X-13-38

[13] Grigoriadis S, VonderPorten EH, Mamisashvili L et al. Antidepressant exposure during pregnancy and congenital malformations: is there an association? A systematic review and meta-analysis of the best evidence. J Clin Psychiatry 2013; 74: 293–308

[14] Heinonen OP, Slone D, Shapiro S. Birth defects and drugs in pregnancy. Littleton, Mass.: Publishing Services Group; 1977

[15] Hiemke C. Pharmakologische Grundlagen der Antidepressiva. In: Möller HJ, Hrsg. Therapie psychischer Erkrankungen. 3. Aufl. Stuttgart: Thieme; 2006: 364–376

[16] Hippius H, Laux G, Möller HJ et al. Vergleichbarkeit des reversiblen MAO-A-Inhibitors Moclobemid mit dem irreversiblen, nicht selektiven MAO-Inhibitor Tranylcypromin. PPT 1994; 1 (Suppl. 2): 27–31

[17] Jimenez-Solem E, Andersen JT, Petersen M et al. SSRI use during pregnancy and risk of stillbirth and neonatal mortality. Am J Psychiatry 2013; 170 : 299–304

[18] Jungkunz G. Besonderheiten bei bestimmten Subtypen der endogenen Depression. In: Möller HJ, Hrsg. Therapie psychiatrischer Erkrankungen. Stuttgart: Enke; 1993: 301–305

[19] Kasper S, Möller HJ. Antidepressive Psychopharmakotherapie: selektive Serotonin-Wiederaufnahmehemmer (SSRI) als neues Wirkprinzip. Deutsches Ärzteblatt 1995; 92: A428–A434

[20] Källén B. The safety of antidepressant drugs during pregnancy. Expert Opin Drug Saf 2007; 6: 357–379

[21] Kieler H, Artama M, Engeland A et al. Selective serotonin reuptake inhibitors during pregnancy and risk of persistent pulmonary hypertension in the newborn : population based cohort study from the five Nordic countries. BMJ 2012; 344; DOI: 10.1136/bmj.d8012

[22] Kissling W. Vorgehen bei Antidepressiva-Non-Respondern. In: Möller HJ, Hrsg. Therapie psychiatrischer Erkrankungen. Stuttgart: Enke; 1993: 305–312

[23] Kocsis JH, Zisook S, Davidson J et al. Double-blind comparison of sertraline, imipramine, and placebo in the treatment of dysthymia: psychosocial outcomes. Am J Psychiatry 1997; 154: 390–395

[24] McElroy S, Keck jr. PE, Friedman LM. Minimizing and managing antidepressants side-effects. J Clin Psychiatry 1995; 56 (Suppl. 2): 49–55

[25] Misri S, Sivertz K. Tricyclic drugs in pregnancy and lactation: a preliminary report. Int J Psychiatry Med 1991; 21: 157–171

[26] Möller HJ. Therapieresistenz auf Antidepressiva: Risikofaktoren und Behandlungsmöglichkeiten. Nervenarzt 1991; 61: 658–669

[27] Montgomery SA, Henry J, McDonald G et al. Selective serotonin reuptake inhibitors: meta-analysis of discontinuation rates. Int Clin Psychopharmacol 1994; 9 : 47–54

[28] Neuvonen PJ, Pohjola-Sintonen S, Tacke U et al. Five fatal cases of serotonin syndrome after moclobemide-citalopram or moclobemide-clomipramine overdoses [Letter]. Lancet 1993; 342: 1419

[29] Peet M. Induction of mania with selective serotonin re-uptake inhibitors and tricyclic antidepressants. Br J Psychiatry 1994; 157: 549–550

[30] Preskorn SH. Clinical Pharmacology of SSRIs. The Basis for their optimal Use. Caddo/Oklahoma: Professional Communications Inc ; 1995

[31] Quitkin FM, Rabkin JG, Markowitz JM et al. Use of pattern analysis to identify true drug response: a replication. Arch Gen Psychiatry 1987; 44: 259–264

[32] Roose SP, Glassman AH, Siris SG et al. Comparison of imipramine- and nortriptyline-induced orthostatic hypotension: a meaningful difference. J Clin Psychopharmacol 1981; 1: 316–319

[33] Rudas S, Schmitz M, Pichler P et al. Treatment of refractory chronic depression and dysthymia with high-dose thyroxine. Biol Psychiatry 1999; 45: 229–233

[34] Schmauß M. Antidepressivabehandlung depressiver Erkrankungen. In: Möller HJ, Hrsg. Therapie psychiatrischer Erkrankungen. Stuttgart: Enke; 1993: 277–287

[35] Schöpf J. Lithiumzugabe zu Thymoleptika als Behandlung therapieresistenter Depressionen. Nervenarzt 1989; 60: 200–205

[36] Simonson M. Controlling MAO inhibitor hypotension. Am J Psychiatry 1964; 120: 1118–1119

[37] Volz HP, Gleiter CH, Möller HJ. Monoaminoxidasehemmer in der Psychiatrie. Aktueller Erkenntnisstand. Nervenarzt 1996; 67: 339–347

[38] Wisner KL, Perel JM, Findling RL. Antidepressant treatment during breast-feeding. Am J Psychiatry 1996; 153: 1132–1137

[39] Wright MBM, Eiland EH, Lorenz R. Augmentation with atypical antipsychotics for depression: a review of evidence-based support from the medical literature. Pharmacotherapy 2013; 33: 344–359

Prüfungsfragen

1. Welche Therapieschritte werden im zeitlichen Ablauf in der Pharmakotherapie der Depression unterschieden?
2. Wie ist das Nebenwirkungsprofil der SSRI charakterisiert?
3. Welcher SSRI ist am selektivsten wirksam?
4. Welche 2 selektiven Noradrenalin- und Serotoninwiederaufnahme-Hemmer (SNRI) kennen Sie?
5. Wie ist der Wirkmechanismus von Bupropion?
6. Wie ist der Wirkmechanismus von Moclobemid?
7. Welche Interaktion ist bei Jatrosom ganz besonders zu beachten? Wie kommt es hierzu? Welche Diätrichtlinien kennen Sie in diesem Zusammenhang?
8. Wie ist der Wirkmechanismus von Agomelatin?
9. Über welche Mechanismen werden die typischen Nebenwirkungen der trizyklischen Antidepressiva (TCA) vermittelt und wie sind diese klinisch charakterisiert?
10. Welches trizyklische Antidepressivum wirkt v. a. über eine Wiederaufnahmehemmung von Noradrenalin?
11. Wie lauten die Hauptauswahlkriterien für Antidepressiva?
12. Welche verschiedenen Definitionen der Therapieresistenz gibt es?
13. Welche Augmentierungsstrategien kennen Sie?
14. Welche anticholinergen Nebenwirkungen kennen Sie? Durch welche Antidepressiva werden diese vorwiegend ausgelöst? Welche Strategien bei dem Auftreten anticholinerger Nebenwirkungen sind Ihnen bekannt?
15. Welche sexuellen Dysfunktionen können durch Antidepressiva in erster Linie ausgelöst werden? Welche Antidepressiva sind hierfür besonders prädestiniert? Welche Antidepressiva lösen eher selten sexuelle Dysfunktionen aus?
16. Welche allgemeinen Regeln zur Aufklärung von Patienten über Nebenwirkungen von Antidepressiva kennen Sie?
17. Welche allgemeinen Empfehlungen gibt es für Frauen unter Antidepressivamedikation mit Schwangerschaftswunsch?

18 Antipsychotika/Neuroleptika

Siegfried Kasper

18.1 Einleitung

Obwohl Clozapin bereits seit den 1970er-Jahren in der klinischen Praxis verfügbar war, hat der weltweite Einsatz dieses Präparats und die sich in diesem Zusammenhang entwickelnde Forschungsrichtung der atypischen Antipsychotika erst Anfang der 1990er-Jahre eingesetzt.

Während vor Einführung der Neuroleptika die Zahl der in psychiatrischen Institutionen untergebrachten Patienten von Jahr zu Jahr anstieg, verringerte sich diese Zahl nach Einführung der ersten Neuroleptika erheblich, weil sozialpsychiatrische Interventionen erst durch eine adäquate Psychopharmakotherapie möglich waren. Durch die weitere Entwicklung der atypischen Antipsychotika (z. B. Clozapin) wurde die sozialpsychiatrische Behandlung weiter erleichtert, da neben den produktiv psychotischen Symptomen erstmals auch ein deutlicher therapeutischer Effekt auf Negativsymptome sowie kognitive Symptome möglich war.

18.2 Wirkmechanismen

18.2.1 Beeinflussung des dopaminergen Neuronensystems

Die Therapie mit Antipsychotika/Neuroleptika steht in engem Zusammenhang mit der *Dopaminhypothese* dieser Erkrankungen. Mehrfach haben Untersuchungen ergeben, dass bei schizophrenen Psychosen eine Überfunktion dopaminerger Strukturen des zentralen Nervensystems (ZNS), insbesondere im limbischen System, als Ursache bzw. zumindest als wichtiges pathogenetisches Zwischenglied besteht. Die verschiedenen dopaminergen Bahnen sind in ▶ Abb. 18.1 festgehalten.

▸ Einfluss der Antipsychotika/Neuroleptika auf die verschiedenen Bahnen. Der differenzielle Einfluss der verschiedenen Antipsychotika/Neuroleptika auf die verschiedenen Bahnen bestimmt nicht nur die Wirkung, sondern auch die Nebenwirkungsrate. Typische Neuroleptika (z. B. Haloperidol) beeinflussen vorwiegend die nigrostriatalen Bahnen und bewirken dadurch eine extrapyramidalmotorische Nebenwirkungssymptomatik (EPMS). Medikamente, die den präfrontalen Kortex durch mesokortikale Bahnen beeinflussen, bewirken eine Verbesserung der kognitiven Funktionen, Medikamente, die mesolimbische Bahnen beeinflussen, eine Verbesserung positiver Symptomatik und Medikamente, die in das tuberoinfundibuläre System eingreifen, eine Erhöhung der Prolaktinausscheidung und der nachfolgenden Nebenwirkungen.

▸ Zentrale Rolle des Dopamins. Dopamin nimmt also in der *Pathophysiologie psychotischer Störungen* eine zentrale Rolle ein. Nach Synthetisierung aus der Vorstufe Tyrosin wird Dopamin im präsynaptischen Vesikel gespeichert und von dort zur Erregungsübertragung in den synaptischen Spalt freigegeben. Über den postsynaptischen Rezeptor

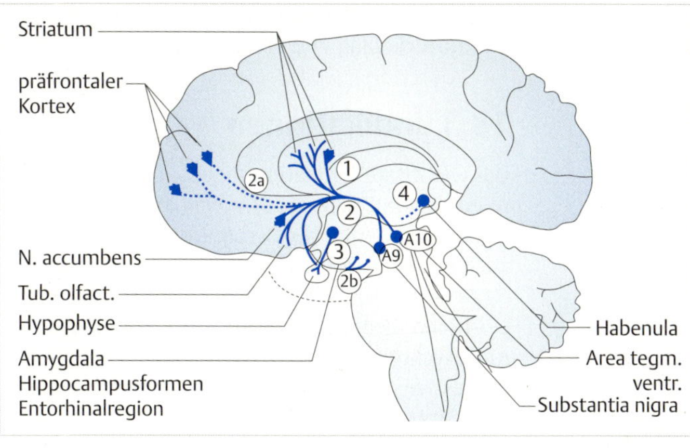

Abb. 18.1 Dopaminerge Bahnen im ZNS.
1: nigrostriatale Bahnen; 2: mesolimbokortikale Bahnen; 2a: mesokortikale Bahnen; 2b: mesolimbische Bahnen; 3: tuberoinfundibuläre Bahnen; 4: mesothalamische Bahnen; Tub. olfact.: Tuberculum olfactorium; Area tegm. ventr.: Area tegmentalis ventralis.

leitet Dopamin die Erregung weiter. Der Abbau erfolgt zum einen durch die Wiederaufnahme in das präsynaptische Neuron, zum anderen durch die Verstoffwechselung durch die mitochondriale Monoaminoxidase B. Neuere Untersuchungen haben ergeben, dass sich die zusätzliche Blockade des serotonergen 5-HT_2-Rezeptors (5-HT = 5-Hydroxytryptamin, Serotonin) günstig auf die Behandlung der Negativsymptome und auf die Abschwächung eventuell vorhandener extrapyramidal-motorischer Nebenwirkungen auswirkt. Medikamente mit dieser zusätzlichen 5-HT_2-Blockade werden (mit Ausnahme von Amisulprid) als *atypische Antipsychotika* bezeichnet.

Antipsychotika/Neuroleptika wirken vorwiegend, jedoch nicht ausschließlich auf dopaminerge Neuronenverbände. Von den verschiedenen definierten Dopaminrezeptoren sind für die meisten Neuroleptika die D_1- und D_2-Rezeptoren von vorrangiger Bedeutung.

Bei der akuten Psychose liegt ein Überangebot an präsynaptisch sezerniertem Dopamin vor und durch Antipsychotika/Neuroleptika erfolgt eine *Teilblockade der postsynaptischen Dopaminrezeptoren*. Eine präferenzielle Affinität verschiedener Antipsychotika/Neuroleptika zu den verschiedenen Dopaminrezeptoren im striatalen bzw. limbischen System ist sowohl für die antipsychotische Nebenwirkungsrate als auch für die Nebenwirkungsrate des jeweiligen Neuroleptikums von Bedeutung.

▸ **Weitere Wirkmechanismen.** Während die Rezeptorblockade bereits unmittelbar nach Verabreichung des Neuroleptikums erfolgt, wird die antipsychotische Wirkung erst nach Tagen bis Wochen beobachtet. Dies weist darauf hin, dass neben der Blockade der Dopaminrezeptoren auch *weitere Wirkmechanismen* eine Rolle spielen. Dazu gehören Veränderungen der Sensitivität der dopaminergen Rezeptoren bzw. die Beeinflussung der intraneuronalen Dopaminsynthese im Sinne einer Reduzierung.

18.2.2 Beeinflussung anderer Neuronensysteme, Wirkung und Nebenwirkungen

Neben dem dopaminergen Neuronensystem werden von den verschiedenen Substanzklassen der Antipsychotika/Neuroleptika – unterschiedlich stark – noradrenerge, histaminerge, serotonerge und cholinerge Neuronensysteme beeinflusst. Im Einzelnen können die Wirkungen auf die verschiedenen Neuronensysteme wie folgt zusammengefasst werden:

- Die Beeinflussung des *dopaminergen* Systems (D_2, D_3, D_4) hat – neben der antipsychotischen Wirkung bei entsprechender lokaler Beeinflussung – auch extrapyramidal-motorische und endokrine Begleitwirkungen zur Folge: Prolaktinanstieg, Galaktorrhö, Gynäkomastie, Menstruations- bzw. sexuelle Störungen.
- Die Wirkung auf das *serotonerge* System, vorwiegend im Sinne einer Blockade der 5-HT_2-Rezeptoren, wird insgesamt als günstig angesehen, da dadurch eine Behandlungsmöglichkeit der Negativsymptomatik besteht, die kognitive Symptomatik verbessert werden kann, die Abschwächung einer möglichen, durch Dopaminblockade auftretenden EPMS erreicht wird; dadurch erfolgt auch eine günstige Beeinflussung der tardiven Dyskinesie. Eine Beeinflussung der 5-HT_{2C}-Rezeptoren wird jedoch mit deutlicher Gewichtszunahme in Verbindung gebracht.
- Der *antimuskarinerge* Effekt bewirkt Akkomodationsstörungen, Mundtrockenheit, Sinustachykardie, Verstopfung, Harnverhalten, vermindertes Schwitzen, negativen Einfluss bei Engwinkelglaukom; zudem werden bereits bestehende kognitive Defizite, wie z. B. Gedächtnis- und Konzentrationsstörungen, noch zusätzlich beeinträchtigt.
- Der *antihistaminerge* Effekt (H_1) bewirkt Sedierung, Benommenheit, Blutdruckabfall und Gewichtszunahme. Als Sekundäreffekt kommt es durch eine dauerhafte Sedierung zudem zu einer zusätzlichen Beeinträchtigung der kognitiven Funktionen, wie z. B. Gedächtnis- und Konzentrationsvermögen.
- Die Wirkung auf das *noradrenerge* System (α_1, α_2) – die α_1-adrenolytische Wirkung – führt zu Blutdruckabfall und Reflextachykardie.

18.3 Indikationen

Die wichtigste Indikation für Antipsychotika/Neuroleptika sind die *schizophrenen Psychosen*. Durch Einführung der atypischen Antipsychotika hat sich auch in der Praxis die Einteilung in Positiv- und Negativsymptomatik bewährt. Durch die therapeutische Beeinflussbarkeit mit den atypischen Antipsychotika haben kognitive Störungen und die depressive Symptomatik im Rahmen schizophrener Erkrankungen eine weitere Bedeutung erlangt.

Tab. 18.1 Indikationen für Antipsychotika-/Neuroleptikazielsymptome.

Indikation	Zielsymptom
psychiatrische Indikation	
schizophrene und schizoaffektive Psychosen	Positivsymptome: Halluzinationen, Wahn, Denkstörungen, Unruhe, Erregung; Negativsymptome: autistisches Verhalten etc.
Manien, bipolare Störungen	Antriebssteigerung, Dysphorie, Wahn
Erregungszustände jeglicher Genese	Unruhe, Dysphorie
organische Psychosyndrome/Alterspsychosen/Demenzen	Verhaltensstörungen (z. B. Unruhe, Aggressivität), psychotische Symptome (z. B. Wahn, Halluzinationen, Angst)
Delirien	Halluzinationen, Wahn
als Zusatzbehandlung bei Depressionen	Wahn
Verhaltensstörungen im Kindes- und Jugendalter	Halluzinationen, Wahn
Schmerzsyndrome	Schmerz, Dysphorie
nicht psychiatrische Indikation	
hyperkinetische Syndrome	Chorea Huntington, Athetose, Torsionsdystonie, Hemiballismus
Neuroleptanalgesie	spezifische Narkoseverfahren

Neben der Indikation bei *Schizophrenie* gilt die Indikation noch bei der *Manie bei bipolaren Störungen*, weiterhin ist die Zusatzbehandlung bei *wahnhafter Depression* sowie bei *Erregungszuständen* jeglicher Genese, insbesondere jedoch auch aufgrund von organischen Psychosyndromen, indiziert (▸ Tab. 18.1).

Bei nicht psychiatrischen Indikationen stehen an 1. Stelle die *hyperkinetischen Syndrome* sowie die Neuroleptanalgesie.

Abhängig von der Akuität des psychotischen Zustandsbilds wird eine initial eher dämpfende bzw. bei Fehlen der psychomotorischen Erregung eine psychomotorisch neutrale Substanz gewählt. Bei schizophrenen Ersterkrankungen sind atypische Antipsychotika aufgrund der besseren Verträglichkeit und der günstigeren Beeinflussung von negativen und kognitiven Symptomen Medikamente der 1. Wahl.

18.4 Einteilung

Eine Einteilung der Antipsychotika/Neuroleptika ist nach folgenden Gesichtspunkten möglich:

- Atypizität
- neuroleptische Potenz
- chemische Struktur

18.4.1 Einteilung nach Atypizität

▸ **Charakteristika.** Bei der Entwicklung von neueren Substanzen (atypischen Antipsychotika bzw. Antipsychotika der 2. Generation; ▸ Tab. 18.2) stand neben der gewünschten, raschen antipsychotischen Wirkung v. a. die Suche nach Substanzen mit weniger bzw. fehlenden extrapyramidalmotorischen Nebenwirkungen im Vordergrund. Hierzu wurde versucht, die Affinität der zu untersuchenden Substanzen zu dem nigrostriatalen System (▸ Abb. 18.1) auszusparen und die Wirkung im Sinne der Toposelektivität auf das mesolimbokortikale System zu verstärken. Vom klinischen Gesichtspunkt aus werden Antipsychotika/Neuroleptika als „atypisch" klassifiziert, wenn sie folgende Charakteristika aufweisen:

- fehlende bzw. geringe EPMS
- Wirkung auf Negativsymptome
- Wirkung auf affektive Symptome
- Wirkung auf kognitive Symptome

Der Begriff *atypische Antipsychotika* wurde erstmals mit dem Präparat Clozapin in der Literatur erwähnt, da Clozapin insofern atypisch war, als es keine EPMS aufwies. Dieser nicht sehr glückliche Begriff wird nun für die gesamte Substanzgruppe verwendet, die als gemeinsame pharmakodynamische Grundlage einen *dopamin-2- und serotonin-2-antagonistischen Effekt* aufweist (außer Amisulprid, das einen toposelektiven dopaminergen Effekt hat).

Tab. 18.2 Neuroleptika/Antipsychotika (mit deutschen Produktnamen in Auswahl).

Atypische Antipsychotika	Typische Neuroleptika
• Amisulprid (Solian) • Asenapin (Sycrest) • Aripiprazol (Abilify) • Clozapin (Leponex) • Loxapin (Adasuve) • Olanzapin (Zyprexa) • Quetiapin (Seroquel) • Risperidon (Risperdal) • Sertindol (Serdolect) • Sulpirid (Dogmatil) • Ziprasidon (Zeldox) • Zotepin (Nipolept)	**hochpotente Neuroleptika** • Benperidol (Glianimon) • Flupentixol (Fluanxol) • Fluphenazin (z. B. Dapotum) • Fluspirilen (Imap) • Haloperidol (z. B. Haldol-Janssen) • Perphenazin (Decentan) • Pimozid (Orap) • Trifluperidol (Triperidol) **mittelpotente Neuroleptika** • Clopenthixol (Ciatyl) • Melperon (Eunerpan) • Perazin (Taxilan) • Triflupromazin (Psyquil) **schwachpotente Neuroleptika** • Chlorprothixen (z. B. Truxal) • Dixyrazin (Esucos) • Levomepromazin (Neurocil) • Pipamperon (Dipiperon) • Promethazin (Atosil) • Prothipendyl (Dominal)

▸ **Nebenwirkungen und Einsatzbereiche.** Obwohl der D_2/5-HT_2-Mechanismus als der wesentlichste der als atypisch zu klassifizierenden Antipsychotika angegeben werden kann, gibt es eine Reihe von weiteren pharmakodynamischen Unterschieden zwischen den einzelnen Medikamenten, was das Rezeptorprofil und auch die klinischen Eigenschaften betrifft:

- Clozapin und Olanzapin sind z. B. durch eine deutliche Gewichtszunahme gekennzeichnet, mit der Möglichkeit der Entwicklung eines Typ-2-Diabetes bei bis zu etwa 30 % der Patienten.
- Quetiapin, Risperidon und Zotepin zeigen durch die α_1-adrenolytische Wirkung die Möglichkeit, dass Patienten eine orthostatische Hypotension erfahren und müssen deswegen einschleichend dosiert werden.
- Clozapin, Olanzapin und Zotepin weisen antimuskarinerge Effekte auf und sind daher in höheren Dosen bei älteren Patienten nicht an 1. Stelle zu empfehlen.
- Quetiapin und Clozapin zeigen aufgrund der geringen dopaminergen striatalen Rezeptorblockade das günstigste EPMS-Nebenwirkungsprofil.

Tab. 18.3 Verwendungsbereiche für atypische Antipsychotika.

Bevorzugt[1)]	Weniger empfohlen[2)]
First-Line-Therapie bei Ersterkrankungen (positive und negative Symptome)	Kombination mit anderen Antipsychotika
Behandlung von Rückfällen	Verwendung hoher Dosen: Dosierungen über den empfohlenen Richtlinien sind kostspielig und reduzieren die spezifischen Vorteile einer Therapie mit atypischen AP
Stabilisierung von Patienten, die bei der Therapie mit typischen NL unter Nebenwirkungen leiden	stabil auf NL eingestellte Patienten, die keine nennenswerten Nebenwirkungen haben
Langzeitbehandlung zur Rückfallvermeidung	
Behandlung kognitiver Symptome	
Besserung der Compliance: weniger EPMS, tardive Dyskinesien	

1) generelle Einsatzgebiete; die spezifischen Unterschiede zwischen den einzelnen Medikamenten sind zu beachten
2) generelle Richtlinien; insbesondere im Kostenbereich deutliche Unterschiede zwischen den einzelnen Substanzen
AP = Antipsychotika; NL = Neuroleptika

Wie ▸ Tab. 18.3 zu entnehmen ist, eignen sich atypische Antipsychotika vorwiegend bei schizophrenen Ersterkrankungen sowie zur Besserung der Compliance aufgrund der geringen EPMS und der daraus folgenden tardiven Dyskinesie sowie zur Behandlung von Negativsymptomen, affektiven Symptomen und kognitiven Symptomen.

18.4.2 Einteilung nach neuroleptischer Potenz

Diese seit Langem bestehende klinisch gewählte Klassifikation, die zwischen *hochpotenten, mittelpotenten* und *niedrigpotenten* Neuroleptika unterscheidet, verliert zunehmend an Bedeutung und stammt aus einer Zeit, als noch ein enger Zusammenhang zwischen der „Potenz" der antipsychotischen Wirkung und der Intensität extrapyramidalmotorischer Nebenwirkungen postuliert wurde, im Sinne einer „neuroleptischen Schwelle" nach Haase

[5]. Chlorpromazin wurde als Bezugspunkt genommen und aufgrund präklinischer und klinischer Daten wurden Neuroleptika in Form einer aufsteigenden Reihe angeordnet. Perphenazin wurde z. B. als 10-mal so potent wie Chlorpromazin und Haloperidol als 50-mal so potent wie Chlorpromazin eingestuft, d. h., dass in der täglichen Praxis nur der entsprechende Anteil Verwendung finden sollte, um den gleichen Effekt zu erreichen.

Diese Einteilung ließ jedoch die Bedeutung anderer Neuronenverbände außer denen der nigrostriatalen-dopaminergen Bahnen außer Acht. Heute ist bekannt, dass z. B. serotonerge bzw. glutamaterge Neuronenverbände ebenso eine wesentliche Rolle für die Behandlung schizophrener Patienten spielen. Zurzeit weist der Terminus „hochpotent" lediglich darauf hin, dass mit hoher Wahrscheinlichkeit mit dem Auftreten von EPMS gerechnet werden kann, und nicht so sehr, dass Psychosen besser zu beeinflussen sind.

> **Merke** M!
>
> Bei der Einteilung der Antipsychotika/Neuroleptika behilft man sich derzeit damit, dass man einerseits für die große *Gruppe der typischen Neuroleptika* die Gruppierung nach der neuroleptischen Potenz beibehalten hat, andererseits diesen typischen Neuroleptika mit ihrem extrapyramidal-motorischen Nebenwirkungsspektrum die *Gruppe der atypischen Antipsychotika* gegenübergestellt.

18.4.3 Einteilung nach chemischer Struktur

Die Einteilung nach strukturchemischen Merkmalen ist in der klinischen Praxis insofern relevant, als bei Nichtansprechen bzw. bei intolerablen Nebenwirkungen auf ein Medikament der einen Gruppe neben anderen Erwägungen (z. B. der Atypizität) auf ein Präparat einer anderen Gruppe übergewechselt werden kann. Nach der chemischen Struktur werden folgende Gruppen unterschieden:

- trizyklische Neuroleptika, Phenothiazine, Thioxantene und andere trizyklische Antipsychotika (z. B. Clozapin oder Olanzapin)
- Butyrophenone (z. B. Haloperidol)
- den Butyrophenonen verwandte Verbindungen wie Diphenylbutylpiperidene (z. B. Pimozid), Benzisoxazole (z. B. Risperidon) und Phenylindole (z. B. Sertindol)
- Benzamide (z. B. Amisulprid)

18.5 Dosierung, Behandlungsschema

Insgesamt ist die niedrigste Dosis anzustreben, die zuverlässig sowohl antipsychotisch gegen positive Symptome als auch auf die weiteren Symptome des schizophrenen Spektrums (affektive, kognitive, negative Symptome sowie Aggressivität) wirken. Bei der Medikation sollte hinsichtlich ambulanter und stationärer Patienten unterschieden werden; wegen der zu erwartenden Nebenwirkungen ist bei ambulanten Patienten größere Vorsicht geboten und daher eher einschleichend zu therapieren, während unter stationären Bedingungen auch eine initial höhere Dosierung gegeben werden kann.

Atypische Antipsychotika stellen heute Medikamente der 1. Wahl dar.

▸ **Amisulprid.** Zeigt in der Dosierung von 400–800 mg (bei überwiegender Negativsymptomatik: 100–300 mg) eine gute Wirkung bei chronischer Schizophrenie mit Negativsymptomatik.

▸ **Asenapin.** Ist in Europa in der täglichen Dosierung von 5–10 mg als Sublingualtablette zur Behandlung bei Erwachsenen mit bipolarer Störung während mäßig bis schwer ausgeprägten manischen Phasen zugelassen.

▸ **Aripiprazol.** Weist auch einen partiellen D_2-antagonistischen Wirkmechanismus auf und zeigt in einer Dosierung von 5–30 mg sowohl in der Akut- als auch in der Langzeittherapie einen günstigen Effekt.

▸ **Clozapin.** Zeigt in der Dosierung von 50–400 mg (auch i. m. applizierbar) eine gute antipsychotische Wirkung und ebenso wie Quetiapin keine extrapyramidal-motorischen Nebenwirkungen. Die günstigen Effekte bei Negativsymptomatik sind vielfach beschrieben; wegen des hohen Agranulozytoserisikos (0,5–2 %) sind wöchentliche Leukozytenkontrollen notwendig.

▸ **Loxapin.** Wurde vor Kurzem in der Europäischen Union als Pulverinhalation (4,5 mg) zur schnellen Kontrolle von leichter bis mittelschwerer

Agitiertheit bei erwachsenen Patienten mit Schizophrenie oder bipolarer Störung zugelassen.

▸ **Olanzapin.** Ist in der Dosierung von 5–20 mg gut wirksam (Positiv- und Negativsymptome), ebenso wie Clozapin; es besteht jedoch die Gefahr, dass sich ein Typ-2-Diabetes oder ein metabolisches Syndrom entwickeln.

▸ **Quetiapin.** Kann bei schizophrenen Ersterkrankungen in der Dosierung bis 300 mg und für das gesamte schizophrene Spektrum von 300–800 mg gegeben werden; wegen der fehlenden EPMS-Nebenwirkungen werden auch Dosen bis 2000 mg gut vertragen. Aufgrund der α_1-adrenolytischen Wirkung ist eine einschleichende Therapie zu empfehlen.

▸ **Risperidon.** Übliche Dosierung: 2–6 mg; zeigt bei höherer Dosierung (z. B. 8 mg) extrapyramidale Nebenwirkungen. Ebenso wie bei Quetiapin ist eine einschleichende Dosierung notwendig. Risperidon ist bei gerontopsychiatrischen Patienten in der Dosierung von 0,5–2 mg indiziert.

▸ **Sertindol.** Weist unter den atypischen Antipsychotika die längste Halbwertszeit (64 h) auf und sollte in der Dosierung von 12–20 mg gegeben werden. Ebenso wie bei Ziprasidon ist eine EKG-Untersuchung vor Beginn der Therapie obligatorisch.

▸ **Ziprasidon.** Wird meist in der Dosierung von 80–160 mg sowohl in der Akut- als auch in der Langzeittherapie erfolgreich verwendet und geht mit keiner Gewichtszunahme einher. Vor Beginn der Therapie ist ein EKG durchzuführen, da die Medikation nur bei unauffälligem Befund gegeben werden darf.

▸ **Zotepin.** Zeigt eine gute antipsychotische Wirkung in einer Dosierung von 100–300 mg, ist allerdings in höheren Dosen (300–400 mg) mit EPMS-Nebenwirkungen behaftet.

▸ **Umstellung.** Falls ein Patient auf ein atypisches Antipsychotikum nicht anspricht, kann er auf ein anderes atypisches Antipsychotikum umgestellt werden, wobei bei der Präparatewahl die während der früheren Behandlung aufgetretenen Nebenwirkungen im Hinblick auf die notwendige Langzeittherapie zu beachten sind.

▸ **Zusätzliche Sedierung.** Häufig ist zusätzlich zu der gegebenen antipsychotischen Medikation eine Sedierung notwendig, beispielsweise durch Lorazepam (bis 10 mg). Eine Sedierung kann auch durch die höhere Gabe eines Antipsychotikums/Neuroleptikums erreicht werden, was jedoch meist mit mehr Nebenwirkungen verbunden ist. Eine zusätzliche Sedierung ist auch durch das niederpotente Neuroleptikum Levomepromazin (100–300 mg) gegeben, wobei jedoch die kardiale Situation wegen der dabei auftretenden möglichen QT-Veränderungen im EKG bedacht werden sollte.

▸ **Schwere psychotische Akutsituationen.** Hierbei ist oft eine parenterale Gabe eines hochpotenten Neuroleptikums/Antipsychotikums, ggf. kombiniert mit einem sedierenden niederpotenten Neuroleptikum bzw. Benzodiazepin, nicht zu umgehen (z. B. 5–10 mg Haloperidol langsam i. v., ggf. zusätzlich 25–50 mg Levomepromazin). Bei unzureichendem Ansprechen kann diese Dosis nach 1–2 h wiederholt werden, um einen ausreichenden primären Therapieerfolg zu erreichen. Insgesamt sollte statt parenteraler Applikation von Neuroleptika/Antipsychotika die intramuskuläre Gabe bevorzugt werden, da nach intravenöser Applikation vereinzelt aufgrund der dabei auftretenden Gefäßspasmen eine nachfolgende nekrotisierende Gangrän beschrieben wurde. Seit kurzer Zeit stehen auch Aripiprazol, Olanzapin und Ziprasidon für die intramuskuläre Gabe zur Verfügung. Das als Inhalationsmedikation verfügbare Loxapin stellt eine zusätzliche Alternative dar.

▸ **Serumspiegelbestimmung.** Eine regelmäßige Bestimmung des Neuroleptikaserumspiegels (falls verfügbar) hat bis jetzt nur praktische Relevanz zur Bestimmung der Compliance und zur Feststellung, ob der Patient die Medikamente überhaupt einnimmt bzw. ob er zu den raschen Metabolisierern gehört.

18.6 Therapieprinzipien

▸ **Gesamtbehandlungsplan.** Die psychopharmakologische Medikation sollte in einem Gesamtbehandlungsplan (bestehend aus medikamentöser Therapie, Psycho- und Soziotherapie) mit unterschiedlicher Schwerpunktsetzung berücksichtigt werden.

In der Akutphase liegt der Schwerpunkt auf der medikamentösen Therapie, während in der danach folgenden Stabilisierungsphase und der Phase der Rezidivprophylaxe bzw. Symptomsuppression die Psycho- und Soziotherapie zunehmend an Bedeutung gewinnen. Ohne eine abgestimmte medikamentöse Therapie sind psycho- und soziotherapeutische Maßnahmen jedoch nicht ausreichend möglich.

▸ **Information des Patienten.** Die verschiedenen Therapiemöglichkeiten sollten von Beginn an unter Berücksichtigung der Schwere und Art der aktuellen Symptomatik mit dem Patienten besprochen werden, um die Therapiemotivation, die Vermittlung eines Krankheitskonzepts sowie die Förderung und Festigung der Compliance zu erreichen. Dazu gehört auch eine Information über die Bedeutung der Medikation und der bekannten Wirkmechanismen (Aufklärung über Nebenwirkungen) sowie den Umgang mit den Medikamenten, wenn möglich unter Einbeziehung der Angehörigen oder sonstiger Bezugspersonen.

▸ **Auswahl des Medikaments.** Bei Behandlungsbeginn ist bereits an die notwendige Langzeittherapie zu denken. Medikamente, die in der Initialphase Nebenwirkungen hervorrufen, sollten möglichst vermieden werden, da der Patient dies für die notwendige Langzeittherapie extrapoliert und nicht bereit ist, Medikamente mit diesem Nebenwirkungsprofil über längere Zeit in der notwendigen Dosierung einzunehmen. Die Auswahl des Medikaments erfolgt nach früherem Ansprechen und positiver Bewertung durch den Patienten, nach Wirkungs- und Nebenwirkungsprofil sowie geplanter Applikationsform.

▸ **Umstellung.** Bei unzureichendem Therapieerfolg, der bei etwa 30 % der zu behandelnden Patienten zu erwarten ist, empfiehlt sich ein spezifisches Vorgehen. Als mögliche Prädiktoren für ein Nichtansprechen der älteren typischen Neuroleptika gelten: schleichender Krankheitsbeginn, frühes Erstmanifestationsalter, geringere Ausprägung produktiv psychotischer Symptomatik, längere Dauer produktiv psychotischer Symptomatik, gestörte prämorbide Persönlichkeit. Interessanterweise sind dies Charakteristika, die durch atypische Antipsychotika – wahrscheinlich aufgrund der speziellen pharmakodynamischen Verhältnisse einer 5-HT_2-Blockade – günstig zu behandeln sind.

Wenn nach 4–6 Wochen mit der initial gewählten Therapie in einer anerkannten Dosierung noch kein ausreichender Therapieerfolg eingetreten ist,

- sollte eine Umstellung auf ein Wirkpräparat mit einem anderen Wirkmechanismus erfolgen;
- sollte auf ein anderes atypisches Antipsychotikum umgestellt werden, wenn mit einem atypischen Antipsychotikum begonnen wurde;
- sollte erst an 3. Stelle ein typisches Neuroleptikum, z. B. Haloperidol, gewählt werden.

18.7 Langzeitmedikation

▸ **Information des Patienten.** Schizophrene Erkrankungen bedürfen meist einer Langzeitmedikation (Dauer und Indikation sind in ▸ Tab. 18.4 zusammengefasst). Die Zweckmäßigkeit dieser längerfristigen medikamentösen Behandlung sollte nach Abklingen der akuten Symptomatik sorgfältig mit dem Patienten besprochen werden, um die Compliance zu sichern. Durch Vermittlung eines tragfähigen Krankheitsmodells, das die Notwendigkeit einer langfristigen Medikamenteneinnahme zur Überwindung der psychischen Beschwerden zum Inhalt hat, sollte besprochen werden, dass die Wahrscheinlichkeit des Auftretens einer erneuten Phase hochsignifikant durch die Medikation herabgesetzt werden kann und dadurch auch die Anzahl stationärer Aufenthalte reduziert wird sowie z. B. ambulant eine optimale Soziotherapie und Rehabilitation möglich sind.

Die heute am meisten verwendete Depotmedikation atypischer Antipsychotika zeigt ▸ Tab. 18.5.

Tab. 18.4 Rezidivprophylaxe bei schizophrener Erkrankung.

Dauer	Indikation
1–2 Jahre	Erstmanifestation oder langes symptomfreies Intervall
2–5 Jahre	2–3 Manifestationen oder Rezidiv innerhalb eines Jahres
zeitlich unbegrenzt	besonders häufig rezidivierende Psychosen oder Fremd- und Selbstgefährdung
jeweils individuelle Nutzen-Risiko-Erwägungen beachten, z. B. Konsequenzen eines möglichen Rezidivs, Beeinträchtigung durch Nebenwirkungen (und damit verbundene Senkung der Compliance)	

Tab. 18.5 Äquivalenzdosen von atypischen Antipsychotika: oral versus Depot.

Atypische Antipsychotika	Oral: äquivalente Zieldosis	Depotdosierung/Frequenz	Handelsnahme
Olanzapin	10 mg 15 mg 20 mg	150 mg/2 Wochen oder 300 mg/4 Wochen 210 mg/2 Wochen oder 405 mg/4 Wochen 300 mg/2 Wochen	Zypadhera
Paliperidon	6 mg 9 mg	75 mg/monatlich 100 mg/monatlich	Xeplion
Risperidon	< 3 mg oral 3 mg bis 5 mg oral > 5 mg oral	25 mg/zweiwöchentlich 37,5 mg/zweitwöchentlich 50 mg/zweiwöchentlich	Risperdal Consta

18.8 Unerwünschte Begleiterscheinungen

Art, Intensität und Häufigkeit unerwünschter Begleiterscheinungen während einer Therapie mit Antipsychotika/Neuroleptika hängen zum einen von der Wahl des Präparats und der Dosierung, zum anderen jedoch auch von der individuellen Disposition des Patienten ab. Insbesondere die bei etwa 10–20 % der Patienten auftretende tardive Dyskinesie (Spätdyskinesie) ist von großer Relevanz, da sie nur in etwa der Hälfte der Fälle reversibel ist. Deswegen sollte mit typischen Neuroleptika möglichst niedrig dosiert werden.

▸ **Klassifikation.** Die unerwünschten Begleiterscheinungen der Antipsychotika/Neuroleptika hinsichtlich des *dopaminergen Systems* können wie folgt klassifiziert werden:

- akute Dyskinesien (Frühdyskinesien): Zungenschlundkrampf, okulogyre Krisen
- Parkinsonoid
- Akathisie und Tasikinesie: Sitzunruhe bzw. Unruhe beim Stehen
- tardive Dyskinesien (Spätdyskinesien): wälzende Zungenbewegungen, periorale Dyskinesie, bizarre Finger- und Handbewegungen

▸ **Abschätzung der Nebenwirkungen.** Darüber hinaus können die Nebenwirkungen der Antipsychotika/Neuroleptika aufgrund ihres Antagonismus zu histaminergen und adrenergen Rezeptoren abgeschätzt werden (▸ Tab. 18.6).

Bei Wirkung auf das *histaminerge* System muss mit Sedierung und bei Wirkung auf das *α_1-adrenerge* System mit Kreislaufproblemen – orthostatischer Dysregulation – gerechnet werden.

Ganz besondere Vorsicht ist bei der Gabe von Clozapin aufgrund der bestehenden möglichen *Blutbildidiosynkrasien* geboten. Weiterhin ist die Entwicklung eines *metabolischen Syndroms* unter Clozapin und Olanzapin im Auge zu behalten auch wegen der möglichen Entwicklung eines Typ-2-Diabetes, der auch ohne eine Gewichtszunahme auftreten kann, da es zu einer Desensibilisierung der peripheren Insulinrezeptoren kommen kann.

▸ **Kontraindikationen.** Wegen der Verstärkung zentralnervös dämpfender Wirkungen gelten Intoxikationen mit zentral dämpfenden Pharmaka und Alkohol als absolute Kontraindikationen bei der Therapie mit Antipsychotika/Neuroleptika. Die relativen Kontraindikationen ergeben sich aus den Interaktionen der Medikamente mit den verschiedenen Rezeptoren und den dabei beteiligten Neurotransmittersystemen, die sich aus den Interaktionen (▸ Tab. 18.7) ableiten lassen.

▸ **Intoxikationen.** Todesfälle durch Überdosierung von Neuroleptika (Intoxikationen) in suizidaler Absicht sind bei schizophrenen Erkrankungen seltener als bei Depressionen und interessanterweise bei z. B. alleiniger Haloperidolgabe unbekannt. Bei Kindern kann dieses Risiko häufiger klinische Relevanz erlangen. Als durch Antipsychotika/Neuroleptika hervorgerufene Vergiftungserscheinungen können folgende Symptome auftreten: *Sedierung bis zum Koma, Konvulsionen, extrapyramidal-motorische Symptome, Blutdruckabfall und Hypothermie.*

Weil ein spezifisches Antidot fehlt, sind die üblichen Notfallmaßnahmen zu treffen, z. B. Magenentleerung, Aktivkohle, Überwachung, Sicherung der Vitalfunktionen und sonstige symptomorientierte Therapiemaßnahmen.

Tab. 18.6 Häufige unerwünschte Begleiterscheinungen der Antipsychotika/Neuroleptika und deren Behandlung.

Störung	Gegenmaßnahme
extrapyramidale Störungen	
• Frühdyskinesien	Anticholinergika (z. B. 5 mg Biperiden i. m. oder langsam i. v., ggf. Dosis wiederholen)
• Parkinsonoid	Anticholinergika (z. B. 3 × 4 mg Biperiden oral p.d., ggf. Reduktion der Neuroleptikadosis bzw. Umsteigen auf ein niederpotentes oder atypisches Antipsychotikum
• Akathisie	Reduktion der Neuroleptikadosis bzw. Umstellen auf ein niederpotentes oder atypisches Antipsychotikum, Betablocker in niedriger Dosis, Benzodiazepine
• Spätdyskinesien	Absetzen aller Neuroleptika (wenn möglich) oder Umstellen auf Clozapin, falls antipsychotische Medikation erforderlich ist; Versuch mit Tiaprid, ggf. niedrige Dosen von niederpotenten Neuroleptika oder Clozapin zur Unterdrückung der Dyskinesien
malignes neuroleptisches Syndrom	Absetzen der Neuroleptika; Versuch mit Anticholinergika, Dantrolen oder Bromocriptin
zerebrale Krampfanfälle	Reduktion oder Absetzen der Neuroleptika; falls nicht möglich, Kombination mit Antiepileptikum
pharmakogenes Delir	Absetzen von stark anticholinergen Trizyklika, Umstellen auf nicht anticholinerge Antipsychotika/Neuroleptika, 2 mg Physostigmin i. m. bei schwerem Delir
hypotone Kreislaufdysregulation	Dihydroergotamin, ggf. Umstellen auf Neuroleptika mit weniger ausgeprägten vegetativen Begleitwirkungen
Sedierung	falls unerwünscht, Reduktion der Neuroleptikadosis oder Umstellen auf weniger sedierende Neuroleptika
pharmakogene Depression	Reduktion der Neuroleptikadosis, Versuch mit Anticholinergika, Antidepressiva
EKG-Veränderungen/Herzrhythmusstörungen	bei gravierenden Herzrhythmusstörungen Umstellen auf Butyrophenone bzw. Absetzen der Neuroleptika
anticholinerge vegetative Effekte (Mundtrockenheit, Störungen der Blasenfunktion, Pylorospasmus, Verstopfung, Akkomodationsstörungen, Glaukom)	bei schweren Nebenwirkungen ggf. Umstellen auf andere Antipsychotika/Neuroleptika oder Absetzen der Neuroleptika, Carbachol bei Blasenfunktionsstörungen
Störungen der Leberfunktion (passagere Erhöhung leberspezifischer Enzyme; cholestatischer Ikterus, toxische Hepatose)	mäßige Erhöhung der Leberwerte klinisch ohne Konsequenzen, bei Ikterus oder Hepatose Absetzen der Neuroleptika
Blutbildveränderungen (passagere Leukozytose, Eosinophilie, Lymphozytose, Leukopenie bzw. Agranulozytose)	Leukozytose, Eosinophilie, Lymphozytose klinisch ohne Konsequenzen; bei Leukozytenwerten unter 4 000/mm^3 Absetzen trizyklischer Neuroleptika und Umstellen auf andere Antipsychotika/Neuroleptika; ggf. internistische Therapie
Hyperprolaktinämie, Gynäkomastie, Galaktorrhö	Reduktion der Neuroleptika bei Gynäkomastie und Galaktorrhö
sexuelle Störungen (z. B. Erektionsstörungen, Libidostörungen, Orgasmusstörungen)	ggf. Dosisreduktion
dermatologische Störungen (Hautallergien, Photosensibilisierung)	Absetzen der Neuroleptika (wenn möglich) bei Hautallergien, dermatologische Therapie
ophthalmologische Störungen (Linsen- und Hornhauttrübungen, Pigmenteinlagerung in der Retina)	Umstellen auf andere Antipsychotika/Neuroleptika
metabolisches Syndrom, Störungen des Fett- und Glukosestoffwechsels sowie des Essverhaltens (verminderte Glukosetoleranz, vermehrte Esslust)	Diätberatung, ggf. Dosisreduktion, Umstellung

Tab. 18.7 Interaktionen von Neuroleptika/Antipsychotika mit anderen Psychopharmaka (Auswahl).

Komedikation	Art der Interaktion
Barbiturate	verstärkte Sedierung bis hin zur Neurotoxizität möglich, verstärkte Blutdrucksenkung beschrieben; durch Enzyminduktion niedrigere Neuroleptikaplasmaspiegel, dadurch geringerer antipsychotischer Effekt möglich
Benzodiazepine	verstärkte Sedierung möglich; pharmakodynamische Wirkverstärkung in vielen Fällen sinnvoll und erwünscht, Besserung einer neuroleptikainduzierten Akathisie unter Benzodiazepinen; in sehr seltenen Einzelfällen unter Kombination von Benzodiazepinen mit Clozapin Schwindelzustände bzw. Kollaps bis hin zum Atemstillstand
Buspiron	Anstieg von Haloperidolplasmaspiegeln, vermehrt extrapyramidale Nebenwirkungen möglich
Carbamazepin	verstärkte Metabolisierung mit niedrigeren Neuroleptikaplasmaspiegeln, fraglich: geringerer antipsychotischer Effekt; jedoch pharmakodynamische Wirkverstärkung möglich
Disulfiram	niedrigere Neuroleptikaplasmaspiegel beschrieben (hier: Fluphenazin)
Lithium	vermehrte Neuroleptika- und/oder Lithiumnebenwirkungen, auch extrapyramidal-motorische Nebenwirkungen, in Einzelfällen bis hin zur Neurotoxizität, eventuell höheres Risiko für malignes neuroleptisches Syndrom unter Lithiumzugabe; in sehr seltenen Einzelfällen irreversible Bewegungsstörungen mit persistierenden EEG-Veränderungen beschrieben
MAO-Hemmer	verstärkte orthostatische Hypotonie möglich; pharmakodynamische Verringerung der antipsychotischen Wirkung möglich
Phenytoin	verstärkte Metabolisierung, niedrigere Neuroleptikaplasmaspiegel, dadurch eventuell geringerer antipsychotischer Effekt
SSRI (Fluoxetin, Fluvoxamin)	höhere Neuroleptikaplasmaspiegel, dadurch vermehrt Nebenwirkungen, insbesondere extrapyramidale Nebenwirkungen wie Parkinsonoid und Akathisie
Trizyklika	Antidepressiva- und/oder Neuroleptikaplasmaspiegel können ansteigen, vermehrte Nebenwirkungen wie Sedierung, orthostatische Hypotonie und anticholinerge Nebenwirkungen bis hin zu Harnverhalt, Ileus und Delir möglich
Valproinsäure	höhere Valproinsäureplasmaspiegel unter Phenothiazinneuroleptika beschrieben, dadurch eventuell vermehrt Nebenwirkungen, eventuell auch vermehrt extrapyramidal-motorische Nebenwirkungen

MAO = Monoaminoxidase; SSRI = selektive Serotoninwiederaufnahme-Hemmer

18.9 Medikamentenwechselwirkungen

Einfluss auf die individuelle Metabolisierung nehmen die genetische Ausstattung der Patienten (Zytochromoxidase) sowie Ernährung und Interaktionen mit Pharmaka, ferner Rauchen, der Genuss von Koffein, Alkohol und dergleichen. Auch die individuelle Bereitschaft zur Enzyminduktion spielt eine nicht zu unterschätzende Rolle.

▸ **Kritische Kombinationen.** Bei der Gabe von Neuroleptika und Antidepressiva mit anticholinerger Komponente besteht das Risiko einer *Delirprovokation*, besonders wenn zusätzlich ein anticholinerg wirksames Antiparkinsonmittel, z. B. Biperiden, gegeben wird.

Die Kombination von typischen Neuroleptika und Lithium kann eine *erhöhte Rate von neurotoxischen Nebenwirkungen* mit sich bringen. Der *oxidative Abbau von Antipsychotika/Neuroleptika* kann beschleunigt werden über eine Enzyminduktion durch Antikonvulsiva (wie Phenytoin, Phenobarbital sowie Carbamazepin) und durch Antibiotika (wie Griseofulvin und Rifampicin). Durch Carbamazepin kann z. B. die *Haloperidolplasmakonzentration* um ca. 50 % gesenkt werden. Der *mikrosomal-enzymatische Abbau* (Zytochromoxidase) kann durch verschiedene Pharmaka (wie Fluoxetin, Ovulationshemmer oder Propranolol) gehemmt werden, was eine Erhöhung der Neuroleptikakonzentrationen zur Folge hat.

Die Interaktionen der Neuroleptika sind in ▸ Tab. 18.7 zusammengefasst.

18

Literatur

[1] Barnes TR, Curson DA. Long-term depot antipsychotics. A risk-benefit assessment. Drug Saf Dev 1994; 10: 464–479

[2] Bauer M, Praschak-Rieder N, Kasper S et al. Is dopamine neurotransmission altered in prodromal schizophrenia? A review of evidence. Current Pharmaceutical Design 2012; 18 (12): 1568–1579

[3] Carlsson A. The Dopamine Hypothesis of Schizophrenia 20 Years later. In: Häfner H, Gattaz WF, Janzarik W, eds. Search for the Causes of Schizophrenia. Heidelberg: Springer; 1987: 223–235

[4] Farde L, Wiesel FA, Halldin C et al. Central D 2-dopamine receptor occupancy in schizophrenic patients treated with antipsychotic drugs. Arch Gen Psychiatry 1988; 45: 71–76

[5] Haase HJ. Therapie mit Psychopharmaka und anderen psychotropen Medikamenten. Stuttgart: Schattauer; 1972

[6] Hasan A, Falkai P, Wobrock T et al. for the WFSBP Task force on Treatment Guidelines for Schizophrenia. World Federation of Societies of Biological Psychiatry (WFSBP) guidelines for biological treatment of schizophrenia, part 1 update 2012 on the acute treatment of schizophrenia and the management of treatment resistance. World J Biol Psychiatry 2012; 13(5): 318–378

[7] Hasan A, Falkai P, Wobrock T et al. for the WFSBP Task force on Treatment Guidelines for Schizophrenia. World Federation of Societies of Biological Psychiatry (WFSBP) guidelines for biological treatment of schizophrenia, part 2: update 2012 on the long-term treatment of schizophrenia and management of antipsychotic-induced side effects. World J Biol Psychiatry 2013; 14(1): 2–44

[8] Kane J, Honigfeld G, Singer J et al. for the Clozanil Collaborative Study Group. Clozapine for the treatment-resistant schizophrenic: a double-blind comparison with chlorpromazine. Arch Gen Psychiatry Dev 1988; 45: 789–796

[9] Kasper S, Tauscher J, Küfferle B et al. Dopamine- and serotonin-receptors in schizophrenia: Results of imaging-studies and implications for pharmacotherapy in schizophrenia. Eur Arch Psychiatry Clin Neurosci 1999; 249 (Suppl. 4): 83–89

[10] Kasper S, Geretsegger C, Hinterhuber H et al. Konsensus-Statement: Metabolisches Syndrom bei Patienten mit seelischen Erkrankungen. CliniCum psy, Sonderausgabe Dezember 2005

[11] Kasper S, Lehofer M, Hrsg. Schizophrenie – Medikamentöse Therapie. State of the Art 2008. CliniCum, Sonderausgabe November 2008

[12] Kasper S, Psota G, Geretsegger C et al. Depot-Antipsychotika/-Neuroleptika. Konsensus-Statement - State of the Art 2011. CliniCum neuropsy, Sonderausgabe November 2011

[13] Kasper S. Loxapin. Neue Option zur Akutbehandlung der Agitation bei Schizophrenie und bipolarer Störung. CliniCum neuropsy expertise, Sonderausgabe November 2013 [zur Veröffentlichung eingereicht]

Prüfungsfragen

1. Welchen Wirkmechanismus haben Antipsychotika?
2. Welchen Wirkmechanismus haben Neuroleptika?
3. Welche psychiatrischen Indikationen gibt es für den Einsatz von Antipsychotika/Neuroleptika?
4. Nach welchen Gesichtspunkten können Antipsychotika/Neuroleptika eingeteilt werden?
5. Welche Charakteristika weisen atypische Antipsychotika auf?
6. Was sind die bevorzugten Einsatzbereiche für atypische Antipsychotika?
7. Welche Medikamente fallen unter die atypischen Antipsychotika und welches Nebenwirkungsprofil haben sie?
8. Worin liegt der Therapieschwerpunkt in der Akutphase der Schizophrenie?
9. Von welchen Parametern hängt die Dauer der medikamentösen Therapie ab?
10. Welche Antipsychotika stehen als Depotform zur Verfügung und was sind die Äquivalenzdosen zur oralen Gabe?
11. Welches Nebenwirkungsprofil haben Antipsychotika/Neuroleptika?
12. Welche möglichen Interaktionen mit anderen Psychopharmaka können bei der Behandlung mit Antipsychotika/Neuroleptika auftreten?

19 Antidementiva

Siegfried Kasper

19.1 Einleitung

▸ **Behandlungsansätze.** Bei der Behandlung mit Antidementiva werden folgende Behandlungsansätze verfolgt:

- *Krankheitsprävention:* Als Beispiel kann die Behandlung vaskulärer Risikofaktoren bei vaskulären Demenzen bzw. die Östrogensubstitution nach der Menopause oder die Behandlung mit nicht steroidalen, antiinflammatorischen Substanzen bei der Alzheimer-Demenz gelten.
- *Neuroprotektion:* Durch den Einsatz von Antioxidanzien, Kalziumkanalblockern sowie N-Methyl-D-Aspartat(NMDA)-Rezeptor-Antagonisten soll eine Verlangsamung der neuronalen Degeneration bewirkt werden.
- *Neuroregeneration:* Durch neurotrope Substanzen soll die Ausbildung intakter Synapsen bewirkt und der neurale Untergang verhindert werden.
- *Neurotransmittersubstitution:* Die durch die neuronale Degeneration bewirkten Neurotransmitterdefizite werden durch Substitution der entsprechenden Neurotransmitter kompensiert. Als Beispiel können cholinerge bzw. monoaminerge Strategien bei Alzheimer-Demenz gelten.

▸ **Symptomkomplexe.** Die Behandlung der Alzheimer-Demenz ist symptomorientiert und stadienabhängig, da sich die Zielsymptome der Behandlung im Krankheitsverlauf ändern. Die Erkrankung beginnt mit kognitiven Störungen sowie mit Veränderungen der Affektivität; erst zu einem späteren Zeitpunkt treten Verhaltensstörungen und Störungen der Mobilität auf (▸ Abb. 19.1). Die Symptomenkomplexe bei Demenzen umfassen daher vorwiegend den kognitiven Bereich mit Einschränkung von Kurz- und Langzeitgedächtnis, Denkvermögen, Aufmerksamkeit, Konzentration, Auffassungsgabe und Orientierung sowie Verhaltensstörungen und psychotische Symptome („behavioral and psychological symptoms of dementia", BPSD), die durch Unruhe, Agitiertheit, Umherwandern, verbale und körperliche Aggressivität, depressive Verstimmung, Störung des Schlaf-Wach-Rhythmus sowie Wahn und Halluzinationen gekennzeichnet ist (▸ Tab. 19.1).

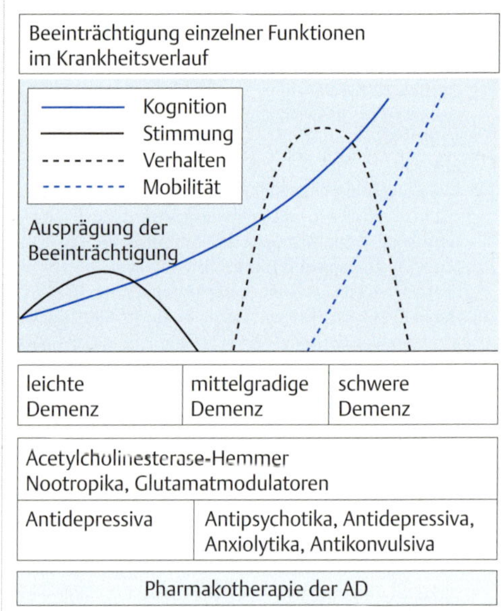

Abb. 19.1 Funktionsbeeinträchtigung bei Alzheimer-Demenz (AD) und Schwerpunkte der Behandlung.

Tab. 19.1 Symptomkomplexe bei Demenzen.

Kognitiver Bereich	Verhaltensstörungen und psychotische Symptome (BPSD)
Kurz- und Langzeitgedächtnis	Unruhe, Agitiertheit
Denkvermögen	Umherwandern
Aufmerksamkeit	verbale und körperliche Aggressivität
Konzentration	Wahn
Auffassungsgabe	Halluzinationen
Orientierung	depressive Verstimmung
	Schlafstörungen

BPSD = „Behavioral and psychological Symptoms of Dementia"

▸ **Behandlungsrichtlinien.** Als Antidementiva bezeichnet man Medikamente, welche die kognitiven Symptome günstig beeinflussen. Dabei gilt als Richtlinie, dass die einzelnen Substanzen bei Verträglichkeit jeweils ausreichend lange – mindestens 3–6 Monate – gegeben werden. Als Therapieziel kann sowohl die Verbesserung der klinischen

Symptomatik als auch eine Verlangsamung der Progression angesehen werden (▶ Tab. 19.2). Die Therapiekontrolle sollte sowohl durch die klinische Untersuchung als auch durch psychologische Testung und Fremdbeurteilung durch Angehörige oder andere Bezugspersonen erfolgen.

▶ **Wirksubstanzen.** In ▶ Tab. 19.3 sind die medikamentösen Beeinflussungsmöglichkeiten bei demenziellen Syndromen zusammengefasst. Daraus geht hervor, dass die Beeinflussung des cholinergen Systems, wie sie durch die Gruppe der Acetylcholinesterase-Hemmer gegeben ist, eine wesent-

Tab. 19.2 Richtlinien zur Behandlung mit Antidementiva. Insgesamt gilt für die Behandlung der Alzheimer-Demenz, dass die einzelnen Substanzen bei Verträglichkeit jeweils ausreichend lange (mindestens 3–6 Monate) gegeben werden, damit eine Beurteilung des therapeutischen Erfolgs möglich ist.

Empfehlung	Behandlungsstrategie
abgestufte Therapieziele	• Verbesserung der kognitiven Symptomatik • Stabilisierung auf dem Niveau vor Behandlungsbeginn • Verlangsamung der Progression
Therapiekontrolle auf mehreren Ebenen	• klinische Untersuchung • psychologische Testung (z. B. mittels MMST) • Fremdbeurteilung durch Angehörige oder andere Bezugspersonen
Kriterien für positive Beurteilung des therapeutischen Effekts	• Verbesserung oder Erhaltung der kognitiven Leistungsfähigkeit • positiver Einfluss auf akzessorische Symptome (BPSD) • Verbesserung oder Stabilisierung des globalen Funktionsniveaus

Für eine Wirksamkeit dieser Behandlungsstrategie bei leichten kognitiven Störungen, die noch nicht die Kriterien einer Demenz erfüllen, sind bislang noch keine generellen Empfehlungen zu geben.
BPSD = „Behavioral and psychological Symptoms of Dementia"; MMST = Mini Mental State Test

Tab. 19.3 Medikamentöse Therapie bei demenziellen Syndromen (Auswahl von Medikamenten).

Wirkprinzip	Tagesdosis (mg)	Art der Gabe
Beeinflussung des Neurotransmittersystems		
cholinerges System		
• Donezepil (Aricept)	5–10	1 × abends
• Galantamin (Reminyl)	8–24	1 × täglich
• Rivastigmin (Exelon)	3–12	2 × bzw. 1 × als Patch täglich
dopaminerges und adrenerges System		
• Selegilin (Jumex)	5–10	1 × morgens/mittags
Nootropika		
Nicergolin (Sermion)	20–60	1–2 × täglich
Piracetam (Nootropil)	2400–2800	2–3 × täglich
Co-Dergocrin (Hydergin)	3–8	3 × täglich
Cinnarizin (Stutgeron)	75	1 × morgens
Pyritinol (Encephabol)	600	3 × täglich
Neuroprotektiva		
Nimodipin (Nimotop)	90–180	3 × täglich
Ginkgo biloba (Tebonin)	20–240	2–3 × täglich
Vitamin E (Ephynal)	100–600	1–2 × täglich
Östrogensubstitution		
andere, z. T. noch in Erforschung befindliche Substanzen		
Glutamatmodulatoren (Akatinol, Memantin)	5–20	1–2 × täglich
entzündungshemmende Substanzen		
Chelatoren (Aluminium)		
Cerebrolysin	10–30 ml	Infusionskur

liche Rolle einnimmt. Weiterhin kommen Nootropika, Neuroprotektiva sowie andere, zum Teil noch in Erforschung befindliche Substanzen infrage.

19.2 Alzheimer-Demenz

19.2.1 Acetylcholinesterase-Hemmer

Die Acetylcholinesterase(AchE)-Hemmer werden zur Behandlung einer leichten bis mittelgradigen Alzheimer-Demenz empfohlen. Das Grundprinzip hinter der Wirkung der AchE-Hemmer stellt die sog. „Acetylcholinmangel-Hypothese“ dar. Das „cholinerge Defizit“ wird durch die neuronale Degeneration erklärt, die im Nucleus basalis Meynert den Ausgang nimmt und die betroffenen neokortikalen Gebiete beeinträchtigt (▶ Abb. 19.2); dadurch nimmt die Ausschüttung des an Erinnerungs- und Lernprozessen beteiligten Neurotransmitters Acetylcholin allmählich ab.

Ziel der Therapie ist es, mit Acetylcholinesterase-Hemmern die Wiederherstellung der cholinergen Neurotransmission zu bewirken und dadurch gestörte Lern- und Gedächtnisleistungen zu verbessern. Während Präkursoren des Acetylcholins bislang keinen klinischen Wirksamkeitsnachweis erbrachten, wurde für die Gruppe der AchE-Hemmer in einer Reihe von plazebokontrollierten Studien die Wirksamkeit auf verschiedenen Ebenen gezeigt, z. B. in testpsychologischen Leistungen, in globalen klinischen Beurteilungen durch den Arzt sowie auf der Ebene der Alltagskompetenz des Patienten unter Berücksichtigung des Eindrucks von Angehörigen/Pflegepersonen.

Zurzeit sind *Donezepil, Galantamin* und *Rivastigmin* im Handel erhältlich. Tacrin war das erste verfügbare Medikament (außer dem schon früher als Pflanzenextrakt in Österreich verfügbaren Galantamin). Aufgrund der auftretenden Nebenwirkungen wird Tacrin wegen verfügbarer Alternativen nicht mehr empfohlen.

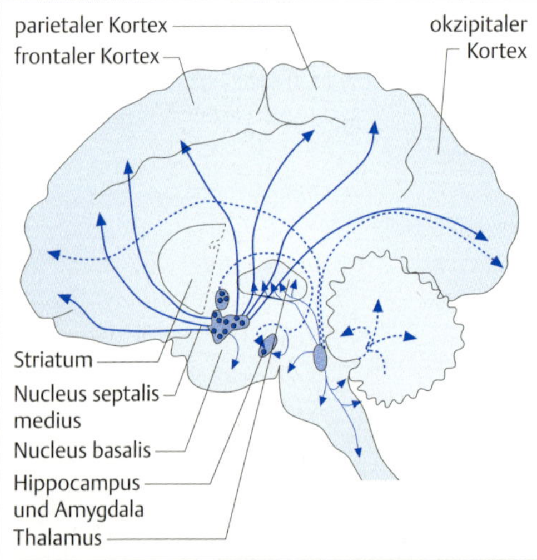

Abb. 19.2 Projektionsbahnen des cholinergen Systems im ZNS (nach Rosenberg 2003). Bei der Alzheimer-Demenz führt die Degeneration von Zellen im Nucleus basalis Meynert zu einem sukzessiven Verlust von Nervenzellen in Projektionsarealen (u. a. Hippocampus und Amygdala) sowie kortikalen Arealen (z. B. frontaler und parietaler Kortex).

Donezepil

Im Jahr 1996 erfolgte die Zulassung zuerst in den USA, im August 1997 auch in den meisten europäischen Ländern. Donezepil ist ein *reversibler selektiver Acetylcholinesterase-Hemmer.* In einer Reihe von kontrollierten Untersuchungen zeigte Donezepil – wie die anderen AchE-Hemmer – sowohl in leistungsbezogenen Tests als auch aufgrund der globalen klinischen Beurteilung durch Ärzte, Angehörige und Pflegepersonen signifikante Unterschiede im Vergleich zur Plazebogruppe.

Donezepil verfügt über eine Halbwertszeit von 70–80 h und muss daher nur 1-mal täglich gegeben werden. Sowohl die 5-mg- als auch die 10-mg-Dosierungen erwiesen sich als gut verträglich, insbesondere zeigten sich keinerlei Anzeichen für eine Hepatotoxizität.

> **Steckbrief**
>
> **Donezepil**
>
> Das Nebenwirkungsprofil von Donezepil entspricht in etwa dem Plazeboniveau. Die peripheren cholinergen Nebenwirkungen schließen Symptome wie Durchfall, Müdigkeit und Muskelkrämpfe ein, die in einer leicht erhöhten Inzidenz im Vergleich zu Plazebo auftraten.

Hinsichtlich einer Minimierung der Nebenwirkungen wird deshalb empfohlen, die Donezepildosierung zunächst mit 5 mg pro Tag zu beginnen (am besten abends) und erst nach 4–6 Wochen auf

10 mg zu steigern. Die 1-mal tägliche Einnahme ist für Patienten mit Alzheimer-Demenz vorteilhaft.

Rivastigmin

Die Substanz ist seit 1998 in Europa erhältlich, jedoch in den USA noch nicht zugelassen. Rivastigmin ist ein *reversibler bzw. pseudoirreversibler Hemmer der Acetyl- und Butyrylcholinesterase* mit hirnregionaler Selektivität (Kortex und Hippocampus). Die Wirksamkeit wurde in mehreren großen klinischen Studien unter Beweis gestellt. Die Halbwertszeit von maximal 2 h und die AchE-Inhibition von ca. 10 h machen eine 2-mal tägliche Gabe von 1,5–16 mg p. o. notwendig. Es wird empfohlen, mit der Dosierung langsam einschleichend zu beginnen und um 3 mg pro Tag, mit mindestens 2-wöchigen Abständen, zu erhöhen. Zusätzlich steht nun auch ein transdermaler Patch zur Verfügung, der eine 1-mal tägliche Einnahme erlaubt.

Steckbrief

Rivastigmin

Rivastigmin erwies sich ebenso wie Donezepil als insgesamt gut verträglich, zeigt jedoch auch dosisabhängige cholinerge, periphere Nebenwirkungen, die durch eine langsame Dosistitrierung nach Schema verringert werden können. Die im Vergleich zu Plazebo signifikant häufiger beobachteten Nebenwirkungen waren u. a. Appetitlosigkeit, Schwindel, Müdigkeit, Schwäche und vermehrtes Schwitzen.

Hinsichtlich des Risikos von Arzneimittelinteraktionen ist Rivastigmin vorteilhaft, da die Plasmaeiweißbindung gering ist und die Elimination nicht über Cytochrom P450 vermittelt wird, sondern zu 95 % über die Niere erfolgt.

Galantamin

Galantamin ist ein *selektiver, kompetitiver, reversibler Acetylcholinesterase-Hemmer*. Es ist ein allosterischer Modulator präsynaptischer Acetylcholinrezeptoren mit Erhöhung der Rezeptoraffinität für Acetylcholin (insbesondere M_2- und M_4-Rezeptor-Subtyp). Das aus verschiedenen Narzissenspezies gewonnene tertiäre Alkaloid Galantamin ist seit 1989 in Österreich zur Behandlung der Alzheimer-Demenz zugelassen. Die Wirkung dieser inzwischen auch synthetisch verfügbaren Substanz wurde in mehreren plazebokontrollierten Studien nachgewiesen. In groß angelegten internationalen Studien konnte dieser Effekt unter Beweis gestellt werden.

Aufgrund der nun vorliegenden retardierten Form ist eine 1-mal tägliche Dosierung bis 24 mg möglich.

Steckbrief

Galantamin

Insgesamt weist Galantamin ein sehr günstiges Nebenwirkungsprofil auf, gelegentlich wird über periphere, cholinerge Nebenwirkungen berichtet.

19.2.2 Nootropika, Neuroprotektiva

Im Jahr 1972 wurde der Begriff Nootropikum aufgrund der pharmakologischen Eigenschaften dieser Substanzgruppe charakterisiert. Diese bestehen in einer Erhöhung der Resistenz des ZNS gegen schädliche Einflüsse, einer Begünstigung von Lern- und Gedächtnisprozessen sowie einer Begünstigung des telenzephalen Informationstransfers. Es wird angenommen, dass der Zellmetabolismus durch Nootropika auf verschiedenen Ebenen verbessert wird und eine Zellschädigung durch endo- oder exogene Noxen abgewendet wird. Die Wirksamkeit der Nootropika im engeren Sinne (▶ Tab. 19.3) ist bei demenziellen Syndromen nicht so eindeutig nachgewiesen wie die der AchE-Hemmer bei Alzheimer-Demenz.

Aufgrund der fehlenden Datenlage hat eine Vielzahl dieser Medikamente keine Zulassung und wird aus historischen Gründen unter dem angenommen Wirkprinzip aufgeführt.

Merke

Der Einsatz dieser Substanzen kann wegen der aus heutiger Sicht unzureichenden Datenlage mit Ausnahme von Ginkgo-biloba-Extrakt EGb 761 nur bei Unwirksamkeit bzw. Unverträglichkeit von Cholinesterasehemmern und Memantin in Einzelfällen in Erwägung gezogen werden.

Der Extrakt EGb 761 weist die notwendigen Reinheitskriterien und Extraktspezifitäten bei diesem Phytopharmakon auf. Als Wirkmechanismus wird ein komplexes neuroprotektives Wirkprofil angenommen, das u. a. mit Radikalfängereigenschaften verbunden ist. In jüngster Vergangenheit wurden kontrollierte, den derzeitigen wissenschaftlichen Anforderungen standhaltende Studien aus Europa und den USA für den Ginkgo-biloba-Extrakt EGb 761 vorgelegt, die Verbesserungen in Kognition, Alltagskompetenz und neuropsychiatrischen Symptomen belegen. Die Tagesdosierung gemäß Fachinformation bei demenziellem Syndrom beträgt 120–240 mg. Insgesamt ist die Medikation sehr nebenwirkungsarm, es bestehen keine Kontraindikationen und keine Wechselwirkungen.

19.2.3 Glutamatmodulatoren

Memantin

Glutamat ist ein wichtiger exzitatorischer Neurotransmitter im ZNS, der für Funktionen wie Lernen, Gedächtnis, Motorik und Wahrnehmung verantwortlich gemacht wird. Andererseits ist für Glutamat auch eine neurotoxische sowie exzitotoxische Wirkung nachgewiesen.

Als Wirkmechanismus von Memantin wird ein antagonistischer Effekt bei niedriger Affinität mit hoher Spannungsabhängigkeit und einer schnellen On-off-Kinetik der NMDA-Kanal-Blockade (NMDA = N-Methyl-D-aspartat) angenommen. Der NMDA-Kanal wird durch Memantin in physiologischer Weise blockiert, d. h., er ist beispielsweise für glutamatvermittelte Lern- und Gedächtnisvorgänge voll verfügbar, wird aber gegen die exzitotoxischen Wirkungen einer pathologisch erhöhten Glutamatkonzentration geschützt. In Krankheitsmodellen wurde die sich daraus ergebende Neuroprotektion gezeigt. In den durchgeführten klinischen Untersuchungen fanden sich günstige Effekte bei leichten und mittelschweren Hirnleistungsstörungen unterschiedlicher Genese.

Es empfiehlt sich eine einschleichende Gabe mit 5 mg in der 1. Woche, 10 mg in der 2. Woche, 15 mg in der 3. Woche und ggf. einer wöchentlichen weiteren Steigung auf 30 mg. Die Gabe kann 1- oder 2-mal täglich erfolgen, jedoch nicht nach 14 Uhr, da es sonst zu einer Übererregung mit Schlafstörungen kommen kann.

Steckbrief

Memantin

Es werden Wechselwirkungen mit bzw. Wirkungsverstärkung bei Barbituraten, Neuroleptika, Anticholinergika, L-Dopa, dopaminergen Agonisten sowie Amantadin beschrieben. In Einzelfällen wurde bei Patienten mit erhöhter Anfallsbereitschaft eine Absenkung der Krampfschwelle beobachtet.

Kontraindikation besteht bei schweren Verwirrtheitszuständen, schwerer Nierenfunktionsstörung und Epilepsie.

19.2.4 Andere Substanzen

Zahlreiche Substanzen befinden sich in präklinischen oder klinischen Forschungsprogrammen zur Überprüfung ihrer Wirkung als Antidementiva. Als Wirkmechanismen werden cholinerge Therapieansätze, jedoch auch selektive muskarinerge oder nikotinerge Agonisten mit zum Teil anderen Wirkungsmechanismen als bei AchE-Hemmern untersucht.

Ziel dieser Forschung ist es, Medikamente zu entwickeln, die eine Verzögerung der Krankheitsprogression bewirken sollen. Es handelt sich dabei im weiteren Sinne um neuroprotektive Ansätze, die als transmittermodulierende, antioxidative, antiinflammatorische, neurotrophe und allgemein neuroprotektive Strategien zusammengefasst werden können. Zurzeit ist jedoch die Datenlage in der klinischen Praxis noch nicht so ausgeprägt, dass der tägliche Einsatz gerechtfertigt erscheint.

19.3 Vaskuläre Demenz

Die vaskuläre Demenz ist ätiologisch heterogen und umfasst eine Vielzahl verschiedener Erkrankungen, die aufgrund ihrer Lokalisation und Distribution wie folgt charakterisierbar sind: Multiinfarktdemenz, Status lacunaris, subakute arteriosklerotische Enzephalopathie (Morbus Binswanger) und Demenz bei einzelnen strategisch lokalisierten Infarkten. Ein demenzielles Zustandsbild kann auch bei Autoimmunerkrankungen sowie Koagulopathien auftreten.

Therapeutisch steht die Kontrolle der Risikofaktoren im Vordergrund, beispielsweise die Behandlung von arterieller Hypertonie, Diabetes mellitus,

Hypercholesterinämie, Rauchen sowie kardialen Erkrankungen. Weiterhin ist im Einzelfall eine Behandlung mit gerinnungshemmenden Substanzen notwendig, wie sie z. B. durch Azetylsalizylsäure, Ticlopidin und Clopidogrel gegeben ist.

An Antidementiva können die bereits beschriebenen Nootropika (Piracetam, Nimodipin, Nicergolin, Pyritinol, Ginkgo-biloba-Extrakt EGb 761, Dihydroergotoxin) zum Einsatz kommen. Weiter fanden sich sowohl bei vaskulärer als auch bei Alzheimer-Demenz günstige Effekte mit der als neuroprotektiv und neuroregenerativ einzustufenden Substanz *Cerebrolysin* (10–30 ml als Infusion, 10–20 Tage lang in 2-monatigem Abstand wiederholbar).

19.4 Andere Demenzen

Demenzielle Syndrome bei speziellen zerebralen oder systemischen Erkrankungen und chronischer Intoxikation, die nicht als vaskuläre oder degenerative Demenzen bezeichnet werden können, bedürfen in erster Linie einer Behandlung der Grunderkrankung. Erst in zweiter Linie können auch hier Antidementiva Anwendung finden. Es liegen jedoch keine kontrollierten Studien zur Unterstützung dieser Annahme vor.

19.5 Akzessorische Symptome bei Demenz

Die im Verlauf einer Demenz auftretenden depressiven und ängstlichen Zustände sowie Verhaltensstörungen wie Aggression, Agitiertheit, zielloses Wandern, paranoid-halluzinatorische Symptome sowie Störung des Schlafrhythmus und Störungen des Tag-Nacht-Rhythmus können durch *Antidepressiva, Anxiolytika, atypische Antipsychotika* sowie *Hypnotika* behandelt werden.

19.5.1 Antidepressiva

Trizyklische Antidepressiva haben den Nachteil anticholinerger Nebenwirkungen, die sich bei Alzheimer-Patienten in Form zusätzlicher kognitiver Leistungseinschränkungen, unter Umständen sogar als delirante Bilder manifestieren können. Weiterhin besteht bei trizyklischen Antidepressiva eine erhöhte Sturzgefahr durch das Auftreten einer orthostatischen Hypotonie.

Da bei demenziellen Zustandsbildern auch eine Reduktion des Neurotransmitterhaushalts im serotonergen noradrenergen System belegt ist, kann durch *selektive Serotoninwiederaufnahme-Hemmer (SSRI)* sowie durch *dual wirkende Antidepressiva* wie Venlafaxine, Duloxetin, Milnacipran (in Deutschland nicht zugelassen) ein günstiger Erfolg mit einer Reduktion der depressiven Symptomatik erreicht werden.

19.5.2 Anxiolytika

Angstsymptome können oft mithilfe von *SSRI*, dabei eher in niedrigerer Dosierung, günstig beeinflusst werden. Von der Gruppe der *Benzodiazepine* sollten Substanzen mit kurzer bis mittlerer Halbwertszeit (z. B. Lorazepam, Oxazepam) bevorzugt werden, um eine Akkumulation zu vermeiden. Auch der 5-HT_{1A}-Agonist *Buspiron* hat sich in einer Dosierung von bis zu 60 mg zur Behandlung von Angst und Agitation bei Demenz als wirksam erwiesen.

19.5.3 Antipsychotika/Neuroleptika

Die im Rahmen demenzieller Erkrankungen auftretenden Anzeichen wie psychomotorische Unruhe, Aggressivität und psychotische Symptome können wirksam durch *atypische Antipsychotika* behandelt werden, wobei die beste Datenlage für Risperidon (0,5–2 mg) vorliegt. Olanzapin und Clozapin sind wegen der intrinsischen anticholinergen Eigenschaft weniger gut geeignet. Für Quetiapin sollten wegen der Gefahr einer orthostatischen Dysregulation anfangs niedrige Dosierungen (25 bis maximal 100 mg) gewählt werden.

Da ältere Patienten eine hohe Empfindlichkeit für das Auftreten von extrapyramidal-motorischen Symptomen zeigen, stellen *typische Neuroleptika* bis auf Ausnahmefälle (z. B. intravenöse Gabe von Haloperidol) keine geeignete Therapie dar, da häufig zusätzlich noch anticholinerg wirksame Medikamente gegeben werden müssen, die zu einer Verschlechterung der kognitiven Situation führen.

19.5.4 Hypnotika

Aufgrund von Störungen des Schlafrhythmus und Störungen des Tag-Nacht-Rhythmus ist bei demenziellen Syndromen häufig eine Hypnotikagabe notwendig. Benzodiazepine können möglicherweise eine paradoxe Wirkung zeigen. Eine gute Alternative stellen Nichtbenzodiazepine wie *Zolpidem* und *Zopiclon* dar, die aufgrund ihres geringen bis fehlenden Abhängigkeitspotenzials und fehlender motorischer Nebenwirkungen den Benzodiazepinen vorgezogen werden sollten.

Vereinzelt kann auch das Trinken von *Bohnenkaffee* vor dem Zubettgehen bei dementen Patienten ausreichend schlafanstoßend sein. Eine ausreichend schlafanstoßende Wirkung zeigen auch niedrig potente Neuroleptika, z. B. *Prothipendyl* (40–80 mg).

Literatur

[1] Burns A, Rossor M, Hecker J et al. Donezepil in the treatment of Alzheimer's disease – results from a multinational clinical trial. Dement Geriat Cogn Disord 1999; 10: 237–244

[2] Corey-Bloom J, Anand R, Veach J, for the ENA 713 B352 Study Group. A randomized trial evaluating the efficacy and safety of ENA 713 (rivastigmine tartrate), a new acetylcholinesterase inhibitor, in patients with mild to moderately severe Alzheimer's disease. Int J Geriat Psychopharmacol 1998; 1: 55–65

[3] Feldman H, Gauthier S, Hecker J et al. Benefits of donezepil on global function, behavior, cognition and ADLs in patients with moderate to severe Alzheimer's disease. Neurology 2000; 54 (Suppl.): A469

[4] Folstein M et al. Mini-mental state: a practical method for grading the cognitive state of patients for the clinician. J Psychiatr Res 1975; 12: 189–198

[5] Ihl R, Frölich L, Winblad B et al. for the WFSBP Task Force on Treatment Guidelines for Alzheimer's Disease and other Dementias. World Federation of Societies of Biological Psychiatry (WFSBP) guidelines for the biological treatment of Alzheimer's disease and other dementias. World J Biol Psychiatry 2011; 12(1): 2–32

[6] Kasper S, Kalousek M, Saletti B, Hrsg., et al. Konsensus Statement Demenzerkrankungen – State of the Art 2006. CliniCum psy, Sonderausgabe November 2006

[7] Meller I, Fichter MM, Schröppel H. Depression und Demenz in der Allgemeinbevölkerung. TW Neurologie Psychiatrie 1996; 10: 912–921

[8] Müller WE. Therapie mit Nootropika, Möglichkeiten und Grenzen. Psycho 1996; 22: 18–22

[9] Poirier J, Delisle MC, Quirion R et al. Apoloprotein in E4 allele as a predictor of cholinergic deficits and treatment outcomes in Alzheimer's disease. Proc Natl Acad Sci USA 1995; 92: 122 60–64

[10] Raskind MA, Peskind ER, Wessel T et al and the Galatamine USA-1 Study Group. Galantamine in AD: a 6 month randomized, placebo-controlled trial with a 6-month extension. Neurology 2000; 54: 2261–2268

[11] Rogers SL, Farlow MR, Doody RS. A 24-week, double-blind, placebo-controlled trial of donezepil in patients with Alzheimer's disease. Neurology 1998; 50: 136–145

[12] Ruether E, Husmann R, Kinzler E et al. A 28-week, double-blind, placebo-controlled study with Cerebrolysin in patients with mild to moderate Alzheimer's disease. International Clinical Psychopharmacology 2001; 16: 253–263

[13] Stoppe G, Staedt J. Die frühe diagnostische Differenzierung primär dementer von primär depressiven Syndromen im Alter – ein Beitrag zur Pseudodemenzdiskussion. Fortschr Neurol Psychiatr 1994; 61: 172–182

Prüfungsfragen

1. Wie sind Antidementiva charakterisiert?
2. Welche Symptome können bei Demenzen auftreten?
3. Welche Behandlungsansätze werden bei der Behandlung mit Antidementiva verfolgt?
4. Welche Therapieziele gibt es bei der Behandlung mit Antidementiva?
5. Wie sind Acetylcholinesterase-Hemmer charakterisiert?
6. Welcher Neurotransmitter wird durch cholinerge Antidementiva beeinflusst?
7. Welche Nebenwirkungen können bei Donezepil auftreten?
8. Welche Nebenwirkungen können bei Rivastigmin auftreten?
9. Welche Nebenwirkungen können bei Galantamin auftreten?
10. Wie sind Nootropika charakterisiert?
11. Welche Medikamente zählen zu den Nootropika und wie sieht ihr Nebenwirkungsprofil aus?
12. Welcher Wirkmechanismus wird für Memantin angenommen?
13. Welche Nebenwirkungen können bei Memantin auftreten?
14. Was versteht man unter vaskulärer Demenz?
15. Womit können akzessorische Symptome bei Demenz behandelt werden?

20 Anxiolytika

Tarik Ugur und Hans-Peter Volz

20.1 Einleitung und Methodik

▶ **Störungsbilder.** Die Pharmakotherapie der Angststörungen richtet sich gegen eine ätiologisch heterogene Gruppe von Erkrankungen, die in der Internationalen Klassifikation psychischer Störungen, Kapitel V (ICD-10, [8]) durch exzessive Angst und/oder übertriebene Sorgen charakterisiert sind. Daneben findet sich je nach Erkrankung ein unterschiedliches Set an psychischen und psychovegetativen Symptomen, die auch Gegenstand pharmakologischer Interventionen sein können. Da ferner zwischen den Angststörungen untereinander und zwischen Angststörungen und anderen psychiatrischen Erkrankungen, insbesondere *depressiven Störungen, psychischen Störungen durch psychotrope Substanzen, Persönlichkeitsstörungen* sowie *nichtorganischen Schlafstörungen* Symptomüberlappungen und eine hohe Rate an Komorbidität besteht, muss die Auswahl des geeigneten Medikaments individuelle Gegebenheiten berücksichtigen. Der historische Zusammenhang zwischen Angststörungen und dem Neurosenkonzept sowie eine immer breitere Datenbasis für psychotherapeutische Verfahren bedingen ferner, dass Angststörungen sich zu einer Domäne psychotherapeutischer Verfahren entwickelt haben. In manchen Leitlinien (z. B. der Deutschen Gesellschaft für Psychiatrie und Psychotherapie, Psychosomatik und Nervenheilkunde [DGPPN]: Kurzform der Leitlinien, Praktisches Vorgehen [7]) wird die Psychopharmakotherapie deshalb als komplementäres Behandlungsverfahren bei schweren Krankheitsverläufen oder wenn psychotherapeutische Ansätze nicht möglich sind, aufgeführt.

▶ **Behandlungsansätze.** Charakteristische Symptome von Angststörungen werden pathophysiologisch mit einer Überaktivität der Amygdala in Verbindung gebracht [10]. Diese kann durch symptomatische Behandlungsansätze, wie etwa durch Benzodiazepine (BZD) mit ihrer rasch einsetzenden GABA-ergen (GABA = γ-Aminobuttersäure) Wirkung oder durch z. B. serotonerge Antidepressiva [9] nachhaltig reduziert werden. Im Sinne pharmakologischer Angstmodelle handelt es sich bei den Antidepressiva (AD) um kausal wirkende Substanzen, die eine bis zu mehrwöchige Wirklatenz aufweisen, weshalb es je nach Behandlungssetting sinnvoll sein kann, die Behandlung durch symptomatisch wirkende Medikamente zu ergänzen. Hinsichtlich der Auswahl des jeweiligen Medikaments haben sich *selektive Serotoninwiederaufnahme-Hemmer (SSRI)* für die meisten Angststörungen, *Serotonin- und Noradrenalinwiederaufnahme-Hemmer (SNRI)* für einige Angststörungen und *Pregabalin* bei generalisierter Angststörung als Medikamente der 1. Wahl durchgesetzt [4]. Daneben entfalten einige AD zusätzlich „symptomatische" Wirkungen, wie z. B. einen antihistaminerg vermittelten sedierenden Effekt, den sie mit sedierenden Neuroleptika und antihistaminergen Sedativa teilen. Eine differenzielle Therapie der Angststörung berücksichtigt neben der jeweiligen Angststörung den Zulassungsstatus einzelner Substanzen und die Evidenzklasse.

▶ **Behandlungsdauer.** Als Erstbehandlungsintervalle werden, z. B. im Fall der Panikstörung, ca. 8–12 Wochen empfohlen (Leitlinien der APA 2009 und NICE 2013; [1], [13]). In Einzelfällen muss eine langsamere Besserungsdynamik berücksichtigt werden, sodass die Fachinformationen z. T. deutlich längere Zeiträume bis zum Erreichen des Wirkmaximums beinhalten, z. B. 3 Monate für Escitalopram. Bei mangelndem Ansprechen der Symptomatik sind, analog zur Behandlung der depressiven Störungen, die Medikamentendosis, die Behandlungsdauer, die Compliance und metabolische Aspekte zu berücksichtigen. Nicht selten kann durch den Wechsel auf ein Medikament mit einem anderen biochemischen Wirkprofil eine Remission erreicht werden. Nach einem erfolgreichen Ansprechen der Angstsymptome kann ein frühzeitiges Absetzen des Anxiolytikums erneut zu einer Exazerbation führen. Für einzelne Angststörungen wird deshalb eine Erhaltungstherapie von 1–2 Jahren empfohlen ([1], [11]).

▶ **Absetzen der Medikation.** Im Rahmen einer Medikamentenreduktion kann es zu erneuten Symptomen wie vermehrter Irritabilität, Parästhesien, Myalgien und gastrointestinalen Symptomen kommen. Eine sorgfältige Differenzierung zwischen passageren Absetzeffekten *(Diskontinuitätssyndrom)* und Krankheitsrückfällen bestimmt das weitere Vorgehen. Absetzeffekte, die abhängig von dem jeweiligen Medikament unterschiedlich heftig ausfallen können, klingen in der Regel nach einigen Tagen wieder ab. Bei einem sich abzeichnenden Rezidiv muss das Medikament wieder eindosiert werden. Bei diesen Patienten ist eine längere psychopharmakologische Behandlung angezeigt.

▶ **Ältere Patienten.** Ein höherer Stellenwert kommt der Pharmakotherapie der Angststörungen bei älteren Erwachsenen (> 65 Jahre) zu. Abhängig von der Gesamtkonstellation stellt sie hier die Therapiemöglichkeit der 1. Wahl dar. Besonderheiten dieser Altersgruppe sind eine geringere Metabolisierung und Serumeiweißbindung sowie eine erhöhte Wechselwirkungsrate mit Medikamenten anderer Fachgebiete. Deshalb muss die Dosis entsprechend angepasst werden.

▶ **Schwangerschaft und Stillzeit.** In der Schwangerschaft und Stillzeit unterliegt der Einsatz von anxiolytischen Medikamenten stets einer Güterabwägung. An 1. Stelle sollten nicht pharmakologische Therapiemöglichkeiten ausgeschöpft werden (vergl. auch Kap. 17.10 „Antidepressivagabe während Schwangerschaft und Stillzeit"). Der präpartale Einsatz von Benzodiazepinen kann mit dem Risiko eines sog. Floppy-Infant-Syndroms (S. 351) einhergehen.

20.2 Substanzgruppen

20.2.1 Antidepressiva

Antidepressiva (AD) sind fester Bestandteil der Pharmakotherapie von Angsterkrankungen. Modernere Substanzklassen – insbesondere SSRI, SNRI und reversible Inhibitoren der Monoaminoxidase A (RIMA) – haben inzwischen trizyklische Antidepressiva (TCA) wie Clomipramin und Imipramin sowie den in der Anwendung aufwendigeren irreversiblen Monoaminoxidasehemmer (MAO-Hemmer) Tranylcypromin als Therapeutika der 1. Wahl verdrängt. Einige Substanzen sind für spezielle Angststörungen zugelassen (▶ Tab. 20.1), sodass sich der Trend zu einer differenziellen Therapie der einzelnen Angststörungen fortgesetzt hat. Die Substanzcharakteristika der Antidepressiva sind in Kap. 17 beschrieben und werden hier nicht erläutert.

20.2.2 Antiepileptika

Mit Pregabalin, einem Modulator spannungsabhängiger Kalziumkanäle, wurde erstmals ein Antiepileptikum zur Behandlung einer Angststörung in der Indikation der generalisierten Angststörung zugelassen. Der Wirkansatz und die Unterschiede im Nebenwirkungsspektrum sind eine interessante Alternative, insbesondere bei mangelndem Ansprechen der Symptomatik auf AD oder

Tab. 20.1 Spezifische Behandlung verschiedener Angststörungen mit zugelassenen Substanzen und Dosierungsempfehlungen (lt. Rote Liste, [14]).

Substanzklasse	Substanz	Indikation und Dosis (mg)				
		Agoraphobie ± Panikstörung*	generalisierte Angststörung	soziale Phobie	PTBS	Phobien
SSRI	Citalopram	40				
	Escitalopram	10–20	10–20	10–20		
	Paroxetin	40–60	20–50	40–60	20–50	
	Sertralin	50–200		50–200	50–200	
SNRI	Duloxetin		30–60			
	Venlafaxin	75–225	75–225	75–225		
TCA	Clomipramin	100–150				100–150
Azuapirone	Opipramol		50–200			
RIMA	Moclobemid			300–600		
Antiepileptika	Pregabalin		150–600			

*****Hinweis:** In der Roten Liste 2013 sowie in Fachinformationen lautet das Anwendungsgebiet abweichend von der Nomenklatur der ICD-10 „Panikstörung mit und ohne Agoraphobie"
PTBS = posttraumatische Belastungsstörung; RIMA = reversibler Hemmer der Monoaminoxidase A; SNRI = Serotonin- und Noradrenalinwiederaufnahme-Hemmer; SSRI = selektive Serotoninwiederaufnahme-Hemmer; TCA = trizyklische Antidepressiva

wenn Nebenwirkungen der AD vom Patienten nicht toleriert werden. Einige unerwünschte Nebenwirkungen wie Sedierung, Ataxie, Doppelbilder und kognitive Störungen ähneln den Nebenwirkungen älterer Antiepileptika, wobei die überwiegend renale Elimination unter Interaktionsgesichtspunkten ein Vorteil von Prägabalin ist. Weitergehende Informationen können der Fachinformation Lyrica entnommen werden.

20.2.3 Benzodiazepine

Benzodiazepine (BZD) steigern das Bindungsvermögen von γ-Aminobuttersäure (GABA) – dem wichtigsten hemmenden Botenstoff des ZNS – an GABA-A-Rezeptoren und zeichnen sich u. a. durch eine sedierende, anxiolytische, zentral muskelrelaxierende und antikonvulsive Wirkung und Indikation aus. Als symptomatische Behandlungsform sollte der Einsatz von BZD eine kausale pharmakologische und/oder psychotherapeutische Behandlung ergänzen, kann diese aber in der Regel nicht ersetzen.

▶ **Nebenwirkungen.** Aufgrund von zum Teil gravierenden Nebenwirkungen (wie Veränderungen der Reaktionszeit, Koordinationsstörungen mit Sturzgefahr, kognitiv-mnestischen Störungen) oder der Gefahr einer physischen und psychischen Abhängigkeitsentwicklung ist die aufklärende und beratende Begleitung des Patienten von besonderer Bedeutung.

Ein differenzieller Einsatz berücksichtigt neben dem klinischen Wirkprofil pharmakokinetische und pharmakodynamische Charakteristika, durch die sich die einzelnen BZD unterscheiden. Bei hauptsächlich hepatischer Elimination differenziert man je nach Eliminationshalbwertszeit zwischen kurz, mittellang und lang wirksamen Substanzen.

▶ **Altersabhängigkeit der Wirkung.** Eine weitere Besonderheit dieser Substanzgruppe ist die *Altersabhängigkeit der Wirkung* mit einer Häufung paradoxer Reaktionen, die sich durch Agitiertheit ausdrücken, in der Kindheit und im Senium.

▶ **Kontraindikationen.** Aufgrund der zentral muskelrelaxierenden Wirkung dürfen Benzodiazepine nicht bei *Myasthenia gravis* und aufgrund der atemdepressiven Wirkung nicht bei *akuter respiratorischer Insuffizienz* oder in Verbindung mit anderen atemdepressiven Medikamenten verwendet werden. Weitere Anwendungsbeschränkungen ergeben sich für den Einsatz im *1. Trimenon* aufgrund einer (fraglich) erhöhten Inzidenz von Lippen-Kiefer-Gaumen-Spalten sowie pränatal mit der Gefahr eines *Floppy-Infant-Syndroms* (Muskelschwäche mit Atemdepression, Hypothermie und Trinkschwäche) bei dem Neugeborenen. Während der *Stillzeit* sollte der Einsatz von BZD ebenfalls vermieden werden. Aufgrund einer möglichen Gewöhnung, Toleranzentwicklung und der Gefahr einer Abhängigkeit sollten Patienten mit einem *Abusus- und Abhängigkeitsrisiko* im Rahmen von Angststörungen nicht mit Benzodiazepinen behandelt werden.

Generell ist die Dosierung abhängig vom jeweiligen BZD und sollte ausreichend, aber möglichst niedrig gewählt werden. Auch die Behandlungsdauer ist mit einer abschließenden Ausschleichphase restriktiv zu handhaben. Gute anxiolytische Wirkungen haben Alprazolam und Oxazepam bei gering sedierenden Eigenschaften. Lorazepam hat eine stärker sedierende Wirkung und eignet sich aufgrund verfügbarer Schmelztabletten zur symptomatischen Behandlung krisenhafter Zuspitzungen. Für weiterführende Informationen sollten die Fachinformationen der jeweiligen Einzelsubstanzen eingesehen werden.

20.2.4 Neuroleptika

Der symptomatische Einsatz von Neuroleptika in anxiolytischer Indikation ist in der klinischen Praxis verbreitet. Aufgrund ihrer sedierenden Eigenschaften, die antihistaminerg vermittelt werden, kommen niederpotente Substanzen (wie Levopromazin, Melperon, Pipamperon oder Chlorprothixen) zum Einsatz, wenn Benzodiazepine kontraindiziert sind, z. B. bei bekannter Abhängigkeit oder bekannter paradoxer Benzodiazepinwirkung. Aufgrund unzureichender Effektivitätsnachweise und teilweise irreversibler Nebenwirkungen, wie tardiven Dyskinesien, sind sie *Medikamente der 2. Wahl.*

Vom Einsatz hochpotenter Neuroleptika (z. B. Fluphenazin, Flupentixol, Fluspirilen oder Haloperidol) in der Behandlung von Angststörungen ist wegen der möglichen Induktion von extrapyramidal-motorischen Symptomen und einer tardiven Dyskinesie abzuraten. In der Gruppe der atypischen Neuroleptika liegt eine Studie für die Wirksamkeit von Quetiapin in der Behandlung der generalisierten Angststörung vor, die etwa mit der Wirkung von Antidepressiva vergleichbar sein soll [6].

20.2.5 Andere Substanzen

Betarezeptorenblocker

Der Einsatz von Betarezeptorenblockern basiert auf der Hypothese, dass über eine Blockade noradrenerger *Projektionen in den Mandelkern* sowie der noradrenergen *Projektionen des Mandelkerns* eine Reduktion sympathikoton vermittelter Angstsymptome (wie z. B. Tremor, Tachykardie und Schwitzen) auf zentralem Wege erreicht werden kann. Aufgrund der uneinheitlichen Ergebnisse von Wirksamkeitsstudien und zum Teil ausgeprägten Nebenwirkungen ist die Anwendung zur Behandlung von Angststörungen limitiert, hat aber Eingang in Leitlinien gefunden (z. B. der DGPPN, [7]).

Die periphere sympathikolytische Wirkung ist unstrittig. Bei gleichzeitig bestehenden organischen Erkrankungen, die den Einsatz von Betablockern rechtfertigen, oder als Zusatztherapie bei vordergründigen somatischen Symptomen im Rahmen einer generalisierten Angststörung oder Panikstörung kann ihr Einsatz erwogen werden.

Propranolol, Oxprenolol und Atenolol werden im Zusammenhang mit Angststörungen eingesetzt. Für weitergehende substanzspezifische Informationen sind die Fachinformationen der jeweiligen Einzelsubstanzen heranzuziehen.

Opipramol

Opipramol ist ein trizyklisches Piperazinderivat, das seine sedierende Hauptwirkung ebenfalls über die Blockade von H_1-Histaminrezeptoren entfaltet, daneben interagiert die Substanz mit Sigmarezeptoren, die u. a. eine Rolle bei Stimmungsschwankungen und Gedächtnisprozessen spielen. Das Indikationsgebiet umfasst neben der generalisierten Angststörung und der somatoformen Störung eine Reihe unspezifischer Symptome wie Angst, Spannung, Nervosität, Schlafstörungen, Konzentrationsschwäche und vegetativ-funktionelle Organbeschwerden.

Antihistaminika

Antihistaminika (z. B. Hydroxyzin) haben aufgrund der Blockade von H_1-Histaminrezeptoren sedierende Eigenschaften, welche die Übererregung (Hyperarousal) bei Angststörungen reduzieren kann. Die Substanz ist für Angst- und Spannungszustände zugelassen. Aufgrund der schnellen Toleranzentwicklung und eher unspezifischen Wirkung ist Hydroxyzin ein *Anxiolytikum der 2. Wahl.*

Buspiron

Buspiron ist ein Azapiron und zur symptomatischen Behandlung von Angstzuständen mit den Leitsymptomen Angst, innere Unruhe und Spannung zugelassen. Buspiron wirkt über einen 5-HT_{1A}-Agonismus.

20.3 Differenzielle Pharmakotherapie der Angststörungen

20.3.1 Panikstörung/Agoraphobie ± Panikstörung

Die medikamentöse Behandlung der Panikstörung sowie der Agoraphobie mit und ohne Panikstörung ist immer Teil eines therapeutischen Gesamtkonzepts, welches die Anwendbarkeit psychotherapeutischer Verfahren berücksichtigt. In die Indikationsstellung zur Pharmakotherapie werden u. a. die Komorbidität und Vorbehandlungen einbezogen.

SSRI haben sich aufgrund ihrer guten Wirksamkeit bei guter Verträglichkeit etabliert [4]. Darüber hinaus sind SNRI mit Venlafaxin und TCA (insbesondere Clomipramin und Imipramin) Medikamente mit guter Evidenz [12]. Die Rate unerwünschter und potenziell gravierender Nebenwirkungen ist bei TCA höher als bei den SSRI und SNRI. Bei fehlendem Ansprechen der Symptomatik oder zur Beherrschung einer schweren Symptomatik ist der zusätzliche symptomatische Einsatz von Benzodiazepinen (z. B. Alprazolam) empfohlen. Bei weiterer Therapieresistenz können irreversible MAO-Hemmer, Kombinationsbehandlungen mit atypischen Neuroleptika sowie Antiepileptika versucht werden ([2]; ▸ Abb. 20.1).

Nicht alle Substanzen mit Wirksamkeitsnachweisen sind in dieser Indikation zugelassen, sodass der Einsatz nachweislich wirksamer Substanzen trotzdem ein Off-Lable-Gebrauch sein kann (▸ Tab. 20.1). Eine krankheitsimmanente Serotoninempfindlichkeit kann initial zu einer Zunahme der Angstsymptomatik führen, weshalb eine einschleichende Dosierung anzuraten ist.

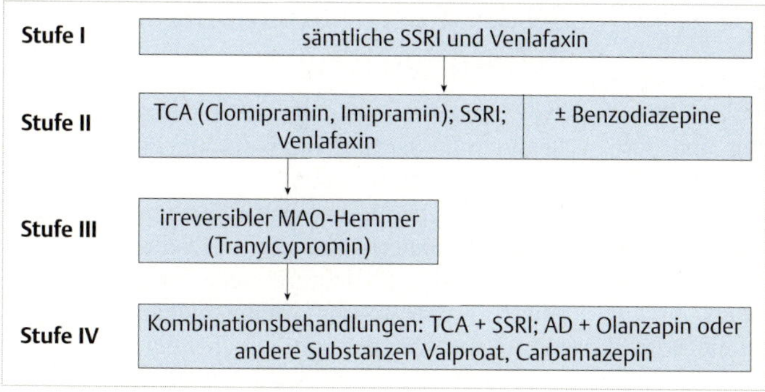

Abb. 20.1 Stufenschema zur pharmakologischen Behandlung der Panikstörung (modifiziert nach den Empfehlungen in [2]). AD = Antidepressiva; MAO-Hemmer = Monoaminoxidase-Hemmer; SSRI = selektive Serotoninwiederaufnahme-Hemmer; TCA = trizyklische Antidepressiva.

20.3.2 Generalisierte Angststörung

Für die generalisierte Angststörung liegen aus der Gruppe der AD Zulassungen für Escitalopram, Paroxetin und Venlafaxin vor. Mit Pregabalin steht ein alternativer Wirkansatz zur Verfügung. Wirksam sind ferner Buspiron, Doxepin, Imipramin und Hydroxyzin ([2] [15]). Die Behandlung sollte abgestuft zunächst mit einem SSRI, SNRI oder mit Pregabalin erfolgen (Stufe I, ▶ Abb. 20.2).

Im Fall unzureichender Remission in Höchstdosis erfolgt die Umstellung auf ein Präparat mit anderem Wirkprofil, z. B. von SSRI auf Pregabalin, Buspiron oder TCA (Imipramin; ▶ Abb. 20.2, Stufe II). Die Unterschiedlichkeit einzelner Wirkansätze bietet die Möglichkeit, weitere Wechsel innerhalb der Medikamente der 1. und 2. Wahl durchzuführen oder Kombinationsbehandlungen (z. B. AD + Pregabalin oder AD + Olanzapin) oder einen Behandlungsversuch mit Quetiapin durchzuführen (▶ Abb. 20.2, Stufe III).

Der Einsatz von Benzodiazepinen (BZD) ist bei leichteren Verlaufsformen mit der Aussicht auf ein ausreichendes Ansprechen im Rahmen einer Kurzzeitintervention (maximal 6–8 Wochen) als alleiniger Ansatz oder als Add-on-Strategie zu den Medikamenten der 1. und 2. Wahl zur Beherrschung schwerer Symptomatik gerechtfertigt.

20.3.3 Phobien

Soziale Phobie

Die pharmakologische Behandlung der sozialen Phobie ist Teil eines psychotherapeutischen und pharmakologischen Gesamtkonzepts. Die Indikationsstellung muss u. a. Komorbiditätsstatus, Einbindung in psychotherapeutische Behandlungsformen sowie Vorbehandlungen berücksichtigen. Anhand der Symptomschwere wird zunächst eine Entscheidung zur kausalen pharmakologischen Behandlung mit AD oder zur symptomatischen Therapie mit z. B. Betablockern bei vorwiegend psychovegetativen Symptomen oder Benzodiazepinen

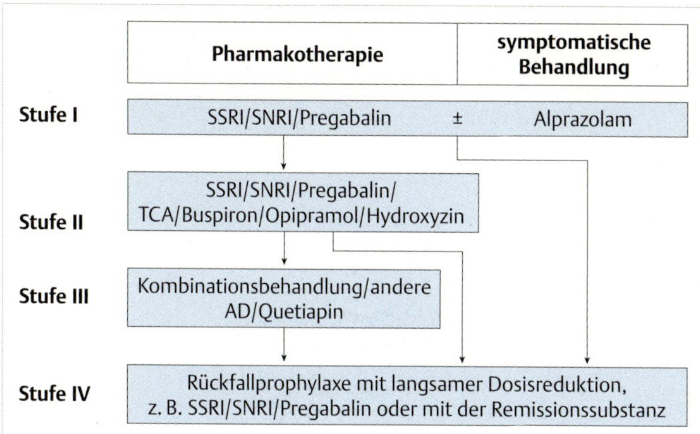

Abb. 20.2 Stufenschema zur pharmakologischen Behandlung der generalisierten Angststörung (modifiziert nach den Empfehlungen in [5]). AD = Antidepressiva; SNRI = Serotonin- und Noradrenalinwiederaufnahme-Hemmer; SSRI = selektive Serotoninwiederaufnahme-Hemmer; TCA = trizyklische Antidepressiva.

bei zeitlich überschaubarer Intervention von 4–8 Wochen getroffen.

Bei Versagen der symptomatischen Behandlung und grundsätzlicher Entscheidung für eine Pharmakotherapie ist eine AD-Behandlung indiziert. Gegenwärtig stehen mit Escitalopram, Paroxetin, Venlafaxin und Moclobemid Substanzen aus 3 verschiedenen Substanzklassen zur Verfügung. Die AD sollten, insbesondere bei unzureichender Wirksamkeit im mittleren Dosisbereich, bis zur Höchstdosis eindosiert werden, wobei die Dosis 2 bis 3 Monate beibehalten werden sollte. Bei mangelndem Ansprechen sollte anschließend eine Umstellung auf ein AD mit anderem biochemischen Wirkprofil erfolgen. Dabei sind insbesondere im Umgang mit MAO-Hemmern die Vorsichtsmaßregeln zu beachten. Bei erneutem Therapieversagen über einen Zeitraum von ebenfalls 2–3 Monaten ist eine Einstellung auf Tranylcypromin zu erwägen. Für Lavendelöl (Silexan) liegen positive Studien bei subsyndromaler GAD und voll ausgeprägter GAD vor, so dass hier eine Therapiealternative in Form eines Phytopharmakons zur Verfügung steht.

Spezifische Phobie

Die pharmakologische Behandlung spezifischer Phobien sollte nur als Teil eines Gesamtkonzepts und bei schweren Verlaufsformen erfolgen. Clomipramin ist zur Behandlung von Phobien zugelassen. Es besteht jedoch keine terminologische Übereinstimmung der Indikation Phobie mit der Nosologie der ICD-10. Symptomatische Behandlungsansätze mit Benzodiazepinen sind bei schwerer Symptomatik gerechtfertigt.

20.3.4 Posttraumatische Belastungsstörung

Die Indikationsstellung zur pharmakologischen Behandlung der posttraumatischen Belastungsstörung (PTBS) ohne oder in Verbindung mit einer psychotherapeutischen Behandlung berücksichtigt einige Besonderheiten des individuellen Krankheitsverlaufs. Charakteristische Symptome wie Angst, „Hyperarousal", Depressivität und Schlafstörungen können vorübergehender Natur sein oder auf eine kurzfristige symptomatische Behandlung ansprechen. Wenn nach einem 3- bis 4-wöchigen Intervall eine Symptompersistenz oder Verschlechterung zu beobachten ist, wird der Einsatz von SSRI empfohlen und nach einem 2-monatigen Behandlungsversuch sollte durch eine Umstellung des Antidepressivums z. B. auf Venlafaxin oder Mirtazapin eskaliert werden [1]. Ebenso ist der Einsatz bei chronischer PTBS im Sinne der DSM-IV (Diagnostic and statistical Manual of mental Disorders) mit einer Symptomprävalenz von mehr als 3 Monaten angezeigt und sollte mindestens 1 Jahr beibehalten werden [1].

Bei der Auswahl eines Psychopharmakons zur Behandlung der posttraumatischen Belastungsreaktion ist eine hohe Komorbidität mit depressiven Störungen, generalisierten Angststörungen, schädlichem Substanzgebrauch und Persönlichkeitsstörungen zu beachten.

Literatur

[1] American Psychiatric Association (APA). Practice Guidelines for the Treatment of Patients with Panic Disorder, 2nd ed. 2009; DOI: 10.1176/appl.books.978 089 0423 905 154 688

[2] Ballenger JC, Jonathan RT, Davidson MD et al. Consensus statement update on posttraumatic stress disorder from the International Consensus Group on Depression and Anxiety. J Clin Psychiatry 2004; 65 (Suppl. 1): 55–62

[3] Bandelow B, Zohar J, Hollander E et al. World Federation of Societies of Biological Psychiatry (WFSBP) Guidelines for the Pharmacological Treatment of Anxiety, Obsessive-Compulsive and Post-Traumatic Stress Disorders – 1st Revision. The World Journal of Biological Psychiatry, 2008; 9(4): 248–312

[4] Bandelow B, Sher L, Bunevicius R et al. Guidelines for the pharmacological treatment of anxiety disorders, obsessive-compulsive disorder and posttraumatic stress disorder in primary care. Int J Psychiatry Clin Pract 2012; 16(2): 77–84. DOI: 10.3 109/13 651 501.2 012 667 114. Epub 2012 Apr 30

[5] Bandelow B, Boerner JR, Kasper S. The diagnosis and treatment of generalized anxiety disorder. Dtsch Arztebl Int. 2013; 110(17): 300–309; DOI: 10.3 238/arztebl.2 013 0300. Epub 2013 Apr 26

[6] Depping AM, Komossa K, Kissling W et al. Second-generation antipsychotics for anxiety disorders. Cochrane Database Syst Rev 2010; (12): DOI 10.1002/14 651 858. CD 008 120. pub.2

[7] Deutsche Gesellschaft für Psychiatrie und Psychotherapie, Psychosomatik und Nervenheilkunde, DGPPN. Kurzform der Leitlinien/S 1-Praxisleitlinien-bd2-Angsterkrankungen 2013 ; im Internet: www.dgppn.de/fileadmin/user_upload/_medien/download/pdf/kurzversion-leitlinien/s1-praxisleitlinien-bd2-angsterkrankungen.pdf; Stand: 15.05.13

[8] Dilling H, Mombour W, Schmidt MH. Internationale Klassifikation psychischer Störungen: ICD-10 Kapitel V (F). Bern: Hans Huber ; 2011

[9] Faria V, Appel L, Ahs F et al. Amygdala subregions tied to SSRI and placebo response in patients with social anxiety disorder. Neuropsychopharmacology 2012; 37: 2222–2232. DOI: 10.1038/npp2012.72

[10] Gorman JM, Kent JM, Sullivan GM et al. Neuroanatomical hypthesis of panic disorder. Revised. Am J Psychiatry 2000; 157: 493–505

[11] Marchesi C. Pharmacological management of panic disorder. Neuropsychiatr Dis Treat 2008; 4(1) : 93–106

[12] Modigh K, Westberg P, Eriksson E. Superiority of clomipramine over imipramine in the treatment of panic disorder: a placebo-controlled trial. J Clin Psychopharmacol 1992; 12: 251–261

[13] National Institut for Clinical Excellence (NICE). Drug Treatment for Panic Disorder. Im Internet:pathways.nice.org.uk/pathways/panic-disorder#path = view%3A/pathways/panic-disorder/drug-treatment-for-panic-disorder.xml&content = close; Stand: 09.12.2013

[14] Rote Liste 2013. Frankfurt/Main: Rote Liste Service GmbH; 2013

[15] Rickels K, Downing R, Schweizer E et al. Antidepressants for the treatment of generalized anxiety disorder. A placebo-controlled comparison of imipramine, trazodone, and diazepam. Arch Gen Psychiatry 1993; 50: 884–895

Prüfungsfragen

1. Welche Antidepressiva gehören zu den Medikamenten der 1. Wahl in der Therapie der Panikstörungen?
2. Was sind die Hauptvorteile der SSRI gegenüber TCA bei der Therapie von Panikstörungen?
3. Welcher Effekt ist mitunter bei der Initialtherapie mit Antidepressiva (besonders SSRI und SNRI) bei Angststörungen festzustellen und welche Dosisempfehlung leitet sich hieraus ab?
4. Welches Antiepileptikum hat eine Zulassung für die Pharmakotherapie der generalisierten Angststörung?
5. Welchen Wirkmechanismus weisen Benzodiazepine auf?
6. Welche wesentlichen Nebenwirkungen weisen Benzodiazepine auf?
7. Welche Kontraindikationen sind beim Einsatz von Benzodiazepinen zu beachten?
8. Welche Substanzen kommen in der Therapie der sozialen Phobie zum Einsatz?
9. Welches Antidepressivum hat eine Zulassung für die Pharmakotherapie der posttraumatischen Belastungsstörung?

21 Hypnotika

Tarik Ugur und Hans-Peter Volz

21.1 Einleitung und Methodik

▸ **Behandlungsansätze.** Das Schlaf- und das Wachsystem sind anatomisch verschiedene Systeme, die über Nervenverbindungen funktionell ineinandergreifen. Beim Gesunden wurde diese Interaktion mit einem Ein-aus-Schalter verglichen [11], der einen raschen Übergang zwischen den Zuständen des Schlafens und Wachens sowie eine Stabilität in den jeweiligen Bewusstseinszuständen ermöglicht. Insomnien stellen gewissermaßen eine Erkrankung dieses „Ein-aus-Schalters" dar [14]. Auf pharmakologischem Weg kann u. a. über eine *histaminerge, melatonerge und GABA-erge* (GABA = Gammaaminobuttersäure) *Modulation* in dieses System eingegriffen werden.

▸ **Wirkmechanismen.** Die hypnotische Wirkung antihistaminerger Substanzen erfolgt durch eine Antagonisierung der *Histamin-*H_1*-Rezeptoren*. Diese sind Teil des zentralen histaminergen Systems, welches ein übergeordnetes Wachsystem ist. Bedeutsam für die Aufrechterhaltung eines biologischen Tag-Nacht-Rhythmus ist ferner das *Epiphysenhormon Melatonin*, dessen Ausschüttung durch Licht gehemmt wird. Neben vielfältigen anderen Wirkungen im Organismus hat Melatonin eine schlaferzeugende und regenerationsfördernde Wirkung, die durch melatonerge Substanzen genutzt wird. Ein dritter Wirkmechanismus ist für Benzodiazepine (BZD) charakteristisch. GABA ist der wichtigste hemmende Botenstoff des ZNS und entfaltet seine Wirkung über GABA-Rezeptoren. BZD steigern die Affinität von GABA an *GABA-A-Rezeptoren*. In der Folge kommt es zu einer Hyperpolarisation, die eine Mindererregbarkeit der betroffenen (aktivierenden) Nervenzellen bewirkt [1].

Klassische Hypnotika wie Barbiturate wirken dosisabhängig sedativ, hypnotisch oder narkotisch. Dies bedingt eine gewisse Überlappung zwischen Hypnotika und Beruhigungsmitteln (Sedativa) einerseits und Substanzen mit narkotischer Wirkung (Narkotika) andererseits. BZD und GABA-Rezeptor-Agonisten vom Nichtbenzodiazepintyp haben ein breiteres therapeutisches Fenster als die älteren Barbiturate, sodass das Risiko für eine Atemdepression im Falle eine Überdosierung geringer ist. Auch der Einfluss auf die physiologische Schlafarchitektur sowie das Risiko für eine Toleranz- und Abhängigkeitsentwicklung sind geringer [6].

▸ **Indikation und Störungsbilder.** Die Indikationsstellung zur pharmakologischen Behandlung ist Teil eines therapeutischen Gesamtkonzepts, das nicht medikamentöse und medikamentöse Behandlungsstrategien einschließt und eine eingehende Diagnostik voraussetzt. Bei *primärer Insomnie* erfolgt die Indikationsstellung für BZD-Rezeptor-Agonisten, für Melatonin oder kurz und mittellang wirkende BZD als Therapeutika der 1. Wahl [13]. Bei mangelndem Ansprechen ist ein 2. Behandlungsversuch mit einem anderen Medikament dieser Gruppe gerechtfertigt. *Sekundäre Insomnien*, z.B. das Pickwick-Syndrom, das Restless-Legs-Syndom sowie affektive Erkrankungen und Psychosen sollten primär einer kausalen Behandlung zugeführt werden, um eine nachhaltige Besserung zu erreichen. Bei anhaltenden Beschwerden zu Beginn oder während einer solchen Behandlung oder bei persistierender Insomnie nach Genesung der Grunderkrankung erfolgt eine additive Hypnotikabehandlung mit Medikamenten der 1. Wahl.

In die Indikationsstellung sollten ferner frühere Hypnotikaerfahrungen, Kontraindikationen (z. B. Sedativaabhängigkeit), unerwünschte Nebenwirkungen (z. B. paradoxe Reaktion) und komorbide Erkrankungen (z. B. Myasthenie) einfließen [13]. Die Behandlung erfordert vor und während der Intervention eine regelmäßige ärztliche Betreuung des Insomniepatienten.

▸ **Behandlungsdauer und Absetzen der Medikation.** Patienten mit primären Insomnien oder Patienten mit sekundären Insomnien, bei denen eine kausale Therapie der Grunderkrankung zu keiner ausreichend schnellen Besserung führt, erhalten für einen definierten Zeitraum eine medikamentöse Behandlung. Diese zielt auf die nachhaltige Wiederherstellung eines biologischen Tag- und Nachtrhythmus ab, wobei die kleinste wirksame Dosis eines schlafinduzierenden Medikaments für den kürzest möglichen Zeitraum verordnet wird. Die Behandlungsdauer sollte vor Behandlungsbeginn mit dem Patienten abgestimmt werden [3].

Während die älteren Behandlungsempfehlungen, die ursprünglich aus den Erfahrungen mit Barbituraten entwickelt wurden, einen zeitlich restriktiven Einsatz von Schlafmitteln empfehlen, hat sich mit Blick auf den eher chronischen Verlauf (> 1 Monat) vieler Insomnien in den letzten Jahren ein Konzeptwandel zugunsten eines längeren Einsatzes von Medikamenten der 1. Wahl [9] vollzogen, ohne dass sich dies bisher in den zugelassenen Indikationen der Substanzen wiederfindet.

Im Gegensatz zu der regelmäßigen Gabe, wie sie in der Behandlung kurzzeitiger Insomnien empfohlen wird, wird im Rahmen eines längerfristigen Einsatzes eine intermittierend angesetzte Einnahme mit wöchentlichen Obergrenzen empfohlen, z. B. 2–4 Einnahmen pro Woche [13]. Da bei den Substanzen der 1. Wahl Toleranzentwicklungen und Abhängigkeitsentwicklungen zwar weniger wahrscheinlich, aber dennoch möglich sind, wird eine zusätzliche Steuerung und Kontrolle der Therapie über eine 3- bis 4-wöchentliche Befristung der Verordnungszeiträume empfohlen. Das Ende der Behandlung einer chronischen Insomnie soll ausschleichend unter Berücksichtigung von Rebound-Phänomenen erfolgen [8].

▶ **Einteilung, Auswahlkriterien.** Stoffgruppenübergreifend ist die Zirkadianität der Schlaf-Wach-Störungen zu berücksichtigen. Entsprechend haben die *zeitlichen Parameter* (Wirkbeginn und Halbwertszeit) die größte Bedeutung für die Auswahl eines bestimmten Medikaments. Eine verspätete Schlaf-Wach-Phase mit Einschlafstörungen, z. B. bei Depressionen, kann durch abendliche Gaben von melatonergen Substanzen oder Benzodiazepinrezeptoragonisten „vorverlagert" werden. Eine Verkürzung der Schlaf-Wach-Phase mit Früherwachen, wie sie gehäuft im Senium auftritt, profitiert von mittellang wirksamen Benzodiazepinrezeptoragonisten oder einer kürzer wirksamen Substanz (wie Zaleplon) zum Zeitpunkt des Aufwachens, um eine 2. kürzere Schlafphase zu induzieren. Typische Durchschlafstörungen sprechen in der Regel auf mittellang wirksame Hypnotika an.

Der somatische Therapieansatz zielt in 1. Linie auf *quantitative Aspekte des Schlafs*, die durch Einschlaf- und Durchschlafstörungen sowie Früherwachen reduziert sind. Eine verbesserte Schlafqualität geht z. T. mit einem Hypnotikaeinsatz einher. Insbesondere der melatonerge Behandlungsansatz erscheint vielversprechend (zur Zulassung von Melatonin s. Kap. 21.2.5). Primäre Insomnien, die sich durch Einschlafschwierigkeiten und eine leichte Erweckbarkeit während der Schlafphasen auszeichnen, sind das klassische Indikationsgebiet für BZD und verwandte GABA-A-Rezeptormodulatoren.

Schließlich verdient auch das *Wachbewusstsein*, welches die Insomnie begleitet, eine ausreichende Berücksichtigung. Im Zuge einiger psychiatrischer Erkrankungen oder einer primären Insomnie kann eine anfänglich generell vermehrte Erregbarkeit mit einer Störanfälligkeit des Nachtschlafs und einer Hypervigilität im Wachbewusstsein einhergehen. Diese Erregbarkeit profitiert bei gegebener Indikation und unter Berücksichtigung des Kumulationsrisikos von länger wirkenden Substanzen. Tagesschläfrigkeit, die nicht selten die anfängliche Hypervigilanz ablöst, würde durch einen Medikamentenüberhang eher verschärft und sollte deshalb mit kurz bis mittellang wirkenden Substanzen behandelt werden.

21.2 Substanzgruppen

21.2.1 Benzodiazepine

▶ **Wirkung.** Im Rahmen eines differenziellen Einsatzes von BZD (s. Kap. 20 „ Anxiolytika") qualifizieren sich Substanzen mit stärker sedierenden Eigenschaften für den Einsatz als Hypnotikum. Klinisch und polysomnografisch verringern sie die Einschlaflatenz und die Häufigkeit des nächtlichen Aufwachens. Der Schlaf selbst wird tiefer und ruhiger. BZD sind nach wie vor Hypnotika der 1. Wahl. Die Auswahl eines bestimmten BZD berücksichtigt die Halbwertszeit und Indikation (Ein- oder Durchschlafstörung).

▶ **Behandlungsdauer, Nebenwirkungen.** Aufgrund des Risikos einer Abhängigkeitsentwicklung wird mit der geringsten noch wirksamen Dosierung so kurz wie möglich behandelt. Gängige Schlafmittel wie *Lormetazepam* oder *Temazepam* gehören zu den mittellang wirksamen BZD. Bei beiden ist zu beachten, dass die Einnahme höherer Dosen mit Überhangphänomenen bis in den nächsten Tag hinein einhergehen kann. Die Schlafarchitektur wird insofern verändert, als sich der Anteil der Tiefschlafphasen und der traumreichen Rapid-Eye-Movement-Phasen verringert [1].

21.2.2 GABA-Rezeptor-Agonisten vom Nichtbenzodiazepintyp Wirkung

Zopiclon, Zolpidem und *Zaleplon* sind kurz bis mittellang wirksame Substanzen, die ebenfalls ihre Wirkung über den GABA-A-Rezeptorkomplex entfalten und eine Verstärkung der GABA-ergen Signalübertragung bewirken. Ihre Wirkungscharakteristika entsprechen etwa denen kurz oder mittellang wirksamer BZD. Sie verkürzen objektiv sowie im subjektiven Erleben die Einschlaflatenz, verlängern die Gesamtschlafdauer und verbessern die Schlafqualität.

▸ **Indikation.** Der Effekt auf die Einschlaflatenz beträgt einer Metaanalyse zufolge durchschnittlich 22 min und besteht fast zur Hälfte aus einem Plazeboeffekt, der gegen mögliche unerwünschte Wirkungen der Substanzen abgewogen werden muss [7]. Polysomnografisch ist der REM-Schlaf verringert. Aufgrund der kurzen Halbwertszeit (0,5–1,5 h) eignet sich Zaleplon zur Behandlung von Einschlafstörungen oder bei vorzeitigem Erwachen in der zweiten Nachthälfte, während die kurz bis mittellang wirksamen Substanzen Zopiclon und Zolpidem gegen Ein- und Durchschlafstörungen eingesetzt werden.

▸ **Nebenwirkungen.** Ähnliche Nebenwirkungen wie bei den BZD bedingen, dass besondere Vorsicht in der Kombination mit anderen atemdepressiven Medikamenten und hinsichtlich eines zwar deutlich geringeren, aber dennoch vorhandenen Abhängigkeitsrisikos geboten ist.

21.2.3 Antidepressiva

▸ **Wirkung.** An der schlaferzeugenden Wirkung der AD sind verschiedene Wirkmechanismen beteiligt. *TCA* und *Mirtazapin* sedieren antihistaminerg, *Trazodon* zusätzlich durch eine α-1-Blockade. *Agomelatin*, Agonist der melatonergen MT_1- und MT_2-Rezptoren, entfaltet seine Wirkung durch eine mittelbare Hemmung von Wachheit erzeugenden Signalen des Nucleus suprachiasmaticus. Aufgrund einer Wirklatenz von ca. 2 h sollten antihistaminerge AD nicht erst zur Nacht eingenommen werden, Agomelatin als Bedside-Tablette. Der Einsatz von AD bei primären Insomnien ist trotz Wirksamkeitsnachweisen ein Off-Lable-Gebrauch.

▸ **Indikation.** Für Schlafstörungen, die mit depressiven Episoden einhergehen, eignen sich sedierende Antidepressiva in der *Hauptindikation Depression*, da durch ihren Einsatz bei einem Teil der Patienten eine zusätzliche Belastung durch Hypnotika vermieden werden kann. In subantidepressiver Dosis werden sie gelegentlich zur Behandlung primärer Insomnien oder bei Kontraindikationen gegen BZD-Rezeptor-Agonisten (z. B. bekannte Substanzabhängigkeit) eingesetzt.

Aufgrund des verzögerten Wirkeintritts sprechen Durchschlafstörungen sowie Schlafstörungen am Morgen besser auf TCA an als Einschlafstörungen. Nach längerer Gabe von Antidepressiva zur Insomniebehandlung sollte die Therapie nicht abrupt unterbrochen werden, da es analog zur Depressionsbehandlung zu Unruhezuständen, Angst und erneuten Insomnien (Diskontinuitätssyndrom) kommen kann (s. Kap. 17 „Antidepressiva“).

21.2.4 Neuroleptika

▸ **Wirkung, Nebenwirkungen.** Der sedierende oder schlaferzeugende Einfluss typischer niederpotenter Neuroleptika – wie *Promethazin* und einige Atypika, z. B. *Quetiapin* – wird durch eine antihistaminerge Wirkung vermittelt. Die Wirkung tritt ähnlich wie bei antihistaminergen AD mit einer Latenz ein, weshalb eine Anflutungszeit von ca. 2 h einzuplanen ist. Typikanebenwirkungen, wie akute extrapyramidal-motorische Bewegungsstörungen, tardive Dyskinesien, Hypotonie sowie anticholinerge Wirkungen, sind auch bei niederpotenten Neuroleptika möglich, aber selten. Bei dem intensiven Einsatz sedierender Atypika können metabolische Störungen auftreten (Kap. 18 „Antipsychotika/Neuroleptika“). Aufgrund teilweise gravierender möglicher Nebenwirkungen sind Neuroleptika in der Behandlung der primären Insomnie *Mittel der 2. Wahl.*

▸ **Indikation.** Ihr Einsatzgebiet sind v. a. Schlafstörungen im Rahmen von Psychosen, bei denen eine Hauptindikation für den Einsatz von Neuroleptika besteht und bei Patienten, bei denen Kontraindikationen für BZD vorliegen. Hierzu gehören insbesondere Suchterkrankungen sowie eine paradoxe Wirkung von BZD. Weiterhin muss im Rahmen polypragmatischer Indikationsstellungen (z. B. niederpotente Neuroleptika in Verbindung mit antihistaminergen AD) eine Abwägung zwischen den zusätzlichen Nebenwirkungen und dem zu erwartenden Nutzen – bei analogem Wirkmechanismus – erfolgen. Im geriatrischen Bereich sind einige Substanzen, z. B. *Pipamperon, Melperon,* als Schlafmittel und Sedativum zugelassen. *Pipamperon* eignet sich aufgrund einer geringeren Wechselwirkungsrate auch für den Einsatz bei multimorbiden polypharmazeutisch vorbehandelten Patienten.

21.2.5 Andere Hypnotika

Melatonin

Retardiertes *Melatonin* (Circadin) vermittelt über MT_1- und MT_2-Rezeptoren im Hypothalamus (Rezeptoren der sogenannten „inneren Uhr") eine schlafinduzierende Wirkung. Melatonin ist zur kurzzeitigen Behandlung der primären, durch schlechte Schlafqualität gekennzeichneten Insomnie bei Patienten ab 55 Jahren zugelassen. Eine Synchronisation des gestörten Biorhythmus mit dem natürlichen Tag-Nacht-Rhythmus ist durch eine regelmäßige Einnahme zu erwarten.

Tryptophan

L-Tryptophan ist eine essenzielle Aminosäure und die Vorläufersubstanz von Serotonin und Melatonin. Tryptophan werden stimmungsaufhellende Eigenschaften über eine Erhöhung der Serotoninkonzentration zugeschrieben. Auch die Förderung der Schlafbereitschaft ist möglicherweise auf diesen Mechanismus zurückzuführen.

Eine Kombination mit anderen serotonerg wirksamen Substanzen – z. B. mit Monoaminoxidase (MAO)-Hemmern oder selektiven Serotoninwiederaufnahme-Hemmern – ist mit der Gefahr eines serotonergen Syndroms verbunden. Die Anwendung bei bekannter Aminosäurestoffwechselstörung, Karzinoidsyndrom sowie schweren Leber- und Nierenfunktionsstörungen ist deshalb nicht angezeigt.

Alkoholabkömmling

Chloralhydrat besitzt über eine Modulation des GABA-A-Rezeptors leicht sedierende Eigenschaften, der Schlaf wird verbessert. Im Gegensatz zu BZD sind paradoxe Reaktionen nicht bekannt. Die Substanz besitzt eine geringe therapeutische Breite mit potenziell letaler Wirkung in 10- bis 20-facher Therapiedosis. Bereits nach 1 Behandlungswoche tritt ein deutlicher Wirkungsverlust ein, der durch Enzyminduktion bedingt ist.

Alkohol und Chloralhydrat verstärken sich gegenseitig in ihrer Wirkung, die gemeinsame Einnahme ist streng kontraindiziert. Da der Metabolit Trichloressigsäure orale Antidiabetika und Antikoagulanzien aus der Plasmaproteinbindung verdrängt und dadurch die Serumkonzentration an freiem Wirkstoff erhöht, können Hypoglykämien und Blutungen ausgelöst werden. Chloralhydrat ist zur Kurzzeitbehandlung von Schlafstörungen zugelassen. Der Einsatz erfolgt unter Berücksichtigung des Interaktionspotenzials.

21.2.6 Antihistaminika

► **Wirkung, Indikation.** Obwohl bei einigen schlafanstoßenden Antidepressiva und Neuroleptika die sedierende Wirkung ebenfalls über Histamin-H_1-Rezeptoren vermittelt wird, zählt man nur H_1-Blocker der ersten Generation zu den Hypnotika. Die beiden Antihistaminika *Diphenhydramin* und *Doxylaminsuccinat* sind zur kurzzeitigen Behandlung von Ein- und Durchschlafstörungen zugelassen. Diphenhydramin ist rezeptfrei erhältlich. Die Wirksamkeit wird analog über eine antagonistische Wirkung auf zentrale histaminerge Neurone im Hypothalamus vermittelt. Antihistaminika der ersten Generation überschreiten die Blut-Hirn-Schranke und unterscheiden sich dadurch von den H_1-Blockern der 2. und 3. Generation. Im Behandlungsverlauf tritt ein Wirkverlust ein.

► **Nebenwirkungen, Kontraindikationen.** Antihistaminika verzögern die Reaktionszeit, können Benommenheit und eine Gewichtszunahme bewirken.

Sie sollten nicht bei akutem Asthma bronchiale, in Schwangerschaft und Stillzeit oder bei Reizleitungsstörungen des Herzens angewendet werden. Ihre Anwendung in Verbindung mit anderen Psychopharmaka bedarf einer genauen Indikationsstellung, da es zu einer Verstärkung der Wirkungen und Nebenwirkungen kommen kann. Der Einsatz unter einer laufenden Therapie mit MAO-Hemmern ist kontraindiziert.

21.2.7 Phytopharmaka

► **Wirkung.** Unter den pflanzlichen Mitteln kommen vor allem *Baldrianextrakte* und Kombinationen von Baldrian mit Hopfen oder mit der Passionsblume zum Einsatz, wobei der genaue Wirkmechanismus noch nicht geklärt ist. Mögliche

Kandidaten sind Lignane (auch Schlaflignane). Für einige Lignane wurde eine Wirkung über Adenosin (A_1)-Rezeptoren [12] berichtet. Adenosin nimmt während der Wachphase im ZNS zu und hat eine schlafanstoßende Wirkung. Koffein soll diesem Effekt entgegenwirken. Die Präparate verschiedener Hersteller sind frei verkäuflich.

► **Indikation, Nebenwirkungen.** Baldrianwurzelextrakte sind für nervös bedingte Einschlafstörungen meist in Verbindung mit Unruhezuständen zugelassen. Die hypnotische Potenz von Baldrianwurzelextrakten wird als gering eingeschätzt [5], weshalb sich ihr Anwendungsgebiet auf leichte Schlafstörungen begrenzt. Einige Hersteller warnen vor Einflüssen auf das Reaktionsvermögen, obwohl insgesamt nahezu keine Nebenwirkungen dieser Extrakte bekannt geworden sind, insbesondere kein Abhängigkeitspotenzial.

Literatur

[1] Ashton H. Benzodiazepine: Wirkungsweise und therapeutischer Entzug. Überarbeitete Fassung 2002. Im Internet:www.benzo.org.uk/german/bzcha01.htm#8; Stand 10.12.2013

[2] Borbely AA, Mattmann P, Loepfe M et al. Effect of benzodiazepine hypnotics on all-night sleep EEG spectra. Hum Neurobiol 1985; 4: 189–194

[3] Clarenbach P, Steinberg R, Weess HG et al. Empfehlungen zur Diagnostik und Therapie der Insomnie. Nervenarzt 1995; 66: 723–729

[4] Hajak G, Rüther E. Therapie von Ein- und Durchschlafstörungen. In: Möller HJ, Hrsg. Therapie psychiatrischer Erkrankungen. Stuttgart: Enke; 1993: 663–704

[5] Hajak G, Rüther E. Schlafstörungen. In: Möller HJ, Laux G, Kampfhammer HP, Hrsg. Psychiatrie und Psychotherapie. Stuttgart: Springer; 2002: 1493–1518

[6] Hajak G, Muller WE, Wittchen HU et al. Abuse and dependence potential for the nonbenzodiazepine hypnotics zolpidem and zopiclone: a review of case reports and epidemiological data. Addiction 2003; 98: 1371–1378

[7] Huedo-Medina TB, Kirsch I, Middlemass J et al. Effektiveness of non-benzodiazepine hypnotics in treatment of adult insomnia: meta-analysis of data submitted to the Food and Drug Administration. BMJ 2012: 345; DOI: 10.1136/bmj.e8 343

[8] Kupfer DJ, Reynolds CF. 3rd Management of insomnia. N Engl J Med 1997; 336: 341–346

[9] Riemann D, Perlis ML. The treatments of chronic insomnia: a review of benzodiazepine receptor agonists and psychological and behavioral therapies. Sleep Med Rev 2009; 13: 205–214

[10] Rote Liste 2013. Frankfurt/Main: Rote Liste Service GmbH; 2013

[11] Saper CB, Scammell TE, Lu J. The hypothalamic regulation of sleep and circadian rhythms. Nature 2005: 437: 1258–1263

[12] Schumacher B, Scholle S, Hölzl J et al. Lignans isolated from valerian: identification and characterization of a new olivil derivative with partial agonistic activity at A(1) adenosine receptors. J Nat Prod 2002; 65(10): 1479–1485

[13] Schutte-Rodin S, Broch L, Buysse D et al. Clinical guideline for the evaluation and management of chronic insomnia in adults. J Clin Sleep Med 2008; 4(5): 487–504

[14] Schwartz J, Roth T. Neurophysiology of sleep and wakefulness: basic science and clinical implications. Curr Neuropharmacol 2008; 6(4): 367–378

Prüfungsfragen

1. Nennen Sie 3 Hypnotika der 1. Wahl.
2. Nennen Sie 3 Indikationen zur Insomniebehandlung mit Schlafmitteln.
3. Wie wirken die Schlafmittel Zopiclon, Zolpidem bzw. Zaleplon?
4. Welche Hypnotikaklassen gibt es?
5. Welche unerwünschten Wirkungen weisen Benzodiazepinhypnotika auf?

22 Phasenprophylaktika

Siegfried Kasper

22.1 Einleitung

▶ **Langzeitbehandlung unipolarer und bipolarer Störungen.** Unipolare und bipolare Depressionen sind ähnlich wie der Hypertonus oder der Diabetes mellitus zur Chronifizierung neigende Erkrankungen, die eine Langzeitbehandlung notwendig machen. Durch eine medikamentöse Rezidivprophylaxe kann die Wahrscheinlichkeit für ein depressives und/oder manisches Rezidiv signifikant vermindert werden. Insbesondere liegen für die unipolaren und bipolaren Störungen aussagekräftige Langzeitbehandlungen vor, jedoch meist nur bis zu einem Zeitraum von 1 Jahr. Zyklothyme Störungen oder dysthyme Störungen sind dahingegen seltener Gegenstand systematischer plazebokontrollierter Untersuchungen.

▶ **Erhaltungstherapie und Rezidivprophylaxe.** Bei der Langzeitbehandlung affektiver Störungen unterscheidet man sowohl bei unipolaren als auch bipolaren Erkrankungen nach der Akuttherapie die Phasen der Erhaltungstherapie und der darauf folgenden Rezidivprophylaxe. Anschließend an die *Akuttherapie* sollte die *Erhaltungstherapie* mindestens über einen Zeitraum von einem ½ Jahr in derselben Dosierung bzw. mit den gleichen Medikamenten fortgesetzt werden, mit der die Remission der Akutphase erfolgte. Die Rezidivprophylaxe sollte stratifiziert eventuell lebensbegleitend erfolgen.

▶ **Bipolare Verläufe.** Spezielle Gesichtspunkte ergeben sich bei bipolaren Verläufen und dabei insbesondere bei einem *Rapid-Cycling-Verlauf.* Bei bipolaren Erkrankungen spricht man von einem Krankheitszyklus, der vom Anfang einer depressiven bzw. manischen/hypomanen Episode über das freie Intervall hinaus bis zum Auftreten der nächsten depressiven bzw. manischen/hypomanen Phase andauert (▶ Abb. 22.1). Dies ist insofern von Bedeutung, als bereits Kraepelin darauf hingewiesen hat, dass mit Fortschreiten der bipolaren Erkrankung durch Wiederauftreten einer neuen Episode die Zykluslänge abnimmt, d. h. die Erkrankung einen rascheren Verlauf nimmt. Dieses Ende des vergangenen Jahrhunderts publizierte Ergebnis wurde auch durch jüngere Verlaufsuntersuchungen bestätigt.

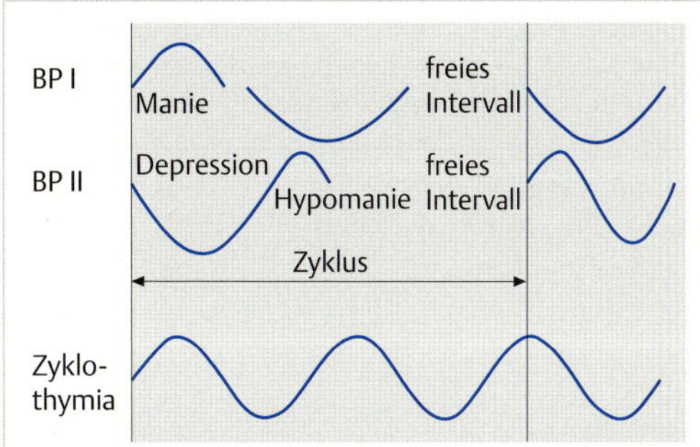

Abb. 22.1 Verlauf der bipolaren Störung (BP) und der Zyklothymia.

Während die Erhaltungstherapie dazu dienen soll, einen Rückfall in die gegenwärtige Krankheitsphase zu verhindern – es wird generell von einer erhöhten biopsychosozialen Vulnerabilität in den ersten 6 Monaten nach Remission der Akutsymptomatik ausgegangen, ohne dass dies empirisch bewiesen wäre –-, soll die *Rezidivprophylaxe* das Auftreten zukünftiger Phasen (Rezidive) verhindern.

22.2 Rezidivprophylaxe

22.2.1 Indikation

Sowohl für unipolare als auch für bipolare Verläufe gibt es klare Indikationskriterien für eine längerfristige prophylaktische Therapie, die für die Gruppe der unipolaren Depressionen in ▶ Tab. 22.1 und für die Gruppe der bipolaren Depressionen in ▶ Tab. 22.2 zusammengefasst sind. Es ist wichtig, die Patienten von der Notwendigkeit der Therapie zu überzeugen, da nur ein entsprechend motivierter Patient bereit ist, die zum Teil mit der Langzeitbehandlung verbundenen Belastungen (z. B. regelmäßige Kontrolluntersuchungen bei Lithium- bzw. anderen Stimmungsstabilisatoren) auch über Jahre auf sich zu nehmen.

Es ist Aufgabe des Arztes, umfassend zu informieren, die Datenlage klarzulegen und gemeinsam mit dem Patienten die Chancen und Risiken möglicher Alternativen zu vergleichen. Dabei sind ins-

Tab. 22.1 Indikationen für eine Langzeittherapie der unipolaren Depression.

Mehrere Episoden	Wenige Episoden und Risikofaktoren
≥ 3 Episoden (innerhalb von 5 Jahren)	2 Episoden (innerhalb von 5 Jahren) und folgende Risikofaktoren: • spätes Erkrankungsalter (über 60 Jahre) • frühes Erkrankungsalter (unter 40 Jahre) • kurzes Intervall zwischen Episoden • rasche Symptomentwicklung bei Episoden • positive Familienanamnese mit affektiven Erkrankungen • Komorbidität Dysthymie, Angsterkrankungen, Missbrauch von Alkohol und/oder Medikamenten • Schwere der Indexepisode (inklusive Suizidalität) • schlechte Behandelbarkeit in der Erhaltungstherapie • geringes Maß an Arbeitsfähigkeit

Tab. 22.2 Indikation für eine prophylaktische Therapie mit Stimmungsstabilisatoren bei bipolarer Störung.

Störung	Kriterien
Bipolar-I-Störung	erste manische Episode
Bipolar-II-Störung	3 Episoden einer Depression oder Hypomanie unabhängig vom Intervall
	2 Episoden einer Depression oder Hypomanie innerhalb von 5 Jahren

besondere die subjektiven Beweggründe des Patienten – wie z. B. das Verleugnen der Krankheit, eine fehlende Kenntnis über Wesen und Verlauf der Krankheit – zu berücksichtigen, da diese eine längerfristige Behandlung infrage stellen können. Erst zu einem späteren Zeitpunkt ergibt sich die Frage von Kontrolluntersuchungen und wird ein Gefühl der dauerhaften Abhängigkeit von Medikamenten bzw. eine Ablehnung der Therapie durch Angehörige bzw. nahe Verwandte des Patienten thematisiert, die davon ausgehen, dass seelische Erkrankungen lediglich „psychische" Ursachen haben, und keine Verbindung mit einem biologischen Therapieverfahren sehen.

22.2.2 Dauer

Eine Rezidivprophylaxe stellt eine langfristige, eventuell sogar lebensbegleitende (dem Patienten nicht „lebenslang" vermitteln!) Therapieform dar. Es empfiehlt sich, mit dem Patienten die medikamentöse Therapie zuerst für 2 Jahre zu planen und nach Ablauf dieser Zeit gemeinsam Vor- und Nachteile der bisherigen Rezidivprophylaxe abzuwägen.

Gerade für bipolare Erkrankungen haben die wenigen verfügbaren Absetzuntersuchungen (z. B. für Lithium) ergeben, dass ein hohes Risiko für schnell auftretende Rezidive besteht. Bei einer langsamen Reduktion der Lithiumdosis konnte hingegen in kontrollierten Untersuchungen das Risiko, ein Rezidiv auszulösen, erheblich vermindert werden. Bei einem Absetzversuch nach mehrjähriger Lithiumtherapie sollte deshalb die Dosis möglichst über Monate reduziert und der psychische Zustand nach jedem Reduktionsschritt sorgfältig beobachtet werden, um ggf. wieder auf den alten Spiegel zurückzugehen, falls sich erneut Symptome der Depression bzw. Manie einstellen.

22.2.3 Unipolare Störung

Die Langzeittherapie bzw. Rezidivprophylaxe bei unipolaren Störungen richtet sich nach der Therapie in der akuten Phase. Bei einem Großteil der Patienten besteht lediglich die Indikation, die Behandlung in der gleichen Dosierung weiter fortzuführen, mit der die Remission der Akutsymptomatik möglich war.

▸ **Antidepressiva.** Da Antidepressiva der *neueren Generation* (wie z. B. selektive Serotoninwiederaufnahme-Hemmer, SSRI) im Vergleich zu Lithium deutlich weniger Nebenwirkungen haben und auch keine regelmäßigen Blutspiegelkontrollen notwendig machen, sind diese Antidepressiva für die Langzeittherapie der unipolaren Depression an 1. Stelle empfehlenswert.

▸ **Lithium.** Lithium sollte bei denjenigen Patienten mit unipolaren Störungen bevorzugt werden, bei denen der Verdacht auf eine (noch unerkannte) bipolare Verlaufsform besteht, wie sich z. B. aus der Familienanamnese bzw. aus der Persönlichkeitsdiagnostik ableiten lässt (emotionale Instabilität, hohes Aktivitätsniveau, Extraversion, instabile Lebensführung z. B. in Bezug auf Beruf, Partnerschaft, soziale Kontakte und Straftaten). Erfahrene Psychiater sehen auch eine Verschlechterung in den Frühjahrsmonaten im Zusammenhang mit einem Ansprechen auf Lithium; diese Beobachtung ist jedoch nicht empirisch belegt. Die betroffenen Patienten können dem „bipolaren Spektrum" angehören und Lithium verhindert im Gegensatz zu Antidepressiva nicht nur depressive, sondern auch hypomanische bzw. mischbildhafte psychopathologische Zustände.

▸ **Andere Verfahren.** Neben der Psychopharmakotherapie kommen bei unipolaren Depressionen auch wiederholte Elektrokrampftherapie, serielle Schlafentzüge sowie die Lichttherapie bei der Winterdepression in Betracht.

Neuere Untersuchungen lassen vermuten, dass auch die repetitive transkranielle Magnetstimulation bzw. die Vagusnervstimulation Methoden für die Langzeitbehandlung unipolarer Verläufe additiv zur medikamentösen Therapie darstellen können.

22.2.4 Bipolare Störung

Zur medikamentösen Rezidivprophylaxe von bipolaren und schizoaffektiven Störungen stehen neben Lithium auch Antikonvulsiva (Carbamazepin, Valproat, Lamotrigin) zur Verfügung. Weiterhin sind atypische Antipsychotika (z. B. Aripiprazol, Asenapin, Olanzapin, Quetiapin, Risperidon) indiziert.

▸ **Lithium.** Während früher lediglich Lithium Gegenstand rezidivprophylaktischer Forschung bei bipolaren Störungen war, kamen in den letzten 10 Jahren vorwiegend Studien über Valproat, Lamotrigin und atypische Antipsychotika hinzu. Die ursprünglich publizierten positiven Wirkungen der Lithiumprophylaxe wurden in nordamerikanischen Untersuchungen infrage gestellt. Vermutlich handelt es sich dabei eher um studienspezifische Charakteristika als um eine reale Ineffektivität von Lithium, das seine Wirkung auch in den vergangenen Jahren in zahlreichen klinischen Anwendungen gezeigt hat.

Lithium erscheint weniger hilfreich, wenn die Patienten *atypische Merkmale* aufweisen, z. B. gemischte Episoden („mixed states"), stimmungsinkongruente Wahninhalte, nur hypomane, aber keine voll ausgeprägten manischen Zustände (Bipolar-II-Störung), komorbide Störungen, „Rapid Cycling" (mindestens 4 Krankheitsepisoden pro Jahr) sowie fehlende vollständige Remission zwischen den Krankheitsphasen. Möglicherweise helfen bei diesen Patienten eher Stimmungsstabilisatoren (SST) aus der Gruppe der Antiepileptika oder eine Kombination von Lithium und Antiepileptika bzw. eine Kombination verschiedener Antiepileptika.

▸ **Valproat, Carbamazepin, atypische Antipsychotika.** Valproat hat sich in der Akutbehandlung der Manie (insbesondere mit dysphorischen Symptomen) bewährt. Carbamazepin wurde früher zu oft verschrieben, obwohl die Datenlage nicht ausreichend vorlag. Bei schizoaffektiven Erkrankungen scheint Carbamazepin wirksamer als Lithium zu sein. Atypische Antipsychotika sind aufgrund der vorliegenden Studien in der Akut- und Langzeitbehandlung etabliert.

▸ **Wirkungsverlust.** Bei unzureichender Wirksamkeit sollte die Rezidivprophylaxe überprüft werden, insbesondere ist zu klären, ob eine zu niedrige Dosis oder eine mangelnde Compliance vorliegen; dies kann am besten durch eine Serumspiegelbestimmung geprüft werden. In Einzelfällen kann trotz adäquater Therapie nach langjähriger erfolgreicher Rezidivprophylaxe erneut eine affektive Episode auftreten, was eventuell mit einer Progression der Erkrankung selbst im Zusammenhang steht. Eine Toleranzentwicklung ist z. B. für Carbamazepin beschrieben, ein entsprechender Wirkungsverlust für Lithium, Valproat, Lamotrigin oder atypische Antipsychotika ist jedoch nicht anzunehmen. Häufig bestimmen die möglichen Nebenwirkungen auch die Wahl des Stimmungsstabilisators (▸ Tab. 22.3, ▸ Tab. 22.4).

22.2.5 „Rapid Cycling"

Beim „Rapid Cycling" treten mindestens 4 Krankheitsepisoden innerhalb eines Jahres auf. Dieser Zustand entwickelt sich häufig erst mehrere Jahre nach Krankheitsbeginn. Es gibt Hinweise dafür, dass trizyklische Antidepressiva eine Beschleunigung der Zyklusfrequenz auslösen. Das Risiko, von einer depressiven in eine (hypo)manische Verstimmung zu gelangen, wird für neuere Antidepressiva geringer eingeschätzt.

Tab. 22.3 Nebenwirkungen wichtiger Stimmungsstabilisatoren [12].

Substanz	Symptome
Lithium	Müdigkeit, Schwindel, Polyurie, Polydipsie, feinschlägiger Tremor, Gewichtszunahme, renale Dysfunktion, Hypothyreoidismus
Valproinsäure	Erbrechen, Schwindel, Tremor, asymptomatische Erhöhung der Leberwerte, Gewichtszunahme; selten: Pankreatitis, reversibler Haarausfall, Thrombozytopenie, polyzystische Ovarien bei jungen Frauen, systemischer Lupus erythematodes
Carbamazepin (CBZ), Oxcarbamazepin (OXC)	bei CBZ und OXC: Müdigkeit, Schwindel, Tremor
	nur bei CBZ: aplastische Anämie
	häufiger bei CBZ: allergische Hautveränderungen, leichte Erhöhung der Transaminasen, Leukopenie
	nur bei OXC: Hyponatriämie
Lamotrigin	allergische Hautreaktionen bei zu rascher Aufdosierung, Übelkeit, Schwindel

Tab. 22.4 Medikamente (Stimmungsstabilisatoren) zur prophylaktischen Therapie bei bipolarer Störung.

Wirksubstanz	Dosierung 1) (mg/d)	Blutspiegel
Lithiumcarbonat	400–800	0,5–1 mmol/l
Carbamazepin	400–1200	40–100 µg/ml 2)
Oxcarbamazepin	900–2400	10–15 µg/ml 2)
Valproinsäure, Natriumvalproat	1000–2000	50–120 µg/ml 2)
Lamotrigin	200–400	keine Messung notwendig 3)

1): Initialdosis deutlich geringer
2): Richtwerte unter Toleranzaspekten
3): in der Neurologie werden Werte von 1–10 µg/ml angegeben

Die Rezidivprophylaxe mit Lithium hat sich als relativ wenig wirksam erwiesen. Andere Stimmungsstabilisatoren (z. B. Valproat) scheinen hier besser zu wirken, neuere Studien haben dies auch für Lamotrigin erkennen lassen. Die von Post beschriebene „Kindling-Hypothese“ geht davon aus, dass zu einem späteren Zeitpunkt der Erkrankung den Stimmungsstabilisatoren der Vorzug gegeben werden sollte. Falls erforderlich, können diese auch miteinander bzw. mit atypischen Antipsychotika kombiniert werden.

22.3 Einzelne Medikamente

22.3.1 Lithium

Lithiumsalze werden seit der Einführung dieses Therapieprinzips von Schou in den 1960er-Jahren erfolgreich bei der Rezidivprophylaxe von bipolaren und in selteneren Fällen auch von unipolaren depressiven Störungen eingesetzt.

▸ **Wirkmechanismus.** Als Wirkmechanismen werden für die *antimanische Wirkung* des Lithiums eine Senkung des Noradrenalin- und Dopaminstoffwechsels, die Stabilisierung der cholinergen Transmission sowie die Hemmung der Schilddrüsenhormone vermutet. Die *antidepressive Wirkung* wird mit einer Veränderung der Sensibilität monoaminerger Rezeptoren und der serotoninagonistischen Wirkung von Lithium in Zusammenhang gebracht.

Auch die *phasenprophylaktische Wirkung* bei der rezidivierenden Depression sowie die positive Wirkung bei Impulskontrollstörungen, Aggression und Suizidalität können mit einem serotonergen Wirkmechanismus in Zusammenhang gebracht werden.

▸ **Pharmakokinetik.** Die Pharmakokinetik ist in zahlreichen Monografien festgelegt. Die Serumkonzentration erreicht ihr Maximum 1–3 h nach Einnahme, bei Retardpräparaten wird die maximale Serumkonzentration nach etwa 3–5 h erreicht. Lithiumsalze sind wasserlöslich und nicht eiweißgebunden. Es kommt zu einer Lithiumanreicherung u. a. in Schilddrüse, Niere und Knochen. Lithium wird nicht metabolisiert, die Elimination erfolgt fast ausschließlich renal, die durchschnittliche Eliminationshalbwertszeit beträgt bei normaler Nierenfunktion ca. 24 h. Bei normaler Clearance-Kapazität kommt es daher erst nach etwa 5–7 Tagen zu einem Fließgleichgewicht.

▸ **Wechselwirkungen.** Da 50 % der Patienten, die unter einer Lithiummedikation stehen, auch andere Medikamente einnehmen, ist die Frage der möglichen Wechselwirkungen zu beachten. Neben den ACE-Hemmern (ACE = Angiotensinkonversionsenzym) zeigen einige *nicht steroidale Analgetika* und *Diuretika* (insbesondere thiazidhaltige Diuretika) einen Abfall der Lithium-Clearance und einen dadurch bewirkten – möglicherweise gefährlichen – Anstieg des Lithiumserumspiegels.

Die Kombination von Lithium mit *Antikonvulsiva* wie Valproat und Carbamazepin ist dahingegen als sicher zu beurteilen. Allerdings kommt es dabei zu einem vermehrten Auftreten unerwünschter Wirkungen, die zu starker subjektiver Beeinträchtigung führen können. Die Kombination von Lithium mit älteren, *typischen Neuroleptika* (z. B. Haloperidol) kann zu einem gehäuften Auftreten von neurotoxischen Symptomen führen. Schon aus diesem Grund ist den moderneren atypischen Antipsychotika der Vorzug zu geben.

▸ **Nebenwirkungen.** Lithium hat eine geringe therapeutische Breite, worauf die Patienten mehrfach hingewiesen werden sollten. Das Nebenwirkungsspektrum von Lithium umfasst sowohl neurologisch-psychiatrische Symptome (feinschlägiger Fingertremor) als auch Symptome wie unspezifische EEG-Veränderungen, Müdigkeit, Muskelschwäche, Koordinationsstörungen, Dysarthrie, zerebrale Anfälle, Verwirrtheit, Desorientiertheit sowie Bewusstseinstrübung, die dosisabhängig auftreten.

Weiterhin können in folgenden Bereichen Nebenwirkungen auftreten: gastrointestinal (Übelkeit, Erbrechen, Bauchschmerzen, Diarrhö), kardiovaskulär (EKG-Veränderungen, Arrhythmien), endokrinologisch (Strumor, Thyreotropin[TSH]-Anstieg im Test auf Thrombozytenaggregationshemmer [TAH], Hypothyreose, Potenz-/Libidostörungen), hämatologisch (Leukozytose), dermatologisch (Akne, Psoriasis, Haarausfall), renal (verminderte Konzentrationsleistung, Polyurie, Polydypsie). Es kann außerdem zu Gewichtszunahme und Ödemen kommen.

▸ **Kontraindikationen.** Während die meisten Nebenwirkungen in der empfohlenen Dosierung von 0,5–1 mval/l nur selten auftreten, ist bei höheren Serumkonzentrationen häufiger damit zu rechnen.

Eine *absolute* Kontraindikation für eine Lithiummedikation besteht bei akutem Myokardinfarkt, schweren Herz-Kreislauf-Erkrankungen, schweren Nierenfunktionsstörungen sowie Störungen des Natriumhaushalts.

Relative Kontraindikationen sind bei weiteren renalen Störungen Morbus Addison, natriumarme Diät, 1. Trimenon der Schwangerschaft, Narkose, Operation, Myasthenia gravis, Hypothyreose, myeologische Leukämie, Bradyarrhythmie sowie Psoriasis.

Vorsicht

Besondere Vorsicht ist bei arterieller Hypertonie, Zerebralsklerose, Demenz, Epilepsie (Morbus Parkinson), Diarrhö, Erbrechen sowie im 2. und 3. Trimenon einer Schwangerschaft, in der Entbindung und Stillzeit geboten.

Außerdem ist besondere Vorsicht geboten bei Medikamenten, die mit Lithium interagieren, z. B. bei Antiphlogistika, Antirheumatika, Diuretika sowie ACE-Hemmern.

▸ **Standardspiegel.** Als Standardlithiumspiegel können 0,5–1 mval/l angesehen werden (Ursachen von Schwankungen sind in ▸ Tab. 22.5 genannt). Bei drohendem Rezidiv oder bei Prophylaxeresistenz können vereinzelt auch höhere Spiegel bis 1,2 mval/l angestrebt werden. Über 1,2 mval/l ist mit keiner Zunahme der erwünschten Wirkungen, ab 2 mval/l mit Intoxikation und ab 3,5 mval/l mit Lebensgefahr zu rechnen.

▸ **Untersuchungen.** Vor Beginn einer Lithiumprophylaxe sollten eine ausführliche psychiatrische und internistische Abklärung erfolgen. Während der Behandlung sollte der Patient bei jedem Arztbesuch immer nach Nebenwirkungen gefragt werden, da diese eine Störung der Compliance mit sich bringen können. Entscheidend ist v. a. die regelmäßige Kontrolle des Serumspiegels in Abständen von 1–3 Monaten, ausnahmsweise auch von 6 Monaten. Weitere notwendige Kontrolluntersuchungen schließen Urinstatus, Trijodthyronin (T_3), Tetrajodthyronin (T_4), TSH, Elektrolyte, Blutbild und EKG mit ein (▸ Tab. 22.6).

Tab. 22.5 Häufige Ursachen für Schwankungen des Lithiumspiegels.

Parameter	Ursache
Tabletteneinnahme	Unzuverlässigkeit der Einnahme
	Veränderungen des zeitlichen Abstands zwischen letzter Tabletteneinnahme und Blutentnahme (stets 12 h nach letzter Einnahme!)
Lithiumresorption	Veränderung der Lithiumresorption, z. B. durch • Diarrhö • Erbrechen • Schwankungen in der Einnahme der Begleitmedikation
Lithiumausscheidung	Veränderung der renalen Lithiumausscheidung, z. B. durch • Diät (vor allem natriumarme Diät) • Dehydratation (Schwitzen, Fieber, Diarrhö) • Schwankungen in der Einnahme der Begleitmedikation • interkurrente renale Erkrankung

Tab. 22.6 Untersuchungen bei Lithiumtherapie.

Vor der Therapie		Während der Therapie[1)]
psychiatrische und somatische Anamnese		Fragen nach unerwünschten Wirkungen (insbesondere Tremor, Polyurie, Polydipsie, Gewichtszunahme)
Medikamentenanamnese		Bestehen einer Struma prüfen
internistisch-neurologische Untersuchung		
Körpergewicht, Halsumfang, dermatologischer Status		
Laboruntersuchungen		
• Lithiumserumspiegel	–	bei Einstellung wöchentlich, später im Abstand von 1–3 Monaten
• Kreatinin im Serum	+	im Abstand von 6–12 Monaten
• Urinstatus	+	–
• T_3, T_4, TSH	+	jährlich
• Elektrolyte	+	im Abstand von 6–12 Monaten
• Blutbild	+	jährlich
• Nüchternblutzucker	+	–
• EKG	+	jährlich
• EEG (zur Gewinnung von Vergleichswerten)	+	gelegentlich (zur Gewinnung von Vergleichswerten) und bei Anzeichen für Lithiumintoxikation

1) bei Auftreten von relevanten interkurrenten Erkrankungen und gravierenden Nebenwirkungen häufigere Lithiumserumkontrollen, geeignete Zusatzuntersuchungen
T_3 = Trijodthyronin; T_4 = Tetrajodthyronin; TSH = thyreoidstimulierendes Hormon (Thyreotropin)

22.3.2 Valproat

▸ **Wirkmechanismus, Pharmakokinetik.** Der Wirkmechanismus ist für die Rezidivprophylaxe noch nicht ausreichend geklärt. Wahrscheinlich ist die Wirkung über eine Beeinflussung der Kalzium-, Natrium- und Kaliumkanäle sowie des GABAergen und serotonergen Systems von Bedeutung.

Die Konzentration von Valproat im Gehirn liegt bei ca. 10 % der Plasmakonzentration. Valproat wird fast ausschließlich in der Leber zu einer Vielzahl von Metaboliten abgebaut, die überwiegend über die Niere ausgeschieden werden. Die Eliminationshalbwertszeit beträgt etwa 8–16 h.

Vorsicht

Valproat ist nicht in einem klinisch relevanten Ausmaß enzyminduzierend, hemmt aber die Abbaugeschwindigkeit vieler anderer Substanzen, die in der Leber metabolisiert werden, z. B. Carbamazepin, Lamotrigin und Phenobarbital. Dadurch können deren Plasmaspiegel und der ihrer Metaboliten ansteigen. Umgekehrt kann es bei gleichzeitiger Gabe von enzyminduzierenden Substanzen (z. B. Carbamazepin, Phenytoin oder Phenobarbital) zu einem Abfall des Valproinsäurespiegels kommen.

▸ **Wechselwirkungen.** Bei gleichzeitiger Gabe von Antikoagulanzien muss mit einer erhöhten Blutungsneigung gerechnet werden. Bei einer Kombination mit Antidepressiva und Benzodiazepinen kann es zu einer Verstärkung der zentral dämpfenden Wirkung kommen. Bei gleichzeitiger Gabe von Valproat und Lithium ist ein vermehrtes Auftreten von Nebenwirkungen beschrieben, v. a. Gewichtszunahme, Sedierung, Tremor und gastrointestinale Beschwerden.

▸ **Nebenwirkungen.** Insgesamt ist Valproat gut verträglich. In seltenen Fällen wurden aber schwere Leberschäden zwischen dem 2. und 6. Monat einer Valproattherapie berichtet. Dies tritt v. a. bei Kindern unter 3 Jahren und sehr selten bei Erwachsenen auf. Für die Nebenwirkungen unter einer Valproattherapie sind Sedierung und Gewichtszunahme charakteristisch, etwas seltener kommt es zu Haarausfall, der sich jedoch bei Fortführung der Therapie wieder zurückbildet. Ab und zu können auch zu Beginn der Therapie gastrointestinale Störungen wie Übelkeit und Durchfall auftreten.

Die Toxizität von Valproat ist gering. Eine *Intoxikation* bei massiver Überdosierung kann sich durch Bewusstseinsstörungen und Halluzinationen bemerkbar machen.

▸ **Kontraindikationen.** Die Gabe von Valproat bei Funktionsstörungen von Leber- und Bauchspeicheldrüse, Knochenmarkschäden und Gerinnungsstörungen ist kontraindiziert.

▸ **Teratogenität.** Es liegen keine konkreten Studien über eine mögliche Teratogenität von Valproat bei Kindern von Patientinnen mit affektiven Störungen vor. Bei Epilepsiepatientinnen, die während der Schwangerschaft mit Valproat behandelt wurden, besteht für den Fötus ein 1- bis 2 %iges Risiko einer Spina bifida. Da Valproat als teratogene Substanz zu betrachten ist, sollte eine Phasenprophylaxe während der Schwangerschaft – mindestens aber während des 1. Trimenons – vermieden werden.

▸ **Dosierung, Untersuchungen.** Meist liegt die Valproatdosierung in der Prophylaxe affektiver Störungen bei 900–1800 mg/d. Um initiale Nebenwirkungen zu vermeiden, sollte mit der Therapie einschleichend begonnen werden. Es wird empfohlen, die Initialdosis von ca. 150–300 mg abends zu geben. Bei stabilen Patienten ist im weiteren Behandlungsverlauf eine Kontrolle der Blutbildparameter alle 3–6 Monate notwendig.

22.3.3 Lamotrigin

Lamotrigin ist für die Behandlung von epileptischen Erkrankungen etabliert und seit dem Jahr 2003 auch in Europa für die Indikation „bipolare Störung“ zugelassen. Kontrollierten klinischen Untersuchungen zufolge ist Lamotrigin besonders effizient für die Prävention bei bipolaren Depressionen.

▸ **Wechselwirkungen.** In der häufig gewählten Kombinationsbehandlung mit Carbamazepin und Valproinsäure sind pharmakokinetische Interaktionen zu beachten. Bei gleichzeitiger Gabe des Enzyminduktors Carbamazepin wird der Lamotriginspiegel um 50 % reduziert. Umgekehrt wird er bei Kombination mit dem Enzyminhibitor Valproinsäure um 50 % erhöht, sodass nur die halbe Lamotriginmenge zu verabreichen ist.

▸ **Nebenwirkungen.** Lamotrigin hat ein günstiges Nebenwirkungsprofil. Es bewirkt im Gegensatz zu Valproat, Lithium oder manchen atypischen Antipsychotika keine Gewichtszunahme. Außerdem ist keine Plasmaspiegelbestimmung notwendig. Voraussetzung für eine Therapie mit Lamotrigin ist eine einschleichende Dosierung, um einen gefährlichen Hautausschlag zu vermeiden („Rash“, Steven- Johnson-Syndrom).

22.3.4 Carbamazepin

▸ **Wirkmechanismus, Pharmakokinetik.** Der Wirkmechanismus ist nur teilweise geklärt und beruht wahrscheinlich auf den membranstabilisierenden Eigenschaften der Substanz. Carbamazepin kann durch seine Wirkung auf Kalzium-, Natrium- und Kaliumkanäle die Erregbarkeit von Nervenzellen vermindern. Weiterhin werden Effekte auf das GABA-erge und das glutamatantagonistische System diskutiert.

Im Gehirn werden annähernd die gleichen Konzentrationen erreicht wie im Plasma. Carbamazepin wird in der Leber abgebaut. Die Eliminationshalbwertszeit liegt durchschnittlich bei 30–40 h.

Praxis

Bei mehrwöchiger Behandlung sinken die Eliminationshalbwertszeiten aufgrund einer Autoenzyminduktion auf durchschnittlich rund 20 h ab. Diese Enzyminduktion muss bei der gleichzeitigen Einnahme mehrerer Medikamente beachtet werden.

▸ **Wechselwirkungen.** Die Wechselwirkung anderer, in der Leber metabolisierter Medikamente kann durch Carbamazepin beschleunigt werden, sodass es zur Abnahme der Serumkonzentration dieser Substanzen kommt *(Cave:* orales Kontrazeptivum).

▸ **Nebenwirkungen.** Sie umfassen folgende Störungen: dermatologisch (exfoliative Dermatitis), gastrointestinal (Übelkeit, Erbrechen, Appetitstörungen), kardiovaskulär (Blutdrucksenkung, Blutdruckanstieg), endokrinologisch (Senkung der Schilddrüsenhormonkonzentration), hämatologisch (aplastische Anämie, Agranulozytose, Thrombozytopenie und weitere Blutbildveränderungen), neurologisch/psychiatrisch (Schwindel, Ataxie, Tremor, Sehstörungen, Abgeschlagenheit), hepatisch (Glutamat-Pyravat-Transaminase[GPT]-Anstieg, alkalische Phosphatase[AP]-Anstieg), Störungen und Veränderungen des Wasser- und Elektrolythaushalts (Abnahme des Natriumspiegels).

Die häufigsten unerwünschten *Wirkungen zu Therapiebeginn* sind Schläfrigkeit, Erschöpfung, Schwindelgefühle, Ataxie, Übelkeit, Erbrechen, Appetitmangel und Kopfschmerzen. In der Regel sind diese Nebenwirkungen dosisabhängig und passager mit Dosisreduktion reversibel. Eine *Intoxikation* zeigt üblicherweise eine ähnliche Symptomatik wie Vergiftungen mit trizyklischen Antidepressiva (da Carbamazepin eine ähnliche chemische Struktur wie Imipramin hat). Überdosierungserscheinungen sind meist mit Gangunsicherheit, Doppelbildern, Übelkeit, Erbrechen verbunden.

▸ **Kontraindikationen.** Die Gabe von Carbamazepin ist bei Vorliegen einer höhergradigen atrioventrikulären Blockierung sowie schweren Leberfunktionsstörungen kontraindiziert. Erhöhte Vorsicht ist bei gleichzeitiger Behandlung mit Clozapin wegen der additiv suppressiven Wirkung auf die Granulogenese und ebenso bei Patienten mit vorhandenen Blutbildveränderungen geboten.

▸ **Teratogenität.** Es gibt keine Studien über eine mögliche Teratogenität von Carbamazepin bei Frauen mit affektiven Störungen. Bei Epilepsiepatientinnen werden kraniofaziale Defekte, Fingerhypoplasien sowie Entwicklungsrückstände des Fötus beschrieben. Carbamazepin wird auch im fetalen Blut und in der Muttermilch nachgewiesen. Während der ersten 3 Schwangerschaftsmonate sollte deshalb möglichst auf alle Medikamente verzichtet werden. Falls dies nicht möglich ist, sollte während dieser Phase eine Rezidivprophylaxe mit Neuroleptika oder Lithium erwogen werden.

▸ **Untersuchungen.** Die Kontrolluntersuchungen erfolgen vor Therapiebeginn und danach in regelmäßigen Abständen; sie umfassen insbesondere die Leberparameter und den Carbamazepinspiegel, der zwischen 17 und 42 mmol/l liegen sollte (▸ Tab. 22.7).

22.3.5 Atypische Antipsychotika

In den vergangenen 10 Jahren wurde die Forschung zum Thema atypische Antipsychotika bei bipolaren Erkrankungen intensiviert. Dabei zeigte sich, dass diese Gruppe von Medikamenten sowohl in der Mono- als auch in der Kombinationstherapie mit anderen Stimmungsstabilisatoren bei der Akuttherapie und in der Langzeitbehandlung erfolgreich eingesetzt werden kann (Aripiprazol, Olanzapin, Quetiapin und Risperidon).

Die Kombination von Lithium/Valproat und einem atypischen Antipsychotikum ist gut untersucht und zeigt durchweg bessere Ergebnisse als die Monotherapie.

Merke

Nicht nur aufgrund der verfügbaren Datenlage, sondern auch wegen des auftretenden Nebenwirkungsprofils ist v. a. in der Langzeittherapie bipolarer Erkrankungen den atypischen Antipsychotika der Vorzug gegenüber den typischen Neuroleptika zu geben, da es unter ihrem Einfluss zu sehr geringen bzw. zu keinen extrapyramidalen Nebenwirkungen bzw. Spätdyskinesien kommt.

Bei einer langjährigen Verwendung von atypischen Antipsychotika (v. a. bei Olanzapin) sollte auf metabolische Nebenwirkungen wie Adipositas, Dyslipidemie und Diabetes mellitus geachtet werden.

Tab. 22.7 Kontrolluntersuchungen bei bipolarer Störung.

Parameter	Vorher[1]	Monate[1]						¼-jährlich
		1	2	3	4	5	6	
Blutdruck/Puls	x	xx	xx	xx	x	x	x	x
Blutbild	x	xx	xx	xx	x	x	x	x
TSH, T_3, T_4	x							x
Halsumfang	x			x			x	x
Harnstoff, Kreatinin	x			x			x	x
GOT, GPT, γGT	x	x	x	x			x	x
Blutfette	x			x			x	x
EKT	x			x[2]			x[2]	x[2]
EEG	x			x[3]			x[3]	x[3]
Bauchumfang	x			x			x	x

x = Anzahl der Kontrollen
1): bei SSRI und RIMA nur Voruntersuchung notwendig, anfänglich vierteljährliche und später halbjährliche Kontrolle der Laborparamter
2): bei Patienten über 50 Jahre und bei kardiovaskulären Störungen
3): bei Patienten mit hirnorganischen Störungen
EKT = Elektrokrampftherapie; GOT = Glutamat-Oxalazetat-Transaminase; GPT = Glutamat-Pyruvat-Transaminase; γGT = γ-Glutamyltransferase; RIMA = reversibler Hemmer der Monoaminoxidase A; SSRI = selektive Serotoninwiederaufnahme-Hemmer; T_3 = Trijodthyronin; T_4 = Tetrajodthyronin; TSH = thyreoidstimulierendes Hormon (Thyreotropin)

Tab. 22.8 Nutzen-Risiko-Einschätzung von Psychopharmaka in der Schwangerschaft (Kasper et al. 2007).

Geringes Risiko[1]	Mittleres Risiko	Hohes Risiko	Unbekanntes Risiko
SSRI exkl. Paroxetin	Paroxetin?	Kombinationstherapie, v. a. wenn Antiepileptika involviert	alle neuen Substanzen
Mirtazapin	Benzodiazepine	Valproat	
Trazodon, Venlafaxin	Lithium		
Trizyklika	Carbamazepin, Oxcarbamazepin, Lamotrigin		

1): Es wurde keine erhöhte Teratogenität im Prozentbereich beobachtet, Daten für den Promillebereich liegen für die meisten Substanzen nicht vor
SSRI = selektive Serotoninwiederaufnahme-Hemmer

22.4 Schwangerschaft und Stillzeit

▸ **Schwangerschaft.** Für Patientinnen mit bipolaren Erkrankungen ergibt sich zum einen die Gefahr der direkten Schädigung des Fötus, zum anderem ist bei der Mutter beim Absetzen der Behandlung die Wahrscheinlichkeit einer Verschlechterung oder eines Risikos erhöht. Ein Rückfall kann erneut eine Gefahr für den Fötus darstellen. Die Gefahr einer Fötusschädigung ist im 1. Trimenon am größten. Die Entscheidung über eine Fortführung der Therapie erfolgt jeweils individuell, unter genauer Berücksichtigung der Anamnese und unter Abwägung eines individuellen Nutzen-Risiko-Profils.

Wenn ein *Absetzen* der Medikation notwendig war, wird empfohlen, mit der Behandlung ab dem 2. Trimenon, spätestens jedoch nach der Geburt wieder zu beginnen, da die Gefahr einer Erkrankungsphase postnatal deutlich erhöht ist. Die Nutzen-Risiko-Einschätzung von Psychopharmaka in der Schwangerschaft ist in ▸ Tab. 22.8 zusammengefasst. Insbesondere für die Medikation von Valproat besteht ein hohes Risiko für eine fötale Schädigung.

Falls auf die *Gabe* eines Antikonvulsivums nicht verzichtet werden kann, wird bei geplanter Schwangerschaft die prophylaktische Gabe von Folsäure bereits 6 Monate vor der Konzeption empfohlen.

▶ **Stillzeit.** Die Therapie mit *Valproinsäure* oder *Carbamazepin* ist als relativ unproblematisch anzusehen. Bei Valproinsäure liegt die weitaus niedrigste Konzentration in der Muttermilch vor, etwa 2 % der mütterlichen Dosis entsprechend.

Neuere Untersuchungen haben gezeigt, dass auch das Stillen unter *Lithiumtherapie* für Säuglinge als unproblematisch zu betrachten ist.

Literatur

[1] Angst J. The course of affective disorders. Psychopathology 1986; 19 (Suppl. 2): 47–52

[2] Bowden CL, Brugger AM, Swann AC et al. Efficacy of divalproex vs. lithium and placebo in the treatment of mania. The Depakote Mania Study Group. JAMA 1994; 271: 918–924

[3] Calabrese JR, Kasper S, Johnson G et al. International consensus group on bipolar I depression treatment guidelines. J Clin Psychiatry 2004; 65: 569–579

[4] Greil W, Sassin N, Ströbel-Sassin C. Die manischdepressive Krankheit. Therapie mit Carbamazepin: Stuttgart: Thieme; 1996

[5] Grunze H, Vieta E, Goodwin GM et al. for the WFSBP Task Force on Treatment Guidelines for Bipolar Disorders. The World Federation of Societies of Biological Psychiatry (WFSBP) guidelines for the biological treatment of bipolar disorders: update 2009 on the treatment of acute mania. World J Biol Psychiatry 2009; 10(2): 85–116

[6] Grunze H, Vieta E, Goodwin GM et al. for the WFSBP Task Force on Treatment Guidelines for Bipolar Disorders. The World Federation of Societies of Biological Psychiatry (WFSBP) Guidelines for the Biological Treatment of Bipolar Disorders: update 2010 on the treatment of acute bipolar depression. World J Biol Psychiatry 2010; 11(2): 81–109

[7] Grunze H, Vieta E, Goodwin GM et al. for the WFSBP Task Force on Treatment Guidelines for Bipolar Disorders. The World Federation of Societies of Biological Psychiatry (WFSBP) guidelines for the biological treatment of bipolar disorders: update 2012 on the long-term treatment of bipolar disorder. World J Biol Psychiatry 2013; 14(3): 154–219

[8] Jamison KR. Stigma of manic depression: a psychologist's experience. Lancet 1998; 352: 1053

[9] Kasper S, Wehr TA. The role of sleep and wakefulness in the genesis of depression and mania. L'Encephale 1992; XVIII: 45–50

[10] Kasper S, Hirschfeld RMA, eds. Handbook of bipolar Disorder. New York: Taylor & Francis; 2005

[11] Kasper S, Hauk P. Bipolare Erkrankungen. Wien: Verlagshaus der Ärzte; 2006

[12] Kasper S, Kapfhammer HP, Hrsg. Bipolare Störungen. Konsensus-Statement – State of the Art 2013. CliniCum neuropsy Sonderausgabe, November 2013

[13] Maj M, Priozzi R, Kemali D. Long-term outcome of lithium prophylaxis in patients initially classified as complete responders. Neuropharmacology 1989; 98: 535–538

[14] Perris C. The course of depressive psychoses. Acta Psychiatr Scand 1968; 44: 238–248

[15] Suppes T, Baldessarini RJ, Faedda GL et al. Discontinuation of maintenance treatment in bipolar disorder: risks and implications. Harv Rev Psychiatry 1993; 1: 131–144

[16] Wehr TA, Goodwin FK. Can antidepressants cause mania and worsen the course of affective illness? Am J Psychiatry 1987; 144: 1403–1411

Prüfungsfragen

1. Welche Indikationen gibt es für eine Langzeittherapie der unipolaren Depression?
2. Welche Indikationen gibt es für eine prophylaktische Therapie mit Stimmungsstabilisatoren bei bipolarer Störung?
3. Welchen Medikamenten ist bei der Langzeittherapie bzw. der Rezidivprophylaxe von unipolaren Störungen der Vorzug zu geben?
4. Was versteht man unter „Rapid Cycling“?
5. Was sind die häufigsten Ursachen für Schwankungen des Lithiumspiegels?
6. Welche Untersuchungen sollten vor und während der Therapie mit Lithium durchgeführt werden?
7. Welche möglichen Nebenwirkungen können bei der Therapie mit Lithium auftreten?
8. Welche möglichen Nebenwirkungen können bei der Therapie mit Valproinsäure auftreten?
9. Welche möglichen Nebenwirkungen können bei der Therapie mit Lamotrigin auftreten?
10. Welche möglichen Nebenwirkungen können bei der Therapie mit Carbamazepin auftreten?
11. Welche Parameter sollten bei Kontrolluntersuchungen bei bipolarer Störung erhoben werden?
12. Für welche Medikamente besteht ein eher hohes Risiko für fötale Schäden (während der Schwangerschaft)?
13. Für welche Medikamente besteht ein eher geringes Risiko für fötale Schäden (während der Schwangerschaft)?
14. Für welche Medikamente ist beim Stillen das Risiko als relativ gering anzusehen?

23 Ergänzende Therapien

23.1 Elektrokrampftherapie (EKT)

Here W. Folkerts

23.1.1 Einleitung

Die Elektrokrampftherapie (EKT) ist eine der effektivsten Behandlungen für Patienten mit schweren psychiatrischen Krankheiten; sie kommt insbesondere bei therapieresistenten bzw. pharmakoresistenten Depressionen zum Einsatz. Gleichwohl gibt es häufig sowohl bei Patienten als auch Ärzten Skepsis gegenüber dieser Behandlung. Vielen Ärzten und Laien erscheint die EKT im Vergleich zu den heute verfügbaren modernen Psychopharmaka als überholte oder überflüssige Methode, tatsächlich ist sie aber eine der effektivsten und sichersten psychiatrischen Behandlungsoptionen mit einem definierten Indikationsgebiet.

23.1.2 Historische Entwicklung

Ladislaus von Meduna (Budapest) gilt als Begründer der Krampfbehandlung. Er entwickelte anhand von klinischen Beobachtungen – Besserung psychotischer Symptome nach spontanen Krampfanfällen – die These eines biologischen „Antagonismus" zwischen „Psychose" und Epilepsie. So setzte er 1934 erstmals Kampfer zur Auslösung von Krampfanfällen bei schizophrenen (katatonen) Patienten ein. Später wurden verschiedene Medikamente zur pharmakologischen Krampfauslösung angewendet.

Da die Steuerung der Krampfauslösung schwierig war (Latenz nach Injektion bis zum Krampfanfall), entwickelten später Cerletti und Bini (1938) die EKT. Im April 1938 wurde die Methode in der psychiatrischen Universitätsklinik Rom erstmals erfolgreich bei einem schizophrenen Patienten durchgeführt.

Lange Zeit galt die Methode als der „Goldstandard" in der Depressionsbehandlung. Mit Einführung der Psychopharmaka in den 1950er-Jahren ging jedoch die Anwendung der EKT zunehmend zurück. Nachdem in den 1980er-Jahren wieder Forschung zur EKT stattfand und in verschiedenen Ländern Richtlinien zur Durchführung der EKT veröffentlicht wurden, nahm die Anwendungshäufigkeit der Methode wieder leicht zu. Dabei ist die Anwendungshäufigkeit in Deutschland (ca. 4000 Patienten pro Jahr) deutlich geringer als beispielsweise in Großbritannien, den skandinavischen Ländern und den USA.

23.1.3 Wirkmechanismen

Zu den Wirkmechanismen gibt es diverse Befunde und Hypothesen. Nachweisbar sind Veränderungen der verschiedenen Rezeptorsysteme (Serotonin, Noradrenalin, Dopamin). Zudem sind zahlreiche weitere neurochemische Veränderungen (z. B. Prolaktin) nachgewiesen. Eine der zentralen Hypothesen ist, dass die therapeutische Wirkung der Elektrokrampftherapie von der Stimulation basal gelegener Hirnstrukturen (Dienzephalon, Hypothalamus) abhängt; hierdurch komme es zu einer Normalisierung gestörter hypothalamischer Funktionen. Mit dieser Hypothese ist die Annahme verbunden, dass ein generalisierter Krampfanfall die Beteiligung eines zentrenzephalen „Schrittmachers" widerspiegele, da – vereinfacht gesagt – ein Teil der depressiven Symptome, die sich im Verlauf der Therapie bessern, hypothalamische Störungen repräsentiere (z. B. Schlaf, Appetit, sexuelle Appetenz, tageszeitliche Rhythmen).

In diesem Zusammenhang erscheint es von besonderer Bedeutung, dass die Methode mittels EEG-Monitoring überwacht wird; durch die EEG-Steuerung wird gewährleistet, dass die in Hinblick auf die Krampfschwelle notwendige Stimulusdosierung erreicht wird. Inzwischen wurde auch nachgewiesen, dass es im Verlauf einer erfolgreichen EKT-Serie zur „Geburt neuer Neurone" (Neuroneogenese) im Hippocampus kommt. Auch steigert die EKT die Konzentration des Nervenwachstumsfaktors (BDNF); ein geschlossenes Erklärungsmodel zu den Wirkmechanismen der EKT gibt es aber nicht.

23.1.4 Indikationen

Die EKT ist bei verschiedenen psychiatrischen Krankheiten indiziert. Die grundsätzlichen Aspekte für die Indikationsstellung zur Elektrokrampftherapie sind in einer Textbox aufgeführt. Hier werden zunächst Situationen genannt, in denen die EKT der Pharmakotherapie vorgezogen werden sollte, ohne dass ihr primärer Einsatz notwendigerweise hierauf zu beschränken wäre.

> **Merke** M!
>
> **Grundsätzliche Aspekte für die Indikationsstellung zur Elektrokrampftherapie**
> - Notwendigkeit einer schnellen definitiven Besserung aus psychiatrischer oder somatischer Sicht (Suizidalität, Nahrungsverweigerung, eigen- und fremdgefährdendes Verhalten z. B. im Rahmen einer therapieresistenten psychotischen Symptomatik, körperliche Erschöpfung),
> - Überwiegen der Risiken anderer Behandlungen (z. B. Nebenwirkungen der Pharmakotherapie, internistische Erkrankungen, Gravidität),
> - bekannte schlechte Response auf eine Pharmakotherapie bzw. bekannte gute Response auf EKT in vorherigen Krankheitsepisoden („Therapieresistenz"),
> - Wunsch des Patienten.

Neben der Diagnose müssen Alter (eher Zunahme der EKT-Wirksamkeit mit steigendem Alter), medizinische Gesamtsituation (Begleiterkrankungen, vitale Bedrohung), Schweregrad der Symptomatik (z. B. Stupor, Suizidalität, Nahrungsverweigerung, körperliche Erschöpfung), frühere Erfahrungen mit der Elektrokrampftherapie bzw. Pharmakotherapie (z. B. Unverträglichkeit bei älteren Patienten) sowie der Wunsch des Patienten nach EKT (bzw. seine Ablehnung der Methode) berücksichtigt werden.

Neben den genannten klinischen Situationen, in denen ein *primärer Einsatz* der EKT indiziert ist, wird ihre Anwendung auch bei wahnhaften Depressionen, bei Depression mit akuter und schwerwiegender Suizidalität, bei der Erstmanifestation schizophrener Psychosen (v. a. bei jüngeren Erwachsenen) oder bei der manischen Phase bei „Rapid Cycling" diskutiert (da Psychopharmaka in diesen klinischen Situationen oft weniger effektiv sind oder längere Zeit für eine Besserung benötigen).

Bei Therapieresistenz, insbesondere wenn die Patienten anhaltend schwer krank sind, besteht eine Indikation der *2. Wahl*, sofern die EKT generell bei diesen Krankheiten sinnvoll ist. Die einzelnen klinischen Situationen, in denen die Methode zu erwägen ist, ergeben sich aus ▶ Tab. 23.1.

> **Merke** M!
>
> Therapieresistente oder besser pharmakoresistente Depressionen stellen heute die häufigste Indikation zur EKT dar.

Tab. 23.1 Psychiatrische Indikationen zur Elektrokrampftherapie.

Störung	ICD-10-Code
depressive Episode (Major Depression)	
• einzelne Episode	F32.1–3
• rezidivierende depressive Episode	F33.1–3
bipolare affektive Störung	F31.1–5
manische Episode	F30.0–2
vorübergehende psychotische Störung	F23.x
schizophrene Psychosen	
• paranoide Schizophrenie	F20.0
• katatone Schizophrenie	F20.2
• postschizophrene Depression	F20.4
• schizophreniforme Störung	F20.8
schizoaffektive Störung	F25.0–2
psychotische Störung aufgrund einer Hirnschädigung oder einer körperlichen Erkrankung	F06.x
malignes neuroleptisches Syndrom	G21.0
Delir (aufgrund einer körperlichen Erkrankung, z. B. Lewy-Body-Demenz)	F05

Einige psychiatrische Krankheiten rechtfertigen eine Indikation zur Elektrokrampftherapie in der Regel nicht; dazu gehören u. a. Demenzen, Persönlichkeitsstörungen, Somatisierungsstörungen, Anpassungsstörungen und Abhängigkeitserkrankungen.

Depressive Erkrankungen

Nach den Feststellungen der „American Psychiatric Association“ (APA) ist die EKT auch heute als die effektivste zur Verfügung stehende Behandlungsform schwerer monopolarer depressiver Episoden und schwerer depressiver Episoden im Rahmen von bipolaren affektiven Störungen anzusehen. Die Wirksamkeit bei depressiven Episoden wurde in zahlreichen kontrollierten Studien gegen simulierte EKT, gegen verschiedene Antidepressiva und im Vergleich zu verschiedenen Formen der EKT-Behandlung (z. B. unilaterale versus bilaterale Stimulation) gesichert. Der Einsatz bei diesen Erkrankungen ist insbesondere dann indiziert, wenn es sich um schwere, vital bedrohliche Zustandsbilder handelt; die EKT stellt dann, z. B. bei wahnhafter Depression, die Behandlung der 1. Wahl dar.

Praktische Empfehlungen

- Die EKT ist auch heute als die effektivste antidepressive Behandlung anzusehen.
- Die Indikation ist aber wegen der vorhandenen medikamentösen Alternativen nur unter bestimmten Umständen gegeben. In bestimmten klinischen Situationen ist eine primäre Indikation zur EKT vorhanden (z. B. wahnhafte Depression, depressiver Stupor, ausgeprägte Suizidalität) bzw. besteht eine Indikation nach Versagen der Pharmakotherapie (pharmakoresistente Depression) sowie bei früheren Erfolgen mit EKT.
- Die besten klinischen Prädiktoren sind die in typischer Weise ausgeprägten depressiven („melancholic features“) Symptome (z. B. Niedergeschlagenheit, Angst, Stupor, Wahn, Schuldgedanken, Gewichtsabnahme, Schlafstörungen).
- Die Responsequoten der EKT betragen für unbehandelte Depression 90 %, unbehandelte wahnhafte Depression 90 %, pharmakoresistente Depression: 75 %.

Manie

Praktische Empfehlungen

- Die EKT kann unter besonderen Umständen (schwerste Manien, Gravidität, malignes neuroleptisches Syndrom) eine Behandlung der 1. Wahl darstellen.
- Die EKT ist eine sichere Alternative zur hoch dosierten neuroleptischen Behandlung und hat den Vorteil des schnelleren Wirkeintritts.
- Bei Versagen der Pharmakotherapie ist die EKT auch bei weniger schweren Manien indiziert.
- Die Responsequoten betragen für unbehandelte Manie 80–90 %, pharmakoresistente Manie 50–70 %

Schizophrene Psychosen

Laut Literatur weisen diejenigen schizophrenen Patienten die beste Response auf die EKT-Behandlung auf, bei denen eine kurze Gesamtdauer der Erkrankung bzw. eine kurze Dauer der aktuellen Symptomatik und ein hohes Maß an Desintegration vorliegen. Es sollte eine Kombinationsbehandlung mit Neuroleptika erwogen werden, da beide Methoden synergistisch wirken; die Kombination ist effektiver als die Behandlung mit nur einem Behandlungszweig. Bei der heute sehr seltenen, akut lebensbedrohlichen „perniziösen“ Katatonie besteht ohne Frage eine Indikation der 1. Wahl. Nach Sicherung der Diagnose sollte unmittelbar – d. h. innerhalb von 24 h – mit der Therapie begonnen werden. Neben der Katatonie kann die EKT auch bei akut einsetzenden („rapid onset“) schizophrenen Psychosen – insbesondere bei gleichzeitigem Vorliegen einer affektiven Symptomatik – oder bei akuten schizoaffektiven Psychosen indiziert sein. Die therapeutischen Möglichkeiten der Methode bei schizophrenen Psychosen werden heute zu wenig beachtet.

Praktische Empfehlungen

- Die EKT ist bei akuten schizophrenen Psychosen bzw. akuten Exazerbationen chronischer schizophrener Psychosen zu erwägen; dies gilt insbesondere dann, wenn eine vitale Bedrohung besteht (perniziöse Katatonie, Nahrungsverweigerung, Suizidalität) und/oder wenn die bisherige Pharmakotherapie keine wesentliche Besserung erbrachte.
- Die Responsequoten betragen für die Akutsituation 80 %, die katatone Psychose: 90 %.

Sonstige Indikationen

▶ **Malignes neuroleptisches Syndrom.** Es ist zwar eine seltene, jedoch vital bedrohliche Komplikation psychiatrischer Pharmakotherapie. Die Ätiologie ist noch weitgehend unbekannt; differenzialdiagnostisch sind eine Enzephalitis bzw. eine perniziöse Katatonie auszuschließen. Neben spezifischen pharmakologischen Behandlungsstrategien ist auch die EKT zu erwägen.

Praktische Empfehlungen

- Neuroleptika sind abzusetzen und der Patient sollte – z. B. auf Intensivstation – überwacht werden.
- Bei Versagen einer spezifischen Pharmakotherapie (z. B. Dantrolen) ist die EKT spätestens nach 48 h indiziert
- Die Responsequote beträgt 80 %.

23.1.5 Kontraindikationen, Risiken

▶ **Kontraindikationen.** Es sind keine absoluten Kontraindikationen zur EKT bekannt. Andererseits kann unter bestimmten Umständen das Risiko der Behandlung zum Teil erheblich erhöht sein. Dies gilt insbesondere für Patienten mit somatischen Begleiterkrankungen (s. Textbox „Kontraindikationen zur Elektrokrampftherapie").

> **Merke** M!
>
> **Kontraindikationen zur Elektrokrampftherapie**
>
> - Hirndruck
> - kurz zurückliegende Hirnblutung
> - kurz zurückliegender (3 Monate) Herzinfarkt
> - schwere Herzklappenerkrankungen, massive Herzinsuffizienz
> - gravierende Überleitungsstörungen des Herzens (hochgradige AV-Blockierungen)
> - maligner Hypertonus
> - Phäochromozytom

Bei diesen Patienten ist eine kritische Überprüfung der Indikation mit individueller Nutzen-Risiko-Analyse notwendig. Maßnahmen zur Verminderung der Risiken müssen – sofern die Indikation bestätigt wird und soweit möglich – ergriffen werden.

▶ **Risiken.** Die EKT ist heute eine der sichersten medizinischen Behandlungen unter Narkose überhaupt. Das Mortalitätsrisiko liegt bei 1 : 50 000 bis 1 : 75 000 Behandlungen und ist somit geringer als z. B. bei einer hoch dosierten antidepressiven Pharmakotherapie. Im Wesentlichen liegen die Risiken in der Narkose, strukturelle Hirnschäden („brain damage") kommen bei Verwendung der heutigen Technik nicht vor.

23.1.6 Nebenwirkungen

▶ **Kognitive Störungen.** Das Risiko hinsichtlich des Auftretens kognitiver Störungen hat sich nach Einführung modernerer EKT-Geräte, verbesserter Narkoseverfahren und individuellerer Durchführung der EKT deutlich verringert. Zu bedenken ist, dass häufig bereits im Rahmen der Grunderkrankung, insbesondere bei schweren Depressionen, unabhängig von der EKT kognitive Störungen (Auffassung, Konzentration, Aufmerksamkeit) auftreten. Nach Besserung z. B. einer depressiven Symptomatik durch EKT kommt es also meist zu einer Besserung kognitiver Funktionen.

Gleichwohl können auch unmittelbar durch die Behandlung bedingte kognitive Störungen vorkommen. Meist handelt es sich aber um rasch flüchtige anterograde und retrograde Amnesien. *Anterograde Amnesien* betreffen Gedächtnisinhalte, die in den ersten Tagen nach der Behandlung erworben wurden und die komplexe Assoziation oder mnestische Organisation erfordern. Diese Amnesien gehen in der Regel sehr rasch vorüber und sind 4 Wochen nach EKT-Ende nicht mehr nachweisbar.

Retrograde Amnesien sind insbesondere durch Verlust von isolierten Informationen („gaps") gekennzeichnet. Umfassende retrograde Amnesien mit Verlust des Inhalts ganzer Tage oder Wochen kommen nicht vor.

Die Wahrscheinlichkeit des Auftretens kognitiver Störungen hängt sehr von den Behandlungsparametern ab. Bei sachgerechter Durchführung sind persistierende Störungen auszuschließen. Vor und nach der EKT-Serie sollte die kognitive Funktion untersucht werden.

▶ **Weitere Nebenwirkungen.** Neben kognitiven Störungen kann die EKT auch mit anderen Nebenwirkungen einhergehen; hierzu gehören Kopfschmerzen(30 %), Übelkeit (< 10 %), Muskelkater (< 10 %) und Zahnprobleme (< 10 %). Postiktale Unruhe direkt nach der EKT erfordert ein unmittelbares Eingreifen (Benzodiazepine); es handelt sich aber um ein sehr seltenes Ereignis. Das Auslösen eines nicht konvulsiven Status ist ausgesprochen selten; auch hier erfolgt die Gabe von Benzodiazepinen.

23.1.7 Aufklärung und Einwilligung

Vor der Behandlung ist der Patient seinen Möglichkeiten entsprechend über die geplante Maßnahme aufzuklären. Die Aufklärung sollte mögliche Alternativen sowie Risiken bei Ablehnung der EKT umfassen (Dokumentation!).

Praktische Empfehlungen

- Die patientengerechte individuelle Aufklärung ist notwendige Voraussetzung für die Einwilligung.
- Die Zustimmung zur EKT muss zwingend dokumentiert werden (Formblatt oder detaillierter schriftlicher Eintrag im Krankenblatt; Doppel an Patienten aushändigen!).
- Mit den Angehörigen sollte ein Konsens über die EKT hergestellt sein.
- Bei nicht zustimmungsfähigen Patienten ist eine Betreuung zu errichten.

23.1.8 Durchführung

Voruntersuchungen

Die notwendigen Voruntersuchungen sind in ▸ Tab. 23.2 aufgeführt.

Anästhesie

Praktische Empfehlungen

- In der Regel ist keine (vorabendliche) Prämedikation erforderlich.
- Bei Unruhe sind eher sedierende Neuroleptika als Benzodiazepine zu verabreichen.
- Die Nüchternheit vor der EKT (6–8 h) ist streng einzuhalten (*cave:* Aspiration).
- Verschiedene Narkotika sind möglich; bewährt hat sich international v. a. Methohexital (1 mg/kg KG), auch andere Narkotika (z. B. Disoprivan, Etomidate und Thiopental und S-Ketamin) sind möglich.
- Die Muskelrelaxierung erfolgt in der Regel mit Succinylcholin (0,7–1 mg/kg KG).
- Meist wird eine Maskenbeatmung durchgeführt (ggf. Larynxmaske).
- Eine Intubation findet nur bei Hochrisikopatienten statt (Aspirationsgefahr).
- Anticholinergika sollten nur nach Maßgabe des Anästhesisten verabreicht werden, sie sind insbesondere bei Tachykardie und Hypertonus zu vermeiden. Anticholinergika sollten nicht routinemäßig gegeben werden!

Technischer Ablauf

Praktische Empfehlungen

- bei morgendlicher Behandlung (z. B. 7:30 Uhr) Nüchternheit ab 22:00 Uhr, morgens vor EKT Toilettengang,
- unverzichtbare Medikation (z. B. Antihypertensiva) mit einem Schluck Wasser einnehmen lassen,

Tab. 23.2 Vorbereitungen zur Elektrokrampftherapie.

Untersuchung	Kommentar
Labor (Blutbild, Kreatinin, Elektrolyte, eventuell Medikamentenspiegel)	
EKG	Patienten > 50 Jahre
Röntgenthorax	Patienten > 50 Jahre und bei Patienten mit besonderer Vorgeschichte
EEG, kranielles CT oder NMR	nicht zwingend vorgeschrieben, aber empfohlen
Röntgenbild der LWS	nur bei besonderen Fragestellungen
internistisches Konsil	nur bei besonderen Fragestellungen
Schrittmacherüberprüfung (Kardiologie)	nur bei Schrittmacherträgern
Zahnarzt	nur bei besonderen Fragestellungen (z. B. ruinöses Gebiss)

LWS = Lendenwirbelsäule; NMR = „Nuclear magnetic Resonance“ (Kernspintomografie)

- im Behandlungsraum: Anlage von EKG und EEG sowie Stimulationselektroden, Anlage der Infusion, Kontrolle von Blutdruck und Puls,
- Anlage der Blutdruckmanschette zum Abstauen des Armes,
- Messung der Impedanz, EEG-Kontrolle, Auswahl der Stimulusdosierung,
- durch Anästhesisten Narkotikum und Muskelrelaxans spritzen lassen,
- Beutel-Maskenbeatmung,
- Guedel-Tubus, einlegen einer Mullbinde zum Zahnschutz,
- Stimulation
- Beobachtung des Krampfanfalls (EEG, abgestauter Arm),
- Überwachung des Patienten, bis Schutzreflexe wieder vorhanden sind,
- Übergabe des Patienten an die Station oder die EKT-Aufwacheinheit

23.1.9 Behandlungsparameter

Die wichtigsten Behandlungsparameter ergeben sich aus ▶ Tab. 23.3.

In den folgenden Abschnitten wird gesondert auf einzelne Aspekte eingegangen.

Stimulusdosierung

Die Stimulusdosierung muss nach individuellen Gesichtspunkten festgelegt werden. Die individuelle Krampfschwelle und die Begleitmedikation spielen dabei eine wichtige Rolle. Andere Faktoren, die auf die Krampfschwelle Einfluss nehmen, ergeben sich aus ▶ Tab. 23.4.

▶ **Altersorientierte Stimulusdosierung.** Um die richtige Stimulusdosierung auszuwählen, sind verschiedene Strategien denkbar. Die verschiedenen Hersteller von Geräten schlagen eine altersorientierte Stimulusdosierung vor. Dies bedeutet kon-

Tab. 23.3 Die wichtigsten Behandlungsparameter der Elektrokrampftherapie.

Parameter	Variationsmöglichkeit
Stimulusdosierung	altersabhängig
	das 2,5-Fache der Krampfschwelle (unilaterale EKT), oberhalb der Krampfschwelle (bilaterale EKT)
	nach EEG-Kriterien
	Hochdosistherapie
Stimulationsort	uni- oder bilaterale Stimulation, LART (linksanterior und rechtstemporal)
Gesamtdauer der Serie	1–12–20 Einzel-EKT
Impulsbreite	0,25–2 ms (Norm: 0,5 ms)
Stimulationshäufigkeit	täglich (initial bei Schwerkranken)
	2–3 pro Woche (Standard)
	Erhaltungs-EKT (z. B. alle 4 Wochen)

Tab. 23.4 Die Krampfschwelle beeinflussende Faktoren.

Erhöhung der Krampfschwelle	Erniedrigung der Krampfschwelle
Alter	Anfallsleiden
Antikonvulsiva	CO_2-Sättigung (niedrig)
Barbiturate	Clozapin und andere Neuroleptika
Benzodiazepine	Geschlecht (weiblich)
bilaterale Stimulation	Hyperventilation
EKT (im Verlauf der Serie)	Ketaminnarkose
vorangegangene EKT (innerhalb des letzten Monats)	Koffein
Knochendicke der Schädelkalotte	MAO-Hemmer
Methohexitaldosierung > 1,5 mg/kg KG	Sauerstoffsättigung (hoch) im Blut
Propofolnarkose	Theophyllin

MAO = Monoaminoxidase

kret, dass für einen 45-jährigen Patienten eine Stimulation mit 45 % der Maximalenergie vorgeschlagen wird (unilaterale EKT). Bei bilateraler EKT wird der Wert vorgeschlagen, der am nächsten dem halben Alter des Patienten entspricht (z. B. 20 % Energie für einen 43-jährigen Patienten). Dies ist die einfachste und am unkompliziertesten durchzuführende Stimulusstrategie.

▶ **Titrationsmethode.** Diese alternative Methode wird international zunehmend bevorzugt. Dabei wird die Krampfschwelle abgeschätzt (1. EKT) und dann mit dem 2,5-Fachen der Krampfschwelle weiterbehandelt (unilaterale EKT) bzw. mit 5 % mehr Energie oberhalb des Krampfschwellenwerts bei bilateraler EKT. Bei dieser Strategie wird sichergestellt, dass ausreichend oberhalb der Krampfschwelle stimuliert wird und so die Effektivität der EKT höher ist als mit der altersabhängigen Stimulusdosierung (Übersicht bei [10]). Ein mögliches Titrationsschema zeigt ▶ Tab. 23.5.

- Beginn der Stimulusdosierung entsprechend dem Stimulusschema (▶ Tab. 23.5), d. h. bei den meisten Patienten entsprechend dem Alter mit Stufe 2 (10 %; 50,4 Millicoulomb [mC]) des Schemas;
- sofern kein Krampfanfall von 30 s im EEG erreicht wird, erfolgt die Restimulation nach 45–60 s mit der nächsten Stufe des Stimulationsschemas.

Praktische Empfehlungen zur Stimulusdosierung

- Im Einzelfall kann auch eine Stufe des Stimulationsschemas übersprungen werden.
- Es dürfen maximal 2 Restimulationen pro Sitzung durchgeführt werden.
- Nach Ermittlung der Krampfschwelle erfolgt die weitere Stimulation mit ca. dem 2,5-Fachen der Krampfschwelle bei unilateraler EKT.

Praktische Empfehlungen bei frustraner Stimulation

- Zunächst sind technische Fehler auszuschließen.
- Eventuell ist die Dosis des Narkotikums bei der nächsten EKT zu reduzieren.
- Die Ladungsabgabe wird erhöht auf die nächste Stufe im Stimulationsschema.
- Es wird von bilateraler auf unilaterale EKT gewechselt.
- Durch die Anästhesie wird eine Hyperventilation erzeugt.

Stimulusplatzierung

In der Regel wird heute die unilaterale Stimulation der nicht dominanten Hemisphäre angewendet. Die bilaterale EKT, die hinsichtlich der Effektivität unabhängiger von den Behandlungsparametern ist, ist insbesondere bei Schwerstkranken mit besonderer Gefährdung (z. B. perniziöse Katatonie, wahnhafte Depression mit akuter Suizidalität) indiziert; sie beinhaltet aber ein größeres Risiko für kognitive Störungen (▶ Abb. 23.1). Hier ist also

Tab. 23.5 Schema zur Ermittlung der Krampfschwelle.

Stimuluslevel		Frequenz (Hz)	Dauer (s)	Ladungsabgabe (mC)[1]	Stromstärke (A)	Maximale Energie (%)
1	Patienten < 19 Jahre	30	0,93	25,2	0,9	5
2	Patienten zwischen 19 und 65 Jahren	30	1,86	50,4	0,9	10
3	Patient > 65 Jahre	30	2,80	75,5	0,9	15
4		30	4,66	126,0	0,9	25
5		50	4,48	201,6	0,9	40
6		70	4,80	302,4	0,9	60

mC = Millicoulomb
1) 1 Coulomb = 1 Amperesekunde (As), 1 mC = 1 As x 10^{-3}; Ladungsabgabe (Coulomb) = Frequenz × 2 × Stimulationsdauer (s) × Pulsbreite (s) × Strom (A). Die Steigerung der Ladungsabgabe zwischen den einzelnen Stufen des Titrationsschemas beträgt ungefähr 50 %. Beginn der Stimulation bei der 1. EKT abhängig vom Alter in den Stufen 1–3; falls nicht ausreichend, Wahl der jeweils nächsthöheren Stufe. Stimulusdauer bezogen auf 0,5 m Impulsbreite

Tab. 23.6 Kriterien für den Einsatz der uni- bzw. bilateralen Stimulation.

Unilaterale Stimulation	Bilaterale Stimulation
wenn bereits früher mit unilateraler EKT ein Erfolg erzielt wurde	wenn früher bilaterale EKT erfolgreich war und keine Nebenwirkungen beobachtet wurden
Geschwindigkeit der Besserung nicht von gravierender Bedeutung	wenn besonders rascher Therapieerfolg notwendig ist
bei erhöhtem Risiko kognitiver Störungen	wenn unilaterale EKT ohne durchgreifenden Erfolg war

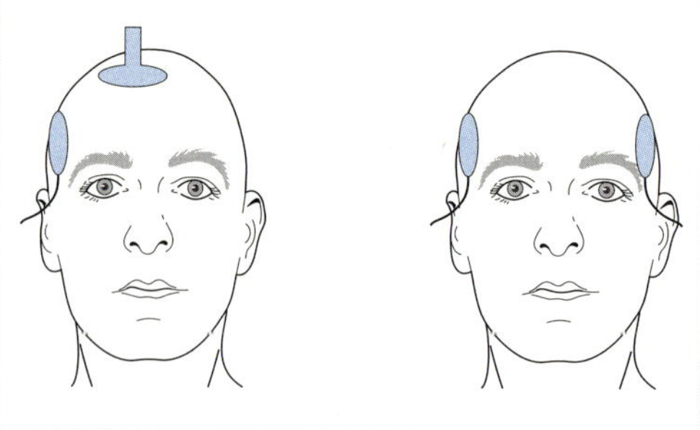

Abb. 23.1 Uni- und bilaterale Elektrokrampftherapie.

eine Nutzen-Risiko-Abwägung notwendig. Kriterien für den jeweiligen Einsatz der Stimulationen sind in ▶ Tab. 23.6 genannt.

Bei rechtsunilateraler EKT wird die *d'Elia-Position* verwendet (untere Elektrode auf der Verbindungslinie Auge–Ohr, obere Stimuluselektrode befindet sich unmittelbar neben dem Vertex; imaginärer Punkt, auf dem sich die Verbindungslinien Nasion – Inion und die Verbindungslinie der Meati des Ohres schneiden). Neuerdings werden auch atypische Platzierungen (linksanterior und rechtstemporal, LART) und die bifrontale Stimulation diskutiert.

Frequenz und Anzahl der Behandlungen

▶ **Frequenz.** In der Regel wird die EKT 2- bis 3-mal pro Woche durchgeführt. Bei Schwerstkranken wird wegen des möglicherweise schnelleren Behandlungserfolgs initial behandelt (d. h. die ersten 2–3 Behandlungen im Abstand von 24 h). Anschließend wird die Serie wechseltägig fortgesetzt. Am Ende der Serie wird heute der Abstand zwischen den einzelnen Behandlungen unter Umständen vergrößert, d. h. nur noch 1 oder 2 Behandlungen pro Woche. Meist wird in dieser Zeit auch schon mit der Pharmakotherapie begonnen.

▶ **Anzahl.** Die Anzahl notwendiger Behandlungen ergibt sich meist aus der Schwere der klinischen Symptomatik, der Dringlichkeit der zu erreichenden Besserung und der „Qualität" der EKT-Behandlung. In der Regel werden 8–10 Behandlungen bei depressiven Patienten, 8–14 Behandlungen bei schizophrenen Patienten sowie 8–12 Behandlungen bei manischen Patienten benötigt. Wenn keine Zielsymptomatik mehr vorhanden ist bzw. keine weitere Besserung mehr eintritt, wird die Serie beendet. Dabei ist zu bedenken, dass die Schwere einer verbliebenen Symptomatik als Prädiktor für eine Verschlechterung nach zuvor erzielter Remission oder für eine Wiedererkrankung anzusehen ist.

23.1.10 Monitoring

▶ **Manschettenmethode.** Zur Überwachung und Steuerung der Behandlung muss in jedem Fall die Manschettenmethode („Cuff"-Methode) eingesetzt werden. Hierzu wird (ipsilateral zur Stimulation) der Arm im Ellbeugenbereich oberhalb des systolischen Blutdrucks gestaut.

▶ **EEG-Monitoring.** Die Überwachung mittels EEG (2–4 Kanäle) ist heute Standard. Neben der reinen Zeitdauer des Krampfanfalls können andere Parameter anhand des EEG bestimmt werden. Von den Herstellern von EKT-Geräten werden über die EEG-Analyse weitere auf computerisierter Basis ermittelte Parameter bestimmt, die zur Steuerung der EKT eingesetzt werden können.

Als Kriterien für die therapeutisch adäquate EKT sind folgende Parameter zu nennen:
- EEG-Anfallsdauer: mindestens 30 s
- postiktale Suppression: mindestens 85 %
- Verlangsamung der Spike-Wave-Phase: mindestens 1,5 Hz
- hochgespannte stereotype Spike-Wave- bzw. Sharp-Wave-Aktivität mit Amplituden von 300–500 µV

Praktische Empfehlungen zum Monitoring

- Das EEG-Monitoring ist ebenso wie das Bestimmen der motorischen Krampfdauer (Manschettenmethode) unverzichtbar.
- Jede Klinik muss einen eigenen Standard zum EEG-Monitoring entwickeln.
- Abgesehen von der unteren Grenze (30 s im EEG) ist die Anfallsdauer von untergeordneter Bedeutung.
- Parameter des iktalen EEG (postiktale Suppression, Amplituden, Stereotypie, Verlangsamung in der Spike-Wave-Phase, Amplitude) können helfen, die therapeutische Wirkung der Methode zu steuern.

23.1.11 Begleittherapie

Die fortgesetzte Gabe von psychotroper Medikation ist im Regelfall während der EKT-Serie auf der Basis einer individuellen Nutzen-Risiko-Analyse möglich. Am häufigsten wird die EKT erwogen, wenn pharmakologische Behandlungen ohne Erfolg geblieben sind. Meist wird man sich dann dafür entscheiden, die Medikation vor der EKT abzusetzen. Wenn andererseits aus klinischen Gründen die Kombinationsbehandlung (EKT und psychotrope Medikation) gewünscht wird oder aber unverzichtbar erscheint, so ist dies in der Regel möglich.

Praktische Empfehlungen

- Die Kombination mit Neuroleptika ist generell möglich, eventuell muss die Dosis reduziert werden; prokonvulsive Effekte sind zu beachten (z. B. Clozapin), zum Teil können diese Effekte auch therapeutisch bei steigender Krampfschwelle ausgenutzt werden.
- Sehr hohe Dosierungen von Neuroleptika (First Generation Antipsychotics [FGA], Second Generation Antipsychotics [SGA]) sind zu vermeiden.
- Bei therapieresistenten Depressionen sollte das Antidepressivum eher abgesetzt und nach Serie (oder zum Ende der Serie) mit einer neuen Substanzklasse begonnen werden.
- Nach Gabe von irreversiblen MAO-Hemmern ist eine 14-tägige Pause vor der EKT einzuhalten (hypertensive Krise möglich).
- Bei Trizyklika sind kognitive Störungen zu beachten.
- Bei den neueren Substanzen (z. B. selektive Serotoninwiederaufnahme-Hemmer [SSRI]) gibt es zum Teil deutliche prokonvulsive Effekte.
- Lithium ist abzusetzen oder zumindest auf 0,4 mmol/l zu reduzieren.
- Benzodiazepine sind nach Möglichkeit abzusetzen, die Halbwertszeit ist zu beachten (Lorazepam hat eine niedrige HWZ).

23.1.12 Erhaltungstherapie

Grundsätzlich besteht nach einer EKT-Serie die Notwendigkeit einer Erhaltungstherapie. Diese wird meist pharmakologischer Natur sein; in bestimmten Fällen ist auch eine Erhaltungs-EKT indiziert.

23

Praktische Empfehlungen

- Eine medikamentöse Erhaltungsbehandlung nach EKT ist unverzichtbar.
- Bei therapieresistenten Depressionen sind Lithiumgaben zu erhöhen (oder andere Stimmungsstabilisatoren und/oder Wechsel des Antidepressivums), Augmentation mit SGA.
- Bei schizophrenen Psychosen erfolgt die Fortsetzung mit einer neuroleptischen Behandlung (unter Umständen Substanzwechsel).
- Bei Versagen der medikamentösen Erhaltungsbehandlung sollte auch eine Erhaltungs-EKT erwogen werden.

Literatur

[1] Abrams R. Electroconvulsive therapy. 3rd ed. New York, Oxford: Oxford University Press; 1998
[2] American Psychiatric Association. Practice guideline for major depressive disorder in adults. Am J Psychiatry 1993; 150: 4 (Suppl.)
[3] American Psychiatric Association. Practice guideline for the treatment of patients with bipolar disorder. Am J Psychiatry 1994; 151: 12 (Suppl.)
[4] American Psychiatric Association. The practice of ECT. Washington: American Psychiatric Publishing; 2001
[5] DGPPN. Praxisleitlinien in Psychiatrie und Psychotherapie. Bd. 5. Affektive Erkrankungen. Darmstadt: Steinkopff; 2000
[6] Fink M. Electroshock – restoring the Mind. New York, Oxford: Oxford University; 1999
[7] Folkerts H. The ictal EEG as a marker for the efficacy of ECT. Eur Arch Psychiatry Clin Neurosci 1996; 246: 155–164
[8] Folkerts H. EKT – ein praktischer Leitfaden für die Klinik. Stuttgart: Enke; 1997
[9] Folkerts H, Michael N, Tölle R et al. Electroconvulsive therapy versus paroxetine in treatment-resistant depression – a randomized study. Acta Psychiatrica Scand 1997; 96: 334–342

[10] Folkerts H. EKT – Monitoring, Effektivität und pathischer Aspekt. Monographien aus dem Gesamtgebiet der Psychiatrie. Darmstadt: Steinkopff; 1999

[11] Folkerts H: Elektrokrampftherapie – Indikation, Durchführung und Behandlungsergebnisse. Der Nervenarzt 1/2011. Heidelberg: Springer

[12] Freeman CP, ed. The ECT Handbook. The second report of the Royal College of Psychiatrists Special Commitee on ECT. London: Gaskell; 1995

[13] Sackeim HA. The anticonvulsant hypothesis of the mechanisms of action of ECT: current status. J ECT 1999; 15: 5–26

Weitere Quellen

[1] Fachzeitschrift: Journal of ECT (former Convulsive Therapy)

[2] Fachgesellschaft: Association for Convulsive Therapy (ACT)

[3] Internet: www.electroshock.org/; www.aafp.org; www.rnk-whv.de/; Stand: 23.12.2013

23.2 Schlafentzugsbehandlung

Siegfried Kasper

23.2.1 Einleitung

In den vergangenen 50 Jahren wurden mehrere pharmakologische, aber auch nicht pharmakologische, biologisch fundierte Therapien zur Behandlung der Depression eingeführt (▸ Abb. 23.2). Der therapeutische Schlafentzug (SE) wird vorwiegend in Deutschland und mit wenigen Ausnahmen auch in den USA (meist in Forschungszentren) durchgeführt.

Obwohl nicht alle Patienten mit einer depressiven Erkrankung Schlafstörungen aufweisen, zeigt sich bei einem Großteil dieser Patienten, dass Veränderungen des Schlaf-Wach-Rhythmus einen gewichtigen Faktor in der Erkrankung darstellen. Leider ist jedoch das Verhältnis zwischen Schlaf und depressiver Erkrankung nur schwer aufzudecken, da der Schlaf-Wach-Rhythmus auch auf Umgebungsvariablen, wie soziale oder sonstige Faktoren, die ebenfalls eine depressive Erkrankung beeinflussen können, sensibel reagiert. Trotz dieser Schwierigkeit konnten jedoch die wenigen und exakt durchgeführten Untersuchungen eindeutig belegen, dass der therapeutische Schlafentzug bei Patienten mit einem depressiven Syndrom unterschiedlicher Genese einen akuten antidepressiven Effekt hat.

23.2.2 Wirkmechanismus

Der therapeutische Effekt des Schlafentzugs gab immer wieder Anregung zur Diskussion verschiedener Wirkmechanismen. Die verschiedenen Theorien sind in der Textbox „Wirkmechanismen des therapeutischen Schlafentzugs" zusammengestellt.

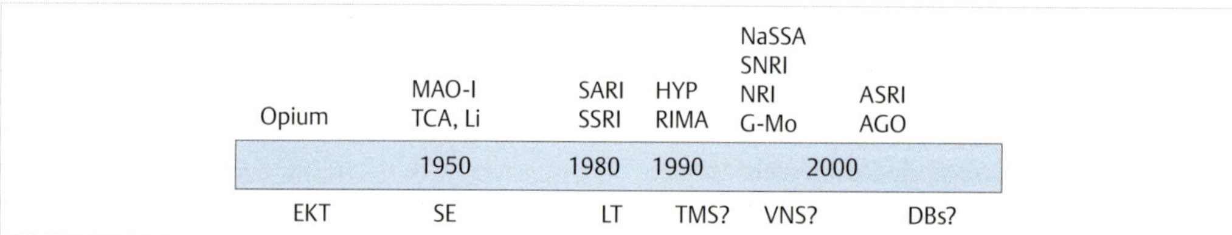

Abb. 23.2 Verschiedene pharmakologische (oben) und nicht pharmakologische (unten) biologisch begründete Therapien der Depression.
AGO: Agomelanin; ASRI: allosterischer Serotoninwiederaufnahme-Hemmer (Escitalopram)
DBS: tiefe Hirnstimulation
EKT: Elektrokrampftherapie
G-Mo: Glutamatmodulator
HYP: Hypericumextrakte
LI: Lithium, LT: Lichttherapie
MAO-I: Monoaminoxidasehemmer (Tranylcypromin)
NaSSA: noradrenerges und spezifisch serotonerges Antidepressivum (Mirtazapin)
RIMA: reversible Hemmer der Monoaminoxidase Typ A (Moclobemid)
SARI: Serotoninantagonist und Serotoninwiederaufnahme-Hemmer (Trazodon); SE: Schlafentzug; SNARI: selektive Noradrenalinwiederaufnahme-Hemmer (Reboxetin); SNRI: Serotonin- und Noradrenalinwiederaufnahme-Hemmer (Duloxetin, Venlafaxin, Milnacipran); SRA: Sigmarezeptorantagonisten; SSRI: selektive Serotoninwiederaufnahme-Hemmer (Citalopram, Fluoxetin, Fluvoxamin, Paroxetin, Sertralin)
TMS: transkranielle Magnetstimulation; TCA: trizyklische Antidepressiva (z. B. Amitriptylin)
VNS: Vagusnervstimulation

> **Merke**
>
> **Wirkmechanismen des therapeutischen Schlafentzugs**
> - Plazeboeffekt (intensive Behandlung), psychologischer Effekt („Selbstbestrafung")
> - unspezifischer Stress
> - Resynchronisation eines biologischen Rhythmus, kein Schlaf in der kritischen Phase, Phase-Advance-Hypothese
> - Verhinderung des „depressiogenen" REM-Schlafes
> - Herabsetzung der Körperkerntemperatur (Prävention einer „relativen Hyperthermie")
> - vermehrte hypothalamisch-hypophysäre Aktivität
> - Veränderung monoaminerger Stoffwechselwege
> - Verhinderung der Freisetzung einer depressiogenen Substanz im Schlaf
> - Freisetzung einer antidepressiven Substanz während der Wachperiode in der Nacht

Während ein *Plazeboeffekt*, der aufgrund der vermehrten Zuwendung während des Schlafentzugs auftreten könnte, als möglicher Wirkmechanismus weitgehend ausgeschlossen wurde, wird als eine vermutete hypothetische Erklärung der Wirksamkeit eine Erniedrigung des Arousal-Niveaus angenommen.

▶ **Phase-Advance-Hypothese.** Die *Phase-Advance-Hypothese* (Phasenvorverlagerung) geht von der Vorstellung aus, dass der therapeutische Effekt des Schlafentzugs dadurch entfaltet wird, dass die Patienten in einer sog. kritischen Phase nicht schlafen. Diese kritische Phase ergibt sich aufgrund der verfügbaren Daten dadurch, dass bei den Patienten einer der Rhythmen (z. B. Temperaturrhythmus) gegenüber dem Schlaf-Wach-Zyklus vorverschoben ist.

▶ **REM-Schlafentzug.** Untersuchungen der Schlafarchitektur haben gezeigt, dass eine *Unterdrückung der REM-Schlaf-Produktion* (REM = Rapid Eye Movement) antidepressiv wirkt, wobei diese durch eine Verstärkung der aminergen Aktivität therapeutisch wirksam sein soll.

▶ **Veränderung des Energiehaushalts.** Da der therapeutische Schlafentzug ein energieverbrauchender Eingriff ist und Responder darauf mit höheren nächtlichen Körperkerntemperaturen reagieren, wurde die *Veränderung des Energiehaushalts* im Zusammenhang mit dem antidepressiven Effekt des therapeutischen Schlafentzugs diskutiert.

Weiterhin haben vereinzelte Studien auch erkennen lassen, dass die Veränderungen der hypothalamisch-hypophysären Aktivität, der monoaminergen Stoffwechselwege sowie elektrophysiologische Parameter von Bedeutung sein könnten. Bildgebende Verfahren (Positronemissionstomografie [PET]; Single-Photon-Emissionscomputertomografie [SPECT]) haben Veränderungen in der Area cingularis anterior (Abnahme der Aktivität) aufgezeigt. Mehrere Studien zum Metabolismus des zentralen Nervensystems unter einer Schlafentzugsbehandlung fanden übereinstimmend bei Respondern vor Schlafentzug einen *Hypermetabolismus* im limbischen System, der durch den Schlafentzug normalisiert wurde.

Obwohl diese verschiedenen Erklärungsansätze einige interessante Zusammenhänge aufzeigen, sind sie als vorläufig zu betrachten, da sie teilweise unvollständige oder sogar widersprüchliche Ergebnisse beinhalten.

23.2.3 Praktische Durchführung

In ▶ Tab. 23.7 sind die möglichen Arten der klinischen Behandlung durch Schlafentzug zusammengefasst. Während der totale und der partielle Schlafentzug (der 2. Nachthälfte) sowohl unter stationären als auch unter ambulanten Bedingungen gut durchgeführt werden können, sind die Phase-Advance-Therapie und der REM-Schlafentzug wegen des hohen Personalaufwands bzw. der Notwendigkeit einer apparativen Ausstattung wahrscheinlich vorwiegend den Forschungsabteilungen vorbehalten.

▶ **Totaler Schlafentzug.** Die Behandlung beginnt am Morgen vor der durchzuwachenden Nacht und reicht bis zum Abend nach der durchwachten Nacht, am besten bis zu einem für den Patienten gewohnten Zeitpunkt des Zubettgehens. Dabei ist es wichtig, dass der Patient über diesen gesamten Zeitraum (meist 40 h) nicht schläft, d. h. weder vorschläft noch nachschläft. Insbesondere eine Schlafphase in den Vormittagsstunden oder auch

Tab. 23.7 Arten der Schlafentzugsbehandlung.

Art des Schlafentzugs	Besonderheiten	
praktisch gut durchführbar		
totaler Schlafentzug	beginnend am Morgen vor der Behandlung bis zum Abend danach (maximal 40 h)	
partieller Schlafentzug der 2. Nachthälfte	beginnend ab 1 bzw. 2 Uhr morgens bis zum Abend desselben Tages (d. h. Schlafentzug der 2. Hälfte der Nacht)	
	cave: partieller Schlafentzug der 1. Hälfte der Nacht ist nicht antidepressiv wirksam	
mehr für Forschungsabteilungen geeignet		
Phase-Advance-Therapie (Schlafrhythmus-Änderungstherapie)	Vorverschiebung des Schlaf-Wach-Rhythmus um etwa 6 h, d. h. fortgesetzter partieller Schlafentzug der 2. Nachthälfte über die Dauer von 7 Tagen; personal- und organisationsintensiv; nach Aufklärung des Patienten wird folgendes Schlafschema realisiert:	
	Tag 1	21–1 Uhr
	Tag 2	17–1 Uhr
	Tag 3	18–2 Uhr
	Tag 4	19–3 Uhr
	Tag 5	20–4 Uhr
	Tag 6	21–5 Uhr
	Tag 7	22–6 Uhr
REM-Schlaf- Entzug	selektiver Entzug des REM-Schlafs	
	nur im Schlaflabor möglich	

REM = „Rapid Eye Movement“

nur ein Einnicken in dieser Zeit (engl.: „nap“) nach durchwachter Nacht sollte aufgrund der vorliegenden Nap-Untersuchungen vermieden werden, da gezeigt wurde, dass sich dadurch die depressive Verstimmung rasch wieder einstellt.

► **Partieller Schlafentzug.** Vielleicht etwas weniger belastend für den Patienten und therapeutisch gleich effektiv ist der partielle Schlafentzug der 2. Nachthälfte, bei dem die Patienten angehalten werden, ab 1 bzw. 2 Uhr morgens bis zum Abend desselben Tages wach zu bleiben. Es ist dabei nicht nur von theoretischer, sondern auch von praktischer Bedeutung, dass sich ein partieller Schlafentzug in der 1. Hälfte der Nacht als nicht antidepressiv wirksam herausgestellt hat. Die Phase-Advance-Therapie (Schlafrhythmus-Änderungstherapie), die praktisch einen fortgesetzten partiellen Schlafentzug der 2. Nachthälfte (z. B. 7 Tage lang) darstellt, wird aufgrund des Personal- und Logistikaufwands vorwiegend an damit vertrauten Spezialkliniken eingesetzt. Die praktische Durchführung ist in ► Tab. 23.7 zusammengefasst.

► **Beurteilung der Wirksamkeit.** Hierbei ist es wichtig, den Zeitverlauf zu berücksichtigen. Etwa 50–60 % der Patienten weisen am 1. Tag nach der Behandlung (Tag-1-Response) einen eindeutigen antidepressiven Effekt auf. Etwa die Hälfte der Patienten, die am 1. Tag nach Schlafentzug gut angesprochen hat, zeigt jedoch am 2. Tag nach durchwachter Nacht einen Rückfall. Der Zustand von etwa dem gleichen Prozentsatz der Patienten, der am 1. Tag nicht angesprochen hat, bessert sich am 2. Tag.

Weiterhin wird bei einer gleichzeitig verabreichten antidepressiven Medikation oder auch bei gleichzeitiger Lichttherapie in den Tagen nach dem Schlafentzug nicht das Ausmaß der depressiven Verstimmung erreicht, welches zum Zeitpunkt vor der Schlafentzugsnacht bestand, bzw. kann der Rückfall zum Teil verhindert werden. Eine vollständige und andauernde Besserung nach einem einmaligen Schlafentzug ist jedoch nur bei einem geringen Prozentsatz der Patienten (etwa 5 %) zu erwarten. Deshalb sind in einem therapeutischen Setting wiederholte Schlafentzüge (z. B. 2-mal wöchentlich) zu empfehlen (etwa von Montag auf Dienstag und von Donnerstag auf Freitag).

Tab. 23.8 Praktische Richtlinien zur Schlafentzugsbehandlung.

Parameter	Anweisung
stationär oder ambulant?	Patient sollte den Schlafentzug nicht alleine durchführen; am besten sollte der Effekt stationär im Beisein einer Nachtwache kennengelernt werden; kann dann später eventuell zu Hause, z. B. gemeinsam mit einem Angehörigen, durchgeführt werden
Aufklärung des Patienten	der Schlafentzug sollte als „physiologische" Maßnahme neben anderen Therapien dargestellt werden; keine zu großen Erwartungen wecken
Tätigkeit während des SE	Patient kann allen ihm möglichen und sinnvollen Tätigkeiten nachgehen; auch körperliche Betätigung (z. B. Gymnastik, Spaziergang) ist möglich
Einschlafen während des SE	Patient sollte genau aufgeklärt werden, dass er am Tag nach der durchwachten Nacht nicht schlafen soll
Schlafen am Tag vor und nach SE	Patient soll den Tag vor und den Tag nach Schlafentzug in üblicher Weise verbringen; kein „Vor- oder Nachschlafen"; Patient soll am Tag nach Schlafentzug zu einer für ihn üblichen Zeit schlafen gehen
Wiederholung des SE	Behandlung kann bei noch nicht ausreichend behandelter depressiver Symptomatik 1- bis 2-mal pro Woche wiederholt werden
Verschlechterung am 2. Tag nach SE	Gespräch mit dem Patienten an diesem Tag; bei Schlafrhythmus-Änderungstherapie vermindert sich der Therapieerfolg durchschnittlich während der Therapiewoche um 50 %, d. h., der effektive Therapieerfolg beträgt etwa die Hälfte der Remission
Psychopharmaka während SE	Patient kann die Medikamente wie gewohnt einnehmen; sedierendes Psychopharmakon am Abend des Schlafentzugs sollte jedoch weggelassen werden, um das Wachbleiben nicht unnötig zu erschweren

SE = therapeutischer Schlafentzug

▸ **Richtlinien.** In ▸ Tab. 23.8 sind einige Vorschläge zum praktischen Vorgehen zusammengefasst. Häufig lernt der Patient den Schlafentzug erstmals im Rahmen der *stationären* Behandlung kennen. Im Anschluss daran kann der Schlafentzug im *ambulanten* Bereich dann beispielsweise so erfolgen, dass der Patient nur für die Schlafentzugsnacht in die Klinik kommt oder gemeinsam mit einem Angehörigen die Nacht durchwacht.

Die Aufklärung des Patienten ist von großer Bedeutung, da die Maßnahme sonst eventuell zu Missverständnissen führen und als Bestrafung erlebt werden kann. Bei diesem Gespräch sollten keine zu großen Erwartungen geweckt werden. Der Patient sollte vielmehr ein Verständnis dafür bekommen, dass es sich dabei um eine physiologische Maßnahme handelt, mit der biologische Prozesse der Genese günstig beeinflusst werden können.

Mit dem Patienten sollte v. a. am 2. Tag nach der Behandlung gesprochen werden, da zu diesem Zeitpunkt meist ein – wenngleich nur partieller – Rückfall auftritt. Selbst eine kurzfristige positive Erfahrung der Besserung kann dem Patienten verdeutlichen, dass eine Besserung möglich ist und erlebt wurde.

23.2.4 Indikation

Erste systematische Untersuchungen über die therapeutische Wirksamkeit des Schlafentzugs wurden von der Arbeitsgruppe um Pflug und Tölle [9] durchgeführt. Aus den Erfahrungen dieser und nachfolgender Untersuchungen ist zu entnehmen, dass ein depressives Syndrom unterschiedlicher Genese auf den Schlafentzug anspricht. Das Indikationsspektrum schließt daher sowohl *uni- als auch bipolare Depressionen* in der akuten Phase der Erkrankung und auch in einem chronifizierten oder therapieresistenten Verlaufsstadium mit ein.

Vereinzelte Untersuchungen haben auch günstige Effekte bei den zum Zeitpunkt der Untersuchungen als *neurotisch depressiv diagnostizierten Patienten* erkennen lassen, wenn dabei Vitalstörungen auftraten. Nach der neueren psychiatrischen Nomenklatur (DSM-IV bzw. ICD-10) sind diese Formen wahrscheinlich einer milden Ausprägung einer „Major Depression" bzw. einer Dysthymie zuzuordnen.

Depressive Syndrome *bei schizophrener Grunderkrankung* sprechen ebenso günstig auf Schlafentzug an, ohne dass es zu einem Wiederauftreten einer produktiven Symptomatik kommt. Die antipsychotische Medikation ist auf jeden Fall beizubehalten.

23.2.5 Prädiktion

Ob ein Patient überhaupt und zu welchem Zeitpunkt der Erkrankung er auf den Schlafentzug anspricht, wurde bislang in keiner größer angelegten Studie untersucht. Klinische Erfahrungen lassen jedoch einen positiven Behandlungseffekt bei Vorliegen von depressiven Vitalstörungen sowie bei typischen Tagesschwankungen mit einer Befindlichkeitsverschlechterung am Morgen und einer Besserung in den Nachmittags-/Abendstunden erkennen.

Darüber hinaus zeigt sich, dass der Schlafentzugseffekt offenbar *nicht* von anderen Faktoren, wie dem *Lebensalter* oder dem *Geschlecht* des Kranken, abhängt. Dies hat auch praktische Bedeutungen, da ein höheres Lebensalter keine Kontraindikation für die Durchführung der Schlafentzugstherapie darstellt.

Keinen Einfluss auf die Wirksamkeit scheint der *Schweregrad der Erkrankung* zu haben. Naturgemäß können jedoch bei stärker – im Vergleich zu geringer – ausgeprägten Depressionen relativ größere therapeutische Effekte erzielt werden. Ein fehlendes Ansprechen auf Antidepressiva stellt keine Kontraindikation für einen Schlafentzug dar.

23.2.6 Nebenwirkungen

Die möglichen Nebenwirkungen, Risiken oder Komplikationen während der Schlafentzugsbehandlung sind insgesamt gering und weitgehend unbedenklich. Häufig finden sich bei den Patienten in den frühen Morgenstunden der durchwachten Nacht *vegetative Befindlichkeitsstörungen*, die wahrscheinlich damit zusammenhängen, dass in dieser Zeit auch die Körpertemperatur physiologischerweise abfällt.

Sehr selten kommt es zum Auftreten von *manischen Erscheinungen*, während hypomanische Zustände relativ häufig beobachtet werden können.

Ebenfalls sehr selten wurde eine *Provokation psychotischer Zustände* bei der Schlafentzugsbehandlung von depressiv-anergischen Zuständen im Rahmen schizophrener Grunderkrankungen beobachtet, wenn die antipsychotische Medikation beibehalten wurde.

Bei erhöhter Krampfbereitschaft, z. B. nach Suchtmittelentzug oder bei einer zuvor nicht bekannten Epilepsie, wurden in seltenen Fällen auch *Krampfanfälle* berichtet. Bei der Kombination von Schlafentzug mit Antidepressiva sollten bei erhöhter Krampfbereitschaft solche Antidepressiva vermieden werden, die zusätzlich die Krampfschwelle senken.

23.2.7 Schlafentzug und Psychopharmaka

Die psychopharmakologische Behandlung sollte während der Schlafentzugsbehandlung möglichst fortgesetzt werden. Eine Ausnahme sind jedoch *sedierende* Psychopharmaka, die am Abend vor der durchzuwachenden Nacht (Schlafentzugsnacht) abgesetzt werden sollten, um dem Patienten das Wachbleiben nicht unnötig zu erschweren.

Für den therapeutischen Effekt des Schlafentzugs *am Tag unmittelbar nach der durchwachten Nacht* (Tag-1-Response) ist es bedeutungslos, ob und welche Medikation der Patient in der Zeit vor oder während des Schlafentzugs erhalten hat (▶ Tab. 23.9).

Die verabreichte *antidepressive Medikation* scheint jedoch für die *Folgetage* nach Schlafentzug von Bedeutung zu sein. Untersuchungen haben gezeigt, dass der Rückfall bei Patienten unter gleichzeitiger antidepressiver Therapie weniger ausgeprägt war als bei Patienten, bei denen der Schlafentzug unter medikamentenfreien Bedingungen stattfand. Vor allem Antidepressiva mit einem serotonergen Wirkmechanismus können den antidepressiven Effekt des Schlafentzugs auch über den ersten Tag hinaus wirkungsvoll verlängern.

Tab. 23.9 Ansprechen auf Schlafentzug und antidepressive Medikation (Zusammenfassung der in [15] veröffentlichten Studien).

Medikation	Totaler Schlafentzug		Partieller Schlafentzug	
	Anzahl (n)	Responder (%)	Anzahl (n)	Responder (%)
keine (≥ 2 Wochen)	99	56,6	53	56,7
keine (< 2 Wochen)	456	62,1	36	50,0
unter Medikation	318	51,0	94	61,7
gesamt	*873*	*56,6*	*183*	*56,1*

Ein gleichsinniger Effekt wurde für die nach dem Schlafentzug angewandte *Lichttherapie* (zusätzlich zur antidepressiven Medikation) gefunden.

Literatur

[1] Berger M, Vollmann J, Hohagen F et al. Sleep deprivation combined with consecutive sleep phase advance as a fast-acting therapy in depression: an open pilot trial in medicated and unmedicated patients. Am J Psychiatry 1997; 154: 870–872

[2] Ebert D, Feistel H, Barocka A. Effects of sleep deprivation on the limbic system and the frontal lobes in affective disorders: a study with Tc99 m HMPAO SPECT. Psychiatry Res Neuroimaging 1991; 40: 247–251

[3] Fähndrich E. Schlafentzugsbehandlung depressiver Syndrome bei schizophrener Grunderkrankung. Nervenarzt 1982; 53: 179–285

[4] Gerner RO, Post RM, Gillin JC et al. Biological and behavioral effects of one night's sleep deprivation in depressed patients and normals. J Psychiatr Res 1979; 15: 21–40

[5] Kasper S, Katzinski L, Richter P et al. Auditory evoked potentials and total sleep deprivation in depressed patients. Psychiatry Res 1988; 25: 91–100

[6] Kasper S, Wehr TA, Sack DA. Therapeutischer Schlafentzug und Energiehaushalt. In: Pflug B, Lemmer B, Hrsg. Chronopharmakologie und Chronobiologie. Antidepressiva, Schlafentzug, Licht. Stuttgart: Gustav Fischer; 1989: 53–79

[7] Kasper S, Voll G, Vieira A et al. Response to total sleep deprivation before and during treatment with fluvoxamine or maprotiline in patients with major depression – results of a double blind study. Pharmacopsychiatry 1990; 23: 135–142

[8] Neumeister A, Gössler R, Lucht M et al. Bright light therapy stabilizes the antidepressant effect of partial sleep deprivation. Biol Psychiatry 1996; 39: 16–21

[9] Pflug B, Tölle R. Therapie endogener Depression durch Schlafentzug – Praktische und theoretische Konsequenzen. Nervenarzt 1971; 42: 117–124

[10] Post RM, Kotin J, Goodwin FK. Effects of sleep deprivation on mood and central amine metabolism in depressed patients. Arch Gen Psychiatry 1976; 33: 627–632

[11] Sack DA, Duncan W, Rosenthal NE et al. The timing and duration of sleep in partial sleep deprivation therapy of depression. Acta Psychiatr Scand 1988; 77: 219–224

[12] Schilgen B, Tölle R. Partial sleep deprivation as therapy for depression. Arch Gen Psychiatry 1980; 37: 267–271

[13] Vogel GW, Vogel F, McAbee RS et al. Improvement of depression by REM sleep deprivation: new findings and a theory. Arch Gen Psychiatry 1980; 37: 247–253

[14] Wehr TA, Wirz-Justice A, Goodwin FK et al. Phase advance of the circadian sleep-wake cycle as an antidepressant. Science 1979; 206: 710–713

[15] Wehr TA. Effects of Wakefulness and Sleep on Depression and Mania. In: J Montplaisier, R Godbout, eds. Sleep and biological Rhythms, basic Mechanisms and Applications to Pychiatry. New York, Oxford: Oxford University Press; 1990: 42–86

[16] Wiegand M, Berger M, Zulley J et al. The influence of daytime naps on the therapeutic effect of sleep deprivation. Biol Psychiatry 1987; 22: 386–389

[17] Wu JC, Gillin JC, Buchsbaum MS et al. Effect of sleep deprivation on brain metabolism of depressed patients. Am J Psychiatry 1992; 149(4): 538–543

23.3 Repetitive transkranielle Magnetstimulation

Frank Padberg

23.3.1 Grundlagen

Die neuen nicht invasiven und invasiven Hirnstimulationsverfahren umfassen eine Reihe von Stimulationsmethoden, die von der transkraniellen Magnetstimulation (TMS) über die transkranielle Gleichstromstimulation (Transcranial direct Current Stimulation, tDCS) bis zur Vagusnervstimulation (VNS) und tiefen Hirnstimulation (Deep Brain Stimulation, DBS) reichen. Die Verfahren unterscheiden sich nicht nur hinsichtlich ihrer Invasivität, sondern grundsätzlich in ihren neurophysiologischen Wirkmechanismen und bezüglich der Frage, ob es sich um intermittierende (bei TMS und tDCS z. B. einmal täglich) oder kontinuierliche Stimulationsformen (z. B. bei der DBS) handelt. Die TMS wurde 1985 von Anthony Barker zur Stimulation des motorischen Kortex für neurophysiologische Untersuchungen entwickelt und ist das erste Verfahren aus dem Spektrum neuer Hirnstimulationsverfahren, das nicht mehr nur im Rahmen wissenschaftlicher Untersuchungen, sondern in der klinischen Praxis eingesetzt wird. Die Methode wird zudem routinemäßig in der neurologischen Diagnostik verwendet, um mittels motorisch evozierter Potenziale (MEP) die Integrität der motorischen Bahnen zu untersuchen (▶ Abb. 23.3).

▶ **Wirkprinzip.** Die Wirkung beruht auf dem Prinzip der *elektromagnetischen Induktion.* Die Entladung eines Kondensators führt in einer Spule zu einem Stromfluss im Kiloampere-Bereich, durch den für Millisekunden ein Magnetfeld mit hoher Feldstärke (1–2 Tesla) entsteht, das im Kortex zur Induktion eines elektrischen Feldes und zur Depolarisation von Neuronen führt. Von der Geometrie der verwendeten Spule hängen Form und Stärke des entstehenden Magnetfelds ab. Gebräuchlich sind vor allem 2 Spulentypen, eine weniger fokale ringförmige und eine fokale achtförmige Spule. Da die Stärke des Magnetfelds mit zunehmendem Abstand von der Spule rasch abnimmt, ist die relevante Wirkung auf Kortexareale begrenzt.

▶ **Repetitive transkranielle Magnetstimulation (rTMS).** Die Anwendung von Serien rhythmisch aufeinander folgender Stimuli wird als *repetitive*

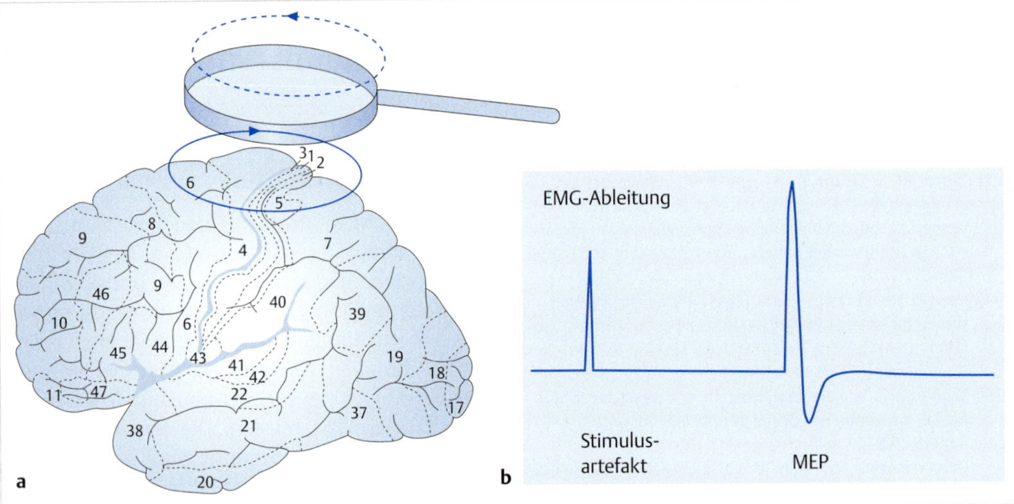

Abb. 23.3 Prinzip der elektromagnetischen Stimulation des primären motorischen Kortex.
a Ein durch einen Stromfluss in einer Spule (gestrichelte Linie) aufgebautes, veränderliches Magnetfeld bewirkt in der Hirnrinde einen Stromfluss in entgegengesetzter Richtung (durchgehende Linie).
b Die elektrische Aktivierung des Motorkortex (Stimulus) führt zu einer motorischen Antwort, die als motorisch evoziertes Potenzial (MEP) elektromyografisch abgeleitet werden kann.

transkranielle Magnetstimulation (rTMS) bezeichnet. Die Stimulationsfrequenzen liegen hierbei zwischen 0,5 und 50 Hz. Eine rTMS mit einer Frequenz < 1 Hz wird als *niederfrequente* rTMS („slow" oder „low frequency" rTMS), und eine Stimulation mit > 1 Hz wird als *hochfrequente* rTMS („rapid" oder „high frequency" rTMS) bezeichnet.

▸ **Wirkungen.** Durch Untersuchungen am motorischen Kortex ist bekannt, dass die Effekte der rTMS mit der Frequenz variieren. Eine niederfrequente rTMS wird dabei eher mit einer *inhibitorischen Wirkung* in Verbindung gebracht (Analogie zur Langzeitdepression in der neurophysiologischen Grundlagenforschung), eine hochfrequente rTMS eher mit einem *exzitabilitätssteigernden Effekt* (Analogie zur Langzeitpotenzierung).

Ein weiterer wesentlicher Parameter für die Wirkung der rTMS ist die Stimulationsintensität, die üblicherweise individuell angepasst und als Prozent der motorischen Schwellenintensität angegeben wird. Auch andere Stimulationsparameter (Seriendauer, -intervalle, Gesamtstimuluszahl, Spulenkonfiguration und -größe) beeinflussen die Effekte der rTMS.

23.3.2 Praktische Durchführung

In der neurowissenschaftlichen Forschung wird die rTMS in einzelnen Experimenten mit kurzen Stimulationsserien eingesetzt. In den therapeutischen Anwendungen finden hingegen über 2–6 Wochen tägliche Stimulationen (an 5 Tagen pro Woche) statt. Vor der 1. Stimulation wird bei dem Patienten die motorische Schwelle nach bestimmten Kriterien mit einem Elektromyogramm (EMG) bestimmt. Die Stimulationsparameter variieren ansonsten mit Anwendungsbereich und kortikaler Zielregion.

Wesentlich ist, dass einerseits *Dosisgrenzen* für Frequenzen, Intensitäten und Stimulationsintervalle eingehalten werden (▸ Tab. 23.10) und andererseits *Kontraindikationen* zu beachten sind (▸ Tab. 23.11). Diese für die sichere Durchführung der TMS wichtigen Punkte wurden 2009 in einem Konsensuspapier internationaler TMS-Forscher zusammengefasst und sollten unbedingt beachtet werden [6].

In einem Konsensus zum therapeutischen Einsatz der rTMS bei psychischen Erkrankungen wurden von der Arbeitsgemeinschaft TMS in der Psychiatrie weitere *Empfehlungen zur klinischen Anwendung der rTMS in der Behandlung psychiatrischer Erkrankungen* gegeben (s. Textbox).

Tab. 23.10 Maximale Seriendauer (in Sekunden), bei der keine epileptischen Anfälle oder potenzielle Anfallsprodromi beobachtet wurden (modifiziert nach [6]).

Frequenz (Hz)	Stimulationsintensität (% der motorischen Schwelle)[1]								
	100	110	120	130	140	150	160	170	180
1	>1800	>1800	360	>50	>50	>50	>50	27	11
5	>10	>10	>10	>10	7,6	5,2	3,6	2,6	2,4
10	>5	>5	4,2	2,9	1,3	0,8	0,9	0,8	0,5
20	2,05	1,6	1,0	0,55	0,35	0,25	0,25	0,15	0,2
25	1,28	0,84	0,4	0,24	0,2	0,24	0,2	0,12	0,08

1) Angaben mit>-Zeichen beziehen sich auf die längsten untersuchten Serien

Tab. 23.11 Nebenwirkungen und Kontraindikationen bei rTMS.

Nebenwirkungen	Kontraindikationen
epileptische Anfälle (Einzelfälle)	metallische Objekte im Kopf (ausgenommen Zahnprothesen)
vorübergehende Kopfschmerzen vom Muskelspannungstyp nach der rTMS (bei weniger als 10 % der Patienten)	implantierte Pumpensysteme
unangenehme Missempfindungen oder leichte Kopfschmerzen während der rTMS (bei mehr als 50 % der Patienten)	Herzschrittmacher
Kurzzeiteffekte auf Stimmung, neuropsychologische Leistungen, Hormonspiegel u. a.	Kochleaimplantate
Verschiebung der Hörschwelle (soweit bekannt vorübergehend)	erhöhter intrakranieller Druck, Schädel-Hirn-Trauma, Infarkte, neurochirurgische Eingriffe
	Epilepsie oder epileptische Anfälle in der Vorgeschichte
	Schwangerschaft (bislang kasuistische Berichte über Anwendung bei Schwangeren)

Praxis

Empfehlungen zur klinischen Anwendung der rTMS bei der Behandlung psychiatrischer Erkrankungen [1]

- Einschluss von Patienten mit ausgewählter Indikation nach aktuellen Daten der wissenschaftlichen Literatur
- Ausschluss von Risikopatienten mit bekannter Kontraindikation für rTMS (z. B. Epilepsie, Herzschrittmacher, andere elektronische Implantate oder intrakranielle Metallpartikel)
- sorgfältige Prüfung der Indikation bei Patienten mit erhöhtem Anfallsrisiko, Zustand nach schwerem Schädel-Hirn-Trauma oder Hirnoperation, Kopfschmerzsyndromen oder Schwangerschaft
- sorgfältige und schriftliche Dokumentation der Aufklärung des Patienten über Nutzen und Risiken
- Strukturierung eines Behandlungssettings und Stimulationsdesigns nach aktuellen Daten der wissenschaftlichen Literatur
- Einsatz nur unter Maßgabe der gültigen Geräteverordnung; klinische Anwendung durch einen Arzt mit ausreichenden Kenntnissen und Erfahrungen in der Anwendung, der der Neurologie oder Psychiatrie oder einer anderen geeigneten Fachrichtung angehört, oder durch erfahrenes medizinisch-technisches Personal unter Supervision und ständiger Bereitschaft des Arztes
- enge Evaluation von Therapieeffekt und Nebenwirkungen durch kontinuierliches Monitoring während der Behandlungssitzung und Dokumentation der Befunde
- Dosis anhand international publizierter Sicherheitsrichtlinien (Wassermann 1998 und ggf. folgende Updates) oder anderer aktueller Publikationen festlegen; bei überzeugender wissenschaftlich oder klinisch begründbarer Notwendigkeit zur Verwendung anderer Stimulationsparameter oder Behandlungssettings die Gründe hierfür ausführlich hinterfragen, dokumentieren und den Patienten über ein potenziell erhöhtes Risiko informieren

23.3.3 Experimentelle Anwendungen

► **Motorische Regionen.** Auf der Basis der Untersuchung von motorisch evozierten Potenzialen wurden im Laufe der Zeit verschiedene Paradigmen zur Neurophysiologie des Motorkortex entwickelt. Folgende Paradigmen sind gebräuchlich:

- Unterbrechung der EMG-Aktivität bei kontinuierlicher Willkürinnervation nach einem Einzel-MEP (Silent Period),
- intrakortikale Inhibition oder Fazilitation als Maß der intrakortikalen Exzitabilität im Paired-Pulse-Paradigma,
- transkallosale Inhibition bei gekoppelter Stimulation des linken und rechten Motorkortex.

Diese Maße kortikaler Exzitabilität können bei psychischen Erkrankungen verändert sein und lassen Aussagen über pathophysiologische Grundlagen einzelner Störungsbilder zu. Auch neuropharmakologische Wirkungen (z. B. von Alkohol, Benzodiazepinen, Antikonvulsiva, Antidepressiva, Neuroleptika) können in den genannten Paradigmen untersucht werden, um experimentell spezifische Wirkmechanismen zu erforschen.

► **Nicht motorische Regionen.** In den Neurowissenschaften wird die rTMS auch für die experimentelle Stimulation nicht motorischer Regionen angewendet. Meist wird die rTMS hierbei zur Induktion einer sog. „funktionellen Läsion" eingesetzt. In diesem Zusammenhang wird dann mittels einer durch rTMS bewirkten Modulation einer bestimmten Kortexregion der Nachweis erbracht, dass die stimulierte Region für die untersuchte kognitive Leistung oder das untersuchte Verhalten funktionell relevant ist.

► **Konnektivität.** Darüber hinaus hat eine Vielzahl funktionell bildgebender Studien mittels Positronenemissionstomografie (PET) und funktioneller Kernspintomografie (fMRT) gezeigt, dass die rTMS nicht nur am Stimulationsort, sondern auch in mit diesem verbundenen neuronalen Netzwerken eine Wirkung auf die regionale Hirnaktivität besitzt.

Die rTMS lässt sich daher verwenden, um neuronale Konnektivität im Gehirn experimentell zu untersuchen und Hypothesen aus funktionell bildgebenden Untersuchungen zu verifizieren. Dabei kann die rTMS auch neuronavigiert eingesetzt werden, d. h. mittels eines 3D-Tracking-Systems kann zu jedem Zeitpunkt die aktuelle Stimulationsposition (bezogen auf das individuelle MRT) bestimmt und auf definierte Kortexareale individuell ausgerichtet werden (► Abb. 23.4).

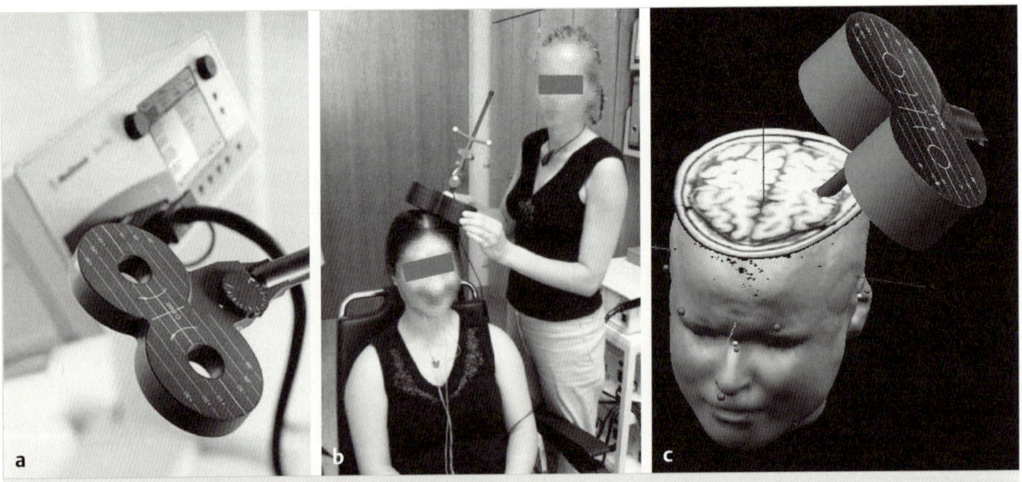

Abb. 23.4 Neuronavigierte rTMS.
a Stimulator mit fokaler, achtförmiger 70-mm-Spule.
b Neuronavigationssystem mit Ultraschallmarkern zur Online-Erfassung der Kopf- bzw. der Spulenposition.
c Lokalisation der TMS-Spule über dem Handareal des Motorkortex mittels Neuronavigation anhand der individuellen Aktivierung im fMRT.

▸ **Nacheffekte.** Über lange Zeit wurden in der experimentellen Grundlagenforschung v. a. Akuteffekte parallel zur rTMS untersucht, da zu beobachten war, dass die Wirkung in der Regel sehr rasch (innerhalb von wenigen Sekunden bis Minuten nach Ende der Stimulation) abnahm. Aufgrund der wachsenden Zahl therapeutischer Anwendungen, für die v. a. die Poststimulationseffekte von Bedeutung sind, gilt das Interesse jedoch zunehmend den anhaltenden oder sich über Tage summierenden Wirkungen der rTMS. Dabei zeigt sich, dass die Dauer dieser Effekte von der Gesamtzahl der Stimuli und spezifischer Stimulationsmuster abhängt und die Nacheffekte durch neue Protokolle verlängert werden können (z. B. Burst-Protokolle).

23.3.4 Therapeutische Anwendungen

Depression

▸ **Depressive Störungen.** Bereits Anfang der 1990er-Jahre wurde die rTMS in der Arbeitsgruppe von Siegfried Kasper in Bonn erstmals zur Behandlung von therapieresistenten Depressionen eingesetzt [3]. Der Grundgedanke war dabei, mit der rTMS eine nebenwirkungsarme und leichter anwendbare Behandlungsalternative zur Elektrokrampftherapie (EKT) zu entwickeln. Mittlerweile ist bekannt, dass die rTMS – bisher jedenfalls – nicht die hohe Wirkstärke der EKT besitzt, dafür aber eine sehr gut verträgliche und sichere Behandlungsmethode darstellt. Zielregion für die rTMS ist der dorsolaterale präfrontale Kortex (DLPFC), der bei depressiven Patienten zusammen mit anderen präfrontalen Arealen oft reversible Funktionsveränderungen zeigt. Üblicherweise wird der linke DLPFC hochfrequent und der rechte DLPFC niederfrequent stimuliert.

In mehr als 40 randomisierten, plazebokontrollierten klinischen Studien mit weit über 1000 Patienten wurden Sicherheit und Effektivität der rTMS zur Behandlung depressiver Störungen bis heute untersucht. Die Mehrzahl der klinischen Studien zeigte signifikante antidepressive Effekte im Vergleich zu einer sog. „Sham-TMS“, d. h. einer Scheinstimulation, die in den meisten Studien als Plazebobedingung verwendet wurde. Hierbei wurden im Durchschnitt mittlere Effektstärken gefunden, die sich zumeist auf einen 2–4 wöchigen Behandlungszeitraum bezogen [7]. In den meisten Studien wurden Patienten mit einer therapieresistenten Depression behandelt und die rTMS wurde in der Regel als Add-on-Behandlung zu einer stabilen Medikation eingesetzt.

Die Ergebnisse einer ersten großen plazebokontrollierten Multicenter-Studie wurde von O'Reardon et al. [4] veröffentlicht. In dieser Studie wurden 325 Patienten mit therapieresistenten Depressionen ohne eine antidepressive Begleitmedikation über 6 Wochen mit rTMS behandelt (10 Hz, 120 % Stimulationsintensität bezogen auf die motorische Schwelle, 3 000 Stimuli pro Tag). Hierbei war die Verumstimulation signifikant wirksamer als eine Plazebostimulation, sodass diese Studie die Ergebnisse kleinerer Studien im Wesentlichen bestätigte. Mittlerweile liegen positive Ergebnisse bei Depressionen aus 2 weiteren plazebokontrollierten Multicenter-Studien vor, die eine Standard-rTMS ähnlich wie in der Studie von O'Reardon et al. [4] bzw. eine sog. „Deep TMS“ (eine weiter entwickelte weniger fokale und auch subkortikale Regionen erreichende TMS-Form) untersuchten.

> **Merke**
>
> Die klinische Relevanz und der Stellenwert der rTMS im Rahmen der antidepressiven Stufentherapie sind zwar immer noch nicht abschließend geklärt; insgesamt erscheint aber die Anwendung der rTMS im Rahmen von individuellen Heilversuchen bei Patienten mit Nichtansprechen oder Unverträglichkeit im Zusammenhang mit vorausgegangenen antidepressiven Behandlungsversuchen als vertretbar [5].

▸ **Weitere Anwendungen bei Depressionen.** Weitere interessante Anwendungsbereiche im Spektrum depressiver Störungen stellen die *frühe Primärtherapie* in Kombination mit anderen medikamentösen oder nicht medikamentösen Behandlungsansätzen und die *Behandlung von Depression bei Komorbidität* (Morbus Parkinson, Post-Stroke-Depression) dar, diese sind jedoch bislang noch nicht ausreichend untersucht [5].

Schizophrenie

Die 1. kleine Pilotstudie zur TMS bei Schizophrenie wurde 1997 von Geller et al. [1] veröffentlicht. Bis heute folgten zahlreiche, zumeist kleine randomisierte, plazebokontrollierte Studien, die v. a. 2 Anwendungsgebiete bei Erkrankungen aus dem schizophrenen Formenkreis untersuchten:

- chronische akustische Halluzinationen und
- die Negativsymptomatik bei Schizophrenie.

► **Akustische Halluzinationen.** Auf der Basis funktioneller Bildgebung bei Patienten mit persistierenden akustischen Halluzinationen, die Aktivierungen im linken temporoparietalen Kortex zeigten, wurde eine niederfrequente rTMS mit potenziell inhibitorischem Effekt auf die kortikale Exzitabilität untersucht. Während einzelne Studien einen positiven Effekt auf akustische Halluzinationen fanden, konnte dieser Befund in anderen Studien nicht repliziert werden und die aktuelle Datenlage ist bezüglich dieser Anwendung noch nicht schlüssig, obgleich in einer Metaanalyse eine positive Bewertung erfolgte.

► **Negativsymptomatik, kognitive Defizite.** Das 2. Anwendungsgebiet sind Negativsymptomatik und kognitive Defizite bei Schizophrenie. Hier ist die Zielregion – ähnlich wie bei depressiven Störungen – der DLPFC, ebenfalls auf der Grundlage funktionell bildgebender Untersuchungen. Inzwischen wurden mehrere kleine randomisierte, doppelblinde, plazebokontrollierte Studien durchgeführt, wobei die Mehrzahl dieser Studien, in denen zumeist eine 10-Hz-rTMS eingesetzt wurde, eine signifikante Verbesserung der Negativsymptomatik ergab. Gegenwärtig werden die Ergebnisse einer großen plazebokontrollierten Multicenter-Studie erwartet, die über die Wirksamkeit dieses Ansatzes Aufschluss geben wird.

Weitere Anwendungsbereiche

► **Angst-, Zwangs- und Tic-Symptome.** Die genannten Symptome sind weitere Anwendungsbereiche für eine therapeutische rTMS des präfrontalen Kortex. Die hierzu vorliegenden Fallberichte und kleinen Studien lassen jedoch in den Ergebnissen noch keine abschließende klinische Bewertung zu.

► **Tinnitus, Schmerzsyndrome.** Auch bei einzelnen Syndromen im Überlappungsbereich mit psychosomatischen Erkrankungen, d. h. chronischem Tinnitus und Schmerzsyndromen, wurde die rTMS untersucht (bei Tinnitus: 1-Hz-rTMS des temporoparietalen Kortex einschließlich auditorischer Areale; bei Schmerz: hochfrequente rTMS des primären Motorkortex). Zu beiden Ansätzen liegen bereits vielversprechende Ergebnisse vor.

23.3.5 Sicherheit und Nebenwirkungen

Umfangreiche präklinische Untersuchungen weisen die rTMS als weitgehend sichere biophysikalische Methode zur nicht invasiven Hirnstimulation aus. In tierexperimentellen Studien wurden selbst bei Langzeitanwendung keine kognitiven Einschränkungen oder morphologischen Veränderungen im ZNS gefunden. Auch auf der Grundlage umfangreicher klinischer Erfahrung kann festgestellt werden, dass die rTMS nicht motorischer Kortexareale ein sehr sicheres und gut verträgliches Behandlungsverfahren ist, wenn die entsprechenden *Sicherheitsrichtlinien* eingehalten werden ([1], [6]).

Das Risiko für (in Einzelfällen berichtete) epileptische Anfälle unter rTMS bei höheren Stimulationsintensitäten und Frequenzen scheint, durch Begrenzung der Stimulationsparameter nach oben durch diese Kriterien, weitgehend minimiert zu sein. *Relevante Nebenwirkungen* sind u a. vorübergehende Kopfschmerzen während und nach rTMS.

Bei Anwendung der rTMS zur Behandlung depressiver Syndrome wurden auch psychiatrische Nebenwirkungen wie der Switch in ein manisches Syndrom oder das Neuauftreten psychotischer Symptome beschrieben.

Auf die bereits erwähnten *Kontraindikationen* (► Tab. 23.11) sei an dieser Stelle nochmals hingewiesen.

23.3.6 Magnetkonvulsionstherapie

Eine der rTMS nahestehende Behandlungsmethode ist die Magnetkonvulsionstherapie (MKT). Mittels hoher Stimulationsintensität und -frequenz soll ein generalisierter Krampfanfall im gleichen Setting wie bei der Elektrokrampftherapie (EKT) induziert werden. Die 1. klinisch-therapeutische MKT wurde im Jahr 2000 in der Universitätsklinik in Bern durchgeführt. Seitdem sind mehrere Untersuchungen an Einzelfällen sowie Studien mit geringen Fallzahlen veröffentlicht worden und weltweit wurden ca. 40 Patienten mit dieser Methode behandelt.

Die MKT ist im Vergleich zur rTMS kostenaufwendiger, da die Patienten ähnlich wie bei der EKT in Vollnarkose behandelt werden. Ein Vorteil gegenüber der EKT könnte im Bereich kognitiver Nebenwirkungen liegen. In der 1. Pilotstudie erlangten die Patienten ihre Orientierung und Aufmerksamkeit schneller wieder als nach EKT und auch bezüglich des Auftretens einer retrograden Amnesie schnitten die Patienten nach MKT besser ab als nach EKT. Möglicherweise ist diese bessere Verträglichkeit auf die – im Vergleich zur EKT – fokale Auslösung des Anfalls unter Aussparung besonders vulnerabler Regionen (v. a. Hippocampus und Temporallappen der dominanten Hemisphäre) zurückzuführen.

M!

Merke

Es ist noch fraglich, ob die MKT eines Tages eine breitere klinische Anwendung finden wird; aus der Forschungsperspektive ist sie jedoch eine interessante Methode, um die Wirkmechanismen der EKT unter funktionell-anatomischen Aspekten weiter zu untersuchen.

23.3.7 Zusammenfassung und Ausblick

Fazit

Die Anwendung der rTMS in der Therapie depressiver Störungen, die nicht primär auf eine Pharmakotherapie angesprochen haben, erscheint auf der Basis der vorliegenden Metaanalysen und mehrerer seit 2007 veröffentlichter, plazebokontrollierter Multicenter-Studien durchaus gerechtfertigt. Dabei ist zu beachten, dass die rTMS in der Regel als Add-on-Behandlung etwa zusätzlich zu einer bestehenden antidepressiven Medikation eingesetzt wird und – im Vergleich zur EKT – eher schwächer wirksam ist.

Weitere Anwendungsbereiche – andere spezifische Indikationen bei affektiven Störungen, die Behandlung von Negativsymptomatik, kognitiven Störungen und akustischen Halluzinationen bei Schizophrenie sowie Angsterkrankungen, Zwangsstörungen, Tinnitus- und Schmerzsyndromen – werden derzeit in weiteren Studien untersucht, wobei die Datenlage zum Teil vielversprechend ist.

Neben der Anwendung etablierter Stimulationsprotokolle liegt ein aktueller Forschungsschwerpunkt auf der Methodenentwicklung. Seit Mitte der 1990er-Jahre wurde die Standard-rTMS selbst nur wenig weiterentwickelt und in erster Linie in verschiedenen Indikationen untersucht. Hieraus ergeben sich aktuelle Forschungsansätze zur Entwicklung neuer Stimulationsprotokolle (z. B. die Theta-Burst-Stimulation) und Spulenformen, u. a. die sog. H-Spule für die oben genannte „Deep TMS" (S. 389), die auch für therapeutische Anwendungen vielversprechend sind.

Literatur

[1] Geller V, Grisaru N, Abarbanel JM et al. Slow magnetic stimulation of prefrontal cortex in depression and schizophrenia. Prog Neuropsychopharmacol Biol Psychiatry 1997; 21: 105–110

[2] Hajak G, Padberg F, Herwig U et al. Repetitive transkranielle Magnetstimulation. Konsensus zum therapeutischen Einsatz bei psychiatrischen Erkrankungen. Nervenheilkunde 2005; 24: 48–58

[3] Höflich G, Kasper S, Hufnagel A et al. Application of transcranial magnetic stimulation in treatment of drug-resistant major depression. Human Psychopharmacology 1993; 8: 361–365

[4] O'Reardon JP, Solvason HB, Janicak PG et al. Efficacy and safety of transcranial magnetic stimulation in the acute treatment of major depression: a multisite randomized controlled trial. Biol Psychiatry 2007; 62: 1208–1216

[5] Padberg F, George MS. Repetitive transcranial magnetic stimulation of the prefrontal cortex in depression. Exp Neurol 2009; 219: 2–13

[6] Rossi S, Hallett M, Rossini PM, et al. Safety of TMS Consensus Group. Safety, ethical considerations, and application guidelines for the use of transcranial magnetic stimulation in clinical practice and research. Clin Neurophysiol 2009; 120: 2008–2039

[7] Slotema CW, Blom JD, Hoek HW et al. Should we expand the toolbox of psychiatric treatment methods to include repetitive transcranial magnetic stimulation (rTMS)? A meta-analysis of the efficacy of rTMS in psychiatric disorders. J Clin Psychiatry 2010; 71: 873–84

23.4 Lichttherapie

Siegfried Kasper

23.4.1 Einleitung

Die Behandlung mit Lichttherapie wurde von der Gruppe um Rosenthal und Wehr am „National Institute of Mental Health" (USA) in die Literatur eingeführt und gilt heute als die Standardbehandlung für die saisonal abhängige Depression und deren subsyndromale Form ([1], [7]).

23

▶ **Historie.** Obwohl die Sonne seit Menschengedenken als lebensspendende Kraft galt, wurde die Bedeutung des Sonnenlichts zur Heilung von Krankheiten erst zu Beginn des Industriezeitalters erkannt. Parallel mit der Industrialisierung veränderten die Menschen ihre Lebensgewohnheiten und zogen in die Städte; im Vergleich zu früher arbeitete und lebte nun ein Großteil der Bevölkerung meist in einer dunkleren Umgebung.

Vorwiegend als eine allgemein roborierende Maßnahme gedacht, aber auch mit einer speziellen Indikation für verschiedene Erkrankungen (v. a. Tuberkulose und Rachitis), war die Lichtexposition (damals Heliotherapie genannt) in Europa am Anfang des 20. Jahrhunderts ein viel beachtetes Therapieprinzip. Aus dem Schrifttum dieser Zeit ist zu entnehmen, dass zahlreiche Erkrankungen damit behandelt wurden; es mag vielleicht erstaunen, dass sich dabei die Depression nicht findet. Wegen der schädigenden Wirkung des in der Therapie verwendeten ultravioletten Anteils des Lichtes wurden die Augen der Patienten verdeckt. Neuere Untersuchungen haben jedoch ergeben, dass die für die Depressionsbehandlung notwendige Wirkung des Lichtes (das den ultravioletten Anteil nicht enthalten muss) wahrscheinlich ausschließlich über das Auge vermittelt wird.

▶ **Charakteristika.** In den vergangenen Jahren wurde die nachfolgend beschriebene Form der Lichttherapie in die Medizin eingeführt, welche die Behandlung der *saisonal abhängigen Depression (SAD)* und deren *subsyndromaler Form (S-SAD)* ermöglichte. Die klinischen Charakteristika der beiden Formen sind der ▶ Tab. 23.12 zu entnehmen. Seit der ersten publizierten Fallstudie von Lewy et al. [8] hat sich das Wissen um diese Therapieform eindrucksvoll vermehrt. Aufgrund der vorliegenden Untersuchungen, die zum Teil auch in Europa durchgeführt wurden, kann die Lichttherapie bei SAD-Patienten als wirksame Therapieform angesehen werden ([1], [2]).

▶ **Epidemiologie der SAD.** In ersten epidemiologischen Untersuchungen, die in den USA stattfanden, konnte gezeigt werden, dass die SAD und deren subsyndromale Form keineswegs selten sind, sondern im Lauf eines Lebens bei etwa 4–13 % der Allgemeinbevölkerung auftreten [5]. Die Häufigkeit des Auftretens einer SAD hängt auch vom Breitengrad ab, da in mehr nördlicher gelegenen Gebieten im Vergleich zu südlicheren Gegenden höhere Prävalenzraten gefunden wurden.

Tab. 23.12 Charakteristika der saisonal abhängigen Depression (SAD) und deren subsyndromaler Form (S-SAD).

Parameter	Charakteristik
Auftreten	regelmäßige, mit jeweils unterschiedlicher Intensität auftretende Symptomatologie im Herbst/Winter
Remission	im Frühjahr/Sommer, eventuell Hypomanie
Dauer	etwa 5–6 Monate, d. h. über den Herbst und Winter
Diagnosekriterien	*SAD:* Diagnosekriterien erfüllen diagnostische Kriterien der depressiven Episode (ICD-10), sind als deren Subgruppe anzusehen
	subsyndromale SAD: Diagnosekriterien erfüllen nicht Diagnosekriterien der depressiven Episode (ICD-10)
Symptomatologie	*SAD:* verminderte Energie im Vordergrund, nicht so sehr die ebenso auftretende Verstimmung; meist: vermehrter Appetit mit Kohlenhydratheißhunger, Gewichtszunahme, Hypersomnie mit vermehrter Müdigkeit am Tag, insbesondere in den Nachmittag- und Abendstunden
	subsyndromale SAD: quantitativ zur SAD geringer ausgeprägte Symptomatologie
Behandlung	Lichttherapie mit hellem weißen Licht bzw. Antidepressiva (z. B. Serotoninwiederaufnahme-Hemmer)

23.4.2 Wirkmechanismus

Die Psychobiologie der saisonal abhängigen Depression ist eng mit den pathophysiologischen Veränderungen unter Lichttherapie verbunden. Biologische Untersuchen von SAD-Patienten beinhalten deshalb die einzigartige Möglichkeit, die Ursachen des Syndroms und die Therapie auf dieselben biologischen Mechanismen zurückzuführen. Während erste Studien vorwiegend die *Melatonin- und Phasenverschiebungshypothese* zur Grundlage hatten, sind neuere Ansätze auch für andere Untersuchungsstrategien offen und beziehen sowohl weitere neuroendokrine Systeme als auch Neurotransmitter- und Immunfunktionen sowie elektrophysiologische Mechanismen mit ein.

Melatoninhypothese

Der zentrale Einfluss des Melatonins in der Regulation saisonaler Rhythmen in der Tierphysiologie liegt dieser Hypothese zugrunde, die davon ausgeht, dass die Symptomatologie der SAD-Patienten im Zusammenhang mit der Melatoninsekretion steht und der antidepressive Effekt der Lichttherapie nur dann auftritt, wenn dadurch der Melatoninspiegel relativ zur Ausgangslage oder Kontrollpopulation gesenkt oder modifiziert werden kann. In der Folge wurde jedoch eine Reihe von Studien durchgeführt, die diese Hypothese wieder in den Hintergrund treten ließen.

Die Ergebnisse lassen sich wie folgt zusammenfassen:

- Die Melatoninspiegel waren bei SAD-Patienten im Vergleich zu gesunden Personen im Winter niedriger. Die Behandlung mit Lichttherapie veränderte weder die Amplitude noch die Dauer der Melatoninsekretion.
- Durch die zusätzliche Gabe von Melatonin während einer erfolgreichen Lichttherapie konnten keine depressiven Symptome reinduziert werden. Die Gabe von Atenolol war der Plazebobehandlung nicht überlegen; unter Atenolol kam es zu einer Reduktion der Melatoninspiegel.
- Patienten, bei denen Lichttherapie am Morgen und Abend angewandt wurde, wiesen eine geringere Melatoninsekretion auf als Patienten, bei denen die Lichttherapie während des Tages erfolgte. Die antidepressive Wirksamkeit beider Therapieverfahren war aber mit einer signifikanten Reduktion der Symptomatologie verbunden und im Ergebnis nicht voneinander unterscheidbar.

Aufgrund dieser Studien kann nicht gefolgert werden, dass Melatonin in der Pathophysiologie der saisonal abhängigen Depression dieselbe zentrale Bedeutung zukommt wie bei der Regulierung von verschiedenen Verhaltensmustern im Tierreich.

Phasenverschiebungshypothese

Diese Hypothese, die v. a. von Lewy et al. [9] vertreten wurde und wird, beruht darauf, dass bei SAD-Patienten der Beginn der nächtlichen Melatoninsekretion in den Wintermonaten im Vergleich zu den Sommermonaten eine *Phasenverspätung („phase delay")* aufweisen soll. Daraus lässt sich ableiten, dass die Lichttherapie in den Morgenstunden eine bessere Effektivität erreichen sollte. Dies konnte jedoch in mehreren kontrollierten Untersuchungen nicht bestätigt werden.

Die durchgeführten Metaanalysen ergaben den Hinweis darauf, dass mildere depressive Erkrankungen besser auf die Lichttherapie in den Morgenstunden ansprachen als schwerere depressive Erkrankungen. Die am „National Institute of Mental Health" durchgeführten biologischen Studien, bei denen u. a. auch zirkadiane Messungen von Temperatur, Kortisol, Melatonin und Prolaktin vorgenommen wurden, ließen keinen Hinweis auf eine Phasenverspätung bei SAD-Patienten erkennen.

Diese Befunde erlauben zum gegenwärtigen Zeitpunkt nicht die Schlussfolgerung, dass der antidepressive Effekt der Lichttherapie durch die Phasenverschiebung erklärt werden kann. Eventuell trifft dies für eine noch näher zu bestimmende Subgruppe von SAD-Patienten zu.

Fotochemische Hypothese

Die Hypothese beruht auf den Untersuchungen von Hollwich [3] sowie Wehr et al. [17], die darauf hinweisen, dass der antidepressive Wirkmechanismus der Lichttherapie über das Auge und nicht über die Haut erfolgt. Lichtimpulse, die die Retina erreichen, werden in Nervenimpulse umgewandelt und dann an das Gehirn – wahrscheinlich über den Tractus retinohypothalamicus – weitergegeben. Entsprechend der fotochemischen Hypothese werden dadurch im Hirn biochemische Veränderungen hervorgerufen, die eine bei saisonal abhängiger Depression bestehende Störung korrigieren und damit die psychopathologische Symptomatologie zurückdrängen sollen. Neuere Überlegungen beziehen neben den retinalen Fotorezeptoren auch nicht visuelle neuronale, Melanopsin enthaltende Fotorezeptoren ein [11].

In den vergangenen Jahren wurden sowohl Neurotransmitter bzw. deren Abbauprodukte als auch neuroendokrinologische Parameter untersucht. Dabei zeigte sich, dass das *serotonerge System* bei SAD-Patienten vulnerabel ist, da sowohl nach einer erfolgreich durchlaufenen Lichttherapie als auch in den symptomfreien Sommermonaten eine Absenkung des Serotoninspiegels mit dem Auftreten einer milden depressiven Symptomatik verbunden ist. Weiterhin wurde eine entsprechende *katecholaminerge Beteiligung* festgestellt.

23.4.3 Praktische Anordnung und Durchführung

▸ **Lichtquelle.** Die im Folgenden beschriebene Technik ist nicht die einzig mögliche, sie wurde aber mit geringfügigen Änderungen in den meisten publizierten Studien angewandt und in der täglichen Praxis als effektiv und sicher bei etwa 80 % der Patienten mit SAD und subsyndromaler SAD beurteilt. Meist wird als Lichtquelle fluoreszierendes Licht verwendet, das das gesamte Spektrum (außer dem ultravioletten Anteil) beinhaltet und von 6–8 Leuchtstoffröhren (40 Watt) stammt (▸ Abb. 23.5). Die Röhren sind in einem etwa 60 × 40 cm großen und 8 cm tiefen, meist rechtwinkeligen Kunststoffgehäuse untergebracht (mit einem elektronischen Vorschaltgerät zur Vermeidung von Flimmerlicht).

Hinter den Leuchtstoffröhren befindet sich meist eine reflektierende Oberfläche; das Licht wird durch einen Plastikschirm abgegeben, der das Licht zerstreut, um eine Blendung zu vermeiden. Diese Lichtquelle wird im angloamerikanischen Sprachraum als „Fullspectrum fluorescent bright Light“ (helles weißes fluoreszierendes Licht mit vollem Spektrum) bezeichnet.

▸ **Aufstellung.** Es wird empfohlen, das Lichttherapiegerät in Augenhöhe, eventuell horizontal bzw. vertikal auf einem Tisch oder vertikal auf dem Boden aufzustellen; der Beleuchtungskörper soll etwa 90 cm von den Augen entfernt sein. Die Patienten werden angehalten, jede Minute ein paar Sekunden lang in das Licht zu schauen. Während der Therapiezeit können die Patienten lesen, schreiben bzw. sonstigen Tätigkeiten nachgehen, jedoch nur solchen, die ihnen erlauben, mit dem Kopf (d. h. mit den Augen) in dem oben angegebenen Abstand vor dem Beleuchtungskörper zu bleiben (▸ Abb. 23.5).

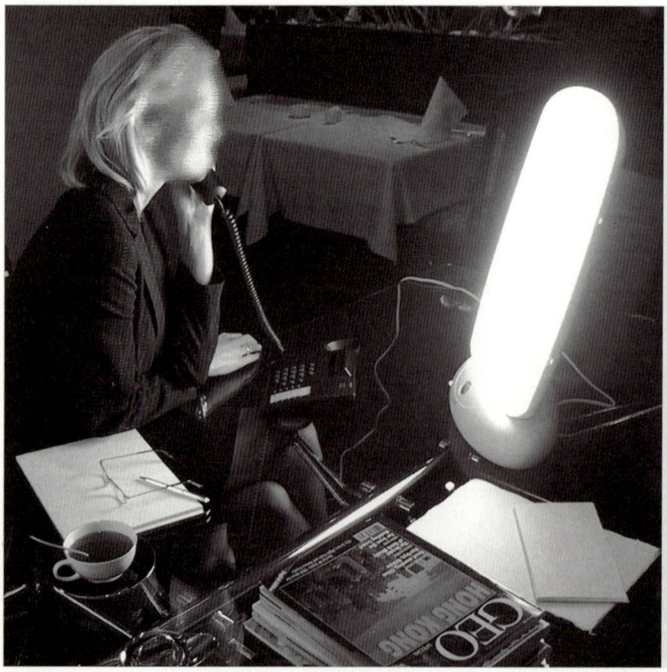

Abb. 23.5 Praktische Anordnung der Lichttherapie.

Tab. 23.13 Praktische Richtlinien zur Lichttherapie.

Parameter	Umsetzung
Wirkmechanismus	antidepressiver Effekt wird über das Auge vermittelt
Lichtquelle	Augen des Patienten sollen etwa 90 cm von der Lichtquelle entfernt sein, Patient soll etwa 1-mal pro Minute direkt und kurz in die Lichtquelle schauen
während Lichttherapie	Patient kann lesen, schreiben, essen, telefonieren; sollte nur den Abstand zwischen Lichtquelle und Auge einhalten und etwa 1-mal pro Minute direkt in die Lichtquelle schauen
Lichtintensität	2500–10 000 Lux (gemessen an den Augen)
Wellenlänge	volles Spektrum
Dauer	½–4 h pro Tag (je nach Lichtintensität), von Herbst bis Frühjahr, d. h. in der dunklen Jahreszeit
Tageszeit	weitgehend unabhängig vom therapeutischen Erfolg; wenn es für den Patienten günstig ist, jedoch morgens bevorzugt
Latenz bis zum Auftreten des antidepressiven Effekts	3–7 Tage
kein Ansprechen	antidepressive Medikation; Daten zu SSRI und NARI (Reboxetin) vorhanden, sedierende Antidepressiva nicht zu empfehlen
teilweises Ansprechen	Lichttherapie + antidepressive Medikation zu empfehlen
Nebenwirkungen	gering; wenn überhaupt, dann Kopfschmerzen, Augenbrennen, Irritabilität, eventuell Hypomanie
	bei Kombination mit trizyklischen Psychopharmaka sowie Lithium augenärztliche Kontrolle zu empfehlen
	bei bipolarer Erkrankung Auslösung von Hypomanie/Manie möglich, d. h. gleichzeitige Gabe von Stimmungsstabilisatoren notwendig

NARI = selektive Noradrenalinwiederaufnahme-Hemmer; SAD = saisonal abhängige Depression; SSRI = selektive Serotoninwiederaufnahme-Hemmer

Eine Zusammenstellung der praktischen Richtlinien findet sich in ▶ Tab. 23.13.

▶ **Lichtintensität.** Die Lichtintensität, die bei dieser Anordnung auf das Auge auftrifft, liegt je nach Lichtquelle zwischen 2500 und 10 000 Lux. Dies entspricht ungefähr der Lichtmenge, die man an einem Frühlingstag beim Blick aus dem Fenster registriert; sie ist etwa 5- bis 20-mal größer als die normale Raumbeleuchtung. Von verschiedenen Herstellern werden auch deutlich kleinere Lichtapparate angeboten, die leichter in der Handhabung sind. Nachteilig dabei ist, dass nicht die gesamte Retina ausgeleuchtet wird und dadurch der therapeutische Effekt eingeschränkt ist.

▶ **Wirkungseintritt.** Meist wird der antidepressive Effekt der Lichttherapie im Gegensatz zur medikamentösen Therapie bereits nach 3–4 Tagen erreicht (▶ Abb. 23.6). Diese Erfahrungen beziehen sich auf die Behandlung von SAD-Patienten. Bei depressiven Syndromen anderer Genese (nicht sai-

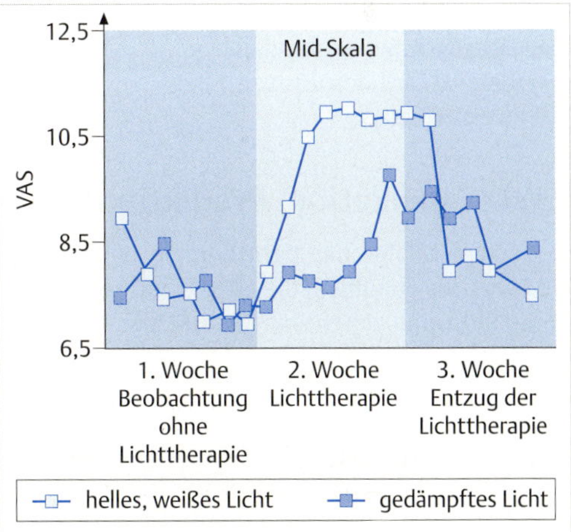

Abb. 23.6 Charakteristischer Verlauf unter Lichttherapie mit hellem weißen Licht (2500 Lux) und der Kontrollsituation mit gedämpftem Licht (< 300 Lux) bei 15 Patienten mit saisonal abhängiger Depression (VAS: visuelle Analogskala; hoher Wert zeigt Besserung an).

sonal gebundene Depression) ist erst nach einer längeren Exposition (nach mindestens 1 Woche) mit einer deutlichen Wirkung zu rechnen.

▶ **Dauer.** Weiterhin besteht bei der Lichttherapie eine Dauer-(Dosis)-Wirkungs-Beziehung; das bedeutet, dass Patienten, die nicht auf die Erstbehandlung ansprechen, wahrscheinlich einen antidepressiven Effekt zeigen, wenn in weiterer Folge die *Dauer* der täglichen Behandlung verlängert wird. Darüber hinaus wurde auch die Erfahrung gemacht, dass der therapeutische Effekt zurückgeht, wenn die Dauer der täglichen Behandlung reduziert wird. Es ist aus praktischer Sicht zu empfehlen, bei einer Exposition mit 2500 Lux entweder morgens und/oder abends mit 2 h Lichttherapie (bei 10 000 Lux: ½ h) zu beginnen. Wenn nach 3–4 Tagen kein eindeutiger antidepressiver Effekt erreicht wird, sollte zusätzlich dieselbe Dauer morgens und/oder abends hinzugefügt werden. Dies kann nur als allgemeine Richtlinie gelten, im Einzelfall ist die notwendige Dauer der täglichen Therapie an der Effektivität abzulesen.

▶ **Tageszeit.** In der Literatur findet sich kein eindeutiger Beweis dafür, dass sich die Wirksamkeit der Lichttherapie auf deren Anwendung zu einer speziellen Tageszeit beschränkt. Da jedoch die Sensitivität des Auges für den antidepressiven Effekt der Lichttherapie über den Tag verteilt wechseln kann, ist es möglich, dass in den Abendstunden eine längere Anwendungsdauer notwendig ist, um den gleichen antidepressiven Effekt wie am Morgen zu erreichen.

23.4.4 Indikation, Prädiktion

Eindeutige Erfolge der Lichttherapie wurden nur bei Patienten gefunden, die an saisonal abhängiger Depression und deren subsyndromaler Form leiden. Die Charakteristika dieser Gruppe sind in ▶ Tab. 23.14 zusammengefasst.

Daneben werden in der Literatur weitere Indikationen für die erfolgreiche Anwendung der Lichttherapie genannt, die zwar nicht in demselben Ausmaß systematisch studiert wurden, jedoch zum Teil bereits erfolgreich in der Praxis angewandt werden [1] (▶ Tab. 23.14). Es handelt sich dabei um das *Delayed-Sleep-Phase-Syndrom* (d. h. Menschen mit der Angewohnheit, erst in den frühen Morgenstunden schlafen zu gehen), das *Jetlag-Syndrom*, die gesundheitlichen Folgen der *Schichtarbeit*, das *prämenstruelle Syndrom* sowie die *kurz dauernde Form der SAD*.

Ein positiver Effekt der alleinigen Anwendung (d. h. ohne gleichzeitig verabreichte Psychopharmakotherapie) der Lichttherapie bei depressiven Episoden ohne ein saisonales Auftretensmuster konnte bis jetzt nicht eindeutig belegt werden. Es kann jedoch möglich sein, dass bei dieser Gruppe erst eine längere als die üblicherweise gewählte einwöchige Anwendungsdauer, eventuell auch unterstützt durch spezifisch wirkende Antidepressiva, Erfolg zeigt.

23.4.5 Nebenwirkungen

Obwohl keine systematischen Studien über die Nebenwirkungen der Lichttherapie vorliegen, kann aufgrund der Literaturergebnisse zusammengefasst werden, dass während der Lichttherapie keine ernsthaften Nebenwirkungen auftreten. Die Patienten klagen allenfalls über Spannungen in den Augen, Kopfschmerzen und Gereiztheit. In seltenen Fällen können hypomanische Verstimmungen bei einer entweder bekannten oder durch die Lichttherapie verdeutlichten bipolaren Erkrankung vorkommen.

Die Nebenwirkungen treten meist in den ersten Tagen der Behandlung auf und gehen wieder zu-

Tab. 23.14 Gesicherte und mögliche Behandlungsindikationen der Lichttherapie (Literatur in [1]).

Gesicherte Indikationen	Mögliche Indikationen
• saisonal abhängige Depression (SAD) • subsyndromale SAD • Jetlag-Syndrom	• Nicht-SAD-Depression, additiv zur Pharmakotherapie • „Recurrent-brief-SAD“ • Schichtarbeit • Delayed-Sleep-Phase-Syndrom • prämenstruelle dysphorische Störung • Negativsymptomatik bei Schizophrenie • Zwangsstörung, saisonal • Bulimie • Postpartumdepression

rück, wenn die anfänglich gewählte (tägliche) Therapiedauer entweder verkürzt oder die Lichttherapie ganz abgesetzt wird, wie es beispielsweise bei der seltenen manischen Verstimmung notwendig ist. Aus praktischen Überlegungen sollte bei Auftreten von Nebenwirkungen die tägliche Dauer der Lichttherapie reduziert und bei einer besseren Verträglichkeit wieder gesteigert werden.

Bei der Kombination der Lichttherapie mit trizyklischen Antidepressiva, trizyklischen Neuroleptika und Lithium sollte eine begleitende augenärztliche Untersuchung und Verlaufskontrolle erfolgen, um eventuell auftretende retinale Schäden frühzeitig zu erkennen bzw. auszuschließen.

23.4.6 Lichttherapie und Psychopharmaka

SAD-Patienten sprechen auch auf Antidepressiva an. Den wenigen verfügbaren Studien zufolge sollten insbesondere Medikamente mit einem serotonergen Wirkmechanismus (SSRI) bevorzugt werden [13]. Es gibt jedoch Hinweise, dass auch primär noradrenerg wirkende Medikamente wie Reboxetin einen günstigen Effekt haben.

Sedierende Psychopharmaka (z. B. Trizyklika) haben sich in der Praxis nicht bewährt. Obwohl in der täglichen Praxis oft angewandt, finden sich zur Kombination von Lichttherapie und Psychopharmaka nur wenige systematische Untersuchungen, die einen additiven Effekt dieser beiden antidepressiven Therapieformen vermuten lassen.

Literatur

[1] Fischer R, Winkler D, Pjrek E et al. On the application of light therapy in German speaking countries. European Archives of Psychiatry and Clinical Neurosciences 2012; 262 (6): 501–505

[2] Härter M, Klesse C, Bermejo I et al. Evidenzbasierte Therapie der Depression. Die S 3-Leitlinie unipolare Depression. Nervenarzt 2010; 81(9): 1049–1068

[3] Hollwich F. Der Einfluss des Augenlichtes auf die Regulation des Stoffwechsels. Klin Monatsbl Augenheilkd 1955; 23: 95–136

[4] Kasper S, Rogers LBS, Yancey A et al. Phototherapy in individuals with and without subsyndromal seasonal affective disorder. Arch Gen Psychiatry 1989a; 46: 837–844

[5] Kasper S, Wehr TA, Bartko JJ et al. Epidemiological findings of seasonal changes in mood and behavior. A telephon survey of Montgomery County, Maryland, USA. Arch Gen Psychiatry 1989b; 46: 823–833

[6] Kasper S, Hilger E, Willeit M et al. Drug Therapy. In: Partonen T, Magnusson A, eds. Seasonal affective Disorder: Practice and Research. New York: Oxford University Press; 2001: 85–93

[7] Kasper S, ed. SAD special issue. CNS Spectrums 2005; 10 (8)

[8] Lewy AJ, Kern HA, Rosenthal NE et al. Bright artificial light treatment of a manic-depressive patient with a seasonal mood cycle. Am J Psychiatry 1982; 139: 1496–1498

[9] Lewy AL, Sack RL, Miller S et al. Antidepressant and circadian phase-shifting effects of light. Science 1987; 235: 352–354

[10] Neumeister A, Praschak-Rieder N, Heßelmann B et al. Effects of tryptophan depletion on drug-free patients with seasonal affective disorder during a stable response to bright light therapy. Arch Gen Psychiatry 1997; 54: 133–138

[11] Oren DA, Koziorowski M, Desan PH. SAD and the not-so-single photoreceptors. Am J Psychiatry 2013; DOI: 10.1176/appi.ajp.2 013 130 10111; [Epub ahead of print]

[12] Pail G, Huf W, Pjrek E et al. Bright light therapy in the treatment of mood disorders. Neuropsychobiology 2011; 64: 152–162

[13] Pjrek E, Winkler D, Kasper S. Pharmacotherapy of seasonal affective disorder. CNS Spectrums 2005; 10 (8): 664–669

[14] Praschak-Rieder N, Willeit M, Neumeister A et al. Prevalence of premenstrual dysphoric disorder in female patients with seasonal affective disorder. J Affect Disord 2000; 63 (1-3): 239–242

[15] Rosenthal NE, Sack DA, Gillin JC et al. Seasonal affective disorder: a description of the syndrome and preliminary findings with light therapy. Arch Gen Psychiatry 1984; 41: 72–80

[16] Terman M, Terman JS, Quitkin FM et al. Light therapy for seasonal affective disorder. A review of efficacy. Neuropsychopharmacol 1989; 2: 1–22

[17] Wehr TA, Skwerer RM, Jacobsen FM et al. Eye- versus skin-phototherapy of seasonal affective disorder. Am J Psychiatry 1987; 144: 753–757

[18] Willeit M, Praschak-Rieder N, Neumeister A et al. [^{123}I]-β-CIT SPECT imaging shows reduced brain serotonin transporter availability in drug free depressed patients with seasonal affective disorder. Biol Psychiatry 2000; 47: 482–489

[19] Winkler D, Praschak-Rieder N, Willeit M et al. Saisonal abhängige Depression (SAD) in zwei deutschsprachigen Universitätszentren: Bonn, Wien. Klinische und demographische Charakteristika. Nervenarzt 2002; 73: 637–643

Prüfungsfragen

1. Wer gilt als Begründer der Elektrokrampftherapie?
2. Welche Wirkmechanismen der Elektrokrampftherapie gibt es?
3. Welche Indikationen zur Elektrokrampftherapie gibt es?
4. Welche psychiatrischen Erkrankungen rechtfertigen nicht den Einsatz einer Elektrokrampftherapie?
5. Was sind die besten klinischen Prädiktoren für eine Elektrokrampftherapie bei Depressionen?
6. Wie hoch sind die Responsequoten der Elektrokrampftherapie bei unbehandelter Manie bzw. pharmakoresistenter Manie?
7. Bei welcher Verlaufsform der Schizophrenie stellt die Elektrokrampftherapie die Indikation der 1. Wahl dar?
8. Bei welchen Subtypen der Schizophrenie ist die Elektrokrampftherapie indiziert?
9. Gibt es absolute Kontraindikationen zur Elektrokrampftherapie?
10. Welches wesentliche Risiko bei der Durchführung der Elektrokrampftherapie gibt es?
11. Wie erfolgt der technische Ablauf der Elektrokrampftherapie?
12. Welche Kriterien einer adäquat durchgeführten Elektrokrampftherapie gibt es?
13. Was sind die wichtigsten Wirkmechanismen des therapeutischen Schlafentzugs?
14. Welche Arten der Schlafentzugsbehandlung gibt es?
15. Was ist die Phase-Advance-Therapie?
16. Welche möglichen Nebenwirkungen gibt es bei der Schlafentzugsbehandlung?
17. Wie sollte die Behandlung mit Psychopharmaka während der Schlafentzugsbehandlung gehandhabt werden?
18. Wie wird die repetitive transkranielle Magnetstimulation (rTMS) in der Praxis durchgeführt?
19. Hat die rTMS dieselbe Wirkstärke wie die Elektrokrampftherapie?
20. Wie ist der Stellenwert der rTMS im Rahmen der antidepressiven Stufentherapie einzuschätzen?
21. Für welche vorrangigen und weiteren Indikationen wird die rTMS angewendet?
22. Welche Nebenwirkungen treten bei der rTMS auf?
23. Was sind die Symptome der saisonal abhängigen Depression (SAD)?
24. Wie unterscheidet sich die subsyndromale Form (S-SAD) von der SAD?
25. Wann tritt die saisonal abhängige Depression auf?
26. Was besagt die Melatoninhypothese?
27. Was besagt die Phasenverschiebungshypothese („phase-shift hypothesis")?
28. Was besagt die fotochemische Hypothese?
29. Wie wird die saisonal abhängige Depression behandelt?
30. Wie lange sollte bei der Lichttherapie aus praktischer Sicht die tägliche Exposition erfolgen und wie hoch sollte die Lichtintensität sein?
31. Welche möglichen Nebenwirkungen der Lichttherapie gibt es?
32. Welche Medikamente zeigen bei SAD-Patienten einen günstigen Effekt?

Teil IV

Psychotherapie

IV

24 Verhaltenstherapie

Frank Schwärzler und Martin Hautzinger

24.1 Lernpsychologische Grundlagen und Wurzeln der Verhaltenstherapie

Die Geschichte der Verhaltenstherapie (VT) ist eng verbunden mit der Erforschung des Lernens als grundlegendes Erklärungsmodell für den Erwerb und die Ausprägungen menschlichen Verhaltens. Die Prinzipien der Verhaltenstherapie wurzeln in einigen zentralen Experimenten und empirisch erarbeiteten Konzepten zum (menschlichen) Verhalten aus der Psychologie des beginnenden 20. Jahrhunderts. Die Entdeckung des *„bedingten Reflexes"* durch Iwan Pawlow (1849–1936), das *„Effekt-Gesetz"* nach Edward L. Thorndike (1874–1949) oder die Prägung des Begriffs *„Behaviorismus"* nach John B. Watson (1878–1958) sind hier zu nennen. Im Unterschied zu dem parallel entstehenden psychoanalytischen Konzept ist die Verhaltenstherapie von Anfang an nicht als Werk einer zentralen Gründerpersönlichkeit zu sehen, sondern als „Koproduktion" von – allerdings gelegentlich sehr exponierten – experimentellen Wissenschaftlern.

▶ **„Behaviour Therapy".** Die Verwendung des Begriffs „Behaviour Therapy" findet man erstmals durch Arnold Lazarus 1958 im „South African Medical Journal". Die offensiv vorgetragene Kritik an der Effektivität des psychoanalytischen Ansatzes durch Hans J. Eysenck 1952 in „Exposure" und dessen konfrontative Vermarktungsstrategie (z. B. Learning Theory and Behaviour Therapy, 1959) vertiefte nachhaltig die Kluft zwischen tiefenpsychologischen Therapieansätzen und der Verhaltenstherapie. Diese Kluft, die durch integrierende Therapieansätze in den letzten Jahren weitgehend überwunden wurde, führte in der Vergangenheit zu oftmals polemischen Auseinandersetzungen, wenn z. B. Alexander Mitscherlich mit Blick auf Burrhus F. Skinners (1904–1990) von „Rattenpsychologie" sprach.

▶ **„Selection by Consequences".** Skinners Verdienst war, das Modell der Reiz-Reaktionsketten („stimulus-response") des klassischen Behaviorismus um die operanten Verhaltensausformungen („selection by consequences") zu erweitern. Verhalten ist keine passive Reaktion auf Reize, sondern wird durch seine Konsequenzen (Verstärker) geformt – und ist somit auch beeinflussbar. So können bestimmte Verstärkungsbedingungen die Entstehung einer Störung erklären oder auch therapeutisch genutzt werden.

Wirksam ist v. a. eine zeitnahe positive Verstärkung, weniger die direkte Bestrafung. So haben die in der Geschichte der Verhaltenstherapie entwickelten Aversionsverfahren (z. B. bei Sexualdelikten) heute nur noch wenig Bedeutung. Dagegen ist die indirekte Bestrafung, der „Verstärkerentzug", ein wichtiges Element zur „Löschung" von Verhalten.

▶ **Positive und negative Verstärkung.** Zentrale Paradigmen zur Entstehung von Störungen und deren Therapie sind „positive" und „negative Verstärkung". Letztere spielt bei der Entstehung und Aufrechterhaltung von Phobien eine wichtige Rolle: Das Entfernen des phobischen Stimulus oder das Verlassen einer phobischen Situation führt zu unmittelbarer Erleichterung (z. B. das Wechseln der Straßenseite, weil man einen Hund erblickt oder das sofortige Verlassen einer Menschenansammlung). Dies führt zu einer immer häufigeren Anwendung dieser „Vermeidungsstrategie". Die positive Verstärkung findet vielfache Anwendungen in zahlreichen Interventionen zur Verhaltensänderung, oft in Form der sozialen Verstärkung oder Selbstverstärkung. Auch sie dient dazu, erwünschtes Verhalten aufzubauen und zu festigen.

24.2 Kognitive Ansätze der Verhaltenstherapie (KVT)

Nachdem in der klassischen Verhaltenstherapie innere Prozesse als uninteressant, weil nicht direkt beobachtbar galten („black box"), wurden im Rahmen der „Kognitiven Wende" introspektive Methoden wieder zugelassen bzw. Erkenntnisse der psychologischen Kognitionsforschung in die Modellentwicklung einbezogen. Denken und emotionale Prozesse wurden als „verdecktes Verhalten" aufgefasst und es wurde von „verdecktem Konditionieren" gesprochen. So werden bei therapeutischen Techniken wie dem „Gedankenstopp“ oder der „verdeckten Kontrolle“ die Regeln der klassischen Verhaltenstherapie auf intern ablaufende psychische Prozesse angewandt.

▶ **Kognitionen.** Unter Kognitionen versteht man Verarbeitungsprozesse, durch welche innere und äußere Reize aufgenommen, wahrgenommen, verwertet, umgewandelt oder reduziert und gespeichert werden. Kognition bezeichnet einerseits den Prozess des Denkens, aber auch dessen Inhalte in Form von Bewertungen und Überzeugungen. Wahrnehmung, Begriffsbildung, Sprache, Denken, Problemlösen oder Kreativität sowie das Wissenssystem oder das Gedächtnis stellen Beispiele dar, wobei es neben den bewusstseinsnahen einen wohl größeren Anteil unbewusster Kognitionen gibt.

▶ **„Belief-System“ und A-B-C-Theorie.** Exponierte Vertreter einer frühen kognitiven Verhaltenstherapie waren Albert Ellis, Aaron T. Beck und Donald Meichenbaum. Ellis und Beck gingen von einem *„Belief-System“* aus, in dem Grundannahmen über Lebenseinstellungen, Werthaltung, Selbstbild etc. gebündelt sind. Diese Konzepte beinhalten nun Regeln, Normen, Überzeugungen sowie Ziele, Wünsche und Erwartungen.

Ellis vereinfacht dies plakativ in seiner *A-B-C-Theorie.* Diese besagt, dass zwischen den Ereignissen (A für „activating events“) und den psychischen Problemen (C für „emotional consequences“), die vermittelnde Instanz der Glaubenssätze aktiv ist (B für „beliefs“).

▶ **Kognitive Therapie nach Beck.** Für Beck war zunächst die Rolle der *„automatischen Gedanken“* bei der Entstehung von Depressionen im Fokus des Interesses, später konzeptualisierte er *„dysfunktionale Grundüberzeugungen“.* Er postulierte, dass neutrale externe Auslöser negative automatische Gedanken generieren, die unangemessen, verallgemeinernd, logisch verzerrt und verabsolutierend sind. Die von ihm konzipierte *„kognitive Triade“* beschreibt ein Denkmuster, das in einer negativen Selbstbewertung, einer versagenden, frustrierenden Umwelt und einer hoffnungslosen Sicht auf die Zukunft besteht.

Depressive, dysfunktionale Grundüberzeugungen beziehen sich oft auf die Themen Leistung („Ich bin nicht gut genug“), Selbstwert („Ich bin dann etwas wert, wenn ich etwas geleistet habe“) oder Kontrollüberzeugung („In meinem Leben passieren immer Dinge, die ich nicht beeinflussen kann“). So kommt es zu typischen kognitiven Verzerrungen oder falschen Denkmuster wie z. B. der *„selektiven Abstraktion“* („Weil mir gestern etwas misslungen ist, wird das gewiss in Zukunft immer so sein…“), dem *„Alles-oder-nichts-Denken“* („Wenn ich nicht perfekt bin, bin ich ein Versager“), der *emotionalen Beweisführung* („Ich spüre ganz genau ihre Ablehnung“) oder der *negativen Vorhersage* („Das werde ich nie schaffen“).

In der *kognitiven Therapie nach Beck* geht es folgerichtig um die Identifikation, Überprüfung und Korrektur dieser dysfunktionalen Kognitionen, z. B. mittels des „sokratischen Dialogs“ (durch gelenktes Fragen soll der Patient selbst dysfunktionale Denkmuster erkennen). Bei der *„kognitiven Umstrukturierung“* geht es nicht darum, mit „positivem Denken“ die Dinge zu beschönigen, sondern die verzerrten Kognitionen zu prüfen, sie durch eine realitätsgerechtere Vorstellung zu ersetzen und ihre Auswirkungen auf Gefühle zu reflektieren. Die *Drei-Spalten-Technik* (Situation – Emotion – Kognition) ist ein verbreitetes Instrument, um negative automatische Gedanken zu identifizieren und dysfunktionale Grundüberzeugungen herauszuarbeiten.

24.3 Grundprinzipien der Verhaltenstherapie

▶ **Empirie.** Die Grundprinzipien der Verhaltenstherapie lassen sich nach Margraf [9] wie folgt umreißen: „Die Verhaltenstherapie ist eine auf empirischer Psychologie basierende psychotherapeutische Grundhaltung. Sie umfasst störungsspezifische und unspezifische Therapieverfahren, die aufgrund von möglichst hinreichend überprüftem Störungswissen und psychologischem Änderungswissen eine systematische Änderung der zu behandelnden Problematik anstreben. Die Maßnahmen verfolgen konkrete und operationalisierte Ziele… Die in ständiger Entwicklung befindliche Verhaltenstherapie hat den Anspruch, ihre Effektivität empirisch abzusichern.“

▶ **Problem- und Lösungsorientiertheit.** Verhaltenstherapie basiert auf der wissenschaftlichen Psychologie und sucht die empirische Überprüfung ihrer Störungskonzepte und Therapiemethoden. Daneben ist sie problem- und lösungsorientiert. Das jeweilige therapeutische Vorgehen ist in erster Linie störungsspezifisch und an die einzelne Problemsituation angepasst. Ansatzpunkte sind prädisponierende, auslösende und aufrechterhaltende Bedingungen einer Störung.

Es soll so ermöglicht werden, ein vorher mit dem Patienten festgelegtes therapeutisches Ziel zu erreichen. Einsicht und Reflexion allein sind nicht ausreichend, Veränderung erfolgt v. a. über das Einüben neuer Verhaltensmuster und kognitiver Muster. Dabei findet die Therapie nicht nur in den Sitzungen statt, sondern – z. B. anhand von Selbstbeobachtung, Verhaltensprotokollen, Hausaufgaben – auch zwischen den einzelnen Therapiestunden.

▶ **Transparenz.** Verhaltenstherapie ist transparent, das bedeutet, mit dem Patienten wird ein gemeinsames Störungsmodell erarbeitet und das jeweilige Therapieprinzip wird besprochen. So setzt die Verhaltenstherapie insgesamt einen aktiven und aufgeklärten Partner voraus bzw. versucht mittelfristig, eine aktiv-bewältigende Haltung zu fördern, dient als „Hilfe zur Selbsthilfe".

▶ **Unterstützung der Problemlösefähigkeit.** Verhaltenstherapie unterstützt über Generalisierungsprozesse die allgemeine Problemlösefähigkeit, bzw. die Überzeugung, anstehende Probleme in Zukunft lösen zu können, die sog. „Selbstwirksamkeitserwartung".

▶ **Methodologische Prinzipien.** Entsprechend der Verankerung in der empirischen Psychologie wird in der Verhaltenstherapie bei theoretischen Konstrukten und therapeutischen Effekten nach messbaren Effekten gesucht, am besten in randomisierten, kontrollierten Studien.

▶ **Hartnäckige Vorurteile.** Trotz dieser Transparenz und empirischen Fundierung hat die Verhaltenstherapie mit einigen hartnäckigen Vorurteilen zu kämpfen: Die moderne Verhaltenstherapie ist sich der Komplexität menschlichen Verhaltens bewusst und meint nicht, dass alle psychischen Störungen durch einfache Konditionierung erlernt oder verlernt werden können (Vorwurf der „Rattenpsychologie", s. o.). Auch ist es nicht so, dass es zu einer „Symptomverschiebung" kommen muss, weil nur oberflächlich am Symptom, nicht aber an der zugrunde liegenden Ursache gearbeitet werde. Bei vielen Störungen ist das Symptom das Problem (z. B. bei Phobien) und dessen Bearbeitung der initiale therapeutische Auftrag.

Meist werden jedoch in der Verhaltenstherapie darüber hinaus kognitive und emotionale Strukturen bearbeitet, vor deren Hintergrund sich z. B. erst die besagte Phobie entwickeln konnte. Auch werden Gedanken und Gefühle in der Therapie bearbeitet. Die oftmals geäußerte Befürchtung, dass es bei Expositionsverfahren zu Gefahren für die Patienten kommen könnte, ist bei richtiger Indikationsstellung, Vor- und Nachbereitung unbegründet. Gerade für die Anwendung im psychiatrischen Kontext ist es wichtig zu wissen, dass Verhaltenstherapie und Medikamenteneinnahme sich nicht ausschließen, sondern oft die Pharmakotherapie in ganz wichtigen Punkten durch verhaltenstherapeutische Interventionen unterstützt wird; so spielt die Psychoedukation eine zentrale Rolle für die Medikamentencompliance.

24.4 Die therapeutische Beziehung in der Verhaltenstherapie

Auch in der Verhaltenstherapie wird die therapeutische Beziehung als zentraler Faktor und wichtiger Prädiktor für den Therapieerfolg angesehen [1].

Zimmer [13] hat hilfreiche Prinzipien der Beziehungsgestaltung und Gesprächsführung in der Verhaltenstherapie zusammengetragen: Die Therapeuten-Patienten-Beziehung ist eine zeitlich begrenzte Arbeitsbeziehung, in der ein professioneller Helfer Fachwissen und Fertigkeiten zur Verfügung stellt. Eigene Macht- und Bestätigungsbedürfnisse müssen in diesem asymmetrischen Rahmen eng kontrolliert werden, um auf ein partnerschaftliches, gleichwertiges Arbeitsbündnis hinzuarbeiten.

Diskretion ist hier ebenso selbstverständlich wie ein ehrliches Interesse am Wohl des Patienten, die Kontrolle übertriebener Neugierde und die sexuelle Abstinenz des Therapeuten. Zimmer formuliert mehrere Prinzipien, die nach erfolgter Diagnostik und Problemanalyse für die Gestaltung der Beziehung eingesetzt werden können [13].

- Das Prinzip der *fehlerfreundlichen und angstreduzierenden Beziehungsgestaltung* vermittelt einen beruhigenden Rahmen, der ermöglicht, sich später mit angstbesetzten Themen auseinanderzusetzen.

- Das Prinzip der *positiven Verstärkung*, z. B. eines persönlich, ehrlich und konkret formulierten Lobes, vermittelt Akzeptanz und Wertschätzung.
- Therapeuten können Modelle für *Problembewältigung* darstellen. Die transparent vermittelte Fokussierung auf konkretes Problemverhalten und ein lösungsorientiertes Vorgehen helfen dem Patienten, unbestimmte negative Gefühle zu klären, zu ordnen und als Problem lösbar zu machen.
- *Aufklärung, Information und Wahlfreiheit* sind weitere Grundlagen in der Beziehungsgestaltung, ebenso das anhaltende Bemühen des Therapeuten, die Selbstachtung des Patienten zu fördern: Dabei soll die *Selbstregulationsfähigkeit* des Patienten unterstützt werden.

Das Ziel der therapeutischen Bemühungen soll immer die Fähigkeit des Patienten darstellen, sich selbst zu helfen. Dies bedeutet für den Therapeuten, möglichst rasch seine aktiv gestaltende Rolle zugunsten einer anregend-unterstützenden an den Patienten abzugeben.

24.5 Problemanalyse und Therapieplanung

▸ **„Verhaltensgleichungen“.** Für die Analyse von Verhaltensweisen und damit auch von Störungen wurden für den deutschen Sprachraum verschiedene *„Verhaltensgleichungen“* entwickelt, die im Wesentlichen auf der Formel von Kanfer [7] basieren. Er postuliert das sog. S-O-R-K-C-Schema, das eine Verhaltensgleichung mit den folgenden Variablen aufstellt:

S (Stimulus) → O (Organismus) → R (Reaktion) → K (Kontingenz) → C (Konsequenz)

Bartling [1] betont die Rolle von Erwartungen und die Aufteilung der Konsequenzen in innere und äußere, in kurz- und langfristige. Neben kognitiven Strukturen bestimmen Persönlichkeitsmerkmale und die Lerngeschichte die „O“-Variable.

▸ **Exploration der Makro- und Mikroebene.** Ein zusammenfassendes Modell [11] unterscheidet zusätzlich eine Makro- und eine Mikroebene. In die *Makroebene* fließt die biografische Entwicklung ein, welche Aufschluss gibt über frühere Lernerfahrungen im Sinne von Konflikten, Denkmustern, Werthaltungen sowie Erwartungen an sich selbst. Daraus werden Pläne und Oberpläne abgeleitet (analog zu den „beliefs“ von Ellis). Auch die aktuelle biografische Situation mit externen Erwartungen oder Belastungen spielt hier eine Rolle.

In der Verhaltensanalyse hilft nun die Exploration dieser Makroebene, Probleme und Beschwerden zu erkennen, zu ordnen, einen therapeutischen Fokus herauszuarbeiten und die Motivation zu klären („Weshalb wird gerade jetzt für welches Problem aus welchem Anlass Hilfe aufgesucht?“), das Störungsmodell des Patienten kennenzulernen und einen ersten Eindruck von den kognitiven Mustern und den Ressourcen des Patienten zu erhalten.

Konnte nun, meist durch ein aktives und strukturierendes Vorgehen des Therapeuten in der Makroebene, ein Problem als Fokus ausgewählt werden (z. B. nach Dringlichkeit, aber auch nach möglicher Beeinflussbarkeit), so gilt es, in die *Mikroebene* zu wechseln und sich detailliert mit den verschiedenen Elementen des S-O-R-K-C-Schemas auseinanderzusetzen: In welcher Situation tritt das Problem auf, unter welchen äußeren und inneren Umständen (Stimulusbedingungen „S“), in welcher biologischen Verfassung „O“ (z. B. erstmals nach einer Operation) und mit welchen begleitenden allgemeinen Kognitionen (ebenfalls „O“), wie kann das Verhalten (die Reaktion „R“) genau beschrieben werden, auf den Ebenen des konkreten Verhaltens, der Kognitionen und der Emotionen, möglichst konkret gefasst (z. B. „Ich bin aus der übervollen Halle geflüchtet und habe gedacht, ‚das war Rettung in letzter Sekunde‘, einen Moment später wäre ich sicherlich umgefallen oder hätte einen Herzinfarkt bekommen, sofort habe ich mich leichter gefühlt, mein Herz hat wieder langsamer geschlagen…“). Dann folgt die Betrachtung der Kontingenz (wie eng sind Reiz und Reaktion verknüpft, tritt das Problem immer auf?). Anschließend folgt die Analyse der Konsequenzen, bei der es hilfreich sein kann, mittels einer Vierfeldertafel kurzfristige und langfristige, positive und negative Konsequenzen zu identifizieren und diese mit dem Patienten zu visualisieren.

So kann man die Analyse der Makroebene als „vertikale Verhaltensanalyse“, die der Mikroebene als „horizontale Verhaltensanalyse“ bezeichnen.

Die meisten Problembereiche erfordern es, die Funktionalität der Störung auch in der Makroebene zu evaluieren. So kann z. B. die Angsterkrankung einer Ehefrau nach der Berentung des Ehemannes nicht erfolgreich behandelt werden, wenn man deren mögliche sinnstiftende Funktion in der Partnerbeziehung nicht erkennt und in den Behandlungsplan miteinbezieht.

24.6 Verhaltenstherapie bei ausgewählten Störungsbildern

24.6.1 Behandlung von Phobien

In der verhaltenstherapeutischen Behandlung von phobischen Ängsten kommen unterschiedliche Formen der Expositionsbehandlung zum Einsatz. Am längsten bekannt – doch kaum mehr gebräuchlich – ist die *„systematische Desensibilisierung"* nach Joseph Wolpe: Ein angstauslösender Stimulus (z. B. Höhe) wird hierarchisiert (z. B. Stufe-Treppenabsatz-Fenster-Dach) und unter zwischengeschalteter Entspannung wird versucht, sich eine Situation nach der anderen vorzustellen, hierarchisch aufbauend, um schließlich auch bei der Vorstellung großer Höhe keine Angstgefühle mehr zu haben.

► **In-sensu- und In-vivo-Verfahren.** Eine solche Intervention ist eine *langsam gestufte In-sensu-Exposition*, daneben gibt es noch eine *rasch-unmittelbare Exposition* (Flooding, in sensu oder in vivo) und die *„Habituation"* als gestufte In-vivo-Exposition. Die rasche In-vivo-Konfrontation mit dem aversiven Stimulus, z. B. einer angstauslösenden Situation, ist in der Praxis das häufigste Verfahren.

Die intendierten Wirkmechanismen sind nach Hand [3] bei den In-sensu-Verfahren die Reaktionsüberflutung und damit das Lernen, mit der Angst umgehen zu können und bei den In-vivo-Verfahren die Reizüberflutung mit der Wirkung, dass nun die Meidung eines aversiven Stimulus aufgegeben wird. Der Angstverlauf während einer massierten Exposition, des „Flooding", wird dabei meist so dargestellt, dass die Angst im Laufe der Exposition regelhaft abnehmen muss, wenn man nicht verfrüht abbricht (► Abb. 24.1).

► **Kontraindikationen.** Auch eine Expositionsbehandlung ist eingefügt in eine umfassende Therapieplanung (Kap. 24.5). Mögliche Kontraindikationen sind die posttraumatische Belastungsstörung (PTBS) oder psychotische Störungen, ungeeignet kann eine Expositionsbehandlung auch bei ausgeprägter Stressintoleranz oder einer phobischen Symptomatik im Rahmen einer generalisierten Angststörung sein. Zur differenziellen Indikation des Expositionsverfahren – ob in sensu, ob massiert – ist die Motivierbarkeit des Patienten einzuschätzen.

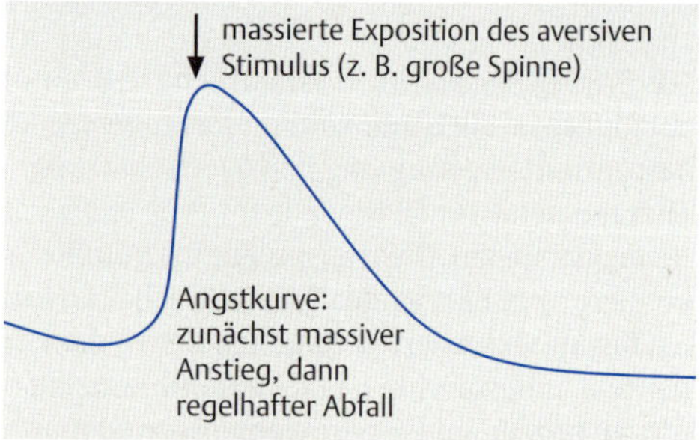

Abb. 24.1 Angstverlauf bei unmittelbarer Exposition (Flooding).

► **Vorbereitung.** Selbstredend müssen gerade einer Expositionsbehandlung eine intensive therapeutische Beziehungsarbeit und ein Motivationsaufbau vorangehen. Entmündigende Therapieverträge oder zu schnell gemachte Selbstverpflichtungen sind keine geeignete Vorbereitung.

► **Durchführung.** Bei der technischen Durchführung ist darauf zu achten, dass zunächst ein *lerntheoretisches Störungsmodell* erarbeitet wird, woraus das Therapieprinzip verständlich wird. So kann z. B. erarbeitet werden, dass bei einer Tunnelphobie nicht die objektive – und auch tatsächlich gegebene – Gefahr das Problem ist, sondern die kognitive Verzerrung tatsächlicher Gefahren und v. a. das Vermeidungsverhalten (z. B. auch in einer Großstadt niemals die U-Bahn zu nehmen).

Dieses Vermeidungsverhalten anzugehen und die zu erwartenden positiven Konsequenzen darzustellen, kann das Ziel der nun folgenden *Motivationsphase* sein. Die Exposition sollte dann möglichst im konkreten Umfeld des Patienten stattfinden. Zur begleiteten Expositionsbehandlung sollten ca. 2–4 Therapiestunden eingeplant werden. Meist reichen wenige begleitete Expositionen; der Patient wird in weiteren „Hausaufgaben" selbstständig die Exposition fortführen, mit immer flacher verlaufenden Angstkurven. Expositionsbehandlungen eignen sich hoch effektiv als integrierter Teil eines Gesamtbehandlungsplans bei Phobien und Zwängen [3].

24.6.2 Behandlung depressiver Störungen

Die *kognitive Therapie* ist eine problemorientierte, strukturierte, konkrete und spezifische psychotherapeutische Behandlung speziell für depressive Störungen. In Kooperation zwischen Patient und Therapeut geht es darum, Probleme zu identifizieren, die individuellen (kognitiven) Blockaden zu erkennen, Alternativen zu generieren und diese auf der Verhaltensebene auszuprobieren und zu überprüfen. Neben der besonderen Beachtung kognitiver Prozesse gehören verhaltenstherapeutische Elemente wie Aktivierung, Kompetenzerweiterung, Problemlösen, Übungen im Alltag, Aufbau von Bewältigungsfertigkeiten und Kommunikationsübungen mit zum therapeutischen Repertoire. Behandlungsphasen und therapeutische Hauptelemente der kognitiven Verhaltenstherapie [4] sind in ▶ Tab. 24.1 zusammengefasst.

▶ **Durchführung.** Die kognitive Therapie kann im Einzel- und im Gruppensetting durchgeführt werden und lässt sich ambulant, tagesklinisch oder vollstationär realisieren.

▶ **Eckpfeiler: Stimmung, Denken, Handeln.** Grundgedanke der kognitiven Verhaltenstherapie ist der Zusammenhang von *Stimmung* (Fühlen), *Denken* und *Handeln*, welcher aus dem Erleben der Patienten herausgearbeitet wird. Dabei geht es nicht um kausale, sondern um korrelative Beziehungen. Die 3 Eckpunkte stehen alle in wechselseitiger Beziehung zueinander, sodass z. B. eine negative Stimmung die Aktivität herabsetzt und das Denken einengt, doch auch eine bestimmte Handlung die Stimmung und das Denken verändern oder ein Gedanke (z. B. eine schlechte Erinnerung) das Verhalten lähmen und die Emotionen niederdrücken kann. Aus den Schilderungen von Patienten lassen sich in der Regel zahlreiche Beispiele für diese Zusammenhänge finden, die auch als nach unten gerichtete Spirale einer sich immer weiter einengenden, trüben, negativen Verfassung aufgefasst werden können.

Ziel und Aufgabe der kognitiven Verhaltenstherapie ist es, diese depressive Spirale zu stoppen, umzukehren und eine konstruktive Entwicklung einzuleiten.

▶ **Therapeutisches Vorgehen.** Therapeut und Patient arbeiten zusammen an der Lösung bestimmter Probleme. Dazu strukturiert der Therapeut den

Tab. 24.1 Phasen und Elemente der kognitiven Therapie bei depressiven Störungen [4].

Phase	Elemente der kognitiven Therapie
1. Phase	**Schlüsselprobleme benennen** • Überblick verschaffen; Kriterien: Dringlichkeit, Wichtigkeit, Veränderbarkeit **Aufbau einer therapeutischen Beziehung** • den Patienten in negativer Sichtweise akzeptieren, Interesse zeigen (aktives Zuhören) • Professionalität (Kenntnis, Sicherheit), Arbeitsbündnis, empirisches Vorgehen, Erklärungen und Informationen zum Krankheitsbild Depression
2. Phase	**Vermittlung des therapeutischen Modells** • Zusammenhang von Gedanken, Gefühlen und Verhalten anhand der Erlebnisse des Patienten herausarbeiten, Elemente und Struktur der Therapie darstellen
3. Phase	**Aktivitätsaufbau** • Erfolg-Vergnügen-Technik, Wochenplanung, gestuftes Vorgehen, realistische Standards setzen • Ablauf planen: Wie sieht der erste Schritt aus? Welche Hilfen gibt es?
4. Phase	**soziale Kompetenz** • Rollenspiele, klare Instruktionen, Bezug zu Problemen des Patienten (dieser darf nicht nur dem Therapeuten klar sein!), differenzierte, verhaltensbezogene Rückmeldung, erneutes Üben, Transfer
5. Phase	**kognitive Techniken** (werden meist schon beim Aktivitätsaufbau – 3. Phase – eingesetzt) • Erfassen von negativen Gedanken und Einstellungen, Zusammenhang von negativen Gedanken, Gefühlen und Verhalten verdeutlichen, Realitätstestung • Reattribuierung, alternative Erklärungen, Entkatastrophisieren, Pros und Kontras, kurzfristige und langfristige Konsequenzen von Einstellungen
6. Phase	**Transfer, Erfolgssicherung und Rückfallverhinderung** • Rückblick und Zusammenschau der angewandten, als hilfreich erlebten Interventionen; Einbau von Interventionen, Materialien in den Alltag; Erkennen von Krisen, Frühsymptomen, Verschlechterungen; Notfall- und Krisenplanung; Auffrischungs- und Stabilisierungssitzungen

therapeutischen Rahmen, den Inhalt und die Sitzungszeit. Wiederholt fasst er zusammen, lenkt das Gespräch auf zentrale Aspekte und Probleme, gibt Rückmeldungen und achtet darauf, dass Übungen, Hausaufgaben und die konkrete Übertragung des Gelernten in die Realität die Sitzung bzw. ein Thema abschließen.

Beim Arbeiten an kognitiven Mustern bedient sich der Therapeut des sog. „sokratischen Fragestils“, einer Interaktionsform, die aus gelenkten, offenen Fragen besteht, um den Patienten selbst dazu zu bringen, Widersprüche und seinen depressiven Überzeugungen zuwiderlaufende Erfahrungen zu berichten, zu erkennen und zuzulassen. Dadurch werden Patienten dahin gelenkt, sich selbstständig alternative Sichtweisen und Lösungswege zu überlegen und für eine nachfolgende Prüfung, Erprobung und Einübung bereit zu haben.

Der 1. Schritt zur Bearbeitung kognitiver Prozesse ist die *Entdeckung, das Beobachten und Protokollieren von automatischen Gedanken* in relevanten und zentralen Problembereichen. Ausgangspunkt dabei sind die Empfindungen, Gefühle und Beschwerden in einem konkreten Zusammenhang, also interne und externe Auslöser. Der Patient soll sich die auslösende Bedingung nochmals genau vorstellen und sich an seine Gefühle zurückerinnern. Während dies geschieht, bitten die Therapeuten die Patienten alles zu äußern, was ihnen zu dieser Vorstellung einfällt, und protokollieren es.

In einer „5-Spalten-Technik“ werden diese Prozesse visualisiert:

1. auslösender Reiz, Situation,
2. Gefühle, Empfindungen,
3. automatische Gedanken,
4. alternative, angemessene Gedanken,
5. erneutes Gefühlsurteil aufgrund der alternativen, angemessenen Gedanken.

Das anfängliche Beobachten und Protokollieren automatischer Gedanken füllt die ersten 3 Spalten. Patient und Therapeut lernen auf diese Weise dysfunktionale Kognitionen zu erkennen und zu benennen. Mithilfe des sokratischen Dialogs werden kognitive Muster überprüft und mittels verschiedener Techniken (wie Realitätsüberprüfung, Experimentieren, Reattribuierung, kognitives Neubenennen, Alternativen finden, Rollentausch, Übertreiben, Entkatastrophisieren etc.) durch angemessene Kognitionen ersetzt.

24.7 Neuere Entwicklungen der Verhaltenstherapie

Seit den 90er-Jahren entwickelten sich unabhängig voneinander zunächst störungsspezifische neue therapeutische Ansätze, die von Stephen Hayes [5] unter dem Begriff *„3. Welle der Verhaltenstherapie“* subsumiert wurden. Sie stellen eine Fortentwicklung der kognitiven Verhaltenstherapie dar, die um weitere psychische Elemente wie Emotionsregulation, Metakognition und kognitive emotionale Schemata erweitert wurde. Dabei werden therapeutische Veränderungen nicht mehr in erster Linie auf die Intensität, Häufigkeit oder Dauer von bestimmtem (unerwünschten) Verhalten bezogen, sondern dysfunktionale Kognitionen, Verhaltensweisen und Emotionen werden als Verhaltenskomplexe aufgefasst, die mittels Techniken (wie z. B. Aufmerksamkeitslenkung, innere Achtsamkeit) oder der Überprüfung von Schemata und Wertvorstellungen beeinflussbar sind. Beispielhaft wird hier auf die bisher am besten empirisch untersuchten Therapiekonzepte eingegangen.

24.7.1 Schematherapie

Die Schematherapie nach Young [12] bzw. Jacob und Arntz [6] wurde gezielt entwickelt, um Non-Respondern der kognitiven Verhaltenstherapie ein alternatives Angebot zu bieten. Als Ursache für die fehlende Wirksamkeit der kognitiven Verhaltenstherapie werden in erster Linie Persönlichkeitsstörungen angesehen – für diese hat die Schematherapie störungsspezifische Modelle erarbeitet. Die Schematherapie fundiert auf aktuellen Ergebnissen der Hirnforschung, greift aber auch auf Techniken der „Humanistischen Psychotherapie“ und Gestalttherapie zurück.

Als Schema wird eine mentale Struktur verstanden, die der automatischen Informationsverarbeitung dient und die Kognitionen, Emotionen, Erinnerungen, Wahrnehmungen und interpersonelle Muster umfasst. Schemata werden in der Kindheit angelegt und können sowohl adaptiv als auch maladaptiv ausgeprägt sein. Traumatische Kindheitserfahrungen und mangelnde Befriedigung von Grundbedürfnissen in der Kindheit werden als Ursache für *maladaptive Schemata* angesehen. Deren Aufrechterhaltung wird durch das interpersonelle Verhalten des Patienten und durch ungünstiges Bewältigungsverhalten erklärt.

▸ **Schemata.** Young unterscheidet 18 dysfunktionale Schemata, die in 5 sog. *Schemadomänen* eingeteilt werden:

1. Fehlende Sicherheit und Zurückweisung,
2. Beeinträchtigung von Autonomie und Leistung,
3. Beeinträchtigung im Umgang mit Begrenzung,
4. Fremdbezogenheit,
5. übertriebene Wachsamkeit und Gehemmtheit.

Beispiele für einzelne Schemata sind emotionale Entbehrung, soziale Isolierung/Entfremdung, Streben nach Anerkennung und überhöhte Standards/überkritische Haltung. Bei Aktualisierung eines dieser Schemata treten intensive Gefühlszustände (Angst, Verlassenheit, Traurigkeit) auf, die vom Patienten und seinem Umfeld als unkontrollierbar und inadäquat erlebt werden. Die Auswirkungen der Schemata auf interpersonelle Beziehungen hängen in erster Linie von den *Bewältigungsstrategien* ab, die der Patient entwickelt hat.

▸ **Dysfunktionale Coping-Strategien.** Es werden 3 dysfunktionale Coping-Stile unterschieden: *Unterwerfung, Vermeidung und Überkompensation.* Deren Abbau ist u. a. das Ziel der Behandlung. So kann z. B. ein Patient mit einem starken Versagensschema sehr verzweifelt und hilflos reagieren, wenn er an ihn gestellte Anforderungen nicht erfüllen kann (Unterwerfung); er kann auch versuchen, Leistungssituationen aus dem Weg zu gehen (Vermeidung) oder zeigt sich als extrem leistungsmotiviert und ehrgeizig (Überkompensation).

▸ **Schemamodi.** Schemata sind situationsübergreifende, relativ stabile „Persönlichkeitseigenschaften". Die situativ wechselnden Ausprägungen dieser Zustände werden *Schemamodi* genannt, d. h. sie werden als situationsbezogene Ausprägungen der Schemata betrachtet. In der Behandlung von Patienten mit einer Häufung dysfunktionaler Schemata, die situationsbedingt verschiedenste emotionale Reaktionen nach sich ziehen, schlägt Young vor, auf der Ebene der Modi zu arbeiten, was konkrete und direkt erlebbare Interventionen ermöglicht. Nach dem Modus-Konzept werden 4 verschiedene *Modus-Kategorien* gebildet:

1. *Maladaptive Kind-Modi:* Sie entstehen, wenn in der Kindheit zentrale Bedürfnisse (Bindung, Versorgung) nicht ausreichend erfüllt wurden. Sie sind mit starken negativen Emotionen assoziiert und können als „wütender" oder „verletzter" Kind-Modus in Erscheinung treten.
2. *Dysfunktionale Eltern-Modi:* Diese reflektieren internalisierte negative Selbstannahmen, diese wurden in der Kindheit und Jugend durch Erfahrungen mit Eltern und Lehrern, aber auch Gleichaltrigen erworben. Ein maladaptiver Eltern-Modus zeigt sich durch Selbsthass, Selbstabwertung oder extrem hohe, meist unerfüllbare Ansprüche an sich selbst.
3. *Dysfunktionale Bewältigungsmodi:* Sie entstehen beim unangebrachten Einsatz der Coping- Strategien Unterwerfung, Vermeidung und Überkompensation.
4. *Modus des gesunden Erwachsenen:* Dieser ist aktiviert, wenn der Patient funktionales Handeln und adäquates Erleben zeigt.

Zu Beginn der Behandlung wird ein Modus-Konzept erstellt, das die vorliegenden Probleme und Symptome des Patienten auf der Basis seiner Biografie und unter Einbeziehung seiner interpersonellen Verhaltensweisen einordnet. Dabei wird zunächst die vom Patienten berichtete Symptomatik und Problemschilderung herangezogen und mit den damit einhergehenden Gefühlen in Beziehung gebracht. So kann eine Patientin beispielsweise schildern, dass sie Gefühle von Leere und Verlassenheit mit übermäßigem Essen zu bekämpfen versucht. Die Gefühle werden dem vulnerablen Kind-Modus zugeordnet, das Essverhalten kann einem distanzierend-vermeidenden Bewältigungsmodus zugeschrieben werden. Dabei können Symptome je nach Situation auch unterschiedlichen Modi zugerechnet werden.

Eine weitere Quelle zur Erstellung des Modus-Modells sind biografische Angaben des Patienten, die um spezifisch erhobene Informationen über negative Beziehungserfahrungen ergänzt werden. Ebenfalls von Bedeutung sind die interaktionellen Verhaltensweisen des Patienten, die aus dem gezeigten Verhalten dem Therapeuten gegenüber erschlossen werden können.

▸ **Ziel.** Das Behandlungsziel der Schematherapie liegt darin, gemeinsam mit dem Patienten aufzudecken, welche Grundbedürfnisse während seiner Kindheit und Jugend nicht ausreichend erfüllt werden konnten, die erworbenen dysfunktionalen Schemata zu identifizieren, ein Modus-Modell zu erstellen und die Erfüllung dieser Bedürfnisse zunächst in der therapeutischen Beziehung, später im Selbstmanagement zu erfahren.

Zusammenfassend bedeutet dies, dass der gesunde Erwachsenen-Modus gefördert und gestärkt werden soll, dysfunktionale Eltern-Modi werden hinterfragt und begrenzt, vulnerable Kind-Modi sollen validiert und getröstet werden. Die dysfunktionalen Coping-Strategien werden aufgezeigt, es findet empathische Konfrontation statt, ggf. wird validiert oder begrenzt. Die therapeutische Beziehung soll eine „begrenzte elterliche Fürsorge" ermöglichen, die ein hohes Maß an Validierung und Empathie mit dem Setzen von Grenzen kombiniert.

▸ **Schematherapeutische Interventionen.** Schematherapeutische Interventionen umfassen kognitive Techniken, wie z. B. Psychoedukation bezüglich der Schemata und des individuellen Modus-Modells, aber auch bezüglich der kindlichen Bedürfnisse und Emotionen. Es werden dysfunktionale Überzeugungen herausgearbeitet und hinterfragt, Pro- und Kontraargumente für Coping-Strategien werden gesammelt.

Von großer Bedeutung sind emotionsfokussierte Techniken wie z. B. *„Imagery Rescripting"* zur Veränderung traumatischer Kindheitserinnerungen oder auch die aus der Gestalttherapie hergeleitete Stuhlarbeit, in der ein Dialog zwischen den einzelnen Modi und die Wahrnehmung der damit einhergehenden Affekte ermöglicht werden. Zur Begrenzung von Verhaltensexzessen oder -defiziten, die in der Regel als dysfunktionale Coping-Strategien konzeptualisiert werden, finden klassische verhaltenstherapeutische Methoden Anwendung.

24.7.2 Akzeptanz- und Commitment-Therapie (ACT)

Diese Fortentwicklung der kognitiven Verhaltenstherapie wurde von Autoren wie Hayes, Wilson und Strosahl [5] in den USA entwickelt. Den theoretischen Unterbau bildet die *„Relational Frame Theory" (Bezugsrahmentheorie)*, die neue, auf der Lerntheorie basierende Annahmen über die Funktionsweise des menschlichen Denkens auf Fragestellungen der klinischen Psychologie überträgt. Die Bezugsrahmentheorie stellt Sprache und Kognition in einen lerntheoretischen Zusammenhang, aus dem Rückschlüsse auf die Entstehung dysfunktionaler Denkprozesse abgeleitet werden. Folgende psychologische Prozesse werden für die Entstehung von psychischen Störungen verantwortlich gemacht:

- *Kognitive Fusion:* Irrtümliches In-Beziehung-Setzen von Sprache bzw. Kognition und der Wirklichkeit; Gedanken werden ähnliche Auswirkungen auf das Handeln zugesprochen wie den mit der Handlung in Verbindung stehenden realen Ereignissen.
- *Erlebnisvermeidung:* Aus Angst vor dem Erleben negativer Emotionen werden äußere Erfahrungen und Gefühle vermieden. Dies geht mit der selbstgewählten Einschränkung positiv verstärkender Aktivitäten und dem Verfolgen langfristig positiver Ziele einher.
- *Einengung der Gedanken:* Grübeln und Überbewertung von gedanklichen Prozessen verhindern ein Leben im Hier und Jetzt und die Empfindung eines stabilen Selbst.
- *Fehlen von Werten:* Werte im Sinne von positiven Selbstzuschreibungen und wertgeschätzten Handlungen fehlen.
- *Mangel an engagiertem, selbstverpflichtetem Handeln* (= Commitment): Das eigene Handeln wird als impulsiv, unflexibel, avital und an kurzfristiger Konsequenz orientiert erlebt.

▸ **Therapeutische Ziele.** Die Ziele dieser Therapieform sind:

- *Akzeptanz*, verstanden als Alternative zu Vermeidungsverhalten oder Selbstbetäubung; Akzeptanz bedeutet, innere Ereignisse und Emotionen wahrzunehmen, ohne sie zu bekämpfen oder verändern zu wollen.
- *Achtsamkeit* als Kontakt zum gegenwärtigen Augenblick, der Patient soll sich im Hier und Jetzt verortet fühlen.
- *Kognitive Defusion* als Gegenpol zur kognitiven Fusion; der Patient soll lernen, seinen Gedanken und Emotionen gegenüber eine distanzierende Beobachterrolle einzunehmen, Gedanken und Tatsachen nicht gleichzusetzen.
- *Wahrnehmung des Selbst;* der Patient soll das Selbst als eigene transzendentale Qualität wahrnehmen, nicht in bloßer Abhängigkeit von Gedanken oder Gefühlen.
- *Wertorientiertes Handeln,* wobei Werte als richtungsweisende Handlungsziele formuliert werden; der Patient soll unterstützt werden, sein Handeln auf selbstgewählte Werte hin auszurichten.

In der ACT kommen Techniken der kognitiven Verhaltenstherapie in Kombination mit Techniken aus der Hypnotherapie (Metaphern, Therapiegeschichten) und der Meditation zur Anwendung.

24.7.3 „Cognitive behavioral Analysis System of Psychotherapy" (CBASP)

„Cognitive behavioral Analysis of Psychotherapy" (McCullough, [10]) eignet sich im Besonderen für die Behandlung von Patienten mit chronifizierter Depression, deren Biografie einen frühen Beginn der Erkrankung und häufig auch traumatisierende Erlebnisse aufweist. Das therapeutische Konzept fußt auf Annahmen über einen qualitativ veränderten Denkstil bei dieser Patientengruppe, der sich in einer erhöhten Ich-Zentriertheit und einem fehlenden Ansprechen auf verbale Rückmeldungen, in monologisierender verbaler Kommunikation, eingeschränkter Empathiefähigkeit, einer präkausalen prälogischen Denkweise und einer verringerten emotionalen Kontrolle in Stresssituationen äußert. McCullough erklärt diese Auffälligkeiten durch früh einsetzende negative Lernerfahrungen (z. B. emotionale Vernachlässigung oder Traumatisierung), die den Erwerb reiferer Denkstrukturen verhinderten und zu einem stabilen ängstlich-vermeidenden kognitiven Muster führten. Dieses verhindert, aus korrigierenden Lernerfahrungen in späteren Situationen zu profitieren und erklärt auch die Therapieresistenz bei Anwendung der herkömmlichen Techniken der KVT.

▸ **Therapeutische Ziele.** Die therapeutischen Ziele des CBASP bestehen darin,

- die *Konsequenzen des Verhaltens* zu erkennen und auf erwünschte Konsequenzen hin auszurichten,
- *authentische Empathie* zu entwickeln
- *soziale Problemlösefertigkeiten und Bewältigungsstrategien* im Alltag zu erwerben,
- *interpersonelle Heilungsprozesse und positive Beziehungserfahrungen* erfahrbar zu machen.

Der Therapeut stellt sich als Interaktionspartner zur Verfügung, welcher – im Gegensatz zu den früheren dysfunktionalen Beziehungserfahrungen – empathisch auch mit feindseligem und destruktivem Verhalten des Patienten umgeht, seine eigenen Emotionen mitteilt und auch mit den negativen Seiten des Patienten konfrontiert. Abschließend werden *„interpersonelle Diskriminationsübungen"* dazu verwendet, die Unterschiede im Verhalten des Patienten zu dem Verhalten früherer prägender Interaktionspartner aufzuzeigen. Dies führt zu einem Lernprozess, der eine generalisierbare Veränderung der interaktionellen Kompetenz bewirken soll.

Literatur

[1] Bartling G, Echelmeyer L, Engberding M. Problemanalyse im therapeutischen Prozess. Stuttgart: Kohlhammer; 1980

[2] Grawe K, Donati R, Bernauer F. Psychotherapie im Wandel. Von der Konfession zur Profession Göttingen: Hogrefe; 1994

[3] Hand I. Expositionsbehandlung. In: Linden M, Hautzinger M, Hrsg. Verhaltenstherapiemanual. 6. Aufl. Heidelberg: Springer; 2007

[4] Hautzinger M. Kognitive Verhaltenstherapie bei Depressionen. 7. Aufl. Weinheim: Beltz; 2013

[5] Hayes, SC. Acceptance and commitment therapy, relational frame theory, and the third wave of behavioral and cognitive therapies. Behavior Therapy 2004; 35: 639–665

[6] Jacob G, Arntz A. Schematherapie in der Praxis. Weinheim: Beltz; 2011

[7] Kanfer FH, Reinecker H, Schmelzer D. Selbstmanagement-Therapie. Ein Lehrbuch für die klinische Praxis. Heidelberg: Springer; 2006

[8] Linden M, Hautzinger M. Verhaltenstherapie Manual. 6. Aufl. Heidelberg: Springer; 2007

[9] Margraf J, Hrsg. Lehrbuch der Verhaltenstherapie. 2. Aufl., Band 1: Grundlagen – Diagnostik – Verfahren – Rahmenbedingungen. Heidelberg: Springer; 2000

[10] McCullough, James. Psychotherapie der chronischen Depression. Cognitive Behavioral Analysis System of Psychotherapy. München: Urban & Fischer; 2000

[11] Wassmann R. Grundlagen der Problem- und Verhaltensanalyse. In: Batra A, Wassmann R und Buchkremer G, Hrsg. Verhaltenstherapie, Grundlagen – Methoden – Anwendungsgebiete. 2. Aufl. Stuttgart: Thieme; 2006

[12] Young JE, Klosko S, Weishaar ME. Schematherapie. Ein praxisorientiertes Handbuch. Paderborn: Junfermann; 2008

[13] Zimmer D. Gesprächsführung und Beziehungsgestaltung in der Verhaltenstherapie. In: Batra A, Wassmann R und Buchkremer G, Hrsg. Grundlagen – Methoden – Anwendungsgebiete. 2. Aufl. Stuttgart: Thieme; 2006

Prüfungsfragen

1. Was versteht man unter negativer Verstärkung und wie unterscheidet sich diese von Bestrafung?
2. Wer hat das Konstrukt der operanten Konditionierung eingeführt und was besagt dieses Konstrukt?
3. Wie stellt Verhaltenstherapie Transparenz im therapeutischen Prozess her?
4. Was versteht Beck unter „kognitiver Triade“ bei der Depression?
5. Was kennzeichnet die vertikale, was die horizontale Verhaltensanalyse?
6. Wie wird bei der „Fünf-Spalten-Technik“ in der Depressionsbehandlung vorgegangen?
7. Welches sind die Grundzüge der Expositionsbehandlung bei Ängsten?
8. Was versteht man unter Schema in der VT? Welche Schemadomänen gibt es?
9. Wie kann durch die ACT der Patient unterstützt werden, wieder vermehrt positive Erfahrungen zu machen?

25 Psychodynamische (tiefenpsychologisch orientierte) Psychotherapie

Gerhard Schüßler

25.1 Einleitung

Jenseits der klassischen psychoanalytischen Ausbildung und Standardtherapie (Therapie im Liegen, Sitzungen mehrfach in der Woche) wurde die psychodynamische Psychotherapie entwickelt. Psychodynamische Verfahren streben eine modifizierte und kürzere therapeutische Breitenanwendung für die bedeutendsten Störungen in der Praxis und der Klinik an.

Im Folgenden werden die klinischen Behandlungsleitlinien der psychodynamischen Psychotherapie kurz skizziert.

25.2 Grundlagen

Den grundlegenden theoretischen Rahmen psychotherapeutischer Verfahren stellt *das biopsychosoziale Modell* dar. Dieses Modell ermöglicht, seelische Störungen sowohl zu erklären (Empirie) als auch zu verstehen (Hermeneutik), da es von verschiedenen beobachtbaren Ebenen ausgeht, die sich gegenseitig beeinflussen. Bei der Entstehung und dem Verlauf einer seelischen Erkrankung sind Einflüsse der sozialen Gemeinschaft, der Familie sowie individuelle Verhaltensmuster ebenso von Bedeutung wie entsprechende molekulare und organpathologische Gegebenheiten [13].

Die psychodynamische Psychotherapie hat mithilfe der Nachbarwissenschaften sehr zum Verständnis dieser biopsychosozialen Wechselwirkungen beigetragen. Die *psychodynamischen Grundannahmen* bezüglich Menschenbild und Theorie sind:

- Psychologie des Unbewussten
- Konflikt- und Objektpsychologie mit dem biografischen Gesichtspunkt (alles Verhalten ist Teil einer biografischen Reihe und stammt aus sozialen Interaktionen)
- Bedeutung von Übertragung und Gegenübertragung
- hilfreiche Beziehung als Grundlage des therapeutischen Prozesses

25.2.1 Unbewusstes

Als *Psychodynamik* werden im Wesentlichen jene Prozesse bezeichnet, die dem Bewusstsein verschlossen sind, aber das konkrete Leben mitgestalten. Emotionale und prozedurale Prozesse sind überwiegend unbewusst, aber auch im symbolischen System wird ein erheblicher Teil der Informationsprozesse unbewusst verarbeitet. Vor allem emotional-prozedurale interpersonelle Schemata, d. h. erlernte Muster, wie man mit sich und anderen umgeht, liegen überwiegend im impliziten Gedächtnis verankert, also außerhalb des bewussten Erlebens [12].

25.2.2 Konflikt- und Objektbeziehungspsychologie

Wesentliche und wichtige Grundzüge der menschlichen Erlebens- und Verhaltensweisen beginnen sich in der Kindheit herauszubilden und formen die weitere Persönlichkeits- und Konfliktentwicklung. Im Mittelpunkt stehen hierbei die interaktionellen Beziehungsformen. Beziehungserfahrungen bedingen Erlebens- und Verhaltensmuster eines Menschen, die in entsprechenden Situationen immer wieder zu ähnlichen Reaktionen führen, ohne dass dies dem Menschen bewusst wäre.

Es besteht ein grundlegendes Bedürfnis nach zwischenmenschlich tragenden Beziehungen (Bindung) zu anderen Menschen (Objekten). Diese interpersonellen Beziehungen eines Menschen werden verinnerlicht und wandeln sich in psychische Strukturen (internalisierte Objekte) mit dem Endpunkt des Aufbaus eines intakten Selbst. Hand in Hand geht die Entwicklung der seelischen Funktionen (wie Gedächtnis, Wahrnehmung, Realitätsprüfung, Identität, Empathie) und der defensiven Funktionen. Störungen dieser Entwicklung werden als strukturelle Ich-Störungen der Objektbeziehung und des Selbstsystems (Selbstwert und Selbstidentität) beschrieben. In Ergänzung des Modells vom Entwicklungskonflikt beschreibt die psychodynamische Entwicklungspsychologie das Modell der Funktionseinschränkungen. Diese Entwicklungsbedingungen verhindern eine hinrei-

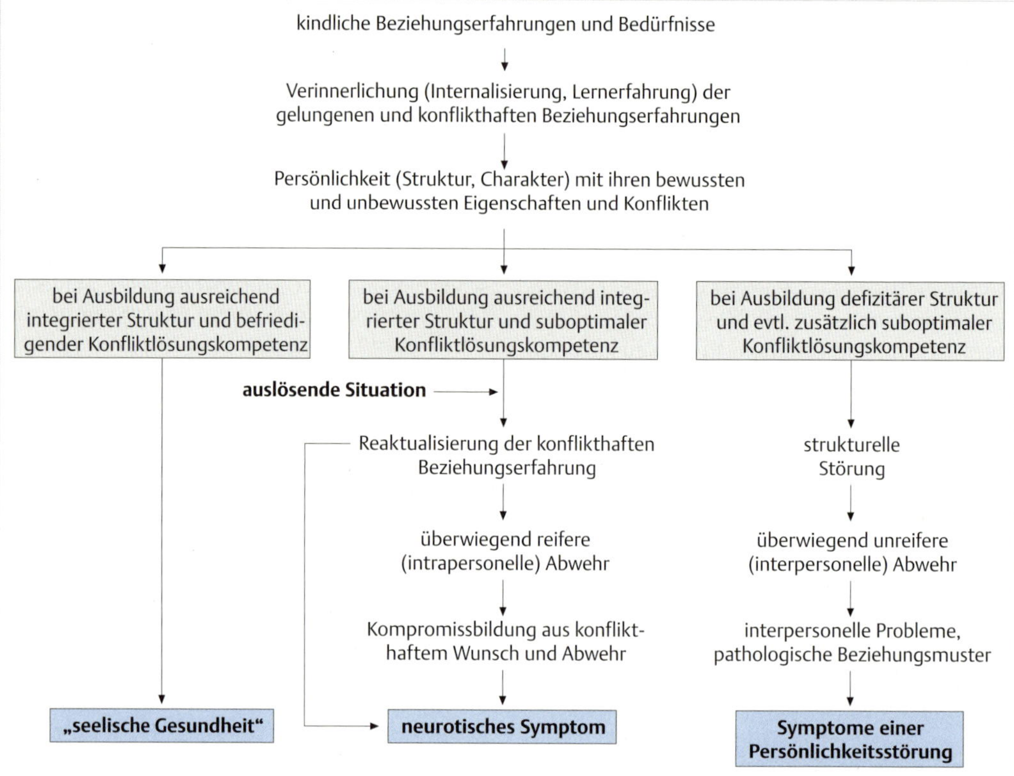

Abb. 25.1 Psychodynamische Genese psychischer Störungen.

chende Reifung und münden in die Entstehung von schweren seelischen Störungen, z. B. Borderline-Persönlichkeitsstörungen.

Konflikt und Struktur stellen eine klinische Ergänzungsreihe dar: zeitüberdauernde unbewusste Konflikte sind an bestimmte strukturelle Voraussetzungen geknüpft. Überwiegen hingegen strukturelle Störungen, so bestehen vorwiegend Probleme im Bereich der Selbstwahrnehmung, Selbststörungen der Abwehr, der Objektwahrnehmung, der Kommunikation und der Bindung [1] (▶ Abb. 25.1).

Die dynamische Psychotherapie und Psychiatrie sind bestrebt, den Patienten in seiner individuellen Einzigartigkeit zu verstehen: Wie unterscheidet sich ein Patient von anderen Patienten aufgrund seines biografischen Gewordenseins?

25.2.3 Übertragung – Gegenübertragung

Wenn sich – wie dargelegt – Lebens- und Verhaltensmuster der Vergangenheit sowohl bewusst als auch unbewusst immer wieder zeigen, so geschieht dies natürlich auch in der Arzt-Patient-Beziehung. Selbstverständlich gehen die realen Bedingungen, die reale Person Arzt und das reale Verhalten des Arztes ebenso in die Beziehung ein. Ein Patient geht jedoch nicht eine therapeutische Beziehung ein, um ein Übertragungsmuster zu realisieren, sondern um Hilfe zu erfahren (hilfreiche Beziehung).

Das Vorhandensein von *Übertragungsprozessen* ist jedoch nicht kennzeichnend für die psychodynamische Psychotherapie (da sich diese interpersonellen Phänomene überall darstellen). Kennzeichnend sind vielmehr die Benennung und die therapeutische Nutzung dieser Phänomene.

Auch das Konzept der *Gegenübertragung* hat sich seit seinen Anfängen zu einem umfassenden Kon-

Tab. 25.1 Grundbegriffe und Techniken der psychodynamischen Therapie (nach [14]).

Begriff	Techniken
Arbeitsbündnis	hinreichende Übereinstimmung und gemeinsame Arbeit bezüglich der Ziele und Durchführung der Therapie
	emotional positive Bindung zwischen Therapeut und Patient, die auf Vertrauen und Hoffnung gründet („helping alliance“, Gefühl des Patienten, ihm wird geholfen)
Therapieüberzeugung (Wirksamkeit)	Vertrauen und Überzeugung des Therapeuten, dass er diesen Patienten mit dieser Störung erfolgreich behandeln kann (Wirksamkeit) und Vermittlung dieser Überzeugung an den Patienten
Widerstand	„Was immer die Fortsetzung der Arbeit stört“ [6] als Geschehen, an dem Therapeut und Patient beteiligt sind; umfasst bewusste (Informationen vorenthalten, absprachewidriges Verhalten) und unbewusste Phänomene (z. B. unangenehmes Vermeiden, Schweigen, Ablenken, Überfluten mit nebensächlichen Themen)
Abwehr	unbewusste Schutzmechanismen, die gegen schmerzhafte Inhalte gerichtet sind
Übertragung	Erlebensart und Gefühle des Patienten gegenüber dem Therapeuten entstehen sowohl als Neuauflage anderer Beziehungen als auch aus der aktuellen Beziehung
Gegenübertragung	Gesamtheit der Gefühle und Verhaltensweisen, die der Patient auslöst und die in der Person des Therapeuten vorhanden sind

zept weiterentwickelt. Gegenübertragung wird heute ebenso wie die Übertragung als gemeinsamer wechselseitiger Prozess verstanden: Ein Patient löst in einer realen Situation Gefühle aus und diese ergänzen sich mit den bewusst/unbewussten Erlebens- und Verhaltensmustern eines Arztes/Therapeuten (z. B. kann Trauer gespürt und angenommen werden). Die Grundbegriffe der psychodynamischen Therapie erklärt ▶ Tab. 25.1.

25.2.4 Hilfreiche Beziehung

Die Psychotherapieforschung hat ohne jeden Zweifel belegt, dass eine hilfreiche Beziehung, d. h. eine Beziehung, die vom Patienten als warm, aufmerksam, interessiert, verständnisvoll und respektvoll erlebt wird, das wichtigste Element für das Gelingen einer Therapie darstellt. Die Merkmale des Patienten, des Therapeuten und die Interaktion der beiden spielen eine wichtige und in vielen Dingen bedeutsamere Rolle als die Technik an sich. Alle psychotherapeutischen Verfahren folgen – bei Wirksamkeit – damit den *gemeinsamen Wirkprinzipien* (s. Textbox „Gemeinsame Grundbedingungen der Psychotherapie“).

M!

Merke

Gemeinsame Grundbedingungen der Psychotherapie

(nach [5])

- Therapeut beeinflusst die Symptome und Probleme des Patienten (Demoralisierung) im Rahmen der hilfreichen Beziehung.
- Therapeut vermittelt Hoffnung auf Besserung im Therapieprozess.
- Therapie ermöglicht neue Lernerfahrungen.
- Therapeut schafft Gelegenheit zur Anwendung neuer Erfahrungen außerhalb der Therapie (und auch innerhalb).
- Affekte des Patienten werden in und durch die Therapie angeregt, angenommen und bearbeitet.
- Therapeut stärkt das Gefühl der Meisterung und des Selbstwerts beim Patienten.

25.3 Therapeutische Grundpositionen

▶ **Störungsübergreifende Position.** Psychodynamische Therapie ist grundsätzlich störungsübergreifend, da nicht die Symptomatik allein, sondern ihr Zusammenhang mit psychosozialen Konflikten und strukturellen Störungen als entscheidend gilt. Demnach ist es für jede Therapie zwingend, Kenntnisse über die Störung der Achse I (Symp-

Tab. 25.2 Psychodynamisch-supportive Techniken und deren Ziele.

Parameter	Charakteristik
direkte Techniken	• Ratschläge, Beratung, Informationen bei emotional-kognitiven Problemen • Ermutigung (Stärkung der Ressourcen), Stützung (Hilfs-Ich-Funktion des Therapeuten, z. B. bei der Impulskontrolle) • Strukturierung der emotional-kognitiven Prozesse in und außerhalb der Therapie mit Realitätsprüfung • Beruhigung (z. B. Angstreduktion durch Annehmen der Affekte ohne Bagatellisierung, Erklärungen liefern, das Normale betonen, Ablenken) • selbststabilisierende Bestätigung, Anerkennung, Lob • Grenzsetzung (z. B. selbstdestruktives Verhalten, Agieren)
indirekte supportive Maßnahmen	Entlastungsmaßnahmen (Umgebungsveränderungen, Entlastung von Schuld-/Schamgefühlen, zeitlich befristete Intensivierung der therapeutischen Beziehung)
Ziele	Symptomverbesserung, strukturelle interpersonelle Verbesserung, Selbstwertstabilisierung

tomdiagnose) und der Achse II (Persönlichkeitsstörung) sowie ihre biopsychosoziale Eigendynamik und ergänzenden somatisch-biologischen und sozialen Behandlungsverfahren zu besitzen.

▸ **Therapeutisches Kontinuum.** Psychodynamische Therapie bewegt sich in einem therapeutischen Kontinuum von supportiv bis expressiv konfliktklärend. Beide Ansätze, der *konfliktorientierte* und der *supportive Ansatz*, gelangen in jeder psychodynamischen Therapie zur Anwendung – jedoch in unterschiedlichem Ausmaß. Grundlagen der therapeutischen Arbeit sind damit immer der Aufbau und die Stabilisierung einer hilfreichen und vertrauensvollen Beziehung.

Psychodynamisch-supportive Interventionen besitzen in der psychiatrisch-psychotherapeutischen Versorgung einen hohen Stellenwert; die Techniken und Ziele sind in ▸ Tab. 25.2 zusammengefasst.

▸ **Rahmenbedingungen.** Psychodynamische Ansätze zielen nicht auf eine umfassende strukturelle Veränderung der Person ab, sondern zentrieren den therapeutischen Prozess auf die persönlichen Konflikte bzw. die strukturellen Störungen und beinhalten ein symptomverbesserndes Vorgehen. Je nach Indikationsstellung sind sehr kurze (15–20 h) bis längerfristige (50–150 h) Ansätze unterscheidbar.

Die therapeutischen Rahmenbedingungen einer psychodynamischen Psychotherapie sind in der Textbox „Therapeutische Rahmenbedingungen der psychodynamischen Psychotherapie“ zusammengefasst.

Praxis

Therapeutische Rahmenbedingungen der psychodynamischen Psychotherapie

- Einzel-, Paar- und Familientherapie finden im Gegenübersitzen statt.
- Die Therapiedauer ist variabel und begrenzt, auch die Sitzungsfrequenz ist variabel (1–2 h/Woche zu Beginn, 1–2 h/Monat zu Therapieende).
- Die Rahmenbedingungen des therapeutischen Prozesses werden dargelegt (Bezahlung, Zeit, Ort, Schweigepflicht, Form der therapeutischen Aktivität: freie Assoziation, „möglichst große Offenheit“, Besprechung realer Ereignisse).
- Eine Einbeziehung von Partner/Angehörigen zu diagnostischen und therapeutischen Zwecken ist sinnvoll – die therapeutisch hilfreiche Vertrauensbeziehung darf jedoch nicht gefährdet werden.
- Es findet eine Fokussierung auf aktuell wichtige Konflikte statt.
- *Abstinenz:* Das diesbezügliche Vorgehen ist gekennzeichnet durch den Verzicht auf nur abwartende Interventionstechnik, natürlich-empathisches Verhalten, Verzicht auf Verwirklichung eigener Bedürfnisse (Gegenübertragung), kein Eingehen einer persönlichen Beziehung (privates Erleben und Handeln), aber gleichzeitig Akzeptanz und Respekt (z. B. direkte Fragen des Patienten annehmen).
- *Stil der therapeutischen Intervention:* Die Intervention ist gekennzeichnet durch klare und verstehbare Sprache, keine langen Schweigepausen.

► **Ausrichtung bei strukturellen Störungen.** Bei Patienten mit ausgeprägten strukturellen Beziehungs- und Ich-Störungen ist der therapeutische Arbeitsbereich und -prozess zentral auf die Beziehungsstörung und die Ich-Funktionen sowie deren Verbesserung ausgerichtet, womit in der Anfangsphase mehr supportive als konfliktklärende Elemente überwiegen.

Die *individuell-störungsspezifischen Teile* jeder psychodynamischen Therapie sind der entsprechenden Textbox zu entnehmen.

M!

Merke

Individuell-störungsspezifische Teile der psychodynamischen Therapie

- Information und Aufklärung über die Art der Störung und die verschiedenen störungsspezifischen Behandlungsmöglichkeiten,
- aktive Vermittlung von störungsspezifischen Bewältigungsmöglichkeiten (z. B. bessere Angstbewältigung, Entspannungstechniken, Aktivierung bei Depression, Schutz vor Retraumatisierung),
- Information und Aufklärung über die Möglichkeiten und Anforderungen der Therapie (was erwartet der Patient und was wird von ihm erwartet),
- Einsatz unterschiedlicher Techniken, orientiert am Prozess (Anfang – Mitte – Ende) sowie den Bedingungen und Reaktionen des Patienten (adaptives Vorgehen),
- Vereinbaren eines gemeinsamen Therapieziels,
- Festlegen der Therapiedauer,
- Einschluss expressiv-analytischer und supportiver Techniken (kein Entweder-Oder),
- psychodynamische Grundhaltung mit Beachtung (Reflexion) und – wenn erforderlich und möglich – Bearbeitung der Beziehung (Übertragung, Gegenübertragung), unbewusster Konflikte mit Abwehr und Widerstand sowie struktureller Gegebenheiten,
- Nutzung der bisherigen Bewältigungsfähigkeiten (Ressourcen) des Patienten, deren Wertschätzung und Ausbau.

► **Hausaufgaben.** Gefördert wird grundsätzlich die aktive Mitarbeit des Patienten in den therapeutischen Sitzungen und außerhalb der Sitzungen („Hausaufgaben"). Der Patient muss dabei

- den Zusammenhang zwischen Interaktionen und Gefühlen spüren und erkennen,
- Auslösebedingungen für Gefühle und Handlungen identifizieren (z. B. Esstagebuch bei Essstörungen),
- sich in bestimmte Situationen begeben (z. B. soziale Aktivierung beim Depressiven oder ängstigende Handlungen beim Angstpatienten; [7]).

► **Kurzzeittherapie.** Je kürzer eine Therapie ist, desto größer werden die Anforderungen an die therapeutische Kompetenz, die Bereitschaft sowie die Fähigkeiten des Patienten und Therapeuten.

25.4 Therapieempfehlungen

25.4.1 Angststörungen

Seit Freud werden Angststörungen phänomenologisch in *generalisierte Angststörungen* und *Phobien* unterteilt. Über diese in ICD-10 und DSM-V fortgeführte symptomorientierte Differenzierung hinaus ist für die therapeutische Indikation und Therapiedurchführung die Beurteilung der Ängste, der Beziehung, der Konflikte und der Struktur maßgeblich.

► **Leitlinien.** Die *Leitlinien* der psychodynamischen Therapie beinhalten folgende Punkte:

- diagnostische Klärung der Symptomatik und angstauslösenden Situationen mit Konflikt-(Fokus-)Erfassung
- Berücksichtigung der Konflikt-Struktur-Bedingungen und der daraus folgenden therapeutischen Prinzipien
- Erarbeitung und Stärkung der therapeutischen Allianz (Verinnerlichung eines „steuernden Objekts") in autonomieförderndem Sinne
- Erarbeitung verbesserter Angstbewältigung, allgemeine Ich-Stärkung
- Erkennen und Aufbrechen der Verbindung von angstauslösenden Situationen und den Konflikten im Rahmen der Durcharbeitung
- Aufsuchen und Bearbeiten der angstmachenden Situation im Rahmen der Therapie und außerhalb [6]; Was geht hierbei im Patienten vor? Welche Gefühle und Fantasien hat er? (bewusstes und unbewusstes Feld)
- Ziele: verbesserte Angsttoleranz bzw. Fähigkeit, mit Konflikten besser umzugehen

Tab. 25.3 Panikfokussierte psychodynamische Therapie (nach [10], [16]).

Phase	Therapiemaßnahmen
Anfangsphase	Erschließung der unbewussten Bedeutung der Paniksymptome • Exploration von Beginn, Verlauf, persönlicher Bedeutung und Gefühlen der Panikattacken • Klärung der wesentlichen Konflikte (Trennung und Abhängigkeit, Ärger erkennen, Umgang mit Ärger, erotisch-sexuelle Wünsche) • Techniken der Symptomlinderung, Minderung der agoraphoben Symptome • sorgfältiges Erklären und Vereinbaren der Therapie und der Mitarbeit des Patienten
mittlere Phase	Behandlung der Vulnerabilität • Konfrontation und Deutung der Konflikte • Durcharbeiten • damit zu erwartende Therapieeffekte: Verbesserung der Beziehungen, weniger Angst bei Trennung, Ärger, Sexualität, Reduktion der Vulnerabilität
Beendigungsphase	Wiedererleben der Trennungsängste und -fantasien und ihre Bearbeitung in der Übertragung

Eine manualisierte Therapieausarbeitung liegt für die Panikstörung vor (▶ Tab. 25.3).

25

Die *Kurzzeittherapie* kann bis zu 12 Monate dauern. Obwohl die Psychoedukation (Was ist Angst und wie äußert sie sich?) kein zentraler Baustein ist, wird sie eingesetzt, ebenso wie Techniken der Versicherung, Bestätigung, Beruhigung. Eine Medikation wird notwendig, wenn basale Funktionen des sozialen Lebens beeinträchtigt werden.

25.4.2 Depressive Störungen

In der psychodynamischen Theorie und Klinik werden depressive Störungen nicht als getrennte Bilder (wie im DSM) gesehen, sondern als Kontinuum von leichter zu schwerer Depression verstanden mit entsprechender Konfliktdynamik und/oder Strukturpathologie.

Die depressiv/bipolar psychotischen Erkrankungen erscheinen als eigenständige Bilder, sodass hieraus modifizierte Behandlungsrichtlinien mit einer notwendigen Pharmakotherapie folgen.

▶ **Therapierichtlinien und Prognosekriterien.** Die bisherige Forschung [3] führt zu folgenden *Therapierichtlinien* und *Prognosekriterien* bei depressiven Störungen:

- Kurzzeittherapien mit 10–15 h zeigen kurzfristig gute Symptombesserung, führen aber bei der Mehrzahl der Patienten ohne weitere Therapie zu Rückfällen [15].
- Zur Behandlungsplanung sind folgende diagnostische Informationen wesentlich: Funktionsniveau, subjektive Belastung, erlebte soziale Unterstützung, Komplexität und Chronizität der Störung, bisheriges Bewältigungs- und Krankheitsverhalten.
- Ein niedriges Funktionsniveau (z. B. psychodynamisches Strukturniveau) korreliert mit schlechterer Prognose und hat eine längere Therapiedauer zur Folge.

Bei den Auswertungen von Metaanalysen im Bereich der Depression sind die Erfolgsraten (Verbesserung oder Remission) zwischen psychodynamischer Kurzzeittherapie und kognitiver Verhaltenstherapie gleichwertig [9].

Psychodynamische Grundthemen

Zur Therapieplanung ist die diagnostische Klärung der wesentlichen Grundthemen der Depression notwendig.

▶ **Über-Ich- oder Schulddepression.** „Ich habe jemandem etwas angetan, ich bin schlecht und verurteilenswert“. Infolge der (fantasierten) Beschädigungen bestehen Schuldgefühle; das Objekt wird internalisiert und verstärkt als ideales Objekt das pathologische Gewissen. Die ursprünglich dem Objekt geltende Aggression wird gegen die eigene Person gerichtet: Selbstvorwürfe sind ursprünglich Anklage. Es besteht eine Ambivalenz von Liebes- und Hassimpulsen.

▶ **Oral-abhängige Depression.** Sie ist durch folgende Symptome gekennzeichnet: bewusste/unbewusste Fantasie von Verlust, Abhängigkeit oder Pseudounabhängigkeit, passive Wünsche nach Liebe, Versorgung, Trost und Befriedigung, chronisch unzureichende Versorgung, Enttäuschung.

▶ **Ich-Depression.** Es bestehen Ohnmacht, Lähmung, Hilflosigkeit, Leblosigkeit und Giving-up/

given-up-Komplex (Erschöpfung und Aufgabe; Burn-out). Die Spannung im Ich führt zu einem Zusammenbruch des Selbstwertgefühls mit Hilflosigkeit; orale und aggressive Konflikte sind sekundär.

► **Narzisstische Depression.** Es bestehen Scham und Selbsterniedrigung oder Leere und Orientierungslosigkeit bei zu hohem Selbstideal oder primär empfundenem Mangel.

► **Angemessene „realistische" Depression.** Sie kann im Lauf der Therapie bei Aufarbeitung der Lebensgeschichte, bei Scheitern oder Traumata entstehen.

Therapieempfehlungen

Die psychodynamische Psychotherapie ist auf die Gegenwart ausgerichtet, sie fokussiert auf die gegenwärtigen Kompromissbildungen, psychosozialen Beziehungskonflikte und strukturellen Störungen. Die Arbeit beginnt (und findet statt) in der Gegenwart, die biografische Vorgeschichte ist zur Bearbeitung des kognitiven und emotionalen „Verstehens" notwendig, steht aber nicht im Mittelpunkt. Die Behandlungsempfehlungen berücksichtigen die besonderen Probleme depressiver Personen (s. Textbox „Behandlungsempfehlungen bei depressiven Störungen.").

Praxis

Behandlungsempfehlungen bei depressiven Störungen

- Klärung der Konflikt-/Strukturbedingungen (Fokus)
- Aufbau einer therapeutischen Beziehung mit Information, Aufklärung, Empathie, Unterstützung und Hoffnung
- Vereinbaren von Therapieziel und Dauer
- Erarbeiten antidepressiver Strategien, „Symptommanagement" (z. B. Aktivität, soziale Kontakte, Gedanken)
- Einbeziehen von Hausaufgaben (Wochenplan, Stimmungstagebuch)
- Verlässlichkeit und Stabilität des Settings; *cave:* Therapiepausen
- bei Konflikten Bearbeiten und Durcharbeiten der unbewussten Dynamik
- Reflexion der Gegenübertragung bei Beziehungssensibilität und Passivität des Patienten
- Begründung von Konfrontationen (immer), adaptive Deutungen (Symptome und Verhaltensweisen haben Sinn)
- Einfluss von Hoffnungslosigkeit und Negativismus auf den Therapeuten: Bewahren von Hoffnung und Veränderungsmöglichkeiten, gelegentliche Übernahme von Ich-Funktionen
- Mitteilung kleiner Erfolge, gestufte Aufgaben
- besondere Beachtung der Therapiebeendigung und der Trennung

Interpersonelle Kurzpsychotherapie

Es handelt sich hierbei um eine interpersonell-psychodynamische manualisierte Therapie. Die interpersonelle Therapie ist auch im stationären Behandlungsrahmen hinsichtlich ihrer Wirksamkeit gut überprüft [11]. Das Therapiemanual sieht 12–20 Sitzungen vor.

► **Initiale Phase (1.–3. Sitzung).** Diese Phase umfasst die Auseinandersetzung mit der Erkrankung, das Herstellen des Zusammenhangs zwischen Erkrankung und interpersonellem Kontext, die Identifikation von Problembereichen und den Therapievertrag.

► **Mittlere Phase (4.–13. Sitzung).** Sie umfasst folgende Bereiche: Bearbeitung der Problembereiche Trauer, interpersonelle Probleme, Rollenwechsel und interpersonelle Defizite durch allgemeine Exploration, Erarbeitung der Patientenerwartungen, Lösungsmöglichkeiten finden, neue Verhaltensmuster aufbauen.

► **Endphase (14.–16. Sitzung).** Es wird über das Therapieende gesprochen und klargestellt, dass Ende Trauer bedeutet; die autonomen Kompetenzen werden gefördert.

Interventionen bei suizidalen Krisen

Der Umgang mit suizidalen Krisen und Suizidalität bedarf bei der Behandlung der Depression besonderer Berücksichtigung. Dabei sind folgende Aspekte von Bedeutung:

- Akzeptieren des suizidalen Verhaltens als Notsignal
- Verstehen der Bedeutung und subjektiven Notwendigkeit dieses Notsignals
- Bearbeitung der gescheiterten Bewältigungsversuche

> **Wichtig**
>
> Bei akuter und schwerwiegender Suizidalität ist eine Einweisung in eine geschlossene psychiatrische Station unumgänglich.

Es empfiehlt sich das Durchführen eines Suizidpaktes, der folgende Voraussetzungen umfasst:
- Aufbau einer tragfähigen therapeutischen Beziehung
- Wiederherstellen der wichtigsten Beziehungen (Ermutigen zu ...)
- gemeinsames Entwickeln alternativer Problemlösungen und Änderung des Bewältigungsverhaltens

25.4.3 Persönlichkeitsstörungen

Persönlichkeitsstörungen gehören zu den häufigsten und aufgrund ihrer psychosozialen Symptome und Folgeerscheinungen zu den wichtigsten seelischen Störungen. In Studien findet sich etwa eine Prävalenz bis zu 10 % in unterschiedlichen Bevölkerungsgruppen und Kulturkreisen; die Geschlechter sind etwa gleich verteilt, es besteht eine höhere Häufigkeit in unteren sozialen Schichten. Unter psychiatrischen Patienten findet sich eine Prävalenz von etwa 40–50 %.

In der psychodynamischen Psychotherapie steht nicht die Persönlichkeitsstörung (die häufig ichsynton ist) selbst im Mittelpunkt, vielmehr liegt der wechselnde und sich erweiternde Fokus auf den interaktionellen Krisen. Ausnahmen bestehen bei Suizidalität und Gewalt gegen andere.

Die defizitären und dysfunktionalen Handlungs- und Interaktionsmuster stehen im Dienst des Selbstschutzes, es sind misslungene Abwehr- und Reparationsvorgänge. Indem ihnen Sinn gegeben wird (biografisch und interaktionell), kann es gelingen, sie umzugestalten.

Im Zentrum der Therapie stehen protypische maladaptive soziale Situationen und Interaktionen; primäres Ziel ist die direkte Verbesserung der interpersonellen Kompetenz und alternativer Bewältigungsstrategien.

Beispiel: Borderline-Persönlichkeitsstörung

Wie bei fast allen Persönlichkeitsstörungen überwiegen aus psychodynamischer Sicht beim Patienten die strukturellen Störungsanteile mit fehlender Impuls- und Affektkontrolle sowie reduzierter Realitätsprüfung. Ungünstige Abwehrmechanismen wie Projektion und Spaltung herrschen vor.

Ursachen für die Entstehung der Störung sind:
- erhöhte Trennungserfahrungen im Vergleich zu anderen psychiatrischen Patienten,
- ungünstige Entwicklungsbedingungen (Vernachlässigung) im Vergleich zu nicht klinischen und anderen klinischen Kontrollpatienten,
- Erfahrung extremer psychischer Gewalt, sexueller Missbrauch, im Vergleich zu anderen Gruppen meist längerer und schwerer Missbrauch,
- mögliche genetische Vulnerabilität im affektiven Bereich.

Dieses biopsychosoziale Bedingungsgefüge führt in der Folge zu maladaptiven Interaktionsstörungen.

Die Borderline-Persönlichkeitsstörung zeigt einen chronischen Verlauf und hohe Suizidraten. Die wenigen naturalistischen Studien zeigen im Spontanverlauf erst nach 5–15 Jahren eine Besserung, eine längerfristige Therapie kann diese erheblich beschleunigen.

Therapieempfehlungen

Die Effektivität der psychodynamischen Therapie auch bei Borderline-Störungen ist belegt. Eine ambulante Psychotherapie (12 Monate, 2-mal pro Woche) ist wirksam, kosteneffektiv und mit anhaltendem Erfolg verbunden. Auch in der tagesklinischen Behandlung zeigte die Therapiegruppe am Ende der Behandlung und im 18-Monate-Follow-up eine deutliche Verbesserung: Gleichzeitig wurden in der Therapiegruppe wesentlich weniger weitere stationäre Behandlungstage notwendig [1].

Neben der mentalisierungsbasierten Therapie und der psychodynamisch-strukturgebenden Therapie entwickelte sich die *„Transference-focused Psychotherapy"* (übertragungsfokussierte Psychotherapie, TFP). Sie ist manualgeleitet und geht von striktem Therapeutentraining („adherence") aus. Die empirische Überprüfung zeigt die Gleichwertigkeit von psychodynamisch-supportiver Therapie, TFP und dialektisch-behavioraler Therapie [4].

Folgende störungsspezifische Besonderheiten sind bei Borderline-Störungen zu beachten: Die Behandlung wird wöchentlich 1-mal, höchstens 2-mal durchgeführt, Patient und Therapeut sitzen sich dabei gegenüber. Anstelle der klassischen

Aufforderung zur freien Assoziation bestimmt der Therapeut mit dem Patienten zentrale Gesprächsthemen. Es findet also eine die *Gespräche strukturierende Themenselektion* statt, mit Fokussierung v. a. auf jene Bereiche, in denen die besondere Form der Borderline-Abwehr (die Spaltung als aktiver Vulnerabilitätsschutz) durch zwischenmenschliche Konflikte und Schwierigkeiten provoziert wird.

Innerhalb der Gesprächsbereiche lenkt der Therapeut die inhaltlichen Mitteilungen des Patienten in Richtung eines verbesserten Realitätsbezugs. Der Therapeut richtet seine Interventionen darauf aus,

- den Patienten mit seinen konflikthaften Anteilen und Widersprüchen (als gegebenen menschlichen Schwächen und Stärken) zu konfrontieren,
- Schwächen und Vorzüge anderer Personen als zu ihnen gehörig sehen zu lernen und
- dem Patienten auf diese Weise wiederholt das integrierende Erlebnis von Ambivalenz zu ermöglichen.

Die therapeutische Arbeit bei Borderline-Störungen ist also weniger auf die Pathologie als auf die Coping-Möglichkeiten der Patienten ausgerichtet.

Die psychodynamischen Behandlungsempfehlungen sind in der Textbox „Therapieempfehlungen bei Borderline-Persönlichkeitsstörungen" zusammengefasst.

Praxis

Therapieempfehlungen bei Borderline-Persönlichkeitsstörungen

- klare, zieltransparente und zugleich hoffnungsvermittelnde Grundhaltung des Therapeuten,
- aktiver Umgang mit selbstzerstörerischem Verhalten,
- längere, gegenwarts- und realitätsorientierte Anfangsphasen als stützend-direktive Therapie:
  - sich kontinuierlich mit dem Patienten zusammen gegen die maladaptiven Symptome und Interaktionsmuster verbünden,
  - den Patienten unterstützen, eigene maladaptive Interaktionsmuster wahrzunehmen und deren Sinnhaftigkeit zu reflektieren,
  - maladaptive schädigende Interaktionsmuster unmittelbar unterbrechen und verhindern,
  - den Patienten in seinem Bemühen unterstützen und kontinuierlich seinen Willen bekräftigen, situationsunangemessene Wünsche aufzugeben; unbegründete Ängste ansprechen,
  - instruktive Unterstützung des Patienten, adaptivere Formen der zwischenmenschlichen Interaktion zu entwickeln und zu erproben,
- Vermeidung regressionsfördernder Maßnahmen sowie Selbstschutz, Abwehr und Widerstand provozierender Interventionen durch Erhalt des Realitäts- und Gegenwartbezugs,
- Wahrnehmung der Gegenübertragung.

25.5 Psychotherapie und Pharmakotherapie

Die Kombination von Psychotherapie und Psychopharmakotherapie ist ein integrativer ärztlicher Behandlungsschritt und trägt – wenn indiziert – der multifaktoriellen biopsychosozialen Ätiologie schwerer seelischer Störungen Rechnung. Aber auch bei der alleinigen Verabreichung von Medikamenten sind psychotherapeutische Aspekte der Compliance (Adhärenz) zu beachten.

Die Kombination von Psychopharmaka und Psychotherapie ist hinsichtlich des Nutzens gegenüber einer Monotherapie kritisch zu beurteilen. Wie bei den depressiven Störungen bereits zum Teil gezeigt, gelten folgende Überlegungen:

- *zeitliche Verbesserung:* Medikamente wirken schneller, Psychotherapie benötigt zur Wirkung in der Regel mehrere Wochen,
- *unterschiedlicher Umfang des Wirkungsspektrums:* Medikamente wirken vorwiegend symptomatisch, Psychotherapie wirkt stärker sozial-interpersonell.

Merke

Bezüglich einer verbesserten Symptomwirkung ist jedoch nur bei schwerer Depression ein echter Zugewinn durch die Kombination gegeben, bei leichter und mittlerer Depression sind Medikamente oder Psychotherapie alleine symptomatisch gleich wirksam bzw. Psychotherapie alleine wirksamer.

Die Compliance der ambulanten antidepressiven Behandlung liegt nach 12 Wochen bei unter 50 %, in der Schizophreniebehandlung sind die Raten der Noncompliance noch höher.

Tab. 25.4 Kombination von Psycho- und Pharmakotherapie.

Negative Effekte	Positive Effekte
negative symbolische Wirkung des Medikaments, d. h. ungünstige Übertragungs-/Gegenübertragungsprozesse laufen Einsicht und Widerstandsbearbeitung entgegen	positive symbolische Wirkung des Medikaments
	Medikamente erleichtern den psychotherapeutischen Zugang
Medikamente befreien von Symptomen und vermindern die psychotherapeutische Motivation	Medikamente beeinflussen günstig die Ich-Funktionen, die zu einer Mitwirkung an der Psychotherapie benötigt werden
Medikamente führen zu Selbstwertverlust, wenn der Patient Psychotherapie erwartet	Medikamente stabilisieren durch schnellere Besserung das Selbstwertgefühl
Psychotherapie kann die durch die Medikamente eingeleitete Besserung durch übermäßiges Deuten und Widerstandaufarbeitung unterbrechen	Psychotherapie kann eine durch Medikamente eingeleitete Besserung im Bereich der psychosozialen „Rehabilitation" fortsetzen

Jeder medikamentenverordnende Arzt ist genauso Übertragungsfigur wie jeder psychotherapeutisch Tätige. Auch die Gegenübertragung beeinflusst das Verschreibungsverhalten (z. B. „hoffnungslos"). In der Regel werden zu viele Medikamente verordnet. In der randomisierten NIMH-Studie mit 225 Patienten (Psychotherapie vs. Antidepressiva vs. Clinical Management) war die therapeutische Allianz der entscheidende Faktor zur Vorhersage eines Therapieerfolgs – unabhängig davon, ob Medikamente oder Psychotherapie zur Anwendung kamen [8].

Sowohl bei der Monotherapie von Psychopharmaka als auch bei ihrer Kombination mit einer Psychotherapie müssen die Vor- und Nachteile individuell abgewogen und sowohl bei der Indikation als auch bei der Behandlung berücksichtigt werden (► Tab. 25.4).

Die therapeutische Frage ist heute nicht mehr, ob grundsätzlich, sondern wie und bei welcher Indikation Psycho- und Pharmakotherapie zu kombinieren sind. Eine wichtige Entscheidung steht am Anfang: Sollen Verordner und Therapeut identisch sein? Diese „Sowohl-als-auch-Rolle" des Arztes erfordert die Bereitschaft zum bimodalen Handeln und zur bimodalen Beziehung.

Der Arzt muss in der Lage sein, den Patienten in seiner medizinisch-biologischen Perspektive und gleichzeitig als gleichberechtigtes, aber leidendes Individuum sehen zu können.

Literatur

[1] Arbeitskreis Operationalisierte Psychodynamische Diagnostik. OPD-2. Bern: Huber; 2006

[2] Bateman AN, Fonagy P. Treatment of borderline personality disorder with psychoanalytically oriented partial hospitalization. An 18-month follow-up. Am J Psychiatry 2001; 158: 36–42

[3] Beutler LE, Clarkin JF, Bongar B. Guidelines for the systematic Treatment of the depressed Patient. Oxford: Oxford University Press; 2000

[4] Clarkin J, Levy K, Lenzenwenger M et al. Evaluating three treatments for borderline personality disorder. Am J Psychiatry 2007; 164: 922–928

[5] Frank JD, Frank JB. Persuasion and Healing: A comparative Study of Psychotherapy. 3rd ed. Baltimore: Johns Hopkins University Press; 1991

[6] Freud S. Wege der psychoanalytischen Therapie. GW. Bd. 12. 1919

[7] Fromm-Reichmann F. Intensive Psychotherapie. Grundzüge und Technik. Stuttgart: Hippokrates; 1959

[8] Krupnick JL, Sotsky SM, Simmens S et al. The role of therapeutic alliance in psychotherapy and pharmacotherapy outcome: findings in the National Institute of Mental Health Treatment of Depression Collaborative Research Program. J Consult Clin Psychol 1996; 64: 532–539

[9] Leichsenring F. Comparative effects of short-term psychodynamic psychotherapy and cognitive-behavioral therapy in depression: a meta-analytic approach. Clin Psychol Review 2001; 21: 401–419

[10] Milrod B, Busch F, Cooper A et al. Manual of panic-focused psychodynamic psychotherapy. Washington: American Psychiatric Press; 1997

[11] Schramm E, van Calker E, Dykierek P et al. An intensive treatment program of interpersonal psychotherapy plus pharmacotherapy for depressed inpatients: Acute and long-term results. Am J Psychiatry 2007; 164: 768–777

[12] Schüßler G. Aktuelle Konzeption des Unbewußten – Empirische Ergebnisse der Neurobiologie, Kognitionswissenschaften, Sozialpsychologie und Emotionsforschung. Z Psychosom Med Psychother 2002; 48: 192–214

[13] Schüßler G. Neurobiologie und Psychotherapie. Z Psychosom Med Psychother 2004; 50: 406–429

[14] Schüßler G. Medizinische Psychologie, Psychosomatik und Psychotherapie systematisch. Bremen: Uni Med; 2011: 4A

[15] Shea MT, Elkin I, Imber SD et al. Course of depressive symptoms over follow-up: Findings from the national institute of mental health treatment of depression collaborative research program. Arch Gen Psychiatry 1992; 49: 782–787

[16] Subic-Wrana C, Milrod B, Beutel ME, Hrsg. Panikfokussierte Psychodynamische Psychotherapie. Band 3. Göttingen: Hogrefe; 2012

Prüfungsfragen

1. Was strebt die psychodynamische Psychotherapie in Abgrenzung zur Standardpsychoanalyse an?
2. Was gibt den grundlegenden theoretischen Rahmen der psychodynamischen Psychotherapie vor?
3. Welche psychodynamischen Grundannahmen bezüglich Menschenbild und Theorie gibt es?
4. Was versteht man unter internalisierten Objekten?
5. Wie sind die Begriffe Widerstand, Abwehr, Übertragung und Gegenübertragung charakterisiert?
6. Worauf ist der therapeutische Prozess bei Patienten mit ausgeprägten strukturellen Beziehungs- und Ich-Störungen ausgerichtet?
7. Wie lauten die Leitlinien der psychodynamischen Therapie von Angststörungen?
8. Welche psychodynamischen Grundthemen (-typen) der Depression gibt es?
9. Welche wichtigen Elemente der psychodynamischen Behandlung der Depression gibt es?
10. Welche wichtigen psychodynamisch orientierten Interventionen bei suizidalen Krisen gibt es?
11. Was wird unter „Transference-Focused-Psychotherapy“ (TFP) der Borderline-Persönlichkeitsstörung verstanden?

Teil V

Sozialpsychiatrie

V

26 Psychiatrische Versorgung

Georg Psota und Friedrich Schmidl

26.1 Begriffsbestimmung

▶ **Versorgung.** Der Begriff psychiatrische Versorgung bezeichnet die Gesamtheit psychiatrischer Hilfen, die Einwohnern eines definierten Gebiets zur Verfügung steht. Psychiatrische Versorgungsleistungen umfassen die Information und Aufklärung über psychiatrische Störungen, Maßnahmen zur Früherkennung, Diagnostik und Behandlung, Beratung, Betreuung, stützende Begleitung, Rehabilitation sowie psychiatrische Krisen- und Notfallhilfe.

▶ **Versorgungsstruktur.** Art, Dichte und Kapazität psychiatrischer Angebote, Erreichbarkeit und Zugänglichkeit psychiatrischer Einrichtungen sowie Organisationsform und Grad der Vernetzung psychiatrischer Dienste sind wesentliche Merkmale der Versorgungsstruktur einer definierten Region.

▶ **Versorgungsforschung.** Sie befasst sich unter Anwendung wissenschaftlicher Methoden mit allen gesundheitsrelevanten, ökonomischen und qualitätssichernden Aspekten der Versorgung. Ihre Ergebnisse bilden eine wichtige Grundlage für die *Versorgungsplanung* sowie für die Vorbereitung und Koordination von Maßnahmen zu Strukturveränderungen (Steuerung). Untersuchungen zur Funktion und Wirkungsweise von Versorgungsmaßnahmen, Gesundheitsleistungen und Einrichtungen werden im Allgemeinen unter dem Begriff *Evaluation* zusammengefasst.

▶ **Epidemiologie.** Die Feststellung der Häufigkeit, Verteilung und Entstehungsbedingungen psychischer Störungen sowie die Anzahl neuer Erkrankungen fallen in das Gebiet der psychiatrischen Epidemiologie. Dabei können Untersuchungen auf Bevölkerungs- und Einrichtungsebene unterschieden werden. Die Epidemiologie liefert wichtige Hinweise zum Versorgungsbedarf einer definierten Population und stellt neben der Verlaufsforschung und der Therapieeffizienzforschung eine benachbarte wissenschaftliche Disziplin der psychiatrischen Versorgungsforschung dar.

▶ **Gemeindepsychiatrisches Versorgungssystem.** Ein umfassendes psychiatrisches Versorgungssystem ist gekennzeichnet durch differenzierte ambulante, teilstationäre und stationäre Behandlungs- und Betreuungsmöglichkeiten sowie zusätzlich durch die Gewährleistung psychosozialer bzw. rehabilitativer Hilfen in den Bereichen Arbeit/Beschäftigung, Freizeit und Wohnen. Die Behandlung erfolgt durch multiprofessionelle Teams, die für ein definiertes Einzugsgebiet zuständig sind.

Gemäß den Leitlinien einer modernen *Sozialpsychiatrie* sollen psychiatrisch-psychosoziale Hilfen und Versorgungsangebote personenzentriert, bedarfsorientiert und leistungsbezogen koordiniert sein und dezentral im nahen Lebensfeld des psychisch Kranken in geografisch definierten Versorgungsregionen *(Regionalisierung)* gewährleistet werden.

26.2 Deinstitutionalisierung und Regionalisierung

▶ **Psychiatrische Großanstalten.** In der Mitte des vergangenen Jahrhunderts erreichten in den westlichen Ländern die Bettenzahlen in psychiatrischen Großkrankenhäusern einen dramatischen Höchststand. Diese „Verwahrung" psychisch Kranker in überfüllten Einrichtungen wurde zunehmend als inhuman und menschenunwürdig angesehen und führte vermehrt zu einer ablehnenden Haltung gegen psychiatrische Großanstalten, aber auch zu einer antipsychiatrischen Einstellung.

Innerhalb der Medizin und anderer wissenschaftlicher Disziplinen wurde erkannt, dass die Bedingungen und sozialen Mechanismen in der „totalen Institution" einen *negativen Einfluss* auf die Fähigkeiten und das Verhalten psychisch Kranker ausübten. Sozialwissenschaftliche Studien und epidemiologische Untersuchungen zeigten zudem, dass signifikante Zusammenhänge zwischen Lebensraum, Kultur und psychischer Erkrankung bestehen. Diese Erkenntnisse sowie humanitäre Überlegungen und neue gesundheitspolitische Überzeugungen bildeten schließlich in mehreren Ländern die Basis für organisierte Veränderungen des psychiatrischen Versorgungssystems. Gleichzeitig führten die Entwicklung neuer psychopharmakologischer und psychologischer Behandlungen sowie die vermehrte Anwendung soziotherapeutischer und rehabilitativer Methoden zu deutlichen Fortschritten in der psychiatrischen Versorgung.

► **Deinstitutionalisierung und Aufbau einer gemeindebasierten Versorgung.** Die durchgeführten Veränderungen in industrialisierten westlichen Ländern in der 1. Phase (1960 beginnend mit Großbritannien, 1963 USA, 1978 Italien; auch in Städten z. B. Wien 1979) des psychiatrischen Reformprozesses werden als *Deinstitutionalisierung* bezeichnet. Dabei handelte es sich vorrangig um Maßnahmen, um die hohen Bettenzahlen der psychiatrischen Großkrankenhäuser zu verringern (s. Textbox „Kennzeichen der Deinstitutionalisierung“).

Merke M!

Kennzeichen der Deinstitutionalisierung
(WHO-Merkblatt Nr. 219, April 1999; [46])
- Vermeiden stationärer Aufnahmen im psychiatrischen Krankenhaus durch gemeindeintegrierte Behandlungsalternativen
- Entlassung institutionalisierter Patienten nach entsprechender Vorbereitung auf diese Veränderung
- Aufbau und Gewährleistung von gemeindeintegrierten Hilfesystemen

Langzeitpatienten wurden entlassen und die psychiatrischen Großkrankenhäuser verkleinert. Im Zuge der Regionalisierung wurden erste ambulante Behandlungseinrichtungen aufgebaut und psychiatrische Abteilungen in Allgemeinkrankenhäuser integriert. Die Bettenanzahl für psychiatrische Patienten nimmt seither in ganz Europa ab; das Bettenangebot liegt heute bei ungefähr 0,5 pro 1000 Einwohner.

26.3 Epidemiologie

► **Inzidenz, Prävalenz.** Epidemiologische Studien befassen sich in 1. Linie mit der Feststellung der Häufigkeit und Verteilung psychischer Störungen in einer Region oder einer Bevölkerungsgruppe *(deskriptive Epidemiologie)* sowie mit den Ursachen und Bedingungen psychiatrischer Erkrankungen *(analytische Epidemiologie)*. Dadurch können Risikobedingungen für Erkrankungen erkannt sowie Risikogruppen in der Bevölkerung identifiziert werden. Morbiditätsraten in der Gesamtbevölkerung werden durch Erhebungen an großen repräsentativen Stichproben ermittelt und führen zu Schätzungen der *„wahren“ Inzidenz* (Neuerkrankungen in einem bestimmten Zeitraum) und *Prävalenz* (Erkrankte in einem bestimmten Zeitraum).

Untersuchungen zur Anzahl behandelter Personen in medizinischen Institutionen sowie Aufnahmeraten ergeben die *„administrative“ Inzidenz und Prävalenz*. Die administrative Krankenhausstatistik (Aufnahme- und Entlassungsdiagnosen) bildet einen wichtigen Teil der Gesundheitsberichterstattung. Sie dient der kontinuierlichen Evaluation und dem Vergleich von Gesundheitsversorgungssystemen.

► **Validität, Reliabilität.** Der Wert von Schätzungen zur Häufigkeit psychischer Störungen hängt entscheidend von der *Validität* (Grad der Genauigkeit, mit der ein Merkmal übereinstimmend erfasst werden kann) und *Reliabilität* (Zuverlässigkeit/Exaktheit, mit der ein Fragebogen ein bestimmtes Merkmal bei wiederholter Messung erfasst) der verwendeten Erhebungsinstrumente ab. In den letzten Jahren wurden im Bereich der Operationalisierung von Untersuchungsbereichen und Vorgehensweisen große Fortschritte erzielt.

► **Erhebungsinstrumente.** Ausgehend von jeweils aktuellen diagnostischen *Klassifikationssystemen* (DSM-IV [DSM-5, 2013]; ICD-10 [ICD-11 erscheint 2015]) werden für epidemiologische Studien standardisierte Erhebungsinstrumente entwickelt, die mittels strukturierter Interviews eine reliable Fallbestimmung ermöglichen. Zu den bekanntesten und mehrfach eingesetzten Verfahren zählen die *„Schedules for Clinical Assessment in Neuropsychiatry“* (SCAN, [49]), das *„Diagnostic Interview Schedule“* (DIS, [37]), das *„Composite International Diagnostic Interview WHO“* (CIDI, [45]) oder das *Strukturierte klinische Interview für DSM-IV* (deutsch: [50]). Diese Verfahren stehen in mehreren Sprachen zur Verfügung und können von trainierten Interviewern durchgeführt werden.

► **Jahresprävalenz.** Die Ergebnisse epidemiologischer Studien sind im Hinblick auf die Diagnoseverteilung in den westlichen Ländern weitgehend konsistent. Jährlich leiden 38,2 % aller Einwohner der EU (164,8 Mio. Menschen) unter einer klinisch bedeutsamen psychischen Störung. Psychische Störungen kommen in allen Altersstufen vor und sind selbst unter Kindern und jungen Erwachsenen weit verbreitet. Die häufigsten Erkrankungsformen sind *Angststörungen* (14 % der Gesamtbevölkerung), *Schlafstörungen* (7 %), *unipolare Depressionen* (6,9 %), *psychosomatische Erkrankungen* (6,3 %), *Alkohol- und Drogenabhängigkeit* (> 4 %) [51].

▸ **Komorbidität und Geschlechtsunterschiede.** Psychische Störungen weisen eine hohe Komorbidität und Geschlechtsunterschiede auf. Wenigstens 2 psychische Störungen wurden bei 69 % der untersuchten Personen diagnostiziert, 10 % gaben mehr als 4 psychische Störungen an [21]. Bei einer Erhebung in 15 Ländern an insgesamt über 72 000 Personen wiesen Frauen häufiger Angststörungen und affektive Störungen auf [40], Männer waren deutlich häufiger von Suchterkrankungen betroffen.

Einen hohen Anteil an komorbiden Drogen- und Alkoholerkrankungen bei Personen, die an Schizophrenie erkrankt sind, fand die in insgesamt 9 gemeindepsychiatrischen Versorgungsregionen in England, Frankreich und Deutschland durchgeführte Schizophrenie-Kohortenstudie [11].

Psychische Störungen zählen zu den Hauptursachen für verminderte Erwerbsfähigkeit und Frühberentung. Im Jahr 2005 haben sich die EU-Staaten auf eine Erklärung und einen *Aktionsplan zur Verbesserung der psychischen Gesundheit in der Bevölkerung* geeinigt (Textbox „Bereiche des Aktionsplans der EU-Mitgliedstaaten der WHO"). In Österreich wurde die *Nationale Strategie zur psychischen Gesundheit 2011* beschlossen [7].

Merke M!

Bereiche des Aktionsplans der EU-Mitgliedstaaten der WHO (2005)

- psychisches Wohlbefinden fördern
- zentrale Position der psychischen Gesundheit aufzeigen
- gegen Stigma und Diskriminierung vorgehen
- geeignete Angebote für vulnerable Lebensphasen fördern
- psychische Gesundheitsprobleme und Suizid verhüten
- gute Primärversorgung für psychische Gesundheitsprobleme sichern
- Menschen mit schweren psychischen Gesundheitsproblemen durch gemeindenahe Dienste wirksam versorgen
- Partnerschaften über Sektoren hinweg errichten
- ausreichendes und kompetentes Arbeitskräfteangebot schaffen
- verlässliche Informationen über psychische Gesundheit sichern
- faire und angemessene Finanzierung bereitstellen
- Wirksamkeit auswerten und neue Erkenntnisse gewinnen

26.4 Behandlungsbedarf

Repräsentative Stichprobenerhebungen zur Schätzung der Prävalenz und Inzidenz psychiatrischer Erkrankungen bilden eine wichtige Grundlage für Behandlungserfordernisse in einem Gesundheitssystem. Ob und welcher Behandlungsbedarf vorliegt, kann aus sehr unterschiedlichen Perspektiven betrachtet werden. Kulturelle, ökonomische und politische Werte beeinflussen zudem, wie diesem Bedarf entsprochen wird und wie Gesundheitsleistungen erbracht werden.

Ein Vergleich akut stationärer psychiatrischer Aufnahmen über einen Zeitraum von 3 Monaten zeigte, dass die in einem russischen Spital aufgenommenen Patienten am häufigsten die Diagnosen „Alkohol-/Drogenerkrankung" und „organische Störung" aufwiesen, während in Norwegen am häufigsten Patienten mit der Diagnose „affektive Störung" oder „Psychose" aufgenommen wurden [41]. Die Zuweisung zur stationären Aufnahme erfolgte in Russland hauptsächlich über psychiatrische Stellen, in Norwegen durch Allgemeinärzte. Russische Patienten waren durchschnittlich 2,5-mal länger stationär aufgenommen als norwegische.

Heute wird im Allgemeinen von *Bedarfskonzepten* ausgegangen, die sich pragmatisch auf jene Bereiche beziehen, die eine Verbesserung der Gesundheit erwarten lassen. Bedarf kann allgemein auf 3 Ebenen erfasst und bewertet werden:

- Störungs- und Problemebene,
- Behandlung und Betreuung,
- Einrichtungsangebot.

Der individuelle Bedarf wird maßgeblich durch die Psychopathologie, die damit verbundenen Beeinträchtigungen sowie längerfristigen gesundheitlichen und sozialen Folgen als klinischer Bedarf bestimmt. Daraus resultiert ein *Behandlungsbedarf*, der die Anwendung diagnostischer, therapeutischer, rehabilitativer sowie unterstützender Maßnahmen umfasst, also alle spezifischen Aspekte leistungserbringenden Handelns („needs for care“).

Die Gesamtheit an Einrichtungen, die notwendig sind, um diese psychiatrischen Hilfen anzubieten, bildet auf Versorgungsebene den Einrichtungsbedarf („need for services“). Ein Behandlungsbedarf wird als erfüllt angesehen, wenn eine zumindest teilweise wirksame Intervention durchgeführt wird und keine effizientere Behandlung gegeben ist. Eine Untersuchung in gemeindenahen psychiatrischen Einrichtungen zeigte, dass 90% des Bedarfs schizophrener Patienten psychotische Symptome betreffen. In rund 40% der Fälle bestand ein Bedarf in den Bereichen Wohnsituation, Tagesaktivität, körperliche Gesundheit, Beziehung zu anderen sowie Geldangelegenheiten [48].

26.4.1 Störungs- und Problemebene

▸ **Behandlungsbedarf und Inanspruchnahme.** Bei einer Gesundheitserhebung in insgesamt 40 Regionen in Finnland [31] wurde bei 17,4% der untersuchten Population ein klinischer Behandlungsbedarf festgestellt, allerdings hatte nur ein Drittel dieser Personengruppe in ihrer Selbsteinschätzung einen Behandlungsbedarf angenommen. Für etwa die Hälfte der Personen mit einer psychiatrischen Diagnose wurde eine fachspezifische psychiatrische Behandlung als notwendig erachtet. In einer prospektiven Multicenter-Studie in 6 europäischen Ländern hatten Patienten mit der Diagnose Schizophrenie insgesamt einen Behandlungs- und Betreuungsbedarf in insgesamt 6 klinischen (z.B. Krankheitssymptome) und sozialen (z.B. Beruf, Haushalt) Problembereichen [27]. Bei Berücksichtigung der unterschiedlichen Versorgungsmodelle in den verschiedenen Ländern zeigt sich, dass dieser Bedarf umso weniger gedeckt werden konnte, je weniger ambulante und rehabilitative Einrichtungen vorhanden waren.

▸ **Untersuchungsinstrumente.** Mittels neuer Untersuchungsverfahren wird auch der *klinische Versorgungsbedarf* für Langzeitpatienten direkt erfasst und den Versorgungsleistungen gegenübergestellt. Es wird davon ausgegangen, dass zur Beurteilung, wie der Behandlungsbedarf erfüllt wird, weder die Behandlungsdauer noch der Behandlungsort eine ausreichende Informationsbasis darstellen. Wie bei der strukturierten Erhebung psychischer Störungen in der Bevölkerung besteht auch in diesem Bereich das Ziel, die Bedarfsdeckung standardisiert zu ermitteln.

Die bekanntesten Instrumente sind der *NFCAS (Need for Care Assessment Schedule;* [9]) und das *„Camberwell Assessment of Need“* (CAN-EU, deutsch: [23]). Der NFCAS erfasst durch ein standardisiertes Interview 9 klinische (z.B. psychotische Symptome, unangepasstes Sozialverhalten) und 11 soziale Bedürfnisbereiche (z.B. Körperpflege, Ernährung, kommunikative Fertigkeiten), ermittelt den Bedürfnisstatus und gibt dazu die durchgeführten klinisch relevanten therapeutischen Interventionen an. Das CAN ermittelt, welche spezifischen gesundheitlichen und sozialen Bedürfnisse aus der Sicht des Patienten und des Behandlers vorliegen.

Untersuchungen dieser Art ermöglichen eine Beurteilung, in welchem Ausmaß Behandlungsbedürfnissen – bezogen auf eine bestimmte psychiatrische Erkrankung – entsprochen wird, aber auch, ob Unterschiede in der Versorgung bestehen. Gerade im Verlauf schwerer und länger dauernder psychischer Störungen kann festgestellt werden, dass sich Bedarfsmerkmale verändern bzw. zu einem gegebenen Zeitpunkt mehr oder weniger vorhanden sind.

Bei Untersuchungen, die den Versorgungsbedarf auf diese Weise erheben, ist zu bedenken, dass Bedürfniseinschätzungen von Experten nicht immer mit der Sicht des Patienten übereinstimmen [18] und die Einschätzungen von Patienten stabiler sind [35].

26.4.2 Behandlung und Betreuung

Ausgehend von den *Bedürfnisebenen psychisch Kranker* umfasst die psychiatrische Versorgung neben der medikamentösen und psychologischen Behandlung komplementäre und rehabilitative Angebote wie umfassende Leistungen in den Bereichen Wohnen, soziale Integration, Freizeitverhalten und berufliche Beschäftigung [38]. In der Praxis werden auf der Basis jeweils vorliegender Patientenbedürfnisse individualisierte Behandlungspläne für die genannten Bereiche erstellt. Langzeitstudien zeigen, dass ein direkter Zusammenhang zwischen der Bedarfseinschätzung durch Patienten und deren Lebensqualität besteht [29]. Wird die Bedarfslage von Patienten mit einer schweren psychischen Erkrankung durch standardisierte klinische Fragebögen kontinuierlich erfasst und im Betreuungsplan berücksichtigt, führt dies zu mehr ambulanten Behandlungen, die besser dem Behandlungsbedarf entsprechen, jedoch zu keiner Reduktion stationärer Aufnahmen [13].

Die Umsetzung und die Effizienz der einzelnen medizinischen und psychosozialen Maßnahmen sind abhängig von den jeweiligen Versorgungsangeboten einer Region (Behandlungsleistungen, unterstütztes Wohnen, Tagesstrukturzentren, Beschäftigungsprogramme, geschützte Arbeitsplätze), besonders jedoch vom Grad der Vernetzung dieser Angebote und den Möglichkeiten der Koordination rehabilitativer Leistungen. Die sozialpsychiatrische Behandlung und Betreuung werden heute auf verschiedenen Achsen vollzogen (▸ Abb. 26.1).

▸ **3 Therapiewege.** Die moderne psychiatrische Behandlung hat 3 wesentliche Therapiewege: *Pharmakotherapie, Psychotherapie und Soziotherapie*. Pharmako- und Psychotherapie sind nicht einander ausschließende Verfahren, sondern werden sinnvoll miteinander kombiniert, wie etwa bei der Behandlung der Schizophrenie durch ein manualisiertes kognitives Therapieprogramm [25]. Hinsichtlich der Wahl der Therapiemöglichkeiten sollten Patienten aufgeklärt und in den therapeutischen Entscheidungsprozess einbezogen werden.

▸ **Patientenbedürfnisse.** Im Sinne der *Patientenbedürfnisse* sollten die Behandlungsmöglichkeiten jederzeit verfügbar sein, nachgehende Betreuung in der Gemeinde sicherstellen und Familien sowie Angehörige unterstützen können. Eine angemessene Anzahl von Einrichtungen für das Training von Alltagsfunktionen und die soziale und berufliche Rehabilitation sowie geschütztes Wohnen soll vorhanden sein und es sollte ein System geschaffen werden, das die Koordination der einzelnen Dienste für psychisch Kranke optimal sicherstellt. Ein gemeindeintegriertes psychiatrisches Versorgungssystem benötigt eine adäquate Anzahl an Akutbetten und Möglichkeiten der 24 h-Betreuung. Die WHO 2005 verweist auf Multidisziplinarität und interdisziplinäre Zusammenarbeit [47]. Das *multiprofessionelle Team* – bestehend aus Fachärzten, Psychologen, Sozialarbeitern, Pflegepersonal und administrativem Personal – stellt eine umfassende Behandlung sicher, die von der Krisenintervention bis zur lebensbegleitenden Betreuung reichen kann.

▸ **Empowerment-Ansatz.** Wichtige Forderungen von *Nutzerorganisationen* sind weiterhin die Wohnortnähe und Zugänglichkeit von Einrichtungen, ein flexibles und die unterschiedlichen Bedürfnisse des Patienten berücksichtigendes Vorgehen sowie eine Vielfalt komplementärer Modelle zur Erhöhung der individuellen Wahlfreiheit. Die angewendeten Behandlungsmethoden sollten es den Patienten ermöglichen, ihre Fähigkeiten zur Selbsthilfe zu erweitern und die größtmögliche Kontrolle über ihr Leben zu erhalten *(Empowerment-Ansatz)*. Der Fokus der Behandlung und Be-

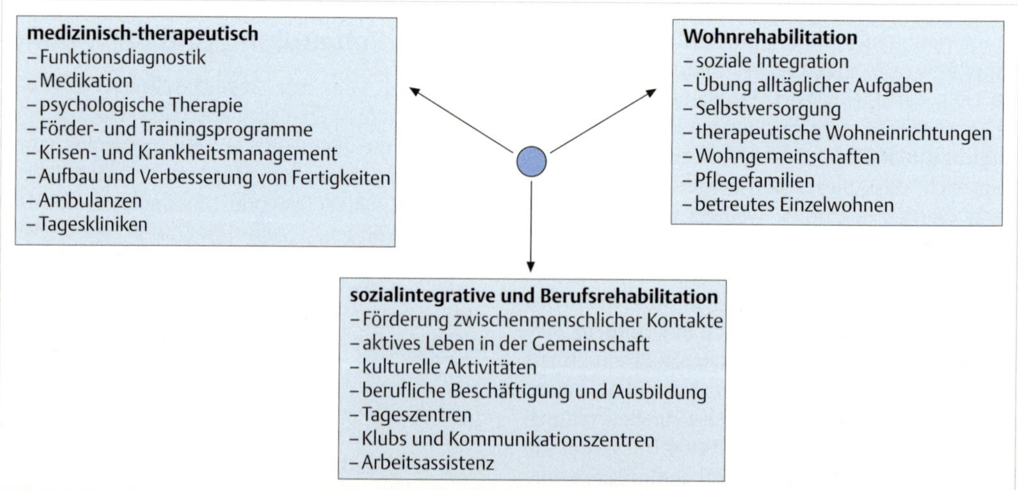

Abb. 26.1 Achsenmodell der sozialpsychiatrischen Behandlung und Betreuung.

treuung sollte auf den Stärken der Patienten liegen, auf ihren Fertigkeiten aufbauen und ihnen helfen, ihre Identität, ihre Würde und ihr Selbstvertrauen zu wahren.

Weitere Komponenten und Interventionen der psychischen Rehabilitation sind eine umfassende psychologische Beurteilung (Kognition, Symptomatik, psychosoziales Funktionsniveau) und wiederholte Kontrolle des Behandlungserfolgs, die Berücksichtigung von Positiv- und Negativsymptomatik, psychoedukative Gruppen [4], Angehörigenprogramme sowie Training des Personals.

26.4.3 Wohn- und Berufsrehabilitation

▸ **Wohnrehabilitation.** Wohnrehabilitation umfasst die therapeutische Unterstützung und die Förderung in *Wohneinrichtungen, Wohngemeinschaften und -gruppen* sowie das *betreute Wohnen* in den eigenen vier Wänden. In einer Untersuchung stationärer und ambulanter Patienten eines integrierten, regionalisierten psychiatrischen Versorgungssystems [5] lag der subjektive Bedarf für geschütztes Wohnen an 5. Stelle. Vorrangig waren die Bereiche psychische Gesundheit, alltägliche Aufgaben, Arbeitssituation und soziale Kontakte. Wohneinrichtungen mit ausreichender Betreuung für Patienten mit der Diagnose Schizophrenie führen zu einer Verkürzung der Hospitalisierung und einer Reduktion stationärer Wiederaufnahmen und haben eine wesentliche Bedeutung für die soziale Reintegration ehemals langzeithospitalisierter Patienten. Positive Wirkungen zeigen sich in einer Steigerung der Lebensqualität, höherer Betreuungszufriedenheit sowie Zunahme sozialer Kontakte und sozialer Kompetenz.

▸ **Berufsrehabilitation.** Ziel von berufsrehabilitativen Bemühungen ist eine Verbesserung der Psychopathologie, die Förderung der Autonomie und die Partizipation von psychisch Kranken am gesellschaftlichen Erwerbsprozess. Untersuchungen zeigen allerdings, dass schwer psychisch Kranke trotz rehabilitativer Maßnahmen nur in geringem Ausmaß einer geregelten beruflichen Tätigkeit nachgehen können. Versorgungsangebote wie Tagesstätten, Tageskliniken und Berufsrehabilitationszentren ermöglichen eine gestufte bedürfnisgerechte Anpassung an die Leistungsfähigkeit von Patienten. Zusätzlich zum Angebot einer sinnvollen Tätigkeit sowie zur Strukturierung des Tages- und Wochenablaufs haben im *Freizeitbereich* Tageszentren und Klubs die wichtige Funktion, sozial-kommunikative Fertigkeiten und die soziale Wahrnehmung zu fördern [33].

26.4.4 Prädiktoren der Inanspruchnahme, Versorgungslage

Die Inanspruchnahme psychiatrischer Einrichtungen wird durch zahlreiche Faktoren bestimmt. Mehrere Studien zeigen hohe Zusammenhänge zwischen individuellen, bevölkerungsbezogenen, soziodemografischen Charakteristika und der Behandlungsprävalenz. Die Wechselwirkungen der einzelnen Variablen sind komplex und variieren in Abhängigkeit von der Diagnose. Soziale und demografische Merkmale bilden z. B. bei der Diagnose Schizophrenie im Gegensatz zu neurotischen Störungen einen Prädiktor für hohe Inanspruchnahmeraten. Der am häufigsten gefundene Indikator für stationäre Wiederaufnahmen ist die *Anzahl früherer stationärer Aufnahmen*. Einen ebenfalls starken Effekt auf die Inanspruchnahmerate haben klinische Merkmale, insbesondere der Schweregrad der Erkrankung.

▸ **Prädiktoren einer stationären Aufnahme.** Die Zugangsweisen, Kontaktraten und Inanspruchnahmemuster in einem integrierten psychiatrischen Versorgungssystem wurden im Rahmen der „Nordic Comparative Study on Sectorized Psychiatry“ [17] untersucht, die in 7 skandinavischen Regionen durchgeführt wurde. Als Prädiktoren einer stationären Aufnahme erwiesen sich die Diagnose Psychose, frühere stationäre Behandlung sowie die Variablen „männliches Geschlecht“, „geschieden oder verwitwet“, „nicht mit eigenen Kindern lebend“ sowie „Krankenstand oder Pension“. Ein interessantes Ergebnis dieser Studie waren die *regionalen Unterschiede* in der Anzahl stationärer Erstaufnahmen. Sie korrelierten nicht mit der jeweils vorhandenen Bettenkapazität, sondern waren auf unterschiedliche Ressourcen der ambulanten Versorgung zurückzuführen.

▸ **Versorgungslage.** Nach einer Übersicht aller relevanten Studien bestehen in Westeuropa zum Teil erhebliche *Versorgungslücken* [26]. Dabei wurde festgestellt, dass beispielsweise 17,8 % der Patienten mit psychotischen Störungen, 45,4 % mit schweren Depressionen oder 62,3 % mit einer ge-

26

neralisierten Angststörung unterversorgt sind. Versorgungsprobleme zeigen sich auch bei wohnungslosen Menschen, einer Personengruppe mit einem höheren Anteil an psychiatrischen Erkrankungen im Vergleich zur Normalbevölkerung [14]. Eine Erhebung in 14 europäischen Städten ergab, dass in den Wohnungsloseneinrichtungen nur kaum psychiatrische Hilfen angeboten wurden [10].

In Deutschland hat sich seit dem Ausbau der ambulanten Versorgung die Zahl der niedergelassenen Psychiater zwischen 1980 und 2000 von 1463 auf 4750 erhöht [3]. In Frankreich gab es 1970 insgesamt 600 Psychiater und bis 1997 stieg die Zahl auf 12 000 [36].

► **Einflüsse auf das Ausmaß stationärer Behandlungen.** Die Struktur des Versorgungssystems hat einen wesentlichen Einfluss auf das Ausmaß stationärer Behandlungen. Stationäre Aufnahmen, Aufenthaltsdauer und ambulante Kontakte in einer Region mit einem *gemeindezentrierten Behandlungsschwerpunkt* (Süd-Verona) wurden mit Daten einer stärker *institutszentrierten Region* (Groningen) verglichen. Während des Beobachtungszeitraums von 2 Jahren war in Süd-Verona nur etwa die Hälfte der untersuchten Patienten mit der Diagnose Schizophrenie hospitalisiert, verglichen mit 72 % in Groningen [42]. Noch deutlichere Unterschiede zeigte die stationäre Aufenthaltsdauer (Median 6 vs. 95 Tage). Der Anteil an *Langzeitpatienten* (Hospitalisierung mindestens 2 Jahre) betrug im integrierten, gemeindenahen Versorgungssystem 5 %, bei krankenhauszentrierter Behandlung jedoch 20 %.

26.5 Psychiatrische Versorgungsstruktur

Die Sozialpsychiatrie geht davon aus, dass psychisch Kranken am besten geholfen werden kann, wenn der Kontakt zu Familie, Freunden, Arbeitskollegen sowie zur sozialen Gemeinschaft erhalten bleibt. Um dies zu ermöglichen, ist es notwendig, präventive, kurative und rehabilitative Hilfen regional zu gewährleisten und umfassende Behandlungs- und Betreuungsmöglichkeiten für psychisch Kranke ambulant anzubieten [8].

26.5.1 Leitlinien

Die Leitlinien der modernen Sozialpsychiatrie umfassen heute im Wesentlichen die folgenden Punkte:

- Integration der psychiatrischen Krankenversorgung in das allgemeine Gesundheitssystem,
- Schaffung differenzierter Versorgungsangebote in geografisch definierten Regionen,
- Ausbau ambulanter psychiatrischer Dienste,
- interdisziplinäre Zusammenarbeit und Multiprofessionalität,
- Vorrang ambulanter Behandlung vor stationären Versorgungsangeboten,
- personenzentrierte Hilfen und Bedürfnisorientierung.

Entsprechend den Empfehlungen im „Task Force Report" der „American Psychiatric Association" [29] sollten für chronisch psychisch Kranke u. a. adäquate, umfassende und zugängliche psychiatrische sowie rehabilitative Dienste zur Verfügung stehen, mit ausreichend Möglichkeiten der Diagnostik und Evaluation, Krisenintervention sowie medikamentöser und psychosozialer Behandlung nach individualisierten Behandlungsplänen.

Die *Effizienz* eines Versorgungssystems wird häufig an der Vielfalt und den Schwerpunkten des Leistungsangebots gemessen. Moderne Leitlinien der Versorgung betonen die Notwendigkeit, die *Versorgungsstruktur* so zu gestalten, dass psychiatrische Hilfen personenzentriert und auf der Basis integrierter Behandlungs- und Rehabilitationspläne erfolgen können. Bei einer Untersuchung in 4 gut ausgebauten Regionen mit stationären und ambulanten Einrichtungen sowie Tageszentren, Wohneinrichtungen und Beratungsstellen für psychisch Erkrankte kamen die Autoren zu dem Schluss, dass eine Verbesserung der psychiatrischen Versorgung weniger durch zusätzliche Dienste, sondern durch vermehrte Kooperation und systematische Koordination und Vernetzung zu erreichen ist [44].

26.5.2 Grunderfordernisse und Prinzipien

Länderspezifische Gesetze und Richtlinien in Bezug auf die Festlegung der Versorgungsziele sowie das Ausmaß ihrer Umsetzung haben zu regional unterschiedlichen Versorgungssystemen geführt. Dennoch besteht Evidenz über gewisse grundlegende Strukturmerkmale. Die WHO nennt insgesamt 10 wichtige Grunderfordernisse (Textbox: „Grunderfordernisse einer umfassenden, gemeindeintegrierten, sozialpsychiatrischen Versorgung").

Merke

Grunderfordernisse einer umfassenden, gemeindeintegrierten, sozialpsychiatrischen Versorgung

- Krisenintervention
- Betten für akut Kranke in Allgemeinkrankenhäusern
- Dauerwohneinrichtungen mit 24-Stunden-Betreuung
- betreutes Wohnen
- Tagesstruktur-Programme
- mobile Dienstleistungen
- Hausbesuche
- Berufsrehabilitation
- Unterstützung für Angehörige
- multidisziplinäres Behandlungsteam

Die *Versorgungsrealität* ist allerdings sowohl auf Länderebene als auch auf regionaler Ebene weit von diesem Idealbild entfernt. Aus einer aktuellen Inanspruchnahmestudie geht hervor, dass 22 % der europäischen Länder keine gemeindenahen psychosozialen Dienste haben [1]. Insbesondere für die Bedürfnisse chronisch psychisch Kranker ist das Versorgungsangebot weitgehend unzureichend. Dieser Umstand wird noch deutlicher, wenn weitere wichtige Prinzipien berücksichtigt werden:

- Kontinuität der Behandlung
- Erreichbarkeit und Zugänglichkeit von Einrichtungen
- umfassendes Leistungsangebot
- Koordination psychiatrischer Leistungen

Diese Kriterien repräsentieren Funktionen eines Versorgungssystems, die wesentlich zur Versorgungsqualität beitragen und stationäre Aufnahmen und Aufnahmedauer verringern können. Ein *theoretisches Rahmenkonzept* für klinische Fragen, zur Organisation und Steuerung der Versorgung sowie zur Orientierung bei Forschungsaufgaben versucht das Matrixmodell zu geben. Die Matrix wird durch 2 Dimensionen repräsentiert: Die geografische Dimension umfasst Merkmale eines Landes, der Region sowie Kennwerte auf Patientenebene, während die zeitliche Dimension Angaben zu Ressourcen („input phase"), Leistungen („process phase") und Ergebnissen („outcome phase"), bezogen auf das jeweilige geografische Niveau, beinhaltet. Für die gemeindepsychiatrische Versorgung wurden Prinzipien (s. Textbox „Grunderfordernisse einer umfassenden, gemeindeintegrierten, sozialpsychiatrischen Versorgung") als Bezugsrahmen für die Planung, Evaluation und Qualitätsbeurteilung entwickelt [43].

▸ **Kontinuität.** Die Kontinuität beinhaltet die Möglichkeit eines psychiatrischen Dienstes, die Betreuung über lange Zeit in unterschiedlicher Form und dem Verlauf der Erkrankung entsprechend anbieten zu können. Die Kontinuitätsfunktion stellt überdies sicher, dass der Kontakt zwischen Patient und Betreuungseinrichtung erhalten bleibt und damit eine etwaige Bedarfsänderung rechtzeitig erkannt werden kann.

▸ **Umfassendes Leistungsangebot.** Das Prinzip der umfassenden Leistung charakterisiert psychiatrische Einrichtungen danach, inwieweit alle Aspekte einer psychischen Erkrankung – medizinische, psychologische, soziale – in integrierten Behandlungsplänen mit klaren Zielsetzungen berücksichtigt werden, und ob die Einrichtungsangebote flächendeckend für alle Patientengruppen einer bestimmten Region zur Verfügung stehen. Dies betrifft insbesondere auch spezialisierte Institutionen wie etwa Einrichtungen der Suchtkrankenhilfe, Kinder- und Jugendpsychiatrie oder gerontopsychiatrische Angebote.

▸ **Zugänglichkeit.** Psychisch Kranken wird darüber hinaus durch niederschwellige und wohnortnahe psychiatrische Hilfen der Zugang zur Behandlung wesentlich erleichtert.

▸ **Koordination.** Als Kernproblem der Versorgung hat sich in manchen Ländern und Gemeinden die Koordination psychiatrischer Einrichtungen und Dienstleistungen erwiesen. Eine Vielfalt an Betreuungsangeboten und Trägervereinen als Leistungserbringer garantiert keineswegs eine umfassende und ausreichende Versorgungsqualität, sondern birgt vielmehr das Risiko einer Fragmentierung des Versorgungssystems. Es wurde beispielsweise in den USA versucht, solche Versorgungsprobleme durch „Managed-Care-Programme“ zu bewältigen. Dabei werden von einem Betreuungskoordinator die einzelnen Behandlungsleistungen für den Patienten zusammengestellt und koordiniert. In Deutschland organisieren betreuende Berufsgruppen in regionalen Hilfeplankonferenzen die personenzentrierten Hilfen [28].

In Madrid (6 Mio. Einwohner), wo seit 1982 eine Regionalisierung der Versorgung durchgeführt wird, erfolgt die ambulante psychiatrische Versorgung durch gemeindeintegrierte psychiatrische Zentren mit einem multiprofessionellen Team. Madrid ist in 11 Regionen mit ca. 500 000 Einwohnern aufgeteilt, in jeder Region befindet sich ein Allgemeinkrankenhaus. Rehabilitation in den Bereichen Wohnen, Arbeit und Ausbildung erfolgt in enger Zusammenarbeit mit sozialen Einrichtungen und dem Fürsorgewesen [15].

26.6 Versorgungsqualität und Outcome-Forschung

Untersuchungen der *Wirksamkeit von Behandlungsmaßnahmen und Versorgungseinrichtungen* werden als „Outcome-Evaluation“ bezeichnet. Outcome als Ergebnis von Versorgungsleistungen sind die Gesundheit und Lebensqualität des Patienten. Allgemein gilt, dass eine Bewertung von Versorgungsmaßnahmen erst vorgenommen werden kann, wenn zuvor Behandlungs- bzw. Versorgungsziele definiert wurden (▶ Tab. 26.1).

Ein besonders wichtiger Faktor für die Behandlungswirksamkeit scheint eine *gute therapeutische Beziehung* zu sein, die am subjektiven Bedarf des Patienten orientiert ist [22]. Nach der Implementierung gemeindenaher psychiatrischer Ambulanzen mit multiprofessionellen Teams und Tageszentren in Kopenhagen nahmen Patienten, die diese ambulanten Dienste regelmäßig aufsuchten, stationäre Behandlungen weniger in Anspruch und hatten eine höhere Lebensqualität sowie eine geringere Häufigkeit an negativen Symptomen im Vergleich zu Patienten der Kontrollgruppe, die im Rahmen der Ambulanz der psychiatrischen Abteilung betreut wurden [34]. Insgesamt hat die regionalisierte Versorgungsstruktur hier jedoch (im Gegensatz zu anderen Studien) nicht zu einer reduzierten Bettenkapazität geführt. Es wird angenommen, dass die Bettenkapazität von anderen, neuen Patientengruppen genutzt wird.

Neben der Symptomreduktion als Behandlungsziel hat in jüngster Zeit das *Recovery-Konzept* bei schweren psychischen Störungen an Bedeutung gewonnen [1]. Dabei sollte das Ziel psychiatrischer Hilfen sein, Menschen darin zu unterstützen, mit ihrer Erkrankung bestmöglich umzugehen und ein sinnerfülltes Leben führen zu können.

26.7 Patientenzufriedenheit und Lebensqualität

▶ **Patientenzufriedenheit.** Zur Erfassung der Patientenzufriedenheit mit der psychiatrischen Behandlung wurde der *„Verona Service Satisfaction Scale“* entwickelt, der in einer deutschen Version vorliegt [32]. Die Skala erfasst u. a. die Zufriedenheit mit Verhalten und Fähigkeiten des Personals, mit der Information über Diagnose und Behandlung und mit der Wirksamkeit der Behandlung. Ein anderer Ansatz ist die Erfassung der Zufriedenheit von Patienten mit einzelnen Lebensbereichen sowie mit der Behandlung, die sie erhalten. Patienten einer Tagesklinik wiesen eine höhere Zufriedenheit nach 6-monatiger Behandlung auf, wenn

Tab. 26.1 Wirksamkeit von Behandlungsmaßnahmen.

Ebene	Behandlungs- und Versorgungsziele
individuelle Ebene	• Merkmale der allgemeinen Beeinträchtigung und Funktionsfähigkeit • Psychopathologie • Diagnose • subjektive und objektive Lebensqualität • Lebenszufriedenheit
Ebene des Versorgungssystems	• Einrichtungsangebot • Vielfalt psychiatrischer Leistungen • Kontinuität der Versorgung • Vernetzungsgrad und Koordination • Rehospitalisierungsraten • stationäre Aufenthaltsdauer • Patientenzufriedenheit bezogen auf psychiatrische Dienstleistungen

ihre Einschätzung der Lebensqualität regelmäßig den Ärzten rückgemeldet wurde [6]. Psychisch Kranke sind v. a. mit sozialen Lebensbereichen (Freizeit, Familie, Freunde) sowie mit ihrer Gesundheit und allgemeinen Lebenssituation unzufrieden. Bei chronisch psychisch Kranken ist v. a. der Zusammenhang zwischen allgemeiner Lebenszufriedenheit und der Zufriedenheit mit sozialen Beziehungen deutlich. Die soziale Situation von Patienten und ihre Lebensqualität geben einerseits einen Hinweis auf zukünftige Betreuungsschwerpunkte, andererseits stellen Sozialdaten und Lebensqualitätsmaße Outcome-Kriterien der psychiatrischen Versorgung dar.

Beschäftigungslosigkeit bedeutet für psychisch Kranke nicht nur zusätzliche Stigmatisierung, sondern auch den Wegfall arbeitsplatzbedingter Kontakte sowie Einbußen von Status- und Rollenidentität. Chronische psychische Erkrankungen führen zu einem stärkeren Verlust an Lebensqualität als episodisch auftretende psychische Störungen [39].

▸ **Lebensqualität.** Wird die Lebensqualität als Erfolgsmaß zur Beurteilung der Betreuung in psychiatrischen Einrichtungen herangezogen, so zeigt sich, dass die Lebensqualität chronisch psychisch Kranker durch Rehabilitationsprogramme verbessert werden kann. Aus einer Übersicht wissenschaftlicher Arbeiten zur Frage der Patientenzufriedenheit ergibt sich, dass Patienten, die sich in ambulanter Behandlung befinden, zufriedener sind als stationär aufgenommene. Dies betrifft körperliche Gesundheit, subjektives Wohlbefinden, Freizeitaktivitäten und allgemeine Lebenszufriedenheit. Zur Erfassung der Lebensqualität wird weitgehend der Fragebogen WHOQOL (World Health Organization Quality of Life) verwendet, der auch in einer Kurzversion vorliegt und sowohl bei gesunden Erwachsenen als auch bei Patienten mit körperlichen oder psychischen Erkrankungen angewendet werden kann [23]. Darüber hinaus liegen auch störungsbezogene Fragebögen zur Lebensqualität vor wie z. B. der QLiS (Quality of Life in Schizophrenia) [16] oder der QoLoC (OCD-specific QoL Measure; OCD = Obsessive compulsive Disorder) für Patienten mit Zwangsstörungen [19].

Ob das Ergebnis einer unterschiedlichen Zufriedenheit generalisierbar ist und auch auf die Routinebehandlung in einem gemeindepsychiatrischen – verglichen mit einem krankenhauszentrierten – Versorgungssystem zutrifft, sollte in einer Studie unter Anwendung eines mehrdimensionalen *Fragebogens zur „Einrichtungszufriedenheit"* erfasst werden. Erhoben wurden verschiedene Bereiche wie beispielsweise Fähigkeiten und Verhalten des Personals, Zugang zu Informationen, Art der Intervention und Einbeziehung der Angehörigen [20]. Patienten des gemeindeorientierten Versorgungssystems (Süd-Verona) gaben in allen Dimensionen höhere Zufriedenheitswerte an als Patienten einer Region mit einem krankenhauszentrierten Versorgungsmodell (Nunhead, Süd-London).

Die Ergebnisse zur Patientenzufriedenheit und Lebensqualität zeigen auch die Bedeutung der therapeutischen Beziehung und wie wichtig es ist, Behandlungsziele gemeinsam mit dem Patienten zu erarbeiten, d. h. auch den Patienten ausreichend darin zu unterstützen, seine Bedürfnisse wahrzunehmen und zu äußern.

Literatur

[1] Alonso J, Angermeyer MC, Bernert S et al; ESEMeD/MHEDEA 2000 Investigators. European Study of the Epidemiology of Mental Disorders (ESEMeD) Project. Use of mental health services in Europe: results from the European Study of the Epidemiology of Mental Disorders (ESEMeD) project. Acta Psychiatr Scand 2004; 109 (Suppl. 420): S 47–S 54

[2] Amering M, Schmolke M. Recovery: Das Ende der Unheilbarkeit. Bonn: Psychiatrie-Verlag; 2007

[3] Bauer M, Kunze H, von Cranach M et al. Psychiatric reform in Germany. Acta Psychiatr Scand 2001; 104 (Suppl. 410): S 27–S 34

[4] Bäuml J, Pitschel-Walz G, Berger H et al. Arbeitsbuch PsychoEdukation bei Schizophrenie (APES). Stuttgart: Schattauer; 2005

[5] Berghofer G, Lang A, Schmitz M et al.. Was erwarten sich psychisch Kranke von ambulanter und stationärer Behandlung? Psychiatr Prax 2000; 27 (5): 228–234

[6] Boyer L, Lançon C, Baumstarck K et al. Evaluating the impact of a quality of life assessment with feedback to clinicians in patients with schizophrenia: randomised controlled trial. Br J Psychiatry 2013; 202: 447–453

[7] BMG. Nationale Strategie zur psychischen Gesundheit. Empfehlungen des Beirats für psychische Gesundheit des Bundesministeriums für Gesundheit (BMG). 2. Aufl. Fassung vom 21.06.2013

[8] Brenner HD, Rössler W, Fromm U. Die moderne evidenzbasierte psychiatrische Versorgung: Welchen Weg nimmt die institutionelle Schweizer Psychiatrie? Schweiz Ärztezeitung 2003; 84 (35): 1777–1786

[9] Brewin CR, Wing JK. Manual of the MRC Needs for Care Assessment, Memo. London: MRC Soc Psychiatry Unit; 1989

[10] Canavan R, Barry MM, Matanov A et al. Service provision and barriers to care for homeless people with mental health problems across 14 European capital cities. BMC Health Services Research 2012; 12: 222

[11] Carrà G, Johnson S, Bebbington P et al. The lifetime and past-year prevalence of dual diagnosis in people with schizophrenia across Europe: findings from the European Schizophrenia Cohort (EuroSC). Eur Arch Psychiatry Clin Neurosci 2012; 262: 607–616

[12] Danzer D, Danmayr E, Schnabel E. Grundlagen für die integrierte psychiatrische Versorgung in Wien. Wien: Österreichisches Bundesinstitut für Gesundheitswesen ÖBIG; 2002

[13] Drukker M, van Os J, Dietvorst M et al. Does monitoring need for care in patients diagnosed with severe mental illness impact on Psychiatric Service Use? Comparison of monitored patients with matched controls. BMC Psychiatry 2011; 11: 45

[14] Fazel S, Khosla V, Doll H et al. The prevalence of mental disorders among the homeless in Western countries: Systematic review and meta-regression analysis. PLoS Medicine 2008; 5 (12): 1670–1681

[15] Ferre Navarete F, Palanca I. Mental health care in Madrid. Eur Psychiatry 2005; 20: 279–284

[16] Franz M, Fritz M, Gallhofer B et al. QLiS – Development of a schizophrenia-specific quality-of-life scale. Health Qual Life Outcomes 2012; 10: 61

[17] Hansson L, Christiansen L, Sandlund M et al. The Nordic Comparative Study on Sectorized Psychiatry. Part V. Contact rates, contact patterns and care level at index contact. Soc Psychiatry Psychiatr Epidemiol 1997; 32: 12–18

[18] Hansson L, Vinding HR, Mackeprang T et al. Comparison of key worker and patient assessment of needs in schizophrenic patients living in the community: a Nordic multicentre study. Acta Psychiatrica Scandinavica 2001; 103 (1): 45–51

[19] Hauschildt M, Jelinek L, Hottenrott B et al. Generic and illness-specific quality of life in obsessive-compulsive disorder. Behav Cogn Psychother 2010; 38: 417–436

[20] Henderson C, Phelan M, Loftus L et al. Comparison of patient satisfaction with community-based vs. hospital psychiatric services. Acta Psychiatr Scand 1999; 99: 188–195

[21] Jacobi F, Wittchen HU, Höltling C et al. Prevalence, comorbidity and correlates of mental disorders in the general population: Results from the German Health Interview and Examination Survey (GHS). Psychol Med 2004; 34: 597–611

[22] Junghan UM, Leese M, Priebe S et al. Staff and patient perspectives on unmet need and therapeutic alliance in community mental health services. Br J Psychiatry 2007; 191: 543–547

[23] Kilian R, Bernert S, Matschinger H et al. The standardized assessment of the need for treatment and support in severe mental illness: The development and testing of the german version of the camberwell Assessment of Need-EU. Psychiatrische Praxis 2001; 28 (Suppl. 2): S 79–S 83

[24] Kilian R, Lindenbach I, Löbig U et al. Selfperceived social integration and the use of day centers of persons with severe and persistent schizophrenia living in the community: a qualitative analysis. Soc Psychiat Soc Epidemiol 2001; 36: 545–552

[25] Kingdon DG, Turkington D. Cognitive Therapy of Schizophrenia. New York: The Guilford Press; 2005

[26] Kohn R, Saxena S, Levav I et al. The treatment gap in mental health care. Bull World Health Organ 2004; 82 (11): 858–866

[27] Kovess-Masféty V, Wiersma D, Xavier M et al. Needs for care among patients with schizophrenia in six European countries: a one-year follow-up study. Clinical Practice and Epidemiology in Mental Health 2006; 2: 22

[28] Kunze H. Die Idee des personenzentrierten Ansatzes. In: Schmidt-Zadel R, Kunze H/Aktion Psychisch Kranke, Hrsg. Die Zukunft hat begonnen. Personenzentrierte Hilfen – Erfahrungen und Perspektiven. Bonn: Psychiatrie-Verlag; 2003: 17–29

[29] Lamb HR. The 1978 APA conference on the chronic mental patient: a defining moment. Psychiatr Serv 2000; 51: 874–878

[30] Lasalvia A, Bonetto C, Malchiodi F et al. Listening to patients' needs to improve their subjective quality of life. Psychological Medicine 2005; 35 (11): 1655–1665

[31] Lehtinen V, Joukamaa M, Jyrkinen E et al. Need for mental health services of the adult population in Finland: results from the Mini Finland Health Survey. Acta Psychiatr Scand 1990; 81: 426–431

[32] Mory C, Matschinger H, Roick C et al. Die deutsche Version der Verona Service Satisfaction Scale (VSSS-54). Psychiat Prax 2001; 28 (Sonderheft 2): 91–96

[33] Mueser KT, Bellack AS, Douglas MS et al. Prediction of social skill acquisition in schizophrenic and major affective disorder patients from memory and symptomatology. Psychiatry Res 1991; 37: 281–296

[34] Nordentoft M, Knudsen HC, Jessen-Petersen B et al. CCPP-Copenhagen Community Psychiatric Project: Implimentation of community mental health centres in Copenhagen: effects of service utilization, social integration, quality of life and positive and negative symptoms. Soc Psychiatr Epidemiol 1996; 31: 336–344

[35] Ochoa S, Haro JM, Autonell J et al. Met and unmet needs of schizophrenia patients in a Spanish sample. Schizophrenia Bulletin 2003; 29 (2): 201–210

[36] Piel E, Roelandt JL. Rapport démission: de la psychiatrie vers la santé mentale. Paris: Ministère de L'Emploi et de la Solidarité, Ministère Délégué à la Santé; 2001

[37] Robins LN, Helzer JE, Croughan JL et al. National Institute of Mental Health Diagnostic Interview Schedule: its history, characteristics and validity. Arch Gen Psychiatry 1981; 38: 381–389

[38] Rössler W, Lauber C. Psychiatrische Rehabilitation – vom Behinderungsmodell zum Empowerment. In: Rössler W, Hrsg. Psychiatrische Rehabilitation. Bd. 1–4. Heidelberg: Springer; 2004

[39] Saarni SI, Suvisaari J, Sintonen H et al. Impact of psychiatric disorders on health-related quality of life: general population survey. Br J Psychiatry 2007; 190: 326–332

[40] Seedat S, Scott KM, Angermeyer MC et al. Cross-national associations between gender and mental disorders in the WHO World Mental Health Surveys. Arch Gen Psychiatry 2009; 66(7): 785–795

[41] Sørgaard KW, Rezvy G, Bugdanov A et al. Treatment needs, diagnoses and use of services for acutely admitted psychiatric patients in northwest Russia and northern Norway. International Journal of Mental Health Systems 2013; 7: 4

[42] Sytema S, Micciolo R, Tansella M. Service utilization by schizophrenic patients in Groningen and South-Verona: an event-history analysis. Psychol Med 1996; 26: 109–119

[43] Thornicroft G, Tansella M, eds. The mental Health Matrix: a Manual to improve Services. Cambridge: Cambridge University Press; 2001

[44] Ungewitter C, Böttger D, EL-Jurdi J et al. Struktur und Kooperation in der Versorgung psychisch Kranker. Nervenarzt 2012; DOI: 10.1007/s00 115-011-3 433-1

[45] World Health Organization (WHO). Composite International Diagnostic Interview (CIDI). Geneva: World Health Organization; 1990

[46] World Health Organization (WHO). Strengthening community mental health services and primary care. Fact Sheet Nr. 219, 1999

[47] World Health Organization (WHO). Mental health policy, plans and programmes (updated version 2). Geneva, World Health Organization, 2005

[48] Wiersma D, van den Brink R, Wolters K et al. Individual unmet needs for care: are they sensitive as outcome criterion for the effectiveness of mental health services interventions? Soc Psychiatry Psychiatr Epidemiol 2009; 44: 317–324

[49] Wing JK, Barbor T, Brugha T et al. SCAN: Schedules for Clinical Assessment in Neuropsychiatry. Arch Gen Psychiatry 1990; 47: 589–593

[50] Wittchen HU, Wunderlich U, Gruschwitz S et al. Strukturiertes klinisches Interview für DSM-IV, Achse-I (SKID). Göttingen: Hogrefe; 1997

[51] Wittchen HU, Jacobi F, Rehm J et al. The size and burden of mental disorders and other disorders of the brain in Europe 2010. Eur Neuropsychopharmakology 2011; 21: 655–679

Prüfungsfragen

1. Was sind die Leitlinien einer modernen Sozialpsychiatrie?
2. Was wird unter Regionalisierung verstanden?
3. Was wird unter Deinstitutionalisierung verstanden?
4. Welcher Unterschied besteht zwischen deskriptiver und analytischer Epidemiologie?
5. Wodurch wird die Inanspruchnahme psychiatrischer Einrichtungen bestimmt?
6. Auf welchen wichtigen Prinzipien beruht die Versorgungsrealität?
7. Welche wesentlichen Therapiewege einer psychiatrischen Behandlung gibt es?
8. Was wird unter Wohnrehabilitation verstanden?
9. Welche Überlegungen gibt es zur Patientenzufriedenheit und Lebensqualität?

Teil VI

Forensik und Begutachtung

VI

27 Forensische Psychiatrie

Norbert Nedopil

27.1 Einleitung

Die forensische Psychiatrie befasst sich mit den Fragen, die von Gerichten und Behörden an Psychiater gestellt werden. Im weiteren Sinne deckt das Fach auch jenen breiten Überlappungsbereich zwischen Recht und Psychiatrie ab, der sich sowohl aus den rechtlichen Problemen im Umgang mit psychisch Kranken und Gestörten für Ärzte, Gerichte und Behörden ergibt, als auch aus den medizinischen und psychologischen Problemen dieser Menschen für ihre Fähigkeit zu rechtsrelevantem Handeln.

27.2 Stellung und Aufgaben des Sachverständigen

27

Forensisch tätige Psychiater müssen

- die Prinzipien juristischen Denkens, soweit sie für die Psychiatrie relevant sind, verstehen,
- die Gesetze und Vorschriften kennen, die den Umgang mit den Patienten regeln und auch die Rechtsstellung psychisch Kranker beeinflussen,
- die Fähigkeit erwerben, den Gerichten ihr Fachwissen in einer solchen Weise zu vermitteln, dass es von den Juristen angewandt werden kann.

Die *Verantwortlichkeit* forensischer Psychiater unterscheidet sich zumindest quantitativ von der sonst üblichen Praxis der klinisch tätigen Ärzte. Jeder Arzt trägt sowohl gegenüber dem von ihm betreuten Patienten als auch gegenüber der Allgemeinheit Verantwortung. Die Gewichte sind allerdings unterschiedlich verteilt. Während sich die Verantwortung der Kliniker für die Allgemeinheit auf akut bedrohliche Fälle beschränkt, z. B. bei Ansteckungsgefahr durch eine Seuche oder bei unmittelbar geäußerter Bedrohung eines Dritten, hat der forensische Psychiater direkte Verantwortung gegenüber der Öffentlichkeit.

Dementsprechend unterscheidet sich sein *Vertragsverhältnis* vom klinischen Arzt. In der Klinik und in der ärztlichen Praxis geht der Patient ein unmittelbares Vertragsverhältnis mit dem Arzt ein. In der forensischen Psychiatrie besteht ein entsprechendes Vertragsverhältnis zum Auftraggeber, also zur Justiz oder Behörde; dies gilt selbst dann, wenn gleichzeitig eine Therapie durchgeführt werden soll. Der Untersuchte ist nicht nur Subjekt, welches autonom in eine Behandlung einwilligt, sondern auch Objekt, über welches Befunde für Dritte erhoben und an Dritte weitergegeben werden.

Die Interessenslagen von Auftraggeber und Untersuchten sind häufig ganz verschieden. Diese Situation ist dem Untersuchten auch zu erklären. Die Deklaration der „World Psychiatric Association" (WPA) von Madrid 1996 [8] fordert, dass begutachtende Psychiater die Untersuchten aufklären.

Die *Aufklärung* bei der Begutachtung sollte folgende Punkte umfassen [15]:

- Rolle des Gutachters
- Auftraggeber der Begutachtung
- Verfahrensgang der Begutachtung
- abstrakte Konsequenzen der Begutachtung
- Fehlen von Schweigepflicht und Schweigerecht für den Gutachter
- Mitwirkungspflicht und Verweigerungsrecht bei der Begutachtung
- Grenzen gutachterlicher Kompetenz

27.3 Grundsätze der Begutachtung

▸ **2- oder mehrstufiges Beantwortungsschema.** Bei den meisten Begutachtungen genügt es nicht, eine klinische Diagnose zu stellen und diese einem juristischen Eingangsmerkmal zuzuordnen; es kommt vielmehr auf die durch eine Störung bedingte Funktionseinschränkung an. Daraus ergibt sich ein *2- oder mehrstufiges Beantwortungsschema*. Zuerst muss geklärt werden, ob das Ausmaß der durch die klinische Diagnose beschriebenen Störung ausreicht, um den je nach anzuwendendem Gesetz geforderten juristischen Krankheitsbegriff zu erfüllen. Erst wenn die Antwort auf diese Frage positiv ausfällt, kann die 2. Frage beantwortet werden. Sie lautet: „Welche durch Gesetz oder Rechtsprechung bestimmte Funktionsbeeinträchtigung wird oder wurde durch die Störung bedingt?" Auch diese Funktionsbeeinträchtigung wird je nach Gesetzestext unterschiedlich benannt. Auf die beiden Stufen der Beurteilung wird im Folgenden bei der Darstellung der verschiedenen Rechtsbereiche hingewiesen.

▸ **Hypothesenbildung.** Bei sehr vielen gutachterlichen Problemfällen kommt es nicht oder nicht nur auf die augenblicklich zu beobachtende Symptomatik an. Ausschlaggebend ist vielmehr die Psychopathologie zur Tatzeit, zum Zeitpunkt des Geschäftsabschlusses oder die Prognose der festgestellten Störung oder Verhaltensweise. Somit müssen häufig Befunde aus zurückliegenden Zeiträumen in Erfahrung gebracht und beurteilt werden oder es ist ein künftig erwarteter psychischer Befund zu bewerten. Derartige Einschätzungen können jedoch nur hypothetischen Charakter haben.

Hypothesen, die der Arzt bei der Beantwortung rechtlich relevanter Fragen bildet, beruhen auf der klinischen Erfahrung. Aufgrund des hypothetischen Charakters der Antwort muss erwogen werden, mit welcher Wahrscheinlichkeit die Hypothese zutrifft. Bei der Beantwortung einer Rechtsfrage muss somit in aller Regel in mehreren Schritten vorgegangen werden. Es folgen nacheinander:

- Stellen einer klinischen Diagnose,
- Subsumption unter einen juristischen Krankheitsbegriff,
- Entwicklung einer Hypothese über die störungsbedingte Funktionsbeeinträchtigung aufgrund des klinischen Erfahrungswissens,
- Quantifizierung der rechtsrelevanten Funktionsbeeinträchtigung,
- Benennung der Wahrscheinlichkeit, mit welcher die klinische Hypothese zutrifft.

▸ **Beschränkung auf fachliche Kompetenz.** Der Gutachter hat nur solche Fragen zu beantworten, zu deren Beantwortung er aufgrund seiner *fachlichen Kompetenz* besonders befähigt ist. Fragen, die auch er nur nach dem allgemeinen Menschenverstand und Einfühlungsvermögen beantworten könnte, sollte er an das Gericht zurückgeben. Keinesfalls darf er in einem Gutachten seine Meinung zu juristischen Problemen kundtun. Zu Fragen der Schuld, der Absicht, des Betrugs, der Rechtmäßigkeit eines Geschäfts etc. kann und darf er nicht Stellung nehmen. Selbst die Begriffe wie Schuldfähigkeit, Geschäftsfähigkeit, Verhandlungs- oder Prozessfähigkeit sind juristische Termini, deren Feststellung nicht zu den eigentlichen Aufgaben des psychiatrischen Sachverständigen gehört.

Er hat hingegen die psychopathologischen Funktionseinschränkungen zu benennen, aufgrund derer das Gericht die juristischen Schlussfolgerungen ziehen kann. Dazu muss er die fachlich psychiatrische Terminologie in eine allgemein verständliche Sprache übersetzen und die Auswirkung einer Störung auf die Funktionen menschlichen Verhaltens – soweit sie im jeweiligen juristischen Kontext relevant sind – erläutern. Dieser Übergangsbereich zwischen psychiatrischer Befunddarlegung und juristischer Urteilsbildung bildet das eigentliche Kernstück gutachterliche Überlegungen. Er kann je nach Gepflogenheit des Gerichts und nach dem Selbstverständnis des Gutachters breiter oder enger gefasst sein.

27.4 Strafrecht

Im Strafrecht wird der psychiatrische Sachverständige im Wesentlichen zu Folgendem befragt:

- Voraussetzungen für aufgehobene oder verminderte Schuldfähigkeit (§§ 20, 21 StGB)
- Reifebeurteilung von Jugendlichen und Heranwachsenden (§§ 3, 105 JGG)
- Sozial- und Kriminalprognose bei psychisch kranken Rechtsbrechern, die in einer Maßregel der Besserung und Sicherung eingewiesen oder aus ihr entlassen werden sollen (§§ 63, 64, 66, 66a, 66b, 67d StGB)
- Kriminalprognose bei langjährig untergebrachten Häftlingen, wenn z. B. eine Entlassung aus der Sicherungsverwahrung, aus lebenslanger Haft oder bei bestimmten Delikten aus einer mehrjährigen Haftstrafe (§ 57, 57 a StGB) erwogen wird
- Glaubhaftigkeit von Zeugenaussagen
- Behandlung psychisch kranker Rechtsbrecher

27.4.1 Schuldunfähigkeit

Die Frage nach der Schuldfähigkeit hat eine Reihe von philosophischen, ethischen und juristischen Implikationen, die hier zwar nicht näher diskutiert werden können, aber nicht vergessen werden sollten. Aufgabe des gutachtenden Psychiaters ist es v. a., die medizinischen und psychologischen Einbußen aufzuzeigen, welche die Schuldfähigkeit beeinflussen können. Er hat sich dabei eng an den gesetzlichen Vorgaben zu orientieren, ohne die erfahrungswissenschaftlichen Grundlagen seiner Kenntnisse zu verlassen und selbst rechtliche Wertungen vornehmen zu wollen.

Recht

§ 20 StGB (Schuldunfähigkeit)
Ohne Schuld handelt, wer bei Begehung einer Tat wegen einer krankhaften seelischen Störung, wegen einer tief greifenden Bewusstseinsstörung oder wegen Schwachsinns oder einer schweren anderen seelischen Abartigkeit unfähig ist, das Unrecht einer Tat einzusehen oder nach dieser Einsicht zu handeln.

Eingangsmerkmale (1. Stufe der Beurteilung)

► **Krankhafte seelische Störung.** Dieser Begriff umfasst alle Erkrankungen und Störungen, bei denen nach traditioneller Auffassung entweder eine organische Ursache bekannt ist oder aber eine solche Ursache vermutet wird. Hierzu werden gezählt:

- körperlich begründbare (exogene) Psychosen
- endogene Psychosen (schizophrene und affektive Psychosen)
- degenerative Gehirnerkrankungen
- Durchgangssyndrome, die entweder toxisch oder traumatisch bedingt sind (z. B. Alkoholrausch oder Drogen- bzw. Medikamentenintoxikation)
- epileptische Erkrankungen, einschließlich epileptischer Dämmerzustände
- genetisch bedingte Erkrankungen, z. B. Down-Syndrom („Mongolismus")

Da hier eine Vielzahl psychiatrischer oder körperlicher Erkrankungen subsumiert wird, ist eine quantitative Abgrenzung erforderlich, die mit dem Begriff „krankhaft" erfolgt.

► **Tief greifende Bewusstseinsstörung.** Dieses Merkmal bezieht sich auf Bewusstseinsveränderungen, die bei einem ansonsten gesunden Menschen auftreten können, aber in extremen Belastungssituationen zu einer erheblichen Beeinträchtigung der psychischen Funktionsfähigkeit führen. Mit dem Attribut *„tief greifend"* ist gemeint, dass das seelische Gefüge des Betroffenen äußerst schwer beeinträchtigt ist. Solche tief greifenden Bewusstseinsstörungen sind meist Folge starker affektiver Belastung (z. B. Wut, Angst oder Verzweiflung), können aber beispielsweise auch bei Schlaftrunkenheit auftreten.

► **Schwachsinn.** Unter dem Eingangsmerkmal *Schwachsinn* sind alle Störungen der Intelligenz zusammengefasst, die nicht auf nachweisbaren organischen Grundlagen beruhen. Nicht darunter fallen insbesondere die demenziellen Prozesse im Alter und die genetisch bedingten Formen der Minderbegabung, sofern sie eindeutig zugeordnet werden können; s. „Krankhafte seelische Störung" (S. 440). Wenngleich eine Zuordnung zu diesem Merkmal erst ab einer relativ ausgeprägten Minderbegabung erfolgt, hängt seine Anwendung nicht allein vom Intelligenzquotienten ab, sondern auch von der Täterpersönlichkeit und ihrer Sozialisation. Intelligenzeinbußen führen unter Umständen auch zu leichterer Verführbarkeit, zu verminderter Erregungskontrolle und zu unüberlegten Handlungen in komplexen Situationen.

► **Schwere andere seelische Abartigkeit.** Bei diesem unglücklich gewählten Terminus handelt es sich um einen Sammelbegriff, unter dem alle Störungen, die nicht den ersten 3 Merkmalen zugeordnet werden können, zusammengefasst werden. Dazu gehören insbesondere Persönlichkeitsstörungen, neurotische Störungen, sexuelle Verhaltensabweichungen, aber auch chronische Missbrauchsformen, die nicht oder noch nicht zur körperlichen Abhängigkeit geführt haben und auch die Störungen der Impulskontrolle (z. B. pathologisches Spielen).

Auch in diesem Begriff ist eine quantitative Begrenzung durch das Adjektiv „schwere" enthalten. Im Allgemeinen wird darauf hingewiesen, dass die Funktionsbeeinträchtigung durch die Störung so ausgeprägt sein muss wie bei den psychotischen Erkrankungen (psychopathologisches Referenzsystem; [19]) oder dass die Einbußen an sozialer Kompetenz denen bei psychotischen Erkrankungen gleichen müssen (strukturell-sozialer Krankheitsbegriff; [17]).

Neben dem Ausmaß der Störung ist auch die Spezifität der Störung für die inkriminierte Tat von Bedeutung (z. B. bei sexuell devianten Individuen).

Funktionsbeeinträchtigungen (2. Stufe der Beurteilung)

Die 2. Stufe der Schuldfähigkeitsbeurteilung beinhaltet auch einen normativen Schritt. Zum einen ist es eine normative Entscheidung, bis zu welchem Ausmaß Einsicht in das Unrecht einer Handlung erwartet werden kann und bis zu welchem Grad Steuerung von einem Menschen verlangt wird; zum anderen ist es mit empirischen Methoden nicht möglich, retrospektiv eindeutige Aussagen über das Ausmaß psychischer Beeinträchtigungen zu treffen. Der Psychiater sollte jedoch Hilfestellungen für diese normativen Entscheidungen, die letztendlich vom Gericht zu treffen sind, anbieten.

▸ **Einsichtsunfähigkeit.** Einsichtsunfähigkeit besteht, wenn die kognitiven Funktionen nicht ausreichen, das Unrecht eines Handelns zu erkennen. Dies ist beispielsweise bei schwerwiegenden intellektuellen Einbußen, aber auch bei psychotischen Realitätsverkennungen der Fall. Wird die Einsichtsunfähigkeit vom Gericht festgestellt, erübrigen sich weitere Fragen, da sich eine Person, die das Unrecht eines Handelns nicht einsehen kann, nicht entsprechend einer Rechtseinsicht steuern kann.

Sofern Einsichtsfähigkeit besteht, muss geprüft werden, ob sich der Täter entsprechend seiner Einsicht hat steuern können.

▸ **Steuerungsunfähigkeit.** Zu einer Aufhebung oder einer Verminderung der Steuerungsfähigkeit führen in der Regel Einbußen der voluntativen Fähigkeiten, die zu einem Handlungsentwurf beitragen. Die von verschiedenen Wissenschaftlern vorgetragenen Kriterien und Definitionsvorschläge sind vielfältig: Begriffe wie *„Enthemmung"*, *„Beeinträchtigung der inneren Freiheitsgrade und Handlungsspielräume"*, *„Unterbrechung der Kette zwischen antizipierender Planung, Vorbereitung und Handlung"*, *„krankheitsbedingte Beeinträchtigung des Motivationsgefüges"* zeigen die Komplexität der Materie und lassen erkennen, dass es eine allgemein verbindliche, knappe und praktisch anwendbare Definition der Steuerungsfähigkeit kaum geben kann.

27.4.2 Verminderte Schuldfähigkeit

Die gleichen Eingangsmerkmale, die zur Schuldunfähigkeit führen, können nach § 21 StGB auch eine verminderte Schuldfähigkeit des Täters bedingen. Er ist zwar dann schuldfähig und wird in aller Regel auch zu einer Strafe verurteilt, die Strafe kann jedoch vom Gericht gemildert werden (§ 49 StGB). Voraussetzung für die Anwendung des § 21 StGB ist, dass der Täter bei Begehung der Tat in seiner Steuerungsfähigkeit erheblich vermindert war.

Recht

§ 21 StGB (verminderte Schuldfähigkeit)
Ist die Fähigkeit des Täters, das Unrecht der Tat einzusehen oder nach dieser Einsicht zu handeln, aus einem der in § 20 bezeichneten Gründe bei Begehung der Tat erheblich vermindert, so kann die Strafe nach § 49 Abs.1 gemildert werden.

Eine Arbeitsgruppe beim Bundesgerichtshof hat 2005 Mindestanforderungen bei der *Schuldfähigkeitsbegutachtung* erarbeitet, die in verschiedenen Fachzeitschriften veröffentlicht wurden [1]. Sie enthalten sowohl formale Kriterien der Untersuchung, der Informationsgewinnung und der Abfassung des Gutachtens als auch Beurteilungsvorgaben für die besonders problematischen Diagnosen von Persönlichkeitsstörungen und sexuellen Paraphilien. Die Gerichte achten zunehmend darauf, dass diese Mindestanforderungen eingehalten werden.

27.5 Jugendrecht

Beim Jugendlichen und Heranwachsenden werden durch das *Jugendgerichtsgesetz (JGG)* besondere Abweichungen und Ergänzungen des Strafrechts vorgenommen, die unter Umständen auch eine besondere psychiatrische Beurteilung erforderlich machen.

Bei 14- bis 17-jährigen Jugendlichen muss die strafrechtliche Verantwortlichkeit ausdrücklich festgestellt werden (§ 3 JGG), wobei konkret nach dem „sittlichen und geistigen Entwicklungsstand" zur Tatzeit gefragt wird. Die Beantwortung dieser Fragestellung ist in der Regel Aufgabe des Kinder- und Jugendpsychiaters.

Bei Heranwachsenden zwischen dem vollendeten 18. und 21. Lebensjahr beurteilt das Gericht den Täter nach Jugendstrafrecht, wenn es sich entweder um ein jugendtypisches Delikt oder einen Menschen handelt, der eher einem Jugendlichen als einem Erwachsenen gleicht. Der Psychiater muss hierbei prüfen, ob der Täter die *„Entwicklungsaufgaben"* schon bewältigt hat oder noch nicht. Gemeint sind hier beispielsweise das Erlernen und Ausfüllen der Geschlechterrolle, die Erlangung der Unabhängigkeit vom Elternhaus oder die Entwicklung von Selbstvertrauen und Aufbau eines eigenen Wertesystems. In diesem Zusammenhang muss der Sachverständige v. a. dazu Stellung nehmen, inwieweit ggf. erkennbare seelische Entwicklungsauffälligkeiten noch durch den Reifungsprozess ausgeglichen werden können oder schon Kennzeichen einer stabilen Persönlichkeitsstörung sind.

Die Kinder- und Jugendpsychiatrie hat Kriterienkataloge entwickelt, nach denen die Zuordnung erleichtert werden soll. Sie sind in der Praxis jedoch häufig unbefriedigend, sodass einerseits eine genaue Zuordnung des einzelnen Betroffenen als Jugendlicher oder als Erwachsener häufig schwer gelingt. Andererseits erscheint ein flexibler Umgang, bei dem auf den Reifungsgrad des Einzelnen geachtet wird, in dieser Phase wünschenswerter als eine starre Bindung an letztlich willkürlich vorgegebene Altersgrenzen [4].

27.6 Maßregelvollzug

27.6.1 Unterbringung in einem psychiatrischen Krankenhaus

Wenn die Schuldfähigkeit aufgrund einer Erkrankung oder Störung aufgehoben oder erheblich vermindert war, hat das Gericht zu prüfen, ob von dem Beschuldigten aufgrund seiner Störung weitere erhebliche Delikte zu erwarten sind. Das Gericht muss eine Unterbringung in einem psychiatrischen Krankenhaus anordnen, wenn

- die Voraussetzungen für die Anwendung der §§ 20 oder 21 StGB positiv vorliegen,
- die Störung, die zur Annahme der §§ 20/21 StGB führt, nicht nur vorübergehend bestand,
- es davon ausgeht, dass die bisherigen und die für die Zukunft befürchteten Straftaten
  - in einem engen Zusammenhang mit der Störung stehen und
  - erheblich sind (worunter u. a. Straftaten gegen Leib und Leben, aber auch schwerwiegende Vermögensdelikte zu verstehen sind).

Das Ziel der psychiatrischen Maßregeln wird mit den Begriffen *Besserung* und *Sicherung* umrissen. Sicherung sollte somit v. a. auch bedeuten, dass die zum Risiko gewordene psychiatrische Störung so behandelt werden kann, dass eine künftige Gefährdung der Allgemeinheit vermieden wird. Aber auch dann, wenn therapeutische Bemühungen erfolglos bleiben, behält der Maßregelvollzug die Aufgabe der Sicherung.

Recht

§ 63 StGB (Unterbringung in einem psychiatrischen Krankenhaus)
Hat jemand eine rechtswidrige Tat im Zustand der Schuldunfähigkeit (§ 20) oder der verminderten Schuldfähigkeit (§ 21) begangen, so ordnet das Gericht die Unterbringung in einem psychiatrischen Krankenhaus an, wenn die Gesamtwürdigung des Täters und seiner Tat ergibt, dass von ihm infolge seines Zustands erhebliche rechtswidrige Taten zu erwarten sind und er deshalb für die Allgemeinheit gefährlich ist.

27.6.2 Unterbringung in einer Entziehungsanstalt

Die Anordnung einer Suchtbehandlung (§ 64 StGB) ist nicht von der aufgehobenen oder verminderten Schuldfähigkeit (§§ 20 und 21 StGB) des Täters abhängig und ist auf 2 Jahre begrenzt. Sie kann nur angeordnet werden, wenn hinreichend konkrete Aussichten auf Erfolg der Behandlung bestehen. Ansonsten gelten für die Unterbringung in einer Entziehungsanstalt die gleichen rechtlichen Voraussetzungen wie bei der Unterbringung in einem psychiatrischen Krankenhaus.

Recht

§ 64 StGB (Unterbringung in einer Entziehungsanstalt)
Hat eine Person den Hang, alkoholische Getränke oder andere berauschende Mittel im Übermaß zu sich zu nehmen, und wird sie wegen einer rechtswidrigen Tat, die sie im Rausch begangen hat oder die auf ihren Hang zurückgeht, verurteilt oder nur deshalb nicht verurteilt, weil ihre Schuldunfähigkeit erwiesen oder nicht auszuschließen ist, so soll das Gericht die Unterbringung in einer Entziehungsanstalt anordnen, wenn die Gefahr besteht, dass sie infolge ihres Hanges erhebliche rechtswidrige Taten begehen wird. Die Anordnung ergeht nur, wenn eine hinreichend konkrete Aussicht besteht, die Person durch die Behandlung in einer Entziehungsanstalt zu heilen oder über eine erhebliche Zeit vor dem Rückfall mit dem Hang zu bewahren und von der Begehung erheblicher rechtswidriger Taten abzuhalten, die auf ihren Hang zurückgehen.

27.6.3 Einstweilige Unterbringung

Wird während des Ermittlungsverfahrens festgestellt, dass die Voraussetzungen für die Unterbringung in einem psychiatrischen Krankenhaus oder in einer Entziehungsanstalt nach den §§ 63 oder 64 StGB vorliegen, so kann der Haftrichter aufgrund eines psychiatrischen Gutachtens eine *einstweilige Unterbringung* nach § 126a StPO anordnen. Sie dauert bis zur Hauptverhandlung oder bis die Voraussetzungen für die Unterbringung entfallen. Die Unterbringung nach § 126a StPO soll eine möglichst frühzeitige Behandlung des psychisch kranken Rechtsbrechers sichern. Ein Sachverständiger, der bei der Schuldfähigkeitsbegutachtung die entsprechenden Voraussetzungen feststellt, sollte dies dem Auftraggeber mitteilen, damit die entsprechenden Schritte eingeleitet werden können.

Eine Unterbringung kann auch zum Zweck einer psychiatrischen Begutachtung angeordnet werden, wenn die Erkenntnisse, die für die Beurteilung der psychopathologischen Voraussetzungen für aufgehobene oder verminderte Schuldfähigkeit erforderlich sind, auf andere Weise nicht gewonnen werden können und die Maßnahme in Anbetracht des Delikts, dessen juristischer Konsequenzen und des Erkenntnisgewinnes verhältnismäßig ist.

27.6.4 Sicherungsverwahrung

Die Sicherungsverwahrung ist eine präventive Maßnahme, die nicht von der Schuld des Täters abhängt und zusätzlich zu einer schuldbedingten Strafe, unter Umständen auch zusätzlich zu einer anderen Maßregel, angeordnet werden kann. Am 1. Juni 2013 traten die neuen gesetzlichen Regelungen zur Sicherungsverwahrung in Kraft. Die bisherige verwirrende Gesetzeslage gilt nur noch für eine Übergangsfrist bei Delikten, die vor dem 1. Juni 2013 begangen worden sind.

Die Sicherungsverwahrung nach § 66 StGB kann nur bei einer Verurteilung wegen schwerwiegender Delikte, namentlich solcher, die gegen das Leben, die körperliche Unversehrtheit, die persönliche Freiheit oder die sexuelle Selbstbestimmung gerichtet waren, verhängt werden. Das Gericht muss sie anordnen, sofern der Täter zu einer Freiheitsstrafe von mindestens 2 Jahren und vor der neuen Tat schon 2-mal wegen vergleichbarer Delikte zu einer Freiheitsstrafe von mindestens 1 Jahr verurteilt wurde sowie wenn er sich vor der aktuellen Verurteilung schon mindestens 2 Jahre in Strafhaft oder Unterbringung befand. Außerdem muss *„die Gesamtwürdigung des Täters und seiner Taten ergeben, dass er infolge eines Hanges zu erheblichen Straftaten, namentlich zu solchen, durch welche die Opfer seelisch oder körperlich schwer geschädigt werden, zum Zeitpunkt der Verurteilung für die Allgemeinheit gefährlich ist"* (§ 66 Abs.1 Satz 4 StGB). Ohne vorhergehende Verurteilung kann das Gericht die Sicherungsverwahrung auch dann anordnen, wenn der Täter 3 vergleichbare Delikte begangen hat, durch die er jeweils eine Freiheitsstrafe von mindestens 1 Jahr verwirkt hat (§ 66 Abs. 2 StGB). Der Absatz 3 dieses Paragrafen enthält weitere juristische Fallkonstellationen, aufgrund derer ebenfalls die Sicherungsverwahrung angeordnet werden kann.

► **Aufgabe des psychiatrischen Sachverständigen.** Aufgabe des psychiatrischen Sachverständigen ist es, bei der Frage nach der Sicherungsverwahrung eine psychopathologische und kriminologische Gesamtwürdigung des Täters vorzunehmen und eine Prognose bezüglich seiner künftigen delinquenten Entwicklung abzugeben. Er hat dabei dem Gericht bei der Feststellung zu helfen, ob ein Hang vorliegt, der erneute agierende Straftaten der oben genannten Art wahrscheinlich macht. Er hat aber selber den Hang nicht zu begründen, da der „Hang" ein juristischer Fachbegriff ist, der nicht der psychiatrischen Terminologie entspringt. Mit der Gesetzesnovellierung 2013 wurde auch festgelegt, dass die Unterbringung in geeigneten Einrichtungen mit einem umfassenden Therapiekonzept vollzogen werden muss, wobei insbesondere auf die Bedürfnisse und Möglichkeiten des Untergebrachten einzugehen ist, um baldmöglichst eine Entlassung auf Bewährung zu ermöglichen.

► **Vorbehaltene Sicherungsverwahrung.** 2002 wurde die vorbehaltene Sicherungsverwahrung (§ 66a StGB) eingeführt, welche ausgesprochen werden kann, wenn die rechtlichen Voraussetzungen für die Anwendung der Sicherungsverwahrung vorliegen, die prognostische Beurteilung jedoch nur mit großen Unsicherheiten möglich ist und erwartet wird, dass der Verlauf in der Haftanstalt Rückschlüsse auf eine weiter bestehende Gefährlichkeit oder deren Abklingen zulassen wird. Sie kann gemäß § 66a Abs. 2 auch bei einem Ersttäter ausgesprochen werden, wenn er wegen der in § 66 StGB aufgeführten Delikte zu einer Freiheitsstrafe von mindestens 5 Jahren verurteilt wird und die anderen Voraussetzungen der Sicherungsverwahrung zumindest wahrscheinlich sind.

Bei vorbehaltener Sicherungsverwahrung muss das Gericht bis zum Ende der Verbüßung der Freiheitsstrafe entscheiden, ob auch unter Berücksichtigung der weiteren Entwicklung des Täters erhebliche Straftaten gegen die körperliche Unversehrtheit oder die sexuelle Selbstbestimmung zu erwarten sind (§ 66a Abs. 3 StGB). Hierfür bedarf es der *forensisch psychiatrischen, psychologischen* oder *kriminologischen Prognoseerstellung.*

► **Nachträgliche Sicherungsverwahrung.** Die nachträgliche Sicherungsverwahrung bleibt auf jene Fälle beschränkt, die zuvor im Maßregelvollzug nach § 63 StGB untergebracht waren, aus diesem aber wegen Erledigung der Maßregel entlassen worden waren, weil die Voraussetzungen einer psychischen Störung, die zu einer Schuldminderung gemäß § 21 StGB führte, nicht mehr vorlagen. Bei ihnen kann bei Fortdauer der Gefährlichkeit und beim Vorliegen eines Hanges zu erheblichen rechtswidrigen Taten nachträglich die Sicherungsverwahrung angeordnet werden.

27.6.5 Entlassung aus der Maßregel

Wenn keine Höchstfrist im Gesetz festgesetzt ist (2 Jahre bei Unterbringung nach § 64 StGB), ist die Entlassung aus den Maßregeln nur von der Rückfallprognose abhängig. Bei günstiger Prognose kann der Untergebrachte jederzeit entlassen werden, sofern er nicht noch eine Strafhaft zu verbüßen hat.

Recht

§ 67d StGB (Dauer der Unterbringung)
(2) Ist keine Höchstfrist vorgesehen oder ist die Frist noch nicht abgelaufen, so setzt das Gericht die weitere Vollstreckung der Unterbringung zur Bewährung aus, wenn zu erwarten ist, dass der Untergebrachte außerhalb des Maßregelvollzugs keine rechtswidrigen Taten mehr begehen wird. Mit der Aussetzung tritt Führungsaufsicht ein.

27.6.6 Kriminalprognose

► **Risikoabschätzung.** Die Risikoabschätzung, nach der entschieden wird, ob eine Maßregel angeordnet wird oder ob ein Untergebrachter aus dem Maßregelvollzug entlassen wird, gehört zu den schwierigsten Aufgaben, die an psychiatrische Sachverständige herangetragen werden.

Die Zahl der Anforderungen von Prognosegutachten ist in den letzten Jahren dramatisch gewachsen. Die experimentelle Überprüfung der prognostischen Aussagen ist praktisch nicht möglich und in den meisten Fällen nicht zu verantworten. Eine ungünstige Prognose führt meist zwangsläufig zu einer weiteren Unterbringung. Es kann somit in der Praxis nicht überprüft werden, wie viele ungünstige Prognosen sich als falsch erweisen würden. In natürlichen Experimenten (z. B. gerichtlichen Entlassungsanordnungen trotz ungünstiger Rückfallprognose vonseiten der Psychiater) oder in speziellen experimentellen Untersuchungen [20] ließ sich berechnen, dass *sich bei 60–80 % die ungünstige Prognose nicht bewahrheitet hat (falsch positiv).*

Ähnlich wie bei den Schuldfähigkeitsbegutachtungen hat eine Arbeitsgruppe beim BGH Mindestanforderungen für die Prognosebegutachtung zusammengestellt [3], die zunehmend mehr von den Gerichten beachtet werden. Sie enthalten neben juristischen Vorgaben Anforderungen an die Formalien der Begutachtung, die Informationsgewinnung, die Diagnostik und die Abfassung des Gutachtens.

Methoden

Die frühere Literatur kannte 3 unterschiedliche Methoden, mit welchen die Kriminalprognose erarbeitet werden kann:

- *Intuitive Methode:* Ihrer bedienen sich die Richter, die aufgrund ihres theoretischen Allgemeinwissens und ihrer subjektiven Erfahrung in kurzer Zeit entscheiden müssen, welche Strafe oder welche Art der Strafverschonung aufgrund des Delikts und der Persönlichkeit eines Täters gerechtfertigt oder sinnvoll erscheint.
- *Statistische Methode:* Sie basiert auf empirischen Untersuchungen, die jene Faktoren ermitteln, die statistisch mit hoher Rückfälligkeit korrelieren oder von Experten als Indikatoren für hohe Rückfälligkeit angesehen werden.
- *Klinische Methode:* Bei ihr wird aufgrund der sorgfältigen biografischen Anamneseerhebung,

einschließlich der Krankheits- und Delinquenzanamnese, von der Vergangenheit über die derzeitige Situation auf die Zukunft extrapoliert.

► **Kriterienorientierte Vorhersagetechniken.** Seit etwa 1990 entstanden neue Forschungsaktivitäten, die unter Berücksichtigung der methodischen Schwächen der Untersuchungen der 1950er- und 1960er-Jahre den Zusammenhängen zwischen Gewalttätigkeit und psychischen Krankheiten nachgingen. Aufgrund dieser Untersuchungen und der dabei entwickelten Instrumente wurden die Vorhersagetechniken verfeinert und jenen Risikovorhersagen angeglichen, die beispielsweise im Versicherungswesen Anwendung finden („actuarial predictions"). Damit sind *kriterienorientierte Vorhersagetechniken* gemeint, bei denen nicht nur die einzelnen Variablen zuverlässig erhebbar sein müssen, sondern darüber hinaus die Abschätzung der verschiedenen Variablen einer sorgfältigen und methodisch ausgefeilten Abwägung und Verrechnung unterworfen wird, um zu einem Vorhersagemodell zu gelangen.

Während früher die Fragen der Risikoeinschätzung lauteten: „Wer wird rückfällig?", „Mit welcher Wahrscheinlichkeit wird der Rückfall eintreffen?" und „Welche Risikofaktoren können wir im Einzelfall identifizieren?", sollte heute die Frage differenzierter formuliert werden: „Wer wird wann, unter welchen Umständen, mit welchem Delikt rückfällig und wie können wir es verhindern?" [14].

Die differenzierte Fragestellung hat auch eine differenzierte Methodik der Begutachtung zur Folge. Bei einer solchen Methodik kann zwischen 3 verschiedenen Konzepten unterschieden werden:

- idiografisches Konzept
- nomothetisches Konzept
- hypothesengeleitetes Konzept

► **Idiografisches Konzept.** Hierbei werden eingeschliffene individuelle Verhaltensmuster, die ein Wiederauftreten des Verhaltens wahrscheinlich machen, zur Grundlage der Beurteilung gemacht. Derartige eingeschliffene Verhaltensweisen, die zu oft wiederkehrendem Fehlverhalten führen, sind allerdings selten. Häufig wird deswegen ein nomothetisches Konzept verfolgt.

► **Nomothetisches Konzept.** Hierbei werden empirische Erkenntnisse aus einer Vielzahl von Untersuchungen auf den Einzelfall angewendet. Dieses Konzept ist die Grundlage der heute gängigen empirisch begründeten Prognoseinstrumente. Dieses Konzept allein reicht jedoch häufig nicht aus und ermöglicht kaum eine Individualprognose. Hierzu kann ein hypothesengeleitetes Konzept dienen.

► **Hypothesengeleitetes Konzept.** Es beruht auf der Entwicklung einer individuellen Hypothese zur Delinquenzgenese. Dabei müssen die spezifischen Risikofaktoren, die der Hypothese zugrunde liegen, identifiziert werden. Hierzu bieten die Prognoseinstrumente eine wertvolle Hilfe. Anschließend müssen das Fortbestehen der Risikofaktoren im Einzelfall, ihre aktuelle Relevanz und ggf. ihre Kompensation durch protektive Faktoren überprüft werden. Damit wird die Prognoseerarbeitung zu einem Prozess, der auch die Anwendung empirischen Wissens für den Einzelfall möglich macht. Mittlerweile gibt es eine Reihe von operationalisierten Merkmalslisten, die diese Risikofaktoren erfassen (Übersicht bei [14]).

Risikofaktoren

Einteilung

Man unterscheidet veränderbare und stabile Risikofaktoren. Andrews und Bonta [1] haben die stabilen Parameter als *statische Prädiktoren*, die veränderbaren als *dynamische Prädiktoren* bezeichnet. Hanson [5] hat die dynamischen Prädiktoren unter therapeutischen Gesichtspunkten weiter in *fixierte* und *akute dynamische Prädiktoren* aufgeteilt. Etwas plakativ lassen sich Risikofaktoren wie folgt unterteilen:

- *Statische Risikofaktoren:* Sie setzen sich aus anamnestischen Daten, persönlichkeitsgebundenen Dispositionen und kriminologischen Faktoren zusammen und sind unter Punkt A und B in der integrierten Liste der Risikofaktoren aufgeführt (► Tab. 27.1); sie bilden die Grundlage der aktuarischen Risikoeinschätzung und besagen, um welche Personen man sich Sorgen machen muss.
- *Fxierte dynamische Risikofaktoren:* Sie beinhalten Fehlhaltungen und -einstellungen sowie risikoträchtige Reaktionsmuster und entsprechen den klinischen Variablen (Punkt C und zum Teil Punkt D der integrierten Liste der Risikofaktoren in ► Tab. 27.1). Sie erlauben eine Einschätzung der Behandlungsmöglichkeiten und besagen, bei welchen Personen Änderungen möglich und erreichbar sind.

- *Akute dynamische Risikofaktoren:* Sie bestehen aus klinischer Symptomatik, Einstellung und Verhalten in verschiedenen Situationen, z. B. dissoziales Verhalten in einer Einrichtung, Beschwerden über Personal („Nicht ich bin das Problem, sondern die Institution"), Bestreiten oder Verleugnen früherer Gewalttaten, Fehlen von Schuld und Reue, unrealistische Zukunftspläne, aktueller Alkoholmissbrauch, aktuelle psychotische Symptomatik, fehlende Compliance. Sie ermöglichen eine klinische Risikoeinschätzung und besagen, wann man sich Sorgen machen muss.

Prognoseinstrumente

Aufgrund von empirischen Untersuchungen und Konventionen wurden die als wesentlich erachteten Risikofaktoren zu Prognoseinstrumenten zusammengefasst. Die Merkmalskataloge, aufgrund derer delinquentes und insbesondere aggressives oder sexuell deviantes Verhalten prognostisch besser eingeschätzt werden soll, sind kaum mehr überschaubar [14]. Allerdings haben die Merkmalslisten einen großen Überlappungsbereich. Klinische Erfahrungen und empirische Untersuchungen gelangen zumindest in weiten Bereichen zu vergleichbaren Prädiktoren. In vielen Prognosein-

Tab. 27.1 Integrierte Liste der Risikovariablen (ILRV).

Risikobereiche	Variablen
A Benennen des Ausgangsdelikts	statistische Rückfallwahrscheinlichkeit
	Bedeutung situativer Faktoren für das Delikt
	Einfluss einer vorübergehenden Krankheit
	Zusammenhang mit einer Persönlichkeitsstörung
	Erkennbarkeit motivationaler Zusammenhänge
B anamnestische Daten	(H1) frühere Gewaltanwendung
	(H2) Alter bei 1. Gewalttat
	(H3) Stabilität von Partnerbeziehungen
	(H4) Stabilität in Arbeitsverhältnissen
	(H5) Alkohol-/Drogenmissbrauch
	(H6) psychische Störung
	(H8) frühe Anpassungsstörungen
	(H9) Persönlichkeitsstörung
	(H10) frühere Verstöße gegen Bewährungsauflagen
C postdeliktische Persönlichkeitsentwicklung (klinische Variablen)	Krankheitseinsicht, Therapiemotivation
	selbstkritischer Umgang mit bisheriger Delinquenz
	Besserung psychopathologischer Auffälligkeiten
	(C 2) pro-/antisoziale Lebenseinstellung
	(C 4) emotionale Stabilität
	Entwicklung von Coping-Mechanismen
	Widerstand gegen Folgeschäden durch Institutionalisierung
D sozialer Empfangsraum (Risikovariablen)	Arbeit
	Unterkunft
	soziale Beziehungen mit Kontrollfunktionen
	offizielle Kontrollmöglichkeiten
	Verfügbarkeit von Opfern
	Konfliktbereiche, die rückfallgefährdende Situationen wahrscheinlich machen
	(R2) Zugangsmöglichkeit zu Risiken
	(R4) Compliance
	(R5) Stressoren

strumenten ist die *PCL-R* von Hare (The Hare Psychopathy Checklist, revised; 2003) enthalten. In nahezu allen Instrumenten haben die anamnestischen und die objektiv feststellbaren Daten, also statische Risikovariablen, ein Übergewicht.

▸ **Anwendung und Interpretation.** Bei der Anwendung und der Interpretation der Ergebnisse von Prognoseinstrumenten sollte man das theoretische Konstrukt, die Möglichkeiten der Anwendung, die Zielrichtung der Fragestellung und die Grenzen der Aussagemöglichkeiten des Instruments kennen und berücksichtigen. Bei allen Kriterienkatalogen bedarf es sowohl bei der Beurteilung der Einzelkriterien als auch bei deren Gewichtung im Gesamtzusammenhang einer psychiatrischen Ausbildung und Erfahrung sowie einer intensiven Schulung. Hierzu erscheint es sinnvoll, die Prognoseinstrumente zu unterteilen in solche, die einer *aktuarischen Risikoeinschätzung* dienen, und jene, die eine *systematische Risikoerfassung* im Einzelfall erlauben und einem konkreten Risikomanagement dienen sollen (Structured Professional Judgement [SPJ]).

Die aktuarische Risikoeinschätzung dient dazu, den Einzelnen einer Gruppe von Straftätern zuzuordnen, deren Rückfallrisiko bekannt ist. Daraus darf nicht auf die Rückfallwahrscheinlichkeit im Einzelfall geschlossen werden, aber diese Risikoeinschätzung erlaubt eine Verankerung des Einzelfalls in einer Risikogruppe, über die es empirische Daten gibt. Zu den prominenten Vertretern dieser Instrumente gehören der *VRAG (Violence Risk Appraisal Guide)*, der *SORAG (Sex Offender Risk Appraisal Guide)* und der *Static-99/R*. Durch ihre Anwendung können die bekannten deliktspezifischen Basisraten ergänzt, relativiert und modifiziert werden. Demgegenüber dienen Instrumente wie der *HCR-20 (Historical, clinical and Risk Variables)*, die *ILRV (Integrierte Liste der Risikovariablen)*, der *SVR-20 (Sexual Violence Risk-20)*, das *LSI-R (Level of Service Inventory, revised)*, die *Kriterienliste von Dittmann* u. a. einer systematischen Erfassung der wesentlichen aus Literatur und empirischen Untersuchungen gewonnenen Risikofaktoren.

Zwar gilt auch in Bezug auf diese Instrumente generell, dass das Risiko umso höher einzuschätzen ist, je mehr Risikofaktoren im Einzelfall vorhanden sind, und es lassen sich empirisch in Stichprobenuntersuchungen Zusammenhänge zwischen der Zahl der Risikofaktoren und der Häufigkeit von Rückfällen finden, dennoch sind diese Instrumente nicht für Additionsalgorhithmen entwickelt worden und auch nicht dafür geeignet. Vielmehr dienen sie dazu, den Beurteiler auf die wichtigsten Risikofaktoren aufmerksam zu machen und ihn aufzufordern, das Gewicht jedes dieser Risikofaktoren einer professionellen Wertung im Kontext der Entwicklung des Klienten, seiner Verhaltensdisposition und seiner vorhersehbaren Risikosituationen zu unterziehen. Dabei mag ein einziger Risikofaktor eine Einschätzung dominieren, selbst wenn andere Risikofaktoren nicht erkennbar sind.

▸ **Integrierte Liste der Risikofaktoren.** Die nach dem heutigen Kenntnisstand und unter Berücksichtigung der internationalen Literatur zu beachtenden Prognoseaspekte sind in ▸ Tab. 27.1 zusammengefasst. Die Liste umfasst die Merkmale aus der Aufstellung des Autors über die Prognoseaspekte (Nedopil 1992 [14], ergänzt und modifiziert durch Items der HCR-20 von Webster et al. [22], sofern diese besser operationalisiert und eindeutiger waren. Diese Merkmale sind durch Klammern und eine 2. Zuordnungsbezeichnung gekennzeichnet. Die Merkmalsliste ist inzwischen zu einem quantitativ auswertbaren Dokumentationsbogen zusammengefasst, der eine wissenschaftliche Bearbeitung von Prognosebegutachtungen ermöglicht. Für den Praktiker ist es wichtig, keinen der angeführten Aspekte bei der Prognoseerstellung zu übersehen.

27.7 Zivilrecht

Fragestellungen, die sich im Zivilrecht an den psychiatrischen Sachverständigen richten, betreffen seit der Einführung des Betreuungsrechts überwiegend den Schutz psychisch Kranker, Gestörter oder Behinderter. Dieser Schutz ist erforderlich, weil sich psychische Störungen auf die für Rechtsgeschäfte notwendige freie Willensbildung auswirken können. Die *freie Willensbestimmung* stellt die Grundlage für rechtsverbindliche Erklärungen dar. Wenngleich die philosophische Frage der Willensfreiheit nicht gelöst ist, so hat die daraus abgeleitete autonome Selbstbestimmung einen sehr hohen Stellenwert in unserem Rechtssystem.

Eng miteinander verbunden, in einzelnen Details jedoch unterschiedlich, werden die zivilrechtlichen Fragen beurteilt nach

- Geschäftsunfähigkeit,
- Testierunfähigkeit,

- Einwilligungsunfähigkeit,
- Ehefähigkeit.

Die häufigsten Begutachtungen werden vom Psychiater aber im Rahmen des Betreuungsrechts gefordert.

27.7.1 Geschäftsunfähigkeit

Voraussetzung für Rechtsgeschäfte zwischen Menschen ist die Geschäftsfähigkeit. Sie wird allen Erwachsenen ab Vollendung des 18. Lebensjahrs in vollem Umfang zugestanden. Minderjährige bis zur Vollendung des 7. Lebensjahrs sind geschäftsunfähig. Sie können keine Rechtsgeschäfte eingehen. Minderjährige über 7 Jahre sind in ihrer Geschäftsfähigkeit beschränkt. Sie können rechtliche Verpflichtungen mit Zustimmung des gesetzlichen Vertreters eingehen.

Psychische Krankheiten können die Geschäftsfähigkeit aufheben, wenn durch die Krankheit (krankhafte Störung der Geistestätigkeit: 1. Stufe der Beurteilung) eine freie Willensbildung nicht mehr möglich ist (2. Stufe der Beurteilung; § 104, Abs. 2 BGB), d. h. der Patient aufgrund einer Krankheit die Bedeutung der von ihm abgegebenen Willenserklärung nicht erkennen kann oder nicht nach dieser Erkenntnis zu handeln vermag oder, wie in der juristischen Literatur häufig formuliert, „wenn er sich nicht mehr von vernünftigen Motiven leiten lassen kann" oder „seine Entscheidung nicht mehr von vernünftigen Erwägungen abhängig machen kann" (BGH, NJW 1970, 1981). Die Geschäftsfähigkeit kann für alle Geschäfte oder nur für bestimmte Geschäfte aufgehoben sein. Letzteres wird als *partielle Geschäftsunfähigkeit* bezeichnet (BayObLG NJW 1992, 2100); sie kann beispielsweise bestehen, wenn der Patient im Eifersuchtswahn eine Scheidung begehrt. Geschäftsfähigkeit ist jedoch nicht abhängig vom Schwierigkeitsgrad eines Rechtsgeschäfts, da nach Ansicht der Rechtsprechung eine solche *„relative Geschäftsunfähigkeit"* die Rechtssicherheit gefährden würde (BayObLG NJW 1989, 1679).

Zweifel an der Geschäftsfähigkeit reichen nicht aus, um jemanden als geschäftsunfähig zu betrachten. Vielmehr muss die Geschäftsunfähigkeit zur Überzeugung des Gerichts bewiesen werden. Sie kann aus psychiatrischer Sicht nur angenommen werden, wenn aufgrund einer sicher diagnostizierten Erkrankung das Ausmaß der Symptomatik nachweisbar so ausgeprägt ist, dass die Rechtsgeschäfte wegen der Erkrankung und nicht aufgrund des persönlichen Willens zustande gekommen sind. Für die Annahme der Geschäftsunfähigkeit reicht die Diagnose einer psychischen Störung allein nicht aus. Die psychopathologischen Beeinträchtigungen müssen so ausgeprägt sein, dass sie zu einer Aufhebung der freien Willensbildung führen. Psychiater sollten bei Patienten, deren Geschäftsfähigkeit fraglich ist, psychopathologische Auffälligkeiten und prognostische Einschätzungen so darstellen, dass im Nachhinein eine klare sachverständige Stellungnahme zur Geschäftsfähigkeit ermöglicht wird.

▸ **Nichtigkeit der Willenserklärung.** Da die Frage der Geschäftsunfähigkeit oder der *Nichtigkeit einer Willenserklärung* häufig im Nachhinein geklärt werden muss, bleibt die Annahme psychischer Beeinträchtigung zum relevanten Zeitpunkt wissenschaftlich gesehen eine Hypothese. Diese Hypothese erhält umso mehr Berechtigung, je klarer das Krankheitsbild erfassbar ist, je gesetzmäßiger der Krankheitsverlauf ist, je häufiger bei einem solchen Krankheitsbild psychopathologische Änderungen auftreten, welche zur Geschäftsunfähigkeit führen, und je näher am relevanten Zeitpunkt fachliche Beobachtungen das Vorliegen der entsprechenden psychopathologischen Symptomatik bestätigen können.

Recht

§ 104 BGB (Geschäftsunfähigkeit)

Geschäftsunfähig ist:

- wer nicht das 7. Lebensjahr vollendet hat;
- wer sich in einem die freie Willensbestimmung ausschließenden Zustand krankhafter Störung der Geistestätigkeit befindet, sofern nicht der Zustand seiner Natur nach ein vorübergehender ist.

Recht

§ 105 BGB (Nichtigkeit der Willenserklärung)

- Die Willenserklärung eines Geschäftsunfähigen ist nichtig.
- Nichtig ist auch eine Willenserklärung, die im Zustand der Bewusstlosigkeit oder vorübergehenden Störung der Geistestätigkeit abgegeben wird.

27.7.2 Testierunfähigkeit

Bei der Testierfähigkeit geht es um die Fähigkeit zur Errichtung eines Testaments. Die Testierfähigkeit ist eine Unterform der Geschäftsfähigkeit und setzt ebenso wie diese die freie, autonome Willensbestimmung des Erblassers voraus. Bei beschränkter Geschäftsfähigkeit von 16-Jährigen kann allerdings ein Testament errichtet werden, wenn diese von einem Notar beraten werden. Ein Einwilligungsvorbehalt eines Betreuten bedingt nicht automatisch Testierunfähigkeit.

Recht

§ 2229 BGB (Testierfähigkeit)
(4) Wer wegen krankhafter Störung der Geistestätigkeit, wegen Geistesschwäche oder wegen Bewusstseinsstörungen nicht in der Lage ist, die Bedeutung einer von ihm abgegebenen Willenserklärung einzusehen und nach dieser Einsicht zu handeln, kann ein Testament nicht errichten.

Testierfähigkeit erfordert, dass der Erblasser
- weiß, dass er ein Testament errichtet,
- den Inhalt der letztwilligen Verfügung kennt,
- bei der Erstellung nicht dem Einfluss Dritter erliegt,
- seinen letzten Willen formulieren kann,
- die Tragweite seiner Bestimmungen in wirtschaftlicher und persönlicher Hinsicht erfassen kann,
- die sittliche Berechtigung seiner Verfügung beurteilen kann.

Die gleichen Störungen, die nach § 105 BGB zur Nichtigkeit einer Willenserklärung führen, bedingen auch Testierunfähigkeit. Testierunfähigkeit kann weder partiell (nur einen Bereich betreffend) noch relativ (von der Schwierigkeit des Testaments abhängig) sein. Sie bezieht sich immer auf den Zeitpunkt der Testamentserstellung. An den Beweis der Testierunfähigkeit werden genauso strenge Maßstäbe gelegt wie an den Beweis der Geschäftsunfähigkeit. Beide müssen von dem bewiesen werden, der sie behauptet.

27.7.3 Betreuungsrecht

Rechtliche Grundlagen

Das Betreuungsrecht regelt den Umgang mit jenen Personen, die zwar volljährig sind, aber „aufgrund einer psychischen Krankheit oder einer körperlichen, geistigen oder seelischen Behinderung (ihre) Angelegenheiten ganz oder teilweise nicht zu besorgen" vermögen (§ 1896 BGB). Am 01.01.1992 löste das Betreuungsrecht das seit 1896 bestehende Vormundschafts- und Pflegschaftsrecht ab. Die Reform stellte die Personensorge und nicht – wie davor – die wirtschaftliche Absicherung der Angehörigen oder den Schutz von nahestehenden Personen oder der Allgemeinheit in den Vordergrund. Die Rechtsstellung der Betroffenen sollte verbessert werden.

Wie schwierig diese Materie ist und wie wenig die Folgen der Gesetzesnovellierung abzuschätzen waren, zeigt sich u. a. daran, dass seit der Gesetzesnovellierung 5-mal Änderungen und Ergänzungen an den entsprechenden Paragrafen des Gesetzes vorgenommen wurden. Auch die Ausführungsbestimmungen wurden geändert, sie sind seit 2009 im *Gesetz über das Verfahren in Familiensachen und in den Angelegenheiten der freiwilligen Gerichtsbarkeit (FamFG)* in den §§ 271 bis 341 zusammengefasst.

Die *rechtlichen Bestimmungen* für diese Personen sind weitgehend im Bürgerlichen Gesetzbuch (BGB), die *Verfahrensvorschriften* im FamFG zusammengefasst. Die Ländergesetze, welche die Unterbringung selbst- oder fremdgefährlicher psychisch Kranker nach Landesrecht regeln (PsychKG oder Unterbringungsgesetze), sind den Vorschriften des FamFG angepasst; die Zuständigkeit für die rechtliche Behandlung der Betreuungsangelegenheiten und aller zivil- und landesrechtlichen Unterbringungen liegt bei den Betreuungsgerichten.

▸ **Voraussetzungen für gerichtliche Anordnung einer Betreuung.** Nach § 1896 BGB müssen 3 (unter Umständen auch 4) Voraussetzungen erfüllt sein, um die gerichtliche Anordnung einer Betreuung zu rechtfertigen:
1. Der Betreffende muss volljährig sein.
2. Er muss an einer Störung leiden, die
   - eine psychische Krankheit (im Betreuungsrecht versteht man darunter affektive und schizophrene Psychosen und körperlich begründbare Psychosen und ihnen in ihren psychosozialen Auswirkungen vergleichbare Störungen) oder

- eine körperliche Behinderung oder
- eine geistige Behinderung (angeborene oder frühzeitig erworbene Intelligenzdefizite) oder
- eine seelische Behinderung (darunter versteht man die langfristigen psychischen Beeinträchtigungen, die als Folgen psychischer Krankheit auftreten, wie z. B. ein schizophrenes Residuum oder eine organisch bedingte Wesensänderung) sein kann.

3. Er darf aufgrund der unter Punkt 2 genannten Störung nicht in der Lage sein, einzelne, mehrere oder alle persönlichen Angelegenheiten eigenständig zu besorgen *(Erforderlichkeitsgrundsatz)*. Maßgeblich sind dabei die individuellen Aufgaben des Betroffenen, die je nach Situation und Stellung unterschiedlich sein können.
4. Bei der Betreuung gegen den Willen eines Menschen ist als weitere Voraussetzung dessen Unfähigkeit, seinen Willen frei zu bestimmen, gefordert. In § 1896 Abs. 1a, der erst nachträglich in das Gesetz aufgenommen wurde, heißt es „Gegen den freien Willen des Volljährigen darf ein Betreuer nicht bestellt werden" (§ 1896 Abs. 1a BGB).

Mit dem Betreuungsrecht sollte ein abgestuftes, den jeweiligen Bedürfnissen, aber auch den individuellen (verbleibenden) Kompetenzen und Autonomiewünschen angepasstes rechtliches Hilfs- und Unterstützungssystem geschaffen werden. Im Prinzip wurde versucht, dem Ausmaß der jeweiligen Behinderung des Betroffenen Rechnung zu tragen und die Rechte des Betroffenen bei jeder Entscheidung weitmöglichst zu berücksichtigen. Dazu wurde eine Hierarchie von Befugnissen und Entscheidungswegen festgelegt.

Die Hierarchie, die sich auf das Ausmaß der Behinderung bezieht, sieht als geringsten Eingriff die *Einrichtung einer Vollmacht* vor (§ 1896 BGB). Einen weitergehenden Schritt stellt die *Einrichtung einer Betreuung auf Antrag des Betroffenen* dar. Liegt lediglich eine körperliche Behinderung vor, so ist ausschließlich diese Art der Betreuung möglich, es sei denn, der Betreffende kann seinen Willen nicht kundtun (§ 1896 Abs. 1 BGB). Bei psychisch Kranken und bei geistig oder seelisch Behinderten kann auch von Amts wegen, d. h. vom Betreuungsgericht, eine Betreuung veranlasst werden, bei fehlender Einwilligungsfähigkeit des Betroffenen (§ 1896 Abs. 1a) selbst dann, wenn der zu Betreuende dieser Maßnahme nicht zustimmt.

Vollmacht und Vorsorgevollmacht

Entsprechend der Absicht des Gesetzgebers sollten die rechtlichen Einschränkungen möglichst gering gehalten werden. So wird einer Vollmacht, die der Patient für bestimmte Bereiche aus eigenem Interesse gegeben hat, der Vorrang vor einer Betreuung eingeräumt (§ 1896 Abs. 2 BGB). Eine Vollmacht ermöglicht dem Bevollmächtigten, in jenen Bereichen für den Aussteller der Vollmacht zu handeln, die durch die Vollmacht abgedeckt sind. Eine Vorsorgevollmacht wird im Voraus für bestimmte Bereiche und bestimmte Bedingungen abgefasst, z. B. für einen befürchteten oder erwarteten Eventualfall, in welchem der Aussteller der Vorsorgevollmacht seine eigenen Entscheidungen nicht mehr kundtun kann.

Patientenverfügung

Mit dem 3. Gesetz zur Änderung des Betreuungsrechts wurde die Patientenverfügung als rechtlich bindende Willensentscheidung des Betroffenen für den Fall festgelegt, in welchem dieser seinen Willen nicht mehr selbst äußern kann (§§ 1901a bis 1901c BGB). Im Gegensatz zu Bevollmächtigungen und Betreuungen können Patientenverfügungen nur *Willensäußerungen zu medizinischen Behandlungen* enthalten und diese für die Behandler verbindlich festlegen. Seit der Gesetzesreform ist dem Willen von Patienten, die in einwilligungsfähigem Zustand festgelegt haben, welche Behandlung sie wünschen und welche nicht, dann zu folgen, wenn die Festlegung sich auf die Lebens- und Behandlungssituation bezieht, in welcher im konkreten Fall zu entscheiden ist. Für die Durchsetzung der Verfügung sind ggf. Betreuer oder Bevollmächtigte zuständig. Diese haben auch – ebenso wie behandelnde Ärzte – den *mutmaßlichen Willen* des Patienten zu erkunden, wenn keine Patientenverfügung vorliegt.

Maßnahmen zur Untersuchung des Patienten, um eine Betreuungsbedürftigkeit oder die Notwendigkeit eines Einwilligungsvorbehalts oder einer Unterbringung nach § 1906 BGB festzustellen, sowie die Unterbringungen zur Gefahrenabwehr erfolgen gemäß § 1906 Abs.1 Nr. 1 oder gemäß der PsychKGs oder Unterbringungsgesetze der Länder. Allerdings kann eine Patientenverfügung auch bei gerichtlich untergebrachten Patienten die Behandlung verhindern.

Einwilligungsvorbehalt

Ein Einwilligungsvorbehalt ist für jene Menschen vorgesehen, die aufgrund einer psychischen Störung unter Betreuung stehen und bestimmte rechtliche Angelegenheiten wegen ihrer Störung nicht oder nur mit einem erheblichen Risiko eines Schadens regeln können. Er darf nur eingerichtet werden, wenn durch die zu erwartenden rechtlichen Handlungen eine erhebliche Gefahr für die betreute Person selbst oder für ihr Vermögen zu befürchten ist (§ 1903 BGB). Es war die Absicht des Gesetzgebers, die Bereiche, in denen ein Einwilligungsvorbehalt ausgesprochen wird, so eng wie möglich zu halten. Die Praxis hat allerdings gezeigt, dass eine allzu enge Begrenzung der Bereiche häufig zu Schwierigkeiten führen kann.

Erforderliche Zustimmung des Betreuungsgerichts

Bestimmte Aufgabenbereiche sind im Gesetz gesondert geregelt. In den Post- und Fernmeldeverkehr darf der Betreuer nur dann eingreifen, wenn dies eigens im Betreuungsbeschluss bestimmt worden ist (§ 1896 Abs.4 BGB). Eingreifende ärztliche Maßnahmen, die eine Gefährdung des Betreuten nach sich ziehen könnten, bedürfen neben der Zustimmung des Betreuers auch der Genehmigung durch das Betreuungsgericht. Die Versagung einer Behandlung durch den Betreuer bedarf ebenfalls der Zustimmung des Betreuungsgerichtes, wenn dadurch die Gefahr entsteht, dass der Patient daran stirbt oder einen dauerhaften Schaden erleidet (§ 1904 BGB).

Unterbringung nach § 1906 BGB

Wenn ein Betreuter in einer geschlossenen Einrichtung untergebracht oder anderweitig mechanisch oder durch Medikamente in seiner Freiheit beschränkt werden soll (§ 1906 BGB), ist ebenfalls ein Beschluss des Betreuungsgerichts erforderlich. Damit ist nicht nur die Unterbringung in einer geschlossenen Abteilung gemeint, sondern auch eine längere oder regelmäßig wiederkehrende Freiheitsbeschränkung durch mechanische Vorrichtungen oder Medikamente, die lediglich zur Dämpfung eingesetzt werden.

Die gesetzlichen Vorschriften, die es dem Richter ermöglichen, einer freiheitsentziehenden Maßnahme zuzustimmen, sind relativ begrenzt. *Freiheitsentzug* (geschlossene Unterbringung) und *Freiheitsbeschränkung* (z. B. Bauchgurt oder Sedierung) dürfen nach dem Betreuungsrecht gegen den Willen des Betroffenen nur erfolgen, wenn die Gefahr besteht, dass sich der Patient selbst tötet oder sich erheblichen gesundheitlichen Schaden zufügt oder wenn eine Untersuchung erfolgen muss, die ohne Beschränkungen des Betreuten nicht durchgeführt werden kann, der Betreute aber nicht in der Lage ist, die Notwendigkeit dieser Untersuchung zu erkennen.

Behandlung gegen den Willen des einwilligungsunfähigen Betreuten

Die am 26.02.2013 in Kraft getretene Neufassung des § 1906 BGB ermöglicht dann eine Behandlung gegen den Willen des Patienten, wenn folgende Voraussetzungen vorliegen (§ 1906, Abs. 3 und 3a BGB):

1. Ein Betreuter ist wegen seiner psychischen Krankheit gegen seinen Willen stationär untergebracht.
2. Er kann wegen seiner psychischen Krankheit die Notwendigkeit der ärztlichen Maßnahme nicht erkennen oder nicht nach dieser Einsicht handeln.
3. Die ärztliche Behandlung ist zum Wohle des Betreuten erforderlich, um einen drohenden, erheblichen gesundheitlichen Schaden abzuwenden.
4. Der erhebliche gesundheitliche Schaden kann durch keine andere zumutbare Maßnahme abgewendet werden.
5. Der zu erwartende Nutzen der ärztlichen Behandlung überwiegt die zu erwartenden Beeinträchtigungen deutlich.
6. Der Betreute wurde nachdrücklich und intensiv, aber erfolglos motiviert, der Behandlung zuzustimmen.

Das Gesetz verlangt darüber hinaus, dass zusätzlich zum Betreuer ein Verfahrenspfleger die Genehmigung obligatorisch begleiten muss (§ 312 FamFG). Die Erforderlichkeit der Behandlung und die Einwilligungsunfähigkeit des Patienten sind gutachterlich nachzuweisen (s. Textbox „Wesentliche Punkte eines Betreuungsgutachtens“). Der behandelnde Arzt soll das Gutachten nicht erstellen (§ 321 Abs. 1 FamFG).

> **Merke**
>
> **Wesentliche Punkte eines Betreuungsgutachtens**
> - Art, Umfang und Zeitpunkt der eigenen Untersuchungen sowie Angaben der Quellen, auf welches sich das Gutachten stützt
> - Darstellung des Sachverhalts
> - klinische Diagnose und Subsumption unter einen Begriff des § 1896 Abs. 1 BGB
> - Auswirkungen der Krankheit auf die Fähigkeit, bestimmte Angelegenheiten zu regeln
> - Angaben über den zu regelnden Aufgabenkreis – Ausnahmen vom Regelungsbedarf
> - ggf. Notwendigkeit eines Einwilligungsvorbehalts für bestimmte Aufgabenkreise, voraussichtliche Dauer des Einwilligungsvorbehalts
> - ggf. Notwendigkeit einer geschlossenen Unterbringung zum Zwecke einer Untersuchung des Gesundheitszustands (§ 1906 Abs. 1 Nr. 2 BGB) oder um eine Gefahr vom Betroffenen abzuwenden (§ 1906 Abs. 1 Nr. 1 BGB)
> - ggf. Vorliegen der Voraussetzungen für Geschäftsunfähigkeit
> - grundsätzlich muss in jedem Betreuungsgutachten auch dazu Stellung genommen werden, ob durch die Anhörung des Betroffenen vor Gericht und durch die Mitteilung des Gutachteninhalts und des Betreuungsbeschlusses gesundheitliche Schäden für den Probanden zu befürchten sind; das Gericht ist nämlich verpflichtet, dem zu Betreuenden den Gerichtsbeschluss und die Gründe, die zu dem Gerichtsbeschluss führten, mitzuteilen, falls durch diese Mitteilung kein Schaden für ihn zu erwarten ist (§ 70 g FGG)

Die Einwilligung des Betreuers in die Behandlung gegen den Willen des Betreuten bedarf der Genehmigung des Betreuungsgerichts. Eine Zwangsbehandlung ist zeitlich begrenzt und darf zunächst bei einstweiliger Anordnung die Dauer von 2 Wochen nicht überschreiten, es sei denn, die Maßnahme wurde vorher verlängert (§ 333 Abs. 2 FamFG). In diesem Falle ist die Dauer der Zwangsbehandlung auf 6 Wochen begrenzt, kann aber durch einen erneuten betreuungsrichterlichen Beschluss jeweils um weitere 6 Wochen verlängert werden.

27.7.4 Einwilligung in ärztliche Behandlungen

Aufklärung

Ärztliche Eingriffe, auch psychotherapeutische Eingriffe, sind Rechtsverletzungen und somit prinzipiell strafbare Handlungen. Sie sind Körperverletzungen oder auch Eingriffe in das Persönlichkeitsrecht der Selbstbestimmung eines Menschen, bei der Behandlung in einer geschlossenen Abteilung auch Freiheitsberaubung. Sie sind nur gerechtfertigt durch die Einwilligung des Betroffenen, nachdem dieser aufgeklärt ist.

Der Patient muss über folgende Punkte aufgeklärt werden, um eine rechtswirksame Einwilligung abgeben zu können:
- Vorgehen bei Diagnostik und Therapie
- Folgen einer Behandlung samt den Folgen von Behandlungsalternativen
- Risiken einer Behandlung
- Folgen einer Nichtbehandlung

Eine ganz oder teilweise fehlerhafte Aufklärung macht die Einwilligung unwirksam und den Eingriff rechtswidrig (BGH 1989; Versmed. 49, 1997, S. 1–2).

Einwilligungsfähigkeit

Ein Patient kann darüber hinaus einer Behandlung nur rechtswirksam zustimmen, wenn er einwilligungsfähig ist. Einwilligungsfähigkeit unterscheidet sich von Geschäftsfähigkeit dadurch, dass Letztere nicht relativiert werden kann. Sie ist entweder vorhanden oder nicht, also nicht von der Komplexität eines Rechtsgeschäftes abhängig.

Einwilligungsfähigkeit ist hingegen relativ zu betrachten:
- Je komplexer der Eingriff ist, in den eingewilligt werden soll, desto höher sind die juristischen Anforderungen, die an die Einwilligungsfähigkeit gestellt werden.
- Je schwerwiegender ein Eingriff und je nachhaltiger die Folgen, desto höher sind die Anforderungen, die an die Einwilligungsfähigkeit gestellt werden müssen.
- Die Einwilligung ist widerrufbar.
- Es gibt ein „Vetorecht", das bestimmte Eingriffe auch bei Einwilligungsunfähigen verbietet, wenn diese sich dagegen aussprechen.

Eine der derzeitigen Überlegungen zur Einwilligungsfähigkeit stammt von einer Arbeitsgruppe der Arbeitsgemeinschaft für Neuropsychopharmakologie und Pharmakopsychiatrie (AGNP) [12]. Demnach ist dem erwachsenen Menschen Einwilligungsfähigkeit zu unterstellen. Sie ist anzunehmen, falls Einwilligungsunfähigkeit nicht besteht.

Einwilligungsunfähigkeit

Sie wird wie folgt definiert: Einwilligungsunfähig ist derjenige, der wegen Minderjährigkeit, psychischer Krankheit oder geistiger Behinderung (1. Stufe) unfähig ist,

- den für die Entscheidung relevanten Sachverhalt zu verstehen *(Verständnis)*,
- ihn im Hinblick auf seine gegenwärtige Situation und die sich daraus ergebenden Folgen und Risiken zu verarbeiten *(Verarbeitung)*,
- zu erfassen, welchen Wert die betroffenen Interessen für ihn haben und unter welchen Alternativen er wählen kann (wichtig ist die Bezugnahme auf die – nicht durch Krankheit verzerrte – *Werthaltung des Betroffenen; Bewertung)*,
- den eigenen Willen auf der Grundlage von Verständnis, Verarbeitung und Bewertung der Situation zu bestimmen *(Bestimmbarkeit des Willens)* (2. Stufe).

Bei einwilligungsunfähigen Patienten bedürfen ärztliche Behandlungen der Ersatzeinwilligung des Bevollmächtigten oder Betreuers. Rechtsverbindlich kann auch eine Patientenverfügung sein, in welcher der Patient seine Behandlungswünsche schriftlich niederlegt, oder eine Behandlungsvereinbarung, die zwischen Arzt und Patienten zu einem Zeitpunkt abgeschlossen wird, in welcher der Patient mit Sicherheit einwilligungsfähig ist. Derartige Festlegungen finden jedoch dort ihre Grenzen, wo sie mit Zwang durchgesetzt werden müssten [11].

27.7.5 Unterbringung

Jede Unterbringung gegen den Willen eines Patienten ist Freiheitsberaubung und somit ein Verstoß gegen eines der wichtigsten Grundrechte des Menschen. Die im Grundgesetz garantierte Freiheit eines Menschen kann gegen dessen Willen nur durch einen Richter und aufgrund eines Gesetzes entzogen werden (Art. 2 und Art. 104 Abs. 2 GG). Die Unterbringung in einer geschlossenen Anstalt ist Freiheitsentziehung, die Unterbringung in einer offenen Einrichtung Freiheitsbeschränkung. Unterbringungen dienen der Abwendung von Schaden vom Kranken selber, der Sicherung der Allgemeinheit, aber auch der Ermöglichung von Untersuchungen, um die Notwendigkeit rechtlicher Maßnahmen gegen den Willen eines Kranken, der sich selber oder anderen schaden könnte, zu ergründen.

Unterbringungsformen

Als gesetzliche Grundlagen für eine Unterbringung sind im Strafrecht die §§ 63 und 64 StGB und die §§ 81 und 126a StPO vorgesehen (Maßregeln der Besserung und Sicherung), im Zivilrecht der § 1906 BGB (Betreuungsrecht) und im öffentlichen Recht die landesrechtlichen Unterbringungsgesetze. Während die Unterbringung nach strafrechtlichen Bestimmungen ausschließlich zum Schutz der Allgemeinheit erfolgt und nach dem Zivilrecht (§ 1906 BGB) ausschließlich zum Schutz und Wohl des Betroffenen, sind nach den Unterbringungsgesetzen und den Gesetzen über Hilfen und Schutzmaßnahmen bei psychisch Kranken (PsychKG) freiheitsentziehende Maßnahmen sowohl zum Schutz und Wohl des Patienten als auch zum Schutz der Allgemeinheit möglich.

Zivilrechtliche Unterbringung

Die Unterbringung eines Patienten in einem psychiatrischen Krankenhaus gegen dessen Willen durch den Betreuer mit Zustimmung des Betreuungsgerichts ist nur möglich, wenn die Unterbringung dem Wohle des Patienten dient, der Patient aber aufgrund seiner Krankheit die Notwendigkeit einer Unterbringung nicht einsehen oder nicht nach dieser Einsicht handeln kann. Die Verweigerung einer ärztlichen – v.a. psychiatrischen und medikamentösen – Behandlung rechtfertigt für sich allein eine Unterbringung nicht. Die Unterbringung eines einsichtigen, aber behandlungsunwilligen Patienten ist rechtswidrig, selbst wenn der Patient sich oder seine Angehörigen durch seine Störung schädigt, z.B. durch unsinnige, hohe Geldausgaben. Die Grenzen der staatlichen Zurückhaltung sind dann überschritten, wenn die Krankheit selber die Einsicht in das Kranksein verhindert. In einer Textbox sind die *Voraussetzungen für eine Unterbringung* genannt.

> **Merke**
>
> **Voraussetzungen für eine Unterbringung**
> - Vorliegen einer psychiatrischen Erkrankung, welche zur Einsichtsunfähigkeit in die Notwendigkeit einer Behandlung führt (1. Stufe der Beurteilung)
> - erhebliche Gefährdung der Gesundheit des Betroffenen (2. Stufe der Beurteilung), z. B.:
>   - Selbstgefährdung durch Suizidalität
>   - Selbstgefährdung durch Verwirrtheit und dadurch bedingte Risiken (z. B. Überfahrenwerden, Verlaufen, Erfrieren)
>   - Selbstgefährdung durch Unterlassen (z. B. Verweigerung der Nahrungsaufnahme)
>   - Erforderlichkeit medizinischer Behandlung, sofern dadurch ein Gesundheitsschaden nachweislich abgewendet wird und die Erforderlichkeit vom Patienten wegen seiner psychischen Störung nicht eingesehen werden kann

Die Unterbringung muss vom Betreuer veranlasst und vom Betreuungsgericht genehmigt werden. Dabei muss die Unterbringung oder Aufenthaltsbestimmung zum Aufgabenkreis des Betreuers gehören. Der Aufgabenkreis *„Gesundheitsfürsorge"* reicht hierfür nicht aus (OLG Hamm, FamRZ 2001, S. 861). Sollte noch kein Betreuer bestellt sein, kann auch das Gericht die Funktionen des Betreuers übernehmen, bis dieser bestellt oder sein Betreuungsbereich auf die Aufenthaltsbestimmung ausgeweitet worden ist (§ 1846 BGB). Die Unterbringung kann auch von einem Bevollmächtigten veranlasst werden, sofern dies in der Vollmacht ausdrücklich bestimmt wurde [10]. Auch dieser muss die Unterbringung dann vom Betreuungsgericht genehmigen lassen.

Öffentlich-rechtliche Unterbringung

Muss eine Unterbringung erfolgen, weil der Patient andere Personen oder die öffentliche Sicherheit und Ordnung gefährdet, müssen die landesrechtlichen Vorschriften (in Bayern das *Unterbringungsgesetz [UG]*, in Hessen das *Hessische Freiheitsentziehungsgesetz [HFEG]* und in allen anderen Bundesländern die entsprechenden *Gesetze über Hilfen und Schutzmaßnahmen bei psychischen Krankheiten [PsychKG]*) angewendet werden. Die Flexibilität der Behandlung und die Freiräume des Patienten sind bei der landesrechtlichen Unterbringung stärker eingeschränkt als im Rahmen einer betreuungsrechtlichen Unterbringung.

In das Freiheitsrecht darf leichter im Interesse anderer Rechte als im Interesse des Wohls des Betroffenen eingegriffen werden, d. h., zur Abwehr von Fremdgefährlichkeit ist die Unterbringung eher möglich als zur Abwehr von Selbstgefährdung. Allerdings sind auch hier die wesentlichen Grundsätze der forensischen Vorgehensweise zu berücksichtigen und insbesondere

- die *Zweistufigkeit der Entscheidung*, d. h., dass zunächst eine in den Unterbringungsgesetzen definierte Erkrankung (1. Stufe) und dann deren Gefährlichkeit (2. Stufe) genau festgestellt werden müssen, und
- die *Verhältnismäßigkeit des Eingriffs*, d. h., dass der Eingriff in die persönliche Freiheit nicht außer Verhältnis zur Schutzwürdigkeit der vom psychisch Kranken gefährdeten Rechtsgüter stehen darf (BayObLG, R & P 1999, S. 39–40).

▶ **Sofortige Unterbringung.** Die *sofortige Unterbringung* kann umgehend durch die entsprechenden Behörden, die je nach Bundesland unterschiedlich sind, angeordnet werden. Die anordnenden Stellen, ebenso wie die aufnehmenden Einrichtungen, sind verpflichtet, die Unterbringung umgehend dem zuständigen Gericht (dem Gericht, in dessen Bezirk die Unterbringungsnotwendigkeit auftrat) anzuzeigen und die richterliche Unterbringung zu beantragen.

Die *richterliche Anordnung der Unterbringung* muss bis zum Abend des der Unterbringung folgenden Tages vorliegen. Der Richter hat sich persönlich von der Notwendigkeit einer Unterbringung zu überzeugen und kann dies nur unterlassen, wenn dadurch eine Verschlechterung des psychischen Zustands des Patienten befürchtet wird. Das Gericht ordnet zunächst eine *einstweilige Unterbringung* von begrenzter Dauer an. Die Unterbringung kann vom Gericht aufgrund eines psychiatrischen Gutachtens anschließend verlängert werden.

▶ **Unterbringung zum Zweck der Untersuchung.** Die *Unterbringung zum Zweck der Untersuchung* ist im Strafrecht in § 81 StPO, im Zivilrecht in § 284 FamFG geregelt. Derartige Unterbringungen dürfen die *Höchstdauer von 6 Wochen* nicht überschreiten. Ihre Anordnung muss zu dem zu erwartenden Ergebnis verhältnismäßig sein. Vor der Unterbringung zur Untersuchung ist ein Sachverständiger, der den Betroffenen persönlich untersucht hat, und bei zivilrechtlichen Unterbringungen auch der Betroffene selber vom Gericht zu hören.

► **Gutachten.** Für die Beschlussfassung des Gerichts zur Unterbringung ist ein ausführliches *Gutachten* erforderlich, in dem insbesondere zur krankheits- oder störungsbedingten Gefährlichkeitsprognose Stellung zu nehmen ist. Ein Gutachten zur Unterbringung sollte die in der Textbox „Wesentliche Aspekte eines Gutachtens zur Unterbringung" genannten Aspekte umfassen.

M!

Merke

Wesentliche Aspekte eines Gutachtens zur Unterbringung

- Darstellung und Erörterung der Exploration und Untersuchungsbefunde (v. a. psychopathologischer Befund)
- klinische Diagnose und deren Auswirkung auf die freie Willensbestimmung in Bezug auf die Unterbringung
- Benennung des zutreffenden juristischen Krankheitsbegriffs und der forensisch relevanten Funktionseinschränkung
- Risikoeinschätzung (Gefährlichkeitsprognose) aufgrund der klinischen Diagnose, der daraus resultierenden Funktionseinschränkung und der individuellen Situation des Patienten
- Ausführungen zur voraussichtlichen Dauer der Unterbringung
- Auseinandersetzung mit Alternativen der Unterbringung
- Stellungnahme darüber, in welchem Umfang Gutachten und Gerichtsentscheidung dem Patienten bekannt gemacht werden können

27.8 Sozialrecht

Das Sozialrecht regelt Leistungen der Gemeinschaft für diejenigen, die ohne eigenes Verschulden in wirtschaftliche Not oder in soziale Benachteiligung geraten sind. Im *sozialrechtlichen Gutachten* sollen im Wesentlichen folgende Fragen beantwortet werden:

- Wird die Diagnose einer Störung und deren Auswirkung auf die Leistungsfähigkeit des Betroffenen in einem speziellen Tätigkeitsbereich oder allgemein gestellt?
- Welche Prognose ist für die Störung und die dadurch bedingte künftige Leistungsbeeinträchtigung zu stellen?

Bei unfallbedingten Schädigungen oder bei Schäden, die im Bereich des Arbeitsplatzes oder durch die Berufstätigkeit entstanden sind, ergeben sich folgende weitere Fragen:

- Von welcher Art ist der schädigende Vorgang und was sind seine potenziellen Auswirkungen auf den Betroffenen?
- Welche Kausalität besteht zwischen dem schädigenden Vorgang, dem Gesundheitsschaden und der Leistungsbeeinträchtigung?

27.8.1 Häufige Begriffe

► **Krankheit.** Der *juristische Begriff Krankheit* hat auch im Sozialrecht eine andere Bedeutung als in der Medizin und wird je nach Gesetz unterschiedlich gewertet.

► **Unfall.** Ein Unfall ist ein zeitlich begrenztes, von außen auf den Menschen schädigend einwirkendes, unfreiwilliges Ereignis, das zu einem Gesundheitsschaden oder zum Tod führt.

► **Behinderung.** Der Begriff umfasst alle regelwidrigen Zustände (z. B. Krankheiten, anlagebedingte Schwächen), welche die Teilhabe am Leben der Gesellschaft voraussichtlich länger als 6 Monate herabsetzen; Schwerbehinderung setzt einen Grad der Behinderung von mindestens 50 voraus.

► **Pflegebedürftigkeit.** Sie besteht, wenn der Betroffene aufgrund einer Krankheit oder Behinderung für die gewöhnlichen und regelmäßig wiederkehrenden Verrichtungen des täglichen Lebens für mindestens 6 Monate erheblicher Hilfe bedarf. Es gibt 3 Pflegestufen, erheblich pflegebedürftig, schwer pflegebedürftig, schwerst pflegebedürftig, die jeweils ein definiertes Maß an Fürsorge und an finanzieller Unterstützung enthalten.

► **Gebrechen.** Unter Gebrechen sind Residualzustände zu verstehen, deren Entwicklung im Wesentlichen abgeschlossen ist und mit deren Fortdauer auf nicht absehbare Zeit gerechnet werden muss.

► **Arbeitsunfähigkeit (bei Beamten: Dienstunfähigkeit).** Sie ist ein rechtlicher Begriff, der wie alle vergleichbaren Rechtsbegriffe einer gerichtlichen Würdigung unterzogen werden kann.

► **Minderung der Erwerbsfähigkeit (MdE).** Sie drückt die krankheitsbedingten Einbußen an Fähigkeiten, sich im allgemeinen Arbeitsleben unter Ausnutzung der körperlichen und geistigen Kräfte einen Erwerb zu verschaffen, in Prozent aus. Sie wird heute nur noch in Zehnerschritten angegeben. Die MdE ist ein in der gesetzlichen Unfallversicherung und im sozialen Entschädigungsrecht verwendeter Begriff.

► **Grad der Behinderung (GdB).** Dieser Begriff wird im Schwerbehindertengesetz verwendet, um darauf abzuheben, dass es sich nicht allein um eine Minderung der Erwerbsfähigkeit handelt, sondern um ein allgemeines Maß für die Auswirkungen eines Mangels an funktioneller Intaktheit, an körperlichem, geistigem und seelischem Vermögen. Der Begriff ist somit auch bei Nichterwerbstätigen, Kindern und alten Menschen sinnvoll anwendbar.

► **Erwerbsminderung.** Dies ist ein seit 2001 gültiger Begriff in der gesetzlichen Rentenversicherung (GRV). Demnach werden Versicherte, deren Restleistungsvermögen durch Krankheit oder Behinderung auf weniger als 3 h Erwerbstätigkeit pro Tag beschränkt ist, als *voll erwerbsgemindert*, jene, bei denen das Restleistungsvermögen eine Erwerbstätigkeit von 3–6 h erlaubt, als *teilweise erwerbsgemindert* bezeichnet. Ausschlaggebend sind alle denkbaren Tätigkeiten auf dem allgemeinen Arbeitsmarkt, ohne Rücksicht auf Ausbildung und vorherige Berufstätigkeit.

► **Berufsunfähigkeit.** Dieser Begriff ist heute vorwiegend auf die privaten Berufsunfähigkeitsversicherungen oder Berufsunfähigkeitszusatzversicherungen beschränkt. Die Berufsunfähigkeit spielt auch bei öffentlich-rechtlichen Versicherungsträgern (z. B. Ärzteversorgung) eine Rolle.

In der internationalen Literatur haben sich die Begriffe *„Impairment"*, *„Disability"* und *„Handicap"* durchgesetzt.

► **„Impairment".** Darunter wird jeder Verlust oder jede Normabweichung der psychologischen, physiologischen oder anatomischen Struktur oder Funktion verstanden.

► **„Disability".** Damit ist jede Einbuße oder jeder Mangel an Fähigkeiten gemeint, Aktivitäten in Art und Umfang zu leisten, wie sie für Menschen als normal angesehen werden. Einbuße oder Mangel müssen auf einem „Impairment" beruhen.

► **„Handicap".** Es bezeichnet die Benachteiligung eines Menschen, die auf „Impairment" oder „Disability" zurückzuführen ist. Handicap beschränkt oder verhindert die Erfüllung der Rolle, die als normal für einen Menschen vergleichbaren Alters, Geschlechts sowie sozialen und kulturellen Hintergrunds angesehen wird.

27.8.2 Leistungsträger

Zur Gewährung von Leistungen wurden folgende Versorgungseinrichtungen geschaffen:

- *gesetzliche Krankenversicherung (GKV):* Allgemeine Ortskrankenkassen (AOK), Ersatzkassen, Betriebs- und Innungskrankenkassen
- *gesetzliche Rentenversicherung (GRV):* deutsche Rentenversicherung Bund (vormals Bundesversicherungsanstalt für Angestellte, BfA), regionale deutsche Rentenversicherungen (vormals Landesversicherungsanstalten, LVA), Bundesbahnversicherungsanstalt, Bundesknappschaft, Seekasse
- *gesetzliche Unfallversicherung (GUV):* z. B. Berufsgenossenschaften oder Gemeindeunfallversicherung
- *gesetzliche Pflegeversicherung (GPV)*
- *Versorgungsämter:* erfüllen Aufgaben des sozialen Entschädigungsrechts
- *Sozialämter der Kreise und Gemeinden:* bewilligen Sozialhilfe
- *Landesämter für Entschädigung:* ihnen obliegt die Entschädigung von Verfolgten des Dritten Reiches

Die Leistungsträger, ihre Aufgaben und die von ihnen abgedeckten Versicherungsfälle sind in ► Tab. 27.2 zusammengefasst.

Hinzu kommt eine Vielzahl von privaten Versicherungsträgern, die unterschiedlichste Gesundheitsschäden und ihre Folgen abdecken. Bei ihnen müssen sich Gutachter jeweils nach den individuellen Vertragsbedingungen erkundigen [21].

Tab. 27.2 Sozialrechtliche Leistungsträger und ihre Aufgaben.

Leistungsträger	Rechtliche Grundlage	Aufgaben	Versicherungsfälle
GKV	SGB V	z. B. Verhütung, Früherkennung, Behandlung von Krankheiten, Krankengeld bei AU	Krankheit
GRV	SGB VI	Rehabilitation, um Beeinträchtigungen im und vorzeitiges Ausscheiden aus dem Berufsleben zu verhindern; Rentenzahlung	Alter, teilweise oder volle Erwerbsminderung, Tod (Hinterbliebenenrente)
GUV	SGB VII	Heilbehandlung, Rehabilitation, Berufsförderung, Rente, Pflegegeld, Verletztengeld, Hinterbliebenenversorgung	Arbeitsunfälle im geschützten Bereich, Berufskrankheiten
GPV	SGB XI	Versorgung bei Pflegebedürftigkeit und Hilflosigkeit	Pflegebedürftigkeit und Hilflosigkeit
Versorgungsamt	SGB IX (bis 2001 SchwbG)	Festsetzungen von Behinderungen und Vergünstigungen	Behinderung, Schwerbehinderung
Sozialamt und überörtliche Träger	SGB XII (bis 2005 BSHG)	Lebensunterhalt, Hilfe in besonderen Lebenslagen	Mittellosigkeit und Hilfsbedürftigkeit
Versorgungsämter und andere regionale Verbände (z. B. LWV)	z. B. BVG, OEG, SVG	Heil und Krankenbehandlung, Kriegsopferversorgung, Beschädigtenrente, Pflegezulage	Schäden als Folgen von schädigenden Einwirkungen im geschützten Bereich, eventuell Kannversorgung

AU = Arbeitsunfähigkeit; BSHG = Bundesozialhilfegesetz; BVG = Bundesversorgungsgesetz; GKV = gesetzliche Krankenversicherung; GPV = gesetzliche Pflegeversicherung; GRV = gesetzliche Rentenversicherung; GUV = gesetzliche Unfallversicherung; LWV = Landeswohlfahrtsverband; OEG = Opferentschädigungsgesetz; SchwbG = Schwerbehindertengesetz;

27.8.3 Zusammenhangsfragen

▸ **Kausalität.** Bei der gesetzlichen Unfallversicherung, im sozialen Entschädigungsrecht sowie bei privaten Unfall- und Haftpflichtversicherungen wird neben den Einbußen durch eine Störung auch nach ihrer Entstehung, also nach der *Kausalität*, gefragt. Zur Haftung, zur Entschädigung oder zum finanziellen Ausgleich kann es nur kommen, wenn eine Schädigung in dem zu schützenden Bereich – bei der zu schützenden Tätigkeit – eingetreten ist und der zu beurteilende Gesundheitsschaden auf diese Schädigung zurückzuführen ist.

Im Sozialrecht (Gesetzliche Unfallversicherung und Soziales Entschädigungsrecht, nicht aber bei zivilrechtlichen Entschädigungsfragen) wurde die Kausalitätslehre von der *„wesentlichen Bedingung"* entwickelt. Danach gilt als Ursache nur diejenige Bedingung, die an der Entstehung des Schadens „wesentlich" mitgewirkt hat. In der Rechtsprechung wurde allerdings nicht exakt definiert, wie der Begriff „wesentlich" einzugrenzen ist. Es wird vielmehr verlangt, dass diese Entscheidung im Einzelfall „lebensnah" getroffen wird.

Nach der derzeitigen Rechtsprechung ist eine Bedingung dann wesentlich, wenn sie zumindest anderen Faktoren gleichwertig ist und kein anderer Faktor bedeutsamer für die Entstehung des Schadens war (Rauschelbach 1993 [18]). Oft ist gerade bei psychischen Folgeschäden nicht nur eine Ursache für die Störung verantwortlich, sondern die meisten Störungen sind multifaktoriell bedingt. Das Sozialrecht spricht dann von *„konkurrierender Kausalität"*.

▸ **Entstehung, Verschlimmerung.** Kausalität kann im Sinne der Entstehung und im Sinne der Verschlimmerung bestehen. *Verschlimmerung* bedeutet im rechtlichen Sinne, dass schon eine Störung bestand und klinisch manifest war und sich durch die Schädigung lediglich verschlimmerte. Die Verschlimmerung kann vorübergehend oder dauernd, abgrenzbar (sie lässt sich unabhängig von einer vorhandenen Gesundheitsstörung beurteilen) oder richtunggebend sein. Letzteres ist beispielsweise der Fall, wenn ein stationärer Leidenszustand durch die Schädigung einen progredienten Verlauf annimmt.

Löst die Schädigung hingegen bei vorhandener Disposition den Schaden aus, so handelt es sich um eine Kausalität im Sinne der *Entstehung*.

▸ **Beurteilung von Unfallschäden.** Hierbei sind folgende Faktoren und ihr jeweiliges Gewicht für die bestehende Symptomatik zu erfassen: Vulnerabilität, Primärpersönlichkeit, schädigendes Ereignis (Trauma, Lebensereignis, chronische Belastung), posttraumatischer Umgang, Krankheitsgewinn (primär, sekundär).

▸ **Zuständige Gerichte.** Im Streitfall sind für die meisten sozialrechtlichen Fragen die Sozialgerichte zuständig. Bei Beamten sind es jedoch die Verwaltungsgerichte und bei privaten Versicherungsträgern die Zivilgerichte.

Literatur

[1] Andrews DA, Bonta J. The Psychology of criminal Conduct. Cincinnati/Ohio: Anderson; 1994

[2] Boetticher A, Nedopil N, Bosinski HAG et al. Mindestanforderungen für Schuldfähigkeitsgutachten. Neue Zeitschrift für Strafrecht 2005; 25: 57–63

[3] Boetticher A, Kröber HL, Müller-Isberner R et al. Mindestanforderungen für Prognosegutachten. Neue Zeitschrift für Strafrecht 2006; 27(10): 537–544

[4] Freisleder FJ. Rechtsfragen bei Kindern, Jugendlichen und Heranwachsenden. In: Nedopil N, Müller J, Hrsg. Forensische Psychiatrie. 4. Aufl. Stuttgart, New York: Thieme; 2012: 99–109

[5] Hanson RK. Dynamic Predictors of sexual Recidivism. Ottawa/Canada: Corrections Research, Department of the Solicitor General Canada, 340 Laurier Ave, West; 1998

[6] Hare RD. Manual for the Hare Psychopathy Checklist – Revised. Toronto: Multi-Health Systems; 2003

[7] Hare RD. The Hare Psychopathy Checklist – Revised. Niagara Falls, Toronto: Multi-Health Systems; 1990

[8] Helmchen H. Die Deklaration von Madrid. Nervenarzt 1998; 69: 454–455

[9] Jürgens A, Lesting W, Marschner R, Winterstein P. Betreuungsrecht kompakt. 7. Aufl. München: CH Beck; 2011

[10] Marschner R. Volckart B et al. Freiheitsentziehung und Unterbringung: Materielles Recht und Verfahrensrecht. München: Beck Juristischer Verlag; 2010

[11] Marschner R. Rechtliche Aspekte der Behandlungsvereinbarung. Recht und Psychiatrie 1997; 15: 171–174

[12] Nedopil N, Aldenhoff J, Amelung K et al. Einwilligungsfähigkeit bei klinischen Prüfungen – Stellungnahme der Arbeitsgruppe „Ethische und Rechtliche Fragen" der Arbeitsgemeinschaft für Neuropsychopharmakologie und Pharmakopsychiatrie (AGNP). Pharmakopsychiatry 1999; 32: I–IV

[13] Nedopil N. Die Bewährung von Prognosekriterien im Maßregelvollzug. Forensia Jahrbuch 3: 55–63; 1992

[14] Nedopil N. Prognosen in der forensischen Psychiatrie – ein Handbuch für die Praxis. Lengerich: Pabst Science Publisher; 2005

[15] Nedopil N. Forensische Psychiatrie. 3. Aufl. Stuttgart: Thieme; 2007

[16] Nedopil N, Müller JL. Forensische Psychiatrie. 4. Aufl. Stuttgart: Thieme; 2012

[17] Rasch W. Forensische Psychiatrie. Stuttgart: Kohlhammer; 1986

[18] Rauschelbach HH. Beweisanforderungen im sozialen Entschädigungsrecht – aus medizinischer Sicht. Med Sach 93: 49–53; 1993

[19] Saß H. Forensische Erheblichkeit seelischer Störungen im psychopathologischen Referenzsystem. In: Schütz H, Kaatsch HJ, Thomsen H, Hrsg. Medizinrecht, Psychopathologie, Rechtsmedizin. New York: Springer; 1991: 266–281

[20] Stadtland C, Kleindienst N, Kröner C et al. Risk assessment and prediction of violent and sexual recidivism in sex offenders. International Journal of Forensic Mental Health 2005; 4 (1): 89–97

[21] Tändler P, Schröter F. Besonderheiten der gutachterlichen Beurteilung für die private Unfallversicherung. Der medizinische Sachverständige 2003; 99: 115–121

[22] Webster CD, Douglas KS, Eaves D et al. The HCR-20 Scheme. The Assessment of Dangerousness and Risk. Vancouver: Simon Fraser University and Forensic Psychiatric Services Commission of British Columbia (deutsche Übersetzung: Müller-Isberner R, Gonzalez-Cabeza S. Haina: Eigenverlag; 1997)

Prüfungsfragen

1. Welche Charakteristika eines forensisch tätigen Psychiaters gibt es?
2. Welche Punkte sollte die Aufklärung bei der Begutachtung umfassen?
3. Zu welchen Bereichen wird der psychiatrische Sachverständige im Strafrecht im Wesentlichen befragt?
4. Was versteht man unter Einsichts- bzw. Steuerungsfähigkeit?
5. Was ist eine Sicherheitsverwahrung?
6. Wie kann die Kriminalprognose erarbeitet werden?
7. Welche Risikofaktoren für einen Rückfall gibt es?
8. Welche Erfordernisse bestehen für die Testierfähigkeit durch den Erblasser?
9. Welche Charakteristika müssen vorliegen, damit eine rechtswirksame Einwilligung für eine Therapie gegeben werden kann?
10. Welche Voraussetzungen sind für eine Unterbringung notwendig?
11. Welche Aspekte sollte ein Gutachten zur Unterbringung umfassen?

28 Forensik und Begutachtung in Österreich

Reinhard Haller

28.1 Einleitung

Die forensische Psychiatrie, welche sich mit Fragen der psychiatrischen Begutachtung und der Behandlung psychisch gestörter Rechtsbrecher befasst, hat auch in Österreich in den letzten Jahren einen Aufschwung erlebt. Sowohl in der Begutachtung als auch der Versorgung psychisch kranker Rechtsbrecher ist wie auf internationaler Ebene eine Weiterentwicklung in Ausbildung, Versorgungsoptimierung, Qualitätssicherung und Forschung festzustellen.

Während Methodik und Grundlagen der Begutachtung einheitlich sind, zeigen sowohl die rechtlichen Bestimmungen als auch jene des therapeutisch-rehabilitativen Umgangs mit psychisch gestörten Rechtsbrechern nationale Besonderheiten, auf die im Folgenden eingegangen wird.

28.2 Stellung und Aufgaben des Sachverständigen

Sachverständige sind nach dem österreichischen Sachverständigengesetz unparteiische Personen, die wegen ihrer Fachkenntnisse über rechtserhebliche Umstände vor Gericht unter Wahrheitspflicht aussagen, aus Tatsachen Schlüsse ziehen und begründen. Ihre Doppelstellung im Prozess wird wie folgt beschrieben: „Als Gehilfen des Gerichts verschaffen sie diesem fremdes Erfahrungswissen; als Beweismittel vermitteln sie die Kenntnisse von Tatsachen."

Wer als Gutachter tätig sein will, muss für das jeweilige Fachgebiet in die bei den Gerichtshöfen I. Instanz geführte *Sachverständigenliste* eingetragen sein. Neben den üblichen Voraussetzungen wird verlangt, Sachkunde und Kenntnisse über die wichtigsten rechtlichen Vorschriften durch eine kommissionelle Prüfung nachzuweisen. Erforderlich ist zudem eine 10-jährige Tätigkeit in verantwortlicher Stellung auf dem jeweiligen Fachgebiet bzw. – im Bereich der Psychiatrie – eine 5-jährige Erfahrung als Facharzt.

28.3 Strafrecht

Die wichtigsten strafrechtlichen Bestimmungen, mit denen der psychiatrische Sachverständige konfrontiert ist, sind:

- § 11 (Zurechnungsunfähigkeit),
- § 287 (Begehung einer mit Strafe bedrohten Handlung im Zustand voller Berauschung),
- § 21 Abs. 1 und 2 StGB (Unterbringung in einer Anstalt für geistig abnorme Rechtsbrecher),
- § 22 StGB (Unterbringung in einer Anstalt für entwöhnungsbedürftige Rechtsbrecher).

28.3.1 Zurechnungsfähigkeit

Die Umstände, unter denen Schuldunfähigkeit (in Österreich als Zurechnungsunfähigkeit bezeichnet) angenommen wird, sind in allen modernen Gesetzgebungen ähnlich. Die Schuldfähigkeit, die im § 11 des österreichischen Strafgesetzbuchs (StGB) geregelt ist, wird in ein *normatives* und ein *biologisches Schuldelement* unterteilt. Der psychiatrische Sachverständige wird nur zur Hilfestellung bei der Lösung des biologischen (= psychopathologischen) Schuldelements herangezogen.

Der § 11 StGB nennt taxativ 4 Gründe für die Annahme der Schuldunfähigkeit:

- Geisteskrankheit,
- psychische Behinderung,
- tief greifende Bewusstseinsstörung,
- andere schwere, einem dieser Zustände gleichwertige seelische Störungen.

Mit dem Begriff *Geisteskrankheiten* sind im Kern endogene und exogene Psychosen in akuter und/oder schwerer Ausprägung gemeint.

Unter *psychischer Behinderung* werden die ausgeprägten Formen der intellektuellen Behinderung, also mittelgradige und schwere Intelligenzminderungen verstanden.

Die Kategorie der *tief greifenden Bewusstseinsstörung* ist weiter gefasst und enthält neben den normalpsychologisch verständlichen affektiven Ausnahmezuständen alle Syndrome, die zu einer „vorübergehenden Trübung oder partiellen Ausschaltung (Einengung) des Bewusstseins von solcher Intensität führen, dass das seelische Gefüge des Betroffenen zeitweise außer Funktion tritt", also auch die durch Alkohol oder Drogen bewirkten vollen Berauschungen.

Unter *anderen schweren, einem der vorgenannten Zustände gleichwertigen seelischen Störungen* werden schizophrene und organische Residualzustände, alkohol- und drogenbedingte Wesensänderungen, schwere Neurosen und Triebstörungen, pathologische Affekte sowie tief greifende Persönlichkeitsabnormitäten verstanden.

Die österreichische Strafgesetzgebung kennt noch den Begriff der *partiellen Zurechnungsunfähigkeit*, demzufolge z. B. bei Vorliegen eines Querulantenwahns für manche Straftaten Zurechnungsunfähigkeit attestiert und für andere, die mit dem Wahnsystem in keinem Zusammenhang stehen, nicht zugebilligt werden kann.

Im Gegensatz zum deutschen und schweizerischen StGB gibt es im österreichischen den Begriff der *verminderten Zurechnungsfähigkeit* nicht. Vielmehr kommt diese nur als Milderungsgrund bei der Strafzumessung im Rahmen des § 34 Z 1 in Betracht.

28.3.2 Straftaten im Zustand voller Berauschung

28

Der § 287 StGB (Straftaten im Zustand der vollen Berauschung) ist eng mit dem § 11 StGB verbunden, da die hier angesprochenen qualitativ oder quantitativ abnormen Rauschzustände unter die Kategorie der tief greifenden Bewusstseinsstörungen fallen. Maßgebend ist, unabhängig von der Art des Rausches, „dass der Täter infolge einer Berauschung von Vernunft oder Verstand nicht entsprechend Gebrauch machen und daher den Sinngehalt seiner Handlungsweise nicht mehr überblicken und begreifen kann“.

Gegenstand des Schuldvorwurfs ist nicht die in diesem Zustand verübte Straftat, sondern die vorsätzliche oder fahrlässige Herbeiführung des Rauschzustands ohne Absicht auf eine Straftat und die damit generell verbundene Gefahr für die Allgemeinheit, was das Strafausmaß erheblich senkt.

28.3.3 Vorbeugende Maßnahmen

Zurechnungsunfähige, psychisch höhergradig gestörte und entwöhnungsbedürftige Rechtsbrecher können unter bestimmten Bedingungen bis zum Abklingen der krankheitsbedingten Gefährlichkeit in speziellen Anstalten untergebracht und behandelt werden.

► **Geistig abnorme Rechtsbrecher.** Menschen mit psychischen Störungen können nur untergebracht werden, wenn die (Anlass-)Tat unter dem Einfluss eines die Zurechnungsfähigkeit ausschließenden Zustands im Sinne des § 11 StGB (§ 21 Abs. 1 StGB) oder einer geistigen oder seelischen Abartigkeit (Abnormität) von höherem Grade, die keine Zurechnungsunfähigkeit bedingt (§ 21 Abs. 2 StGB), begangen wurde und die Anlasstat mit mehr als 1 Jahr Freiheitsstrafe bedroht ist.

Ferner muss die Prognose ungünstig sein, d. h., es muss mit großer Wahrscheinlichkeit erwartet werden, dass der Rechtsbrecher unter dem Einfluss seiner Störung zumindest eine gerichtlich strafbare Handlung mit schweren Folgen begehen wird. Starke Rückfallneigung und Behandlungsbedürftigkeit reichen für sich allein nicht aus.

► **Entwöhnungsbedürftige Rechtsbrecher.** Für eine Unterbringung in einer Anstalt für entwöhnungsbedürftige Rechtsbrecher (§ 22 StGB) bedarf es einer im Zustand voller Berauschung oder im Zusammenhang mit der Gewöhnung des Täters an berauschende Mittel begangenen Anlasstat. Eine weitere Voraussetzung ist eine ungünstige Prognose. Wenn der Versuch einer Entwöhnung von vornherein aussichtslos erscheint, kommt der § 22 StGB nicht zur Anwendung.

28.3.4 Suchtmittelgesetz

Das Suchtmittelgesetz (SMG) trägt mit einer Reihe von gesundheits-, sozial- und kriminalpolitischen Maßnahmen dem Prinzip „Therapie statt Strafe“ Rechnung. Im § 11 des SMG sind unter dem Sammelbegriff der *gesundheitsbezogenen Maßnahmen* alle ärztlichen, psychologischen, psychotherapeutischen und psychosozialen Interventionen angeführt, die eine adäquate Betreuung suchtmittelgewöhnter Rechtsbrecher ermöglichen. Von gutachterlicher Seite sind die Fragen zu beantworten, ob beim Täter eine Gewöhnung an Suchtgift vorliegt und welche Form der gesundheitsbezogenen Maßnahme infrage kommt. Diese soll notwendig, zweckmäßig, zumutbar und nicht offenbar aussichtslos sein.

Nach § 39 SMG kann einem an ein Suchtmittel gewöhnten Verurteilten ein *Aufschub des Vollzugs* einer Geldstrafe oder einer 3 Jahre nicht übersteigenden Freiheitsstrafe gewährt werden, sofern er sich bereit erklärt, sich einer notwendigen gesundheitsbezogenen Maßnahme zu unterziehen. Sofern der Verurteilte eine erfolgreiche Betreuung absolviert hat, kann die Strafe unter Bestimmung einer Probezeit bedingt nachgesehen werden.

Im Einzelfall werden bei der auf Basis eines psychiatrischen Gutachtens vorgenommenen Festlegung der gesundheitsbezogenen Maßnahmen berücksichtigt:

- Dauer der Drogensucht,
- Schwere der Suchterkrankung und Stadium der Drogenbindung,
- Anzahl und Erfolg bisheriger Therapiemaßnahmen,
- zusätzliche psychische Erkrankungen,
- körperlicher Gesundheitszustand,
- soziale Eingliederung sowie
- Behandlungsbedürftigkeit und Therapiemotivation.

28.3.5 Jugendgerichtsgesetz

Das Jugendgerichtsgesetz (JGG) regelt die strafrechtliche Verantwortlichkeit von Minderjährigen. Sein zentraler Gedanke liegt in der *Doppelfunktion* als Erziehungs- und Persönlichkeitsstrafrecht bzw. in der Bevorzugung spezial- vor generalpräventiven Maßnahmen. Als Jugendliche gelten (mündige) Minderjährige, die das 14., aber noch nicht das 18. Lebensjahr vollendet haben. Nach §4 Abs. 2 JGG ist ein Jugendlicher, der eine mit Strafe bedrohte Handlung begeht, unter anderem nicht strafbar, wenn er aus bestimmten Gründen noch nicht reif genug ist, das Unrecht der Tat einzusehen oder nach dieser Einsicht zu handeln.

Gutachterliche Aufgabe ist es, zu den Fragen entwicklungsstörender Umstände, mangelnder Verstandesreife und emotionaler Retardiertheit Stellung zu nehmen und gegenüber dem Gericht zu erörtern, ob die Vorstellungen des in seiner Entwicklung verzögerten Jugendlichen von Recht und Unrecht sowie sozialem und unsozialem Verhalten zumindest noch nicht genügend in das Gefühlsleben integriert sind, um seine Entschlüsse maßgebend zu beeinflussen und als Hemmfaktoren zu wirken.

28.4 Unterbringung psychisch Kranker

Das Unterbringungsgesetz (UbG) dient dem Schutz der Persönlichkeitsrechte psychisch Kranker im geschlossenen Bereich von psychiatrischen Anstalten. Untergebracht werden darf nur, wer an einer psychischen Krankheit leidet und dadurch eine Gefahr für Leben und Gesundheit seiner selbst oder anderer Personen darstellt und nicht in anderer Weise ausreichend ärztlich behandelt und betreut werden kann.

Unterbringung *ohne Verlangen* ist nur möglich, wenn ein im öffentlichen Sanitätsdienst stehender Arzt bescheinigt, dass bei der betreffenden Person die Voraussetzungen vorliegen. Ist Gefahr im Verzug, können die Organe des öffentlichen Sicherheitsdienstes die betroffene Person auch ohne Bescheinigung in eine Anstalt bringen. In der Anstalt sind die Unterzubringenden unverzüglich fachärztlich zu untersuchen. Die Aufnahme darf nur erfolgen, wenn nach dem ärztlichen Zeugnis des Abteilungsleiters die Voraussetzungen der Unterbringung gegeben sind. Im Fall der Aufnahme hat der Abteilungsleiter das Bezirksgericht und die Patientenanwaltschaft zu verständigen.

Zur Vorbereitung der mündlichen Verhandlungen bestellt das Gericht nach §22 UbG einen oder mehrere Sachverständige, welche nach Untersuchung des Kranken ein schriftliches Gutachten zum Vorliegen der Voraussetzungen für eine Unterbringung erstellen.

In den §§35 und 36 ist die *ärztliche Behandlung* an Untergebrachten geregelt: Darin ist u.a. ausgeführt, dass „besondere Heilbehandlungen" wie Einsatz von Depotneuroleptika oder Elektrokrampftherapie durch das Gericht bewilligt werden müssen, sofern der Kranke nicht in der Lage ist, Grund und Bedeutung der Behandlung einzusehen und seinen diesbezüglichen Willen zu erklären.

28.5 Zivil- und Sozialrecht

28.5.1 Sachwalterschaft

Das Bundesgesetz über die Sachwalterschaft für behinderte Personen ermöglicht differenzierte Abstufungen und flexible Formen der Rechtsfürsorgemaßnahmen. *Grundvoraussetzung* für die Bestellung eines Sachwalters ist, dass eine Person an einer psychischen Erkrankung leidet oder geistig behindert ist. Die Besachwalterung wegen Alkoholismus oder Rauschgiftsucht ist nicht zulässig, sofern nicht sekundär eine (symptomatische) Psychose oder gleichwertige Störung ausgelöst wurde.

Die *2. Voraussetzung* für die Bestellung eines Sachwalters ist, dass die betroffene Person alle oder einzelne ihrer Angelegenheiten nicht ohne Gefahr eines Nachteils für sich selbst zu besorgen vermag.

Je nach Ausmaß der Behinderung sowie Art und Umfang der zu regelnden Aufgaben ist der Sachwalter mit der Besorgung einzelner Angelegenheiten (etwa der Abwicklung eines Rechtsgeschäfts), eines bestimmten Aufgabenkreises (z. B. der Verwaltung eines Teils oder des gesamten Vermögens) oder aller Angelegenheiten zu betrauen.

Die Bestellung eines Sachwalters ist *unzulässig*, wenn der Betreffende durch andere Hilfestellungen, besonders im Rahmen seiner Familie oder von Einrichtungen der öffentlichen oder privaten Behindertenhilfe, in die Lage versetzt werden kann, seine Angelegenheiten im erforderlichen Ausmaß zu besorgen.

28.5.2 Geschäfts- und Testierfähigkeit

Nach dem Allgemeinen Bürgerlichen Gesetzbuch (ABGB) ist die psychiatrische Begutachtung einer Person notwendig, wenn Zweifel an der Geschäfts- oder Testierfähigkeit bestehen. Der § 865 ABGB legt fest, dass „... Personen über 7 Jahren, die den Gebrauch der Vernunft nicht haben", unfähig sind, ein Versprechen zu machen oder es anzunehmen. Bei psychisch Kranken werden bestimmte Einschränkungen gemacht, nach denen z. B. paranoide Patienten sehr wohl außerhalb jenes Gebiets, in dem sie von bestimmten Wahnideen beherrscht werden, vertragsfähig sind.

Nach § 566 des ABGB besteht Unfähigkeit zu testieren, sofern bewiesen wird – wie die antiquarisch anmutende Formulierung lautet –, „dass die Erklärung im Zustand der Raserei, des Wahnsinns, Blödsinns oder der Trunkenheit geschehen sei". Testierfähigkeit ist nach den Kommentaren weniger als Geschäftsfähigkeit; sie erfordert nicht den Vollbesitz der geistigen Kräfte und wird nur durch eine Beeinträchtigung ausgeschlossen, die die Freiheit der Willensentschließung völlig aufhebt. Leichtere psychische Störungen, wie demenzielle Entwicklungen im Anfangsstadium oder intellektuelle Minderbegabungen, genügen nicht.

28

28.5.3 Berufsunfähigkeit – Invalidität

Von den Sozialgerichten werden Gerichtspsychiater im Rahmen von Invaliditäts-, Berufs- und Dienstunfähigkeits- sowie Unfallversicherungsverfahren herangezogen. *Invalidität* liegt nach § 255 des Allgemeinen Sozialversicherungsgesetzes (ASVG) vor, wenn die Arbeitsfähigkeit infolge eines körperlichen oder geistigen Zustands auf weniger als die Hälfte derjenigen eines körperlichen und geistig gesunden Versicherten von ähnlicher Ausbildung und gleichwertigen Kenntnissen und Fähigkeiten herabgesunken ist.

Dem neuropsychiatrischen Sachverständigen kommt es oft zu, nach Einholung von internistischen oder orthopädischen Zusatzgutachten ein sog. *Gesamtgutachten* zu erstellen, d. h., die Feststellungen der Vorgutachter aus anderen Fachgebieten in sein Gutachten einzuarbeiten. Aus dem Gutachten muss dann hervorgehen, welche Verrichtungen bzw. Leistungen der Kläger nicht mehr erbringen kann, in welchem Ausmaß leichte, mittelschwere oder schwere Arbeiten noch zumutbar sind, ob diese im üblichen Arbeitstempo verrichtet werden können etc. Die psychische Belastbarkeit soll in der Regel durch Leistungstests überprüft werden.

28.5.4 Schmerzensgeld

Zur Beurteilung seelischer Schmerzen im Rahmen von Schmerzensgeldverfahren wird der psychiatrische Sachverständige v. a. dann benötigt, wenn der Richter selbst die Nachteile, die sich aus einer Verletzung auf psychischem Gebiet ergeben, allein nicht mehr zu beurteilen vermag, z. B. bei organisch-reaktiven Depressionen, kosmetischen Beeinträchtigungen, Verlust der Beischlaffähigkeit oder Psychotherapiebedürftigkeit infolge eines Unfalls.

Seelische Schmerzen kommen als „Akzessorium" einer Körperverletzung, als alleinige posttraumatische Leidenszustände von Krankheitswert, bei Tod oder Verletzung eines Angehörigen und bei Familientrennungen vor. In Analogie zur Gliederung der körperlichen Schmerzen werden die seelischen Schmerzen in leichte, mittelgradige und schwere quantifiziert.

Da Körper und Seele für die Beurteilung eine Einheit bilden, kommt nach österreichischem Recht eine ziffernmäßig getrennte Bemessung nach seelischen und körperlichen Schmerzen nicht in Betracht. Als *alleinige psychotraumatische Leidenszustände von Krankheitswert* gelten posttraumatische Belastungsstörungen, Depressionen, Angsterkrankungen, Panikattacken oder psychosomatische Störungen.

28.5.5 Pflegegeldgesetz

Der Anspruch auf Pflegegeld bei psychischer oder geistiger Behinderung wird über das Bundespflegegeldgesetz (BPGG) geregelt. Im §4 Abs. 1 bis 2 heißt es, dass die Anspruchsvoraussetzungen ab Vollendung des 3. Lebensjahrs dann gegeben sind, „wenn aufgrund einer körperlichen, geistigen oder psychischen Behinderung oder einer Sinnesbehinderung der ständige Betreuungs- und Hilfsbedarf (Pflegebedarf) voraussichtlich mindestens 6 Monate andauern wird oder würde".

Die *Höhe des Pflegegelds* ist in insgesamt 7 Stufen der Behinderung geregelt. Die niedrigste Stufe kommt für Personen, deren Pflegebedarf durchschnittlich mehr als 60 h monatlich beträgt, in Betracht. Die höchste Stufe wird gewährt, wenn monatlich durchschnittlich mehr als 180 h Pflegebedarf gegeben ist bzw. wenn praktisch Bewegungsunfähigkeit oder ein gleich zu achtender Zustand vorliegt.

Die *Aufgabe des Sachverständigen* besteht in der Hilfe bei der Feststellung der konkreten Behinderung und bei der Frage, ob der Antragsteller die ihm zugebilligten Betreuungs- und Hilfeverrichtungen mit der jeweiligen Behinderung noch durchführen kann.

28.6 Behandlung psychisch gestörter Rechtsbrecher

Der in mehreren Untersuchungen nachgewiesene, beinahe exponentielle Anstieg von Patienten im Maßnahmenvollzug, der in vielen Fällen in einer Umgehung des Unterbringungsgesetzes gründet, hat nicht nur zu einer Überfüllung der Sonderanstalten für psychisch kranke Rechtsbrecher geführt, sondern die Dringlichkeit der Schaffung von ambulanten Versorgungsstrukturen für psychisch gestörte Rechtsbrecher untermauert.

▸ **Forensisch-psychiatrische Ambulanzen.** Dieser Entwicklung Rechnung tragend, wurden in den letzten Jahren zahlreiche *forensisch-psychiatrische Ambulanzen* eröffnet, sodass seit Herbst 2006 eine praktisch flächendeckende Versorgung zur Verfügung steht. Daneben wurden halbstationäre Einrichtungen, Wohngemeinschaften und Heime für ehemals Untergebrachte geschaffen bzw. stehen kurz vor der Umsetzung.

▸ **Zentrale Dokumentations- und Koordinationsstelle.** Besonders hervorzuheben ist die Schaffung einer *zentralen Dokumentations- und Koordinationsstelle für Sexualstraftäter,* über die seit Januar 2002 etwa 70–80 % aller strafgefangenen Sexualstraftäter einer ausführlichen forensisch-psychiatrischen und forensisch-psychologischen Begutachtung unterzogen werden. Dadurch sollen die „Treffsicherheit" der Einweisung nach §21 Abs. 2 für gefährliche Sexualstraftäter erhöht, die Unterscheidungsmöglichkeiten zwischen behandlungsbedürftigen und nicht zu therapierenden Straftätern verbessert, das therapeutische Management von gefährlichen Tätern optimiert und die Nachbetreuung gefährlicher Täter garantiert werden.

Die Behandlung psychisch gestörter Rechtsbrecher erfolgt in Österreich teilweise in den psychiatrischen Landeskrankenhäusern, teilweise in gesonderten justizeigenen Anstalten. Die seit 1985 bestehende Justizanstalt (JA) Göllersdorf ist mit 137 Betten für nicht zurechnungsfähige Rechtsbrecher (§21.1 StGB) ausgestattet. 2010 wurde die JA Asten mit 90 Betten für diese Klientel eröffnet. Die geistig abnormen Rechtsbrecher (§21.2 StGB) sind in der JA Mittersteig, welche über 120 Plätze verfügt, und in den Spezialabteilungen der Großanstalten Garsten, Karlau und Stein untergebracht. Besonders in der Rehabilitationsphase erfolgt eine enge Zusammenarbeit mit den psychiatrischen Landeskrankenhäusern und den gemeindenahen Rehabilitationseinrichtungen. In allen Bundesländern wurden in den letzten Jahren zur Nachbetreuung und Begleitung der aus der Unterbringung entlassenen Personen eigene forensisch-psychiatrische Ambulanzen eröffnet.

Prüfungsfragen

1. Welche Voraussetzungen müssen erfüllt sein, damit ein Gutachter in die Sachverständigenliste eingetragen wird?
2. Welche 4 Krankheitskategorien werden in §11 StGB (Zurechnungsfähigkeit) genannt?
3. Welche Aufgaben hat der psychiatrische Sachverständige bei der Anwendung des Prinzips „Therapie statt Strafe"?
4. Welche Voraussetzungen sind zur Unterbringung in einer geschlossenen psychiatrischen Anstalt erforderlich?
5. Welche psychischen Erfordernisse stellen sich bei der Geschäfts- und Testierfähigkeit?
6. Wie werden seelische Schmerzen quantifiziert?

Teil VII

Adressen und Links

VII

29 Adressen und Links

29.1 Allgemeine Informationen

- Die österreichische Gesellschaft für Neuropsychopharmakologie und Biologische Psychiatrie richtet sich nicht nur an Ärzte und Ärztinnen, sondern auch an die interessierte Öffentlichkeit. Nachzulesen sind etwa die neuesten internationalen Richtlinien zur Behandlung bipolarer Erkrankungen; www.oegpb.at
- Deutsche Fassung der Diagnosekriterien ICD-10 (Deutsches Institut für Medizinische Dokumentation und Information: www.dimdi.de

29.2 Englischsprachige Websites zu psychiatrischen Themen

- Homepage der American Psychiatric Association: www.psych.org
- Zu häufigen psychiatrischen Erkrankungen werden Forschungsberichte, Informationsbroschüren und Zeitschriftenartikel aufgeführt; Linksammlung: www.mentalhealth.com
- Hintergrundinformationen, Forum und Links zur gesamten Palette seelischer Gesundheit: www.mentalhelp.net

29.3 Adressen in Deutschland

29.3.1 Aufmerksamkeitsdefizit/Hyperaktivität (ADHS)

- Arbeitsgemeinschaft ADHS der Kinder- und Jugendärzte: www.ag-adhs.de
- Bundesvereinigung Aufmerksamkeitsstörung Deutschland: www.bvad.eu
- Informationen für Betroffene und Angehörige: www.adhs.de
- ADHS Deutschland e. V., Selbsthilfe: www.adhs-deutschland.de
- aktuelle Leitlinien auf der Seite der Deutschen Gesellschaft für Kinder- und Jugendpsychiatrie, Psychosomatik und Psychotherapie: www.dgkjp.de/publikationen/leitlinien

29.3.2 Alkoholismus

- Deutsche Hauptstelle für Suchtgefahren e. V.: www.dhs.de
- Deutsche Gesellschaft für Suchtforschung und Suchttherapie: www.dg-sucht.de
- Selbsthilfe für Angehörige: www.AL-ANON.de
- Selbsthilfe: www.Anonyme-Alkoholiker.de
- Selbsthilfe: www.kreuzbund.de
- Suchthilfeverband: www.blaues-kreuz.de
- Suchtprävention auf der Seite der Bundeszentrale für gesundheitliche Aufklärung: www.bzga.de/themenschwerpunkte/suchtpraevention

29.3.3 Alzheimer-Demenz und andere Demenzen

- Forschungsverbund Kompetenznetz Demenzen: www.kompetenznetz-demenzen.de
- Deutsche Alzheimer-Gesellschaft: www.deutsche-alzheimer.de
- Angehörigeninitiative: www.alzheimerforum.de
- Alzheimer Forschung Initiative e. V., Private Förderung der Alzheimerforschung: www.alzheimer-forschung.de
- www.alois.de (Weiterleitung zu Pfizer)
- www.alzheimerinfo.de (Weiterleitung zu Merz)
- Informationsseite des Bundesministeriums für Familie, Senioren, Frauen und Jugend: www.wegweiser-demenz.de
- leitliniengestützte Informationen über Demenz: www.demenz-leitlinie.de/index.html

29.3.4 Angsterkrankungen

- Selbsthilfeforum: www.psychic.de/forum
- Selbsthilfeforum: www.forum.angst-und-panik.de
- Selbsthilfeforum: www.leben-mit-angst.de

29.3.5 Borderline

- Arbeitsgemeinschaft Wissenschaftliche Psychotherapie Freiburg: www.borderline-online.de
- Borderline-Netzwerk e. V., Selbsthilfeverein mit Forum: www.borderline-netzwerk.info
- Informationen für Betroffene und Angehörige: www.borderline-community.de
- Selbsthilfeforum: www.rotetraenen.de

- Borderline-Netzwerk Berlin und Brandenburg: www.borderline-netzwerk.de
- Informationen für Betroffene und Angehörige mit Forum: www.borderline-plattform.de
- Informationen über selbstverletzendes Verhalten mit Forum: www.versteckte-scham.de
- Selbsthilfeforum: www.grenzhaus.de
- Dachverband Dialektisch-Behaviorale Therapie e. V.: www.dachverband-dbt.de
- Borderline Informations- und Kontaktstelle Stuttgart, Informationen für Betroffene und Angehörige: www.biks-stuttgart.de
- Selbsthilfe: www.grenzposten.de

29.3.6 Affektive Erkrankungen

- Seite der „Stiftung Deutsche Depressionshilfe": www.deutsche-depressionshilfe.de
- Seite der Deutschen Gesellschaft für Bipolare Störungen: www.dgbs.de

29.3.7 Essstörungen

- Essstörungen (Seite der Bundeszentrale für gesundheitliche Aufklärung): www.bzga-essstoerungen.de
- Informationen für Betroffene und Angehörige: www.magersucht.de
- Informationen über Symptome und Ursachen von Essstörungen; Beratungs- und Therapieangebote für Betroffene, Angehörige und Fachleute: www.anad.de
- Informationen über Essstörungen, Magersucht und Bulimie mit Darstellung einzelner Therapiekonzepte: www.hungrig-online.de
- Deutsche Gesellschaft für Essstörungen e. V.: www.dgess.de
- Bundesfachverband Essstörungen e. V.: www.bundesfachverbandessstoerungen.de
- Beratung und Begleitung bei Essstörungen: www.therapienetz-essstoerungen.de

29.3.8 Frauen – seelische Probleme zwischen Pubertät und Klimakterium

- Seite der Bundeszentrale für gesundheitliche Aufklärung, umfasst auch psychische Gesundheit: www.frauengesundheitsportal.de
- Seite der Betriebskrankenkassen über Frauengesundheit: www.bkk-frauengesundheit.de/psychische-gesundheit

29.3.9 Psychiatrie

- offizielle Seite der Fachgesellschaften und Berufsverbände: www.psychiater-im-netz.de
- Deutsche Gesellschaft für Psychiatrie und Psychotherapie, Psychosomatik und Nervenheilkunde: www.dgppn.de
- Informationen zu den Themenfeldern Psychiatrie und Psychohygiene: www.psychosoziale-gesundheit.net
- Psychiatrie und Psychologie im Internet; Auflistung der wichtigsten Adressen zum Thema Psychologie und Psychiatrie; Links zu Unis, Kliniken, Organisationen, Pharmafirmen und Literatur; Links zu ausführlichen Beschreibungen verschiedenster Erkrankungen, empfehlenswert für Angehörige; www.epsy.de
- wissenschaftliches Portal zu psychopharmakologischen Fragestellungen (indikationsbezogen strukturiert): www.pharmacon.net
- Zusammenschluss von verschiedenen Organisationen und Verbänden, Erfahrungsberichte Betroffener, einfach strukturierte Informationen zu verschiedenen Krankheiten, Hilfs- und Beratungsangebote: www.psychiatrie.de
- Deutsche Gesellschaft für Kinder- und Jugendpsychiatrie, Psychosomatik und Psychotherapie: www.dgkjp.de
- Berufsverband für Kinder- und Jugendpsychiatrie, Psychosomatik und Psychotherapie in Deutschland und Bundesarbeitsgemeinschaft der Leitenden Klinikärzte für Kinder- und Jugendpsychiatrie, Psychosomatik und Psychotherapie: www.kinderpsychiater.org

29.3.10 Psychiatrieerfahrene/Betroffene/Selbsthilfe/Angehörige

- Seite des Bundesverbands der Angehörigen psychisch Kranker e. V.: www.bapk.de
- umfangreiche Therapeutensuche und viele weitere Informationen über Psychotherapie: www.therapie.de
- Psychotherapie-Informationsdienst: www.psychotherapiesuche.de
- nationale Kontakt- und Informationsstelle zur Anregung und Unterstützung von Selbsthilfegruppen: www.nakos.de

29.3.11 Schizophrenie

- Informationen für Ärzte und Betroffene, mit Forum: www.kompetenznetz-schizophrenie.de
- Antistigma-Kampagne: www.openthedoors.de
- Informationen und Forum für Betroffene: www.schizophrenie-netz.info
- Forum für Betroffene: www.psychose-online.net

29.3.12 Schlafstörungen

- Deutsche Akademie für Gesundheit und Schlaf: www.dags.de
- Deutsche Gesellschaft für Schlafforschung und Schlafmedizin: www.dgsm.de
- Informationen und Forum für Betroffene: www.schlafgestoert.de
- Deutsche Narkolepsie-Gesellschaft e. V.: www.dng-ev.de
- Bundesverband Schlafapnoe und Schlafstörungen Deutschland e. V.: www.bsd-selbsthilfe.de
- RLS e. V.: Deutsche Restless-Legs-Vereinigung: www.restless-legs.org

29.3.13 Schmerzen, chronisch

- Deutsche Gesellschaft für Schmerztherapie: www.stk-ev.de
- Deutsche Schmerzliga: www.schmerzliga.de
- Deutsche Schmerzgesellschaft e. V. – unter anderem Schmerzsignale Demenzkranker erkennen (Schmerz und Alter, BESD-Skala): www.dgss.org
- Deutscher Forschungsverbund Neuropathischer Schmerz: www.neuro.med.tu-muenchen.de/dfns
- Initiative der Deutschen Schmerzliga e. V. und der Deutschen Gesellschaft für Schmerztherapie e. V.: www.schmerz-messen.de
- Berufsverband der Ärzte und Psychologischen Psychotherapeuten in der Schmerz- und Palliativmedizin in Deutschland e. V.: www.bv-schmerz.de

29.3.14 Stalking

- Links und Literatur von der Arbeitsgruppe „Stalking" der Technischen Universität Darmstadt: www.stalkingforschung.de
- Deutsche Stalking-Opferhilfe e. V., Selbsthilfe: www.deutsche-stalkingopferhilfe.de
- Landesinitiative Stalking NRW e. V., Zusammenschluss unterschiedlicher Berufsgruppen: www.stalking-nrw.de

29.3.15 Suchterkrankungen

- Bundeszentrale für gesundheitliche Aufklärung (BZgA): www.bzga.de
- Informationsangebot der BZgA zum Thema Drogen: www.drugcom.de
- neues Informationsangebot der BZgA zur Förderung des Nichtrauchens: www.rauch-frei.info
- Internetsucht (Selbsthilfe für Onlinesüchtige und deren Angehörige): www.onlinesucht.de
- Fachverband Sucht e. V.: www.sucht.de
- Deutsche Hauptstelle für Suchtfragen e. V.: www.dhs.de
- Angebot der Drogennotrufe: www.sucht-und-drogen-hotline.de
- Stiftung Medien- und Onlinesucht, Angebote für Betroffene: www.stiftung-medienundonlinesucht.de

29.3.16 Suizid

- Initiative der Deutschen Gesellschaft für Suizidprävention: www.suizidprophylaxe.de
- Nationales Suizidpräventionsprogramm für Deutschland: www.suizidpraevention-deutschland.de

29.3.17 Telefonseelsorge, Beratung

- Beratungstelefon: 0800 – 111 01 11 oder 0800 – 111 02 22; www.telefonseelsorge.de
- Kinder- und Jugendtelefon: 0800 – 111 03 33; Elterntelefon: 0800 – 111 05 50; www.nummergegenkummer.de
- Bundesverband Frauenberatungsstellen und Frauennotrufe: www.frauen-gegen-gewalt.de
- Mädchennotruf, Tel.: 0 621 100 33; www.maedchennotruf.de
- Angebot der evangelischen Kirche für Trauernde: www.trauernetz.de

29.3.18 Trauma

- Deutschsprachige Gesellschaft für Psychotraumatologie: www.degpt.de

29.3.19 Zwangskrankheiten

- Deutsche Gesellschaft für Zwangserkrankungen: www.zwaenge.de
- Forum für Betroffene: www.zwangserkrankungen.de

29.4 Adressen in Österreich

29.4.1 Notfallnummern

- diverse Notrufnummern im Überblick zu verschiedenen Problemen: www.notruf.at/branchen/sozial.htm
- Telefonseelsorge: 142
- Verein für ambulante Psychotherapie: + 43 1 402 56 96 (Patientenhotlinie)
- Sozialpsychiatrischer Notdienst der psychosozialen Dienste (PSD) (Tag und Nacht): + 43 1 313 30
- Kriseninterventionszentrum Wien: + 43 1 406 95 95–0

Psychiatrie

- Klinische Abteilung für Biologische Psychiatrie: www.meduniwien.ac.at/biologicalpsychiatry
- Universitätsklinik für Psychiatrie und Psychotherapie
  Medizinische Universität Wien
  Währinger Gürtel 18–20
  A-1090 Wien
  www.meduniwien.ac.at/psychiatrie
- Universitätsklinik für Psychiatrie Innsbruck
  Anichstraße 35
  A-6 020 Innsbruck
  http://psychiatrie.uki.at/page.cfm?vpath = index
- Universitätsklinik für Psychiatrie Graz
  Auenbruggerplatz 31
  A-8 036 Graz
  www.meduni-graz.at/psychiatrie/

Psychotherapie

- österreichweite Suche nach Therapieplätzen, Suche nach bestimmten Fachgebieten möglich: www.psyonline.at
- Patientenratgeber, Informationen über psychische Probleme wie Depressionen, Ängste, Zwänge etc. und die verhaltenstherapeutische Behandlung dieser Störungen: www.verhaltenstherapie.at
- österreichischer Bundesverband für Psychotherapie; einführende Informationen über Psychotherapie; Definition, Kosten, Indikation und Ablauf; umfangreiche Adressen (für Österreich), öffentliches Diskussionsforum: www.psychotherapie.at

29.4.2 Rechtsberatung

- umfangreiche Seite mit Suchmöglichkeiten zu zahlreichen juristischen Fragen: www.jusline.at

29.4.3 Schuldnerberatung

- österreichweit und kostenlos, im öffentlichen Auftrag des Bundesministeriums für Justiz: www.schuldenberatung.at
- Arbeiterkammer Österreich: www.arbeiterkammer.at
- Arbeitsmarktservice Österreich; bietet unter anderem Online-Jobsuche und Informationen über verschiedene Leistungen des AMS: www.ams.or.at

29.4.4 Selbsthilfe

- HPE-Wien
  Bernardgasse 36/14
  A-1070 Wien
  Tel. + 43 1 526 42 02
  www.hpe.at
  umfangreiches Verzeichnis zum Thema Selbsthilfegruppen für alle Bundesländer, Hilfe für Angehörige und Freunde psychisch Erkrankter
- ArGe Selbsthilfe Österreich
  Simmeringer Hauptsstraße 24
  A-1110 Wien
  Tel. + 43 1 740 40 – 28 55
  www.selbsthilfe-oesterreich.at
- PAHI – Patientenhilfe Medizin – Ethik – Recht – Gesundheitsvorsorge
  Viktor-Franz-Hess-Straße 12
  A-6 020 Innsbruck
  Tel. + 43 512 28 89 92
- österreichischer Dachverband der Vereine und Gesellschaften für psychische und soziale Gesundheit: www.promenteaustria.at
- gemeinnützige, private Non-Profit-Organisation im geografischen Gebiet des oberen Mühlviertels, die behinderten Menschen Unterkunft und Arbeit bietet: www.arcus-sozial.at
- pro mente tirol (Gesellschaft für psychische Gesundheit): www.gpg-tirol.at/zen
- Caritas Österreich: römisch-katholische Hilfsorganisation, stellt wichtige laufende Hilfsaktionen vor: www.caritas.at
- Unterstützung affektiv Gestörter, Beratungshotline bei Depression und/oder Manie, Chatraum für affektiv Gestörte: www.verein-horizonte.de

Sachverzeichnis

A

E

N

O

P

T

U

V

W

Z